"十三五"国家重点图书出版规划项目

主 编　邵志敏　沈镇宙

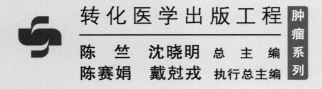

转化医学出版工程　肿瘤系列

陈 竺　沈晓明 总 主 编
陈赛娟　戴尅戎 执行总主编

Breast Cancer: Basic and Clinical Translation

乳腺癌：基础与临床的转化

（上册）

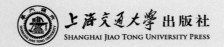

上海交通大学出版社
SHANGHAI JIAO TONG UNIVERSITY PRESS

内容提要

本书是"转化医学出版工程·肿瘤系列"之一。书中涵盖了国内外对乳腺癌基础与临床相关领域的多方面研究。主要内容包括乳腺癌的基础研究，如二代测序、干细胞、低氧代谢、分子通路、microRNA等；临床研究，如乳腺癌分子亚型的分型分治、治疗方式、康复护理等。尤其着重于基础与临床的转化型研究，如基因诊断、干细胞研究，以及手术、药物、辅助和新辅助治疗方法在乳腺癌精准诊断和治疗中的应用，探讨了乳腺癌治疗从循证医学到精准医学的转变。本书适合对象包括乳腺诊疗和研究领域相关的医务工作者、教师、研究生以及其他感兴趣的人群等。

图书在版编目（CIP）数据

乳腺癌：基础与临床的转化.上册/邵志敏,沈镇宙主编.
—上海：上海交通大学出版社,2016
（转化医学出版工程）
ISBN 978−7−313−15780−5

Ⅰ.①乳…　Ⅱ.①邵…　②沈…　Ⅲ.①乳腺癌—诊疗
—研究　Ⅳ.①R737.9

中国版本图书馆CIP数据核字（2016）第212026号

乳腺癌：基础与临床的转化（上册）

主　　编：邵志敏　沈镇宙
出版发行：上海交通大学出版社　　　　　地　　址：上海市番禺路951号
邮政编码：200030　　　　　　　　　　　电　　话：021-64071208
出 版 人：韩建民
印　　制：上海锦佳印刷有限公司　　　　经　　销：全国新华书店
开　　本：710 mm×1000 mm　1/16　　　总 印 张：55.25
总 字 数：816千字
版　　次：2016年9月第1版　　　　　　　印　　次：2016年9月第1次印刷
书　　号：ISBN 978−7−313−15780−5/R
定价（上、下册）：268.00元

主编介绍

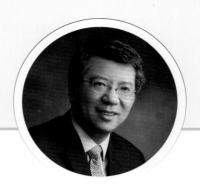

邵志敏，首批教育部长江学者特聘教授，复旦大学特聘教授。现任复旦大学肿瘤研究所所长、乳腺癌研究所所长、大外科主任兼乳腺外科主任，中国抗癌协会乳腺癌专业委员会名誉主任委员，中华医学会肿瘤学分会副主任委员，上海市抗癌协会乳腺癌专业委员会名誉主任委员，上海市医学会肿瘤专科委员会主任委员，第八届亚洲乳腺癌协会主席、St.Gallen乳腺癌大会专家团成员。主要从事乳腺癌的临床和基础研究，建立适合中国人群的早期筛查和诊疗流程，开展临床试验提高乳腺癌患者的预后，科研重点为乳腺癌的转化研究和乳腺癌转移机制研究等。已发表有关乳腺癌研究的论著近350篇，其中SCI收录100余篇，被世界医学文献引用逾3 000次，主编专著4本。多次荣获中国卫生部科技进步一等奖，上海市科技进步一、二、三等奖，国家科技进步二等奖，教育部科技进步一、二等奖。由其领衔的团队分别入选教育部创新团队、上海市乳腺肿瘤重点实验室及上海市教委"重中之重临床医学中心B类"项目、上海市重要疾病联合攻关项目。先后主持国家杰出青年科研基金、国家自然科学基金、国家"十五"攻关课题、卫生部临床重点项目、"211"工程Ⅱ期、"985"项目、"973"课题及其他省部级项目30余项。

Introduction to editor-in-chief

Prof. Shao Zhimin, distinguished professor of Fudan University, is one of the first batch of distinguished professor of Changjiang Scholars. He presently serves as director of Fudan University Cancer Institute and Breast Cancer Institute; chairman of Department of Surgery and Department of Breast Surgery in Fudan University Cancer Hospital; honorary chairman of Breast Cancer Society, China

Anti-cancer Association; vice chairman of Oncology Branch Committee, Chinese Medical Association; honorary chairman of Breast Cancer Society, Shanghai Anti-cancer Association; chairman of Oncology Branch Committee, Shanghai Medical Association; chairman of the Eighth Asian Breast Cancer Society; and member of the St. Gallen International Breast Cancer Consensus Panel.

Prof. Shao engages in clinical and basic research for breast cancer. He establishes an early screening and diagnosis process for Chinese population, and carries out clinical trials to improve the prognosis of breast cancer patients. His researches mainly focus on breast cancer translational research and mechanisms of metastasis of breast cancer. He has published nearly 350 papers on breast cancer research, among which 100 are included by SCI and have been cited for more than 3 000 times by the world's medical literature. He has also published four books about breast disease. Prof. Shao has been awarded Prize of Science and Technology Progress of Ministry of Health, Grade I; Prize of Science and Technology Progress of Shanghai Government, Grade I, II and III; National Prize of Science and Technology Progress, Grade II; and Prize of Science and Technology Progress of Ministry of Education, Grade I and II. He was chosen as leader of Innovative Team of the Ministry of Education, Shanghai Key Laboratory of Breast Tumor, Shanghai Education Commission Type B Program of the Priority Project of Clinical Medical Centers, and Shanghai Joint Research Project of Major Diseases. He hosted and actualized in over 30 key research projects including National Excellent Youth Foundation, National Natural Science Foundation, Key Project of National 10th 5-year Plan, Priority Project on Clinical Medicine of Ministry of Health, "211" Project phase II, "985" Project, "973" Project, and other provincial or ministerial projects.

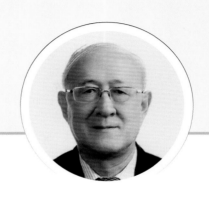

    沈镇宙，肿瘤外科学教授，博士生导师，现任复旦大学附属肿瘤医院外科名誉主任、终身教授，上海市乳腺肿瘤临床医学中心主任。曾兼任中国抗癌协会副理事长，中华医学会肿瘤学会副主任委员，上海市抗癌协会理事长，上海中华医学会肿瘤学会主任委员，中国抗癌协会乳腺癌专业委员会副主任委员、肉瘤专业委员会主任委员等。

    主要研究方向为乳腺癌的早期诊断、综合治疗、个体化治疗及相关的基础研究。曾多次应邀在国内外讲学，并担任国际及国内一些重要专业会议的大会主席。现任《中国癌症杂志》主编，以及10余种国内外杂志的副主编及编委。作为主编出版专著10本，作为副主编出版专著2本，参与《中国抗癌协会乳腺癌诊治指南与规范(2011年版)》的编写。在国内外发表论文200余篇。荣获国家科技进步奖二等奖、卫生部科技进步一等奖、中华医学科技奖、上海市科技进步奖、上海市临床医学科技奖，以及复旦大学校长奖、第四届中国医师奖、中国抗癌协会"为中国抗癌事业做出突出贡献的优秀专家"奖等多项奖励，曾两次被评为全国卫生系统先进工作者及上海市劳动模范。

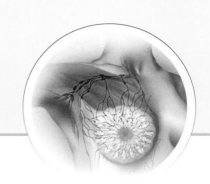

转化医学出版工程丛书

总 主 编 陈 竺 沈晓明

执行总主编 陈赛娟 戴尅戎

总 顾 问 马德秀

学术总顾问 王振义

学术委员会名单（按汉语拼音排序）

卜修武 第三军医大学病理学研究所,教授

陈国强 上海交通大学医学院,中国科学院院士

陈义汉 同济大学附属东方医院,中国科学院院士

冯 正 中国疾病预防控制中心寄生虫病预防控制所,教授

葛均波 同济大学,中国科学院院士

桂永浩 复旦大学附属儿科医院,教授

韩泽广 国家人类基因组南方研究中心,教授

贺 林 上海交通大学Bio-X研究院,中国科学院院士

黄荷凤 上海交通大学医学院附属国际和平妇幼保健院,教授

孙颖浩 第二军医大学,中国工程院院士

王 宇 中国疾病预防控制中心,教授

王红阳 第二军医大学东方肝胆外科医院,中国工程院院士

王升跃 国家人类基因组南方研究中心,教授

魏冬青 上海交通大学生命科学技术学院,教授

吴 凡 上海市疾病预防控制中心,教授

徐学敏　上海交通大学Med-X研究院,教授
曾益新　北京医院,中国科学院院士
赵春华　中国医学科学院/北京协和医学院,教授
赵玉沛　中国医学科学院/北京协和医学院,中国科学院院士
钟南山　广州医科大学附属第一医院,中国工程院院士

学术秘书

王一煌　上海交通大学系统生物医学研究院,教授

本书编委会

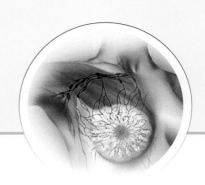

主　编

邵志敏　复旦大学附属肿瘤医院

沈镇宙　复旦大学附属肿瘤医院

编委会名单（按汉语拼音排序）

顾雅佳　复旦大学附属肿瘤医院

胡　欣　复旦大学附属肿瘤医院

胡　震　复旦大学附属肿瘤医院

胡国宏　中国科学院上海生命科学研究院

胡维国　复旦大学肿瘤研究所

胡夕春　复旦大学附属肿瘤医院

黄　敏　中国科学院上海药物研究所

黄嘉玲　复旦大学附属肿瘤医院

李惠平　北京大学肿瘤医院

李俊杰　复旦大学附属肿瘤医院

刘　强　中山大学孙逸仙纪念医院

柳光宇　复旦大学附属肿瘤医院

柳素玲　中国科学技术大学生命科学学院

马金利　复旦大学附属肿瘤医院

王碧芸　复旦大学附属肿瘤医院

王建华　复旦大学附属肿瘤医院

王晓稼　浙江省肿瘤医院

余科达　复旦大学附属肿瘤医院

俞晓立　复旦大学附属肿瘤医院

俞作仁　同济大学附属东方医院

张　剑　复旦大学附属肿瘤医院

张华凤　中国科学技术大学生命科学学院

周晓燕　复旦大学附属肿瘤医院

学术秘书

陈嘉健　复旦大学附属肿瘤医院

总　序

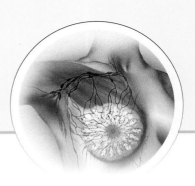

　　多年来，生物医学研究者与患者间存在着隔阂，而这些患者可能从生物医学研究成果中受益。一方面，无数罹患癌症等疾病的患者急切盼望拯救生命的治疗方案；另一方面，许多重要的基础科学发现缺乏实际应用者。近期涌现的转化医学旨在联结基础研究与临床治疗结果，优化患者治疗，提升疾病预防措施。

　　转化医学将重要的实验室发现转变为临床应用，通过实验室研究阐释临床疑问，旨在惠及疾病预测、预防、诊断和治疗。转化医学的终极目标是开发更为有效的预防和治疗方案，促进临床预后和健康水平。因此，无论对患者还是大众，转化医学是以人为本的医学实践。

　　在过去三十年中，中国居民的生活条件、饮食和营养、卫生保健系统得到了巨大发展。然而，随着经济增长和社会快速发展，卫生保健系统面临多种问题。中国具有复杂的疾病谱：一方面，发展中国家常见的感染性疾病仍是中国沉重的负担；另一方面，发达国家常见的慢性病也成为中国致死、致残的主要原因。中国的卫生保健系统面临巨大挑战，须举全国之力应对挑战。中国正深化改革，促进居民福祉。转化医学的发展将促进疾病控制，有助于解决健康问题。

　　转化医学是多学科项目，综合了医学科学、基础科学和社会科学研究，以促进患者治疗和预防保健措施，拓展了卫生保健服务领域。因此，全球各方紧密合作对于转化医学的发展至关重要。

　　为了加强国际合作，为基础、转化和临床研究工作者提供交流与相互扶持的平台，我们发起编纂"转化医学出版工程"系列图书。该系列图书以原创和观察性调查为特色，广泛涉及实验室、临床、公共卫生研究，提供医学各亚专业最新、实用的研究信息，开阔读者从实验室到临床和从临床到实验室的视野。

　　"转化医学出版工程"系列图书与"转化医学国家重大科技基础设施（上海）"紧密合作，为医师和转化医学研究者等对快速发展的转化医学领域感兴趣的受众提供最新的信息来源。作为主编，我热忱欢迎相关领域的学者报道最新的从实验室到临床的研究成果，期待该系列图书能够促进全球知识传播，增进人类健康。

2015年5月25日

前　言

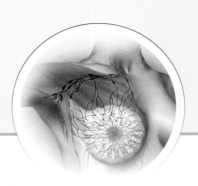

1890年，Halsted创建了乳腺癌根治术后，长期以来一直是作为乳腺癌的标准治疗方式。当时把肿瘤看作为局部疾病，局部肿瘤的根治性切除是治疗的主要手段。以后有学者扩大了手术的切除范围，但疗效并无提高。1970年，Fisher等提出乳腺癌是全身性疾病，扩大局部切除并不影响治疗效果。随着对肿瘤生物学特性的不断深入研究，有效药物如化疗、内分泌及靶向药物的问世，局部治疗方式的改变，开展了大量前瞻性的综合治疗研究，筛选了有效的治疗方法，加强了综合治疗，明显地提高了治疗效果。转化性医学研究能进一步了解肿瘤的分子分型，不同类型的肿瘤选用不同的治疗方案，使治疗更有针对性。但在临床实践中还有许多问题有待解决，以进一步提高治疗效果。

肿瘤的治疗已从临床研究、循证医学走向精准医疗的时代。分子生物学研究的进展、二代测序等技术的开发，促进了人们对肿瘤发生、发展过程中细胞和基因改变的了解，使治疗的选择更有针对性、走向个体化。不同类型的肿瘤选用不同的治疗方案，然而同样类型的肿瘤治疗效果也不一致，基因的改变使药物的敏感性呈现明显的差异。因而，根据循证医学的结果，结合患者的具体情况，选用针对性的治疗方案是提高疗效值得努力的方向。肿瘤的治疗已进入多学科综合治疗的时代，多学科综合治疗的模式应根据不同的肿瘤、不同的特性、不同的类型、不同的病期选择最恰当的治疗方案。综合治疗同样离不开基础及转化性研究的支持，新的治疗技术及方法的应用以及有效药物的开发、临床与基础研究的结合是提高疗效的基石。

本书的目的是将近年来乳腺癌的基础、转化性研究以及临床治疗的进展作一介绍，供同道们参考，希望能对乳腺癌的基础及临床研究、了解肿瘤的生物学特性，以及提高治疗效果起到推动作用。

邵志敏　沈镇宙

2016年8月

总目录

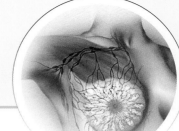

上册目录

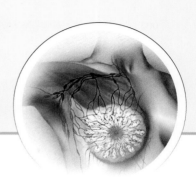

第四章　二代测序在乳腺癌基础与临床研究中的价值

周晓燕

第五章　乳腺肿瘤干细胞的研究

王东许　佳慧柳　柳素玲

第六章　低氧、肿瘤代谢和乳腺癌

李兆勇　张华凤

第十三章　乳腺癌的免疫治疗
胡维国

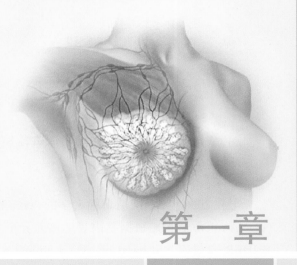

第一章

乳腺癌：从循证医学到精准医学

江一舟　杨海源　邵志敏

　　乳腺癌是世界女性最常见的恶性肿瘤之一。根据世界卫生组织的数据，全世界每年有138万新增病例，同时有45.8万人因乳腺癌死亡。在中国，随着国民经济发展及人民生活水平的提高，近年来乳腺癌的发病率逐年上升，大中城市尤为突出，有逐步接近欧美发达国家水平的趋势；且发病高峰年龄段为40～45岁，比西方妇女早5～10年，庞大的乳腺癌人群势将成为整个公共卫生事业的沉重负担。本章将探讨在循证医学指导下，乳腺癌在手术、放疗等局部治疗，以及化疗、内分泌、靶向等全身药物治疗下的效果；同时，介绍了在后基因组时代，乳腺癌、精准诊断和治疗的临床试验和研究方向。

作者单位：200032　上海，复旦大学附属肿瘤医院
通信作者：邵志敏，Email：zhimingshao@yahoo.com

第一节　乳腺癌的分子分型和难治性乳腺癌

早在2000年，美国斯坦福大学的Perou和Sorlie等开始采用基因芯片技术（cDNA microarray），根据基因表达谱差异把乳腺癌的分为Luminal A、Luminal B、HER-2过表达和basal-like型。Luminal A型高表达管腔角蛋白及管腔上皮激素受体（hormonal receptor, HR）相关基因，高表达ESR1、GATA3、FOXA1，预后较好。Luminal B型也表达HR相关基因，但表达水平较Luminal A型低，同时高表达GGH、LAPTMB4、NSEP1和CCNE1，p53突变率高，且部分病例为HER-2阳性，Luminal B型远期复发转移更常见。HER-2过表达型高表达HER-2相关基因，包括ERBB2、GRB2，曲妥珠单抗靶向治疗能提高其预后。Basal-like型高表达上皮细胞相关基因，如KRT5、KRT17、CNN1、CAV1及LAMB11，预后较差，且缺乏可靠的治疗靶点。乳腺癌的分子分型是目前制定辅助治疗方案的主要依据。但同一分子分型的患者对治疗的反应不同，尚无可靠的生物标志物能够预测肿瘤是否存在内分泌治疗耐药、化疗耐药和曲妥珠单抗治疗耐药等。在临床实践中，三阴性乳腺癌（triple-negative breast cancer, TNBC）无明确的治疗靶点、曲妥珠单抗耐药的HER-2阳性乳腺癌及内分泌治疗耐药且远期复发转移率较高的Luminal B（HER-2阴性）的乳腺癌治疗困难，我们将这三类乳腺癌定义为"难治性乳腺癌"。

20世纪70年代以来，随着Fisher提出的"乳腺癌是一种全身性疾病"的理念逐渐深入人心，乳腺癌的治疗在循证医学的指导下，由以手术为代表的局部治疗转变为局部与全身治疗相结合的综合治疗模式，并已逐步迈入以分子分型为基础的精准化治疗的新时代。

第二节　循证医学与乳腺癌

循证医学（evidence-based medicine）的概念，最早出现于20世纪90年代初,此后循证医学的浪潮席卷了整个医学界。循证医学的实质是一门方法学,是临床实践的新思维模式。它将可获得的最好的基础及临床证据,与医师的经验、患者的价值相结合,应用于临床实践,为患者制订、实施最佳的治疗方案。在过去的二十余年间,循证医学深刻地影响着肿瘤学的临床实践。

乳腺癌是女性常见的恶性肿瘤,在我国发病率逐年上升,但总体病死率已开始下降。一方面是更多的患者早期得到诊断,另一方面得益于治疗手段的进步。循证医学的发展使得乳腺癌的治疗模式发生了根本改变。例如,在手术方面,正是由于循证临床研究的结果,乳腺癌手术经历了一个从"由小到大"(根治术到扩大根治术)再到"由大到小"(改良根治术到保留乳房手术)的发展过程。而乳腺癌治疗也真正进入了综合治疗的时代,包括手术、放疗、内分泌治疗、化疗、分子靶向治疗。《St. Gallen国际乳腺癌治疗专家共识》作为指导临床实践的重要共识,也体现了循证医学在治疗指导中的意义。2007年,该共识根据患者的年龄、肿瘤大小、组织学分级、淋巴结转移数目、HR、HER-2状态、有无脉管浸润,将乳腺癌患者分为高危、中危、低危,提出激素依赖性、激素部分依赖性和非激素依赖性的概念,根据HER-2状态和激素依赖状态选择辅助治疗方案。到2011年,该共识的重要改变就是由于对乳腺癌生物学亚型认识的深入,采用了按照乳腺癌分子分型来进行治疗决策的新思路。

由此可见,循证医学越来越深刻地影响着乳腺癌诊治的临床实践。对于综合治疗的规范化并不是要求治疗方案完全一致,而是在临床实践中追求治疗的个体化,即根据患者的病情特点,按照循证医学依据给予不同的个体以相应的治疗,而这恰恰也是一种规范化。乳腺癌已不再被看作是单一的疾病,而是根据基因分析或者免疫组化分为不同分子亚型。所以,乳腺癌治疗应该提倡遵循《指南》的标准和规范,准确评估患者病情,检测相应的生物学信息,对不同的患者合理地使用不同药物,采取不同的治疗策略,以期达到临床获益最大及最佳的医疗资源分配。循证医学是遵循证据的医学,需要将医师的个人临床实践与从外部得到的最好临床证据及患者的意愿和要求结合起来,为患者的诊治做出最佳决策。在乳腺癌治疗中,无论是手术、放疗等局部治疗,还是化疗、内分泌、靶向等全身药物治疗;无论是新辅助治疗、辅助治疗,还是复发转移的各阶段治疗都需要有遵循证据,并倡导在循证医学指导下的个体化治疗。正如循证医学之父David Sackett所言:"真正的循证医学应是谨慎、准确和明智地应用当前所能获得的最好研究证据，结合临床医师的个人专业技能和多年临床经验，考虑患者的经济承受能力和意愿，将这三者完美结合，做出治疗决策。"

一、乳腺癌的手术治疗

手术是乳腺癌综合治疗中的重要方法，但手术策略已经发生了很大的变化。选择的手术方式大致经历了如下变化：从最原始的肿块切除→单纯乳房切除→标准根治术→扩大根治术及超根治术到标准根治术→改良根治术→保留乳腺根治术→保乳术或1期成形术，以及部分患者以前哨淋巴结活检（sentinel lymph node biopsy，SLNB）替代腋窝淋巴结清扫术（axillary lymph nodedissection，ALND）。基于循证实践的结果，业界对此已经达成了共识：在规范的综合治疗方案中，标准的缩小乳腺癌手术范围是可以接受的。

1. 乳腺癌手术方式的变迁

Halsted手术是以魏尔啸（Virchow）假说为基础，即肿瘤细胞先转移至局部淋巴结，只有离原发灶较近的淋巴结被肿瘤组织侵犯后，肿瘤细胞才会向较远处的淋巴结转移。血行转移是晚期才出现的现象，是一个先局部病变而后发展为全身性转移病变的过程。经典的乳腺癌根治术使乳腺癌的5年生存率有了很大提高。当时认为手术越彻底，根除肿瘤的机会就越高，而且将治疗失败归结于根治术未将乳腺区域淋巴结全部清除，之后甚至发展到乳腺癌扩大根治术及超级根治术，而超根治术及扩大根治术均未能进一步提高患者的生存率。之后，另一理论被提出，认为乳腺癌在发现时便是一种全身性疾病。乳腺癌根治术的地位从动摇至摒弃，应归功于美国NSABP B-04前瞻性随机对照研究。该研究分为Halsted手术组、全乳切除加腋窝淋巴结放疗组和全乳切除组。单用全乳切除术组的患者若发现腋窝淋巴结临床阳性后再行腋窝淋巴结清扫。1985年报道的随访结果显示3组间无病生存期（disease-free survival，DFS）、无远处转移生存期和总生存期（overall survival，OS）均无显著性差异。这说明任何一种局部治疗在远处转移发生和生存率上是无差别的，从此Halsted手术被临床废弃。

1973年，在Fisher的领导下，设计了NSABP B-06随机临床试验，随访20年后发现，3组患者的OS、DFS、无远处转移生存期的差异无统计学意义。肿瘤切除后续放疗组的同侧乳腺癌复发率较单纯肿瘤切除组明显下降。对Ⅰ、Ⅱ期乳腺癌，这两种手术方式对生存率没有根本影响，这也是乳腺癌可以保乳的理论依据。同期，Umberto Veronesi也进行了保乳手术和乳腺癌根治术的对比研究，即米兰试验。随访20年，发现两组的对侧乳腺癌发生率、远处转移率、第二原发癌发生率的差异无统计学意义，OS、乳腺癌相关的生存率相近，与NSABP B-06的结果相平行。从此，保乳治疗正式作为治疗Ⅰ/Ⅱ期乳腺癌适宜可取的方法，乳腺癌的手术治疗模式由"可以耐受的最大治疗"转变为"有效的最小治疗"。

保乳手术及其基础上建立起来的保乳治疗模式，堪称近40年来乳腺癌人性化治疗的典范。关于保乳治疗的前瞻性、回顾性研究证实，不仅保乳治疗可以取得很高的局部控制率及令人鼓舞的美容效果，而且长期随访有助于人们了解保乳治疗后局部复发的方式、病程，局部复发相关的因素及影响乳房外形的因素。2013年，Hwang等发表的一项包含12万例Ⅰ期或Ⅱ期乳腺癌患者的回顾性研究显示，保乳术联合放疗相比传统的乳腺全切手术可提供更好的生存，其生存获益在年龄＞50岁且内分泌受体阳性的女性中最为显著。2015年，圣安东尼奥乳腺癌大会(San Antonio Breast Cancer Symposium, SABCS)中一项包含37 207例患者的研究同样得出类似的结论。这些数据为保乳术作为乳房切除术的一种有效替代治疗手段提供了信心和依据。临床工作中保乳手术成为乳腺癌，特别是早期患者手术的首选方式。这正是由于大量的大规模且严格的随机对照研究和长期完整的随访结果为循证医学提供了有力支持，使临床实践发生了根本性改变，这是循证乳腺癌外科的典型例证。

2. SLNB 的产生与发展

乳腺癌SLNB是乳腺外科领域一个里程碑式的进展。它的临床应用和推广，使腋窝淋巴结阴性的乳腺癌患者免行ALND；使临床医师有可能选择性地切除那些最有可能发生肿瘤转移的淋巴结，并依据前哨淋巴结的病理检查结果决定进一步的治疗方案。

NSABP B-32研究是评价临床腋窝淋巴结阴性者行SLNB代替腋窝淋巴结清扫的前瞻性随机临床研究。入组腋窝淋巴结阴性的乳腺癌患者，对比两种方法的局部控制率、OS及并发症情况，明确能否提供相同的预后信息。结果显示，SLNB的总成功率为97.1%，只有0.6%的患者前哨淋巴结位置在腋窝以外。

SLNB对于腋窝淋巴结阴性者具有相同的OS和DFS。该研究是很好的循证医学证据，由此改变了目前临床治疗策略：对于合适的患者，即当前哨淋巴结阴性时不必进行常规腋窝淋巴结清扫。

目前，前哨淋巴结阴性患者不行腋窝淋巴结清扫已得到广泛认可。而前哨淋巴结阳性患者的治疗策略仍为腋窝淋巴结清扫。Z0011是第一个说明即使前哨淋巴结有转移仅行SLNB也是合理选择的前瞻性临床随机对照研究。该研究将前哨淋巴结阳性患者随机进入单独前哨淋巴结清扫术组和SLNB+腋窝淋巴结清扫组。SLNB+腋窝淋巴结清扫组患者平均清扫17个腋窝淋巴结，SLNB组平均切除2个淋巴结。结果两组的局部复发和区域复发情况无显著差异。尽管经过SLNB后，前哨淋巴结阳性患者可能残余具有转移灶的淋巴结，但没有进行腋窝淋巴结清扫仍可以得到良好的区域控制。该结果产生的原因可能是该研究中95%的患者进行了全身辅助治疗，而且保乳患者行乳房放疗时腋窝Ⅰ水平和部分Ⅱ水平淋巴结已被覆盖，故在多种因素作用下，即使没有行腋窝淋巴结清扫也能获得同样的局部控制率。但是，该结果是基于特殊临床试验条件下的，并不建议任意扩展适用范围。所以，循证医学指导的临床实践的改变需要严格的证据支持。

3. 乳腺导管原位癌患者的局部处理

对乳腺导管原位癌患者中原发肿瘤的局部处理已有很好的循证医学证据支持，包括乳腺切除术、肿瘤扩大切除术联合或不联合放疗。对于乳腺导管原位癌患者是否行SLNB术，有人Meta分析了该类患者前哨淋巴结转移发生率的相关文章和报道。该分析总共纳入符合标准的22篇文献，发现术前诊断的乳腺导管原位癌患者的前哨淋巴结转移发生率为7.4%，而术后确诊乳腺导管原位癌患者的发生率为3.7%，两者比较差异有统计学意义（$HR = 2.11$）。2011年《美国国立综合癌症网络（National Comprehensive Cancer Network，NCCN）指南》指出：接受乳房切除术或乳房重建术的患者需要接受SLNB术。因为乳房切除术或乳房重建术后原有的乳房淋巴结引流途径将发生变化，或术后病理检查发现有浸润性成分时已没有机会接受SLNB，而保乳手术患者如术后病理检查发现浸润性成分仍可接受二次手术完成SLNB。

4. 乳腺癌患者的术后重建

乳房再造虽非疾病治疗性手术范畴，却是对审美缺损和心理创伤的补救性手术。对没有机会保乳而全乳切除的患者，乳房再造为其带来重塑乳房外形的可能。再造要从肿瘤治疗和整形美容两个角度考虑：① 再造后不会干扰乳腺癌的治疗与预后，不影响复发的及时检出和再治疗；② 再造要达到患者可接受的美容效果，预见到效果不佳时不宜进行。这两条应成为考察乳房再造的标准。

　　应用乳房假体进行乳房再造始于1970年代初期。首例乳房假体植入胸部皮下进行乳房再造病例报道于1971年。而1970年代后期，人们开始联合应用局部皮瓣和乳房假体进行再造，应用胸壁外侧皮瓣和上腹部正中皮瓣，以及上臂内侧皮瓣、大网膜等联合应用乳房假体进行乳房再造，改善乳房假体覆盖物的质量，并逐步认识将假体置于胸大肌下可以降低包膜挛缩的发生率。20世纪80年代以来，扩张器的使用很大程度上避免了健侧乳房手术。调整再造乳房以达到与健侧乳房形态对称，避免增加患者的身心负担。自体组织再造也经过了近40年的发展历史，并逐渐成为再造组织的首选。带蒂横行腹直肌肌皮瓣（transverse rectus abdominis myocutaneous，TRAM）、游离TRAM、腹壁下动脉穿支（deep inferior epigastric perforator，DIEP）皮瓣及和背阔肌肌皮瓣再造都是较为常用的选择。另一些再造方式如增压加强灌注TRAM、臀大肌肌皮瓣、臀上动脉穿支皮瓣等术式也都相继开展。

　　总体上，一期再造与二期再造比较，更具有一定的优越性。一期再造能节省时间、提高安全性、降低花费、减轻心理障碍；若是保留皮肤的乳房切除术（skin-sparing mastectomy，SSM）则可以提高再造乳房的自然度，保留皮肤神经末梢感觉，又不影响局部复发率（local recurrence rate，LRR）。随着整形美容技术的发展，自体脂肪移植也开始运用于乳房再造，由于其具有微创、无明显瘢痕、乳房外观自然的特点，所以成为乳房再造的又一个选择。

二、乳腺癌的放疗

1. 乳腺癌放疗的临床试验

　　在未用全身性辅助治疗的时代，大量临床资料证实早期乳腺癌术后放疗可使淋巴结的LRR降低。1995年，EBCTCG协作组进行的Meta分析结果表明，改良根治组与保乳手术加放疗组的10年局部复发和生存率无显著差异，体现了放疗作为乳腺癌术后综合治疗的作用。1973年,在Fisher的领导下,设计了NSABP B-06乳腺癌随机临床试验,以及同期Umberto Veronesi进行的保乳与根治术的临床对比试验。2000年发表的《EBCTCG乳腺癌患者随机试验的系统分析》表明,术后辅助放疗可以使LRR降低2/3,生存率也有所提高。在2002年发表的20年随访结果均表明,保乳手术加放疗在局部复发及长期生存方面均与改良根治术相同。大量临床资料证实,在未用全身性辅助治疗的年代,早期术后放疗可使局部和区域淋巴结复发率降低。所以,在循证医学指导下的乳腺癌综合治疗中,乳腺癌的放疗也是重要手段之一。

目前,多数学者认为,在乳腺癌术后普遍接受辅助性化疗或内分泌治疗的前提下,术后放疗主要适用于局部和区域淋巴结复发高危(25%~40%)的患者,即T3期或腋窝淋巴结阳性>3个的患者,或1~3个淋巴结阳性但腋窝淋巴结检测不彻底者。而1~3个淋巴结阳性、腋窝淋巴结检测彻底者是否也应行术后放疗尚需进一步评价。

2. 乳腺癌放疗的循证医学证据

乳腺癌局部复发与腋窝淋巴结转移数目及肿瘤大小相关。对于腋窝淋巴结阳性>3个或T3期病变,术后化疗或内分泌治疗后复发率与单纯手术相似,未能明显降低这部分患者的局部区域复发率。淋巴结受累>3个的乳腺癌患者局部复发风险会明显升高,预防性胸壁放疗可显著降低局部复发的风险。临床随机试验显示,对于腋窝淋巴结阳性的乳腺癌患者,在全乳切除及腋窝淋巴结清扫和标准的全身治疗后加用胸壁和区域淋巴结放疗可以提高DFS和OS。在这些试验中,不仅是同侧胸壁还包括了局部区域淋巴结都接受了放疗。根据这些循证医学证据,NCCN指南建议对淋巴结阳性>3个的患者进行放疗。

目前,乳腺癌术后放疗时对靶区的确定持不同意见。术后残留的亚临床病灶不但会导致局部和区域淋巴结复发,还可能成为以后远处转移的根源,对腋窝淋巴结阳性患者做术后放疗时靶区应包括胸壁和区域淋巴结(内乳区、锁骨上、腋窝)在内,结果局部和区域淋巴结控制率及生存率均显著提高。Kuske等也认为,胸壁或手术瘢痕及内乳区、锁骨上及腋窝淋巴结在术后、化疗或内分泌治疗后都可能残留亚临床病灶,在没有可靠的手段区分哪一部位受侵或非受侵前,建议对胸壁及淋巴结区广泛照射。但是不少学者对此持有异议。

关于腋窝放疗，在早期，乳腺癌根治术或改良根治术后，腋窝LRR低，治疗原则是淋巴结阳性＞3个或淋巴结包膜受侵者行腋窝照射。但是，随后对术后腋窝照射的临床研究所提供的循证医学证据表明对减少局部复发的获益并不大，也不增加生存率，还会导致同侧上肢水肿等并发症明显增多，严重影响患者的生活质量，故不建议术后对腋窝做放疗。

3.《NCCN指南》专家组对乳腺癌放疗的争议

《NCCN指南》的专家组对于同侧内乳区放疗的争议还很大，内乳淋巴结放疗未被确认为降低复发风险的独立因素。一些专家认为内乳淋巴结放疗是不必要的，而且可能产生并发症。另一些专家则认为照射野应该包括内乳淋巴结，因为证实全乳切除后和化疗后放疗获益的研究中也进行了内乳淋巴结的放疗。专家组最终达成的共识为：对经过临床或病理学证实的同侧内乳淋巴结阳性患者，可行内乳淋巴结放疗。近期发表在 *Journal of Clinical Oncology* 上的一项研究显示，内乳淋巴结放疗能够改善淋巴结阳性的早期乳腺癌患者的OS。肿瘤专家对该研究结论表示认可，但同时表示由于晚期毒性作用尚不明确，临床应用时应该与患者进行讨论，以做到知情决策。研究的第一作者，来自丹麦Aarhaus大学医院的Lise Thorsen及同事指出，现有文献显示，对胸壁或乳房及淋巴结区域进行放疗可以改善早期乳腺癌患者的生存，但是对于这些患者内乳淋巴结放疗是否能改善生存尚不明确。为了评估内乳淋巴结放疗的作用，研究人员进行了一项前瞻性的基于人口的队列研究。研究纳入了6个丹麦医院放射科和1个德国医院放射科共3 089例70岁以下的早期乳腺癌患者。患者均接受过单侧淋巴结阳性乳腺癌手术及术后放疗。由于内乳淋巴结放疗可能会对心脏造成伤害，因此研究人员将左侧乳腺癌患者作为不接受内乳淋巴结放疗组（$n=1\,597$，52%），右侧乳腺癌患者作为接受内乳淋巴结放疗组（$n=1\,492$，48%）。中位随访8.9年后，8年总生存率接受内乳淋巴结放疗组高于不接受内乳淋巴结放疗组：内乳淋巴结放疗组 *vs* 不接受内乳淋巴结放疗组（下同）为75.9%（95% *CI*：73.6～78.0）*vs* 72.2%（95% *CI*：69.9～74.4）；校正风险比 $HR=0.82$（95% *CI*：0.72～0.94，$P=0.005$）。8年累积乳腺癌病死率：20.9%（95% *CI*：18.8～23.0）*vs* 23.4%（95% *CI*：21.3～25.5）；校正 $HR=0.85$（95% *CI*：0.73～0.98，$P=0.03$），两组患者缺血性心脏病的病死率相似。

锁骨上淋巴结的转移率与腋窝淋巴结转移的程度相关。文献报道腋窝淋巴结转移1~3个时，锁骨上淋巴结转移率为1%~4%；腋窝淋巴结转移＞3个时，转移率为13%~17%，而放疗后则下降为2%~4%。锁骨区照射虽不能改善生存，但可有效地降低复发率。所以，对腋窝淋巴结阳性＞3个的患者，术后应该行锁骨区放疗。

而目前的指南及专家共识对于胸壁照射的观点都是一致的，对于需要行术后放疗的乳腺癌患者包括胸壁照射。先前提及的随机试验，均是采用包括胸壁在内的照射，不但降低了局部的复发率，患者的生存率也有所提高。对于淋巴结阴性的患者，其原发肿瘤＞5 cm、切缘距离病灶＜1 mm或者切缘病理阳性的，推荐行胸壁放疗。对于新辅助治疗的患者，应根据化疗前的肿瘤特征决定是否需要放疗，而不能根据新辅助化疗后的肿瘤缓解情况。对于1~3个腋窝淋巴结阳性的患者考虑行胸壁和区域淋巴结放疗有较大的争论。支持者的证据来自丹麦乳腺癌协作组研究的亚组分析结果，认为此类患者在全乳切除术后接受放疗与生存改善相关。但是，也有专家考虑到那些并未显示该治疗优势的相关研究，对此类患者来说放疗可以应用但并非强制。对于淋巴结转移1~3个、肿瘤直径＞5 cm，或全乳切除后病理切缘阳性的患者，应该接受胸壁及锁骨区的放疗。

三、乳腺癌的化疗

大量临床研究证实乳腺癌的辅助化疗可改善乳腺癌术后的DFS和OS，成为早期乳腺癌标准治疗的一个重要组成部分。在强调循证医学的今天，如何更合理地为患者选择化疗方案、最大限度改善患者预后，熟悉和掌握这些研究结果是治疗乳腺癌的基本要求。乳腺癌化疗药物，从20世纪70年代环磷酰胺、甲氨蝶呤、氟尿嘧啶，发展到80年代的蒽环类药物，到90年代紫杉类药物的问世，使乳腺癌化疗有了很大的突破，而每一种药物和方案的应用都是在循证医学的支持和指导下完成的。

1. 乳腺癌辅助化疗的发展

在NSABP B-15研究证实所入组患者4个周期AC的疗效等同于6个周期CMF的疗效。EBCTCG的分析显示，蒽环类与传统的CMF方案比较，在无复发存活期和在OS方面存在显著获益，这奠定了蒽环类药在乳腺癌辅助化疗中的

地位。有相关研究分析了多柔比星和表柔比星的疗效与剂量相关性。CALGB
试验结果表明，高、中剂量组之间无显著性差异。而有关表柔比星的系列临床
试验结果表明，表柔比星的最佳临床用量应达到 100 mg/m² 左右。在 FASG 05
临床研究中，对于淋巴结阳性、受体阴性乳腺癌的辅助治疗，随访5年的结果显
示 FEC₁₀₀ 组的 DFS 和 OS 均高于 FEC₁₀ 组；另外还提示 HER-2 阳性患者在高剂
量中获益更大。好的循证医学证据不但为临床实践提供了治疗的最佳方案，也
规范了药物的标准剂量和治疗周期。

　　CALGB9344试验及 NSABP B-28 试验结果表明，所入组患者在 AC 方案
的基础上加用紫杉醇可以进一步降低复发率和病死率。在关于多西他赛的临
床研究中，BCIRG 001 临床试验奠定了多西他赛在乳腺癌辅助治疗中的地位。
这些相关临床研究证实了紫杉类药物在乳腺癌辅助治疗中的有效性。

　　在应用蒽类和紫杉类药物后，为追求更好的临床治疗效果进行了相关研
究。基于"化疗药物对数杀灭"的理论，很多研究尝试增大剂量强度来提高疗
效。但是，无论是单药治疗还是联合方案，都被证明无益，反而增加不良反应。
随着对肿瘤细胞生长动力学的研究不断深入，提出了 Norton-Simon 剂量密集
假说。该假说认为，化疗后肿瘤组织体积的衰减与肿瘤细胞的生长速度成正
比，即化疗后肿瘤缩小越明显，但如果细胞未被完全消灭，则肿瘤组织生长原来
大小的速度也越快。依据此假说提出了剂量密集化疗的概念。CALGB 9741 临
床试验的结果表明，2周剂量密度方案患者的 DFS 和 OS 均提高，而每3周同时
给药与序贯给药方案患者的 DFS 和 OS 无显著差异。结果提示，每周期21 d的
标准方案一旦变成每周期14 d（剂量密集方案），再用 G-CFS 支持，就能显著提
高疗效，且未增加不良反应。因此，CALGB 9741 试验是一个里程碑式的临床
试验。此外，还有学者对剂量密集治疗的相关随机对照研究进行了系统分析，
其中有3项临床研究的化疗方案与常规方案相同，结果证实剂量密集化疗组中
OS 和 DFS 均有提高；在另外7项临床研究中，剂量密集化疗方案不同于常规化
疗方案，但得到相似结果。

2. 辅助化疗方案的循证医学证据

　　BCIRG 005 研究结果提供了循证医学新证据。该研究比较了 TAC 方案与
AC-T 方案用于乳腺癌术后辅助化疗的效果，结果证明 TAC 方案与 AC-T 方案
等效，而 AC-T 方案患者发生中性粒细胞减少的比例明显少于 TAC 方案。这便

有了循证医学证据支持可以改变用药方式，可以将TAC三药联合应用换为序贯应用的AC-T方案。此外，一系列的比较分析显示，每周紫杉醇方案在DFS和OS方面均优于每3周方案；而同为每3周的给药方案，多西他赛在DFS方面优于紫杉醇。正是这些研究结果及CALGB 9741研究的结果，在辅助治疗中，《NCCN指南》去除了紫杉醇的每3周方案。一项随机临床研究在1 016例符合条件的乳腺癌患者中比较了TC与AC方案的疗效。中位随访7年时，TC组的总体DFS和OS均显著优于AC组。

在循证医学时代，早期乳腺癌辅助化疗的目标应该是争取治愈，选择方案时要强调循证医学证据：① 标准化疗方案包括标准的药物、剂量、治疗间期和疗程；② 蒽环类后序贯应用紫杉醇和多西他赛为多西他赛3周方案和紫杉醇每周方案；③ 辅助治疗中蒽环类和紫杉类序贯应用比同时用效果可能更好，AT同时使用的联合方案并不是辅助治疗的推荐方案。

3. 复发转移性乳腺癌的化疗

对于复发和全身转移的乳腺癌，治疗主要以延长生存期、提高生活质量为目的，而非治愈性。因此，应优先选择毒性尽可能小的治疗方案，争取做到"细水长流，延年益寿"。晚期乳腺癌治疗的进展同时也代表着有效抗肿瘤药物的研发过程。抗肿瘤药物成功走向临床各阶段应用之前，首先要在晚期乳腺癌患者中确认其疗效及安全性，而每一步研究都有严格的循证医学证据产生。

化疗药物中，对蒽环类治疗失败的复发转移乳腺癌，紫杉类药物显示很好的活性。吉西他滨在乳腺癌治疗中也显示了有效、低毒的优势。紫杉类与吉西他滨合用的疗效更好，也成为蒽环类耐药乳腺癌的又一选择方案。除此之外，以卡培他滨为代表的抗代谢药物、非紫杉醇类微管形成抑制剂长春瑞滨等药物，对于晚期乳腺癌患者的确切疗效及安全性也已经在大型临床研究中得到确认，可以作为晚期乳腺癌的治疗选择。除此之外，包括铂类、依托泊苷在内的多种经典抗肿瘤药物也可以应用。对于TNBC，2015年，复旦大学附属肿瘤医院胡夕春教授发表于《柳叶刀·肿瘤学》(The Lancet Oncology)杂志的有关晚期TNBC的Ⅲ期临床研究结果备受业内关注，结果显示，与吉西他滨联合紫杉醇比较，吉西他滨联合顺铂一线治疗晚期TNBC可使肿瘤进展风险降低30.8%，该方案有望成为TNBC一线化疗的新选择。这也是中国专家为乳腺癌个体化治疗发展做出的重要贡献之一。

四、循证医学与乳腺癌内分泌治疗

乳腺癌内分泌治疗可追溯到1896年Beatson用卵巢切除术治疗复发转移乳腺癌。在随后1个多世纪的发展中，代表性的治疗手段有卵巢去势、雄激素、孕激素、肾上腺切除和下丘脑切除、他莫昔芬以及第2代芳香化酶抑制剂（aromatase inhibitors, AIs）。乳腺癌内分泌治疗的机制和作用途径：① 阻断雌激素合成，降低雌激素水平，绝经前可用卵巢切除或LHRH类似物药物去势，绝经后用AIs；② 部分阻断ER活性，如以他莫昔芬为代表的抗雌激素药物；③ 下调ER活性，如氟维司群；④ 其他作用机制的药物，如孕激素、雌激素和雄激素。

在《NCCN指南》中，只要是ER阳性或PR阳性的乳腺癌患者，无论年龄、淋巴结状况、是否行辅助或新辅助化疗，在术后均应考虑内分泌治疗。5年的他莫昔芬治疗曾是该2型乳腺癌辅助内分泌治疗的"金标准"，但是随着ATAC、BIG 1-98、TEAM等研究的长期随访结果问世，他莫昔芬在绝经后乳腺癌患者中"金标准"治疗的地位受到AIs治疗的挑战。2015年的ASCO会议报告了阿那曲唑对比他莫昔芬辅助治疗绝经后导管原位癌（DCIS）的Ⅲ期临床研究结果（NSABP B35），与浸润癌的研究结果一致，阿那曲唑也可成为绝经后DCIS患者辅助内分泌治疗的更优选择。而2013年发表的ATLAS临床研究结果，则证实10年他莫昔芬内分泌治疗效果优于5年，未来延长的内分泌治疗策略可能成为临床应用的趋势。对于绝经前女性，他莫昔芬的标准治疗模式也随着SOFT、TEXT联合分析的发表而产生新的变化。该分析证明，与他莫昔芬＋卵巢功能抑制比较，依西美坦＋卵巢功能抑制辅助化疗可以明显降低绝经前期HR阳性的早期乳腺癌患者的复发风险。对于卵巢抑制＋AIs的适用人群，目前多数专家认为应主要基于患者的复发转移风险，尤其是对需要辅助化疗的内分泌受体阳性患者，可能从该治疗策略中获益。近年来，一些新型内分泌治疗药物，如氟维司群等，也逐渐成为复发转移乳腺癌内分泌治疗的重要选择。

1. 他莫昔芬

他莫昔芬的主要作用机制是竞争性地与肿瘤细胞的ER结合，从而阻止雌激素对肿瘤细胞生长和增殖的促进作用。1971年，他莫昔芬首次应用于乳腺癌治疗。循证医学的经典证据表明：他莫昔芬对于绝经前和绝经后乳腺癌患者的作用都是肯定的，而且不依赖患者的年龄、绝经状态和腋窝淋巴结状况，同时明确了临床上如何应用、应用时间及综合治疗中的使用顺序。

NATO试验于1983年第一个证实了他莫昔芬可提高乳腺癌患者生存率。1 100余例淋巴结阳性或阴性患者在术后随机分为观察组及他莫昔芬治疗组。结果表明，与对照组相比，他莫昔芬能使乳腺癌复发率和病死率分别降低36%和29%。20世纪70年代进行的NSABP B-09试验评价他莫昔芬在乳腺癌中的疗效，证实了乳腺癌术后服用他莫昔芬的疗效，且其效果与患者的年龄、ER、PR及淋巴结状态有关，这些资料为今后的研究奠定了基础。他莫昔芬在早期乳腺癌术后预防复发转移最为权威的结论来自EBCTCG于1998年发表的一项Meta分析，他莫昔芬服用5年的效果优于用药1年和2年，差异有统计学意义。NSABP B-14研究证实口服他莫昔芬能提高ER阳性、淋巴结阴性患者的疗效，也显示淋巴结阴性患者在5年他莫昔芬辅助治疗结束后，再继续服用5年他莫昔芬并不能改善生存，反而增加不良反应。所以，对于适宜的患者推荐使用他莫昔芬5年作为标准的辅助治疗。

综上所述，他莫昔芬用于早期HR阳性乳腺癌患者的辅助内分泌治疗，可延长RFS及OS。他莫昔芬辅助治疗5年优于1～2年，而应用10年还是5年有待进一步研究的结果。他莫昔芬治疗的额外获益包括低密度脂蛋白和总胆固醇下降，冠状动脉疾病相关死亡的发生率可能降低，通过稳定绝经后骨去矿物质作用防止骨质疏松。常见的不良反应有胃肠道反应、月经失调、子宫内膜增生、颜面潮红、脱发等，其他罕见不良反应包括精神错乱、肺栓塞、血栓形成等。值得注意的是，有文献报道他莫昔芬可使子宫内膜癌的风险增加2～4倍。EBCTCG的资料分析显示，服用他莫昔芬1～2年和5年，10年子宫内膜癌的发生率分别为0.4%～0.5%和1.1%。NSABP P-1研究随访7年结果显示，5年他莫昔芬治疗组与对照组的子宫内膜癌累计发病率分别为1.56%和0.47%，其中50岁以上妇女服用他莫昔芬发生子宫内膜癌的风险最大。此外，有研究显示，他莫昔芬可增加血栓风险2～3倍，其发生率为2%～4%。

2. AIs

绝经后妇女的卵巢功能衰退，其雌激素主要来源于外周雄激素（主要来自肾上腺）的转化，芳香化酶可催化雄烯二酮和睾酮合成雌酮和雌二醇，是雄激素转化为雌激素过程的限速酶。AIs通过抑制或灭活肾上腺、肝、脂肪等的芳香化酶，从而降低体内雌激素水平。临床研究评价了AIs对于绝经后早期乳腺癌患者的疗效，分别在循证医学层面评价了对AIs在初始治疗、他莫昔芬治疗2～3年后的序贯治疗、他莫昔芬治疗5年后的后续强化治疗的疗效。

（1）AIs作为初始治疗的研究：在ATAC试验中，对于绝经后HR阳性的患者，阿那曲唑（ITA）辅助内分泌治疗的疗效优于他莫昔芬或他莫昔芬联合阿那曲唑方案。在中位随访100个月时，与他莫昔芬相比，阿那曲唑治疗患者的复发率更低。他莫昔芬联合阿那曲唑的患者并不比单用他莫昔芬患者的获益更多。国际乳腺癌工作组（BIG 1-98）旨在研究他莫昔芬治疗5年、单用来曲唑治疗5年、他莫昔芬治疗2年后序贯来曲唑治疗3年，或来曲唑治疗2年后序贯他莫昔芬治疗3年的疗效，结果表明接受来曲唑治疗患者的DFS明显延长。

（2）他莫昔芬治疗2～3年后序贯AIs与继续他莫昔芬的疗效：意大利有关他莫昔芬和阿那曲唑（ITA）5年内分泌治疗临床试验结果显示，序贯应用阿那曲唑治疗患者的复发风险明显下降。依西美坦组间试验（Intergroup Exemestane Study, IES）将4 742例完成2～3年他莫昔芬治疗的绝经后乳腺癌患者随机分组，继续服用他莫昔芬或者改为依西美坦，共完成5年内分泌治疗，中位随访55.7个月的结果显示序贯组的DFS更优。在奥地利乳腺癌和结直肠癌研究组（Austrian Breast and Colorectal Cancer Study Group, ABCSG）试验8和ARN095试验中，3 244例前瞻设计联合分析结果显示，在中位随访28个月时，转用阿那曲唑组的无事件生存率优于继续他莫昔芬治疗的患者。单独对ARNO95试验随访58个月的分析显示，转换组患者的DFS和OS均明显优于未换药组。

（3）他莫昔芬治疗5年后来曲唑的后续强化疗效：MA 17试验中先口服他莫昔芬5年，然后随机分为两组。一组患者改服来曲唑，另一组患者服用安慰剂。5 187例接受他莫昔芬治疗4.5～6年的乳腺癌患者数据显示，HR阳性绝经后的早期乳腺癌患者可以从来曲唑后续强化治疗中获益。中位随访2.5年的结果证实，服用来曲唑后续强化治疗患者的复发率及对侧乳腺癌发病率更低，OS没有差异。但是，来曲唑在腋窝淋巴结阳性患者中显示出生存优势。在AIs的应用中还有问题需要继续研究。目前没有确切证据证实阿那曲唑、来曲唑、依西美坦在疗效和不良反应方面存在统计学差异；对于治疗策略是初始应用还是序贯、后续强化治疗还不能确定。但各项研究结果都证实，对于绝经后HR阳性患者，使用第2代AIs无论是初始、序贯还是后续强化与单独应用他莫昔芬相比，能进一步降低复发风险，包括同侧复发、对侧乳腺癌和远处转移的风险。在治疗时间上，5年以上的安全性和疗效正在研究中。

阿那曲唑和来曲唑常见不良反应有潮红、疲劳、关节疼痛（僵直）、骨质疏松、转氨酶水平升高等。需要注意的是，由于阿那曲唑降低了循环中雌激素水平，故有可能导致骨密度下降，使部分患者骨折风险增加。ATAC试验中，阿那曲唑组的妇科疾病（子宫内膜癌、阴道出血）和血管事件（脑血管事件、静脉血栓事件）均少于他莫昔芬组。但是骨事件增加，部分患者甚至因为骨痛退出试验。BIG 1-98试验和MA 17试验中来曲唑组骨事件、心脏事件和高胆固醇血症较他莫昔芬组发生率高，总体来讲，阿那曲唑和来曲唑较他莫昔芬治疗相关不良反应的发生率较少，安全性良好。

五、循证医学与乳腺癌靶向治疗

乳腺癌是一个复杂的异质性疾病，按照特殊基因表达的不同可以归类为不同亚型，乳腺癌治疗也据此进入分类治疗时代。近年来，对肿瘤发生、侵袭的机制从分子水平的认识越来越深入，开始了多种针对细胞受体、关键基因和调控分子为靶点的治疗，即靶向治疗。事实上，内分泌治疗中针对HR阳性乳腺癌患者给予的他莫昔芬以及之后AIs和氟维司群的治疗，就是针对ER的靶向治疗。而这些靶向药物的应用都是在大量循证医学证据的支持下开始的。

从晚期应用到辅助治疗，曲妥珠单抗的临床疗效体现了循证医学的思路。1997年，美国FDA批准抗HER-2的分子靶向治疗药物曲妥珠单抗用于治疗晚期乳腺癌，开始了分子靶向治疗的新时代。作为一个生物靶向治疗药物，曲妥珠单抗具有特有的攻击靶点，有20%~30%的浸润性乳腺癌过度表达HER-2蛋白。对于晚期乳腺癌，曲妥珠单抗从单药治疗到联合化疗均显示良好疗效。曲妥珠单抗联合紫杉醇或多西他赛的Ⅲ期临床研究证实，联合化疗不但使有效率明显提高，而且患者的生存期延长。至此，曲妥珠单抗确立了其在晚期乳腺癌的标准治疗地位，即曲妥珠单抗联合化疗是晚期HER-2阳性乳腺癌一线治疗的首选方案。随后曲妥珠单抗在辅助治疗领域取得了"革命性"成果，已经有5项评估曲妥珠单抗作为辅助治疗效果的随机试验。相继公布的随访结果证实了曲妥珠单抗治疗能使HER-2阳性乳腺癌患者获益，这些结果具有里程碑的意义。

NSABP B31和NCCTG N9831研究的联合分析比较了蒽环序贯紫杉类药物联合或不联合曲妥珠单抗的疗效，曲妥珠单抗组与对照组比较，中位随访2年即显示DFS获益，最终10年随访结果显示，DFS和OS均显著获益，同时发布的Ⅲ期临床HERA研究的中期分析亦显示，曲妥珠单抗组DFS获益，这些临床研究奠定了曲妥珠单抗在HER-2阳性早期乳腺癌辅助治疗中的基石地位。《NCCN指南》将含有该药的化疗列为HER-2阳性、肿瘤直径＞1 cm患者的Ⅰ类推荐。

近年来，随着拉帕替尼、帕妥珠单抗、T-DM1等抗HER-2新药的出现，HER-2阳性乳腺癌的治疗策略已得到新的发展。对于HER-2阳性进展期乳腺癌患者，帕妥珠单抗与曲妥珠单抗的联合治疗方案取得目前为止最佳的无瘤生存。此外，在HER-2阳性局部进展期乳腺癌的新辅助治疗中，双靶向药物（拉帕替尼或帕妥珠单抗联合曲妥珠单抗）联合化疗的方案均获得病理完全缓解（pathologic complete response，pCR）率显著提高的结果。然而，双靶向治疗策略是否带来生存获益尚有待于探讨。2014年，ASCO大会公布的ALTTO研究结果（LBA4）提示，联合曲妥珠单抗和拉帕替尼联合辅助治疗比较曲妥珠单抗并未取得预想中的生存获益，这也提示联合靶向治疗策略在辅助治疗领域的应用目前仍需要进一步探索和尝试。目前，多种新型的小分子TKI也在研发并进入临床研究。来那替尼（Neratinib）是一种新型的小分子TKI，其作用靶点不仅包括HER-1和HER-2，还包括HER-4，在临床研究中取得较好的疗效。

索拉非尼、舒尼替尼等都是针对血管内皮生长因子（vascular endothelial growth factor，VEGF）的小分子TKI，除了以血管内皮生长因子受体（VEGFR）为靶点外，还包括血小板衍生生长因子受体（platelet derived growth factor receptor，PDGFR）、c-kit等靶点。但比较舒尼替尼与卡培他滨治疗经蒽环类、紫杉类药物治疗的晚期乳腺癌Ⅲ期研究，中期分析并未看到舒尼替尼较卡培他滨疗效有优势，故研究提前停止。

哺乳动物雷帕霉素靶蛋白（mammalian taget of Rapamycin，mTOR）激酶能够改变和调节同源性磷酸酶和张力蛋白（phosphatase and tensinhomolog，PTEN），同

时是PI3K/Akt通路的重要介质。mTOR抑制剂依维莫司，在联合来曲唑的新辅助治疗中显示出积极的疗效。另外，依维莫司联合化疗对于HER-2阳性曲妥珠单抗治疗后的晚期乳腺癌也显示出很好的疗效。

六、循证医学与乳腺癌新辅助治疗

新辅助化疗，又称术前化疗、诱导化疗、初始化疗等，是指在手术前给予全身的化疗药物治疗。大规模随机对照试验证实，在改善乳腺癌患者无病生存率和总生存率方面，新辅助化疗的效果与辅助化疗无异。相比之下，新辅助化疗具有其独特的优势：首先，新辅助化疗可以使局部晚期肿瘤缩小从而达到临床分期降期的目的，使一些原本不能手术的患者重新获得手术治疗的机会。再者，新辅助化疗后"肿瘤/乳房"体积比的降低，不但能够提高肿瘤切除率、减少植皮率，还可以使部分原本不适合行保乳手术治疗但有保留乳房意愿的患者获得保乳的机会。最后，新辅助化疗可以通过测量化疗前后肿瘤体积变化，或检测一些肿瘤生物学标志物的差异，快速、准确地评估疗效，是目前最直接的"体内药敏试验"。目前，新辅助化疗是局部晚期乳腺癌的标准治疗方式。与传统的术后辅助化疗相比，新辅助化疗可观察到化疗前后肿瘤的病理学、生物学指标甚至基因组的变化，这为研究肿瘤化疗敏感性提供了理想的体内模型，对于实现个体化治疗具有重要意义。近年来，随着新辅助化疗研究的进展，许多新的理念不断被提出。但就目前的状况而言，其中的争议远多于已形成的共识。其中如何个体化预测和评估新辅助化疗的疗效，从而指导术后辅助治疗策略的制定，更是成为其中的关键问题。对于新辅助化疗后获得pCR（即在乳腺组织及淋巴结内均无浸润性癌残留）的患者，其预后通常乐观，故不需要过于激进的术后辅助治疗；但对于新辅助化疗后未达到pCR的患者，其预后往往相对较差，对辅助治疗的敏感性也较低。新辅助化疗后未达pCR的患者通常占到全部的70%～90%，这些残余肿瘤虽各有不同的生物学特征，目前却只能一视同仁地开展后续系统治疗，这种"一刀切"的治疗模式并不符合个体化治疗发展的需要。如何通过简单、可靠的方法区分这部分非病理完全缓解（non-pCR）患者中复发转移风险的高低，从而有针对性地开展术后辅助治疗，是目前乳腺癌新辅助化疗领域亟待解决的重要问题。

1. 实施新辅助化疗与术后辅助化疗的疗效比较

有研究结果显示，术前新辅助化疗与术后辅助化疗相比并无改善生存优势，但是新辅助化疗的患者接受保乳手术的机会更多。相同方案的新辅助治疗对获得pCR的患者比未获pCR的患者有更长的生存期。早期的Ⅲ期随机临床试验比较了相同方案在新辅助化疗与术后辅助化疗的疗效，主要观察终点是DFS和OS。NSABP B-18是其中一个重要的临床试验。1 523例$T_1-3N_0-1M_0$患者随机分成多柔比星+环磷酰胺（cyclophosphamide, AC）X 4个周期后手术组和手术后ACX 4个周期化疗组。结果显示，接受新辅助化疗细的保乳率高于辅助化疗组。在2008年报道的关于NSABP B-18和B-27的分析显示，术前新辅助化疗与术后辅助化疗是等效的，在加入多西他赛后相对于单用4个周期AC方案可以明显提高pCR，两组DFS、OS均无统计学差异，但是达到pCR者比未达到pCR者具有更好的DFS和OS。在EORTC 10902 Ⅲ期随机临床试验采用术前4个周期CAF的新辅助治疗或者术后辅助治疗。在经过56个月中位随访后，两组的OS和DFS差异均无统计学意义，同样达到pCR者具有生存优势。

从这些高级别证据中可以看出，新辅助化疗至少与常规辅助化疗等效，其通过降低肿瘤分期可以达到更高的保乳率，同时达到pCR的患者具有相对好的预后。因此，新的临床研究可以探索通过加入新的抗癌药物、分子靶向治疗药物、不同给药模式以及延长化疗周期等以进一步提高pCR，获得好的生存优势。这也会丰富循证医学的证据，争取更好的临床获益。

2. 新辅助治疗可以即刻获得药敏信息

长期以来，乳腺癌辅助化疗指南主要依据临床、病理学指标，如肿瘤大小、淋巴结状况、组织学类型、组织分级等情况而定，这些均是来自大量临床试验、历经长期随访总结的精华，具有较高的科学性和可信性。但是，仅靠临床TNM分期和肿瘤的病理形态学不足以反映具体肿瘤的生物学特性，致使治疗难以达到个体化。就目前辅助化疗的效果看，淋巴结阳性乳腺癌辅助化疗后无复发绝对受益率为25%～30%；有相当多患者尽管接受了化疗，但仍未免于复发；而一些无须化疗的患者则经历了不必要的化疗不良反应。治疗前不能预测具体病例对所给化疗药物、方案是否有效，能否从化疗中获益，反映了当前实施辅助化疗有一定的盲目性。

新辅助化疗突出的优点：通过新辅助化疗前、后肿瘤的变化（包括临床触诊、影像学检查和病理学疗效评价）可获得肿瘤对化疗的反应。尤其是在化疗早期（化疗1或2个周期后）及时评估（触诊、影像学）化疗反应，可避免那些对化疗无反应的患者长期接受无效而有毒的化疗，及时更换有效的药物或采用其他疗法。通过新辅助化疗这一平台，在较短时间内（2～3个月）还可对新药、新疗法、不同方案、不同用法的疗效和不良反应及安全性进行对照分析，观察出不同药物、剂量、用法、药物组合、给药顺序、化疗周期数及周期间隔时间等与疗效的关系。而辅助治疗随机试验的结果则要经过数年甚至更长时间（10年左右）获得。

Green等在一项Ⅲ期临床试验中，将紫杉醇分为每周1次的低剂量组与每3周1个周期的标准治疗组进行对照研究。前者剂量为淋巴结阴性者80 mg/m^{2}时，淋巴结阳性者150 mg/m^{2}时，共12周。标准治疗组剂量为225 mg/m^2，每3周为1个周期，共4个周期。两组均再序贯FAC化疗4个周期。结果显示：每周1次组，原发肿瘤＋腋窝淋巴结的pCR，无论是淋巴结阳性还是阴性（pCR分别为28.8%和29.4%）均高于标准治疗组（淋巴结阳性和阴性的pCR分别为13.7%和13.4%，$P < 0.01$）。也就是说，紫杉醇每周1次、低剂量密集化疗优于常规用法。这一事实已被后来的辅助治疗及晚期病例解救治疗的随机试验结果所证实。在多西他赛单药新辅助化疗试验中，每周1次、低剂量（40 mg/m^2）可获得与标准疗法（100 mg/m^2，每3周1次）同样疗效（临床有效率和pCR），而血液的不良反应轻，患者更容易耐受。尽管新辅助化疗的初期结果还需经较长时间随访验证，但毋庸置疑的是，新辅助化疗为诸多临床和基础研究提供了捷径。

新辅助化疗推荐含蒽环类和紫杉类药物的方案。ER和（或）PR阳性的老年患者、一般情况较差不适合化疗的患者，可以考虑新辅助内分泌治疗。HER-2阳性的患者，可考虑化疗联合曲妥珠单抗。《专家共识》认为，术前新辅助内分泌治疗可作为绝经后HR阳性患者术前治疗的选择，尤其是有化疗禁忌的患者。目前，关于新辅助内分泌治疗的时限，认为应该持续至最大效应，一般4～8个月。

严格的疗效评价对决定后续治疗非常重要。一般认为每个周期应体格检查，了解肿瘤大小变化；2个周期后影像学（B超和MRI检查）评价临床疗效；3～4个周期根据疗效评价决定下一步的治疗，必要时可以通过穿刺了解病理改变。疗效达临床完全缓解（CR）或接近CR的患者应该继续原方案至6个周期；

疗效欠佳的患者考虑改变治疗方案，如更换药物治疗方案、放弃保乳改行根治手术或局部放疗等。局部晚期患者在有效的新辅助治疗后，一般选择（改良）根治术。新辅助治疗后可以保留乳房，但治疗前原发肿瘤较大或腋窝淋巴结阳性的患者，应谨慎选择保乳手术。

第三节　乳腺癌的精准治疗时代

一、精准肿瘤学的定义

循证医学在对乳腺癌治疗产生巨大推动力的同时，也日益暴露出一些问题。基于对疾病模糊的诊断、分期、评估而实施的临床研究，常产生模糊的结论，远离临床实际，甚至起到误导作用。另外，循证医学过分强调了方法学的可靠性，而忽略了证据本身的可靠性及准确性，导致研究的根基动摇。同时，部分随机对照临床研究得出的结论仅有统计学差异，没有临床意义，脱离了临床实践。研究显示，大部分医学研究结果和《指南》的"半衰期"为10～40年。因此，我们必须重新审视循证医学，在弥补其局限性的同时，寻找新的突破。

精准医学（precision medicine）的理念最早由美国国家科学院在2011年在《迈向精确医学：构建生物医学研究知识网络和新的疾病分类》报告中提出并进行系统阐述。2015年初，美国总统奥巴马在国情咨文中正式将"精准医疗计划"作为国家研究项目发布。随后，美国国立卫生院主席Francis Collins提出癌症研究是精准医学的近期目标，通过评估患者的组学（omics）信息，建立新的知识网络，促进生物医学研究及其与临床研究。

简而言之，肿瘤的精准治疗就是根据患者的分子生物学特征寻找合适的药物。HR阳性乳腺癌和HER-2阳性乳腺癌分别从内分泌治疗和曲妥珠单抗治疗中获益，这是乳腺癌领域最经典的精准治疗。

全面了解肿瘤发生和进展的分子机制是精准肿瘤学的基础。在后基因组学时代，精准肿瘤学的主要任务是基于大样本的临床队列建立肿瘤的多组学图谱，结合个体的生活环境、生活方式和疾病表型，研究肿瘤的基因型和疾病表型的关系，阐明肿瘤异质性，解释肿瘤耐药机制，开展肿瘤风险标志物、预后标志物、预测标志物以及治疗反应标志物的分析与鉴定，制订联合用药策略并在临床试验中进行验证（见图1-3-1）。

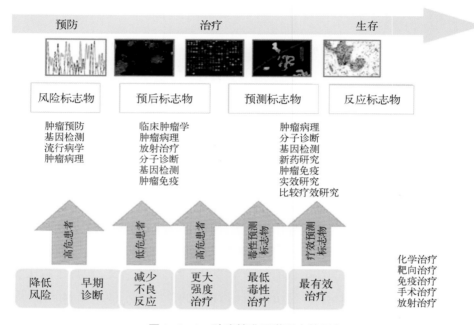

图1-3-1　肿瘤精准医学研究的任务

注：图片修改自"Meric-Bernstam F, Farhangfar C, Mendelsohn J, et al. Building a personalized medicine infrastructure at a major cancer center. J Clin Oncol, 2013, 31(15)：1849-1857(Figure 1)"。

二、肿瘤精准诊断和精准治疗的研究平台

早在人类基因组计划完成之前，乳腺癌的精准治疗已经取得一定成果，譬如通过免疫组化检测HR表达雌激素受体（estrogen receptor, ER）和孕激素受体（progesterone receptor, PgR），预测内分泌治疗获益；通过荧光原位杂交检测ERBB2基因扩增，为曲妥珠单抗辅助治疗和挽救治疗提供依据；通过Sanger测序检测BRCA1/2基因有害突变预测乳腺癌高危人群。以下对近年来迅速发展的肿瘤组学（omics）技术进行简单介绍，包括基因组学（genomics）、转录组学（transcriptomics）、表观基因组学（epigenomics）、蛋白组学（proteinomics）、代谢

组学（metabolomics）和免疫组学（immunomics）等。

1. 生物芯片技术

生物芯片技术（microarray）包括DNA、RNA、蛋白质、甲基化芯片，因技术和分析工具成熟、成本低廉，具有一定的基础研究和临床应用价值。目前，液相芯片更具应用优势，如Panomics和NanoString技术。Panomics技术是Luminex公司基于流式细胞技术、酶联荧光免疫测定（ELISA）技术和芯片技术开发出的液相芯片技术平台，运用branchDNA信号放大技术捕获目标RNA信号，可同时进行3～80个分子的定量分析。NanoString的核心技术是nCounter分析系统，利用分子条形码和单分子成像来检测每一个反应体系中特定转录本的数量，无须反转录，无须PCR扩增，应用于基因表达谱研究、小RNA分析、拷贝数多样性分析和二代测序的后期验证。

2. 基因组测序

基因组是指生命体内包含的所有DNA分子。肿瘤的基因组学主要研究单核苷酸变异（single nucleotide variants，SNVs）、插入缺失突变（insertions and deletions）、缺失（deletion）、拷贝数变异（copy number variations，CNV）、基因组结构变异（structural variations，SV）等。基因组测序方式包括全外显子测序（whole exome sequencing，WES）、全基因组测序（whole genome sequencing，WGS）、靶向捕获测序和单细胞测序。WES利用序列捕获技术将外显子区域DNA捕捉并富集后进行测序，能发现外显子区绝大部分疾病相关变异，仅需要对1%～2%的基因组进行测序等优点，性价比高。WGS可以提供最全面体细胞突变谱，包括SNV、Indel、CNV和SV，除了关注已知功能的基因，还能发现未知的重要变异。由于前期研究积累了肿瘤相关基因组变异的信息，靶向捕获测序的临床应用价值更为明显。研究者可以制定肿瘤相关基因的集合，也可以根据研究目的选择感兴趣的基因定制基因集合。值得注意的是，WES和WGS获得的是肿瘤样本的平均信号，可能掩盖了最丰富的、也是恶性程度最高的细胞亚群的基因组变异。Navin等从单细胞水平利用单细胞测序技术追踪乳腺癌的进化，对于研究肿瘤的空间异质性更具优势，但成本较高。

3. 转录组测序

转录组是指细胞或组织在特定状态下所有RNA的集合，从功能分类讲，RNA包括编码蛋白质的RNA（mRNA）和非编码RNA（non-coding RNA， ncRNA），如rRNA、tRNA、microRNA。与基因组不同的，转录组具有是时间性和空间性。早期的cDNA芯片和寡聚核苷酸芯片的测序技术只能检测已知基因的表达水平。现在以RNA-seq为代表的转录组学研究方法能够在单核苷酸水平进行检测，获得全部RNA转录本的丰富信息，检测新的转录本、RNA编辑、可变剪切（alternative splicing）、基因融合和SNP等。

4. 表观基因学

表观遗传是指DNA序列不发生变化，但基因表达却发生了可遗传性的改变，并且这种改变在发育和细胞增殖过程中能稳定地传递。表观基因组学（epigenomics）是在基因组水平上对表观遗传学改变的研究，主要检测DNA甲基化、组蛋白修饰（如乙酰化，磷酸化，泛素化，苏木化）、染色质重塑、基因组印记等。表观基因组学路线图计划（Roadmap Epigenomics Project）整合分析了111个组织或细胞的人类表观基因组图谱，揭示了表观信息在基因调控、细胞分化和人类疾病的中心作用。DNA甲基化与肿瘤密切相关。异常甲基化包括基因组整体甲基化水平降低和CpG岛局部甲基化程度的异常升高，可能导致基因组不稳定。DNA甲基化测序的技术原理包括bisulfite处理测序（bisulfite sequencing，BS-Seq）、免疫共沉淀富集和限制性酶切法三大类，主要技术包括全基因组Bisulfite甲基化测序、单细胞全基因组Bisulfite甲基化测序、甲基化DNA免疫共沉淀测序等。

5. 蛋白组学

基于质谱分析的蛋白质组学（proteomics）方法具有的强大蛋白质定性、定量和蛋白翻译后修饰分析能力，常用于检测不同样品的蛋白质表达差异；分析蛋白质的翻译后修饰位点以及不同条件下的蛋白质修饰水平；解析蛋白质复合物组成。蛋白质组学技术可以更为全面地阐明肿瘤发生发展过程中相关蛋白功能、变化以及信号通路的组成。

三、乳腺癌的组学研究

乳腺癌是一种异质性肿瘤，表现为在不同乳腺癌患者个体间或者同一患者体内不同部位的肿瘤细胞间从基因型到表型上存在差异，分别称为瘤间异质性和瘤内异质性（intra-tumor heterogeneity，ITH）（见图1-3-2）。

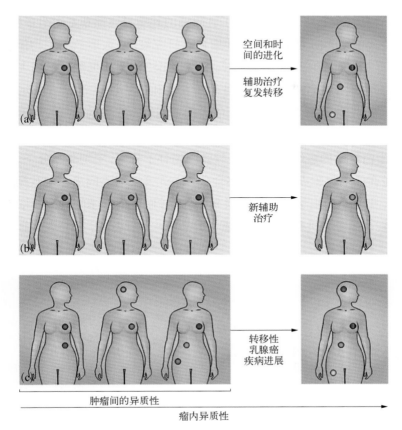

图 1-3-2 乳腺癌异质性

注：不同分子分型的乳腺癌患者时间和空间的肿瘤进化：黄色背景表示早期乳腺癌；蓝色背景表示晚期乳腺癌；圆圈表示肿瘤病灶。(a) 某些早期乳腺癌患者在接受辅助治疗后进展为复发转移性乳腺癌，肿瘤的原发和转移灶具有异质性；(b) 早期乳腺癌患者接受新辅助治疗后，肿瘤的分子谱可能发生改变；(c) 转移性乳腺癌患者接受挽救治疗，转移灶的分子谱发生适应性改变导致肿瘤的耐药和疾病进展。图片修改自 "Zardavas D, Irrthum A, Swanton C, et al. Clinical management of breast cancer heterogeneity. Nat Rev Clin Oncol, 2015, 12(7): 381-394（Figure 1）"。

　　鉴别肿瘤的驱动（driver）变异和乘客（passenger）变异是当前研究的难点之一。广义的"驱动变异"是一种细胞自发或非自发的变异，通过促进细胞增殖、生存、侵袭、免疫逃逸等生物学过程，达到促进肿瘤的起始、进展、转移和耐药等生物学过程。驱动分子可能是基因组变异、表观调控异常、信号通路异常，以及一个或多个节点分子的突变，目前已被验证的乳腺癌驱动分子仅有ER、HER-2和PIK3CA。

组学研究从多个分子层面解释了乳腺癌的肿瘤异质性和基因组多样性（见表1-3-1）。单组学研究是传统的肿瘤靶点研究策略，大多数的生物信息学方法通过计算基因突变的频率推测driver，如Gistic2检测拷贝数扩增或者减少的区段来推测功能性的CNV。然而，肿瘤的发生和进展是一个持续的动态过程，涉及多个层面的分子事件，一个层面的数据不能解释完整的肿瘤发生和进展的过程。越来越多研究的维度从单一的基因组学发展到整合基因组、转录组、表观组学和蛋白组学的多组学分析，指导乳腺癌分子分型，鉴别驱动分子、耐药突变，发现潜在的治疗靶点。多组学整合分析首先需要对不同来源的数据进行标准化处理，比较不同组学之间的关联和差异，进而根据组学间的内在联系从不同水平对候选的分子进行筛选和过滤（见图1-3-3）。

表1-3-1　乳腺癌的主要组学研究

研究者	样本量	分子亚型	测序方法	主要结果
Banerji 等（2012年）	108	35% Luminal A 20% Luminal B 20% HER-2⁺ 12% Basal-like 13% normal-like/unknown	WGS 和 WES（17） WGS（5） WES（86）	验证了已知的高频基因突变（PIK3CA、p53、AKT1、GATA3和MAP3K1）；发现了编码CBFB转录因子的基因突变和RUNX1缺失；发现了TNBC的MAGI3-AKT3基因融合
Ellis 等（2012年）	77	100% ER⁺ 包括两项新辅助内分泌治疗临床试验	靶向DNA测序（77） WGS（46） WES（31）	发现了ER⁺乳腺癌中新的基因突变（TBX3、RUNX1、LDLRAP1、MYH9、AGTR2、STMN2、SF3B1和CBFB）；GATA3基因突变与AIs的抗增殖作用相关
Shah 等（2012年）	104	100% TNBC	WES（54） WGS（15） RNA-seq（80） SNP芯片（104）	描绘了TNBC的基因突变谱，比较了Basal-like型TNBC与Nonbasal的TNBC在基因突变频率以及携带驱动基因突变的优势克隆具有明显差异
Stephens 等（2012年）	100	54%ER⁺/HER-2⁻ 30% HER-2⁺ 16% TNBC	WES（100）	鉴定了9个非高频基因突变，可能是潜在的驱动基因（AKT2、ARIDIB、CASP8、CDKN1B、MAP3K1、MAP3K13、NCOR1、SMARCD1和TBX3）

（续表）

研究者	样本量	分子亚型	测序方法	主要结果
TCGA 等（2012 年）	825	44% Luminal A 25% Luminal B 11% HER−2⁺ 18% Basal-like 2% normal-like	mRNA 芯片（547） DNA 甲基化（802） SNP arrays（773） miRNA 测序（697） WES（507） RPPA（403）	从多个层面描绘了不同分子分型乳腺癌的基因组图谱、表达谱图谱、甲基化图谱；验证乳腺中的高频基因突变（>10%，p53、PIK3CA 和 GATA3）
Curtis 等（2012 年）	1 992	36% Luminal A 25% Luminal B 12% HER−2⁺ 17% Basal-like 10% normal-like	表达谱芯片（1 992） SNP 芯片（1 992）	根据基因组特征和预后差异将乳腺癌分为 10 个分子亚型；发现了与乳腺癌相关的新基因，并揭示了它们与已知细胞信号通路之间的关系
Nik-Zainal 等（2012 年）	21	ER⁺（5） HER−2⁺（4） TNBC（3） BRCA1 突变（5） BRCA2 突变（4）	WGS（21）	推断乳腺癌的突变过程和肿瘤的演进
Nik-Zainal 等（2016 年）	560	57%ER⁺/HER−2⁻ 8 % ER⁺/HER−2⁺ 5%ER⁻/HER−2⁺ 30% TNBC	WGS（560）	鉴定了与乳腺癌相关的 93 个编码基因及其一些非编码区的突变，发现了 5 个之前未知的驱动基因：MLLT4、MED23、FOXP1、XBP1 和 ZFP36L1

注：WGS（全基因组测序）；WES（全外显子测序）；TNBC（三阴性乳腺癌）；TCGA（癌症基因组图谱）；RPPA（反相蛋白质芯片）

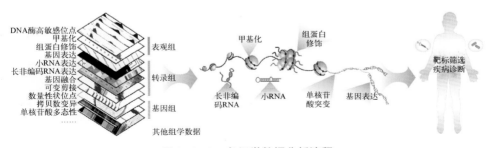

图 1-3-3　多组学数据分析流程

二代测序研究发现单个乳腺癌肿瘤样本中约有31～100个编码基因发生了错义突变，其中，绝大多数为SNP，少数为Indel。乳腺癌最常见的基因突变为p53和PIK3CA（见图1-3-4）。不同分子分型乳腺癌的基因突变谱有差异。Luminal A型常见GATA3（14%）、PIK3CA（45%）、MAP3K1和MAP2K4突变。与Luminal A型相比，Luminal B型乳腺癌PIK3CA突变频率低（29%对45%）而p53突变频率高（29%对12%）。两者GATA3突变频率相似（15%对14%），但突变类型不同，4号内含子CA缺失突变多见于Luminal A型，5号外显子移码突变多见于Luminal B型。HER-2过表达型常见TP5和PIK3CA突变，而basal-like型常见p53突变。此外，p53、PIK3CA和GATA3的基因突变位点多、分布广，且很少有高度重复性突变，是研究其有害突变的难点。乳腺癌最常见的基因扩增为ERBB2、FGFR1和CCND1。

蛋白组学研究发现，PI3K/AKT/mTOR、p53和CCND1/CDK4/Rb信号通路在不同分型的乳腺癌中均显著激活。TCGA乳腺的蛋白基因组学研究基于定量质谱的蛋白质组学和磷酸化蛋白质组学分析105个乳腺癌样本，分析基因组与蛋白

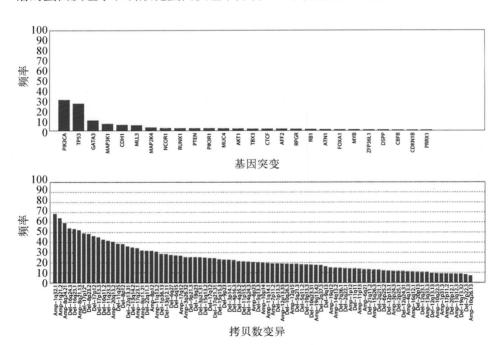

图1-3-4　TCGA数据库中乳腺癌的基因突变和拷贝数变异频率

注：图片修改自"Sanchez-Garcia F, Villagrasa P, Matsui J, et al. Integration of genomic data enables selective discovery of breast cancer drivers. Cell, 2014, 159(6): 1461-75（Figure 1a）"。

质组之间的联系,结果发现了包括ERBB2在内的与基因扩增相关的高水平磷酸化激酶(CDK12、PAK1、PTK2、RIPK2和TLK2),发现basal-like型乳腺癌5q上的CETN3和SKP1同时发生拷贝数减少下调表皮生长因子受体(epidermal growth factor receptor,EGFR)表达,同时SKP1拷贝数减少上调SRC酪氨酸激酶。

四、乳腺癌分子分型的发展

英国癌症研究中心和不列颠哥伦比亚癌症研究中心合作开展的国际乳腺癌分子分型联盟(Molecular Taxonomy of Breast Cancer International Consortium,METABRIC)在2012年发表了约2 000个乳腺癌基因组和转录组的研究成果。根据乳腺癌CNV、表达谱差异以及生存差异,将乳腺癌分为10个分子亚型(见图1-3-5和表1-3-2)。例如,Cluster2是一群11q13和11q14扩增(包含CCND1和多个潜在的癌基因)的ER阳性乳腺,预后差。

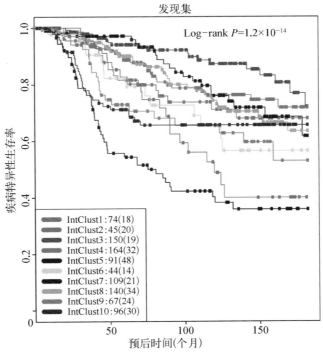

图1-3-5　METABRIC提出的10个乳腺癌分子分型的预后差异

表1-3-2　乳腺癌的10个分子亚型

分类	预　后	拷贝数变异事件	与固有分子分型的关系
1	中等	17号染色体	Luminal B，以ER⁺为主
2	差	11号染色体	Luminal A和Luminal B
3	好	很少	Luminal A-like
4	好	很少，绝大多数是免疫相关基因	免疫细胞浸润型
5	极差	17号染色体（ERBB2基因扩增）	Luminal B和HER-2阳性型
6	中等	8号染色体缺失	ER⁺，以Luminal型为主
7	好	16号染色体	Luminal A
8	好	1号和16号染色体	Luminal A
9	中等	8号和/或20号染色体	Luminal/ER⁺
10	DFI＜5年，预后差；DFI＞5年，预后好	5号、8号、10号和12号染色体	Basal-like

　　TNBC是具有高度侵袭性的一种亚型。大约80%的TNBC可以被分为basal-like型乳腺癌。TNBC的分子表型与BRCA1相关肿瘤相似。BRCA1突变可使DNA修复功能丧失，铂类与DNA双链交联，引起DNA链破坏和复制损伤。BRCA1缺陷的细胞株对顺铂敏感。寻找TNBC的治疗靶点进行有的放矢的治疗有望提高疗效。Lehmann等根据386例TNBC的表达谱提出6个亚型，分别是基底细胞样1（basal-like 1，BL1）、基底细胞样2（basal-like 2，BL2）、免疫调节型（immunomodulary，IM）、间充质型（mesenchymal，M）、间充质干细胞型（mesenchymal stem-like，MSL）、雄激素依赖型（Luminal androgen receptor，LAR）。

　　本中心研究团队基于165例癌组织芯片检测结果，基于mRNA-lncRNA表达信息能够有效地将TNBC划分为4个表达特异的亚群，称为FUSCC分型（见表1-3-3），可以准确地将TNBC患者划分为高危复发风险组和低危复发风险组。高危复发风险组患者可能从更高强度的化疗中获益，而低危复发风险组患者适度降低化疗的强度不影响其生存，并可避免过度治疗，提高患者的生存质量。同时，一项比较mRNA-lncRNA模型预测的高危TNBC患者接受不同辅助化疗方案有效性和安全性以及模型预测准确性的前瞻性临床试验正在进行中。

表1-3-3　基于mRNA-lncRNA构建TNBC的FUSCC分型

分 子 分 型	主 要 通 路	分子标志物及潜在靶点	预 后
A：免疫调节型（immunomodulatory，IM）	免疫调节通路激活	CXCL9 STAT1	较好
B：腔面/雄激素受体型（Luminal-AR，LAR）	AR、ER及ERBB4通路激活	AR MUC1	中等
C：间质型（mesenchymal-like，MES）	细胞周期、DNA损伤修复通路激活	PDGFR A c-Kit	较好
D：基底/免疫抑制型（basal-like suppressed，BLIS）	免疫调节通路抑制以及细胞周期通路的激活	VTCN1	较差

五、乳腺癌的瘤内异质性

临床研究也提示同一个乳腺癌患者的肿瘤在新辅助治疗前后的受体状态和克隆构成可能发生变化。一部分配对的乳腺癌原发灶和转移灶的受体状态可能发生改变（见表1-3-4）。本中心的一项前瞻性研究提示，新辅助化疗后HR转阴或者转换为三阴性表型均提示预后较差。

表1-3-4　评估乳腺癌瘤内异质性的主要研究

研 究 者	受体	分子亚型	样本量	背景	不一致率（%）
Amir等（2012年）	ER/PR/HER-2	所有	121	转移	ER：16 PR：40 HER-2：10
Niikura等（2012年）	HER-2	HER-2阳性	182	转移	24
Curtit等（2013年）	ER/PR/HER-2	所有	269	转移	ER：17 PR：29 HER-2：4
Liu等（2012年）	ER/PR/HER-2	所有	46	肝转移	ER：30.4 PR：54.3 HER-2：10.9

（续表）

研 究 者	受体	分子亚型	样本量	背景	不一致率（%）
Jin等（2015年）		所有	423	新辅助化疗	HR$^+$→HR$^-$：13.0% HR$^-$→HR$^+$：5.4% HER-2$^+$→HER-2$^-$：6.4% HER-2$^-$→HER-2$^+$：3.1%

　　乳腺癌的瘤内异质性具有深远的研究价值和潜在的临床应用前景。转移性乳腺癌与早期乳腺癌的表型和基因型不完全一致。已有一些描述性研究对乳腺癌的原发灶和配对的转移灶进行基因组测序。AURORA计划是由乳腺癌国际组（Breast International Group，BIG）发起的一项大型的国际多中心的转移性乳腺癌研究，研究设计如**图1-3-6**所示。对临床试验的意外应答者以及疾病快速进展的患者进行转移灶和配对原发灶的WES，有望发现一系列肿瘤相关的基因。

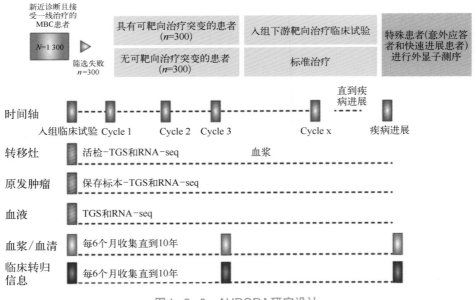

图1-3-6　AURORA研究设计

注：图片修改自 "Zardavas D, Maetens M, Irrthum A, et al.The AURORA initiative for metastatic breast cancer. Br J Cancer, 2014, 111(10): 1881-1887"。

六、乳腺癌的精准治疗

1. HR 阳性乳腺癌

ERα是一个配体依赖的转录因子，由ESR1编码。雌激素与ERα结合，直接或者间接地激活基因表达。乳腺癌内分泌治疗是最早的靶向治疗，内分泌药物分为：① 选择性激素受体调节剂（selective estrogen receptor modulators，SERM），包括他莫昔芬、托瑞米芬、雷洛昔芬；② 选择性雌激素受体下调剂（selective estrogen receptor degrader，SERD），如氟维司群；③ AIs，包括阿那曲唑、来曲唑、依西美坦；④ 卵巢去势治疗，包括促黄体生成激素释放激素（luteinizing hormone–releasing hormone，LHRH）类似物或者卵巢去势手术。

HR阳性的早期乳腺癌预后较好，合理评估其复发风险以及从辅助化疗中的获益有助于避免过度治疗，避免与化疗相关的副反应。Cronin等最早尝试使用4%多聚甲醛固定石蜡包埋（formalin fixed paraffin-embedded，FFPE）组织进行高通量的反转录聚合酶联反应（RT-PCR）检测基因表达。通过文献检索、数据库查询、相关通路及预后分析筛选出与10年远处转移密切相关的16个基因和5个内参，这16个基因与肿瘤的增殖、侵袭、ER和HER-2表达相关（见图1-3-7）。用于计算患者复发风险值，并划分为高、中、低危组，称为Oncotype DX®或21基因预后预测模型。Oncotype DX®复发评分先后在NSABP B-14、NSABP B-20临床试验中进行验证，奠定了其在HR阳性、HER-2阴性、淋巴结阴性的早期乳腺癌复发风险的预测价值。其对HR阳性且HER-2阴性、0～3个淋巴结转移的可手术乳腺癌患者的预后和预测价值，先后在ECOG E2197临床试验和S8814临床试验中得到验证。TransATAC临床研究发现，在接受阿那曲唑辅助内分泌治疗的HR阳性、淋巴结阴性以及淋巴结阳性的患者中，复发评分都是远处转移的独立预测因素。

Luminal B（HER-2阴性）乳腺癌的特点是ER和（或）PR阳性、HER-2阴性、Ki-67高表达，容易远期复发转移，而且一旦远期复发转移，缺乏有效的后续治疗方法。2014年，Perou研究团队的一项整合了乳腺癌基因组和RNAi功能性筛选数据的研究发表在 *Nature Genetics*，该研究鉴定了细胞增殖所必需的，且在高增殖的Luminal型乳腺癌特异性扩增的8个基因（FGD5、METTL6、

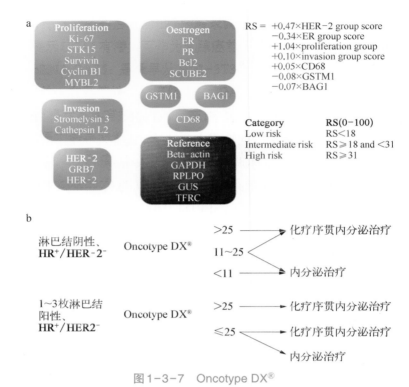

图1-3-7　Oncotype DX®

注：（a）21基因复发评分的基因和算法；（b）验证21基因复发评分的临床试验设计

图片修改自"Sparano JA, Paik S. Development of the 21-gene assay and its application in clinical practice and clinical trials.J Clin Oncol,2008,26(5): 721-728"。

CPT1A、DTX3、MRPS23、EIF2S2、EIF6和SLC2A10）。CPT1A编码β-氧化过程中长链脂肪酸转运的限速酶,已经称为淋巴瘤药物治疗靶点,在乳腺癌中的治疗价值尚需进一步研究。

内分泌耐药是HR阳性乳腺癌治疗失败的首要原因。辅助内分泌治疗2年内复发的乳腺癌称谓原发性内分泌耐药,辅助内分泌治疗大于2年且结束治疗12个月内复发的称为继发性内分泌耐药。Luminal B型乳腺癌细胞周期蛋白（cyclin）D-CDK4或CDK6-RB信号通路异常。

HR阳性MBC在内分泌治疗的同时联合另一个靶向药物可能逆转内分泌耐药（见图1-3-8）,包括mTOR抑制剂、CDK4/6抑制剂等（见表1-3-5）。

ESR1基因突变在早期乳腺癌中很少见,但是10%～30%内分泌治疗耐药的ER阳性转移性乳腺癌出现ESR1突变富集。由于突变的ERα蛋白依旧可结

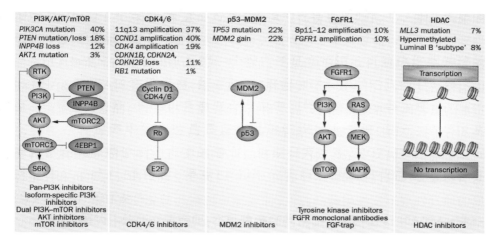

图1-3-8　HR阳性乳腺癌的基因组及表观基因组全景图以及逆转内分泌耐药的靶向药物

注：图片修改自 "Ignatiadis M, Sotiriou C.Luminal breast cancer：from biology to treatment.Nat Rev Clin Oncol，2013，10(9)：494-506（Figure 3）"。

合高剂量氟维司群（500 mg），因此，对于绝经后AIs耐药且携带ESR1突变的ER阳性和HER-2阴性转移性乳腺癌高剂量）氟维司群治疗是合理的选择。

表1-3-5　逆转内分泌治疗耐药的临床试验

耐药靶点或通路	药物（研究阶段）	内分泌治疗药物	中位PFS（个月）
HER-2	曲妥珠单抗（Ⅲ期）	阿那曲唑	4.8 *vs* 2.4
mTOR	依维莫司（Ⅲ期）	依西美坦	10.6 *vs* 4.1
HER-2	拉帕替尼（Ⅱ期）	来曲唑	8.3 *vs* 3.0
CDK4/6	Palbociclib（Ⅱ期）	来曲唑	20.2 *vs* 10.2
Proteasome	硼替佐米（Ⅱ期）	氟维司群	12个月PFS：14% *vs* 28%
HDAC	恩替诺特（Ⅱ期）	依西美坦	4.3 *vs* 2.3
SRC	Dasatanib（Ⅱ期）	来曲唑	20.1 *vs* 9.9

注：PFS（无疾病生存期）

2. HER-2阳性乳腺癌的精准治疗

HER-2阳性约占全部乳腺癌的25%。如果仅接受传统化疗，HER阳性乳腺癌的生存仅为HER-2阴性患者的一半，而曲妥珠单抗辅助治疗一年能使

HER-2阳性早期乳腺癌患者的复发风险降低50%，但仍有约50%的HER-2阳性乳腺癌患者对曲妥珠单抗出现原发性或继发性耐药。曲妥珠单抗辅助治疗期间或治疗结束后1年出现疾病复发的患者定义为原发性耐药。曲妥珠单抗辅助治疗结束1年后出现疾病复发或晚期一线解救治疗首次影像学评估出现疾病进展的患者称为继发性耐药。揭示耐药机制，探索和鉴定与曲妥珠单抗耐药相关的分子标志物是当前研究的重点。

肿瘤的基因突变是靶向治疗耐药的重要原因。已有证据表明，PIK3CA突变引起曲妥珠单抗新辅助治疗抵抗，HER-2突变引起对曲妥珠单抗和拉帕替尼的原发性或继发性耐药。此外，曲妥珠单抗耐药与免疫密切相关。HER-2阳性的MBC患者体内的T细胞与无复发患者体内的T细胞相比，对HER-2受体蛋白的应答要弱得多。对于HER-2阳性乳腺癌患者的免疫应答情况进行检测有利于评估复发风险，通过促进靶向HER-2的免疫治疗方法降低乳腺癌复发风险。

近年来涌现出新的HER-2靶向药物，包括拉帕替尼、帕妥珠单抗和T-DM1等。HER-2由癌基因ERBB2编码，具有酪氨酸激酶活性，是表皮生长因子受体家族（EGFR/HER-1、HER-2、HER-3、HER-4）中4成员之一。HER-2没有已知的配体，HER-1、HER-3或HER-4与相应配体结合后，与HER-2形成异二聚体激活下游信号通路。帕妥珠单抗能够抑制HER-2和HER-3异二聚体形成，与曲妥珠单抗联用具有协同效应，已被FDA准用于HER-2阳性转移性乳腺癌的一线治疗和局部晚期乳腺癌的新辅助治疗。拉帕替尼小分子酪氨酸激酶抑制剂，可以通过抑制EGFR通路逆转耐药，从而继续发挥抗肿瘤效应。T-DM1是抗体-细胞毒分子耦合药。Neratinib为新型针对HER-1、HER-2、HER-4的多靶点TKI，临床试验正在进行中。

3. TNBC 的精准治疗

典型的TNBC表现为患者发病年龄轻，以及肿瘤恶性程度高、组织分级高、侵袭性强。初诊前3年内早期复发风险高，远处转移常见，更易发生内脏转移，尤其是肺和脑的转移，骨转移少见。

紫杉醇是TNBC化疗的基石。我们利用精准肿瘤研究策略对紫杉类耐药的TNBC患者进行外显子测序和功能学研究，结果显示，经紫杉新辅助化疗后，约24%的TNBC基因组中出现TEKT4突变的富集。TEKT4突变可以通过降低微管稳定性，抵抗紫杉醇的稳定微管作用，引起紫杉醇耐药，提示接受紫杉类化疗患者较差的预后。TEKT4突变型TNBC可能对微管解聚剂（如长春瑞滨）敏感。基于该研究的转化临床试验正在进行中，将为TNBC的精准治疗提供新的依据。

　　有望用于TNCB的靶向药物（见图1-3-9）包括EGFR抗体类、小分子单靶点及多靶点酪氨酸激酶抑制剂（TKI）类、抗血管生成血管内皮生长因子（vascular endothelial growth factor，VEGF）抗体类及作用于细胞增殖和DNA修复的关键酶如多聚二磷酸腺苷核糖聚合酶1［poly（ADP-ribose）polymerase，PARP1］的药物，其他包括致癌通路抑制剂如组蛋白脱乙酰基酶抑制剂（HDAC）和热休克蛋白Hsp90抑制剂等药物正在开发。BL1和BL2型TNBC对铂类化疗敏感，LAR型TNBC可能从雄激素受体阻断剂比卡鲁胺和PI3K抑制剂的治疗中获益。理论上，MSL型更有望从mTOR抑制剂、生长因子抑制剂、Src抑制剂、PI3K抑制剂和MEK抑制剂的治疗中获益。

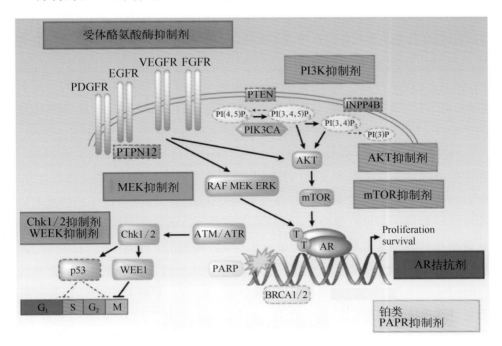

图1-3-9　TNBC的潜在靶点与靶向治疗

注：图片修改自"Mayer IA1, Abramson VG, Lehmann BD, et al. New strategies for triple-negative breast cancer—deciphering the heterogeneity. Clin Cancer Res，2014，20(4): 782－90（Figure 2）"。

（1）PARP1抑制剂：BRCA1致病性基因突变与乳腺癌相关，与TNBC关系更密切。BRCA1基因突变携带者发生的乳腺癌60%～80%为TNBC；乳腺癌患者BRCA1基因突变的比例为4%～11%，而在TNBC为10%～34%。当DNA损伤时，PARP1可识别结合到DNA断裂处并被激活而参与DNA的修复，与BRCA1一样在DNA损伤修复与细胞凋亡中发挥，是细胞增殖和DNA修复的关键酶。BRCA1基因突变的细胞对PARP1抑制剂更加敏感，PARP1能阻止BRCA1/2修复受损的双链DNA，而导致细胞死亡或凋亡。而且，PARP1导致细胞死亡或凋亡的通路不止一条，当其中一条通路失活时尚可通过其他通路起作用。由于TNBC与BRCA1基因突变的相关性，PARP1抑制剂在BRCA1基因突变后DNA损伤修复障碍的TNBC细胞显示较高的敏感性。目前，若干PARP抑制剂如奥拉帕利（Olaparib，AZD2281）、Iniparib（BSI-201）、Veliparib（ABT-888）、MK-4827正在研究中。

（2）EGFR信号通路阻断：EGFR的活化可激活下游信号转导途径，在肿瘤细胞的增殖、损伤修复、侵袭及新生血管形成等方面起重要作用。45%～70%的TNBC存在EGFR的基因扩增或高表达。TBCRC001、BALI-1以及美国肿瘤组（US Oncology Group）的一项Ⅱ期临床研究中评价了西妥昔单抗单独或联合铂类药物化疗的疗效。研究提示西妥昔单抗联合顺铂治疗TNBC具有一定的疗效，但其并不显著。可能与未筛选EGFR过表达的TNBC患者有关，也可能是由于EGFR信号转导通路下游的MEK-ERK通路的异常激活。

（3）抗血管生成：贝伐珠单抗［Bevacizumab，商品名阿伐斯丁（Avastin）］重组的人源性单克隆抗体，阻断VEGF与血管内皮细胞上的VEGF受体结合，抑制肿瘤血管生成。尽管多个随机对照Ⅲ期临床试验已经证明化疗的基础上加用贝伐珠单抗可明显改善PFS，但是OS未获益。FDA在2010年12月撤销了贝伐珠单抗在转移性乳腺癌的适应证。但对E2100试验（763例）的232例TNBC患者进行亚组分析提示，紫杉醇联合贝伐珠单抗组较紫杉醇组PFS显著延长（10.6个月和5.3个月）。同样，AVADO试验的167例（22%）TNBC患者，化疗联合贝伐珠单抗可使PFS由6.0个月上升至8.2个月。另一项RIBBON-1试验中，贝伐珠单抗无论联合卡培他滨，还是紫杉醇或表柔比星，患者PFS均显著延长。综合以上3项临床研究结果，对于TNBC患者（$n = 621$）的一线治疗，化疗基础上加用贝伐珠单抗可显著延长患者的PFS（$HR = 0.65$，$95\%\ CI$：$0.54～0.78$），改善PFS绝对值达2.7个月。然而对OS，贝伐珠单抗对TNBC仍未显示出优势。

（4）BET抑制剂：BRD4是BET（bromodomain and extraterminal motif）家族的成员，其可以帮助调节对细胞生长非常重要的基因。一般认为，BET与"超级增强子（superenhancer）"相结合，而BET抑制剂则阻断这种结合。肿瘤细胞对这类抑制作用特别敏，称为"非癌基因成瘾"（non-oncogene addiction, NBC）现象，这依赖于BRD4。目前，已有3个BET抑制剂正在进行Ⅱ期临床研究，分别是默沙东的MK-8628、葛兰素史克的GSK-525762A和Resverlogix公司的Apabetalone。2016年，Polyak等报道了BET抑制剂可以使TNBC移植模型的肿瘤消退。而同期的另一项大规模功能性筛选研究则认为BRD4对HER-2阳性癌细胞及TNBC细胞生存均非常必要。Polyak则认为BET抑制剂对不同亚型的乳腺癌细胞都有着一定程度的疗效，但在TNBC中比HR阳性乳腺癌更敏感。以上两项研究均提示，BET抑制剂可能用于治疗乳腺癌。根据这项研究的结果，一项由Ⅱ期临床研究将在Dana-Farber癌症研究所开展，该研究将评估Tensha Therapeutics的BET抑制剂TEN-010用于TNBC患者的疗效。

--------------------------- 参 考 文 献 ---------------------------

［1］邵志敏,沈镇宙,徐兵河,等.乳腺肿瘤学［M］.上海:复旦大学出版社,2013.

［2］江泽飞,邵志敏,徐兵河,等.人表皮生长因子受体2阳性乳腺癌诊疗专家共识［J］.中华肿瘤杂志,2010,32(2):158-160.

［3］江泽飞,尉承泽.乳腺癌术前新辅助化疗的若干热点问题［J］.中华医学杂志,2009,89(2):73-74.

［4］江泽飞,徐兵河,宋三泰,等.乳腺癌内分泌治疗的基本共识［J］.中华肿瘤杂志,2006,28(3):238-239.

［5］王涛,江泽飞.循证医学证据对乳腺癌临床实践的影响［J］.临床肿瘤学杂志,2011,16(3):193-196.

［6］Ansari B, Ogston SA, Purdie CA, et al. Meta-analysis of sentinel node biopsy in ductal carcinoma in situ of the breast［J］. Br J Surg, 2008, 95(5): 547-551.

［7］Bonadonna G, Moliterni A, Zambetti M, et al. 30 years' follow up of randomised studies of adjuvant CMF in operable breast cancer: cohort study［J］. Brit Med J, 2005, 330(7485): 217-220.

[8] Bonilla L, Ben-Aharon I, Vidal L, et al. Dose-dense chemotherapy in nonmetastatic breast cancer: a systematic review and meta-analysis of randomized controlled trials [J]. J Natl Cancer Inst, 2010, 102(24): 1845−1854.

[9] Bonneterre J, Roche H, Kerbrat P, et al. Epirubicin increases long-term survival in adjuvant chemotherapy of patients with poor prognosis, node-positive, early breast cancer: 10-year follow-up results of the French Adjuvant Study Group 05 randomized trial [J]. J Clin Oncol, 2005, 23(12): 2686−2693.

[10] Citron ML, Berry DA, Cirrincione C, et al. Randomized trial of dose-dense versus conventionally scheduled and sequential verus concurrent combination chemotherapy as postoperative adjuvant treatment of node-positive primary breast cancer. First report of intergroup trail C9741/Cancer and Leukcmia Group B trial 9741 [J]. J Clin Oncol, 2003, 21 (8): 1431−1439.

[11] Fisher B, Anderson S, Bryant J, et al. Twenty-year follow-up of a randomizcd trial comparing total mastectomy, lumpectomy, and lumpectomy plus irradiation for the treatment of invasive breast cancer [J]. N Engl J Med, 2002, 347(16): 1233−1241.

[12] Overgaard M, Hansen PS, Overgaard J. Postoperative radiotherapy in high-risk premenopausal women with breast cancer who receive adjuvant chemotherapy. Danish Breast Cancer Cooperative Group 82b trial [J]. N Engl J Med, 1997, 337 (14): 949−955.

[13] Overgaard M, Jensen MB, Overgaard J. Postoperative radiotherapy in high-risk postmenopausal breast-cancer patients given adjuvant tamoxifen: Danish Breast Cancer Cooperative Group DBCG 82c randomised trial [J]. Lancet, 1999, 353(9165): 1641−1648.

[14] Ragaz J, Olivotto IA, Spinelli JJ. Locoregional radiation therapy in patients with high-risk breast cancer receiving adjuvant chemotherapy: 20-year results of the British Columbia randomized trial [J]. J Natl Cancer Inst, 2005, 97(2): 116−126.

[15] Thorsen LB, Offersen BV, Danø H, et al. DBCG-IMN: A Population-Based Cohort Study on the Effect of Internal Mammary Node Irradiation in Early Node-Positive Breast Cancer [J]. J Clin Oncol, 2016, 34(4): 314−320.

[16] Forbes JF, Cuzick J, Buzdar A, et al. Effect of anastrozole and tamoxifen as adjuvant treatment for early-stage breast cancer: 100-month analysis of the ATAC trial [J]. Lancet Oncol, 2008, 9(1): 45−53.

[17] Gennari A, Stockler M, Puntoni M, et al. Duration of chemotherapy for metastatic breast cancer: a systematic review and meta-analysis of randomized clinical trials [J]. J Clin Oncol, 2011, 29(16): 2144−2149.

[18] Jakesz R, Jonat W, Gnant M, et al. Switching of postmenopausal women with

endocrine-responsive early breast cancer to anastrozole after 2 years' adjuvant tamoxifen: combined results of ABCSG trial 8 and ARNO 95 trial[J]. Lancet, 2005, 366(9484): 455-462.

[19] Jones S, Holmes FA, O'Shaughnessy J, et al. Docetaxel with cyclophosphamide is associated with an overall survival benefit compared with doxorubicin and cyclophosphamide: 7-year follow-up of US Oncology Research Trial 9735[J]. J Clin Oncol, 2009, 27(8): 1177-1183.

[20] Rastogi P, Anderson SJ, Bear HD, et al. Preoperative chemotherapy: updates of National Surgical Adjuvant Breast and Bowel Project Protocols B-18 and B-27[J]. J Clin Oncol, 2008, 26(5): 778-785.

[21] Thürlimann B, Keshaviah A, Coates AS, et al. A comparison of letrozole and tamoxifen in postmenopausal women with early breast cancer[J]. N Engl J Med, 2005, 353(26) : 2747-2757.

[22] Veronesi U, Cascinelli N, Mariani L, et al. Twenty-year follow-up of a randomized study comparing breast-conserving surgery with radical mastectomy for early breast cancer[J]. N Engl J Med, 2002, 347(6): 1227-1232.

[23] Fan L, Strasser-Weippl K, Li JJ, et al. Breast cancer in China[J]. Lancet Oncol, 2014, 15: e279-289.

[24] Perou CM, Sorlie T, Eisen MB, et al. Molecular portraits of human breast tumours [J]. Nature, 2000, 406: 747-752.

[25] Sorlie T, Perou CM, Tibshirani R, et al. Gene expression patterns of breast carcinomas distinguish tumor subclasses with clinical implications[J]. Proc Natl Acad Sci U S A, 2001, 98: 10869-10874.

[26] Sorlie T, Tibshirani R, Parker J, et al. Repeated observation of breast tumor subtypes in independent gene expression data sets[J]. Proc Natl Acad Sci U S A, 2003, 100(14): 8418-8423.

[27] Meric-Bernstam F, Farhangfar C, Mendelsohn J, et al. Building a personalized medicine infrastructure at a major cancer center[J]. J Clin Oncol, 2013, 31(15): 1849-1857.

[28] Sanchez-Garcia F, Villagrasa P, Matsui J, et al. Integration of genomic data enables selective discovery of breast cancer drivers[J]. Cell, 2014, 159(6): 1461-1475.

[29] Ng CK, Schultheis AM, Bidard FC, et al. Breast cancer genomics from microarrays to massively parallel sequencing: paradigms and new insights[J]. J Natl Cancer Inst, 2015, 107(5). pii: djv015.

[30] Tephens PJ, Tarpey PS, Davies H, et al. The landscape of cancer genes and mutational processes in breast cancer[J]. Nature, 2012, 486(7403): 400-404.

[31] Mertins P, Mani DR, Ruggles KV, et al. Proteogenomics connects somatic mutations to signalling in breast cancer[J]. Nature, 2016, 534(7605): 55−62.

[32] Banerji S, Cibulskis K, Rangel-Escareno C, et al. Sequence analysis of mutations and translocations across breast cancer subtypes[J]. Nature, 2012, 486(7403): 405−409.

[33] Ellis MJ, Ding L, Shen D, et al. Whole-genome analysis informs breast cancer response to aromatase inhibition[J]. Nature, 2012, 486(8403): 353−360.

[34] Shah SP, Roth A, Goya R, et al. The clonal and mutational evolution spectrum of primary triple-negative breast cancers[J]. Nature, 2012, 486(7403): 395−399.

[35] Cancer Genome Atlas Network. Comprehensive molecular portraits of human breast tumours[J]. Nature, 2012, 490(7418): 61−70.

[36] Curtis C, Shah SP, Chin SF, et al. The genomic and transcriptomic architecture of 2, 000 breast tumours reveals novel subgroups[J]. Nature, 2012, 486(7403): 346−352.

[37] Nik-Zainal S, Van Loo P, Wedge DC, et al. The life history of 21 breast cancers[J]. Cell, 2012, 149(5): 994−1007.

[38] Nik-Zainal S, Alexandrov LB, Wedge DC, et al. Mutational processes molding the genomes of 21 breast cancers[J]. Cell, 2012, 149(5): 979−993.

[39] Nik-Zainal S, Davies H, Staaf J, et al. Landscape of somatic mutations in 560 breast cancer whole-genome sequences[J]. Nature, 2016, 534(7605): 47−54.

[40] Gatza ML, Carey LA. Another Breast Cancer Entity Confirmed: Genomics of Invasive Lobular Breast Cancer[J]. J Clin Oncol, 2016, 34(16): 1838−1839.

[41] Lehmann BD, Bauer JA, Chen X, et al. Identification of human triple-negative breast cancer subtypes and preclinical models for selection of targeted therapies[J]. J Clin Invest, 2011, 121(7): 2750−2767.

[42] Jin X, Jiang YZ, Chen S, et al. Prognostic value of receptor conversion after neoadjuvant chemotherapy in breast cancer patients: a prospective observational study [J]. Oncotarget, 2015, 6(11): 9600−9611.

[43] Amir E, Miller N, Geddie W, et al. Prospective study evaluating the impact of tissue confirmation of metastatic disease in patients with breast cancer[J]. J Clin Oncol, 2012, 30(6): 587−592.

[44] Niikura N, Liu J, Hayashi N, et al. Loss of human epidermal growth factor receptor 2 (HER−2) expression in metastatic sites of HER−2−overexpressing primary breast tumors[J]. J Clin Oncol, 2012, 30(6): 593−599.

[45] Curtit E, Nerich V, Mansi L, et al. Discordances in estrogen receptor status, progesterone receptor status, and HER−2 status between primary breast cancer and metastasis[J]. Oncologist, 2013, 18: 667−674.

[46] Liu J, Deng H, Jia W, et al. Comparison of ER/PR and HER−2 statuses in primary and

paired liver metastatic sites of breast carcinoma in patients with or without treatment [J]. J Cancer Res Clin Oncol, 2012, 138(5): 837－842.

[47] Cronin M, Sangli C, Liu ML, et al. Analytical validation of the Oncotype DX genomic diagnostic test for recurrence prognosis and therapeutic response prediction in node-negative, estrogen receptor-positive breast cancer[J]. Clin Chem, 2007, 53(6): 1084－1091.

[48] Cronin M, Pho M, Dutta D, et al. Measurement of gene expression in archival paraffin-embedded tissues: development and performance of a 92-gene reverse transcriptase-polymerase chain reaction assay[J]. Am J Pathol, 2004, 164(1): 35－42.

[49] Sparano JA, Paik S. Development of the 21-gene assay and its application in clinical practice and clinical trials[J]. J Clin Oncol, 2008, 26(5): 721－728.

[50] Paik S, Shak S, Tang G, et al. A multigene assay to predict recurrence of tamoxifen-treated, node-negative breast cancer[J]. N Engl J Med, 2004, 351(27): 2817－2826.

[51] Paik S, Tang G, Shak S, et al. Gene expression and benefit of chemotherapy in women with node-negative, estrogen receptor-positive breast cancer[J]. J Clin Oncol, 2006, 24(23): 3726－3734.

[52] Goldstein LJ, Gray R, Badve S, et al. Prognostic utility of the 21-gene assay in hormone receptor-positive operable breast cancer compared with classical clinicopathologic features[J]. J Clin Oncol, 2008, 26(25): 4063－4071.

[53] Albain KS, Barlow WE, Shak S, et al. Prognostic and predictive value of the 21-gene recurrence score assay in postmenopausal women with node-positive, oestrogen-receptor-positive breast cancer on chemotherapy: a retrospective analysis of a randomised trial[J]. Lancet Oncol, 2010, 11(1): 55－65.

[54] Gatza ML, Silva GO, Parker JS, et al. An integrated genomics approach identifies drivers of proliferation in Luminal-subtype human breast cancer[J]. Nat Genet, 2014, 46(10): 1051－1059.

[55] Pucci S, Zonetti MJ, Fisco T, et al. Carnitine palmitoyl transferase－1A (CPT1A): a new tumor specific target in human breast cancer[J]. Oncotarget, 2016, 7(15): 19982－19996.

[56] Ignatiadis M, Sotiriou C. Luminal breast cancer: from biology to treatment[J]. Nat Rev Clin Oncol, 2013, 10(9): 494－506.

[57] Chumsri S, Sabnis G, Tkaczuk K, et al. mTOR inhibitors: changing landscape of endocrine-resistant breast cancer[J]. Future Oncol, 2014, 10(3): 443－456.

[58] O'Leary B, Finn RS, Turner NC. Treating cancer with selective CDK4/6 inhibitors [J]. Nat Rev Clin Oncol, 2016, 13(7): 417－430.

[59] Loibl S, von Minckwitz G, Schneeweiss A, et al. PIK3CA mutations are associated with lower rates of pathologic complete response to anti-human epidermal growth factor receptor 2 (HER－2) therapy in primary HER－2－overexpressing breast cancer

［J］. J Clin Oncol, 2014, 32(29): 3212−3220.

［60］ Moasser MM, Krop IE. The evolving landscape of HER−2 targeting in breast cancer ［J］. JAMA Oncol, 2015, 1(8): 1154−1161.

［61］ Swain SM, Baselga J, Kim SB, et al. Pertuzumab, trastuzumab, and docetaxel in HER−2−positive metastatic breast cancer［J］. N Engl J Med, 2015, 372(8): 724−734.

［62］ Jiang YZ, Yu KD, Peng WT, et al. Enriched variations in TEKT4 and breast cancer resistance to paclitaxel［J］. Nat Commun, 2014, 5: 3802.

［63］ Hong S, Funchain P, Haddad A, et al. Complete durable response from carboplatin and olaparib in a heavily pretreated triple-negative metastatic breast cancer with germline BRCA2 and "BRCAness" mutations［J］. J Oncol Pract, 2016, 12(3): 270−272.

［64］ Telli ML, Jensen KC, Vinayak S, et al. Phase Ⅱ Study of Gemcitabine, Carboplatin, and Iniparib As Neoadjuvant Therapy for Triple-Negative and BRCA1/2 Mutation-Associated Breast Cancer With Assessment of a Tumor-Based Measure of Genomic Instability: PrECOG 0105［J］. J Clin Oncol, 2015, 33(17): 1895−1901.

［65］ Kummar S, Wade JL, Oza AM, et al. Randomized phase Ⅱ trial of cyclophosphamide and the oral poly (ADP-ribose) polymerase inhibitor veliparib in patients with recurrent, advanced triple-negative breast cancer［J］. Invest New Drugs, 2016, 34(3): 355−363.

［66］ Bridges KA, Toniatti C, Buser CA, et al. Niraparib (MK−4827), a novel poly(ADP-Ribose) polymerase inhibitor, radiosensitizes human lung and breast cancer cells［J］. Oncotarget, 2014, 5(13): 5076−5086.

［67］ Tredan O, Campone M, Jassem J, et al. Ixabepilone alone or with cetuximab as first-line treatment for advanced/metastatic triple-negative breast cancer［J］. Clin Breast Cancer, 2015, 15(1): 8−15.

［68］ Baselga J, Gomez P, Greil R, et al. Randomized phase Ⅱ study of the anti-epidermal growth factor receptor monoclonal antibody cetuximab with cisplatin versus cisplatin alone in patients with metastatic triple-negative breast cancer［J］. J Clin Oncol, 2013, 31(20): 2586−2592.

［69］ Carey LA, Rugo HS, Marcom PK, et al. TBCRC 001: randomized phase Ⅱ study of cetuximab in combination with carboplatin in stage IVtriple-negative breast cancer ［J］. J Clin Oncol, 2012, 30(21): 2615−2623.

［70］ Marcotte R, Sayad A, Brown KR, et al. Functional Genomic Landscape of Human Breast Cancer Drivers, Vulnerabilities, and Resistance［J］. Cell, 2016, 164(1−2): 293−309.

［71］ Ansari B, Ogston SA, Purdie CA, et al. Meta-analysis of sentinel node biopsy in ductal carcinoma in situ of the breast［J］. Br J Surg, 2008, 95(5): 547−554.

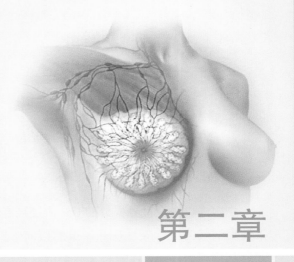

第二章

中国乳腺癌的
临床研究

黄 亮 邵志敏

全球肿瘤流行病统计数据（GLOBOCAN）认为乳腺癌是中国女性最常见的癌症,年龄标化率（ASR）为每10万人中21.6例。根据中国国家肿瘤登记中心的数据,乳腺癌是城市女性最常见的癌症,是农村女性第四大常见癌症。城市地区的ASR（34.3例/10万女性）是农村地区的2倍（17.0例/10万女性）。本章将从中国乳腺癌的现状、筛查、临床诊断、治疗方法,以及患者的生活质量进行探讨,并介绍了中国抗癌协会乳腺癌专业委员会和中国乳腺癌临床指南。

作者单位: 200032　上海,复旦大学附属肿瘤医院
通信作者: 邵志敏,Email:zhimingshao@yahoo.com

第一节　中国乳腺癌的概况

中国人口占全世界人口的1/5，中国已有47%的人口住在城市，疾病谱从传染性疾病转为非传染性疾病。虽然目前中国乳腺癌发病率低，但是从20世纪90年代以来，中国的乳腺癌发病率增长速度是全球的2倍多，城市地区尤为显著。目前，乳腺癌是中国女性发病率最高的癌症，癌症死亡原因位居第6。截至2008年，中国总计有169 452例新发浸润性乳腺癌，其中44 908例死于乳腺癌，分别占全世界的12.2%和9.6%。

全球肿瘤流行病统计数据（GLOBOCAN）认为乳腺癌是中国女性最常见的癌症，年龄标化率（age standardized rate, ASR）为每10万人中21.6例。根据中国国家肿瘤登记中心的数据，乳腺癌是城市女性最常见的癌症，是农村女性第四大常见癌症。城市地区的ASR（34.3/10万女性）是农村地区的2倍（17.0/10万女性）。

在中国，多次生育与绝经后妇女乳腺癌低风险相关（$OR = 0.69$, 95% CI: $0.52 \sim 0.91$）。中国总和生育率（每名女性一生平均生育子女数）从1950—1955年的6.0下降至2010年的1.6。富裕的沿海城市总和生育率最低。

中国女性超重和肥胖人数随着经济发展也在逐步增加。在绝经前妇女中体重与乳腺癌缺乏联系，而在绝经后妇女中关联性强。一项大型全国性研究支持这一假设，结果显示中国女性（包括绝经前和绝经后）中BMI $\geqslant 24 \text{ kg/m}^2$的人患有乳腺癌的风险相比于BMI $< 24 \text{ kg/m}^2$的人增加了4倍，这一数据在某种程度上高于非中国人群的数据。因此，目前的趋势显示，超重和肥胖使得未来中国女性增加了乳腺癌的患病率。

大多数乳腺癌危险因素在不同国家、不同种族之间都是相似的。这一观点得到了一项国际病例–对照研究和一项多种族队列研究的支持，研究数据显示尽管在总的乳腺癌发病率上有差异，但是危险因素与发病率之间的联系在各个种族之间基本相似。例如，在同处于亚洲的新加坡或上海的中国女性都显示出了以下因素的作用：身高、激素替代疗法的使用、家族史及体重增加。

第二节 中国乳腺癌的筛查

50岁前进行乳腺X线检查是否有益还存在争议,然而中国57%的乳腺癌患者都在这个年龄段。中国还没有全国范围内的筛查项目。无法实施基于人群的乳腺X线检查项目的原因包括:缺乏令人信服的成本-效果分析数据;人群分布广泛;器材设备缺乏;医疗保险未覆盖此项目。2005年,曾尝试开展一项全国乳腺癌筛查项目,目标是使用乳房X线和超声筛查100万女性,但是由于缺乏资金和对假阳性诊断的担心而终止了。

2007年出版的《国家指南》上推荐40~49岁年龄组的女性每年例行乳腺X线检查,50~69岁女性每1或2年进行一次。截至2012年,共计53万女性接受了筛查,其中40~69岁年龄组人群占19.2%,城市女性占16.4%,农村地区占20.6%。最低收入人群(采用5等分收入法)仅有2%接受了筛查,而最富裕人群也仅35.9%。

目前,中国不同人群乳腺临床体检对早期发现癌症的作用还没有定论,但是基于人群的乳腺临床体检合并诊断超声检查的研究正在进行当中。在上海曾有研究提示,在缺乏乳腺X线及超声检查情况下,加强乳腺自我检查的引导并不能降低病死率;但是,但多数研究者认为自我检查能提高认知,有利于在未能开展普查的地区可以早期发现乳腺癌。

20世纪80年代末,上海试图通过宣讲乳腺自我检查知识来提高妇女乳腺保健意识,促进乳腺癌的早诊、早治,达到降低病死率的目的。但是,对女性人群开展自我乳房检查(breast self-examination, BSE)教育和指导并未提高乳腺癌患者的早期诊断率,也未降低其病死率。上海纺织系统开展有关BSE的乳腺癌筛查随机临床试验,519个单位超过26万名30~64岁妇女,按单位整体随机进入BSE组或对照组。对BSE组妇女进行强化型BSE教育和指导5年。随访12年的结果显示:BSE组和对照组的乳腺癌检出率分别为70.6/10万和72.6/10万,两组累积病死率分别为150.6/10万和120.6/10万,早期(0期+Ⅰ期)病例分别占29.7%和27.6%,两组上述统计指标的差异均无统计学意义。

自2005年起，中国抗癌协会组织国内40多个医疗单位协作开展了乳腺癌筛查的临床研究，普查对象确定为35～70岁的妇女，至2007年共入组妇女约11.8万人，每例费用200元，采用先触诊、乳腺X线检查（mammography，MG）联合B超检查（bultrasound，BUS），流程按BI-RADS分级评估系统进行。其筛查结果显示：共检出乳腺癌779例（6.6‰），其中单位团体筛查检出乳腺癌94例（2.1‰），个体筛查检出乳腺癌685例（9.2‰），全组早期乳腺癌（≤Ⅰ期）271例，占34.8%，Ⅱ期占41.7%，Ⅲ期占15.1%；其中团体筛查早期癌占61.7%，Ⅱ期占27.7%，Ⅲ期占9.6%，个体筛查早期癌31.1%，Ⅱ期占43.6%，Ⅲ期占15.9%。由此可见，自然人群的团体筛查，检出的早期乳腺癌比例更高，但是否能降低病死率还有待观察。另外，在≤44岁的年轻妇女中，BUS对早期乳腺癌（≤Ⅰ期）的漏检率为4.8%，而MG的漏检率达15.8%，显然不如BUS，而进展期癌（≥Ⅱ期）的漏检率两者均为4.3%；而在55岁以上的老年妇女中，MG明显优于BUS，后者不但早期癌的漏检率达14.3%，进展期癌的漏检率也达9.1%，而MG在进展期癌中漏检率仅为2.9%。

有研究对上海社区女性应用乳腺X线、超声两种方法进行乳腺癌的筛查。8 234名社区妇女参加乳腺影像初次筛查，包括乳腺X线检查（$n = 8\ 232$）以及超声检查（$n = 8\ 231$）。其他256名妇女被召回，召回率3.11%（256/8 234）。其中117名分别行穿刺活检（$n = 42$）或手术（$n = 75$）。X线结合超声共检出乳腺癌33例，癌检出率0.40%（33/8 234）。筛查癌中早期癌比例为51.5%（17/33），另发现间隙期癌3例，筛查癌占初筛人群0.44%（36/8 234）。X线结合超声检出乳腺癌的敏感度为91.7%（33/36）。乳腺X线检出乳腺癌31例，敏感为86.1%（31/36）；乳腺超声检出乳腺癌20例，敏感度为55.6%（20/36）。研究发现X线加超声及单用乳腺X线较乳腺超声能筛查出更多的乳腺癌患者，敏感度比较差异有统计学意义（均$P < 0.01$）。乳腺X线摄影检出乳腺癌的阳性预测值为10.43%（31/297）。研究提示乳腺X线摄影较超声能筛查出更多的乳腺癌，两种影像筛查方法组合可能更适合我国城市社区妇女的乳腺癌筛查。

但中国基层医疗机构MG检查设备和人才缺乏，而BUS具有经济、无放射性、敏感度高的优点，更容易推广和应用。2013年，许娟等报道了基于BUS筛查模式的群体筛查研究，结合国家实施的农村乳腺癌免费检查公共卫生项目，对广州市农村28万名妇女进行了基于BUS的乳腺癌筛查。流程按BI-RADS

分级评估系统,1、2级为阴性,需进行随访;4C、5级为阳性,需进行活组织检查(以下简称活检);0级、3级、4A级和4B级为可疑,需补充MG检查,B超和MG均为4级以上者行活检。该研究共筛查284 168名35～59岁的妇女,乳腺癌检出率为53.1/10万,检出率与活检率呈正相关。早期癌(≤Ⅰ期)为47%,BUS敏感度为92%,复检补充MG后敏感度提高到97.35%,特异度为99.89%,BUS阳性预测值为27.5%,复检补充MG后提高到32%。

　　乳腺癌筛查所应用的技术相对简单,主要为乳腺超声和X线检查。但在实际筛查过程中,除了具备相应的影像学筛查设备,还涉及人员的培训,大量筛查档案的建立,影像学检查信息资料的汇总和分析,筛查结果的质量监控及信息化等。目前,中国各省市地区均在开展乳腺癌筛查工作。尽管多数采用的是国家推荐的基于BUS的筛查方案,具体的筛查流程和技术标准、质控和筛查目标缺乏统一管理,而且筛查人员的技术培训及质量监控也不完善,培训和教材也缺乏统一和规范化管理。因此,非常有必要规范中国乳腺癌筛查模式和技术方案,优化流程和技术标准,加强质控和筛查目标管理,强化绩效和卫生经济效益评估,建立符合中国国情的基于信息化平台的乳腺癌筛查防治体系。

第三节　乳腺癌的临床诊断

　　中国女性诊断为乳腺癌的中位年龄是48～50岁,相比于美国的64岁,中国女性患者50岁前诊断为乳腺癌者占57.4%,62.9%的患者被诊断为乳腺癌时还未绝经。然而,中国乳腺癌的发病趋势提示中位诊断年龄在持续增高。

　　晚期乳腺癌的频发是造成美国非洲裔女性和白种女性生存率差异的主要原因。一项中国多中心全国范围的研究显示,诊断为乳腺癌时,Ⅰ期患者占15.7%,Ⅱ期占44.9%,Ⅲ期占18.7%,Ⅳ期占2.4%。相比于社会经济地位较低的女性呈现更多的是Ⅲ期和Ⅳ期,上层女性更多呈现的是Ⅰ期和Ⅱ期。由于大多数据来自外科医师,Ⅳ期(由肿瘤医师来分期)的数据在中国被远远低估。一项商业调查显示,近2/3的乳腺癌患者被诊断为晚期。相反,在美国60%的女性呈现出的是局限性的Ⅰ期和Ⅱ期,33%的是局部Ⅲ期,仅有5%的患者是Ⅳ期。

从出现症状到就诊间的时间，富裕地区中位时间为1个月，相比于欠发达的中西部地区为94 d。两项研究称，拖延超过3个月的患者占39.2%～50.2%，令人不安的是在一些欠发达的中国地区竟然有11.7%～17.3%的患者拖延就诊时间超过了1年。

国内外指南推荐在影像引导下穿刺活检诊断原发性乳腺癌，但是来自北京的数据，34.1%的患者通过空心针穿刺活检诊断出乳腺癌，为19.0%通过细针穿刺抽吸细胞学检查，为46.9%通过术中组织冷冻活检。虽然这一数据不能代表整个中国，但是来自这样一个发达城市的数据已经表明了在诊断原发乳腺癌仍存在不足。

总体来说，亚洲国家的乳腺肿瘤分子和基因特点与白种人相似。激素受体（hormonal receptor，HR）阳性的患病率相比于白种人的超过70%，中国女性患者中相对较低，为50%～60%，也许是由于中国受影响人群年龄更轻。这一观点得到了如下事实的支持，中国雌性激素受体（estrogen receptor，ER）阳性疾病的发病率逐渐提高，与诊断年龄不断增长的乳腺癌相似。

乳腺癌家族聚集性在中国常见。中国和西欧女性由BRCA1/2基因突变所导致的乳腺癌遗传易感性相近。虽然发达国家常态化提供基因检测和咨询服务，但在中国这些服务还没有得到广泛认可，中国有许多女性在条件允许的情况下才接受这些服务。

遗传性乳腺癌大约占所有乳腺癌的5%～10%，目前的研究显示乳腺癌易感基因（breast cancer susceptibility gene，BRCA）1和BRCA2突变能解释很大比例的遗传性乳腺癌，另外还有很多已知基因与遗传性乳腺癌有关，但仍有至少超过50%的遗传性乳腺癌尚无法解释其致病原因。西方国家在20世纪末开始进行BRCA1/2基因突变的研究，而在中国人群中，类似的研究起步较晚。2007年，复旦大学牵头国内多家中心完成了489例家族性或早发性乳腺癌的BRCA1/2检测，共发现23例BRCA1突变和21例BRCA2突变，其中在BRCA1基因上发现两个重复突变位点1100delAT和5589del8，各占4例。为验证这两个突变是否是中国人群的"始祖突变"，笔者在426例散发性乳腺癌和564例健康对照中进行这两个位点的检测，结果在426例散发性乳腺癌中发现2例5589del8突变，在564例健康对照中发现1例1100delAT突变。在6例携带5589del8突变者中，有1例来自辽宁，3例来自上海，2例来自浙江；在5例

1100delAT突变者中,辽宁1例,山东2例,上海1例,广东1例。这些重复突变并没有明显的地域聚集性。单倍型分析同样显示,重复位点具有相同或相似的单倍型。研究结果显示,在具有恶性肿瘤家族史的乳腺癌患者中,BRCA1/2突变率为12.2%。根据家系中乳腺癌患者的个数进行分层时,乳腺癌患者的例数分别为2、3、4例的家系中基因突变检出率分别为12.2%、12.0%和12.5%,3组间检出率的差别无统计学意义。而在家族性乳腺癌患者中,至少有1例患者的发病年龄<50、40、35、30岁的家系中基因突变的检出率分别为15.7%、24.4%、30.4%和33.3%,随发病年龄的降低,检出率呈逐渐上升趋势。同样,在笔者的研究中,早发性乳腺癌患者的BRCA1/2突变率为8.7%,而当患者同时具备家族性和早发性两个条件时,突变的检出率高达26.1%。因此,笔者认为患者的发病年龄能有效预测BRCA1/2基因突变的携带率,但是家系中乳腺癌患者个数的预测功能却较差。

第四节　乳腺癌的治疗

高质量的科学研究结果对于乳腺癌患者的治疗决定至关重要。然而,在中国乳腺癌研究的数量和质量都是不足的。目前,中国有近200项乳腺癌临床试验在中国临床试验注册中心通过注册,这一数据远远低于其他发达国家。虽然中国也参加了乳腺癌国际多中心临床试验,但是目前中国没有加入任何国际乳腺癌合作组。

一、外科治疗

乳腺癌根治术是针对乳腺癌患者采取的常见外科治疗手段,也是早期乳腺癌患者首选的治疗方案。中国早期乳腺癌手术方式同欧美乳腺外科相似,也是以根治术和扩大根治术为主,但扩大根治术多应用于中央区或内侧肿瘤或考虑腋窝淋巴结阳性的患者。中国对于扩大根治术的长期疗效随访也有类似报道。早期研究结果多表明扩大根治术的局部控制和远期生存较优,但从20世纪

80年代开始，研究结果多表明扩大根治的疗效并不优于根治术。随着扩大根治术、超根治术带来的严重并发症日渐增多，中国外科医师开始进行反思，单纯追求"局部控制"似乎并不能达到"根治"乳腺癌的目的，这促使外科医师从临床肿瘤治疗的理论和实践上探索新的方法和途径。经典的乳腺癌根治术需要切除胸大小肌，而随着诊断技术的进步，多数患者的胸肌实际并未受累，于是有学者开始尝试保留胸肌的乳腺癌根治术。中国自20世纪80年代中期开始逐渐开展保留乳房手术，进行了一些小样本的临床研究。中国医学科学院中国协和医科大学肿瘤医院等10家三级甲等医院协作完成了中国首项多中心、前瞻性"早期乳腺癌规范化保留乳房综合治疗"的研究，共完成保留乳房手术872例，占符合保留乳房治疗条件乳腺癌患者的19.5%，占同期全部可手术乳腺癌患者的9.0%，保留乳房治疗组复发率为1.0%，远处转移率为1.3%，与乳房切除组相比差异无统计学意义。

有研究探讨我国乳腺癌患者全乳切除术后乳房重建的现况，调查对象所在医院覆盖全国22个省、自治区、直辖市，共有538名外科医师在相应科室开展乳腺癌的诊治活动，其中123名（22.9%）具备整形手术资质。除4份数据缺失外，32家医院在2012年共开展乳腺癌乳房切除术24 763例，其中行乳房重建术1 120例，重建比例为4.5%。自开展重建术至今，32家（88.9%）医院行单独植入物乳房重建术1 843例，4家（11.1%）医院行植入物联合脱细胞真皮基质乳房重建术17例，23家（63.9%）医院行背阔肌肌皮瓣联合假体乳房重建术965例，32家（88.9%）医院行单纯背阔肌肌皮瓣乳房重建术738例，28家（77.8%）医院行带蒂横型腹直肌肌皮瓣乳房重建术366例，9家（25.0%）医院行游离腹部皮瓣乳房重建术155例。32家医院4 084例乳房重建术的并发症发生率为18.2%。术后放疗对重建乳房的美观度有一定的影响，推荐自体组织乳房重建术，但重建时机的选择尚未达成一致。化疗对重建乳房无影响或仅轻度影响。大多数医师和患者对重建乳房的美观度表示满意。

前哨淋巴结活检（sentinel lymph node biopsy, SLNB）的应用给淋巴结的评估带来了革新。在我国SLNB的开展尚不普遍，主要在一些肿瘤专科医院或教学医院内开展，大多数医院仍以腋窝淋巴结清扫（axillary lymph nodes dissection, ALND）为主。

乳腺癌患者在接受SLNB前，应用针吸细胞学评价可触及的腋窝淋巴结，

SLNB作为临床腋窝淋巴结阴性乳腺癌患者的腋窝分期标准模式已被接受。美国59%的患者因采用SLNB而避免了随后的ALND。

　　然而，临床腋窝淋巴结可触及患者SLN转移的发生率增加，如果术前腋窝淋巴结检测到转移，可以避免行SLNB。2004年10月至2007年12月，收集143例腋窝淋巴结可触及的乳腺癌患者，术前行针吸细胞学检测。腋窝淋巴结细胞学阴性的患者行SLNB，阳性患者直接行ALND。以腋窝淋巴结病理组织学结果为标准，分析细胞学诊断的敏感性、特异性、准确性、阴性预测值和阳性预测值。143例患者中，细胞学及病理检查均阳性者有86例（60.1%），两种方法诊断结果均为阴性有29例（20.3%），28例（19.6%）细胞学检测阴性而最终病理证实有转移。对于腋窝淋巴结可触及的乳腺癌患者而言，术前针吸细胞学是评价淋巴结状态的可靠技术，其操作简单、创伤小。75%的淋巴结转移可以通过细胞学准确做出诊断，这部分患者避免了SLNB。术前腋窝淋巴结针吸细胞学阴性而腋窝淋巴结可触及的患者，约有一半的患者腋窝淋巴结没有转移，这些患者可以避免行ALND。术前淋巴显像在乳腺癌患者SLNB中的作用仍然有争议。研究者进行了一项随机化的临床试验，113例乳腺癌患者被随机分成2组。第1组进行术前淋巴显像，第2组不进行显像。SLNB术前，在所有患者原发肿瘤上面的皮下组织或切检残腔周围注射亚甲蓝和^{99}Tcm标记的硫胶体。每个"热点"或者蓝染的淋巴结被认为是前哨淋巴结。未行新辅助化疗的患者入组试验，比较两组SLNB成功率。在进行的前瞻性研究中，SLNB成功率为96.4%（109/113）。62例患者被随机分入淋巴显像组（88.7%的患者成功显像），SLNB成功率为96.8%（60/62），51例患者随机分入未显像组，SLNB成功率为98.0%（50/51）。尽管术前淋巴显像有助于发现乳腺癌患者腋窝外前哨淋巴结，但是它既不能提高SLNB的成功率，也不能降低假阴性率。

　　2002年启动的中国前哨淋巴结活检替代腋窝淋巴结清扫多中心协作研究试验（CBCSG-001）是中国首个对临床早期乳腺癌患者进行前瞻性、多中心、大样本的SLNB替代ALND的研究，共入组1 970例患者。CBCSG-001公布了最新研究结果，前哨淋巴结阴性仅行前哨淋巴结清扫的病例组总生存率和无瘤生存率分别为99.6%和97.6%，5年预期总生存率和无瘤生存率分别为97.5%和90.2%，接受SLNB的患者术后并发症明显少于ALND的患者（$P < 0.001$）。传统的SLNB术中诊断方式为快速冰冻切片及印片细胞学单独或联合检查。

近年来，分子诊断通过检测乳腺组织和癌组织中高表达而在正常淋巴结中不表达的基因蛋白，可以快速、准确、客观地检测前哨淋巴结转移。国内外主要应用BLN检测和OSNA检测两种分子诊断技术于术中检测前哨淋巴结转移。作为国际上样本量最大的BLN检测研究，中国抗癌协会乳腺专业委员会"CBCSG-001a-GeneSearch™ BLN检测用于术中诊断乳腺癌前哨淋巴结转移"的多中心、前瞻性临床研究已经完成，"CBCSG-001a-GeneSearch™ OSNA检测用于术中诊断乳腺癌前哨淋巴结转移"的多中心、前瞻性临床研究也已完成。

快速冰冻病理和印片细胞学检查联合应用于乳腺癌患者前哨淋巴结的术中诊断。研究包括2006年9月至2007年12月期间150例患者的400枚前哨淋巴结，所有前哨淋巴结均应用亚甲蓝和放射性示踪剂标记。352枚前哨淋巴结沿长轴剖成两半，每半的剖面均作印片细胞学诊断，同时行术中快速冰冻病理检测。另外48枚前哨淋巴结因为太小只做术中快速冰冻病理检查。印片细胞学和快速冰冻病理检查的结果与常规病理检查结果作比较。最终病理结果显示，55例患者的98枚前哨淋巴结阳性。印片细胞学和快速冰冻病理检查的特异性均为100%。依据前哨淋巴结的数量，印片细胞学和快速冰冻病理检查的敏感度分别为：71.9%（64/89）、83.1%（74/89），两者之间差异无统计学意义（$P > 0.05$）。印片细胞学和快速冰冻病理检查联合法的敏感性为96.6%（86/89），明显高于其单独的敏感性（$P < 0.001$）。快速冰冻病理检查和印片细胞学联合法是可靠的前哨淋巴结术中诊断方法，其敏感度和特异度高，能有效避免腋窝的二次手术。

对内乳区前哨淋巴结（internal mammary sentinel lymph node, IMSLN）显像，我国研究者将137例原发性乳腺癌患者根据核素示踪剂注射部位的不同分为单象限注射组（$n = 58$）和双象限注射组（$n = 79$），单象限注射组患者于乳腺原发肿瘤相关象限的腺体实质内1～2点注射^{99}Tcm-硫胶体，双象限注射组患者将^{99}Tcm-硫胶体注射在乳腺两个不同象限的腺体实质内，比较2组患者IMSLN显像率的差异，同时分析影响IMSLN显像率的因素。双象限注射组患者的IMSLN显像率（70.9%，56/79）显著高于单象限注射组（13.8%，8/58）（$P < 0.001$）；通过联合术中γ探测仪，单象限注射组和双象限注射组均可获得较高的腋窝识别率（98.3%和98.7%，$P = 0.825$），大注射体积（每点≥0.5 ml）和小注射体积（每点<0.5 ml）的IMSLN显像率分别为82.2%和55.9%，大注射体积（每点≥0.5 ml）可以显著提高IMSLN显像率（$P = 0.011$）。结论显示：采用双

象限、大体积和超声引导的核素示踪剂注射技术可以显著提高IMSLN显像率，使内乳区SLNB术的广泛应用成为可能，为乳腺癌患者提供了微创、有效地评估内乳区淋巴结状态的方法。

二、化学治疗（化疗）

中国乳腺癌辅助化疗流行，所有浸润性乳腺癌患者中大约81.4%接受了辅助化疗。但是有少部分辅助化疗的完成情况未达到标准，尚未按治疗指南制定和完成化疗方案。有报道显示12.1%的辅助化疗患者接受不到4个周期的治疗（低于推荐的最低标准）。

尽管分子靶向治疗在乳腺癌某些亚型中取得了一定进展，例如Luminal A型和HER-2阳性患者，但对三阴性乳腺癌（triple-negative breast cancer，TNBC）患者来说目前效果甚微。但截至目前，化疗仍是TNBC患者的标准治疗方案。国内临床研究主要集中在不同化疗方案的选择是否带来生存获益，以及探索潜在价值的靶向治疗药物。

1. TNBC的化疗方案

没有标准的化疗方案作为TNBC的新辅助治疗。国内Ⅱ期临床研究比较了卡铂联合紫杉醇（PC）对比常用的表柔比星联合紫杉醇（PE）新辅助化疗疗效。入组91例患者，平均年龄为47岁（PC组47例，PE组44例患者）。65%的患者为绝经前。两组间的客观缓解率（objective response rate，ORR）相似（89.4% vs 79.5%，$P = 0.195$），但PC组的病理学缓解率（pathologic complete remission，pCR）显著较高（38.6% vs 14%，$P = 0.014$）。中位随访时间为55个月，5年无复发生存率（recurrence-free survival，RFS）为77.6%和56.2%（$P = 0.043$）。两组间OS无显著差异（$P = 0.350$）；除了PC组血小板减少症发生率高于PE组外（$P = 0.001$），两组间不良事件发生率相似。研究表明，卡铂紫杉醇加优于表柔比星联合紫杉醇，作为TNBC的新辅助化疗方案，提高了pCR和RFS。

TNBC的标准辅助化疗方案包含蒽环类和紫杉类药物，卡培他滨（X）的作用尚未明确。全国共35个研究中心参加了CBCSG010，从2012年6月至2013年11月，共纳入636例患者，其中585例TNBC患者符合入组标准并接受了治疗。将患者随机分为两组，对照组接受3个疗程多西他赛（T）序贯3个疗程环磷酰胺、表柔比星和5-FU（FEC）方案，研究组接受3个疗程多西他赛联合卡培他滨（TX）方案序贯3个疗程环磷酰胺、表柔比星和卡培他滨（XEC）方案。主要研究终点是无病生存，次要研究终点包括RFS、无远处转移生存、OS和安全性。在2016年ASCO会上公布的是截至2015年11月中位随访30个月进行的探索性中期分析结果。卡培他滨组87.15%患者以及对照组89.75%患者完成了既定6个疗程的辅助化疗；两组3年的无病生存无显著差异（90.58% vs 86.8%）；卡培他滨组有较高的RFS（92.73% vs 87.84%，$HR = 0.57$，95% CI：$0.33\sim1.00$，$P = 0.049$）、无远处转移生存率（94.29% vs 89.27%，$HR = 0.49$，95% CI：$0.27\sim0.90$，$P = 0.02$）和总生存率（97.4% vs 95.61%，$HR = 0.39$，95% CI：$0.14\sim1.44$，$P = 0.066$）。

两组安全性相似，主要3～4级不良事件包括中性粒细胞减少（46.53% vs 42.12%）和粒细胞减少性发热（16.32% vs 15.75%）。卡培他滨组共有38.89%患者进行了卡培他滨的减量，绝大多数患者对900 mg/m^{2}或825 mg/m^{2}的卡培他滨剂量耐受良好，其中8.68%发生了3或4级的手足综合征。CBCSG 010研究是当前唯一一项针对TNBC进行的卡培他滨联合蒽环和紫杉类化疗的辅助治疗临床研究，研究提示含卡培他滨治疗方案耐受性较好，并可改善TNBC无复发生存，不过现有分析不是预设中期分析，更详尽的数据有待进一步的随访。

2. 晚期TNBC的化疗方案

对于晚期TNBC，于2011年初启动CBCSG 006临床研究，是第一个在mTNBC中比较含铂联合方案GP和含紫杉联合方案GT的Ⅲ期研究。共纳入全国12家单位240例患者（年龄为18～70岁，体能状态评分为0～1）。患者按1∶1的比例被随机分为顺铂（75 mg/m^2，第1天）+吉西他滨组（1 250 mg/m^2，第1、8天）与紫杉醇（175 mg/m^2，第1天）+吉西他滨组（1 250 mg/m^2，第1、8天），每3周1次，最多8个周期。主要研究终点为无进展生存期（progression-free survival, PFS），确定非劣效性边界值为1.2。若GP方案达非劣效性，则进一步检验优效性。共有236例患者被纳入意向性治疗分析，两组均为118例。顺铂组的中位随访时间为16.3个月，紫杉醇组为15.9个月。PFS的HR为0.692，非劣效性$P < 0.000\ 1$，优效性$P = 0.009$。因此，GP组既非劣效于对照组又优于对照组：中位PFS分别为7.73个月和6.47个月。

不良事件方面，两组3或4级不良反应发生率显著不同，包括恶心（7% vs < 1%）、呕吐（11% vs < 1%）、肌肉骨骼疼痛（0 vs 8%）、贫血（33% vs 5%）和血小板减少症（32% vs 3%）。另外，GP组1～4级脱发（10% vs 36%）、外周神经病变（23% vs 51%）发生率显著更低，但1～4级食欲不振（28% vs 8%）、便秘（25% vs 9%）、低镁血症（23% vs 4%）和低钾血症（8% vs 2%）发生率更高。紫杉醇组有3例发生了严重药物相关不良事件（间质性肺炎、过敏反应和严重中性粒细胞减少症），顺铂组4例（病理性骨折、伴皮下出血的血小板减少、严重贫血和心源性晕厥）；无治疗相关死亡病例。

3. HER-2阳性乳腺癌的化疗方案

曲妥珠单抗是一种重组DNA衍生的人源化单克隆抗体，选择性地作用于HER-2的细胞外部位。其对HER-2呈阳性表达的早期及晚期乳腺癌患者均具有良好的治疗效果。国外已经开展了大量的临床研究证实其在HER-2阳性乳腺癌的重要价值。国内研究主要集中在曲妥珠单抗与不同化疗方案的配伍，以及其他靶向治疗药物的选择上开展临床研究。

研究者分析了不同给药间隔的疗效，56例患者均接受紫杉醇、卡铂和曲妥珠单抗化疗（29例为单周方案，27例为3周方案）。在意向治疗分析中，乳腺和腋窝均达到病理完全缓解（pathological complete response, pCR）的有31例（55%，95% CI: 41%～69%）。与3周方案相比，每周方案达到更高的pCR（41% vs 69%；P = 0.03）。临床病理因素进行调整后，每周给药比3周给药计划更有效，危险比为0.3（95% CI: 0.6；P=0.03）。亚组分析发现，每周给药在Luminal-B和HER-2过表达型中均取得较高的pCR（67% vs 71%；P = 0.78），Luminal-B则较少得益于3周给方案（21% vs 62%；P = 0.03）。这些结果经过多因素调整后，每周方案在Luminal-B更有效（P = 0.02）而HER-2过表达亚组3周方案和单周方案无明显差异（P = 0.50）。

30例HER-2阳性可手术的乳腺癌患者，给予4周期ATH序贯2～4周期TH新辅助治疗，治疗后行乳腺癌改良根治术或保乳术。结果30例入组患者，完全缓解（complete remission, CR）和部分缓解（partial remission, PR）的患者共25例（80.0%），其中CR的7例（23.3%），无疾病进展（progression disease, PD）病例，pCR为15例（50.0%）。于HER-2阳性的乳腺癌患者给予含蒽环、紫杉类及曲妥珠单抗的新辅助治疗，可以达到较高的CBR和pCR，不良反应可以耐受。

曲妥珠单抗治疗是HER-2阳性乳腺癌的标准治疗，但存在发生心脏不良反应的风险。研究者评价在临床实际中曲妥珠单抗治疗相关心脏不良反应情况及其危险预测因素。回顾性分析136例曲妥珠单抗（新）辅助治疗的病例。心脏不良反应定义为左室射血分数（left ventricular ejection fraction，LVEF）较治疗前基线下降≥10%，且LVEF<50%，或患者出现心力衰竭相关症状（可无LVEF下降）。结果136例患者的中位年龄为49岁（24～75岁）。98.5%（134例）的患者接受过新辅助和（或）辅助化疗。86.0%（117例）的患者接受过以蒽环类药物为基础的化疗。曲妥珠单抗的中位治疗时间为12.0个月。3.7%（5例）的患者发生心脏不良反应，其中1.5%（2例）的患者表现为伴有症状的心力衰竭。年龄>60岁的患者的曲妥珠单抗治疗相关心脏不良反应发生率显著增加（21.4% vs 1.6%，$P=0.008$）。0.7%（1例）的患者因心脏不良反应而永久停止曲妥珠单抗治疗，3.7%（5例）的患者因LVEF值明显下降暂停曲妥珠单抗治疗，LVEF值恢复后继续完成治疗。曲妥珠单抗治疗相关心脏不良反应发生率为3.7%，且大部分是可逆的，其中年龄>60岁患者的风险显著增加。在临床实践中，应该密切监测心脏功能，特别是对于老年患者。

对于晚期乳腺癌患者，探讨曲妥珠单抗联合不同化疗方案的疗效及安全性。收集2001年2月—2012年2月间应用曲妥珠单抗联合不同化疗方案治疗的132例HER-2阳性晚期乳腺癌患者的临床资料，其中曲妥珠单抗单药治疗9例，曲妥珠单抗联合含长春瑞滨方案治疗55例，曲妥珠单抗联合含紫杉类方案治疗59例，曲妥珠单抗联合其他化疗方案治疗9例。回顾性分析其临床特点、药物疗效、不良反应及生存情况。该132例晚期乳腺癌患者中，CR 5例，PR 61例，疾病稳定（stable disease，SD）39例，疾病进展（progressive disease，PD）27例。客观有效率为50.0%，疾病控制率为79.5%。中位PFS为9.3个月，中位OS为46.2个月，1、2、5年生存率分别为98.3%、81.9%和40.2%。曲妥珠单抗联合化疗的客观有效率（51.2%）高于曲妥珠单抗单药治疗（33.3%）。多因素分析显示，转移部位数目（$P=0.002$）、疗效（$P<0.001$）和曲妥珠单抗不同线治疗（$P<0.001$）是影响PFS的独立因素；内脏转移情况（$P=0.041$）、病理分级（$P=0.001$）、曲妥珠单抗不同线治疗（$P=0.025$）和PFS（$P<0.001$）是影响OS的独立因素。HER-2阳性晚期乳腺癌患者曲妥珠单抗联合化疗的疗效优于曲妥珠单抗单药治疗，及早应用曲妥珠单抗可使患者获益，曲妥珠单抗联合不同

化疗方案的疗效肯定,不良反应患者可耐受。

对于之前在辅助或者新辅助阶段接受曲妥珠治疗的MBC,在这项前瞻性、单臂、多中心试验中,研究者评估曲妥珠单抗和紫杉类药物合用疗效和安全性。主要终点是PFS,次要终点包括ORR、CBR、响应持续时间(duration of response,DOR)、TTP、OS和安全性。32例患者入选和33.5周中位时间处理。中位PFS为9.9个月(95% CI: 6.28~13.63个月)。ORR为81.3%(95% CI: 63.6%~92.8%)和CBR(CR+PR+SD≥6个月)为81.3%(95% CI: 63.6%~92.8%)。中位DOR为9.8个月(95% CI: 5.82~11.60个月)和中位TTP为9.9个月(95% CI: 6.28~13.63个月)。中位OS为20.1个月。常见的不良反应包括白细胞计数减少(59.4%)、中性粒细胞计数减少(56.3%)、感觉减退(34.4%)和粒细胞数量减少(31.3%)。曲妥珠单抗联合紫杉类作为(新)辅助曲妥珠单抗治疗复发MBC的一线治疗有效方案。

针对HER-2过表达的转移性乳腺癌患者,有学者探讨其他靶向药物的临床价值,管忠震教授等旨在考察与对照药物联合紫杉醇方案相比,拉帕替尼联合紫杉醇是否可改善患者的OS。这项随机、双盲、临床Ⅲ期的研究针对新确诊的HER-2阳性MBC患者,对拉帕替尼联合紫杉醇方案在药效及安全性方面与安慰剂联合紫杉醇方案进行了对比。研究主要终点为OS,次要终点则包括PFS、ORR、CBR及安全性。研究人员发现,与紫杉醇方案相比,拉帕替尼联合紫杉醇可显著改善患者的OS,两方案的中位OS分别为20.5和27.8个月,而中位PFS则延长了3.2个月。拉帕替尼联合紫杉醇方案在ORR方面也显著高于安慰剂联合紫杉醇方案,不过拉帕替尼联合紫杉醇方案组的3级和4级腹泻及中性粒细胞减少等情况出现频率较高。但其中仅4%的患者报告有发热性中性粒细胞减少。此外心脏事件多为无症状表现,级别较低,且多数可以逆转。两组肝脏事件发生率类似。拉帕替尼联合紫杉醇方案组也未出现致命性不良事件。这项临床试验证明对于HER-2阳性的Ⅳ期乳腺癌患者,在紫杉醇基础上联合拉帕替尼,可为患者取得显著并具有临床意义的生存优势。

4. mTNBC 的化疗方案

Apatinib是一种口服的强效酪氨酸激酶抑制剂,Ⅰ期研究显示,750 mg/d是抗肿瘤活性的推荐剂量。国内开展的第2阶段研究目的是评估其在多次治疗失败的转移性三阴性乳腺癌（metastatic triple-negative breast cancer, mTNBC）中的疗效和Apatinib作为单一疗法的安全性的最佳剂量水平。Ⅱa期试验是在先前接受过蒽环类和（或）紫杉类化疗药物治疗的25例患者中进行的。所有患者接受Apatinib 750 mg/d。随后，Ⅱb期研究包括59例患者，首要研究终点是PFS。在Ⅱa期研究中，750 mg剂量相关毒性的结果分析后，Apatinib的推荐起始剂量为500 mg/d。在Ⅱb期，3或4级血液学毒性为血小板计数减少（13.6%）、白细胞计数减少（6.8%）、中性粒细胞数量减少（3.4%）和贫血（1.7%）。最常见的3或4级非血液学毒性是手足综合征、蛋白尿、高血压和升高的丙氨酸氨基转移酶（ALT）。在56例可评估患者中，总有效率和临床获益率（clinical benefit rate, CBR）分别为10.7%和25.0%。中位PFS和OS分别为3.3个月（95% CI：1.7～5.0个月）和10.6个月（95% CI：5.6～15.7个月）。研究结果表明，Apatinib推荐剂量为500 mg，而不是750 mg。

在单臂、开放标签、贝伐珠单抗治疗晚期乳腺癌的研究（ATHENA）中，患者均为HER-2阴性局部晚期或者转移性乳腺癌，接受一线贝伐珠单抗与紫杉类治疗相结合。主要终点是安全性和次要终点是疾病进展时间（time to progression, TTP）。进行了一项亚群的分析，以评估中国患者安全性和有效性。在ATHENA治疗的2 264例患者中，202例来自中国。90%的患者接受了贝伐珠单抗与多西他赛联合，其余与紫杉醇相联合。最常见的3/4级不良事件是腹泻（5.0%）和高血压（2.5%）。3或4级蛋白尿发生率为0.5%，中位TTP为9.0个月（95% CI：8.4～11.1）。

三、内分泌治疗

内分泌治疗是乳腺癌主要全身治疗手段之一。20世纪70年代，他莫昔芬的问世成为乳腺癌内分泌药物治疗新的里程碑。20世纪90年代，第3代芳香化酶抑制剂的问世则使乳腺癌内分泌治疗进入了一个新时代。2000年以后，我国从事乳腺癌临床工作的专家，根据国内外学术研究进展，结合自身临床实践经验，参考《乳腺癌治疗的国际指南》，就内分泌在乳腺癌的复发转移，术前新辅助治疗和术后辅助治疗中的作用和地位进行了讨论，制订了《中国乳腺癌内分泌治疗专家共识》。

有研究选择了在中国具有代表性的10家医院,收集1999年至2008年间乳腺癌的临床数据进行回顾性分析,统计发现HR检测率为83.8%,ER和(或)孕激素受体(progesterone receptor, PgR)阳性率为67.9%,HR阴性率为32.1%。已接受内分泌治疗的患者中,58.3%的患者为绝经前,41.7%的患者为绝经后。主要给予患者的药物治疗是抗雌激素剂80.3%,其次是15.5%接受芳香化酶抑制剂。在接受辅助内分泌治疗的患者中,有88.6%为ER和(或)PgR阳性,4.7%为HR状态阴性,6.7%的患者未知HR状态。HR阳性患者中有60%接受内分泌治疗。从回归分析结果显示,地理、职业、化疗和手术史是影响内分泌治疗在中国乳腺癌患者中的应用。总之,对中国乳腺癌患者使用内分泌治疗越来越多,并逐步进入标准化进程。经济状况,职业,化疗和手术史是影响内分泌治疗应用的关键因素。居住在发达地区、脑力劳动、有化疗和手术史的人很容易接受内分泌治疗。

术前新辅助内分泌治疗,可以是HR阳性患者术前治疗的另一选择,尤其是那些不适应化疗的老年患者,可以通过新辅助内分泌治疗缩小肿瘤后,再考虑手术切除。术前内分泌治疗有效的患者,手术后可以采用同样的药物作为术后辅助内分泌治疗。国内开展的临床研究多为小样本的绝经后患者接受AIs或者绝经前患者接受去势后联合AIs。

对于绝经前的局部晚期或MBC患者选择的治疗可以是促黄体激素释放激素类似物和芳香酶抑制剂的组合。依西美坦和戈舍瑞林对于局部晚期或Ⅳ期的绝经前乳腺癌患者的疗效尚缺乏前瞻性研究。目前,国内开展的戈舍瑞林加依西美坦的Ⅱ期临床试验中共有44名绝经前妇女的局部晚期或MBC。所有患者接受每月一次3.6 mg戈舍瑞林皮下注射,每日25 mg依西美坦。主要终点是PFS。次要研究终点包括OS、ORR、DOR、CBR。中位PFS为13个月(2～42个月),中位DOR为8个月(2～40个月)。2例患者达到CR(4.5%),15例为PR(34.1%),15例(34.1%)为SD ≥ 6个月。ORR为38.6%,CBR为65.9%。15例(34.1%)发生原发性PD。5例(11.4%)患者在研究期间死亡。药物的耐受性良好。最常见的3级不良反应为关节痛(18.2%)、皮疹(6.8%)和肌痛(4.5%)。没有参加者是因为药物不良反应而退出研究。研究表明,戈舍瑞林和依西美坦可能是有效且耐受性良好的绝经前局部晚期或MBC的治疗选择。

基于Global Confirm研究的结果,氟维司群500 mg相比于氟维司群250 mg

可以改善晚期乳腺癌患者的PFS。在后续的随访中发现，其可以显著延长OS 4个月，结果均具有统计学意义，并且未增加不良反应。因此，氟维司群500 mg剂量已于欧洲等国家获得批准上市。为进一步获得氟维司群500 mg在中国绝经后晚期乳腺癌使用中的适应证，探索氟维司群500 mg剂量对比250 mg剂量在中国乳腺癌患者中的疗效和安全性，解放军307医院江泽飞教授等我国学者开始了China Confirm研究的探索。这一项在中国开展的Ⅲ期多中心双盲随机对照研究，将经内分泌治疗复发或进展的绝经后晚期乳腺癌患者按照随机1∶1的比例分配到氟维司群500 mg剂量组（$n=111$）或250 mg剂量组（$n=110$），并根据既往是抗雌激素治疗或AI治疗进行分层，其中抗雌激素治疗进展患者的比例为55%，芳香化酶抑制剂（AI）治疗后患者比例为45%。患者特征比例基本与Global Confirm的结果保持一致。从结果可以看到，氟维司群500 mg治疗组的PFS为8.0个月，250 mg剂量组的PFS为4.0个月，$HR=0.75$；500 mg剂量组较250 mg剂量组在ORR和CBR上均有所改善，且并不增加不良事件的发生。更值得注意的是，在对经AI治疗组进行亚组分析时发现，在经AI治疗后的复发转移患者亚组中，氟维司群500 mg治疗组较250 mg治疗组的PFS差异更为显著，可以延长1倍（5.8个月 vs 2.9个月），HR为0.65。

长期内分泌治疗过程中产生的不良反应也受到关注，一项前瞻性研究观察内分泌治疗的肝毒性。他莫昔芬和阿那曲唑被广泛地用作早期乳腺癌的辅助治疗，但它们的肝毒性未完全确定。研究目的是比较两者的肝毒性。353例中国绝经后HR阳性的早期乳腺癌患者完成其余治疗后被随机分配到阿那曲唑或他莫昔芬。主要终点是脂肪肝，规定为使用CT扫描确定的肝脾比<0.9。次要终点包括3年随访期间肝功能异常和治疗失败。脂肪肝发病在3年累计发生率上阿那曲唑低于他莫昔芬（14.6% vs 41.1%；$HR=0.30$；95% CI：0.21～0.45，$P<0.000\ 1$）较低。然而，在肝功能异常的累积发生率无明显差异（24.6% vs 24.7%，$P=0.61$）。他莫昔芬组发生较高的治疗失败率，中位治疗时间为15.1个月，而阿那曲唑组为37.1个月（$HR=0.27$；95% CI：0.20～0.37，$P<0.000\ 1$）。最常见的不良反应在他莫昔芬组是生殖系统紊乱（17.1%）和阿那曲唑组是肌肉骨骼疾病（14.6%）。绝经后妇女HR阳性乳腺癌接受辅助阿那曲唑显示较少脂肪肝疾病，这表明该药物具有比他莫昔芬更有利的肝脏安全性特征，并且可以优选用于患者潜在的肝功能障碍。

四、放射治疗（放疗）

乳腺癌的放疗是治疗的主要组成部分，是局部治疗手段之一。乳腺癌的放疗多用于综合治疗，包括手术前或手术后作辅助治疗，以及晚期乳腺癌的姑息性治疗。

中国回顾性流行病学研究结果显示，全国范围内仅有27%的乳腺癌患者接受放疗作为初级治疗的一部分，这一比例低于其他国家（例如，韩国为40%，荷兰为58%～68%，巴西为76%）。然而，放疗采取率逐渐增加，并与保乳手术相当。不过，中国保乳手术的可及性差，每百万人仅拥有0.8个放疗中心、0.8个临床加速器、0.2个CT扫描仪，这与美国有巨大差距，美国分别为9.3、13和1.3个。受过训练的肿瘤科医师和技术人员短缺也是影响保乳手术实施的一个原因。16.3%采取保乳手术的患者竟然没有按照《标准化指南》接受放射治疗，从这一数字可以看出中国迫切需要提高放射治疗的规范化。

有学者通过调查全面了解中国大陆地区目前保乳术后放疗应用现状，以进一步规范保乳术后放疗的临床实践。2010年3月和8月分两轮向中国大陆地区开展放疗的医院邮寄乳腺癌保乳术后放疗调查表，内容包括2009年度内医院基本信息、保乳综合治疗的一般情况、放疗靶区、适应证和技术细节等。调查内容通过电话或邮件确认952家医院接受调查，有回复的396家（41.6%），其中328家开展了保乳术后放疗（82.8%），手术至放疗中位间隔时间9周；320家（97.6%）照射患侧乳腺，275家（83.8%）照射锁骨上下区，140家（42.7%）照射腋窝，86家（26.2%）照射内乳区．对原发肿瘤位于乳腺者，把患侧乳腺作为放疗指征的医院占97.5%（311/319）；对腋窝淋巴结阳性和淋巴结阳性≥4个者，把锁骨上下区作为照射指征的医院分别占41.8%（114/273）和31.5%（86/273），把腋窝作为照射指征的医院比例分别占26.8%（37/138）和29.0%（40/138）；对肿瘤位于内象限或中央区者，把内乳区作为照射指征的医院占72.9%（62/85）。所用放疗技术均为常规分割，51.8%医院还开展了三维适形放疗技术，所有靶区中位处方剂量均为50 Gy。结论：中国大陆地区保乳术后放疗目前较为规范，但仍需通过建立和推广《保乳术后放疗指南》进一步完善。

通过对中国大陆地区两次乳腺癌改良根治术后放疗现状调查的比较，评价

6年间改善情况。2010年分两轮向拥有放疗单位的医院邮寄调查表，内容主要包括医院基本信息、乳腺癌改良根治术后放疗适应证和治疗技术细节等，调查结果与2004年首次调查结果进行比较，并用Fisher's精确概率法检验差异。952家医院中396家（41.6%）开展了改良根治术后放疗，比首次的29.4%（210/715）有所增加。与首次调查相比，手术至放疗中位间隔时间增加6周（12周 *vs* 6周），术后最常用放化疗顺序由原来的化疗－放疗－化疗（71.7%）转变为序贯化疗－放疗（73.5%）。仅以T3或Ⅲ期和（或）腋窝淋巴结转移≥4个作为术后放疗适应证医院占29.5%，而2004年度时仅为7.1%。术后对$T_{1\sim2}N_0$期、$T_{1\sim2}N_0$期肿瘤位于内象限或中央区、$T_{1\sim2}$期且腋窝淋巴结转移1～3个者放疗的医院比例由2004年度的11.9%、63.8%、87.6%下降至1.5%、19.7%、62.1%。最常见照射靶区仍然为胸壁和锁骨上下区（均为97.0%，2004年度时分别为97.1%和96.2%），内乳区和腋窝分别减少至39.1%和50.0%（2004年度时分别为85.2%、74.8%）。胸壁照射时以手术瘢痕作为参考加量占75.0%（2004年度时为9.0%）。调查提示，近年中国大陆地区乳腺癌改良根治术后放疗现状进步较大，对适应证和放疗技术的选择更符合规范，但仍还需进一步完善。

有学者对中国大陆地区乳腺癌保乳术后放疗现状进行回顾性研究：在1～3个腋窝淋巴结阳性患者中研究T1-2期肿瘤术后放射治疗（post mastectomy radiation therapy，PMRT）的价值。这项研究包括1 369例患者，33.0% Luminal A型，42.9% Luminal B型，11.9%为HER-2阳性，12.2%为三阴性。在单因素和多因素分析后，MST与局部区域复发（locoregional recurrence，LRR）有关。Kaplan-Meier分析显示，PMRT显著下降LRR风险（$P = 0.017$）和远处转移的风险（$P < 0.000\ 1$）。在亚组分析，结果显示PMRT在患者年龄较轻、淋巴脉管浸润（lymphvascular invasion，LVI）和阳性淋巴结所占比例超过25%时能提高局部控制率。

有学者探讨了乳腺癌术后调强放疗技术的临床疗效及可行性。将100例乳腺癌行改良根治术的患者，随机分为三维适形放疗组（对照组）和大分割调强放疗组（观察组），对比分析2组患者的危及器官的照射剂量及不良反应。大分割调强放疗用于乳腺癌改良根治术后患者，可显著降低健侧乳腺、双肺及心脏等危机器官的照射剂量，降低放疗晚期皮肤纤维化、淋巴回流障碍等不良反应发生率，对延长患者的生存期，提高肿瘤局控率具有重要意义。

第五节　中国乳腺癌患者的生活质量

　　国外对乳腺癌患者生活质量的研究起步早、发展快并将其提高到与生存率同样重要的位置。中国在此方面的工作最初集中在对国外量表的翻译、汉化。近年来,有中国学者编制了部分适合国人的乳腺癌生命质量量表。彭刚艺等编制了中国乳腺癌患者生活质量评估问卷,包括躯体、心理、社会功能、症状4个维度6个因子共64个条目,经大样本社会人群测试后有较好的信度、效度和敏感度。杨铮等研制了癌症患者生活质量测定量表体系,包括共性模块和特异模块两部分。

　　杨艳杰等抽取119例乳腺癌患者为研究对象,采用《世界卫生组织生存质量评定量表》(WHOQOL-100)进行评估。统计分析表明,与常模相比,患者在生理、心理、独立性、社会关系、精神支柱5个领域以及疼痛与不适、精力与疲倦、睡眠与休息、积极感受、思想/学习/记忆、身材与相貌、消极感受、行动能力、对医疗手段或药物的依赖性、工作能力、个人关系、社会帮助、性生活、住房环境、经济来源、医疗服务与社会保障、休闲娱乐活动、交通条件、个人信仰19个方面的差异均有统计学意义,患者的总生存质量有显著性下降。

　　袁永熙等于2001年对上海市癌症康复俱乐部会员中的乳腺癌术后患者的整体康复情况进行调查。这种形式的调查在国内属首次,共调查1 466人,均为女性,平均年龄45.9岁。统计显示,中国乳腺癌患者的整体康复水平较低,患者术后的社会、家庭生活与患病前比较变化较大。主要体现在以下方面:① 存在焦虑或抑郁情绪的患者比例高,手术后88.2%的患者因担心肿瘤复发而长期服用中药,平均服药时间为2年8个月,最长达13年。② 多数患者不重视形体康复,自作布袋、海绵假体者占72.0%,水囊假体者占14.9%,硅凝胶假体者占10.0%。99.7%的患者不愿再做乳房整形再造术,术后二期乳房再造术仅3例,占0.2%。③ 患病前有正常性生活的患者,出院后93%没有恢复正常性生活,其中40%患者完全终止性生活,80%以上患者担心性生活会加速乳腺癌的复发。④ 患者恢复工作比例低,大部分患者(69.0%)术后一直在家休养,恢复工作患者的休养时间过长，平均达21个月，且大部分是从事如会计、教师等脑力劳动工作。

第六节　中国抗癌协会乳腺癌专业委员会

乳腺癌专业委员会是中国抗癌协会成立后最早成立的专业委员会之一，按照协会章程，定期改选专业委员会。目前已是第七届，已有注册会员3 000余位。

一、举办全国乳腺癌会议

目前已举办13次全国乳腺癌会议。在2005年以前是4年举办一次，2005年之后每两年举办一次。每次会议均有国内外知名专家介绍新的进展，并且发布国内最新的研究成果。会议在探讨国际最新研究成果的同时也发布了100余项国内创新性高水平的前沿基础及临床研究成果，内容达到了国际较高水平。

专业委员会还经常举办一些不同专业的研讨会，如病理进展研讨会、影像诊断研讨会、乳房再造研讨会、免疫组化及HER-2检测及应用学习班，介绍新的进展，为提高我国乳腺癌诊治水平起到积极的作用。

二、制订《中国抗癌协会乳腺癌诊治指南》

为了提高我国乳腺癌的诊疗水平，2007年起乳腺癌专业委员会遵循国际NCCN、ASCO等治疗指南，结合我国有关研究成果及国情制订了《中国抗癌协会乳腺癌诊治指南》。该《指南》是顺应国际及国内最新的研究成果结合我国国情所编写的，每两年更新一次。《中国抗癌协会乳腺癌诊治指南》在国内是权威性、共识性的《指南》，顺应国际潮流也符合国情，其内容包括《诊断标准、保乳手术指南》《SLNB指南》《全身性术后辅助治疗指南》《新辅助化疗指南》《影像学检查及报告规范》《病理诊断报告规范》《乳腺肿瘤筛查指南》《骨转移的诊治指南》《原位癌的诊治指南》《晚期乳腺癌全身治疗指南》及《中国HER-2阳性乳腺癌临床诊治共识》等众多规范和指南。自2007年起至今已修改更新为第5版（2015年），为广大乳腺癌专业诊疗机构及基层乳腺癌的诊治提供了临床可操作的指南，有力地提高乳腺癌的诊疗水平。其他还有《晚期乳腺癌的治疗指南》《乳腺癌骨转移的治疗指南》等也已公布，提供临床应用的依据。

三、建立中国乳腺癌临床研究协作组

为了更好加强国内乳腺癌诊疗领域的写作，探索中国人群中乳腺癌循证医学的数据，2006年起中国抗癌协会乳腺癌专业委员会成立中国乳腺癌临床研究协作组（Chinese Breast Cancer Study Group，CBCSG），组织及促进中国人群乳腺癌多中心研究，加强各医疗机构间的合作，作为申办者和研究者间的桥梁，为医药公司和临床医师共同关心并设计合理的课题，搭建国际合作平台。截至2016年6月已成功设计并实施全国多中心临床试验30余项，临床试验结果在一些国内外知名期刊上发布，获得国际期刊及专家的肯定。如CBCSG 001是中国临床最早的研究有关SLNB替代腋淋巴结清扫的研究，又分三个子课题分别发表于 *Annals of Surgical Oncology*、*European Journal of Surgical Oncology*、*Japanese Journal of Clinical Oncology* 上，CBCSG 006研究《GP对比 G T一线治疗三阴性乳腺癌》发表于 *Lancet Oncology*。有些项目在一些国际知名大会如ASCO、ESMO等会议发布，这些项目都是由CBCSG组织完成，获得国际乳腺癌领域的专家肯定。

四、著作编写

为了进一步加强继续教育，介绍国内外有关乳腺肿瘤的基础及临床研究进展，由邵志敏教授、沈镇宙教授、徐兵河教授主编，组织专业委员会的专家共同编著《乳腺肿瘤学》，介绍有关的转化研究、临床诊断、治疗、康复等的最新进展，以及有关的循证医学的数据，全书共205万字，由复旦大学出版社出版，这是第一次由专业委员会组织完成，深受业内医务及科研人员的好评，计划每4～5年更新一次。其他如《中国抗癌协会继续教育系列教材——乳腺癌分册》等为广大基层医务工作者及初、中级医师的继续教育教材，受到基层医务人员一致好评。

五、国际影响力的提高

随着我国乳腺癌临床及相关研究水平的不断提高，发表高水平的文章日益增多，我国乳腺癌的研究水平也被国际同行们认可，我国学者应邀在国际著名的会议上介绍我国的转化研究及临床循证医学的结果。2002年复旦大学肿瘤医院沈坤炜教授是国内学者首次应邀在全球乳腺癌诊疗领域的顶级高峰会议——美国 San Antonio 乳腺癌大会上作大会发言。2011年中国医科院肿瘤医院徐兵河教授，2014年复旦大学肿瘤医院邵志敏教授均应邀作大会发言，获得一致好评。

每两年一次的瑞士"St.Gallen 国际乳腺癌会议"也见证了中国专家在国际会议的知名度。每次会议最后一天由国际知名专家组成的大会专家团对治疗中的一些前沿问题作提案表决以达成共识，并作为《治疗指南》修订的依据。专家团由40位左右国际知名专家组成。近年来，在 ASCO、ESMO 等国际知名的大型肿瘤会议上，也有我国专家的身影。

六、乳腺癌治疗后的康复及随访

随着乳腺癌治疗理念的转变，患者手术治疗后出院并非是治疗的结束，而是全程治疗的开始，专业委员会也非常重视乳腺癌患者的全程管理工作。2008年启动保护乳腺癌患者骨健康的"BEST"项目；2008年启动早期乳腺癌患者随访与支持的"丽康项目"，为患者术后康复及长期随访提供支持。2001年起，复旦大学附属肿瘤医院首先成立乳腺癌患者术后康复、随访的组织——妍康沙龙，让患者了解乳腺癌的基本概念、治疗方法、康复锻炼及术后定期随访的重要性，开启了乳腺癌术后"全程管理模式"，获得广大患者及家属的支持与欢迎，并获得国际及国内同行的好评。

第七节　中国乳腺癌临床指南

最新版《中国抗癌协会乳腺癌诊治指南与规范（2015版）》由中国抗癌协

会乳腺癌专业委员会修订,内容涵盖乳腺癌的筛查、治疗以及康复等阶段。《指南》包括《乳腺癌筛查指南》《常规乳腺X线检查和报告规范》《乳腺癌超声检查和报告规范》《常规乳腺MRI检查和报告规范》《影响引导下的乳腺组织学活检指南》《乳腺癌术后病理诊断报告规范》《浸润性乳腺癌保乳治疗临床指南》《乳腺癌前哨淋巴活检临床指南》《乳腺癌全乳切除PMRT临床指南》《乳腺癌全身治疗指南》《乳腺癌患者康复治疗共识》《乳房重建与整形临床指南》《乳腺癌原位癌治疗指南》《HER-2阳性乳腺癌临床诊疗专家共识》《乳腺癌局部和区域淋巴结复发诊治指南》《乳腺癌骨转移的临床诊疗指南》以及附录共17个部分。

1.《乳腺癌筛查指南》

该部分主要针对乳腺癌筛查的定义、目的以及分类,妇女参加乳腺癌筛查的起始年龄,用于乳腺癌筛查的措施,一般人群妇女乳腺癌筛查指南,乳腺癌高危人群筛查意见,乳腺癌高危人群的定义六个方面做了详细地解释。

2.《常规乳腺X线检查和报告规范》

该部分对乳腺X线检查技术规范、诊断报告规范、病灶的定位、乳腺X线报告的组成四个方面做了详细要求。

3.《乳腺癌超声检查和报告规范》

该部分主要包括超声检查的仪器、超声检查的方法、超声检查的程序、超声诊断报告的规范、乳腺超声评估分类、乳腺超声报告的组成、报告范例7个内容。

4.《常规乳腺MRI检查和报告规范》

该部分主要针对乳腺MRI检查适应证、乳腺MRI检查的禁忌证、乳腺MRI检查技术规范、诊断报告规范、乳腺癌MRI报告的组成5个方面做了详细的解释和要求。

5.《影像引导下的乳腺组织学活检指南》

该部分包含了适应证、对影像引导乳腺活检设备的要求、影像引导下钢丝定位手术活检、影像引导下的乳腺微创活检4个方面的内容。

6.《乳腺癌术后病理诊断报告规范》

该部分主要包括乳腺癌术后病理诊断报告的基本原则、病理诊断报告书的内容和规范、组织病理学诊断内容、免疫组织化学活检内容、病理科医生签名及报告日期等相关内容作了规定。

7.《浸润性乳腺癌保乳治疗临床指南》

该部分主要对浸润性乳腺癌保乳治疗的外科技术、保乳标本的病理取材规范、乳腺癌保乳术后的放疗作了具体解析。

8.《乳腺癌 SLNB 临床指南》

该部分主要包括开展 SLNB 的必要条件、SLNB 指征、SLNB 操作规范、SLN 的病理组织学、细胞学和分子生物学诊断、SLN 转移灶类型判定标准、预后意义及临床处理、SLNB 替代 ALND 患者的随访 6 个方面。

9.《乳腺癌全乳切除 PMRT 临床指南》

该部分包含对适应证、与全身治疗的时序配合、照射靶区、照射技术和照射剂量、乳腺癌新辅助化疗、改良根治 PMRT、乳房重建与术后放疗作了具体指导。

10.《乳腺癌全身治疗指南》

该部分主要包括《乳腺癌术后辅助全身治疗临床指南》《乳腺癌新辅助化疗临床指南》《晚期乳腺癌解救性全身治疗临床指南》《终末期乳腺癌姑息性治疗临床指南》4 个部分。

11.《乳腺癌患者康复治疗共识》

该部分主要对康复治疗的定义、康复治疗的内容做了相关规定。

12.《乳房重建与整形临床指南》

该部分主要包括乳房重建的目的、乳房重建的指征、乳房重建的类型、乳房重建的原则与注意事项、术后放疗与乳房重建的关系 5 个方面。

13.《乳房原位（内）癌治疗指南》

该部分主要包括乳腺原位癌的诊断、LCIS 初诊的治疗、导管原位癌初诊的治疗、原位癌复发的风险和处理、乳腺 DCIS 治疗方式选择的参考。

14.《HER-2 阳性乳腺癌临床诊疗专家共识》

该部分主要涵盖了标准 HER-2 检测和结果判定、HER-2 阳性复发转移乳腺癌治疗原则、HER-2 阳性乳腺癌曲妥珠单抗辅助治疗原则、HER-2 阳性乳腺癌的含曲妥珠单抗新辅助治疗 4 个方面。

15.《乳腺癌局部和区域淋巴结复发诊治指南》

该部分对局部和区域复发的定义、诊断、治疗原则做了规定。

16.《乳腺癌骨转移的临床诊疗指南》

该部分主要包括概述、骨转移的诊断方法、乳腺癌骨转移的临床表现、骨转移的治疗、乳腺癌骨转移双膦酸盐临床应用专家共识5个部分。

17.《附录》

该部分主要包括遗传性高危人群的定义、乳腺X线诊断报告范、超声报告模板、乳腺MRI诊断报告范本、乳腺病理诊断报告范本、乳腺癌常用的辅助/新辅助化疗方案、复发或转移性乳腺癌常用的化疗方案以及绝经的定义。

参 考 文 献

［1］ Fan L, Strasser－Weippl K, Li JJ, et al. Breast cancer in China［J］. Lancet Oncol, 2014, 15(7): e279－e289.

［2］ Xu YL, Sun Q, Shan GL, et al. A case-control study on risk factors of breast cancer in China［J］. Arch Med Sci, 2012, 8(2): 303－309.

［3］ Pathak DR, Whittemore AS. Combined effects of body size, parity, and menstrual events on breast cancer incidence in seven countries［J］. Am J Epidemiol, 1992, 135(2): 153－168.

［4］ Pike MC, Kolonel LN, Henderson BE, et al. Breast cancer in a multiethnic cohort in Hawaii and Los Angeles: risk factor-adjusted incidence in Japanese equals and in Hawaiians exceeds that in whites［J］. Cancer Epidemiol Biomarkers Prev, 2002, 11(9): 795－800.

［5］ 高道利, 王文婉, 胡永伟, 等. 乳腺癌二级预防——上海266 064名妇女乳房自我检查效果的评估［J］. 中国肿瘤, 2008, 17(4): 264－269.

［6］ 徐光炜, 胡永昇, 阚秀. 中国10万妇女乳腺癌筛查初探［J］. 中国肿瘤, 2010, 19(9): 565－568.

［7］ 丁建辉, 彭卫军, 蒋朝霞, 等. 上海社区8 234名女性乳腺癌筛查首轮影像结果分析［J］. 中华放射学杂志, 2013, 47(8): 681－684.

［8］ 许娟, 王颀, 马宏民, 等. 体检联合超声补充X射线钼靶检查乳腺癌筛查模式初步应用评价［J］. 中华肿瘤防治杂志, 2013, 20(17): 1295－1299.

［9］ 王颀, 连臻强. 中国乳腺癌筛查现状和评价［J］. 中华乳腺病杂志: 电子版, 2015(3): 159－162.

［10］ Li J, Zhang BN, Fan JH, et al. A nation-wide multicenter 10-year (1999－2008) retrospective clinical epidemiological study of female breast cancer in China［J］.

BMC Cancer, 2011, 11: 364.

[11] 王国蓉, 蒋晓莲. 四川省乳腺癌患者就医延迟情况调查研究[J]. 中国循证医学杂志, 2007 (10): 702-705.

[12] Yuan XM, Wang N, Ouyang T, et al. Current status of diagnosis and treatment of primary breast cancer in beijing, 2008 [J]. Chin J Cancer Res, 2011, 23(1): 38-42.

[13] 饶南燕, 周婕, 赵林, 等. 219例中国汉族遗传性乳腺癌患者BRCA1/2突变的研究[J]. 中国癌症杂志, 2008, 18 (5): 370-375.

[14] 张保宁, 邵志敏, 乔新民, 等. 中国乳腺癌保乳治疗的前瞻性多中心研究[J]. 中华肿瘤杂志, 2005, 27 (11): 680-684.

[15] 陈颖, 陈嘉健, 陈嘉莹, 等. 中国乳腺癌术后乳房重建现况调查报告[J]. 中华肿瘤杂志, 2014, 36 (11): 851-857.

[16] 王永胜, 欧阳涛, 王启堂. 中国前哨淋巴结活检多中心协作研究CBCSG-001最新资料报告[J]. 中华乳腺病杂志: 电子版, 2009, 3 (3): 265-272.

[17] 邱鹏飞, 刘雁冰, 赵荣荣, 等. 乳腺癌内乳区前哨淋巴结显像新技术[J]. 中华肿瘤杂志, 2013, 35 (11): 858-862.

[18] Zhang P, Yin Y, Mo H, et al. Better pathologic complete response and relapse-free survival after carboplatin plus paclitaxel compared with epirubicin plus paclitaxel as neoadjuvant chemotherapy for locally advanced triple-negative breast cancer: a randomized phase 2 trial [J]. Oncotarget, 2016. [Epub ahead of print]

[19] Hu X, Zhang J, Xu B, et al. Multicenter phase Ⅱ study of apatinib, a novel VEGFR inhibitor in heavily pretreated patients with metastatic triple-negative breast cancer [J]. Int J Cancer, 2014, 135(8): 1961-1969.

[20] Xu BH, Jiang ZF, Shen ZZ, et al. Safety and efficacy of first-line bevacizumab combined with taxane therapy in Chinese patients with HER-2-negative locally recurrent or metastatic breast cancer: findings from the ATHENA study [J]. Chin Med J(Engl), 2012, 125(5): 764-769.

[21] Yu KD, Liu GY, Chen CM, et al. Weekly paclitaxel/carboplatin/trastuzumab therapy improves pathologic complete remission in aggressive HER-2-positive breast cancers, especially in Luminal-B subtype, compared with a once-every-3-weeks schedule [J]. Oncologist, 2013, 18(5): 511-517.

[22] 宋金洁, 王涛, 边莉, 等. 曲妥珠单抗联合蒽环类药物应用于Her-2阳性乳腺癌的新辅助治疗初步临床研究[J]. 实用肿瘤学杂志, 2013, 27 (2): 97-100.

[23] 严颖, 邸立军, 李惠平, 等. 早期乳腺癌 (新) 辅助曲妥珠单抗治疗心脏安全性研究[J]. 肿瘤, 2016, 36 (5): 567-573.

[24] 郭继红, 徐兵河, 马飞, 等. 曲妥珠单抗联合不同化疗方案治疗人表皮生子因子受体2阳性晚期乳腺癌的疗效和安全性[J]. 中华肿瘤杂志, 2014 (5): 372-376.

［25］Xu B, Hu X, Zheng H, et al. Outcomes of re-treatment with first-line Trastuzumab plus a taxane in HER－2 positive metastatic breast cancer patients after (neo)adjuvant Trastuzumab: A prospective multicenter study［J］. Oncotarget, 2016.［Epub ahead of print］

［26］Guan Z, Xu B, DeSilvio ML, et al. Randomized trial of lapatinib versus placebo added to paclitaxel in the treatment of human epidermal growth factor receptor 2-overexpressing metastatic breast cancer［J］. J Clin Oncol, 2013, 31(16): 1947－1953.

［27］Lin Y, Liu J, Zhang X, et al. A prospective, randomized study on hepatotoxicity of anastrozole compared with tamoxifen in women with breast cancer［J］. Cancer Sci, 2014, 105(9): 1182－1188.

［28］张烨,等.中国大陆地区乳腺癌保乳术后放疗现状调查分析［J］.中华放射肿瘤学杂志,2012,21（3）: 241－246.

［29］惠周光,张烨,张江鹄,等.2010年与2004年中国大陆地区乳腺癌改良根治术后放疗现状比较［J］.中华放射肿瘤学杂志,2012,21（4）: 352－356.

［30］Shen H, Zhao L, Wang L, et al. Postmastectomy radiotherapy benefit in Chinese breast cancer patients with T1－T2 tumor and 1－3 positive axillary lymph nodes by molecular subtypes: an analysis of 1369 cases［J］. Tumour Biol, 2016, 37(5): 6465－6475.

［31］杨灵,李小兵,李丹旦,等.调强放疗技术在乳腺癌放疗中的临床研究［J］.中国医学装备,2014（S1）: 332－333.

［32］杨艳杰,邱晓惠,彭涛.乳腺癌患者WHOQOL-100调查分析［J］.中国妇幼保健,2005,20（7）: 835－837.

［33］袁永熙,袁正平,施浩,等.乳腺癌患者整体康复情况调查［J］.中国肿瘤临床与康复,2005,12（5）: 473－476.

［34］胡崇珠,杨颖,方志沂.中国乳腺癌患者生活质量研究进展［J］.中华乳腺病杂志: 电子版,2010,4（6）: 666－670.

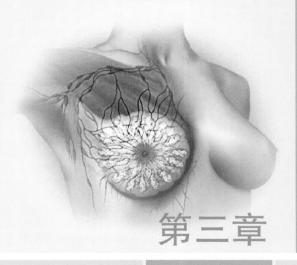

第三章

中国乳腺癌的基础研究

史钱枫　刘　强

随着我国乳腺癌发病率的逐年上升，国家在乳腺癌基础研究方面也投入了更多的资金，促进了国内学者在该领域研究的迅速发展。本章对由中国研究者完成并发表在较高影响力期刊上的具有代表性的论文进行了分类总结，将中国近年来乳腺癌基础研究进展归纳为：乳腺癌遗传与表观遗传、乳腺肿瘤细胞可塑性、乳腺癌相关的信号转导通路、乳腺肿瘤微环境、乳腺癌治疗耐受机制以及乳腺癌靶向治疗技术等六个方面，并分别进行阐述，回顾和总结了中国近年来在乳腺癌基础研究方面取得的成果。

作者单位：510120　广州，中山大学孙逸仙纪念医院
通信作者：刘强，Email: victorlq@hotmail.com

第一节 中国乳腺癌基础研究现状

乳腺癌的发病率呈逐年上升的趋势，目前乳腺癌已经成为我国女性最常见的恶性肿瘤，并且发病率以每年3%的速率增长。来自中国国家癌症中心（NCCR）的数据显示在2004—2008年期间，国内乳腺癌的发病率从40/10万增加到48/10万。2012年统计结果显示我国每年新发乳腺癌人数约21万，已经超过美国，成为世界最多。

由于发病人数和发病率的增长，国家在乳腺癌的研究方面投入了更多的资金。国家自然科学基金对于乳腺癌的每年立项数在近5年内从87项增加到274项，增长了3倍多。2011年前一个国家自然科学基金面上项目只有大约30万元人民币的研究资金，2011年后已经增加到每项60万～80万元人民币。2003年的乳腺癌相关国家自然科学基金总金额不到5 000万人民币，到2013年已经增加至近3亿人民币。

基于巨大资金的投入，国内乳腺癌研究成果也在同步增长，中国学者发表乳腺癌相关论文的数量从2004年的267篇增加到2013年的3 414篇，增幅超过10倍。就2013年来说，已经超过了德国（1 196篇）、英国（1 157篇）和日本（1 030篇），仅次于美国。但是，这些数量巨大的论文中只有0.25%发表在高影响力期刊上，远远低于英国（1.75%）和德国（0.89%）。

除了发表的论文数量增长，国内乳腺癌研究成果在国际上的影响力也越来越大，获得了国际同行的广泛认可。同时，中国学者和国际各大科研机构合作开展乳腺癌相关研究的数量也在明显增加，与国外的交流和合作增加势必会促进中国乳腺癌研究的发展。近年来，相比国外的研究经费缩减趋势，中国在乳腺癌研究方面加大了资金投入，吸引更多的学者回国开展研究，也会加快国内自然科学研究的发展速度。

回顾近10年来国内开展的乳腺癌相关基础研究情况，主要涉及乳腺癌发生和发展的相关机制、乳腺癌转移以及乳腺癌治疗等方面，其中微小RNA（mircoRNA, miRNA）、长链非编码RNA（long non-coding RNAs, lncRNA）、肿瘤微环境、乳腺癌相关的信号通路、三阴性乳腺癌（triple negative breast cancer, TNBC）、乳腺肿瘤干细胞（cancer stem cells, CSCs）等已然成为研究者口中的热门词汇。下面将对近10年来由中国研究者完成并发表在较高影响力期刊上的具有代表性的论文进行分类总结，回顾和总结中国近年来的乳腺癌基础研究情况。

第二节 乳腺癌遗传与表观遗传

乳腺癌病因尚不明确，目前认为遗传因素、激素、免疫及各种环境因素都与乳腺癌发病有关。随着细胞生物学和分子生物学的发展，人们已经认识到多种基因变异在乳腺癌发生发展中起的关键性作用。认识这些乳腺癌发生发展相关基因变异，可以更加深入地了解乳腺癌发生、发展的机制，为基因治疗提供理论基础和研究方向。乳腺癌基因变异具有多样性，在疾病的不同阶段存在多种不同的基因变异，人表皮生长因子受体2（human epidermal growth factor receptor 2, HER-2/neu）、细胞周期蛋白家族的CyclinD1、与种族有关的抑癌基因BRCA1、增殖细胞核抗原（proliferating cell nuclear antigen, PCNA）以及错配修复系统的主要成员的hMSH2，这些基因都在乳腺癌发生、发展中起着重要作用。总之，乳腺癌的发生是由遗传变异主导的一个多阶段、多基因变异共同作用的渐进性发展过程。

一、乳腺癌相关的基因变异研究

长久以来，鉴定乳腺癌相关的基因变异一直是乳腺癌研究的热点和难点，世界各国的研究者们开展了许多研究，不断发现新的乳腺癌相关基因变异。最近国际上一项关于乳腺癌基因变异的重大研究是来自剑桥大学等机构的研究者，他们用多区域测序技术揭示了PIK3CA、p53、PTEN、BRCA2和MYC等基因的多元化变异，该研究成果发表在2015年7月份的 *Nature Medicine* 期刊上。近年来，中国的研究者们在乳腺癌相关的基因变异方面也取得了一定的研究成果。

1. TEKT4基因变异的研究

复旦大学邵志敏课题组2014年完成了"TEKT4基因变异通过降低细胞微管的稳定性诱导乳腺癌对紫杉醇耐药"的研究，该研究成果发表在 *Nature Communications* 期刊上。研究者在紫杉醇治疗前后对患者的乳腺癌组织进行外显子组测试，发现独立的一组84对样本中有10%在化疗后发生了TEKT4变异，有两种TEKT4基因突变富集于治疗后的肿瘤中。TEKT4编码的Tektin 4蛋白可以与双联微管中的微管蛋白紧密结合，帮助稳定了微管结构。这些TEKT4变异会降低微管稳定性，抵抗紫杉醇诱导的稳定微管作用，引起紫杉醇耐药。进一步研究发现，相比携带野生型TEKT4的患者，携带TEKT4变异的患者在接受紫杉醇化疗方案后的无瘤生存期及总生存率均有下降。这些研究表明TEKT4突变可通过降低微管稳定性，引起乳腺癌对紫杉醇耐药，提示基因变异是导致乳腺癌对紫杉醇治疗耐药的一种重要机制。该研究提示可以在治疗前对患者TEKT4基因突变的情况进行检测，以制定更好的个体化治疗方案。

2. APA位点的研究

中山大学徐安龙课题组对乳腺癌全基因组3′UTR测序分析发现变异的可变多聚腺苷酸化（alternative polyadenylation, APA）位点与肿瘤增殖凋亡和代谢相关，该研究成果发表在2011年的 *Genome Research* 期刊上。APA位点是一种mRNA酶切位点，可产生3′UTR，影响mRNA稳定性、转录和细胞内转位过程而在基因表达中起着重要作用。既往的一些研究表明在不同的生理时期会出现APA位点转换，但是这些研究只关注了有两个已知APA位点的基因和一些备选基因。而这项研究则更加全面深入地探索了乳腺癌的APA情况，通过建立一个在全基因组水平用二代基因测序（Illumina GA IIx sequencer）技术检测APA位点的方法，不仅鉴定出新的APA位点，也可以分析所有基因中的APA位点转换。研究者们使用这种方法鉴定出了两个乳腺癌细胞系MCF7、MB231和一个乳腺上皮细胞系MCF10A中全部基因的APA位点。发现超过一半的已经鉴定出来的多腺苷酸化没有包含在人类poly(A)数据库中，MCF7细胞中出现了3′UTR截短，而MB231细胞中则有更多的基因存在末梢型poly(A)位点。在发生APA位点转换时，细胞周期、凋亡、代谢等这些过程会增强。这些结果表明肿瘤细胞中存在比预期更复杂的APA位点调控。该研究在乳腺癌方面的意义在于运用第二代测序技术检测乳腺上皮细胞和乳腺癌细胞的全APA位点，揭示了

APA位点在乳腺癌发展中的重要性,建立了一种可以有效地研究不同生理和疾病过程中全基因组水平的3′UTR转换的方法。

3. GATA3转录因子研究

GATA3属于GATA转录因子家族,能调节多种类型细胞的遗传分化方向。GATA3与正常乳腺组织发育以及乳腺癌的发生、发展和预后相关,但目前对GATA3功能丧失是如何导致乳腺癌发生的了解甚微。目前发现MTA基因家族包括MTA1、MTA2、MTA3这三类。它们均是组蛋白去乙酰基酶(NuRD)的组成部分,通过改变三磷腺苷染色质的状态来影响DNA复制,调控乳腺激素反应相关蛋白的去乙酰化作用而发挥相应功能。

北京大学尚永丰课题组着眼于GATA3与乳腺癌的关系,揭示了GATA3功能丧失促进乳腺癌转移的分子机制,该研究成果发表在2015年5月的*Cancer Cell*期刊上。他们发现GATA3、G9A和NuRD(MTA3)形成一个转录抑制复合体。全基因组分析(genome-wide association studies, GWAS)GATA3/G9A/NuRD(MTA3)的作用靶点,发现它们是作用于包括转录因子ZEB2在内的一组与上皮-间质转化(epithelial-mesenchymal transition, EMT)和乳腺癌细胞侵袭有关的基因。研究者证实了GATA3/G9A/NuRD(MTA3)复合物能够抑制乳腺癌细胞的侵袭和体内转移。引人注意的是,乳腺癌进展过程中GATA3、G9A和MTA3的表达同时下调,导致ZEB2的表达增多,进而通过募集G9A/NuRD(MTA1)来抑制G9A和MTA3的表达。表明乳腺上皮细胞中的GATA3/G9A/NuRD(MTA3)和ZEB2/G9A/ NuRD(MTA1)之间的负反馈调节回路决定着乳腺上皮细胞的动态重塑,这种功能失调会导致乳腺癌发生和转移。该研究的重要意义在于它揭示了GATA3功能失调和乳腺癌进展之间的联系,以及MTA1和MTA3在乳腺癌进展中起的相反作用,加深了人们对EMT复杂调控网络的认识,同时也提示GATA3、ZEB2、G9A和MTA1/MTA3可以作为一个潜在性的预后预测标志,可以作为乳腺癌治疗的一个潜在靶点。

4. CREPT基因的研究

清华大学医学院常智杰教授团队与解放军总医院机构合作研究,在包括乳腺癌的多种肿瘤中发现CREPT基因通过调控Cyclin D1基因转录促进肿瘤发生。该研究成果发表在2011年的*Cancer Cell*期刊上。CREPT可以结合到细胞周期蛋白cyclin D1启动子上而促进其转录并和RNA聚合酶Ⅱ相互作用。另外，CREPT 可以促进染色质环的形成，阻止 RNA 聚合酶 Ⅱ 结合到 3′末端的终止子区域，这种环型结构模式可以加快基因的转录，刺激肿瘤的形成。该研究揭示了肿瘤发生过程中通过形成染色质环终止转录的机制，而以往认为基因转录终止调控主要"抗终止子"模式和"Torpedo"模式，这项研究使人们对转录终止模式有了全新的认识。

5. OTUD3-PTEN 信号转导通路的研究

基因变异或者转录、翻译及翻译后修饰等过程出现异常，都会影响编码蛋白的表达情况及其功能的发挥。磷酸化、泛素化等修饰可以改变蛋白的活性，影响多种酶的催化功能和蛋白的降解过程，进而又会影响 DNA 复制和基因表达，在肿瘤发生中起着重要作用。中国研究者们也鉴定出来一些泛素化修饰相关的酶，通过影响转录因子等蛋白的泛素化修饰来调控基因表达和乳腺癌的发生。

PTEN 是一个突变率较高的抑癌基因，属于蛋白酪氨酸磷酸酶（protein tyrosine phosphatases, PTP）基因家族，定位于人类染色体 10q23.3，编码具有脂质磷酸酶和蛋白质磷酸酶双重活性抑癌蛋白。PTEN 的脂质磷酸酶活性能够特异性地使磷脂酰肌醇-3,4,5-三磷酸（PIP3）的 3 位磷酸基团去磷酸化，拮抗磷脂酰肌醇 3-激酶（phosphatidylinositol 3-hydroxy kinase, PI3K）的功能，抑制 P13K 下游 Akt 信号通路的转导，从而抑制细胞生长、增殖和迁移。PTEN 蛋白的稳定性降低在肿瘤发生中起着重要作用。目前已经鉴定出了一些 PTEN 蛋白泛素化连接酶，但是对 PTEN 蛋白去泛素化过程和维持其稳定性的去泛素化酶知之甚少。张令强教授领导大连医科大学、军事医学科学院、山东医科大学齐鲁医院等机构共同完成了一项研究，首次发现并鉴定出去泛素化酶 OTUD3，它可以调控 PTEN 稳定性及抑制肿瘤形成。该研究成果发表在 2015 年的 *Nature Cell Biology* 期刊上。OTUD 作为一种 PTEN 蛋白去泛素化酶，使 PTEN 蛋白去泛素化，以维持结构稳定。OTUD3 缺失会激活下游的 Akt 信号通路，诱导细胞增殖、侵袭和肿瘤形成。动物实验中，OTUD3 转基因小鼠可以表达高水平的 PTEN 蛋白，它们发生肿瘤的可能性大大降低。人类乳腺癌中可见 OTUD3 表达下调和伴随的 PTEN 蛋白水平降低。研究者还发现，肿瘤中常出现 OTUD3 基因突变，使 OTUD3 催化活性丧失或者与 PTEN 蛋白的相互作用减弱。这些研究结果都说明去泛素化酶 OTUD3 是 PTEN 蛋白的一个必要调控因子，OTUD3-PTEN 信号转导通路在抑制乳腺癌发生中起着重要作用,OTUD3的突变或缺失与人类的恶性肿瘤的发病机制相关,可为预防和治疗人类恶性肿瘤提供新的潜在性靶点。

6. 转录因子KLF5的研究

中科院、云南省动物模型和人类疾病机理重点实验室陈策实研究员课题组和云南省肿瘤医院等机构合作研究,发现去泛素化酶BAP1通过使转录因子KLF5去泛素化促进乳腺癌细胞的增殖和转移。该研究成果发表在2014年的 *Nature Communication* 期刊上。KLF5是BAP1/HCF-1体系中一种新鉴定出来的转录因子,它可以通过抑制p27基因的表达来推动细胞周期的进程。转录因子KLF5在基底样型乳腺癌中高表达,它可以促进乳腺癌细胞的增殖、生存、迁移和肿瘤的生长。该研究在全基因组范围用siRNA文库筛选去泛素化酶,发现BAP1是一种针对KLF5的去泛素化酶。在乳腺癌细胞中,去泛素化酶BAP1直接与KLF5相互作用,使KLF5去泛素化来稳固KLF5。另外,敲除BAP1可以抑制肿瘤发生和肺转移,但是这种抑制作用可以被异常增多的KLF5所阻断。该研究不仅鉴定出BAP1是针对KLF5的去泛素化酶,也揭示了乳腺癌中KLF5的一种表达调控机制,表明BAP1可以作为一个潜在的乳腺癌治疗靶点。

7. 乳腺癌易感基因位点的研究

除了这些国内完成的有代表性研究,中国也参与了国际上重要的乳腺癌相关基因变异的研究,在探索新的乳腺癌易感基因方面做出了一定的贡献。目前,GWAS已经鉴定出75个乳腺癌遗传易感基因位点。上海癌症研究所、上海市疾病预防控制中心以及香港大学和亚洲其他国家的研究机构合作完成了针对亚洲人的GWAS,鉴定出3个新的乳腺癌的遗传易感基因位点1q32.1、5q14.3和15q26.1,这些乳腺癌易感基因位点与亚洲人群中的乳腺癌发病具有种族易感性特征相一致。该研究成果发表在2014年的 *Nature Genetics* 期刊上。2015年上海癌症研究所、上海市疾病预防控制中心和台湾地区高雄医科大学以及其他国家的研究机构合作完成了120 000个体的GWAS鉴定出15个新的乳腺癌易感基因位点,该研究成果也发表在 *Nature Genetics* 期刊上。这些研究的意义还在于提供更多的易感基因检测,预测人群中乳腺癌的发病风险,筛选出高危乳腺癌患者并进行预防性干预。中国与国际合作开展的乳腺癌方面研究增多,促进了世界各国的学术交流,可以更好地推动乳腺癌相关的研究进展,使乳腺癌患者获益更多。

二、乳腺癌的表观遗传研究

基因变异在肿瘤的发生、发展中起着关键性的作用，而表观遗传可以在基因组序列不变的情况下，决定基因表达并且可逆、可遗传，这些表观调控密码包括DNA甲基化、组蛋白修饰、核小体重塑和RNA介导的靶向作用等调控过程。表观遗传密码构成了基因（DNA序列）和表型（由基因表达谱式和环境因素所决定）之间的信息传递，极大地扩展了经典的遗传密码所携带的信息。DNA甲基化、组蛋白乙酰化、甲基化等表观遗传调控异常与肿瘤的发生发展相关。近年来，研究者们对乳腺癌的表观遗传修饰予以了更多的关注。来自中国的研究者也着眼于乳腺癌的表观遗传，在乳腺癌组蛋白修饰方面取得了一些重大的研究成果。

1. LSD1/NuRD 复合物的研究

既往观点认为组蛋白的乙酰化、磷酸化和泛素化这些共价修饰大多是可逆的，而组蛋白的甲基化修饰是一个不可逆、永久性的组蛋白标记。直至2004年，第一个赖氨酸特异性组蛋白去甲基化酶1（lysine-specific demethylase 1, LSD1）的发现，彻底改变了人们对组蛋白甲基化的认识。LSD1是胺氧化酶家族成员，已有研究证实在黄素腺嘌呤二核苷酸（flavin adenine dinucleotide, FAD）的参与下，LSD1可以特异去除组蛋白H3上第4位（H3K4）和第9位（H3K9）赖氨酸残基上的二甲基和一甲基修饰。北京大学尚永丰课题组关注染色体重塑方面的组蛋白去甲基化和去乙酰化的问题，发现LSD1可作为Mi-2/核小体重塑和去乙酰化酶复合体（Mi-2/nucleosome remodeling and the deacetylase complex, NuRD）的组成部分，通过下调TGF-β$_1$表达抑制乳腺癌转移，该研究成果发表在发表在2009年的 Cell 期刊上。他们发现，结合LSD1后的NuRD复合物可以募集更多的ATP酶，增加组蛋白去乙酰化和去甲基化等染色体重塑的能力。LSD1/NuRD复合物可以调控细胞内与细胞增殖、生存及EMT等过程密切相关的TGF-β$_1$信号通路。LSD1可以抑制乳腺癌细胞侵袭和转移，而乳腺癌中LSD1的表达下调，且与TGF-β$_1$水平呈负相关。这说明LSD1/NuRD复合物可以通过下调TGF-β$_1$来抑制乳腺癌转移。

2. BRMSL 的研究

乳腺癌转移抑制样因子（breast cancer metastasis suppressor 1 like, BRMS1L）

是Sin3A-HDAC转录抑制复合物的组分之一，但其抑制肿瘤转移的机制尚不清楚。中山大学宋尔卫课题组研究人员发现，乳腺癌组织中BRMS1L减少与癌症转移以及患者预后不良相关。他们研究证实了BRMSL通过调控组蛋白去乙酰化而沉默Wnt通路受体FZD10表达，抑制乳腺癌转移。该研究成果发表在2014年的 *Nature Communication* 期刊上。在生物学功能方面，BRMS1L通过抑制EMT来抑制乳腺癌细胞迁移和侵袭能力。FZD10是Wnt信号通路中的一个受体，机制研究发现BRMS1L可通过招募HDAC1到FZD10启动子，增强组蛋白H3K9的去乙酰化作用，使FZD10表观遗传沉默来抑制了WNT3-FZD10-β-catenin信号通路的异常激活，进而产生抑制EMT和乳腺癌转移的效应。同时，他们还发现BRMS1L是miR-106b下游的一个作用靶点，上调miR-106b可导致乳腺癌细胞中BRMS1L减少，抑制肿瘤转移的能力减弱。动物实验中，他们用特异性的SiRNA沉默 BRMS1L的表达可促进移植瘤小鼠发生乳腺癌转移，而BRMS1L表达异常增多则可抑制转移。这些研究结果表明，BRMS1L通过Wnt信号通路对乳腺癌进行表观遗传调控，抑制乳腺癌转移。这项研究的重要意义在于它揭示了BRMS1L表观遗传调控肿瘤转移的分子机制，为临床预测乳腺癌的预后提供了新的分子标志，也为治疗肿瘤转移提供了新的思路。

3. JMJD2B的研究

许多文献报道染色体组蛋白H3K4和H3K9的甲基化修饰是两个相反的过程。目前对哺乳动物细胞中这两个相反的甲基化修饰过程是如何协调完成的知之甚少。北京大学尚永丰课题组着眼于这一问题，完成了组蛋白去甲基化酶JMJD2B 在乳腺癌发生、发展中的分子机制研究，发现JMJD2B调控H3K4/H3K9甲基化过程，促进激素敏感型乳腺癌的发生。该研究成果发表在2011年的 *Proceedings of the National Academy of Sciences of the United States of America* 上。该研究发现H3K9三甲基化的去甲基化酶JMJD2B是H3K4特异性甲基转移酶MLL2复合体的必要组分。JMJD2B/MLL2复合体和雌激素受体α（estrogen receptor α, ERα）相互作用于ERα调控的转录过程。研究证实了H3K9去甲基化和H3K4甲基化在ERα活化的转录过程中是协调完成的，H3K9去甲基化是H3K4甲基化的前提条件。另外，在体外耗尽JMJD2B可以修复雌激素介导的细胞周期 G_1/S 期转换，抑制肿瘤的发生。值得一提的是JMJD2B自身就是一个ERα靶向作用的基因，因此可以形成一个前馈性激素调控环路。该研究的重要意义在于探索了转录激活过程中H3K9去甲基化和H3K4甲基化协同作用的分子机制，把H3K9三甲基化的去甲基化酶JMJD2B与常染色质的功能联系在一起，揭示了JMJD2B在乳腺癌发生中的作用机制。

以上是近年来中国乳腺癌遗传与表观遗传研究领域中取得的重要且具有代表性的成果，这些研究在国际上也具有很高的影响力，反映出我国乳腺癌基础研究取得了长足的进步。随着对于乳腺癌基因变异和表观遗传研究的不断深入，人们得以更好地了解乳腺癌发生、发展过程中遗传因素所起的关键性作用，并且可以对有乳腺癌家族史或者特殊种族的特殊人群进行基因检测以评估乳腺癌的发病风险并采取相关措施加以预防，也为基因治疗提供了理论依据和鉴别更多有望应用到临床中的治疗靶点。

第三节　乳腺肿瘤细胞的可塑性

肿瘤细胞的可塑性是指肿瘤细胞与胚胎细胞一样具有转变为多种不同类型细胞的能力。胚胎干细胞具有多能性，在受到不同环境信号刺激时可以分化为特定细胞。同样，肿瘤细胞与其微环境相互作用，可以改变肿瘤细胞的分化状态和表型。这种肿瘤细胞可塑性介导的表型改变是暂时的，而能否重获祖细胞或干细胞样的属性与肿瘤细胞去分化的程度有关。

耐药是乳腺癌治疗中的一个难题，往往导致患者临床获益不佳。乳腺癌治疗耐药涉及的机制多种多样，但是放化疗导致肿瘤组织损伤，促进微环境释放炎性介质，进而导致肿瘤细胞表型改变出现耐药是一个重要的机制。这与具有EMT和CSCs样潜能的异质性肿瘤细胞亚群的增殖及表型可塑性有关。

肿瘤组织内的细胞具有异质性，CSCs或肿瘤起源（驱动、发生）细胞（tumor-initiating cells, T-IC）是一群数目稀少、分化缓慢，但成瘤能力强的具有类似干细胞自我更新能力和一定分化潜能的细胞。目前研究认为多数CSCs处于静止状态，只有少数CSCs进入细胞周期，导致CSCs对常规的化疗药物不敏感。现有的物理、化学药物治疗手段主要是针对肿瘤细胞而不能有效清除

CSCs，因而CSCs是出现耐药的重要原因。CSCs耐药可能与肿瘤微环境刺激CSCs形成，代谢信号通路改变及表观遗传改变等有关，但是其中涉及的具体机制尚不清楚。关于肿瘤细胞可塑性与肿瘤发生及治疗耐药之间的关系有待进一步研究，其中CSCs调控相关的研究是一大热点。近年来，中国研究者们在乳腺肿瘤细胞可塑性尤其是CSCs方面予以很多的关注，取得了一定的研究成果。

1. miRNA 与乳腺 CSCs 的研究

最具代表性的一项研究由中山大学宋尔卫课题组完成并发表在2007年的 *Cell* 期刊上，他们发现miRNA家族的Let-7靶向作用于Ras与HMGA2调控乳腺CSCs自我更新，该研究首次揭示miRNA对乳腺肿瘤细胞"干性"的调控作用，被评为2008年度中国高校十大科技进展、全国百篇优秀博士论文，他引数量达701次。目前普遍认为T-IC的自我更新可以导致肿瘤，但是T-IC如何自我更新、多向分化和致瘤性尚未清楚。有研究表明miRNA可以调节肿瘤发展，该研究比较了miRNA在乳腺癌细胞系、乳腺T-IC和乳腺分化细胞中的自我更新和表达情况，发现一种被称为Let-7的 miRNA在乳腺T-IC明显减低；用携带Let-7的慢病毒感染NOD/SCID小鼠可以减少BT-IC增殖、微球体形成、未分化细胞的比例，抑制肿瘤发生及转移。用SiRNA消除Let-7后，已分化细胞的自我更新加快。进一步研究发现，Let-7 是通过抑制转录来抑制Ras癌基因和HMGA2表达，从而调控BT-IC的干细胞样特征。该研究提示Let-7在维持乳腺CSCs的"干性"及成瘤性上起了至关重要的作用，可通过操纵肿瘤细胞中的miRNA来消灭CSCs，抑制肿瘤转移和治疗耐药。

这项研究成果在国内外都具有很高的影响力，宋尔卫课题组继续在这方面探索，发现了10余种重要的miRNA与乳腺癌的发生、发展有关，其中miR-34a、miR-34c、miR-30、miR-34a和Let-7都是作用于乳腺CSCs的自我更新过程，miR-230a、miR-160b与肿瘤增殖和转移相关，miR-27a调控肿瘤新生血管形成，miR-200b、miR-15b、miR-128、miR-663、miR-21则与乳腺癌多药耐药（multiple drug resistance，MDR）有关，miR-21同时调控着乳腺癌细胞凋亡过程。这些研究丰富了乳腺癌相关的miRNA调控网，使人们从不同角度认识乳腺癌相关miRNA调控，揭示了miRNA在乳腺癌发生、发展中的重要作用，可以依据miRNA对乳腺癌的调控作用来治疗乳腺癌。下面将以简图形式列出该课题组近年来在miRNA调控乳腺癌方面的一些具有代表性的研究（见表3-3-1）。

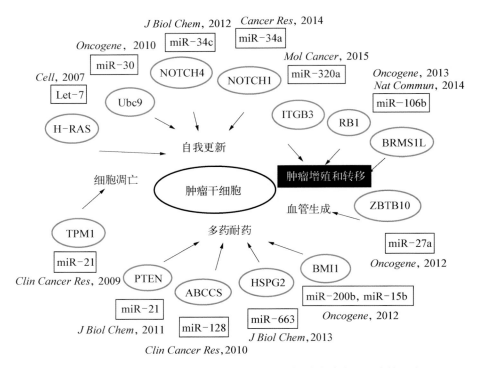

图3-3-1 中山大学宋尔卫团队关于miRNA与乳腺肿瘤干细胞的研究

国内外乳腺癌基础研究领域里许多研究者也开始关注miRNA对乳腺CSCs的调控作用，开展了许多相关的研究。2012年中科大朱涛课题组完成了miR-128-2通过靶向作用于多个干细胞因子和信号通路抑制乳腺癌细胞"干性"的研究，成果发表在*Cancer Research*期刊上。该研究发现乳腺癌组织低表达miR-128与不良预后正相关。通过体内外实验证实了抑制miR-128表达能使乳腺上皮细胞呈现出CSCs特性，并且通过作用于BMI1、CSF1、KLF4、LIN28A、NANOG及SNAIL这些靶点来激活PI3K/AKT和STAT3信号通路；另外，TGF-β通路可以调控SNAIL直接抑制miR-128的表达。该研究揭示了TGF-β/SNAIL/miR-128信号轴在乳腺CSCs特性中的调控作用。

2. 免疫细胞与乳腺CSCs的研究

除了miRNA对乳腺CSCs的调控作用外，研究者们还关注了免疫细胞与干细胞之间的相互作用，取得了一些研究进展。北京协和医学院罗云萍课题组与南开大学研究人员合作完成了肿瘤相关巨噬细胞（tumor-associated macrophages, TAMs）通过EGFR/Stat3/Sox-2信号通路调控小鼠乳腺CSCs的研究，成果发表在2013年的 *Stem Cell* 期刊上。CSCs与肿瘤的发生密切相关，TAMs可以促进乳腺癌的生长和转移，但是目前尚未清楚TAMs是否可以通过调控CSCs来介导肿瘤的发生。该研究着眼于乳腺癌中CSCs和TAMs进行相关研究，发现在小鼠乳腺癌细胞中TAMs可以通过上调Sox-2表达来增加CSCs样表型。Sox-2、Oct-4、Nanog、AbcG2和Sca-1基因的表达在这些CSCs中特征性增加，促进肿瘤的发生和诱发耐药。用siRNA下调肿瘤细胞中Sox-2水平，可以阻断TAMs诱发的CSCs样表型改变，抑制体内肿瘤的生长。进一步研究发现在巨噬细胞和小鼠乳腺癌细胞之间存在EGFR/Stat3/Sox-2旁分泌信号通路，巨噬细胞诱导的Sox-2上调可以通过这调通路使CSCs样表型增加；而用小分子抑制剂AG1478和CDDO-Im分别对抗EGFR和Stat3可以阻断这些作用。这项研究表明了TAMs通过EGFR/Stat3/Sox-2信号通路调控乳腺癌CSCs表型改变，揭示了TAMs和CSCs在乳腺癌发生中的相互关系。

3. 乳腺多能干细胞的研究

根据发育潜能可以将干细胞分为三类：全能干细胞、多能干细胞和单能干细胞。乳腺多能干细胞的存在一直备受争议，而国外科学家2011年在 *Science* 上发表了文章，认为乳腺干细胞只存在单潜能性。2015年，中科院上海生命科学研究院曾艺课题组宣称首次发现了乳腺多能干细胞，研究成果发表在 *Nature* 期刊上，他们研究证实了通过蛋白C受体（protein C receptor, Procr）的表达识别乳腺多能干细胞。研究中发现Procr阳性的细胞定位于基底层，显示出EMT的特征，且表达低水平的基底角蛋白。Procr是乳腺Wnt信号通路中的一个新发现的作用靶点，特异性地标记了一组小鼠乳腺多能干细胞。在移植瘤小鼠实验中，Procr阳性细胞具有很高的再生能力，谱系追踪显示它们分化为所有谱系的乳腺上皮细胞。这项研究的重大意义在于它证实了乳腺中存在多能干细胞，为靶向治疗包括TNBC等目前治疗效果不佳的乳腺癌类型提供新思路。

4. Aurora激酶A的研究

Aurora激酶A（Aurora kinase A, AURKA）定位于中心体，作用在有丝分裂的G_2/M期来控制有丝分裂进程。AURKA在一些癌症中过表达，目前已经开发出一些Aurora激酶抑制剂用于抗肿瘤治疗，但是一些临床研究表明它们并没有获得预期的疗效。因此，科学家们猜想是否存在一种激酶非依赖性的机制导致了Aurora激酶抑制剂不敏感。中山大学肿瘤防治中心刘强课题组对这一问题进行研究，发现细胞核AURKA通过独立于激酶以外的反式激活作用增加乳腺CSCs表型，该研究成果发表在2016年 *Nature Communications* 期刊上。该研究发现AURKA可以转位到细胞核中，增加乳腺CSCs的表型而促进恶性肿瘤发生，而且这种改变不依赖AURKA的激酶活性。转位到细胞核后，AURKA优先和胞核中各类核糖核蛋白K（heterogeneous nuclear ribonucleo protein K，hnRNP K）相互作用，作为一个转录因子活化癌基因MYC启动子，促进MYC表达和肿瘤发生。阻断AURKA的胞核定位可以抑制这种AURKA反式激活作用，使对激酶抑制剂耐药的乳腺CSCs敏感。该研究首次提出了AURKA空间转位在肿瘤发生中的作用，为激酶抑制剂耐药患者提供了一个潜在性的治疗机会。

5. 组蛋白赖氨酸甲基转移酶的研究

组蛋白赖氨酸甲基转移酶（SET8）作用于转录调控、同源染色体形成、基因组稳定性、细胞周期进展和发育等多个过程中。由此猜测SET8可能与肿瘤的发生发展相关。但是目前尚不清楚SET8在肿瘤发生中的作用机制。北京大学尚永丰课题组就这个问题进行了研究，揭示了SET8促进EMT并赋予TWIST双重转录调控模式的机制，成果发表在2012年的 *The EMBO Journal* 上。他们发现SET8可以和调控EMT的关键调控因子TWIST相关联，SET8与TWIST协同促进EMT和乳腺癌细胞的侵袭。SET8可以通过使组蛋白H4K20单甲基化修饰来双重调控TWIST靶基因E-cadherin和N-cadherin的启动子。同时，在乳腺癌标本中发现SET8的表达和TWIST、N-cadherin表达水平及转移正相关，而与E-cadherin表达负相关。该研究的重要意义在于它表明SET8在肿瘤浸润和转移中起着重要作用，揭示了TWIST促进EMT的表观遗传学调控分子机制，SET8可以作为转移性乳腺癌的一个潜在性治疗靶点。

6. miR-21 的研究

乳腺叶状肿瘤是一种乳腺纤维上皮来源的肿瘤，通常为良性，但是容易出现复发和转移，也会发生恶变。在西方国家，乳腺叶状肿瘤占乳腺原发肿瘤的0.3%～1%，占乳腺纤维上皮性肿瘤的2.5%。乳腺叶状肿瘤多发生于中年妇女，平均年龄40～50岁。组织学标记在预测乳腺叶状肿瘤的临床特征方面价值有限。目前尚不清楚乳腺叶状肿瘤的恶变是如何驱动的。中山大学宋尔卫课题组研究发现miR-21通过诱导肌成纤维细胞转化促进乳腺叶状肿瘤恶变，成果发表在2014年的 *Cancer Research* 期刊上。该研究发现a-SMA、FAP、SDF-1这些肌成纤维细胞标记在乳腺叶状肿瘤恶变过程中明显上调。微整列分析显示miR-21在恶性叶状肿瘤中较良性升高明显。a-SMA阳性的肌成纤维细胞中miR-21的表达增加。a-SMA和miR-21可以独立地预测乳腺叶状肿瘤的复发和转移,而且预测价值比组织学分级更高。进一步研究发现,miR-21通过调控Smad7和PTEN来诱导肌成纤维细胞转化的能力,促进乳腺叶状肿瘤细胞增殖和迁移。这项研究表明miR-21诱导的肌成纤维细胞转化在乳腺叶状肿瘤恶变中的重要作用。这也是miRNA调控肿瘤细胞可塑性的一个典型例子。

综上所述,近年来中国研究者们在乳腺肿瘤细胞可塑性方面取得了长足的进步,其中miRNA对乳腺CSCs的调控最具代表性和影响力。一些课题组在细胞因子、信号通路以及免疫细胞对乳腺癌细胞"干性"的调控方面也取得一些成果。除了乳腺干细胞和乳腺CSCs外,还有研究揭示了乳腺癌发生发展过程中EMT相关的改变,以及乳腺叶状肿瘤的恶性转化等肿瘤细胞可塑性的典型代表。深入了解和研究乳腺肿瘤细胞可塑性有助于更好认识乳腺癌的发生和进展过程,为乳腺癌靶向治疗提供新的思路。

第四节　乳腺癌相关的信号转导通路

在乳腺癌发生、发展的各阶段,以及转移、治疗耐药等过程中,细胞内的信号转导通路都发挥着重要的作用。目前已知的与乳腺癌关系密切的信号通路主要有受体酪氨酸激酶(receptor tyrosine kinase, RTK)信号转导通路、ER信号转导通路、Notch信号转导通路、Wnt信号转导通路等。其中,RTK信号转导通路包括了EGFR、IGFR信号通路,它们都依赖RTK活性发挥作用。这些信号通路不是独立发挥作用的,而是相互交叉在细胞内形成一个信号转导通路网络。有研究表明雌激素可以刺激乳腺癌细胞中的IGF-IR,进而活化PI3K/Akt通路导致乳腺癌细胞有丝分裂增强;雌激素也可以增加乳腺癌细胞的ERα与EGFR之间的结合;而IGF-1R信号则可以通过EGFR来激活乳腺癌细胞MAPK反应。这说明ER、EGFR、IGFR这3条信号通路可以相互影响,共同调控乳腺癌的发生和进展过程。

Notch信号通路在调控正常乳腺生长发育过程中起到重要作用，Notch基因异常表达可以阻止乳腺干细胞分化，Notch基因突变则可以使乳腺上皮细胞处于分裂状态，导致肿瘤的发生。经典Wnt信号转导通路激活会导致Cyclin D1等靶基因过度表达，从而影响细胞的增殖、分化和促进肿瘤的发生。

1. lncRNAs 对 NF-κB 信号通路的调控作用研究

除了上述几条已知的信号通路，乳腺癌中还有很多信号通路对肿瘤发生、转移及治疗耐药等过程起着重要作用。中国的研究者们在乳腺癌相关的信号转导通路方面也取得了一定的研究成果。其中，以2015年中山大学宋尔卫课题组在 *Cancer Cell* 发表相关文章为代表，该文章以封面故事的形式揭示了lncRNAs可以直接和信号蛋白的功能结构域相互作用，调控NF-κB信号通路来抑制肿瘤转移。

lncRNAs是一类长度超过200 nt的RNA分子，由于缺少完整的开放阅读框，不能编码蛋白质，过去认为这些非编码RNA不具有生物学功能。但近年的研究证实了lncRNA在表观遗传、转录及转录后调控中起重要作用，与肿瘤发生密切相关。NF-κB是一种与炎症反应有关的转录因子。近年来的研究发现，持续性的炎症反应可以激活NF-κB信号通路，导致NF-κB靶基因的异常表达，从而与肿瘤发生、转移、组织浸润以及肿瘤细胞的抗凋亡作用相关。NF-κB把炎症与肿瘤紧密地联系起来。但lncRNAs是否调控这个过程以及相关的调控机制尚不清楚。

中山大学宋尔卫课题组首次在机制上阐明lncRNAs可以直接和信号分子的功能结构域相互作用，影响其转录后修饰，从而调控相关信号通路的活性。IκB是NFκB的抑制因子，可以避免NF-κB被激活，但是就像希腊神话中阿基里斯之踵一样具有一个致命的弱点，它容易被磷酸化降解进而导致NF-κB激活。该课题组的研究人员发现了一个叫做NKILA的lncRNA，它可以把IκB保护起来，使其免遭磷酸化降解，从而阻断NF-κB信号通路。该研究的重要意义在于首次揭示lncRNAs可以直接和信号蛋白的功能结构域相互作用，通过调控NF-κB信号通路来抑制肿瘤转移，这是对lncRNAs作用机制的一个全新认识。该论文获评细胞出版社2015中国年度五篇代表性论文之一。

2. PES1 对 ER 的调控作用研究

ER属于核内的类固醇受体，分为 ERα 和 ERβ 两种亚型。目前认为ERα

是促进肿瘤型ER，而ERβ则为抑制肿瘤型ER。在乳腺癌中可见ERα高表达和ERβ低表达，然而这两种亚型的ER调控乳腺癌的具体机制尚不清楚。军事医学科学院叶棋农课题组研究发现PES1通过上调ERα并下调ERβ促进雌激素依赖型乳腺癌生长，该成果发表在2012年的 *Journal of Clinical Investigation* 期刊上。该研究观察到PES1这种雌激素诱导产生的蛋白在乳腺癌中过表达，同时还发现PES1可以调控ERα和ERβ之间的平衡，具体是通过增加ERα和抑制ERβ的转录来调控多种雌激素反应的基因的表达。在调控它们转录活性的同时，还可以增加ERα的稳定性和促进ERβ泛素化降解。分析临床标本发现，ERα阳性和ERβ阴性标本中PES1表达较高。该研究证实了PES1通过调控ERα和ERβ之间的平衡而影响雌激素依赖型乳腺癌生长，表明选择性调控ERα和ERβ可能成为一个更好的治疗靶点。

3. miRNA对Wnt/β-catenin信号通路的调控作用研究

已经知道Wnt/β-catenin信号通路可以驱动EMT和肿瘤转移。miRNA在肿瘤的发生、发展中起着重要的调控作用，miRNA是否可以通过调控Wnt/β-catenin信号通路来影响肿瘤的行为尚不清楚。中山大学黎孟枫课题组对这一问题进行研究，揭示了miR-374a通过激活Wnt/β-catenin信号通路促进乳腺癌转移，成果发表在2013年 *J Clin Invest* 期刊上。他们发现在表达miR-374a的乳腺癌细胞中Wnt/β-catenin信号通路过度活化。在远处转移的原发乳腺癌患者中miR-374a特征性的上调，并与无转移生存时间缩短相关。M型乳腺癌细胞系中，miR-374a异常表达可以促进EMT和肿瘤转移。进一步研究发现，miR-374a可以直接抑制Wnt/β-catenin信号通路中的WIF1、PTEN和WNT5A这些负调控因子。这些研究结果证实了miR-374a激活Wnt/β-catenin信号通路对乳腺癌转移的作用，为转移性乳腺癌提供了一个潜在性治疗靶点。

4. TRAF6和AEP调控通路的研究

上海交通大学郭方课题组研究发现泛素连接酶TRAF6调控天冬酰胺内肽酶AEP促进乳腺癌侵袭转移，成果发表在2014年的 *J Natl Cancer Inst* 期刊上。他们发现TRAF6可以泛素修饰AEP，促进HSP90α的招募和乳腺癌侵袭转移。AEP和TRAF6在乳腺癌患者中过表达并与不良预后密切相关。阻断TRAF6和pro-AEP的相互作用或者抑制HSP90α可以减少pro-AEP降解和减少肿瘤转移。该研究揭示了TRAF6和AEP的调控通路在乳腺癌转移中的作用，为抑制肿瘤转移提供新的思路。

5. 趋化因子调控通路的研究

趋化因子CXCL12和它的G蛋白偶联受体CXCR4调控着乳腺癌的浸润和转移。CXCL12和CXCR4结合触发了Gi蛋白的异源二聚化激活，调控肌动蛋白聚合和细胞迁移。但是，趋化因子G蛋白偶联受体和肌动蛋白聚合和细胞迁移之间的信号通路尚不清楚。天津医科大学张宁课题组发现一条Gai2、ELMO1/Dock180和Rac1/2组成CXCL12介导的新通路促进乳腺癌细胞侵袭，该成果发表在2013年 *Nature Communication* 期刊上。他们发现CXCL12激活促进Gai2和ELMO1相互作用。Gi信号和ELMO1都是CXCL12介导的肌动蛋白聚合和乳腺癌细胞侵袭所必需的。CXCL12诱导Gαi2依赖的ELMO1膜转位，ELMO1与Dock180形成复合物协同激活Rac1/2。体内ELMO1的表达与淋巴结转移和远处转移有关。该研究结果揭示了一个由Gai2、ELMO1/Dock180、Rac1和Rac2组成的趋化因子调控通路，调控着肌动蛋白细胞骨架变化和乳腺癌转移，提示靶向作用在这条通路上来可以用于乳腺癌转移的治疗。

6. Skp2-MH2A1-CDK8信号轴的研究

中山大学徐大志研究团队新发现Skp2-MH2A1-CDK8信号轴对细胞生长、迁移、多倍性和肿瘤形成等过程至关重要。该成果发表在2015年的 *Nature Communication* 期刊上。MH2A1是Skp2-SCF复合体的组分之一，Skp2具有泛素连接酶活性，可以使MH2A1泛素化降解，从而促进CDK8基因的表达。在小鼠肿瘤模型中抑制MH2A1或恢复CDK8可以逆转Skp2缺陷导致的细胞生长阻滞和多倍性。进一步研究发现，CDK8通过促进Skp2介导的p27泛素化和降解来调控p27表达。该研究的重要意义在于确立了与乳腺癌进展密切相关的Skp2-MH2A1-CDK8信号轴，提供了一个有前景的乳腺癌治疗的新靶点。

7. SND1通过TGF-β₁/Smad信号通路调控乳腺癌发生和转移研究

SND1是一个AEG-1/MTDH/LYRIC交联蛋白，它具有多种功能并在大量人类肿瘤中表达上调。天津医科大学杨洁课题组发现SND1作用于TGF-β₁信号通路而促进乳腺癌发生EMT和转移，成果发表在2015年的 *Cancer Research* 期刊上。他们观察到SND1在乳腺癌组织尤其是原发浸润性导管内癌中高表达。研究发现TGF-β₁/Smad通路中，Smad2/3复合体与SND1相互作用可以被特异性地激活,进而调控SND1基因的转录活性。SND1启动子区域包含了一些Smad特异性识别结构域,可以被Smad复合体识别和结合,从而促进SND1的转录活性。进一步研究发现SND1可以促进E3泛素化连接酶Smurf1的表达,进而导致RhoA泛素化降解。乳腺癌细胞中RhoA降解可扰乱F型肌动蛋白细胞骨架的形成、导致细胞之间的黏附减少、促进侵袭和转移。总之,该研究揭示了SND1通过TGF-β_1/Smad信号通路调控乳腺癌发生和转移,提供了一个潜在性的乳腺癌治疗靶点。

以上是近年来中国研究者在乳腺癌细胞信号转导通路研究方面取得的代表性成果。发现越来越多的信号转导通路与乳腺癌细胞相关,这些信号通路不是独立发挥作用的,它们相互交叉形成一个负责的信号通路网络。开展相关研究来不断完善这个网络中的通路,有助于更好地阐明乳腺癌的发病机制。同时,靶向作用在乳腺癌细胞信号转导通路可为乳腺癌的防治开辟新的道路。

第五节　乳腺肿瘤微环境

肿瘤微环境的组成包括巨噬细胞、肌上皮细胞、血管内皮细胞、免疫细胞、成纤维细胞、脂肪细胞以及一些细胞外基质分子。乳腺癌发生区域淋巴结、肺、骨和脑等器官转移,是导致腺癌患者死亡的一个重要原因。转移过程不仅与肿瘤细胞的侵袭能力有关,还跟肿瘤细胞与微环境之间多层次的相互作用相关。肿瘤原发部位微环境中新生血管形成,使肿瘤细胞更容易迁移和侵袭。同时,继发部位微环境中代谢改变,募集多种细胞因子等小分子物质,为肿瘤细胞在继发部位定植生长提供条件。肿瘤细胞也需要获得降解细胞外基质的能力,才能侵袭入血管,迁移继发部位,最终形成转移灶。

近年来,对乳腺肿瘤微环境的研究开展,加深了人们对肿瘤细胞与微环境作用在乳腺癌生长、侵袭和转移过程中所起关键作用的认识。目前已经有一些以肿瘤微环境为靶点的药物进入了临床研究,比如贝伐单抗,一种血管内皮生长因子(vascular endothelial growth factor, VEGF)抑制剂。中国研究者在乳腺肿瘤微环境方面也取得了一定的成果。

1. TAM 通过趋化因子途径影响肿瘤转移的研究

TAM 是一类与肿瘤生长和转移关系密切的巨噬细胞。在乳腺癌中 TAM 参与了增殖、侵袭、血管及淋巴管形成的过程。TAM 可以表达表皮生长因子（epidermal growth factor, EGF）、转化生长因子 $-\beta_1$（transforming growth factor $-\beta$, TGF$-\beta_1$）、肝细胞生长因子（hepatocyte growth factor, HGF）等多种细胞因子，这些促生长因子可以刺激乳腺肿瘤细胞的增殖，但是涉及的具体机制尚不清楚。中山大学宋尔卫课题组研究发现 TAM 可以分泌趋化因子 CCL18 作用于其新发现的受体 PITPNM3 来促进乳腺癌转移。该研究成果发表在 2011 年的 *Cancer Cell* 期刊。他们发现乳腺癌患者血液和肿瘤基质中 CCL18 水平较高，与肿瘤转移及患者生存时间缩短有关。TAM 产生的 CCL18 可以通过触发整合素聚集，增强肿瘤细胞与细胞外基质黏附从而促进肿瘤细胞侵袭。进一步研究证实了 PITPNM3 作为功能性受体在 CCL18 促进肿瘤细胞转移中发挥关键性的作用，抑制 PITPNM3 可以消除这种效应。该研究的重要意义在于它揭示了 TAM 通过趋化因子途径来影响肿瘤转移，乳腺 TAM 特异性高表达 CCL18 与肿瘤的预后成正相关。

2. GM-CSF 和 CCL18 的正反馈环路对乳腺癌转移作用的研究

2014 年，中山大学宋尔卫课题组再次在 *Cancer Cell* 期刊上发表了关于乳腺 TAM 方面的文章。该研究证实了间充质样癌细胞与 TAM 之间形成的一个正反馈环在乳腺癌转移中起至关重要的作用。TAM 激活与肿瘤细胞 EMT 形成正反馈环路促进乳腺癌转移。共培养和人源化小鼠模型中观察到发生 EMT 的肿瘤细胞和巨噬细胞相互作用，炎症因子芯片发现间充质样的肿瘤细胞通过粒细胞-巨噬细胞集落刺激因子（granulocyte macrophage-colony stimulating factor, GM-CSF）刺激巨噬细胞活化为 TAM 样表型。而 TAM 分泌的 CCL18 诱导了肿瘤细胞转化为间充质样表型并分泌 GM-CSF，由此形成一个正反馈环。GM-CSF 或者 CCL18 抑制剂可以中断这个环路，减少乳腺癌的转移。乳腺癌标本中可见 GM-CSF 与 CCL18+ 的巨噬细胞高水平表达。这些结果表明 GM-CSF 和 CCL18 之间的正反馈环路对乳腺癌的转移的重要作用。上述这两项研究是宋尔卫课题组在乳腺肿瘤微环境方面的突出代表。

3. 间充质干细胞的促肿瘤效应研究

间充质干细胞（mesenchyma stem cells, MSCs）是肿瘤微环境的一个重要组分,这些肿瘤相关MSCs能够影响肿瘤生长,但是具体的机制尚不清楚。中国科学院上海生科院时玉舫课题组发现肿瘤相关MSCs通过CCR2募集巨噬细胞促进乳腺癌转移。该成果发表在2012年*Cell Stem Cell*期刊上。他们发现与骨髓来源的MSCs相比,淋巴瘤来源的MSCs(L-MSCs)更显著促进肿瘤的生长。L-MSCs可诱导单核细胞巨噬细胞及中性粒细胞向肿瘤聚集。清除单核细胞和巨噬细胞可以使L-MSCs促进肿瘤的作用丧失。进一步研究发现,L-MSCs表达高水平的CCL-2,肿瘤相关MSCs分泌CCL-2,通过CCR2/CCL-2轴增加微环境中TAM浸润。有趣的是,TNFα可刺激骨髓MSCs模仿L-MSCs特性而促进乳腺癌发生。该研究的重要意义在于它证实了肿瘤细胞、MSCs和TAM三者之间的重要关系及促肿瘤的效应。

4. CD146促进乳腺癌进展和转移的研究

EMT是乳腺癌转移的一个重要条件,也是肿瘤细胞和微环境相互作用导致转移的基础。中国科学院阎锡蕴研究组首次发现细胞黏附分子CD146对乳腺癌进展的促进作用及分子机制,该成果于2012年发表在*Proceedings of the National Academy of Sciences of the United States of America*上。CD146是一种被称为黑色素瘤细胞黏附分子的重要细胞因子,研究人员发现乳腺肿瘤细胞中CD146过表达会导致EMT,增加乳腺肿瘤细胞侵袭能力和乳腺CSCs的特征。CD146高表达的乳腺肿瘤细胞在SCID小鼠内更容易形成低分化的肿瘤,侵袭周围正常组织和发生肺、肝脏等转移。进一步研究发现,小G蛋白RhoA的激活及转录因子Slug的表达上调在CD146诱导EMT的过程中发挥关键作用。另外,对505例乳腺癌标本进行检测发现,CD146的表达与肿瘤分级及预后相关。他们还发现CD146在TNBC中高表达,并与E-cadherin的表达呈负相关。这些研究结果揭示了CD146通过EMT的机制促进乳腺癌进展转移,因此,CD146可能成为乳腺癌尤其是TNBC的一个新治疗靶点。

5. AIP1抑制肿瘤进展和转移的研究

有研究显示肿瘤抑制因子AIP1可以抑制肿瘤发生EMT,但是,AIP1在肿瘤微环境中所起的具体作用及其机制尚不清楚。中山大学王敏研究组发现肿瘤微环境中AIP1的表达可以抑制肿瘤进展和转移,该研究成果发表在2015年的*Cancer Research*期刊上。他们发现敲除了血管内皮细胞特异性AIP1基因的小鼠中黑色素瘤和乳腺癌的生长和转移加快。血管环境中缺乏AIP1不仅可以促进肿瘤新生血管形成和改变转移前微环境,也会分泌促进肿瘤发生EMT的因子。这些AIP1缺乏产生的效应与血管内皮细胞中VEGFR2信号通路有关。进一步研究发现,AIP1通过直接与活化的VEGFR2通路中的磷酸酪氨酸残基相连以阻断依赖VEGFR2的信号,从而发挥抑制肿瘤的效应。该研究揭示了AIP1通过阻断肿瘤微环境中VEGFR2依赖的信号,抑制肿瘤EMT、新生血管形成和转移前微环境的构建从而减慢肿瘤的生长和转移。

以上是中国研究者在乳腺肿瘤微环境研究中取得的代表性成果,从不同角度揭示了乳腺肿瘤细胞与微环境之间的作用,有助于人们更好的认识微环境相关的乳腺癌转移的机制。可以为抑制乳腺癌转移的治疗提供更多的潜在性靶点。

第六节　乳腺癌治疗耐受机制

乳腺癌发病率逐年升高,但是病死率不断降低,这主要归功于以手术为基础的综合治疗的发展。早期乳腺癌患者手术后,需要根据分子分型制定放疗、化疗、内分泌治疗及分子靶向治疗等多种手段相结合的个体化治疗方案;对晚期不适宜手术的患者来说,药物治疗则是最主要的选择。个体化医疗的发展明显改善了乳腺癌患者的预后,但是治疗耐受明显影响了患者的获益,成为乳腺癌治疗中的一个关键性的问题。

根据ER、PR、HER-2等分子表达情况,将乳腺癌分为ER阳性的Lumimal A、B型,HER-2阳性的HER-2型以及ER、PR、HER-2均为阴性的三阴型。内分泌治疗是Lumimal型乳腺癌主要的治疗方法。抗雌激素药物他莫昔芬(Tamoxifen)用于各个时期乳腺癌的治疗,是内分泌治疗中的基石,芳香化酶抑制剂(aromatase inhibitors, AIs)则主要用于绝经后乳腺癌患者。这两类药物是目前临床上应用广泛且疗效较好的乳腺癌内分泌治疗手段,但是普遍存在的耐药限制了它们的治疗效果。

ER及其信号通路是乳腺癌内分泌治疗的基础。雌激素有两种作用模式,其中基因组模式需要雌激素与ER形成复合体后转移至细胞核发挥作用;非基因组模式不需要雌激素进入细胞核,而是通过分布于细胞膜的雌激素结合蛋白,激活细胞内信号级联放大反应。目前认为定位于胞膜的ERα通过雌激素非基因组作用模式的信号转导通路,使乳腺上皮细胞不可控性增殖和癌变。

一、内分泌耐药机制研究

内分泌治疗耐药的可能机制包括ER改变或者激活了与ER通路交叉或者互补的信号通路,也有研究提示miRNA可能与内分泌耐药相关。但是乳腺癌内分泌耐药的具体机制尚不清楚,我国研究者也在这方面进行了探索,取得了一定的成果。

1. CUEDC2泛素化降解ERα诱导乳腺癌内分泌治疗耐受机制的研究

2011年军事医学科学院张学敏课题组完成了CUEDC2泛素化降解ERα诱导乳腺癌内分泌治疗耐受机制的研究,成果发表在 Nature Medicine 期刊上。ERα的表达下调是乳腺癌内分泌耐药的一个重要原因,但是在内分泌耐药中ERα表达的下调机制尚未清楚。炎症和免疫调控蛋白CUEDC2是乳腺癌内分泌耐药中的一个关键因素。乳腺癌患者临床标本证实CUEDC2和ERα的表达呈明显的负相关,与他莫昔芬耐药和不良预后呈正相关,CUEDC2过表达能降低乳腺癌细胞对他莫昔芬的敏感性,也更容易复发。进一步研究发现CUEDC2通过泛素-蛋白酶体通路调节ERα的稳定性。该研究的重要意义在于证实了CUEDC2是乳腺癌内分泌治疗耐药的一个关键因素并揭示了CUEDC2诱发耐药的全新分子机制,对于认识乳腺癌内分泌耐药以及指导临床治疗具有重要意义。

2. TANK蛋白结合激酶通过磷酸化途径导致他莫昔芬耐药的机制研究

ERα磷酸化是内分泌耐药的一个重要原因,但是导致内分泌耐药的关键性激酶还不明确。军事医学科学院钟辉课题揭示了TANK蛋白结合激酶(TANK binding kinase 1, TBK1)通过磷酸化途径导致他莫昔芬耐药的机制,研究成果发表在2014年的 Proceedings of the National Academy of Sciences of the United States of America 上。他们发现TANK蛋白结合激酶1(TANK protein binding kinase 1, TBK1)是他莫昔芬耐药的一个关键因素。TBK1可以通过使ERα得Ser-305位点磷酸化修饰来增加ERα的转录活性,而TBK1的表达异常可以逆转乳腺癌细胞对他莫昔芬耐药。通过研究乳腺癌患者标本,发现TBK1和ERα、ERα Ser-305及cyclin D1关系密切。TBK1高表达的乳腺癌对他莫昔芬治疗反应性差，且更容易复发。该研究揭示了一种激酶相关的乳腺癌内分泌耐药机制，为克服他莫昔芬内分泌治疗耐药提供了新的靶标。

二、化疗耐药机制研究

化疗是乳腺癌综合治疗中的基石，但是化疗耐药普遍存在明显影响了化疗效果。化疗耐药包括原药耐药（primary drug resistance, PDR）和MDR两大类，PDR是指对一种抗肿瘤药物产生抗药性后，对非同类型药物仍敏感；MDR是指癌细胞对一种抗肿瘤药物产生耐药性的同时对其他非同类药物也产生抗药性，是造成肿瘤化疗失败的主要原因。MDR可进一步分为先天性多药耐药（intrinsic MDR）和获得性多药耐药（acquired MDR）。先天性MDR是指在化疗开始时就存在的耐药性，而获得性MDR是指在化疗过程中由一种化疗药物诱导产生的耐药。化疗耐药可能的机制有很多种，乳腺癌基因改变或者表观遗传修饰都与化疗耐药相关。目前乳腺癌耐药的研究主要集中在获得性MDR方面，已有研究发现了一些与MDR相关的基因和蛋白。

1. 细胞自噬作用诱发化疗耐药机制研究

近年来，中国研究者们也同样关注了乳腺癌化疗耐药的问题，开展了许多的研究。其中一些研究具有较大的影响力，比如四川大学郑鸿课题组发表在2011年的*Autophagy*期刊上的研究，揭示了乳腺癌细胞通过增强自吞噬作用产生对表柔比星治疗耐受的机制。

细胞自噬是凋亡以外的第二类细胞死亡，自噬对细胞来说是一把双刃剑，具有抑制或促进肿瘤发生的特性。在肿瘤发生前，自噬能促进抗癌免疫应答抑制肿瘤发生；而在肿瘤发生早期，肿瘤细胞中自噬减少；肿瘤生成后自噬会分解自身细胞抵抗代谢压力，从而促进肿瘤细胞的存活。有研究表明自噬可以使肿瘤细胞免遭抗癌药物诱导的死亡，因此自噬可能与这些化疗耐药的形成有关。然而，自噬和耐药之间的关系尚未明确。表柔比星是最有效的抗肿瘤药物之一，但是肿瘤细胞对它产生获得性耐药阻碍了其疗效。四川大学郑鸿课题组研究人员发现表柔比星通过诱导乳腺癌MCF-7细胞自噬，避免了它诱导的MCF-7凋亡。另外，MCF-7表柔比星耐药株中自噬力增强，抑制自噬可以逆转细胞耐药，使MCF-7细胞恢复对表柔比星敏感性。该研究揭示了细胞自噬作用诱发化疗耐药,自噬抑制剂可以成为对抗乳腺癌化疗耐药的一种治疗手段。但是自噬诱导化疗耐药的具体机制仍不清楚,尚需进一步的探索与研究。

2. miRNA、表观遗传修饰与化疗耐药的关系研究

除此之外,有许多研究揭示了miRNA、表观遗传修饰与化疗耐药的关系,也发现了一些化疗耐药相关的信号通路。但是,化疗耐药是一个多种因素协同作用导致的复杂过程,仍需开展大量的研究来探索相关的机制。如果能够早期明确化疗药物的敏感性并选择适宜的个体化治疗方案,则可以有效地避免化疗失败,提高患者生存率和生活质量。

三、放疗耐药机制研究

保乳术加放疗是早期乳腺癌患者的一个重要治疗手段,放疗技术显著降低了乳腺癌患者术后的局部复发,是保乳术和切除术能够获得相近的总生存率和局部复发风险的基础。由于个体之间或者肿瘤细胞本身存在放射敏感性差异,导致部分患者放疗耐受,影响了放疗的治疗效果,但是放疗耐受的具体机制尚不明确。

我国研究者们也进行了相关的探索,发现了一些与乳腺癌放疗耐受相关的机制。其中具有代表性的研究来自中山大学李俊课题组,他们发现了miR-1245沉默BRCA2抑制DNA修复诱导放疗耐受的机制。该成果发表在2012年的 *J Mol Cell Biol* 期刊上。BRCA2基因突变是家族性乳腺癌的一个特征,对于散发性乳腺癌来说,它也是一个临床预后预测因子,它在mRNA水平明显上调,但是蛋白表达却常常降低。然而,这些肿瘤中BRCA2蛋白的表达是如何被抑制的尚不清楚。他们证实了miR-1245直接抑制BRCA2 3′-UTR及其翻译和同源重组介导的修复,减少DNA损伤诱导的Rad51核灶而诱导放疗耐受,相反,抑制乳腺癌细胞中的miR-1245可以增加BRCA2水平并导致放疗抵抗。进一步研究证实了c-myc通过直接和miR-1245启动子结合来上调miR-1245表达。乳腺癌临床标本可见miR-1245的水平和c-myc表达呈正相关,与BRCA2表达负相关。这些结果表明miR-1245可以作为BRCA2调节因子,揭示了散发性乳腺癌中BRCA2相关的重要信号通路诱导放疗耐受的机制。

这些研究加深了人们对乳腺癌治疗耐受机制的认识,然而治疗耐受仍然需要继续深入的研究,以减少耐受的发生和增加患者的临床获益。

第七节　靶向治疗技术

　　放疗、化疗是乳腺癌治疗的基本手段，但是化疗药物和放疗射线在杀死肿瘤细胞的同时，也会对周围甚至全身组织产生非特异的损伤，导致许多的不良反应。这在一定程度上限制了放化疗技术的使用。而且不同的机体对药物的吸收效果不一，导致体内无法维持一定时间的药物浓度，明显影响了治疗效果。因此，如何将药物有效地定向转运到肿瘤细胞内是人们一直探索的问题。其中，纳米技术转运是一种具有广阔前景的靶向治疗技术。近年来，纳米技术用于肿瘤靶向治疗备受人们的关注，是在当前生物医学背景下，发展安全、有效纳米医学技术面临的一个机遇，也是一个挑战。

一、纳米靶向技术

　　纳米粒子具有特殊的性质，可以应用于抗肿瘤药物的定向转运。首先，肿瘤血管的基膜常有很大的间隙（100～780 nm），而正常血管只有5～10 nm的间隙，纳米粒子药物能选择性穿透肿瘤内皮间隙使药物在肿瘤部位蓄积。由于渗透压的差异和肿瘤部位的淋巴回流较少，肿瘤组织中出现纳米药物选择性聚集，这种选择性的滞留效应称为EPR效应（enhanced permeability and retention effect）。而靶向纳米药物表面特异性配体介导的胞吞作用，能显著提高纳米药物的靶向性，增加中路组织药物浓度而减少正常组织中药物蓄积，从而减少不良反应，增加药物的耐受性。

　　在纳米粒子这些特性的基础上，加以适当修饰则可以把药物高效的导向特定肿瘤细胞，提高治疗的靶向性。纳米粒子通过EPR作用聚集到肿瘤区域，聚乙二醇（polyethylene glycol, PEG）化可以延长纳米粒子在循环系统中的存留时间，但会抑制纳米粒子的细胞内化而影响治疗效果。另外，具有正电荷表面的纳米粒子更容易被细胞膜吸附而进入细胞。两亲性材料有抗非特异性蛋白吸附作用，可以避免被免疫系统快速的识别和从血液中清除，因此有望被用于纳米粒子药物运送过程中。

1. 纳米颗粒靶向治疗研究

在以上研究的基础上,中科大王均课题组完成负载阿霉素的电荷反转纳米颗粒靶向治疗乳腺癌的研究,成果发表在2012年 *Advanced Materials* 期刊上。他们设计出一种两亲性材料为基础的电荷反转纳米颗粒,可以使纳米粒子负表面转换为正电荷表面可加强纳米颗粒细胞膜相互起作用而促进细胞摄取。电荷转换纳米粒子可以在环境pH值改变时发生表面电荷性质改变。正常组织和血液pH值与实体肿瘤之间存在差异,负载表柔比星的电荷反转纳米材料在血清中呈电中性,聚集到偏酸性的肿瘤环境后发生电荷转换,负电荷表面变为为正电荷表面而有利于药物被细胞吸收,从而提高药物疗效。用这种电荷反转材料负载表柔比星可以抵抗非特异性的蛋白吸附,聚集到肿瘤区域并改变表面的电荷特征而容易被肿瘤细胞识别和内化,这些优点使得它成为一种有前景的乳腺癌治疗技术。

2. 纳米金壳材料作为药物载体研究

近年来,吸收近红外激光的纳米材料通过热疗杀死肿瘤细胞而不伤害正常细胞引起密切关注,一些纳米金壳材料可以作为药物载体,把化疗和热疗结合来发挥协同抗癌效应。虽然已经研究出一些纳米金壳近红外激光吸收材料用于肿瘤治疗,但是大多数是依赖EPR被动靶向效应介导纳米载体到达肿瘤区域,通过提高肿瘤脉管系统的渗透性和减少药物从淋巴系统排出而发挥作用。这种缺乏细胞特异性的治疗技术需要较高强度近红外光照射30分钟以上或者需要重复注射和照射,并且效能不高。另外,并非所有肿瘤都具有通过提高渗透性使肿瘤细胞中纳米颗粒聚集的EPR效应。因此需要寻找和靶细胞表面特异性作用的纳米载体,来促进其与肿瘤细胞结合、内化和靶向发挥作用。

3. 纳米金颗粒提高乳腺癌放疗敏感性研究

来中国科学院唐芳琼课题组研究发现偶联靶向分子的纳米金颗粒提高乳腺癌放疗敏感性,该研究成果发表在2012年的 *Adv Mater* 期刊上。他们发现纳米金壳经偶联靶向分子后,可在减少照射时间与频率、降低照射强度的条件下实现恶性肿瘤的有效抑制。荷乳腺癌裸鼠肿瘤模型注射该材料后,经单次近红外激光照射即可消除肿瘤。转铁蛋白(transferrin, Tf)是一种用于广泛的靶向载体,他们用Tf、PEG、纳米金壳等形成复合物pGSNs-Tf,它可以优先地和乳腺癌细胞结合,增加近红外光照射诱发的热化疗消除效应。通过研究体内体外组织和细胞内的pGSNs-Tf分布,评估了其抗癌的效果。这一项研究证实了近红外光单照射pGSNs-Tf处理的乳腺癌荷瘤小鼠后,通过结合热辐射、化疗及选择性靶向技术使肿瘤完全消失。pGSNs和pGSNs-Tf都能经尿液或者粪便从体内清除;细胞毒性试验和兔红细胞溶血试验证实了pGSNs-Tf具有良好的生物相容性,说明pGSNs-Tf对人体来说是安全的。该研究揭示了pGSNs-Tf复合物是乳腺癌靶向治疗中一种特异性强的方法,具有广阔的发展前景。

4. 纳米载药系统导入化疗药物研究

中科院上海药物所李亚平课题组设计出智能化时序控释纳米载药系统导入化疗药物治疗乳腺。成果发表在2013年的 *ACS Nano* 期刊上,他们设计构建了一种智能化时序控制释药较高的共输送纳米载药系统(drug-loading system, DSM),通过合成具有pH响应性的阿霉素(doxorubicin, DOX)与聚合物的偶联物自组装包载双硫仑(DSF)。该载药系统具有高的载药量及确定的药物比例,能够保证足够量的药物以最优比例输送至肿瘤组织,并且能使两种药物以不同的速率释放,具体来说,包载在疏水内核的DSF释放较快,能够提前抑制药物外排泵,而以共价作用偶联于聚合物上的DOX释放较慢且具有pH响应性,只在pH值降低时才被释放。由于药物外排泵的活性被DSF提前抑制,耐药细胞中会出现DOX大量蓄积,与DSF产生协同效应来抑制肿瘤细胞增殖,降低肿瘤MDR。动物研究中可以观察到DSM几乎能完全抑制耐药肿瘤细胞,并且DOX的不良反应明显降低。这项研究设计出一种全新的智能化药物控制系统,提供了一个通过时序控制释药来降低肿瘤MDR的新思路,有望成为提高耐药乳腺癌治疗效果的新技术。

二、单克隆抗体介导的靶向技术

除了纳米技术外,中国研究者们还对其他靶向技术进行了研究,其中比较引人注目的是单克隆抗体介导的靶向技术。siRNAs可以精确地抑制靶基因的活性,是一种有前景性的基因治疗手段,然而如何定向导入细胞内是siRNAs抗肿瘤药物研发面临的主要障碍。

HER-2单链片段抗体(ScFvs)和带正电荷的多肽可以把siRNAs输送到

特定的靶细胞中,但是ScFv介导的siRNA靶向输送治疗肿瘤的可能性尚未评估。中山大学宋尔卫课题组和中科大王均课题组合作完成了ScFvs靶向导入抗肿瘤siRNA治疗HER-2阳性乳腺癌的新技术研究。成果发表在2012年的 *Science Translational Medicine* 期刊上。他们研制出了抗HER-2单链片段抗体与多肽融合蛋白的载体,实现在荷瘤鼠体内把siRNA选择性导入HER-2阳性乳腺癌细胞,成功抑制了肿瘤生长和转移。该研究发现PLK1-siRNAs和抗HER-2单链片段抗体鱼精蛋白肽融合蛋白(HER-2-ScFv-protamine peptide fusion protein, F5-P)组成的复合体可抑制Her-2阳性乳腺癌细胞系和原位乳腺癌模型中形成原发肿瘤。F5-P转运的PLK1-siRNAs不必触发干扰素反应就可在体外抑制靶基因的表达,减少增殖,诱发HER-2阳性乳腺癌细胞凋亡。给HER-2阳性乳腺癌荷瘤小鼠持续性静脉注射F5-P/PLK1-siRNA浓缩复合物72 h以上,会出现PLK1基因表达抑制和肿瘤细胞凋亡。静脉注射siRNA复合物可减慢HER-2阳性乳腺癌的生长、减少转移和延长生存,而没有明显的毒性。F5-P介导输送PLK1、CCND1和AKT siRNAs混合物要比单独使用同等剂量的siRNAs更有效。这些数据表明F5-P靶向输送siRNAs 来治疗HER-2阳性乳腺癌的优势及可行性,提供了靶向治疗乳腺癌的一种新技术。

以上总结的是中国研究者们在乳腺癌基础研究领域的突出成果,可以看到的是,中国近些年在乳腺癌的基础研究方面投入大幅度增加,同时也取得了相当不错的原创科学成果,为提高中国乃至世界乳腺癌的学术水平做出了贡献。但是,与国际同行相比,研究的质量还有待于进一步提高,同时我们也希望这些研究成果能够更好地推动技术转化,以应对中国日益增加的乳腺癌发病率,为提高乳腺癌的早期发现、诊断和治疗做出贡献。

参 考 文 献

[1] Hong W, Dong E. The past, present and future of breast cancer research in China[J]. Cancer Lett, 2014, 351(1): 1-5.

[2] Yates LR, Gerstung M, Knappskog S, et al. Subclonal diversification of primary breast cancer revealed by multiregion sequencing[J]. Nat Med, 2015, 21(7): 751-759.

[3] Jiang YZ, Yu KD, Peng WT, et al. Enriched variations in TEKT4 and breast cancer

resistance to paclitaxel［J］. Nat Commun, 2014, 5: 3802.

［ 4 ］ Fu Y, Sun Y, Li Y, et al. Differential genome-wide profiling of tandem 3′ UTRs among human breast cancer and normal cells by high-throughput sequencing［J］. Genome Res, 2011, 21(5): 741−747.

［ 5 ］ Si W, Huang W, Zheng Y, et al. Dysfunction of the reciprocal feedback loop between GATA3−and ZEB2−nucleated repression programs contributes to breast cancer metastasis ［J］. Cancer Cell, 2015, 27(6): 822−836.

［ 6 ］ Lu D, Wu Y, Wang Y, et al. CREPT accelerates tumorigenesis by regulating the transcription of cell-cycle-related genes［J］. Cancer Cell, 2012, 21(1): 92−104.

［ 7 ］ Yuan L, Lv Y, Li H, et al. Deubiquitylase OTUD3 regulates PTEN stability and suppresses tumorigenesis［J］. Nat Cell Biol, 2015, 17(9): 1169−1181.

［ 8 ］ Qin J, Zhou Z, Chen W, et al. BAP1 promotes breast cancer cell proliferation and metastasis by deubiquitinating KLF5［J］. Nat Commun, 2015, 6: 8471.

［ 9 ］ Cai Q, Zhang B, Sung H, et al. Genome-wide association analysis in East Asians identifies breast cancer susceptibility loci at 1q32. 1, 5q14. 3 and 15q26. 1［J］. Nat Genet, 2014, 46(8): 886−890.

［ 10 ］ Michailidou K, Beesley J, Lindstrom S, et al. Genome-wide association analysis of more than 120, 000 individuals identifies 15 new susceptibility loci for breast cancer ［J］. Nat Genet, 2015, 47(4): 373−380.

［ 11 ］ Dawson MA, Kouzarides T. Cancer epigenetics: from mechanism to therapy［J］. Cell, 2012, 150(1): 12−27.

［ 12 ］ Wang Y, Zhang H, Chen Y, et al. LSD1 is a subunit of the NuRD complex and targets the metastasis programs in breast cancer［J］. Cell, 2009, 138(4): 660−672.

［ 13 ］ Gong C, Qu S, Lv XB, et al. BRMS1L suppresses breast cancer metastasis by inducing epigenetic silence of FZD10［J］. Nat Commun, 2014, 5: 5406.

［ 14 ］ Shi L, Sun L, Li Q, et al. Histone demethylase JMJD2B coordinates H3K4/H3K9 methylation and promotes hormonally responsive breast carcinogenesis［J］. Proc Natl Acad Sci U S A, 2011, 108(18): 7541−7546.

［ 15 ］ 陈亚琼, 刘卫, 彭晖. 细胞可塑性与肿瘤治疗耐药的研究进展［J］. 国际药学研究杂志, 2014, 41(3): 268−274.

［ 16 ］ Yu F, Yao H, Zhu P, et al. Let−7 regulates self renewal and tumorigenicity of breast cancer cells［J］. Cell, 2007, 131(6): 1109−1123.

［ 17 ］ PengXu Qian, Tao Zhu, et al. Loss of SNAIL regulated miR−128−2 on chromosome 3p22. 3 targets multiple stem cell factors to promote transformation of mammary epithelial cells［J］. Cancer Res, 2012, 72(22) 6036−6050.

［ 18 ］ Yang J, Liao D, Chen C, et al. Tumor-associated macrophages regulate murine breast cancer stem cells through a novel paracrine EGFR/Stat3/Sox－2 signaling pathway [J]. Stem Cells, 2013, 31(2): 248－258.

[19] Wang D, Cai C, Dong X, et al. Identification of multipotent mammary stem cells by protein C receptor expression [J]. Nature, 2015, 517(7532): 81－84.

[20] Zheng F, Yue C, Li G, et al. Nuclear AURKA acquires kinase-independent transactivating function to enhance breast cancer stem cell phenotype [J]. Nat Commun, 2016, 7: 10180.

[21] Yang F, Sun L, Li Q, et al. SET8 promotes epithelial-mesenchymal transition and confers TWIST dual transcriptional activities [J]. EMBO J, 2012, 31(1): 110－123.

[22] Gong C, Nie Y, Qu S, et al. miR－21 induces myofibroblast differentiation and promotes the malignant progression of breast phyllodes tumors [J]. Cancer Res, 74(16): 4341－4352.

[23] 李兵, 谢晓冬. 乳腺癌相关信号转导通路的研究进展 [J]. 临床肿瘤学杂志, 2010, 15(3): 274－279.

[24] Liu B, Sun L, Liu Q, et al. A cytoplasmic NF－κB interacting long noncoding RNA blocks IκB phosphorylation and suppresses breast cancer metastasis [J]. Cancer Cell, 2015, 27(3): 370－381.

[25] Cheng L, Li J, Han Y, et al. PES1 promotes breast cancer by differentially regulating ERα and ERβ [J]. J Clin Invest, 2012, 122(8): 2857－2870.

[26] Cai J, Guan H, Fang L, et al. MicroRNA－374a activates Wnt/β－catenin signaling to promote breast cancer metastasis [J]. J Clin Invest, 2013, 123(2): 566－579.

[27] Lin Y, Qiu Y, Guo F, et al. Functional role of asparaginyl endopeptidase ubiquitination by TRAF6 in tumor invasion and metastasis [J]. J Natl Cancer Inst, 2014, 106(4): dju012.

[28] Li H1, Yang L, Fu H, et al. Association between Gai2 and ELMO1/Dock180 connects chemokine signalling with Rac activation and metastasis [J]. Nat Commun, 2013, 4: 1706.

[29] Xu D, Li CF, Zhang X, et al. Skp2－MacroH2A1－CDK8 axis orchestrates G_2/M transition, polyploidy and tumourigenesis [J]. Nat Commun, 2015, 6: 6641.

[30] Yu L, Liu X, Cui K, et al. SND1 acts downstream of TGFb1 and upstream of smurf1 to promote breast cancer metastasis [J]. Cancer Res, 2015, 75(7): 1275－1286.

[31] 谭晶晶, 刘文, 祖旭宇. 肿瘤微环境与乳腺肿瘤发生发展关系的研究进展 [J]. 肿瘤防治研究, 2014, 41(3): 274－279.

[32] Chen J, Yao Y, Gong C, et al. CCL18 from tumor-associated macrophages promotes breast cancer metastasis via PITPNM3 [J]. Cancer Cell, 2011, 19(4): 541－555.

[33] Su S, Liu Q, Chen J, et al. A positive feedback loop between mesenchymal-like cancer cells and macrophages is essential [J]. Cancer Cell, 2014, 25(5): 605－620.

[34] Ren G, Zhao X, Wang Y, et al. CCR2－dependent recruitment of macrophages by tumor-educated mesenchymal stromal cells promotes tumor development and is

mimicked by TNFα［J］. Cell Stem Cell, 2012, 11(6): 812−824.

［35］ Zeng Q, Li W, Lu D, et al. CD146, an epithelial-mesenchymal transition inducer, is associated with triple-negative breast cancer［J］. Proc Natl Acad Sci U S A, 2012, 109(4): 1127−1132.

［36］ Ji W, Li Y, He Y, et al. AIP1 Expression in tumor niche suppresses tumor progression and metastasis［J］. Cancer Res, 2015, 75(17): 3492−3504.

［37］ 隋佳琪,谢鲲鹏,谢明杰.乳腺癌相关的细胞内信号通路［J］.中国生物化学与分子生物学报,2015,31(1): 20−27.

［38］ Pan X, Zhou T, Tai YH, et al. Elevated expression of CUEDC2 protein confers endocrine resistance in breast cancer. Nat Med, 2011, 17(6): 708−714.

［39］ Wei C, Cao Y, Yang X, et al. Elevated expression of TANK-binding kinase 1 enhances tamoxifen resistance in breast cancer［J］. Proc Natl Acad Sci U S A, 2014, 111(5): E601−e610.

［40］ 顾玺,张文海. miRNA在乳腺癌化疗耐药中的作用［J］.中国肿瘤临床, 2014, 41(8): 538−541.

［41］ Sun WL, Chen J, Wang YP, et al. Autophagy protects breast cancer cells from epirubicin-induced apoptosis and facilitates epirubicin-resistance development［J］. Autophagy, 2011, 7(9): 1035−1044.

［42］ 陈静瑶,李飞,余小平.乳腺癌化疗抗性与自噬的关系研究进展［J］.基础医学与临床, 2015, 35(10): 1393−1396.

［43］ Song L, Dai T, Xie Y, et al. Up-regulation of miR−1245 by c-myc targets BRCA2 and impairs DNA repair［J］. J Mol Cell Biol, 2012, 4(2): 108−117.

［44］ 马杰,房林.纳米粒子靶向治疗乳腺癌研究进展［J］.上海交通大学学报: 医学版, 2010, 30(3): 353−355.

［45］ Yuan YY, Mao CQ, Du XJ, et al. Surface charge switchable nanoparticles based on zwitterionic polymer for enhanced drug delivery to tumor［J］. Adv Mater, 2012, 24(40): 5476−5480.

［46］ Liu H, Liu T, Wu X, et al. Targeting gold nanoshells on silica nanorattles: a drug cocktail to fight breast tumors via a single irradiation with near-infrared laser light ［J］. Adv Mater, 2012, 24(6): 755−761.

［47］ Duan X, Xiao J, Yin Q, et al. Smart pH-sensitive and temporal-controlled polymeric micelles for effective combination therapy of doxorubicin and disulfiram［J］. ACS Nano, 2013, 7(7): 5858−5869.

［48］ Yao YD, Sun TM, Huang SY, et al. Targeted delivery of PLK1−siRNA by ScFv suppresses Her2$^+$ breast cancer growth and metastasis［J］. Sci Transl Med, 2012, 4(130): 130ra48.

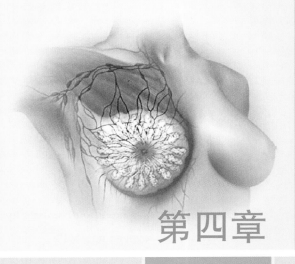

第四章

二代测序在乳腺癌基础与临床研究中的价值

周晓燕

　　二代测序（NGS）又称为大规模平行测序（MPS），可以高通量同时对数以千至亿个短核苷酸序列同时进行测序，与Sanger测序法相比，NGS具有通量高、灵敏度高、检测异常形式多样、单碱基成本低、节约样本等优势。NGS技术在乳腺癌基础和转化研究中已有广泛应用，如乳腺癌全基因组或外显子测序鉴定新的易感基因和驱动基因，RNA测序（RNA-seq）对乳腺癌进行基于表达的分子分型，靶向测序有助于筛选乳腺癌高风险人群，明确乳腺癌中与化疗、靶向治疗和预后相关的分子特征，对循环肿瘤DNA（ctDNA）或循环肿瘤细胞（CTC）中基因突变的相关研究显示了其在乳腺癌治疗中的应用前景。

作者单位：200032　上海，复旦大学附属肿瘤医院
通信作者：周晓燕，Email：zhouxy@shca.org.cn

第一节　二代测序技术简介

二代测序（next-generation sequencing, NGS），又称为大规模平行测序（massively parallel sequencing，MPS），可以高通量同时对数以千至亿个短核苷酸序列同时进行测序，与Sanger测序法相比，NGS具有通量高、灵敏度高、检测异常形式多样、单碱基成本低、节约样本等优势。NGS以Illumina公司的Solexa技术、ABI公司的SOLiD技术和Roche公司的454技术为发展标志，开始于2005年，近年来在技术平台、检测流程、试剂开发及其基础研究和临床应用等多方面取得了长足的发展。

一、NGS检测及相关流程

NGS检测主要包括样本准备、核酸提取、文库构建、上机测序和生物信息学分析等环节。NGS检测可用于多种样本类型，如新鲜或冻存组织、福尔马林石蜡包埋样本、细胞学、外周血和骨髓等。针对不同的样本类型，需选择合适的核酸（DNA/RNA/cfDNA）提取试剂，按标准操作流程手工或全自动提取核酸。文库制备方法主要有杂交捕获和扩增子建库。杂交捕获的优点是能检测基因数范围大，并能检测基因突变、重排和拷贝数变异（copy number variations，CNVs）等多种变异；缺点是对核酸完整性要求相对较高，核酸需要量相对较大。扩增子建库的优点是对核酸完整性要求相对较低，核酸需要量相对较少；缺点是不能在DNA水平检测重排。

1. 杂交捕获法文库制备的主要流程

① 采用酶切或Covaris超声随机打断法将基因组DNA片段化，根据检测方法设定打断片段长度；② 末端修复、DNA片段3′端加A及DNA双末端连接接头；③ 根据待测基因/区域设计靶区探针，应用靶区探针对预文库进行杂交捕获；也可先采用PCR扩增制备预文库，以富集DNA片段后再进行杂交捕获；④ 对杂交捕获产物进行PCR扩增引入标签序列。

2. 扩增子法文库制备的主要流程

① 设计针对靶区的特异性引物；② 用特异性的引物对DNA模板进行待测区域的PCR特异性扩增；③ 对扩增产物进行酶切、连接特定的核苷酸序列（接头和标签序列）得到DNA文库；④ 对DNA文库进行磁珠纯化、富集后可进一步对DNA文库进行扩增。

二、NGS检测平台

NGS检测平台有主要有两大类：一类是Illumina测序平台，如miseq、hiseq、nextseq500，其原理是用多色荧光标志物以可逆终止法边合成边测序，通过激光扫描、荧光成像，根据光点的颜色和空间位置判读DNA序列；另一类是Ion Torrent测序平台，如Ion PGM和Ion Proton，基于后光学原理，通过pH微传感器的测序芯片检测氢离子来确定碱基类型。

1. Illumina测序平台的主要过程

（1）构建好的文库与芯片中flowcell结合：flowcell是用于吸附流动DNA片段的槽道，文库中的DNA在通过flowcell时随机附在flowcell表面的channel上，channel表面都附有很多接头，这些接头能和建库过程中加在DNA片段两端的接头相互配对，并能支持DNA在其表面进行桥式PCR扩增。

（2）桥式PCR：以Flowcell表面所固定的接头为模板，进行桥形扩增。经过不断地扩增和变性循环，最终每个DNA片段都将在各自的位置上集中成束，每一个束都含有单个DNA模板的很多拷贝，实现将碱基信号强度放大，以达到测序所需的信号要求。

（3）测序：采用边合成边测序的原理，即向反应体系中同时添加DNA聚合酶、接头引物和带有碱基特异荧光标记的4种dNTP，dNTP的3′-OH被化学方法所保护，因而每次只能添加一个dNTP。在dNTP被添加到合成链上后，所有未使用的游离dNTP和DNA聚合酶会被洗脱掉。再加入激发荧光所需的缓冲液，用激光激发荧光信号，并有光学设备完成荧光信号的记录，最后利用计算机分析将光学信号转化为测序碱基。这样荧光信号记录完成后，再加入化学试剂淬灭荧光信号并去除dNTP 3′-OH保护基团，以便能进行下一轮的测序反应。该测序技术每次只添加一个dNTP，其优点是能精确检测核苷酸同聚物长度。

2. Ion Torrent 测序平台的主要过程

（1）乳液PCR（Emulsion PCR）：带有标签条码的DNA片段进一步采用乳液PCR，将单链DNA结合在水油包被的磁珠上，并在其上面孵育、退火。乳液PCR最大的特点是可以形成数目庞大的独立反应空间以进行DNA扩增。理想状态下，每个小水滴只含一个DNA模板和一个磁珠。

（2）测序：Ion Torrent 半导体测序芯片的每个微孔里微球表面可容纳百万个DNA分子拷贝。测序时核苷酸分子连续流过芯片微孔，如果核苷酸与特定微孔中的DNA分子互补，则该核苷酸被合成到DNA分子中，并且释放氢离子，该孔溶液的pH发生变化。离子传感器检测到pH变化后，即刻便从化学信息转变为数字电子信息。如果DNA链含有两个相同的碱基，则记录电压信号是双倍的。如果碱基不匹配，则无氢离子释放，也就没有电压信号的变化。这种方法属于直接检测DNA的合成，因少了CCD扫描，荧光激发等环节，测序速度快，其缺点是当多个相同碱基时有可能导致电压信号的记录错误。每类测序仪都配有不同容量的芯片，测序时根据检测样本量和质量要求确定应用适当的芯片类型，以保证测序质量和靶区覆盖深度。

三、NGS的生物信息学分析

NGS产生的数据庞大，数据管理、储存和分析需要强大的计算平台和生物信息学分析，相关生物信息分析主要包括3个过程：① 产生记录碱基序列信息、碱基质量的FASTQ文件，FASTQ文件中，每4行显示一条read信息，包括碱基类型、标识符及碱基质量信息，FASTQ类型文件也是目前NGS领域中应用最广泛的信息储存类型，BAM和VCF格式也是通用的数据交换、分析的储存类型；② 将检测获得的序列与参考基因组进行序列比对，以此检测患者序列与参考基因组序列之间的差异，之后将这些差异与基因、蛋白功能关联，进行注释；③ 将检测出的变异与疾病表型信息相关联，筛选出有临床意义的基因异常形式。

四、NGS分类

根据检测的范围与复杂程度，NGS可分为全基因组测序（whole genome

sequencing, WGS)、全外显子组测序(whole exome sequencing, WES)、转录组测序(RNA-Seq)和目标基因集(targeted gene panels)测序4种。

1. WGS

WGS覆盖基因组的全部编码与非编码区域(约3G)。WGS优势在于其能够检出非编码区的变异,并且更容易检出CNVs及结构变异(structural variations, SVs),另外,在测序前不需要通过PCR或杂交技术对目标区域进行富集,但其所需样本量大、平均覆盖深度低,敏感性与特异性较差。

2. WES

WES覆盖基因组的全部编码区域(约30 M)。外显子组测序不仅可以检测已知的疾病相关基因的变异,还可以发现基因-疾病之间新的关联。全外显子测序与WGS一样,也是了解全局遗传信息的测序方法。其区别在于,全外显子测序仅对基因组中外显子即可以转录的区域进行覆盖,这样即可以了解编码序列的改变亦可保证相当的测序深度,因为人类基因组中98%的片段为非编码的序列。全外显子测序对样本的要求仍然很高,福尔马林固定石蜡包埋组织的测序可靠性不佳,数据量巨大、数据分析难度大、成本高、因此也在一定程度上限制了它的使用和普及。

3. 转录组测序

把mRNA、小分子RNA(small RNA)和非编码RNA(non coding RNA)等用NGS技术检测它们的序列,可分析转录本的结构、表达水平,还能发现未知转录本和稀有转录本,提供全面的转录组信息,是目前深入研究转录组复杂性的强大工具。

4. 目标基因集测序

也称为靶向测序,是通过目标序列捕获技术将检测范围聚焦于与某种或某类疾病相关的一组基因(几个到数百个)。靶向测序是在对特定目标序列进行检测,不仅降低了费用,还提高了测序效率,可以获得对目标序列更高的测序深度,增加检测的敏感性与特异性。需要的样本量较少且每次可以检测多个样本。产生的数据量较小,存贮要求较低。目标基因集内包含基因检测目标明确,结果的临床意义解读比较简单,易于掌握,在临床实践中具有重要的应用价值。

第二节 二代测序技术在乳腺癌基础和 转化研究中的应用

随着NGS技术的发展，其在乳腺癌基础和转化研究中有广泛的应用，如乳腺癌全基因组或外显子测序鉴定新的易感基因和驱动基因，RNA-seq对乳腺癌进行基于表达的分子分型，靶向测序有助于筛选乳腺癌高风险人群，明确乳腺癌中与化疗、靶向治疗和预后相关分子特征，对ctDNA或CTC中基因突变的相关研究显示了其在乳腺癌治疗中的应用前景。

一、NGS在乳腺癌基因突变特征中的研究

WGS可全面了解乳腺癌中基因突变特征，不仅显示发生频率高的基因异常，更可以发现发生频率低、而与病理类型、治疗、预后、遗传易感等可能相关的新突变基因或谱型。Nik-Zainal等近期用WGS检测了560例乳腺癌的突变特征，发现93个编码蛋白的肿瘤基因可能携带驱动突变，另外一些非编码区域表现出较高的突变频率，但大多数为非驱动突变。将突变特征分析拓展至基因组重排，揭示了12个碱基置换和6个碱基重排突变特征。3个重排突变特征是串联重复和缺失，与同源重组的DNA修复基因缺陷有关。对外显子、内含子及基因间隔区所有类型的体细胞突变进行全面分析，了解乳腺癌基因突变特征及突变过程，揭示了乳腺癌的发病基础，同时还表明乳腺癌基因高度个性化。每个乳腺癌至少有一个驱动基因，每例患者的癌症基因组具有完整的历史变化过程，受精卵发展至成年人，也是细胞中的DNA积累突变的过程，DNA不断受到环境因素的影响从而受损，这些损伤形成了一定的模式或突变特征，为癌症病因提供线索。携带BRCA1或BRCA2基因的女性，患乳腺癌及卵巢癌的风险增加。不同患者的癌症基因图谱不同，这种异质性可能影响患者对肿瘤治疗的反应。Ellis等应用全基因组及外显子组测序研究雌激素受体（estrogen receptor, ER）阳性乳腺癌的临床特征与体细胞突变的关系，通过测序

鉴定出 PIK3CA、p53、GATA3、CDH1、RB1、MLL3、MAP3K1、CDKN1B、TBX3、RUNX1、LDLRAP1、STNM2、MYH9、AGTR2、STMN2、SF3B1、CBFB 等基因突变。MAP3K1 基因突变与腔面 A、低级别和低增殖指数有关,p53 基因突变反之,而 GATA3 基因突变与芳香化酶抑制剂治疗抑制疗效有关。不同表型的 ER 阳性乳腺癌具有不同类型的体细胞突变,并且通过多种的信号通路对肿瘤生物学产生影响,但大多数突变频率较低。乳腺癌的发病机制涉及多步骤的重要基因突变的过程,因此,WGS 已成为大规模检测基因突变的必要手段,也是临床研究中的一个新起点。通过确定患者个体突变状态从而预测患者可能的预后情况,制定出最优化的治疗方案。该研究在全面揭示乳腺癌突变谱的同时亦有以下的启示:① 该研究的样本来自 3 个大型临床试验,样本质量有保证,在诊断、临床病理参数的记录描述上全面;② 临床试验在治疗上均一,这为了解遗传信息与生物学行为之间的关系提供了有力的保障。Stephens 等报道了利用外显子测序发现在 100 例 ER 阳性以及 ER 阴性的原发性乳腺癌中存在的 7 241 个体细胞点突变,并确认了对乳腺癌发展具有驱动性作用的突变类型,包括 AKT1、CDH1 以及 GATA3。AKT1 是 PI3K 通路的关键基因之一,CDH1 突变被后续研究证实与遗传性乳腺癌密切相关。对肿瘤细胞迁移及侵袭均有显著作用的基因 ARID1B、CASP8、MAP3K1、MAP3K13、NCOR1、SMARCD1、CDKN1B 均发生缺失突变并发生双等位失活,提示它们很可能是乳腺癌易感基因。同时也发现 JNK(JUN kinase)信号通路在乳腺癌中出现多个位点突变。该通路由于 MAP3K1、MAP2K4 和 MAP3K13 发生突变而在乳腺癌中功能性失活,PIK3CA 和 PTEN 突变则通过激活 AKT 而抑制该通路,从而使细胞应激与凋亡失调控。有研究报道在耐药性的 HER 扩增型乳腺癌中存在 JNK 与 HUNK 调控异常,提示这两者与 HER 扩增型乳腺癌的耐药密切相关。Ciriello G 等应用 WGS 等方法全面分析了 817 例乳腺癌的基因型,包括 127 例浸润性小叶癌(invasive lobular carcinoma, ILC)、490 例浸润性导管癌(infiltrating duct carcinoma, IDC)和 88 例混合型浸润性小叶癌/浸润性导管癌(mixed ILC/IDC)。研究发现,ILC 中除了最为熟知的 E-cadherin 的缺失外,发现 PTEN、TBX3、FOXA1 的突变,ILC 中 PTEN 基因丢失伴 AKT 的磷酸化水平增高,在所有乳腺癌亚型中变化最大,提示 PI3K/AKT 通路抑制剂对治疗 ILC 具有广泛前景。而 GATA3 突变、ER 和 p-ER 的蛋白表达较 IDC 显著降低,在 ILC 中应用芳香化酶抑制剂来曲唑比他莫昔芬效果更好。ILC具有3种转录亚型（反应样型、增殖型和免疫相关型），具有不同的预后特征。其中，免疫相关型ILC中p-mTOR和p-MEK1的表达增加，反应样型ILC中SMO和ERK通路活性增强，提示不同信号通路的活性对于制定ILC治疗方案具有重要意义。此项多平台研究鉴定了ILC与IDC之间不同的分子特征，定义了具有不同预后的新的ILC亚型，为临床提供了更多潜在的治疗选择。Banerji等报道了在4种分子分型中总共22个WGS及103个全外显子测序结果，全外显子测序结果确认了p53、PIK3CA、AKT1、GATA3和MAP3K1等基因频发突变，并第一次报道了CBFB在乳腺癌中发生突变，并且仅存在于ER阳性的乳腺癌中。CBFB基因编码一种异二聚体形式的核心结合转录因子的beta亚单位，调节一组造血及成骨相关基因。在乳腺癌中，CBFB的一个常见伴侣基因RUNX1同样发生缺失，其主要参与调节ER介导的转录活动，在乳腺癌中这一复合体的整体失活可能是ER阳性乳腺癌的发病机理之一。而在基底样型和HER扩增型乳腺癌中，研究发现了大量基因重排（>200次/样本），尤其是在三阴性乳腺癌（triple negative breast cancer, TNBC）中发现了MAGI3-AKT3发生基因融合，导致AKT激酶激活，结果提示ATP竞争性AKT抑制剂在治疗传统化疗方法失效的融合阳性TNBC中具有应用前景。Shah等对80例TNBC进行RNA测序及65例的全基因组/外显子测序后发现p53、PIK3CA、USH2A、MYO3A、PTEN以及RB1均在TNBC中发生高频次突变。

Dieci等应用外显子组测序检测3种少见侵袭性乳腺癌亚型（微乳头型、化生型以及多形性小叶型）中的基因突变，微乳头型乳腺癌与普通乳腺癌的基因突变类似，均有PIK3CA、p53、GATA3和MAP2K4的突变；化生型乳腺癌中，p53和PIK3CA的突变率较高，并且组蛋白去甲基化基因KDM6A出现高频突变，而其高频突变已在多种癌症中发现，提示KDM6A可能代表一条致癌通路。多形性小叶乳腺癌中，PIK3CA、p53和CDH1突变率较高，并且糖原代谢基因PYGM出现高频突变。与正常乳腺组织相比，PYGM在普通乳腺癌中呈现低表达状态，患者预后较差，结果提示糖原代谢与乳腺癌的进展密切相关。因此，对于少见乳腺癌亚型的NGS分析可以更精确地鉴定基因突变，寻找新的癌症基因和通路，发现新的潜在治疗靶点，并揭示其发病机制。Mantere等应用靶向NGS的方法在189例具有遗传易感性的芬兰乳腺癌病例中检测796个与DNA修复相关基因的致病突变情况，结果显示DNA损伤反应基因MCPH1具有频发杂合性突变的特点，与乳腺癌的易感性密切相关。突变基因携带者的染色体不稳定性较高，40%的突变基因携带者发生野生型等位基因的丢失。证实MCPH1基因是一种新型乳腺癌易感基因，可作为遗传性乳腺癌风险评估的指标之一，其在其他人群中与乳腺癌遗传风险的关系尚需进行更多研究。因此，应用NGS法对DNA损伤反应基因的大规模平行检测，可作为鉴定乳腺癌新型稀有遗传基因突变的一种有用方法。

二、NGS在乳腺癌多基因表达分子分型中的研究

乳腺癌是一种异质性较大的肿瘤，可分为不同亚型，目前比较通用的分子分型为：Luminal A型、Luminal B型、HER-2过表达型和基底样型乳腺癌。其中ER阳性的Luminal型变异较大，多基因表达对乳腺癌亚型的进一步分类具有重要意义。转录组层面，通过RNA测序（RNA-seq）技术可获得mRNA表达谱、lncRNA表达谱、RNA可变剪切等数据。随着RNA-seq技术的应用，分子分型的精确度也随之提高，有望使乳腺癌分子分型的准确性更高。Miano等应用RNA-seq检测乳腺癌标本中的基因表达情况，发现根据免疫相关基因表型的不同，可以将Luminal A型分为LumA-R1和LumA-R2两种生物学上不同的亚组。LumA-R2亚组：T细胞受体信号通路相关基因以及趋化因子表达较高，增殖率较低，预后较好；而LumA-R1亚组则相反。因此RNA-seq对于具有较强的异质性的Luminal型乳腺癌亚型的精确诊断和治疗具有重要意义。Dvir Netanely等应用RNA-seq分析了不同亚型乳腺癌的基因表达，发现一部分Luminal A型乳腺癌的淋巴细胞浸润程度较高，预后较好；而另一部分Luminal A型乳腺癌的DNA甲基化水平较高，预后较差。这两种亚型的乳腺癌可以说明Luminal A型乳腺癌具有较高的异质性，RNA-seq可以揭示两种亚型的分子机制，使我们能够更加精确地区分两种亚型的临床表现，为临床治疗提供新思路。

Shapiro等应用RNA-Seq技术检测人乳腺癌细胞株的上皮间质转化（epithelial-mesenchymal transition, EMT）相关基因选择性剪接情况，发现根据EMT相关基因选择性剪接情况可以将其分为Luminal型细胞株和基底样型细胞株。发生EMT相关基因选择性剪接的细胞株中，编码EMT关键驱动因子的基因如肌动蛋白细胞骨架重塑基因、胞间连接形成基因及细胞迁移基因表达

均增加。RBFOX、MBNL、CELF、hnRNP和ESRP等剪接因子可以调控大多数基因选择性剪接的发生，其中上皮剪接因子ESRP1的高表达和间质剪接因子RBFOX2的低表达促进了基因的选择性剪接。Luminal型乳腺癌细胞株表达高水平的上皮标志物E-cadherin；而基底样型乳腺癌细胞株表达高水平的间质标志物N-cadherin、vimentin和fibronectin。包含上皮细胞基因的选择性剪接如SLC37A2、KIF13A、FLNB和MBNL1基因发生于Luminal型乳腺癌细胞株，而包含间质细胞基因的选择性剪接如PLEKHA1、MLPH、ARHGEF11、CLSTN1和PLOD2基因则发生于基底样型乳腺癌细胞株。Luminal型乳腺癌细胞株与基底样型乳腺癌细胞株可以仅用其基因选择性剪接情况来区分，提示EMT相关基因选择性剪接可以作为乳腺癌细胞株及乳腺癌分类的潜在标准。因此，RNA-seq对于发现乳腺癌诊断和预后的最新标志物以及精确乳腺癌的分子分型具有指导作用。

由于各种信号通路的不同分子功能变化较大，导致细胞功能复杂多样，因此可重复性是基因表型鉴定最大的挑战。与基因水平检测相比，基因的功能学研究更能体现疾病的特征。Tian等应用RNA-seq对乳腺癌病例进行通路表型的检测，发现约40%与乳腺癌发病相关的通路在所有4个亚型的乳腺癌病例中过表达，而Luminal A型、Luminal B型、HER-2过表达型和基底样型乳腺癌各自过表达的通路分别为4、2、7、4条。RNA-seq对通路表型进行检测和分析结果显示：Luminal A型和Luminal B型与HER-2过表达型乳腺癌的表型类似，而不同于基底样型乳腺癌。因此，RNA-seq可以成功地描述4种乳腺癌亚型通常或稀有的分子表型特征，具有可重复、高精度、合理性等众多优点；通路表型检测结果的可重复率和精确率高达70%和74%，可大幅提高检测乳腺癌分子分型的精确度与稳定性，对于指导乳腺癌的治疗具有广泛前景。

RNA-seq对于分析表观遗传学与RNA转录的关系也具有较大应用价值，应用RNA-seq可以鉴定不同乳腺癌亚型中表观遗传学与RNA转录的差异，从而更加细致地将不同乳腺癌亚型区分出来。Gao等应用RNA-seq检测724例ER阳性的乳腺癌患者的基因表达，揭示了9个功能性失调的表观遗传热点共146个基因，主要集中在Luminal A和Luminal B亚型。然而相对于正常乳腺组织，Luminal B亚型中RNA转录增加，并且预后较差。WNT通路的基因表达和骨形成蛋白（BMP）的表达在表观遗传学上处于沉默状态，提示此两种通路在

ER阳性的乳腺癌特别是Luminal B亚型中发挥抑癌功能。

假基因的功能失调会引起乳腺癌的发生，并且可以作为内源性竞争RNA（competitive endogenous RNA，ceRNA）对乳腺癌的不同亚型产生影响。ceRNA可以作为miRNA的负向调控因子，对于miRNA的靶基因进行正向调控，从而影响癌细胞的生物学功能。基因序列与假基因核酸序列极其相似，给测序工作带来了一定困难。并且目前尚未对大批量乳腺癌标本进行假基因序列的检测，因此假基因的表达及其功能仅在少量零散标本中进行。为探究假基因对于乳腺癌的调控机制，Welch JD等应用RNA-seq检测了819例乳腺癌标本中假基因以及miRNA的表达水平，并且分析假基因的作用靶点。结果显示，乳腺癌标本中有440个假基因转录异常，309个假基因在不同乳腺癌亚型中的转录水平不同。仅根据假基因的水平不同便可以区分正常乳腺组织与癌组织，甚至可以将基底样型乳腺癌从HER-2过表达型和Luminal型中区分出来（如ATP8A2在Luminal型中表达高于基底细胞型）。相关性分析显示，假基因与癌基因为负性相关，而假基因与miRNA呈现正相关。177个转录异常的假基因占据了miRNA经常结合的癌基因位点。因此，应用RNA-seq对假基因进行测序，可全面地显示其转录异常情况，并对于精确和稳定乳腺癌的分子分型以及改善个体患者预后具有重要意义。

三、NGS在乳腺癌肿瘤内异质性中的研究

乳腺癌不同患者肿瘤间存在异质性，即使是在同一患者的同一肿瘤内，不同区域仍然可能存在不同的分子表达特征，称为肿瘤内异质性。NGS通常用于反映整个肿瘤的基因表达及突变状态，因此有研究认为NGS对反映肿瘤内部异质性效果有限。然而，通过深度测序检测肿瘤中不同表达或突变发生的等位基因频率，可描述同一肿瘤中的不同部分所存在的异质性情况。Zardavas等报道了采用高通量测序方法检测同一肿瘤中不同区域的ER、PgR、HER-2表达来区分肿瘤内部异质性，进一步来指导临床后续治疗。Shah等报道了在乳腺小叶癌及其后期转移病灶之间存在基因改变，包括了CHD3、SP1、PALB2、ERBB2、USP28、KLHL4、CDC6、KIAA1468、RNF220、COL1A1和SNX4在内的32个基因被发现在转移病灶中存在突变，而并不出现于原发灶。Ding等报道了针对

1例新辅助化疗后1年即脑转移的病患，转移灶出现两个新的突变和一个大片段缺失，在原发灶中没有发现，原发灶和转移灶中共有20个基因突变，在针对其原发肿瘤的高通量测序结果提示肿瘤内存在不同等位基因突变频率，这充分体现肿瘤内部异质性，转移灶中相同的基因突变可能来源于原发灶中低频的基因突变。在这些突变中，部分突变与同源性重组DNA修复通路异常密切相关。同时，区域内位于TpCpX的C>T突变也与乳腺癌的异质性密切相关。单个细胞的DNA或RNA测序是用来研究肿瘤内部克隆多样性的新兴工具，通常需要结合流式分选、全基因组扩增以及NGS等多种手段来准确定量单个核内基因组拷贝数量变化。研究表明，在ER阳性乳腺癌患者及TNBC患者体内，采用单个细胞核全外显子测序方法得到克隆性突变、亚克隆突变以及孤立性突变3种突变类型，从而证实了在肿瘤内不同克隆生长伴随独特基因特征而导致的肿瘤内部异质性。

四、NGS在乳腺癌DNA甲基化中的研究

NGS还可以检测整个基因组DNA的甲基化状态，构建单个碱基分辨率的甲基化图谱。由于DNA甲基化的特征在PCR扩增中无法保留下来，因此需要不同的预处理方法保留DNA甲基化的特征，进而通过高通量测序的方法对其测序。这些预处理方法主要有限制性内切酶消化法，亲和力富集法，亚硫酸氢盐转换法。不同的预处理方法与NGS结合产生相应不同的方法。Methyl-seq是将限制性内切酶与NGS结合的方法，利用甲基化限制性内切酶（*Hpa* II 、*Msp* I 和 *Hha* I 等）在各自的识别位点对甲基化的胞嘧啶有不同的敏感性来检测CpG的甲基化。*Msp* I 酶识别并切断CpG位点无论DNA是否发生甲基化，而 *Hpa* II 酶只切断未发生甲基化的CpG位点，结合PCR扩增差异的甲基化片段，再进行NGS。Methyl Cap-seq/MBD cap-seq（甲基化DNA富集结合测序法）和MeDIP-seq（甲基化DNA免疫共沉淀测序法）是将亲和力富集法与NGS结合的方法。Methyl Cap-seq通过特异性结合甲基化DNA的蛋白（methyl CpG binding protein 2）富集高甲基化的片段，进行PCR扩增构建甲基化DNA文库，再对其进行NGS。MeDIP-seq是指5′-甲基胞嘧啶抗体特异富集基因组DNA上发生甲基化的片段，再对这些富集的甲基化片段进行NGS，从而获得基因组DNA的甲基化发生区域，甲基化水平。基于亚硫酸氢盐转换的方法：DNA经

亚硫酸氢盐处理后,未甲基化的胞嘧啶(C)转换成尿嘧啶(U),然后经过PCR扩增,尿嘧啶将与胸腺嘧啶配对产生胸腺嘧啶(T),而甲基化的胞嘧啶不发生改变,因此,DNA包含的甲基化信息就转变为具有差异性的DNA序列。然后对转换后的DNA序列进行NGS,可以获得单个碱基分辨率的全基因组DNA甲基化(whole genome bisulfite sequencing, WGBS)状态。目前常用的亚硫酸氢盐转换法结合NGS的DNA甲基化检测技术有BS-seq和RRBS等。BS-seq既可以检测WGBS水平,也可以检测特定片段DNA甲基化水平。

近年来,在乳腺癌研究中获得大量的DNA甲基化测序数据。Lin等研究者采用WGBS的方法测得正常乳腺组织,纤维腺瘤,浸润性导管癌和MCF-7细胞系的DNA甲基化谱,发现乳腺癌细胞系存在基因组范围的低度甲基化状态以及启动子区域的高度甲基化状态。 Clare等研究者采用全基因组MBD Cap-seq方法测得TNBC及癌旁正常组织中DNA的甲基化谱,发现TNBC特异的甲基化谱并建立与预后相关的甲基化谱特征。这些方法在检测乳腺癌和卵巢癌BRCA1启动子区域甲基化上具有一定的临床价值。在散发性TNBC中,BRCA1启动子区高度甲基化占10%～20%。目前在细胞试验中已经证明BRCA1甲基化的乳腺癌细胞对铂类化疗药及PARP抑制剂敏感。一项TCGA研究综合分析了489例接受卡铂治疗的高级别浆液性卵巢癌BRCA1甲基化的状态,发现BRCA1甲基化患者的总体生存率与BRCA野生型患者的相似。Ruscito等研究者分析了257例接受卡铂治疗的高级别浆液性卵巢癌患者的BRCA启动子甲基化状态,发现BRCA1启动子甲基化对无进展生存率和总体生存率并没有影响。BRCA1启动子甲基化状态与TNBC患者对铂类化疗药及PARP抑制剂的反应有待于进一步的研究。为了更好地理解表观遗传学对乳腺癌的保护作用,Katz等收集了孕早期和孕晚期小鼠的乳腺腺体进行了Methyl-Seq检测,发现有269个基因在孕期发生持续性的甲基化,通路分析显示IGF1R在所有通路的核心位置,持续性的甲基化导IGF1R的低表达。结果提示IGF的甲基化对预防乳腺癌的发生具有一定的作用,有一定的临床应用价值。

五、NGS在乳腺癌液体活检中的研究

液体活检主要是指对循环肿瘤细胞(circulating tumor cell, CTC)的捕获和

循环肿瘤DNA（circulating tumor DNA，ctDNA）的检测，研究显示在肿瘤早期诊断、治疗反应和疗效监测中可能起重要作用，已成为肿瘤研究的热点，受到越来越多的重视，在乳腺癌中CTC和ctDNA结合NGS技术有以下研究和应用价值。

1. NGS在乳腺癌CTC中的相关研究

近年诞生的CTC捕获技术再结合深度的测序可以在早期用于乳腺癌的辅助筛查。CTC可以用作评估患者对传统治疗的反应，应用CTC检测出的分子特征很有可能转化成个体靶向治疗的生物标志物，并且能够减少不必要的及无效的治疗手段。目前，已开发出CTC检测和分离的不同分析系统对CTC分子表型进行分析。单一个体的CTC分子表型分析对于乳腺癌的异质性提供了更多的预测标志物，而强大的NGS技术结合CTC捕获技术为将来的乳腺癌诊疗开拓了新视野。越来越多的数据表明，应用NGS技术检测CTC中基因突变情况对于临床具有广泛应用价值。许多临床研究证实，乳腺癌患者血液中CTC的长期存在对于早期和转移性乳腺癌患者的预后不利。CTC经常对化疗和激素治疗产生抵抗。然而生物疗法（如靶向治疗）对于CTC具有较好疗效。最新研究发现，对HER-2阴性的早期乳腺癌应用曲妥珠单抗可以消除CTC的化疗抵抗并且延长患者生存期，因此应用靶向干预CTC特定分子的个性化治疗策略对于提高药物疗效和减少副作用具有重要意义。作为一种"液体活检"手段，CTC分析具有独特优势：标本可以多次获取，并且检测结果对于治疗效果的早期评估、减少成本及副作用均有较大帮助。在细胞层面上对于CTC分子表型及其对乳腺癌转移的调控的基础研究则需要大规模展开，以便于增强个性化治疗效果。因此，NGS可以更加全面地检测并鉴定CTC中的基因突变情况，为个性化治疗提供更多新的生物学标志物。

NGS对CTC的基因表型进行检测可能成为转移型乳腺癌的预后因素。当转移型乳腺癌无法进行活检时，对CTC进行的测序工作就可以作为有效的替代检测手段。Shaw等应用NGS的方法检测了40例转移性乳腺癌中CTC的基因表型，分析其与转移性乳腺癌异质性的关系。结果显示，在个体间CTC中，PIK3CA、p53、ESR1和KRAS的表达具有显著性差异，揭示了不同个体的多基因异质性，并且不同个体间生存率差异较大，CTC突变较多的个体其生存率较低。测序结果显示ESR1和KRAS在原发性乳腺癌中表达缺失，提示CTC中的基因突变会导致乳腺癌的进展。因此，CTC中的基因突变情况可以监测乳腺癌转移并且指导临床制定治疗方案,而应用NGS的方法可以对CTC中的突变基因进行全面检测和分析,对于发现个性化治疗的新靶点以及临床靶向治疗方案的调整和改善起到积极作用。

CTC作为一种"液体活检",也可实时监测不同个体乳腺癌的生物学变化,继而拟定不同的治疗方案。De Luca等在转移性乳腺癌中应用NGS对CTC的突变率进行检测,发现有25个基因的51个位点发生了突变,并且不同的CTC突变导致了不同个体的患者甚至于患者自身存在异质性。CTC中出现致病突变频率最高的是p53基因,其突变导致患者预后较差。3例患者的乳腺癌原发灶及其CTC中的基因突变表达不一致提示,在晚期乳腺癌患者中,CTC的基因特征更加接近于疾病状态的动态改变。应用NGS方法检测转移性乳腺癌患者CTC中的基因突变情况,具有无创、高效、标本易获取等诸多优势,对于精准医疗的提升和新的靶向治疗药物的研发具有促进作用,在临床上具有广泛的应用前景。

2. NGS在乳腺癌ctDNA中的相关研究

ctDNA是肿瘤细胞入血后坏死或凋亡所产生的DNA片段。 ctDNA带有患者相同基因学和表观学突变特征,ctDNA可以作为一种"液体活检"对于肿瘤的分子表型进行动态监测,可能会被用作类似于CTC的新的生物学预后因子。Madic等应用NGS检测血浆DNA中p53的突变以及ctDNA的表达来区分31名患者预后的差异。84%的标本中出现p53突变,而在27例p53突变率高的标本中,ctDNA与CTC的水平较p53突变率低的标本有所提高。NGS检测结果显示,ctDNA在患者中的突变水平较高,是一种潜在的治疗反应生物学标志物,作为发现耐药机制的工具。CTC和ctDNA释放入血的机制也不尽相同。前者的机制是转移癌细胞渗入血管内,而后者的机制是被动的癌细胞死亡的副产品。因此转移性乳腺癌细胞可能释放部分ctDNA。然而,不同乳腺癌个体的ctDNA的释放机制也不尽相同。而个体的基因突变频率的差异可能会影响ctDNA的产生与释放。因此,应用NGS检测不同个体中ctDNA的表达及其与基因突变的关系,可能会揭示ctDNA的产生及释放机制。

近期研究发现,NGS能够快速评估多种ctDNA的突变,在转移性乳腺癌中,ctDNA的含量在不同个体中变化较大。NGS分析显示,ctDNA可能代表不同个体基因表型的异质性,由于活检仅仅显示了一部分肿瘤的基因表达情况,因此 ctDNA 可以更好地反应总体 DNA 表达情况。因此，这种以 ctDNA 为主的"液体活检"可以更加高频率地实时监测癌症的发生发展及其治疗效果，与活检相比具有无创的优点。NGS 则可以同时大批量检测 ctDNA 中的多种突变热点，然而其结果的可靠性与突变频率、ctDNA 含量有关。应用 NGS 对人体血液中 ctDNA 的检测可以被用作追踪早期和晚期乳腺癌的基因突变差异，监测检测肿瘤的耐药与复发，指导抗肿瘤个体化治疗。NGS 与实时定量 PCR 的结合与精确化可以更好地提高乳腺癌的液体活检质量，其临床应用及其真实性尚需要更进一步研究。

据报道，全基因组和外显子测序技术已经在许多种癌症患者中检测出不同种类的 ctDNA，并且日益成为检测肿瘤的有效工具。随着 NGS 对 ctDNA 的检测日益深入，其对靶向治疗的关键基因的检测及鉴定也越来越多。其中 p53 和 PIK3CA 为乳腺癌中突变频率较高的癌基因，并且针对此两种基因的靶向药物也已进入临床试验。Nakauchi 等应用全外显子测序的方法检测了 17 例转移性乳腺癌患者血液 DNA 中 p53 及 PIK3CA 的突变情况。结果显示，17 例标本中共有 11 例突变（6 例 p53 突变及 5 例 PIK3CA 突变），其中 7 例为获得性突变。而具有 p53 和 PIK3CA 突变的患者复发率较高，预后较差。结果提示，在转移性乳腺癌患者中应用 NGS 方法可以有效检测出突变的 ctDNA，并且相当一部分突变基因在原发性乳腺癌中并未突变，证明其为获得性突变。尽管样本量较低，无法得出有意义的结论，但突变 ctDNA 较 CEA 相比对患者的复发和预后更加具有诊断价值。较传统肿瘤标志物相比，应用外显子测序发现的 ctDNA 中关键基因的突变对于判断患者复发及预后更有意义。因此，NGS 对于检测原发性乳腺癌和转移型乳腺癌中不同的 ctDNA 含量及其关键基因的突变情况具有重要意义。

六、NGS 在乳腺癌体外基础研究中的应用

NGS 技术除应用于乳腺癌样本的研究，也已越来越多地应用于乳腺癌体外和模型基础研究，包括有基因组 DNA 序列分析（包括 WGS、外显子测序、靶向基因测序）、RNA 转录组测序（包括全转录组分析、miRNA 和非编码 RNA 测序、基因表达谱分析）、核外遗传测序，如染色质免疫沉淀测序等。

1. RNA-Seq 在基因表达调控研究中的应用

RNA-seq 在体外的功能性研究方面也逐渐替代了传统上的基因表达谱，因为传统的基因表达谱需要混合荧光标记的探针，在此步骤之前还需要进行 PCR 的扩增，因此带来了一系列不可控的影响。而 RNA-seq 采用测序技术，直接读出某一基因转录出的 RNA 的 cDNA 的拷贝数量，从数据生成和数据产出的角度来说，更为方便去理解。此外，由于某些基因表达量低，在基因表达谱芯片实验中，很容易被高表达的基因所"淹没"，而 RNA-seq 技术恰恰发挥了测序深度的优越性，可以卓有成效地识别低丰度基因表达量。基于以上原因，越来越多研究用 RNA-seq 探索基因表达谱。

融合基因通过过度激活原癌基因，失活抑癌基因，或改变其他基因的调控或剪接，导致关键信号通路的缺陷，最终导致肿瘤的发生。Sakarya 等对乳腺癌细胞系 MCF-7 开展末端配对 RNA-Seq 研究结合 SASR（Suffix Array Splice Read mapping）新算法，在超过 12 万个剪接点中检出了 40 个基因融合。利用 TaqMan 分析，他们验证了 40 个融合中的 36 个，其中 25 个在 MCF-7 中表达，而对照的人脑中不表达。研究还发现一个包含 ERα 基因 ESR1 的染色体内基因融合和另一个包含 RPS6KB1 的融合在多个乳腺癌细胞系以及临床肿瘤样本中表达。在两个相邻具有不同生化功能基因之间的通读融合基因是一种新型的乳腺癌复发的分子标志物，Varley 等用 RNA-Seq 对 28 株乳腺癌细胞系、42 个原发性 TNBC 组织、42 个原发 ER 阳性乳腺癌组织和 56 个非乳腺癌组织进行测序，发现两个乳腺癌相关的融合基因 SCNN1A-TNFRSF1A 和 CTSD-IFITM10，这两个基因编码的蛋白是膜蛋白，有可能成为乳腺癌特异的分子标志物和靶点。

RUNX1 在乳腺癌尤其是 ER 阳性的乳腺癌中会发生突变，为进一步研究 RUNX1 在乳腺癌中抑癌的机制，Chimge 等通过 RNA-Seq 技术对 RUNX1 结合的基因组进行测序，发现在 ER 阳性的乳腺癌细胞中 RUNX1 的缺失可以通过稳定 AXIN1 进而促进 β-catenin 的表达，AXIN1 是潜在的 ER 阳性的乳腺癌治疗靶点。Powell E 等通过建立 p53 缺失型和野生型的 TNBC PDX 模型，利用 RIP-SEQ 技术对两种 PDX 模型的肿瘤基因组进行测序，发现 BTG2 是 p53 的下游效应分子，BTG2 与 TNBC 患者的预后有关，是潜在的治疗靶点。研究证实特定的 miRNA 异常与乳腺癌的特定类型有关联，如 Li 等利用 NGS 的技术对 5 个浸润性微乳头状癌和 5 个浸润性导管癌的石蜡组织进行测序，发现 miRNA

的异常与浸润性微乳头状癌相关。同时实验结果表明同一患者来源的石蜡组织和新鲜组织通过NGS得到的miRNA表达谱非常相似，说明NGS的技术可用于肿瘤组织石蜡样本。Farazi等利用SolexaNGS技术对11个正常乳腺组织、17个非浸润性、151个浸润性乳腺癌和6株乳腺癌细胞株进行测序，发现多个miRNA，如miR-10b、miR-9、miR-31、miR-126和miR-335乳腺癌转移相关。Chang YY等用RNA-SEQ技术对24个TNBC和14个癌旁正常组织进行测序，发现一组miRNA可用于区分TNBC与正常乳腺组织。Pinho等发现乳腺癌细胞株中过表达miR-515-5p可以抑制SK1的活性，诱导Caspase依赖的细胞凋亡。利用RNA-Seq对过表达miR-515-5p的乳腺癌细胞株进行测序，发现miR-515-5p可能通过调控wnt通路的活性来调控细胞的增殖。

lncRNA参与转录干扰、染色体重排及组蛋白修饰、选择性剪接序列的修饰、改变蛋白质功能及调节活性、调节蛋白亚细胞定位、小RNA的构建等多种重要的生理过程，且与肿瘤发生发展密切相关。lncRNA可通过多种机制调控乳腺癌细胞增殖、凋亡、迁移和侵袭，在原发性和转移性乳腺癌中均发现多种lncRNA异常表达。Sun等发明一种新算法可以整合GRO-seq和RNA-seq数据来诠释lncRNA，该算法能够提高低丰度lncRNA的检测灵敏度。该团队用此算法对乳腺癌细胞株MCF7的测序数据进行分析，发现了超过700个未被诠释的新的lncRNAs。

2. ChIP-Seq在DNA和蛋白质相互作用研究中的应用

DNA和蛋白质在染色质环境下的交互作用是阐明真核生物基因表达机制的基本途径。这些交互作用可以通过染色质免疫共沉淀（chromatin immunoprecipitation, ChIP）技术进行研究，ChIP不仅可以检测体内反式因子与DNA的动态作用，还可以用来研究组蛋白的各种共价修饰与基因表达的关系。ChIP与基因芯片相结合建立的ChIP-on-chip方法已广泛用于特定反式因子靶基因的高通量筛选。Heinonen等采用ChIP-Seq技术检测乳腺癌细胞株BT-474中HOXB7的结合位点，检测到1 504个结合位点，并最终用ChIP-PCR技术验证了17个结合位点，同时还研究了HOXB7结合位点附近的基因，如CTNND2和SCGB1D2。明确HOXB7的染色质结合位点和新的下游基因有助于阐明HOXB7在乳腺癌中发挥的作用机制。Bergamaschi等采用ChIP-Seq技术检测内分泌治疗敏感和耐药细胞株之间FOXM1染色质结合位点的差异，

ChIP数据再联合FOXM1 RNA-Seq数据分析,结果显示FOXM1能够促进ER阳性的乳腺癌干细胞的生长,促进ER阳性患者对内分泌治疗的耐药性。

七、NGS在遗传性乳腺癌筛选中的临床转化应用

乳腺癌中约有5%～10%患者具有家族遗传性,对于家族中乳腺癌或卵巢癌发生率比正常人群高、1个人有两个肿瘤或家族中多人患有相关肿瘤、有遗传倾向并由一定的遗传因素引起的乳腺癌或卵巢癌称为乳腺癌-卵巢癌综合征(hereditary breast ovarian cancer syndrome)。30%～50%遗传性乳腺癌由乳腺癌易感基因BRCA1/2突变引起,携带BRCA1或BRCA2基因突变的女性罹患乳腺癌的风险率高达50%～80%,罹患卵巢癌的风险率为15%～60%。已发生单侧乳腺癌的BRCA1/2基因突变携带者对侧发生乳腺癌风险率为20%～30%。同源重组修复(homologous recombination)、非同源末端连接(non-homologous end joining, NHEJ)是DNA双链断裂修复主要机制,而同源重组是最保守且保真度最高的DNA修复方式。细胞周期S期和G_2期的DNA断裂修复主要依赖同源重组。同源重组修复功能的损伤直接导致DNA缺失、易位和染色体不稳定。BRCA1/2基因为同源重组修复基因,当BRCA1/2基因突变导致同源重组功能缺陷,遗传变异持续积累,最终导致癌症的发生。但为什么BRCA1/2基因突变导致乳腺癌、卵巢癌的风险远远高于其他类型癌症的原因目前尚不明确。研究表明,在携带BRCA1突变的遗传性乳腺癌中,大约有80%为TNBC;在TNBC中,大约有20%～30%携带BRCA1突变。此外,携带BRCA1突变的遗传性乳腺癌与散发型TNBC有着相似的分子特征、基因表达模式以及临床病理特征:抑癌基因p53的突变、原癌基因MYC扩增;具有基底样基因表达谱;有发病年龄年轻、肿瘤大小较大、组织学级别高、预后差等临床病理特征。这种散发型TNBC具有的与携带BRCA1突变的遗传性乳腺癌相似的表型称为"BRCAness"。因此,散发型TNBC可能存在与携带BRCA1突变的遗传性乳腺癌相似的发病机制,BRCA1失活造成的DNA同源重组修复通路异常可能在散发型TNBC的发生发展中起重要作用。

对高风险乳腺癌患者和高风险人群进行BRCA1/2基因胚系突变检测具有重要的临床意义,可明确患者是否为BRCA1/2基因突变相关的高风险人群,以

做好对侧乳腺或其他相关肿瘤风险管理，并密切监测复发情况；对于未患病的BRCA1/2携带者，可进行必要的遗传咨询，在医生的指导下做好风险管理工作，密切随访，早期诊断早期治疗。另外，BRCA1/2基因突变的检测可能可提示铂类药物和靶向药物聚腺苷酸二磷酸核糖转移酶（poly ADP-ribose polymerase，PARP）抑制剂的敏感性。PARP是一种碱基切除修复限速酶，能够修复DNA单链断裂，在BRCA突变导致同源重组缺陷的肿瘤细胞中，PARP抑制剂使得DNA单链断裂不断累积，DNA双联断裂逐步增加，但是不能通过同源重组修复，从而导致细胞死亡。

BRCA1基因位于17号染色体长臂21（17q21）负链，全长81 187 bp，显示24个外显子，BRCA1基因有多个mRNA序列号，其中临床解读和注释通常采用NM_007294.3，22个外显子编码产生7 094个核苷酸转录mRNA、1 863个氨基酸的蛋白。编码1 863个氨基酸。BRCA1基因包含了4个主要的蛋白质结构域：锌指结构域、丝氨酸簇结构域和两个重复的BRCA1 C末端结构域（BRCA1 C Terminus domain，BRCT）。这四个结构编码了约27%的BRCA1蛋白质。BRCA1基因锌指基序两端为α螺旋结构，分别由8~22个残基和81~96个残基组成。BRCA1锌指结构域与BARD1基因的同源结构域相互作用形成稳定的异源二聚体，对维持BRCA1基因的功能至关重要。BRCA1锌指结构域由2~7号外显子编码。丝氨酸簇结构域由11~13号外显子的1 280~1 524氨基酸编码，是BRCA1基因磷酸化位点的集中区域，可以被由DNA损伤激活的ATM/ATR激酶磷酸化。发生在此区域的突变可能影响BRCA1蛋白对DNA损伤的定位以及损伤应答功能。C末端串联重复的BRCT区域由16~24号外显子1 650~1 863氨基酸编码，对于BRCA1的DNA修复、转录调控和肿瘤抑制功能非常重要。两个串联重复的BRCT结构域在三维空间结构中首尾相连，在蛋白质表面形成疏水核心，此区域发生的突变可能会影响细胞周期、导致蛋白质功能障碍、增加癌变的可能性。BRCA2基因位于13号染色体长臂12.3（13q12.3）正链，全长84 193 bp，共有27个外显子，其中26个外显子编码产生11 986个核苷酸转录mRNA、3 418个氨基酸的蛋白。BRCA2基因包含了4个主要的蛋白质结构域：BRC模序、螺旋结构域、OB折叠和核定位信号。BRCA2基因的第11号外显子编码8个BRC模序，具有很强的保守性。BRC模序是BRCA2蛋白与Rad51蛋白因子相互结合的位点。BRCA2有3个OB折叠。与

OB1和OB3不同，OB2中插入了130个氨基酸残基的插入序列，构成塔式结构（tower domain），可以与双链DNA（dsDNA）结合。因此BRCA2就既能与ssDNA结合，又能与dsDNA结合。Rad51通过与BRCA2的BRC模序相互作用，被BRCA2的OB折叠和塔式结构带到DNA的双链断裂处。此后，Rad51才开始对断裂的双链DNA进行同源重组修复。

　　BRCA1/2基因突变形式多样，包括点突变、插入和缺失（indel）、大片段重排（large rearrangement）和剪接保守位点突变（splicing mutation），其中大多数致病突变为indel所致的移码突变。突变分布分散，可分布于所有外显子及剪接区。在NGS没有应用于临床检测之前，Sanger测序是检测BRCA1/2基因的主要方法，主要检测基因的点突变和小的插入或缺失，对于大片段缺失或扩增采用其他方法，如荧光定量PCR、Southern印记杂交、多重连接探针扩增（multiplex ligation-dependent probe amplification, MLPA）等。由于BRCA1/2基因长度较长、外显子数较多，Sanger测序需要几十对引物才能覆盖基因的全部外显子和临近内含子，不但检测成本高，而且突变分析费时费力、检测周期长，无法在临床广泛应用。NGS技术具有高通量、低成本的优势，适合目标基因全外显子和多基因的临床检测；NGS技术不但可以检测点突变和小的插入和缺失，还可以通过引物或探针设计以及生物信息分析对基因大片段缺失或扩增进行检测，省时省力。因此，NGS是检测BRCA1/2基因突变的理想方法，目前有两种主要检测方案：一是，仅检测BRCA1/2两个基因的突变，设计合适的引物覆盖所有外显子及其与内含子间的剪接区，采用扩增子法建库后进行测序和变异体检出；二是，作为多基因组检测的一部分同时检测BRCA1/2基因突变及其他基因，通常采用杂交法建库后进行测序和变异体的检出。相比Sanger测序，NGS对人员的要求较高，有经验的生物信息分析必不可少。

　　当BRCA1/2基因变异被检出后，需要对其临床意义进行分析注释。根据与致病风险的相关性，BRCA1/2基因突变被划分为5级。第1级为非致病突变（Class 1, not pathogenic）；第2级为可能非致病突变（Class 2, likely not pathogenic）；第3级为临床意义不明确突变（Class 3, variant of uncertain clinical significant, VUS）；第4级为疑似致病突变（Class 4, likely pathogenic）；第5级为致病突变（Class 5, pathogenic）。突变在人群中发生频率大于1%时通常认为是非致病性突变。由于目前缺乏针对中国人群的BRCA1/2基因检测的数据库，人群突变频率主要参考dbSNP数据库中千人基因组突变频率。对于在千人基因组中未报道过的突变和频率小于1%的突变，需要进行分析注释。在5级分级系统中，第3级是分析注释时最具挑战性的。相比未发现突变，携带一个临床意义不明确的突变往往会引起患者和患者亲属的忧虑，也使临床医生无法通过基因突变检测获得明确指导治疗方案制定的信息，因此建立完善的突变位点分析注释的体系对于临床诊断实验室至关重要。对于位点注释，不仅需要全面收集数据库（如BIC、HGMD、UMD、LOVD、dbSNP、Clinvar等）信息和相关文献、详细追踪受试者家族史、分析突变是否与致病突变共存、是否发生于进化保守区、在中国人群中的发生频率及采用体外实验进行功能学研究等方式对突变进行全面、细致、准确的分析注释。如有家族成员已明确有BRCA1/2基因致病性突变，其他高危人员只需对特定的突变位点进行检测。

除BRCA1/2基因，遗传性乳腺癌中已发现越来越多的其他相关基因，p53、CHEK2、PTEN、STK11和ATM等基因突变也在一定程度上提高乳腺癌的发病。因此，当BRCA1/2基因检测未发现致病突变时，具有高风险的人群还需要对其他乳腺癌相关基因进行检测。NCCN（2016）针对遗传/家族性高危乳腺癌和卵巢癌评估指南中建议列入乳腺癌多基因检测的基因包括p53、PTEN、CDH1、STK11、CHEK2、PALB2、ATM等。3%～8%的早发性乳腺癌（确诊年龄<30岁）发现携带p53胚系突变。NCCN指南建议对于所有早发性乳腺癌，以及已知携带p53胚系突变的家族成员进行p53基因检测。由PTEN胚系突变引起的一系列疾病统称为PTEN错构瘤综合征，具有这一类疾病的患者其患乳腺癌的风险可高达80%以上。CDH1胚系突变与弥漫性胃癌和乳腺小叶癌相关，携带CDH1基因突变的女性一生中累积的乳腺癌发病风险为39%～52%。STK11胚系突变与黑斑息肉综合征相关，携带STK11胚系突变的黑斑息肉综合征，女性在40～70岁期间乳腺癌发病风险为8%～45%。CHEK2基因突变发生在5%的具有乳腺癌或卵巢癌家族史但不携带BRCA1/2致病突变的患者中。具有乳腺癌家族史并且携带CHEK2突变的女性其累积终生患癌风险为28%～37%。1%～3%的乳腺癌患者携带PALB2胚系致病突变。ATM基因也报道过可能与乳腺癌患病风险相关。研究发现其他基因如BARD1、MRE11A、NBN、RAD50、XRCC2、SLX4等可能也与乳腺癌患病风险有关，根据具体情况可以考虑列入多基因检测范围。

八、NGS在乳腺癌精准诊治中的临床转化应用

根据已有的研究成果,乳腺癌中基因异常与诊断分型、靶向治疗、治疗反应和预后相关。对已知基因或基因区域进行靶向测序分析,可提高乳腺癌的诊断准确率,有助于精准治疗,国内外都已逐步进入了临床实践。在临床实践中,基因检测已经成为精准诊治的前提和核心内容之一。肿瘤基因检测范围越来越广,已由单基因的分析,逐步走向数个至数百个基因的多重靶向基因分析,在未来,临床实践中甚至可能需要针对外显子组、转录组、全基因组、表观遗传组的信息分析和应用。对于特定基因和区域的选择,检测可为肿瘤特异性的panel,也可为大而全的gene panel,从几个到几百个不等。基因名单中通常包括"可靶向作用"基因,即是指针对驱动基因的变异靶点或其上下游关键分子,能够采用靶向药物等手段进行治疗,从而可能抑制肿瘤进展或达到消退肿瘤的治疗效果。可靶向作用基因也可指改基因的变异可以用来作为明确的分子亚型诊断或预后判断。"可靶向作用基因"变异可分为两大类,第一类(Level 1 actionable alterations)包括在国际国内指南(CSCO、ASCO、NCCN、ESMO等)明确指定的、药物标签中说明的、与FDA/CFDA批准的适应证相关的临床分型基因变异,或是具有明确的分子诊断或预后判断的基因变异。第二类(Level 2 actionable alterations)包括在任何期别(I~III期)正在开展的临床试验中的药物相关的靶点、在已经或即将开展的临床试验中作为入组条件的变异靶点、在国内外指南中其他肿瘤或疾病适应证的药物靶点、辅助用于诊断或预后判断的靶点等。检测基因数量越多,诊断信息会越多。但由于肿瘤信号通路的冗余性和复杂性,在基因清单中,除了"核心基因",应该对其他增加的每个基因进行明确定义,说明其基因型与潜在可靶向作用位点或通路的关系。不同实验室选择不同的方案和平台,如有选择商品化的试剂,如Life Technogies的Oncomine focus panel、Ion AmpliSeq Comprehensive Cancer Panel、Illumina Trueseq Amplicon cancer panel、国内成熟试剂,也有实验室自行设计检测基因panel,试剂经验证并在符合条件的实验室开展。

通过NGS可明确诊断和分型,并指导靶向治疗。如利用靶向测序对MED12在乳腺纤维瘤和叶状肿瘤中突变量进行比较,结果显示乳腺叶状肿瘤的突变量

明显高于乳腺纤维瘤。乳腺癌中最成功的靶向治疗是赫赛汀治疗 HER-2 阳性的乳腺癌患者，对于应用 PI3K/AKT/mTOR 和 ER 信号通路双抑制剂治疗 ER 阳性乳腺癌患者的研究也已经初具成效。乳腺癌中 PIK3CA 基因突变、EGFR 基因扩增、PTEN、AKT1、AKT2 和 RPs6KB2 基因突变，可能对 PI3K 抑制剂有反应，如 mTOR 抑制剂（Temsirolimus）。了解基因突变状态可帮助选择合适的干预药物，亦可根据测序结果进行危险程度的分层，预测预后。与传统的临床病理特征相比，新的生物学标志物在预测患者预后方面更好地鉴定患者是否可能从辅助治疗中获益，对提高 ER 阳性的乳腺癌患者对内分泌疗法的敏感性、通过联合靶向治疗减少化疗剂量具有深远意义。近期研究发现，NGS 对 TNBC 的治疗和预后具有指导作用。TNBC 初期对化疗的反应良好，但晚期 TNBC 的复发转移和化疗抵抗则经常出现。因此，应用靶向治疗联合常规化疗的策略治疗 TNBC 十分必要。Lips EH 等应用 NGS 检测对化疗抵抗的 TNBC，从而寻找对化疗抵抗的预测因子，共检测了关于肿瘤生长的 1 977 个基因，分析了基因突变与化疗抵抗、复发和 BRCA 表达情况的关系，由于 BRCA1/2 基因参与 DNA 双链断裂的修复，并且具有功能异常 BRCA 基因的病例对 PARP 抑制剂以及烷化剂化疗敏感性较高，因此 BRCA 基因与 TNBC 的化疗抵抗及预后密切相关。研究显示基因突变具有多样性，突变基因主要为 p53、BP2、TTK 和 PIK3CA（分别为 55%、14% 和 9%），22% 的患者出现 BRCA 的突变，而 30% 的患者出现 BRCA1 分子甲基化。PIK3CA 的突变与 BRCA 的过表达相关，TTK 和 p53BP2 扩增的 TNBC 患者较多出现化疗抵抗，而基因突变率较高的 TNBC 患者复发率较高。应用 NGS 对病例进行大规模检测分析显示，TNBC 具有高度异质性，PIK3CA 突变引起的信号通路异常可以作为药物干预的新靶点。Vasan 等应用靶向 NGS 方法检测 51 例原发性和转移性乳腺癌的 182 个癌症相关基因的 32 个外显子的突变情况，结果显示突变率较高的基因有 PIK3CA、NF1、v-AKT、BRCA1/2、CCND1、CCND2、CCNE、KIT、ALK、FGFR1、FGFR2 和 EGFR。84% 的乳腺癌至少存在一个具有潜在靶向治疗意义的基因突变。这些突变基因的系统性评估对于乳腺癌的靶向治疗具有重要意义。大部分乳腺癌病例具有多步骤、多种类的基因突变，提示针对多个基因的联合治疗可能会取得较好的疗效。尽管乳腺癌具有多种基因突变，但针对单个靶点的治疗（如雌激素和 HER-2）也可以取得良好的临床疗效。目前，FDA/CFDA 批准用于治疗乳腺癌的药物为

HER-2靶向抑制剂(如拉帕替尼、帕妥珠单抗和曲妥珠单抗等),而FDA批准的其他靶向药物的靶点在乳腺癌中的突变率较低。因此,应用NGS检测乳腺癌的基因表型对于此类靶向药物的应用具有重大指导意义。Muller等应用NGS的方法检测发生远处转移的22例乳腺癌标本中的基因突变情况,共检测出11个基因的28个突变点,每例标本的基因突变表型均不相同。结果显示,77%的标本中出现重要的基因突变: p53($n=8$)、APC($n=4$)、PIK3CA($n=5$)、MET($n=2$)、ERBB2($n=2$)、AKT1($n=1$)、CDKN2A($n=1$)、KRAS($n=1$)和FGFR3($n=1$)。这些基因的靶向药物已获得FDA批准使用或临床试验已经评估了其临床效应。肿瘤内部的基因异质性和新基因的获得性突变导致了肿瘤的化疗抵抗和转移。由于肿瘤生长和转移的调节机制较为复杂,现有的治疗措施仍然达不到治疗预期。转移性乳腺癌的中位生存时间较短,可供选择的治疗措施有限,尽管高通量分子检测方法已经鉴定出大量原发性乳腺癌中的基因突变,然而对于调控乳腺癌细胞转移及耐药的基因尚缺乏深入研究,针对新的生物学靶点开发靶向药物对于不同亚型乳腺癌患者的治疗具有重要意义。

------------------------------ 参 考 文 献 ------------------------------

［ 1 ］Hagemann IS, Cottrell CE, Lockwood CM, et al. Design of targeted, capture-based, next generation sequencing tests for precision cancer therapy［J］. Cancer Genet, 2013, 206(12): 420-431.

［ 2 ］Richards S, Aziz N, Bale S, et al. Standards and guidelines for the interpretation of sequence variants: a joint consensus recommendation of the American college of medical genetics and genomics and the association for molecular pathology［J］. Genet Med, 2015, 17(5): 405-423.

［ 3 ］Nik-Zainal S, Davies H, Staaf J, et al. Landscape of somatic mutations in 560 breast cancer whole-genome sequences［J］. Nature, 2016, 534(2): 47-54.

［ 4 ］Ciriello G, Gatza ML, Beck AH, et al. Comprehensive Molecular Portraits of Invasive Lobular Breast Cancer［J］. Cell, 2015, 163(2): 506-519.

［ 5 ］Mantere T, Winqvist R, Kauppila S, et al. Targeted Next-Generation Sequencing Identifies a Recurrent Mutation in MCPH1 Associating with Hereditary Breast Cancer

Susceptibility［J］. PLoS Genet, 2016, 12(1): e1005816.

［ 6 ］ Banerji S, Cibulskis K, Rangel-Escareno C, et al. Sequence analysis of mutations and translocations across breast cancer subtypes［J］. Nature, 2012, 486(7403): 405−409.

［ 7 ］ Dieci MV, Smutná V, Scott V, et al. Whole exome sequencing of rare aggressive breast cancer histologies［J］. Breast Cancer Res Treat, 2016, 156(1): 21−32.

［ 8 ］ Ellis MJ, Ding L, Shen D, et al. Whole-genome analysis informs breast cancer response to aromatase inhibition［J］. Nature, 2012, 486(7403): 353−360.

［ 9 ］ Netanely D, Avraham A, Ben-Baruch A, et al. Expression and methylation patterns partition Luminal−A breast tumors into distinct prognostic subgroups［J］. Breast Cancer Res, 2016, 18(1): 74.

［10］ Miano V, Ferrero G, Reineri S, et al. Luminal long non-coding RNAs regulated by estrogen receptor alpha in a ligand-independent manner show functional roles in breast cancer［J］. Oncotarget, 2016, 7(3): 3201−3216.

［11］ Gao Y, Jones A, Fasching PA, et al. The integrative epigenomic-transcriptomic landscape of ER positive breast cancer［J］. Clin Epigenetics, 2015, 7: 126.

［12］ Welch JD, Baran-Gale J, Perou CM, et al. Pseudogenes transcribed in breast invasive carcinoma show subtype-specific expression and ceRNA potential［J］. BMC Genomics, 2015, 16: 113.

［13］ Lips EH, Michaut M, Hoogstraat M, et al. Next generation sequencing of triple negative breast cancer to find predictors for chemotherapy response［J］. Oncologist, 2014, 19(5): 453−458.

［14］ Vasan N, Yelensky R, Wang K, et al. A targeted next-generation sequencing assay detects a high frequency of therapeutically targetable alterations in primary and metastatic breast cancers: implications for clinical practice［J］. Breast Cancer Res, 2015, 17(1): 134.

［15］ Muller KE, Marotti JD, de Abreu FB, et al. Targeted next-generation sequencing detects a high frequency of potentially actionable mutations in metastatic breast cancers［J］. Exp Mol Pathol, 2016, 100(3): 421−425.

［16］ Lianidou ES, Mavroudis D, Georgoulias V. Clinical challenges in the molecular characterization of circulating tumour cells in breast cancer［J］. Br J Cancer, 2013, 108(12): 2426−2432.

［17］ Shaw JA, Guttery DS, Hills A, et al. Mutation analysis of cell-free DNA and single circulating tumor cells in metastatic breast cancer patients with high CTC counts［J］. Clin Cancer Res, 2016.［Epub ahead of print］

［18］ Sakarya O, Breu H, Radovich M, et al. RNA−Seq mapping and detection of gene fusions with a suffix array algorithm［J］. PLoS Comput Biol, 2012, 8(4): e1002464.

［19］ Varley KE, Gertz J, Roberts BS, et al. Recurrent read-through fusion transcripts in breast cancer［J］. Breast Cancer Res Treat, 2014, 146(2): 287−297.

［20］ Chimge NO, Little GH, Baniwal SK, et al. RUNX1 prevents oestrogen-mediated AXIN1 suppression and β−catenin activation in ER−positive breast cancer［J］. Nat Commun, 2016, 7: 10751.

［21］ Powell E, Shao J, Yuan Y, et al. p53 deficiency linked to B cell translocation gene 2 (BTG2) loss enhances metastatic potential by promoting tumor growth in primary and metastatic sites in patient-derived xenograft (PDX) models of triple-negative breast cancer［J］. Breast Cancer Res, 2016, 18(1): 13.

［22］ Lang JE, Scott JH, Wolf DM, et al. Expression profiling of circulating tumor cells in metastatic breast cancer［J］. Breast Cancer Res Treat, 2015, 149(1): 121−131.

［23］ Li S, Yang C, Zhai L, et al. Deep sequencing reveals small RNA characterization of invasive micropapillary carcinomas of the breast［J］. Breast Cancer Res Treat, 2012, 136(1): 77−87.

［24］ Chang YY, Kuo WH, Hung JH, et al. Deregulated microRNAs in triple-negative breast cancer revealed by deep sequencing［J］. Mol Cancer, 2015, 14: 36.

［25］ Pinho FG, Frampton AE, Nunes J, et al. Downregulation of microRNA−515−5p by the estrogen receptor modulates sphingosine kinase 1 and breast cancer cell proliferation ［J］. Cancer Res, 2013, 73(19): 5936−5948.

［26］ Katz TA, Liao SG, Palmieri VJ, et al. Targeted DNA methylation screen in the mouse mammary genome reveals a parity-induced hypermethylation of Igf1r that persists long after parturition［J］. Cancer Prev Res (Phila), 2015, 8(10): 1000−1009.

［27］ Soto J, Rodriguez-Antolin C, Vallespin E, et al. The impact of next-generation sequencing on the DNA methylation-based translational cancer research［J］. Transl Res, 2016, 169: 1−18.

［28］ Yong WS, Hsu FM, Chen PY. Profiling genome-wide DNA methylation［J］. Epigenetics Chromatin, 2016, 9: 26.

［29］ Masser DR, Stanford DR, Freeman WM. Targeted DNA methylation analysis by next-generation sequencing［J］. J Vis Exp, 2015, (96).

［30］ Lin IH, Chen DT, Chang YF, et al. Hierarchical clustering of breast cancer methylomes revealed differentially methylated and expressed breast cancer genes［J］. PLoS One, 2015, 10(2): e0118453.

［31］ Ruscito I, Dimitrova D, Vasconcelos I, et al. BRCA1 gene promoter methylation status in high-grade serous ovarian cancer patients — a study of the tumour Bank ovarian cancer (TOC) and ovarian cancer diagnosis consortium (OVCAD)［J］. Eur J Cancer, 2014, 50(12): 2090−2098.

[32] Strom CM, Rivera S, Elzinga C, et al. Development and validation of a next-generation sequencing assay for BRCA1 and BRCA2 variants for the clinical laboratory [J]. PLoS One, 2015, 10(8): e0136419.

[33] Judkins T, Leclair B, Bowles K, et al. Development and analytical validation of a 25−gene next generation sequencing panel that includes the BRCA1 and BRCA2 genes to assess hereditary cancer risk [J]. BMC Cancer, 2015, 15: 215.

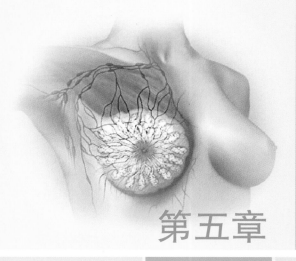

第五章

乳腺肿瘤
干细胞的研究

王东许　佳慧柳　柳素玲

　　乳腺癌起因于乳腺上皮细胞的无限增殖,并导致乳腺组织产生肿块。虽然一些靶向药物的开发和应用及全身性的辅助性化疗和放疗等方法可以在一定程度上改善乳腺癌患者的生存情况,但是治疗后所产生的耐药以及复发等问题仍然难以解决。而对于大多数治疗性药物,由于乳腺癌的高度异质性,其适用受到了极大的限制。近年来的研究发现,在乳腺癌中存在一小部分具有很高耐药性的细胞,并且这部分细胞具有类似干细胞自我更新和分化的特性,从而被定义为肿瘤干细胞。目前,许多针对这部分细胞进行治疗的策略也为乳腺癌的治疗开启了一个新的方向。

作者单位: 230027　安徽合肥,细胞信号网络协同创新中心,中国科学技术大学生命科学学院,中国科学院天然免疫与慢性疾病重点实验室,合肥微尺度物质科学国家实验室,中国科学技术大学医学中心

通信作者: 柳素玲,Email: suling@ustc.edu.cn

第一节　乳腺肿瘤干细胞的发现、分离和鉴定

一、乳腺肿瘤干细胞的发现及起源

1855年，德国病理学家Rudolf Virchow首次提出干细胞促进癌变的观念。但是其后的几年一直没有直接证据证实肿瘤干细胞的存在。1959年，Makino发现在肿瘤中存在一小群对化疗不敏感的细胞，这群细胞在染色体特性上与其他肿瘤细胞存在差异，因此将这群细胞命名为"肿瘤干细胞"。1970年代，一系列的实验证实在肿瘤中存在极少数具有自我更新能力的肿瘤干细胞，而且实验显示这部分细胞具有很强的致瘤能力，仅需很少的数量即可成瘤。2003年，Clarke和Wicha团队首次在乳腺癌中也鉴定出一群具有"干细胞"特性的细胞，为乳腺癌的研究开辟了新的方向。

随着越来越多的实验证明在多种肿瘤中都存在着肿瘤干细胞，科学家也对肿瘤干细胞的起源进行了推测。其中一种推测认为基因突变的积累导致调控干性的信号通路或转录因子活化，从而使得肿瘤细胞获得类似干细胞的一些特性成为肿瘤干细胞。另外一种推测认为肿瘤干细胞是由正常干细胞转化而来。许多在干细胞中调控干性的信号通路或转录因子在肿瘤中都出现异常，这些异常可能是促使干细胞向肿瘤干细胞转化的原因。直到近十几年，研究发现一些信号通路在正常干细胞中调控干细胞的自我更新。例如，Hedgehog、Notch、Wnt及转录因子Bmi-1，但是这些信号通路在肿瘤干细胞中由于突变的累积及表观遗传的改变而失调，并且这些信号通路功能的紊乱对乳腺癌变具有至关重要的作用。

二、乳腺肿瘤干细胞的分离、鉴定方法

1. 乳腺肿瘤干细胞的分离

如何将这部分小比例的肿瘤干细胞从大量肿瘤细胞中分离出来，从而进

行有针对性的研究一直是个难题。迄今,已经有许多分子标志物用于标记肿瘤干细胞,可以有效地富集肿瘤干细胞。流式细胞术鉴定细胞表面标志物的方法是鉴定某群细胞是否为肿瘤干细胞的一种有效方式。密西根大学实验室采用流式细胞术的方法利用上皮细胞特异性抗原(epithelial specific antigen, ESA)联合CD44和CD24首次分离出了富集乳腺肿瘤干细胞的群体。分选出的具有$ESA^+ CD24^- CD44^+$表型的细胞只需要200个细胞就可以在NOD/SCID小鼠脂肪垫中成瘤,而从同一肿瘤中分离出来的不具这种表型的细胞即便多注射100倍也无法形成肿瘤。随后的研究也表明$CD24^- CD44^+$可以富集乳腺肿瘤干细胞。这部分$CD24^- CD44^+$的乳腺肿瘤干细胞在外源移植的乳腺肿瘤的发生和发展中一直维持着自我更新和分化的能力。其他的一些标志物,例如CD49f和CD133,与$CD24^- CD44^+$联用可用于鉴定不同亚型乳腺癌中的肿瘤干细胞。研究也发现,高表达CD49f对应较差的生存情况,相似的报道发现敲低它的辅助分子CD104可以降低肿瘤细胞的体内成瘤能力,这充分说明CD49f对肿瘤干细胞十分重要,可以将其作为一项鉴定指标。进一步的研究发现,表现为$CD44^+ CD49f^{hi} CD133^{hi}$表型的细胞在体内除呈现出很强的成瘤能力和自我更新能力外,还可以赋予肿瘤功能和分子上的异质性,从而进一步证实这部分细胞具有肿瘤干细胞所具有的特征。

Aldefluor分析方法通过检测乙醛脱氢酶的活性同样可以用来分离或研究乳腺肿瘤干细胞。醛脱氢酶(ALDH)是催化体内醛类代谢的酶类,它通过调控视黄醛的代谢来调控干细胞的分化。市场上可买到的Aldefluor试剂盒中含有荧光标记的BODIPY-氨基乙醛,它可以在ALDH的催化下形成BODIPY-氨基己酸,同时细胞被标记为该种荧光。如果细胞内ALDH酶活性越高,那么它所发出的荧光越强,进而可以利用流式细胞仪进行检测或分选。研究也证明,Aldefluor高活性并且联合$CD133^+$和$CD24^- CD44^+$可进一步纯化乳腺肿瘤干细胞。

2. 乳腺肿瘤干细胞的鉴定方法

虽然这些分子标志物都可以有效地富集肿瘤干细胞,但是最近的研究显示利用这些不同标志物标记的肿瘤干细胞并不是完全相同的。在异种乳腺移植瘤中,$CD24^- CD44^+$和ALDH标记的细胞有重叠但不是相同的细胞群,两种标志物标记的4种起始细胞都可以在NOD/SCID小鼠体内成瘤,其中$CD24^-$

CD44$^+$ALDH$^+$表型的肿瘤细胞的成瘤能力最强，仅仅需要20个细胞就可以在NOD/SCID小鼠体内形成肿瘤。进一步的研究发现，EpCAM$^+$CD24$^-$CD44$^+$和ALDH$^+$标记的肿瘤细胞分别与形态学上划分的乳腺癌亚型上皮-间质转化（epithelial-mesenchymal transition, EMT）群体和间质-上皮转化（mesenchymal-epithelial transition, MET）群体在基因表达谱上有相似性。而且这两种标志物标记的肿瘤细胞之间可以相互转化也说明了在真实的生理条件下它们是两群不同的细胞。这一研究说明不同亚型肿瘤干细胞在肿瘤发生和发展中起到不同的作用，为更有针对性的治疗提供了理论支持。

除了利用特异的分子标志物进行标记并鉴定肿瘤干细胞外，利用干细胞所具有的某些特性来鉴定肿瘤干细胞的方法也被广泛采用。分选出来的乳腺肿瘤干细胞具有在体外形成克隆的能力，并且在免疫缺陷小鼠中具有致瘤的能力。而体内致瘤能力也被作为评价乳腺肿瘤干细胞活性的"金标准"。还有一种方法是基于干细胞可以利用膜转运蛋白排出DNA染料［例如，烟酸己司碱（hoechst 33342）］的特性实施的。肿瘤细胞排出染料形成的侧群细胞也被证实具有很强的致瘤能力。细胞膜标记滞留实验是最新的一种体外鉴定干细胞的方法，这种方法的原理是PKH荧光染料中的荧光基团可以结合于多肽骨架上，并不可逆地结合在细胞膜的脂质双层上。PKH染料标记滞留乳腺微球的实验方法已经被用于鉴定正常乳腺干细胞和乳腺肿瘤干细胞。

第二节　调控乳腺肿瘤干细胞的信号通路、转录因子和非编码RNA

干细胞的独特性质是具有自我更新和分化的能力。在正常器官中这个过程受到严格监管，自我更新的失调可能是肿瘤发生的关键原因之一。越来越多研究表明，参与正常干细胞自我更新过程的信号转导途径、非编码RNA和转录因子途径都跟癌变相关。这其中主要包括信号通路Hedgehog、Notch、Wnt和Bmi-1转录因子途径及miR-100、miR-200等非编码RNA。

一、Hedgehog信号通路对乳腺肿瘤干细胞的调控作用

Hedgehog(Hh)信号通路首先是在果蝇中鉴定出来的,它影响果蝇的早期胚胎发育。近期的研究发现Hh信号通路可以调控细胞的增殖,决定细胞的命运并且维持干细胞/祖细胞的干性。在哺乳动物中已证实有3种Hh受体:Sonic Hedgehog(Shh)、Desert Hedgehog(Dhh)和Indian Hedgehog(Ihh),这3种受体均为分泌型糖蛋白,当被分泌出胞外后,这些受体与Hip1和Ptch结合激活Gli转录因子。当缺乏配体时,跨膜蛋白Ptch与跨膜蛋白Smo结合形成受体复合物,以此阻断Smo的功能。当配体存在时,这种复合物被解除,恢复功能的Smo启动信号级联反应,促进Glis从与Fu和SuFu形成的复合物中释放。释放的Gli家族蛋白Gli1、Gli2和Gli3依次进入核内调控靶基因的转录。转录因子Gli调控许多基因的转录,这些靶基因包括调控细胞增殖的基因[例如,细胞周期蛋白(cyclin)D、细胞周期蛋白(cyclin)E、Myc]、表皮生长因子信号通路中的分子,以及调控血管生成的因子,包括血管内皮生长因子和血小板衍生生长因子。

乳腺肿瘤中,CD24⁻CD44⁺型乳腺肿瘤干细胞相对于非肿瘤干细胞具有很高的Ptch1、Gli1和Gli2表达,并且过表达Gli1/Gli2或利用配体激活Hh信号通路能够促进微球的形成和生长;相反,环巴胺(cyclopamine)抑制该信号通路降低了肿瘤细胞的成瘤能力。此外,在经微球培养富集过的人乳腺干细胞/祖细胞中过表达Gli2之后,将这部分细胞注射到人源化的NOD-SCID小鼠脂肪垫中会出现更多的导管增生现象,这显示活化Hh信号通路有促进乳腺癌变的趋势。

一些针对Hh信号通路的小分子在抑制肿瘤的生长中发挥了良好的作用。类固醇生物碱环巴胺可以与Smo结合从而抑制Gli,进而抑制乳腺肿瘤细胞的增殖。其后,化学修饰的环巴胺作为新的Hh抑制剂在抑制肿瘤的生长中发挥了更好的效果。最近,首个FDA批准的Hh信号通路抑制剂GDC-0449(Vismodegib,商品名:Erivedge)已被用于临床实验。GDC-0449联合Notch信号通路抑制剂RO4929097[γ-分泌酶(γ-secretase)抑制剂,GSI]被用于解决手术等方法无法完全清除乳腺肿瘤细胞导致的转移问题,但是这一临床实验因其较强的不良反应被叫停。目前其他一些联合治疗策略正在进行。在化疗或

肿瘤复发过程中Hh被活化。因此，Hh信号通路抑制剂联合细胞毒药物治疗方式也许能够取得较好的肿瘤治疗效果。

二、Notch信号通路对乳腺肿瘤干细胞的调控作用

Notch信号通路在多种组织中对细胞的命运具有重要的调控作用，在对肿瘤干细胞的调控中也起重要作用。在哺乳动物中，Notch信号通路拥有4种单次跨膜蛋白受体，依次被命名为Notch1、Notch2、Notch3、Notch4。当Notch受体与其配体（δ-like 1、δ-like 3、δ-like 4, Jagged1和Jagged2）结合后，受体依次经过金属蛋白酶（metal loprotease, ML）/肿瘤坏死因子-α转换酶（TNF-α converting enzyme, TACE）和高分子量多蛋白联合体［其中主要包括γ-分泌酶、突变型早老素（presenilin）和各种辅因子］的切割产生胞内段（ICD），ICD进而入核激活靶基因的表达。

Notch信号通路被认为是维持干细胞干性、决定细胞命运和调控细胞分化的重要因素，并且研究发现Notch信号通路紊乱与多种人类恶性肿瘤有关。在体外实验中，过表达Notch4的活化结构域抑制正常乳腺上皮细胞的分化，同样的体内实验也显示Notch4对正常乳腺的发育和癌变过程都起重要作用。在对乳腺中特异表达Notch4活化结构域的转基因小鼠的研究中，科研人员发现小鼠乳腺发育受到抑制，并最终发展成为低分化状态的恶性腺瘤。以上实验明确证明了Notch信号通路起到了促进乳腺干细胞的自我更新，并且显示Notch信号通路有类似原癌基因的功能。这预示着失调的Notch信号通路虽然会下调正常乳腺干细胞的自我更新，但是其可能是导致癌变的重要原因。在肿瘤研究中也发现Notch信号通路起到广泛的作用。在人乳腺癌中，共表达Jag1和Notch1对应着较差的总体生存情况。另外研究发现$ESA^+CD24^-CD44^+$标记的肿瘤干细胞中Notch1和Notch4有很高的表达水平，分别为已分化的非肿瘤干细胞表达水平的4倍和8倍。而在体外利用药物或者基因水平下调Notch1或Notch4信号通路会下调肿瘤干细胞的活性，并且降低肿瘤细胞在体内的成瘤能力。同样，下调Notch1信号通路也会造成肿瘤对多柔比星（阿霉素）和多烯紫杉醇敏感性增加，这显示Notch信号通路与肿瘤的化疗耐受性密切相关。

Notch信号通路在信号传递中与多种信号通路交叉相互作用，其中包括

一些重要的致瘤信号通路。例如，ErbB2、Jak/Stat、TGF－β、NF－κB、Wnt和Hedgehog。研究发现ErbB2通过调控细胞周期蛋白（cyclin）D1诱导Notch1信号通路的活化。乳腺导管内癌中，Notch抑制剂DAPT联合ErbB2抑制剂拉帕替尼可以有效地作用于干细胞/祖细胞，进而抑制肿瘤生长。另外一些报道显示，在ErbB2高表达的SK－Br－3、BT474和MCF－7/ErbB2细胞中Notch1信号通路被下调，而利用曲妥珠单抗或拉帕替尼针对ErbB2进行治疗后可以使Notch1信号通路活化进而促使肿瘤细胞对Notch抑制剂药物敏感性增强，这预示着对于耐受ErbB2抑制剂药物的肿瘤细胞特别是肿瘤干细胞，联合GSI用药靶向ErbB2进行治疗也许能够逆转这些细胞的耐药性。除ErbB2外，Notch信号通路也可以与表皮生长因子受体（epithelial growth factor receptor, EGFR）相互作用。对GSI抑制剂敏感的细胞中，抑制EGFR的激酶活性可以促使Notch转录的基因的活化并导致ALDH+细胞的增加。综上所述，作用于能够同时影响多种调控干细胞的信号通路的分子将为靶向治疗提供新的方向。

三、Wnt信号通路对乳腺肿瘤干细胞的调控作用

Wnt信号通路在乳腺肿瘤中具有重要作用，受到广泛关注。Wnt配体是一些分泌在胞外的糖蛋白，这些配体中有一部分糖蛋白与受体结合后激活经典Wnt信号通路，而另外部分则激活非经典Wnt信号通路。在经典Wnt信号通路中，Wnt信号通路未激活时，细胞质中的β－联蛋白（catenin）与Axin、GSK－3β、APC等蛋白形成复合物，进而GSK－3β使β－联蛋白发生磷酸化。磷酸化的β－联蛋白被β－TrCP识别并使其泛素化，最终被蛋白酶体降解。Wnt信号受体是由Frizzled受体与低密度脂蛋白受体相关蛋白5和6（LRP5和LRP6）所形成的复合物，当Wnt配体与受体结合后，受体复合物结合Axin蛋白，从而使β－联蛋白被释放，后者进入核内结合并激活转录因子T细胞因子/淋巴样增强子（TCF/LEF）。TCF/LEF的激活促使一系列基因的转录，其中包括一些癌基因。例如，ID2、MMP7和c-myc。一些不依赖于β－联蛋白的Wnt信号通路即非经典Wnt信号通路在脊椎动物胚胎发育中至关重要。已知的非经典Wnt信号通路主要通过Rho家族小GTP酶、钙离子和蛋白激酶A信号发挥作用。报道发现，胞质信号转导蛋白Dishevelled（Dsh）能够通过它的DEP结构域定位于细胞

膜上，而且它可以通过 Daam1 激活 Rho。研究还发现 Dsh 也可以促进钙离子流出，进而激活钙离子敏感蛋白激酶 C 和钙离子依赖蛋白激酶 Ⅱ。

一系列研究指出，在包括乳腺癌在内的多种肿瘤中都发现 Wnt 信号通路和信号通路中成分的活化。关于乳腺中特异表达 Wnt-1 的转基因小鼠的研究发现，乳腺上皮细胞中有更多的细胞表达祖细胞的标志物角蛋白（keratin）6 和 Sca1，并且在这种小鼠形成的肿瘤中细胞表达角蛋白 6。这暗示着 Wnt 信号通路诱发形成肿瘤是通过乳腺干细胞和祖细胞两者中的一种或两种实现的。另外，AKT/β-联蛋白信号通路可以被抗血管生成药物，例如舒尼替尼（sunitinib）和贝伐珠单抗（bevacizumab）活化，这显示 Wnt 信号通路提高了肿瘤细胞的抗药性。目前，靶向于 Wnt 信号通路的策略主要有以下两种：其一，在乳腺癌中，甲基化相关导致的 SFRP1 沉默可以抑制 Wnt 信号通路；其二，Wnt1 单抗用于阻断 Wnt 信号通路。研究发现在乳腺肿瘤细胞系 MCF-7、HuL100 和 SK-Br-3 中，Wnt1 单抗可以有效抑制 Wnt 信号通路并且诱发细胞凋亡。对于多数肿瘤来说，不同 Wnt 配体间存在的冗余预示着针对配体的抗体可能不是一个良好的策略，此时针对所有配体的抑制剂比较合适；但是对于一些严重依赖某种配体的肿瘤来说配体单抗的方法是可行的。

四、Bmi-1 转录因子对乳腺肿瘤干细胞的调控作用

Bmi-1 是属于转录因子 the polycomb（PCG）类的转录抑制子，在 B 细胞淋巴瘤中首次被鉴定出来。研究发现 Bmi-1 在许多正常细胞和肿瘤干细胞中作为一个调控自我更新的主要因子。Bmi-1 在许多人乳腺肿瘤细胞系中具有高表达，并且在维持干细胞表型和癌变过程中起十分重要的作用。因此，Bmi-1 也被作为一种标志物标记肿瘤干细胞。Bmi-1 在调控乳腺肿瘤细胞的 EMT 和迁移中也起重要作用。Bmi-1 在人乳腺癌原发瘤和转移的乳腺肿瘤细胞中都维持较高的表达水平，以调控肿瘤细胞的 EMT 和转移。在 Twist 诱导的 EMT 细胞中，Twist1 和 Bmi-1 相互协作共同抑制上皮样标志物 E-联蛋白的表达并增强细胞形成肿瘤的能力。

由于 Bmi-1 与 Wnt 信号通路间的正反馈循环，因此过表达 Bmi-1 很可能增加肿瘤干细胞的比例，并提高肿瘤的抗药能力；同时，这也暗示 Bmi-1 也许

是治疗乳腺癌的新靶点。研究发现高表达Bmi-1与肿瘤的恶性程度相关,特别是在基底样乳腺癌中有很高的Bmi-1表达。作用于Bmi-1或者其调控的信号通路或许可以控制或完全清除肿瘤。一些针对性策略也已经在进行。Akt磷酸化Bmi-1进而抑制肿瘤干细胞的自我更新,因此过表达Akt被视为一种降低肿瘤干细胞的方式。此外,直接使用Bmi-1的抑制剂PTC-209也可以有效抑制结肠癌干细胞的自我更新。另外一种策略是采用Bmi-1的抗体进行免疫疗法,研究显示这种方法在宫颈癌治疗中起良好作用。但是对于以上这些策略是否可以应用于乳腺癌的治疗中,仍然需要进一步验证。

五、非编码RNA在乳腺肿瘤干细胞中的调控作用

非编码RNA(ncRNA)是一类不翻译成蛋白质但具有功能的RNA分子。近十几年来,大量的非编码RNA被发现,其中包括核糖体RNA(rRNA)、转移RNA(tRNA)、核内小RNA(snRNA)、核仁小RNA(snoRNA)、microRNA(miRNA)和长非编码RNA(lncRNA)等。许多数据显示非编码RNA在肿瘤和肿瘤干细胞的发生、发展中具有重要意义,也提示其可作为潜在的治疗靶点。

miRNA是由19～23个核苷酸组成的非编码RNA,它在基因沉默和转录后调控过程中扮演重要角色。miRNA通常靶向于信使RNA(mRNA),通过碱基互补配对,miRNA抑制mRNA的转录效率或降低mRNA的稳定性。

miRNA调控肿瘤干细胞中多种生命过程。通过对比miRNA的表达谱,一些miRNA集群例如miR-200c-141、miR-200b-200a-429和miR-183-96-182在乳腺肿瘤干细胞和非肿瘤干细胞中具有不同的表达量。对于乳腺肿瘤干细胞,存在EMT和MET两种形式,这两种类型肿瘤干细胞分别具有高转移和促肿瘤再生的能力,miRNA也同样在调控这两种类型肿瘤干细胞中扮演重要角色。例如,miR-9、miR-100、miR-221和miR-155可以诱导EMT状态,而miR-34c、miR-200、miR-205和miR-93诱导MET状态。最近的一些研究揭示了miRNA在调控肿瘤干细胞命运中的作用。分析不同时期乳腺癌样品,miR-9在高转移型肿瘤后期样品中有较高的表达水平,并且表达量与肿瘤细胞CD24$^-$CD44$^+$表型和EMT状态密切相关。另外有研究报道,miR-100通过下调SMADCA5、SMADCD1和BMPR2,直接调控乳腺肿瘤干细胞的自我更新和

分化，并下调ALDH⁺群体。尽管一些miRNA对肿瘤有重要调控作用，但是也有一些miRNA对不同分化状态的乳腺肿瘤细胞具有相反的作用。在低分化状态的乳腺肿瘤细胞中，miR-93通过下调TGF-β等基因诱导MET状态并下调肿瘤干细胞数量。但是在高度分化的乳腺肿瘤细胞中，miR-93却起到增加肿瘤干细胞数量的作用。其他一些miRNA，例如Let-7通过下调靶基因H-RAS和HMGA2可以调控多种乳腺肿瘤干细胞的特性，但是下调这两种基因最终的效果却是不同的。Let-7下调H-RAS，抑制肿瘤干细胞的自我更新但是对其分化无影响；而Let-7下调HMGA2，促进肿瘤干细胞分化，但是对自我更新没有影响。以上实验证明，miRNA在调控肿瘤干细胞中既可以是抑制因子，也可以是促进因子。因此，针对miRNA的治疗方式需要根据肿瘤不同的分化阶段加以改变。

第三节　纳米材料在抗肿瘤干细胞中的应用

针对肿瘤干细胞中的重要信号通路、转录因子或非编码RNA等，许多药物已被开发生产。Vantictumab是一种靶向Wnt通路受体的抗体，前期实验显示其能够抑制肿瘤的增殖及复发。MK-0752作为Notch信号通路的抑制剂也被证明可以抑制肿瘤细胞的增殖。类似药物还有很多种类，但是这些小分子药物普遍存在稳定性差、体内清除快、半衰期短、水溶性低等缺点，这些缺点随着纳米材料的应用被有效缓解。

纳米药物一般直径小于200 nm，由于其相对传统药物尺寸小，因此其比表面积大、表面活性高、吸附能力强，并且可以通过对其表面进行修饰来对药物特性进行优化。这些特性使得纳米药物较传统药物具有生物相容性强、半衰期长、用药量小、靶向性强等优点。因此，纳米技术在抗肿瘤新药的研制中具有突出的潜力。

目前，纳米材料靶向肿瘤干细胞的方式主要有几类。其一为纳米载体对靶向药物进行修饰，使其能够有效地到达肿瘤部位。盐霉素在乳腺癌中具有理想的抗肿瘤效果，但是其本身水溶差、毒性强等缺点限制了它的应用。而利用纳米技术将盐霉素偶联到免疫耐受的弹性蛋白样多肽(iTEP)上可以使其自发形成纳米颗粒,增加了水溶性,同时将大部分游离盐霉素包裹于其内,降低了毒性;其二为优化纳米载体,使其具有靶向作用。使用可以结合CD44的透明质酸样纳米颗粒作为载体可将药物有效输送到CD44$^+$肿瘤干细胞处进行杀伤;其三为利用纳米材料独特的性质直接杀伤肿瘤干细胞。肿瘤干细胞处于低氧环境,低氧环境与肿瘤的耐药性有关,采用纳米材料进行局部热疗可以打破这种环境,进而降低肿瘤耐药性。虽然纳米材料的应用在实验中取得良好的效果,但是鉴于无法确定纳米材料本身是否具有生物毒性,因此距离应用于临床仍然有很长的路要走。

第四节　总结与展望

乳腺肿瘤干细胞的存在,导致乳腺癌耐药性以及复发的产生。因此,针对乳腺肿瘤干细胞的治疗是有效治疗乳腺癌必不可或缺的条件。目前已开发出许多肿瘤干细胞标志物,可以有效地富集肿瘤干细胞。更加精准的标志物仍在研究中,新的精准标志物的发现将可以准确地分离出肿瘤干细胞,进而为更有针对性地研究乳腺肿瘤干细胞奠定基础。

在对这些乳腺肿瘤干细胞标志物的研究过程中,研究人员也证实不同标志物所标记的肿瘤干细胞可以归为间充质样和上皮样肿瘤干细胞两类。这两种类型肿瘤干细胞特性有所区别,间充质样肿瘤干细胞表现为很强的转移能力,而上皮样肿瘤干细胞具有肿瘤起始能力,并且这两种类型肿瘤干细胞之间可以相互转化。这一发现也使人们对肿瘤的转移及复发有了更进一步的认识,即肿瘤干细胞通过一系列调控大量转变为间充质样肿瘤干细胞,从而增强转移能力;当这部分细胞离开原发病灶或到达新病灶时转变为上皮样肿瘤干细胞,进而在新病灶形成肿瘤。治疗后的残余肿瘤干细胞转化为上皮样肿瘤干细胞,进而使肿瘤复发。肿瘤治疗中的一大难点就是肿瘤的转移,因此这一发现也为抑制肿瘤的转移提供了新的策略。在治疗过程中,可以通过对一些信号通路等加以干预,促使肿瘤干细胞向上皮样肿瘤干细胞转变,以降低转移的概率。另外这两种肿瘤干细胞对药物的敏感性不同。因此,控制其向某一种肿瘤干细胞转化,并施加相应敏感药物将达到较好的治疗效果。

通过探究对干细胞具有重要调控作用的信号通路、转录因子及非编码RNA等,有助于人们发现肿瘤干细胞的由来,进而从源头尽量减少肿瘤干细胞的产生。并且明确这些重要因素在肿瘤干细胞中的作用将为治疗提供更多更加有效的靶点。目前,已明确了其中一些对肿瘤干细胞的作用,一些针对性的药物也在临床中得到应用。PRI-724作为一种β-联蛋白拮抗剂已被用于胰腺癌等肿瘤治疗的临床试验。MK-0752可以阻断Notch受体的切割进而抑制Notch信号通路的活化,目前该药物也正在临床验证中。在肿瘤中存在多种信号通路的异常,因此,同时靶向对肿瘤干细胞有作用的多个途径或参与多个途径的重要节点分子或许能够更加有效地治疗乳腺癌。在此基础上,结合纳米技术优化药物用于新的靶向药物研制,进而联合纳米材料本身具有的特异杀伤作用将更好地治疗乳腺癌。

参 考 文 献

[1] Visvader JE. Keeping abreast of the mammary epithelial hierarchy and breast tumorigenesis[J]. Genes Dev, 2009, 23(22): 2563-2577.

[2] Al-Hajj M, Wicha MS, Benito-Hernandez A, et al. Prospective identification of tumorigenic breast cancer cells[J]. Proc Natl Acad Sci U S A, 2003, 100(7): 3983-3988.

[3] Makino S. The role of tumor stem-cells in regrowth of the tumor following drastic applications[J]. Acta Unio Int Contra Cancrum, 1959, 15(Suppl 1): 196-198.

[4] Hamburger A, Salmon S E. Primary bioassay of human myeloma stem cells[J]. J Clin Invest, 1977, 60(4): 846.

[5] Park CH, Bergsagel DE, McCulloch EA. Mouse myeloma tumor stem cells: a primary cell culture assay[J]. J Natl Cancer Inst, 1971, 46(2): 411-422.

[6] Regenbrecht CR, Lehrach H, Adjaye J. Stemming cancer: functional genomics of cancer stem cells in solid tumors[J]. Stem Cell Rev, 2008, 4(4): 319-328.

[7] Wend P, Holland JD, Ziebold U, et al. Wnt signaling in stem and cancer stem cells[C]// Seminars in cell & developmental biology. Academic Press, 2010, 21(8): 855-863.

[8] Lessard J, Sauvageau G. Bmi-1 determines the proliferative capacity of normal and leukaemic stem cells[J]. Nature, 2003, 423(6937): 255-260.

［9］ Krausova M, Korinek V. Wnt signaling in adult intestinal stem cells and cancer［J］. Cell Signal, 2014, 26(3): 570−579.

［10］ Friedrichs K, Ruiz P, Franke F, et al. High expression level of α6 integrin in human breast carcinoma is correlated with reduced survival［J］. Cancer Res, 1995, 55(4): 901−906.

［11］ Lipscomb EA, Simpson KJ, Lyle SR, et al. The α6β4 integrin maintains the survival of human breast carcinoma cells *in vivo*［J］. Cancer Res, 2005, 65(23): 10970−10976.

［12］ Meyer MJ, Fleming JM, Lin AF, et al. CD44posCD49fhiCD133/2hi defines xenograft-initiating cells in estrogen receptor–negative breast cancer［J］. Cancer Res, 2010, 70(11): 4624−4633.

［13］ Ginestier C, Hur MH, Charafe-Jauffret E, et al. ALDH1 is a marker of normal and malignant human mammary stem cells and a predictor of poor clinical outcome［J］. Cell Stem Cell, 2007, 1(5): 555−567.

［14］ Cicalese A, Bonizzi G, Pasi CE, et al. The tumor suppressor p53 regulates polarity of self-renewing divisions in mammary stem cells［J］. Cell, 2009, 138(6): 1083−1095.

［15］ Liu S, Cong Y, Wang D, et al. Breast cancer stem cells transition between epithelial and mesenchymal states reflective of their normal counterparts［J］. Stem Cell Reports, 2014, 2(1): 78−91.

［16］ Dontu G, Abdallah WM, Foley JM, et al. *In vitro* propagation and transcriptional profiling of human mammary stem/progenitor cells［J］. Genes Dev, 2003, 17(10): 1253−1270.

［17］ Hadnagy A, Gaboury L, Beaulieu R, et al. SP analysis may be used to identify cancer stem cell populations［J］. Exp Cell Res, 2006, 312(19): 3701−3710.

［18］ Pece S, Tosoni D, Confalonieri S, et al. Biological and molecular heterogeneity of breast cancers correlates with their cancer stem cell content［J］. Cell, 2010, 140(1): 62−73.

［19］ Cohen MM Jr. The hedgehog signaling network［J］. Am J Med Genet A, 2003, 123A(1): 5−28.

［20］ Lewis MT, Veltmaat JM. Next stop, the twilight zone: hedgehog network regulation of mammary gland development［J］. J Mammary Gland Biol Neoplasia, 2004, 9(2): 165−181.

［21］ di Magliano MP, Hebrok M. Hedgehog signalling in cancer formation and maintenance［J］. Nat Rev Cancer, 2003, 3(12): 903−911.

［22］ Liu S, Dontu G, Mantle ID, et al. Hedgehog signaling and Bmi−1 regulate self-renewal of normal and malignant human mammary stem cells［J］. Cancer Res, 2006, 66(12): 6063−6071.

［23］ Kubo M, Nakamura M, Tasaki A, et al. Hedgehog signaling pathway is a new therapeutic target for patients with breast cancer［J］. Cancer Res, 2004, 64(17): 6071−6074.

［24］ Tremblay MR, Nevalainen M, Nair SJ, et al. Semisynthetic cyclopamine analogues as potent and orally bioavailable hedgehog pathway antagonists［J］. J Med Chem, 2008, 51(21): 6646-6649.

［25］ Hui M, Cazet A, Nair R, et al. The Hedgehog signalling pathway in breast development, carcinogenesis and cancer therapy［J］. Breast Cancer Res, 2013, 15(2): 203.

［26］ Chiba S. Concise review: Notch signaling in stem cell systems［J］. Stem Cells, 2006, 24(11): 2437-2447.

［27］ Roy M, Pear WS, Aster JC. The multifaceted role of Notch in cancer［J］. Curr Opin Genet Dev, 2007, 17(1): 52-59.

［28］ Radtke F, Raj K. The role of Notch in tumorigenesis: oncogene or tumour suppressor?［J］Nat Rev Cancer, 2003, 3(10): 756-767.

［29］ Reedijk M, Odorcic S, Chang L, et al. High-level coexpression of JAG1 and NOTCH1 is observed in human breast cancer and is associated with poor overall survival［J］. Cancer Res, 2005, 65(18): 8530-8537.

［30］ Harrison H, Farnie G, Howell SJ, et al. Regulation of breast cancer stem cell activity by signaling through the Notch4 receptor［J］. Cancer Res, 2010, 70(2): 709-718.

［31］ Zang S, Chen F, Dai J, et al. RNAi-mediated knockdown of Notch-1 leads to cell growth inhibition and enhanced chemosensitivity in human breast cancer［J］. Oncol Rep, 2010, 23(4): 893-899.

［32］ Olsauskas-Kuprys R, Zlobin A, Osipo C. Gamma secretase inhibitors of Notch signaling［J］. Onco Targets Ther, 2013, 6: 943-955.

［33］ Lindsay J, Jiao X, Sakamaki T, et al. ErbB2 induces Notch1 activity and function in breast cancer cells［J］. Clin Transl Sci, 2008, 1(2): 107-115.

［34］ Farnie G, Willan PM, Clarke RB, et al. Combined inhibition of ErbB1/2 and Notch receptors effectively targets breast ductal carcinoma in situ (DCIS) stem/progenitor cell activity regardless of ErbB2 status［J］. PloS One, 2013, 8(2): e56840.

［35］ Osipo C, Patel P, Rizzo P, et al. ErbB-2 inhibition activates Notch-1 and sensitizes breast cancer cells to a γ-secretase inhibitor［J］. Oncogene, 2008, 27(37): 5019-5032.

［36］ Arasada RR, Amann JM, Rahman MA, et al. EGFR blockade enriches for lung cancer stem-like cells through Notch3-dependent signaling［J］. Cancer Res, 2014, 74(19): 5572-5584.

［37］ Klaus A, Birchmeier W. Wnt signalling and its impact on development and cancer［J］. Nat Rev Cancer, 2008, 8(5): 387-398.

［38］ Veeman MT, Axelrod JD, Moon RT. A second canon: functions and mechanisms of β-catenin-independent Wnt signaling［J］. Dev Cell, 2003, 5(3): 367-377.

［39］ Bafico A, Liu G, Goldin L, et al. An autocrine mechanism for constitutive Wnt pathway activation in human cancer cells［J］. Cancer cell, 2004, 6(5): 497-506.

[40] Klopocki E, Kristiansen G, Wild PJ, et al. Loss of SFRP1 is associated with breast cancer progression and poor prognosis in early stage tumors[J]. Int J Oncol, 2004, 25(3): 641−649.

[41] Nagahata T, Shimada T, Harada A, et al. Amplification, up-regulation and over-expression of DVL-1, the human counterpart of the Drosophila disheveled gene, in primary breast cancers[J]. Cancer Sci, 2003, 94(6): 515−518.

[42] Nakopoulou L, Mylona E, Papadaki I, et al. Study of phospho−β−catenin subcellular distribution in invasive breast carcinomas in relation to their phenotype and the clinical outcome[J]. Mod Pathol, 2006, 19(4): 556−563.

[43] Li Y, Welm B, Podsypanina K, et al. Evidence that transgenes encoding components of the Wnt signaling pathway preferentially induce mammary cancers from progenitor cells[J]. Proc Natl Acad Sci U S A, 2003, 100(26): 15853−15858.

[44] Conley SJ, Gheordunescu E, Kakarala P, et al. Antiangiogenic agents increase breast cancer stem cells via the generation of tumor hypoxia[J]. Proc Natl Acad Sci U S A, 2012, 109(8): 2784−2789.

[45] Yang MH, Hsu DS, Wang HW, et al. Bmi1 is essential in Twist1-induced epithelial-mesenchymal transition[J]. Nat Cell Biol, 2010, 12(10): 982−992.

[46] He B, You L, Uematsu K, et al. A monoclonal antibody against Wnt−1 induces apoptosis in human cancer cells[J]. Neoplasia, 2004, 6(1): 7−14.

[47] Alkema M, Wiegant J, Raap A K, et al. Characterization and chromosomal localization of the human proto-oncogene BMI−1[J]. Hum Mol Genet, 1993, 2(10): 1597−1603.

[48] Li H, Song F, Chen X, et al. Bmi-1 regulates epithelial-to-mesenchymal transition to promote migration and invasion of breast cancer cells[J]. Int J Clin Exp Pathol, 2014, 7(6): 3057−3064.

[49] Cho JH, Dimri M, Dimri GP. A positive feedback loop regulates the expression of polycomb group protein BMI1 via WNT signaling pathway[J]. J Biol Chem, 2013, 288(5): 3406−3418.

[50] Guo BH, Feng Y, Zhang R, et al. Bmi−1 promotes invasion and metastasis, and its elevated expression is correlated with an advanced stage of breast cancer[J]. Mol Cancer, 2011, 10(1): 10.

[51] Wang Y, Zhe H, Ding Z, et al. Cancer stem cell marker Bmi−1 expression is associated with basal-like phenotype and poor survival in breast cancer[J]. World J Surg, 2012, 36(5): 1189−1194.

[52] Liu Y, Liu F, Yu H, et al. Akt phosphorylates the transcriptional repressor bmi1 to block its effects on the tumor-suppressing ink4a-arf locus[J]. Sci Signal, 2012, 5(247): ra77.

[53] Kreso A, van Galen P, Pedley NM, et al. Self-renewal as a therapeutic target in human

colorectal cancer［J］. Nat Med, 2014, 20(1): 29-36.

［54］ Tong YQ, Liu B, Zheng HY, et al. BMI-1 autoantibody as a new potential biomarker for cervical carcinoma［J］. PLoS One, 2011, 6(11): e27804.

［55］ Shimono Y, Zabala M, Cho R W, et al. Downregulation of miRNA-200c links breast cancer stem cells with normal stem cells［J］. Cell, 2009, 138(3): 592-603.

［56］ Liu S, Clouthier SG, Wicha MS. Role of microRNAs in the regulation of breast cancer stem cells［J］. J Mammary Gland Biol Neoplasia, 2012, 17(1): 15-21.

［57］ Yu S, Liu Y, Wang J, et al. Circulating microRNA profiles as potential biomarkers for diagnosis of papillary thyroid carcinoma［J］. J Clin Endocrinol Metab, 2012, 97(6): 2084-2092.

［58］ Gwak JM, Kim HJ, Kim EJ, et al. MicroRNA-9 is associated with epithelial-mesenchymal transition, breast cancer stem cell phenotype, and tumor progression in breast cancer［J］. J Clin Endocrinol Metab, 2014, 147(1): 39-49.

［59］ Deng L, Shang L, Bai S, et al. MicroRNA100 inhibits self-renewal of breast cancer stem-like cells and breast tumor development［J］. Cancer Res, 2014, 74(22): 6648-6660.

［60］ Yu F, Yao H, Zhu P, et al. Let-7 regulates self renewal and tumorigenicity of breast cancer cells［J］. Cell, 2007, 131(6): 1109-1123.

［61］ Gurney A, Axelrod F, Bond CJ, et al. Wnt pathway inhibition via the targeting of Frizzled receptors results in decreased growth and tumorigenicity of human tumors ［J］. Proc Natl Acad Sci U S A, 2012, 109(29): 11717-11722.

［62］ Schott AF, Landis MD, Dontu G, et al. Preclinical and clinical studies of gamma secretase inhibitors with docetaxel on human breast tumors［J］. Clin Cancer Res, 2013, 19(6): 1512-1524.

［63］ Zhao P, Dong S, Bhattacharyya J, et al. iTEP nanoparticle-delivered salinomycin displays an enhanced toxicity to cancer stem cells in orthotopic breast tumors［J］. Mol Pharm, 2014, 11(8): 2703-2712.

［64］ Wei X, Senanayake TH, Warren G, et al. Hyaluronic acid-based nanogel-drug conjugates with enhanced anticancer activity designed for the targeting of CD44-positive and drug-resistant tumors［J］. Bioconjug Chem, 2013, 24(4): 658-668.

［65］ Sadhukha T, Niu L, Wiedmann TS, et al. Effective elimination of cancer stem cells by magnetic hyperthermia［J］. Mol Pharm, 2013, 10(4): 1432-1441.

［66］ El-Khoueiry AB, Ning Y, Yang D, et al. A phase I first-in-human study of PRI-724 in patients (pts) with advanced solid tumors［C］//ASCO Annual Meeting Proceedings. 2013, 31(15suppl): 2501.

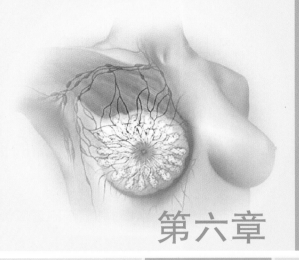

第六章

低氧、肿瘤代谢和乳腺癌

李兆勇　张华凤

　　低氧状态是肿瘤微环境最主要的特征之一，作为低氧应激调控的关键因子，低氧诱导因子1（HIF-1）在调节肿瘤细胞代谢、肿瘤转移以及癌细胞干性维持中起着至关重要的作用。HIF-1通过直接激活靶基因的转录表达，导致低氧微环境下细胞的特异性反应，并促进肿瘤细胞代谢的改变，包括糖代谢、线粒体呼吸、谷胺酰胺代谢和脂类的合成与分解代谢等。瘤内低氧是乳腺癌的一个普遍特点，低氧促进乳腺癌细胞上皮-间质转化（EMT）、侵袭和血管内渗、溢出和转移前微环境的形成等，最终促进乳腺癌细胞的侵袭和转移。此外，低氧还与乳腺癌干细胞表型的诱导和治疗抵抗相关。鉴于HIF-1在肿瘤发生、发展中的重要作用及其仅在特殊的低氧条件下，例如肿瘤微环境内被诱导的特点，筛选和鉴定特异的HIF-1信号通路抑制剂可能为肿瘤的治疗提供新的手段和方法。

作者单位：中国科学技术大学生命科学学院
通信作者：张华凤，Email: hzhang222@ustc.edu.cn；李兆勇，Email: lizhy@ustc.edu.cn

第一节　肿瘤的低氧微环境

一、低氧诱导因子1对肿瘤细胞适应低氧微环境的作用

随着肿瘤的发生、发展，肿瘤微环境变化最显著的特征之一是其低氧或缺氧状态。肿瘤的低氧微环境将诱导低氧诱导因子1（hypoxia inducible factor, HIF-1）的表达，HIF-1通过调节数百种下游效应分子来调节肿瘤的新血管生成、增殖、代谢及抗凋亡等，从而使肿瘤细胞能够适应低氧微环境而生存发展。

氧气对于细胞生存是一个重要的分子，因为它在产生能量的线粒体呼吸中被用作最终的受体。在环境空气中氧气浓度大约为21%，而在许多健康哺乳动物组织中为2%～9%。低氧一般指氧气浓度低于2%，而缺氧症（严重低氧）则被定义为低于0.02%的氧气浓度。低氧条件下细胞会面临死亡的威胁，为了在氧含量较低的条件下存活，细胞需要启动一个复杂的响应机制，这一机制主要受到转录复合物HIF的控制。HIF是一种转录激活因子，是氧平衡的主要调节子。HIF在由冠状动脉疾病引起的心肌缺血、由外周动脉疾病引起的肢体缺血、压力超负荷的心力衰竭、伤口愈合，以及器官移植的慢性排斥的病理生理学反应中均发挥一定的保护作用。另一方面，HIF也是肺动脉高压、与睡眠呼吸暂停相关的系统性高血压、眼部新生血管、遗传性红细胞增多症及肿瘤的发病原等。

HIF是由一个α亚基（HIF-1α或HIF-2α）和一个β亚基（HIF-1β）构成的二聚蛋白复合物。其中HIF-1α的结构中含有basic-helix-loop-helix-PAS domain，其蛋白水平及转录功能受氧浓度的调节，而HIF-1β是稳定表达的，其表达不受氧浓度的调控。在正常条件下，HIF-1α和HIF-2α均被蛋白酶体降解：对氧气敏感的抑癌蛋白脯氨酰羟化酶（prolyl hydroxylase, PHD）和von Hippel-Lindau（VHL）介导HIF的泛素化和蛋白酶体降解。在低氧条件下，PHD酶活性降低，抑制HIF-1α和HIF-2α发生羟基化修饰，因而泛素E3连接酶VHL不能识别HIF-1α和HIF-2α而使其发生泛素化修饰，从而使得它们的蛋白不能被蛋白酶体识别而降解，最终HIF-1α和HIF-2α蛋白得以稳定化。许

多肿瘤的免疫组织化学检测分析表明,与正常组织相比,肿瘤组织中HIF-1α或HIF-2α,或者两者的水平均升高。在很多原发性肿瘤中,包括膀胱癌、脑癌、乳腺癌、结肠癌、肝癌、肺癌、胰腺癌、皮肤癌、胃癌,以及急性白血病和骨髓性白血病等,HIF-1α或HIF-2α水平的升高与患者病死率的增加相关,这是一个不依赖于已经建立的诊断参数(包括肿瘤分期、组织学分级和淋巴结状况等)的不良预后因素。肿瘤中存在氧气梯度,离附近区域血管的距离越远,则氧气的浓度会越低。并且,如果距离氧气源太远导致局部缺氧时,会造成局部细胞的坏死。除了氧气之外,其他的微环境条件,比如NO和ROS,也能诱导肿瘤中HIF-1α的表达。各种遗传改变,包括癌基因功能的获得,或抑癌基因功能的缺失,在癌细胞中也以不依赖于氧气的方式诱导HIF-1的表达或活化。PI3K/Akt/mTOR信号通路的激活,导致mTOR依赖性的HIF-1α翻译的增加;而一些抑癌基因,例如LKB1、IDH1、P53和PTEN等功能的缺失,也通过不同的机制促进HIF-1α的表达。

二、HIF 促进肿瘤的发生和发展

肿瘤细胞依赖于HIF,通过其调节的糖酵解、细胞增殖和血管生成等来适应肿瘤内的低氧环境;通过对靶基因的调控,HIF促进肿瘤的发生和发展等。作为转录因子,HIF-1α与HIF-1β形成异二聚体,结合靶基因启动子区的特定低氧反应元件(hypoxia response elements, HRE)以诱导下游靶基因的表达,HIF-1结合的靶基因HRE的共有序列为5′-A(或G)CGTG′-3′。HIF调控的下游靶基因所编码的蛋白在肿瘤生物学的多个关键领域发挥作用。阵列基因表达分析和染色质免疫沉淀检测表明,对应于低氧反应,HIF可以直接激活1 000多个基因的表达。然而,在一种细胞里只有其中一部分HIF靶基因被激活,导致低氧的细胞呈特异性反应。HIF靶基因编码的蛋白主要包括两大类:一类是增加氧气传送,另一类是减少氧气消耗。第1类包括促红细胞生成素(erythropoietin, EPO)和血管内皮生长因子(vascular endothelial growth factor, VEGF),EPO蛋白可增加红细胞携带氧气的能力和体循环氧合,而VEGF蛋白可增强血管通透性,刺激血管生成并增加局部组织的氧合,此外,HIF也直接调控许多其他血管生成因子的表达,包括ANGPT2、PDGFB、PGF、SCF和SDF等,从而促进血管生成。第2类主要是代谢酶,低氧微环境激活的HIF通过对其靶基因表达的调控,广泛参与肿瘤代谢的调节。例如,乳酸脱氢酶A和丙酮酸脱氢酶激酶,这些酶促使细胞从氧化磷酸化代谢转换为糖酵解代谢。

三、HIF-1参与调控肿瘤细胞的免疫逃逸

在低氧肿瘤细胞中,HIF-1介导端粒酶编码基因TERT的转录激活,以使肿瘤细胞保持端粒长度维持永生能力。HIF-1也参与调控肿瘤细胞的免疫逃避,肿瘤细胞诱导一个抑制免疫力的微环境,目前已经鉴定了几种低氧肿瘤细胞逃避免疫致死的机制。例如,肿瘤相关巨噬细胞通过一种依赖于HIF-1活性和可诱导的一氧化氮合成酶的形式抑制T细胞的激活。HIF靶基因也参与肿瘤的侵袭和转移,不同的靶基因参与转移的不同环节,包括细胞外基质重塑、血行转移和淋巴转移等。

第二节　低氧微环境与肿瘤代谢

细胞代谢是由糖代谢、脂代谢、氨基酸代谢以及核酸及其衍生物代谢等构成的高度协调的细胞活动,是维持细胞生命的基本过程。80多年前,Otto Warburg所观察到的是肿瘤细胞在糖代谢方面的特征性改变,即有氧糖酵解过程。近年来的研究表明,肿瘤细胞中其他重要物质的代谢也会发生相应的特征性改变,这些改变也很可能是促进肿瘤发生、发展的病理基础。

肿瘤细胞通过代谢变化支持能量产生、生物分子的合成过程和氧化还原潜能的维持,从而使得肿瘤细胞在不利的肿瘤微环境中得以生存和增殖。这种细胞内能量代谢的特异性改变已逐渐被认为是肿瘤细胞的标志特征之一。肿瘤细胞针对环境压力改变能量代谢从而获得生存优势,这一过程被称为肿瘤细胞的代谢重编程。近年来,大量的证据表明,肿瘤细胞发生代谢重编程的目的之一是为了能使其更好地适应肿瘤的低氧微环境而生存下来。如前所述,实体瘤细胞由于快速增殖的原因,肿瘤内部往往处于低氧及营养匮乏的状态。为了适

应这种低氧的应激状态,肿瘤细胞内HIF-1信号通路被异常活化。HIF-1的活化可以通过VEGF及EPO基因等促进肿瘤细胞新血管的生成及增强细胞输送氧气及营养物质的能力,同时HIF-1还可以通过调节代谢而使肿瘤细胞存活下来。

一、糖代谢

在细胞糖代谢途径中,葡萄糖经葡萄糖转运子转运进入细胞,然后被磷酸化为6-磷酸-葡萄糖,6-磷酸-葡萄糖进一步经过一系列的反应,分解为磷酸二羟丙酮和3-磷酸-甘油醛。3-磷酸-甘油醛可转变为甘油-3-磷酸参与脂类合成,或者继续转换产生丙酮酸。丙酮酸可转变为乙酰辅酶A供养线粒体内的三羧酸循环,或者在胞质中转变为乳酸。另外,6-磷酸-葡萄糖也可采用另一种代谢途径——磷酸戊糖途径,此途径产生的戊糖用于核苷酸合成,副产品NADPH则参与细胞内还原型生物合成。此外,6-磷酸-葡萄糖也可以转变为糖原贮存起来。实体瘤中的代谢与正常组织明显不同,正常组织中,大约10%的细胞能量由糖酵解产生,而线粒体需氧呼吸占比为90%。然而,肿瘤组织中超过50%的细胞能量是由糖酵解产生,其他部分由线粒体产生。而且即使在氧气充足的条件下,肿瘤细胞中糖酵解途径也是加强的,并伴随着下游丙酮酸的产生而生成大量乳酸,这一现象被称为"有氧糖酵解",即"瓦伯格效应"。

在正常和缺氧条件下,HIF-1α均调节细胞内糖的氧化磷酸化向糖酵解的代谢转换。HIF-1α通过促进葡萄糖转运子GLUT1和GLUT3,以及糖酵解酶比如HK1、HK2、GAPDH、PGK1、ENO1和LDHA等的表达,直接激活糖酵解过程。而且,低氧微环境下糖原合成酶1和糖原磷酸化酶PYGL的诱导使得糖代谢得以增强,而葡萄糖经糖原的代谢维持磷酸戊糖途径,有助于ROS的清除和细胞增殖。低氧通过与癌基因的相互作用,能改变肿瘤代谢以支撑细胞增殖和肿瘤发生,癌基因Ras诱导的糖酵解部分依赖于HIF-1α的上调。癌基因Myc增强HIF-1α的表达,而且Myc与HIF-1α之间的相互作用诱导代谢的变化。有意思的是,HIF-1α抑制Myc并阻抑细胞周期进展,而HIF-2α增强Myc活性并支持细胞增殖。HIF-1α和HIF-2α对Myc活性的反向功能取决于它们与不同Myc辅因子的相互作用。PI3K信号通路通过Akt的激活,则参与了HIF-1α的稳定化。此外，HIF-1α也通过阻止丙酮酸进入线粒体转换为乙酰辅酶A，抑制线粒体氧化磷酸化。相比线粒体中葡萄糖完全氧化为二氧化碳产生的能量，糖酵解为一种更低效的产能方式，但低氧诱导的糖吸收和糖酵解能够导致快速的能量产生以补偿其低效性，并且此过程产生的一些中间代谢物有利于生物大分子的合成。此外，这种HIF-1α依赖性的途径诱导糖酵解并阻止线粒体氧气的消耗，有利于肿瘤细胞在重度持久的低氧微环境下的生存。

二、线粒体呼吸

线粒体作为承担细胞能量代谢的重要细胞器，除了为细胞代谢供能外，还参与细胞凋亡、细胞分化、信号转导和细胞周期等的调控过程。早在1924年，德国科学家Otto Warburg就已经发现，肿瘤细胞内依赖于线粒体功能的氧化磷酸化和呼吸作用减弱，即便在氧气充足的情况下，肿瘤细胞偏好于通过细胞质内进行的有氧糖酵解途径来获得能量，即Warburg Effect。Warburg曾推测，线粒体的功能缺陷是肿瘤发生、发展的原因。

实际上，线粒体呼吸异常存在于多种癌症中，糖酵解产生的丙酮酸可在线粒体中转变为乙酰辅酶A，并进一步在三羧酸循环（tricarboxylic acid cycle, TCA）中转变为柠檬酸，导致高能量电子、二氧化碳和碳建模块的产生，以用于合成代谢。一些TCA循环中的线粒体酶，例如琥珀酸脱氢酶和延胡索酸水化酶具有抑癌活性。上调的糖酵解通过减少线粒体氧化磷酸化，可以减少ROS诱导的损伤及促进细胞的合成代谢途径。因此，减少的线粒体呼吸代谢有益于肿瘤细胞增殖和肿瘤生长。癌基因cMyc也诱导参与线粒体生物合成基因的表达。同样，抑癌基因p53也参与调节线粒体呼吸代谢，癌细胞中p53的缺失阻止细胞色素C氧化酶2（cytochrome C oxidase, COX2）的表达，导致线粒体呼吸的抑制。此外，p53也调节参与氧化呼吸的线粒体蛋白凋亡诱导因子（apoptosis-inducing factor, AIF）的表达等。

低氧条件下代谢适应的主要作用是下调线粒体呼吸中的氧消耗，因为含氧量正常的细胞中许多氧气消耗都被用于氧化磷酸化过程。通过线粒体氧消耗的减少以及由此导致的线粒体ROS产生的减少，对于低氧条件下肿瘤细胞的生存具有一定的保护作用。HIF-1α通过各种机制影响线粒体呼吸：① HIF激活丙酮酸脱氢激酶1（pyruvate dehydrogenase kinase 1, PDK1），后者磷酸化丙酮酸脱氢酶（pyruvate dehydrogenase, PDH）使其失活，失活的 PDH 未能催化丙酮酸向乙酰辅酶 A 的转变，从而使得更多的丙酮酸转变为乳酸。上述过程阻止乙酰辅酶 A 进入 TCA 循环，并减少了对于线粒体氧消耗必需的 NADH 和 FADH2 的产生；② 除了诱导 PDK1，HIF-1α直接调节线粒体质量和线粒体呼吸链。HIF-1α诱导 MXI-1，后者作为 cMyc 转录活性的抑制子阻止 cMyc-MAX 的相互作用，从而抑制 PGC-1β的转录，导致其参与的线粒体生物合成减少；③ 通过诱导 BNIP3，HIF-1α还可以激活线粒体自噬以降解线粒体。低氧也可以通过其他机制下调氧化磷酸化，比如 HIF-1α在转录水平调节细胞色素 C 氧化酶 COX4-1 和 COX4-2。通过激活 COX4-2 和 LON 编码基因的转录，诱导由 COX4-1 向 COX4-2 的转换。这种机制优化了低氧微环境下氧化磷酸化的效率，在低氧细胞产生更少 ROS 的同时保证了有效 ATP 的产生。

三、谷胺酰胺代谢

除了葡萄糖之外，氨基酸也可以作为一个可替代的能量来源，例如丝氨酸和甘氨酸等，而谷氨酰胺也已被证实对于肿瘤细胞增殖至关重要。谷氨酰胺是一种由细胞合成的非必需氨基酸，与其他氨基酸相比，谷氨酰胺具有多种代谢功能，癌细胞对谷氨酰胺的消耗和使用超过其他氨基酸。在谷氨酰胺代谢中，首先由胞质中的谷氨酰胺酶1或者线粒体中的谷氨酰胺酶2催化谷氨酰胺转变为谷氨酸盐。线粒体中的谷氨酸盐可以被进一步转变为α-酮戊二酸，进入 TCA 循环。谷胺酰胺代谢对于压力条件下肿瘤细胞的存活非常重要。

谷胺酸盐是谷胱甘肽的一个前体，低氧下由于谷胺酸盐匮乏而减少的增殖可以通过添加外源的谷胱甘肽得以部分恢复。尽管低氧驱动葡萄糖/丙酮酸产生乳酸并降低线粒体的活性，但通过 TCA 循环的谷氨酰胺代谢不受影响，同时谷氨酰胺作为一个主要的碳源用于脂类合成。在葡萄糖缺失时，TCA 循环能够由谷氨酰胺碳建模块驱动以维持细胞的增殖和生存。前列腺癌细胞中，低氧下谷氨酰胺或者葡萄糖而非丙酮酸的缺失抑制 HIF-1α的升高。低氧条件下，细胞几乎只依赖于谷氨酰胺来源的α-酮戊二酸还原型羧化而进行脂类的从头合成，从而最大化利用谷氨酰胺用于脂类合成。因为癌基因 cMyc 激活谷氨酰胺代谢，而HIF-2α激活cMyc，这一发现也许可以解释为什么HIF-2α与cMyc的相互作用在氧气匮乏条件下有利于癌细胞的增殖。

四、脂代谢

脂类包括脂肪及类脂等。脂肪又称甘油三酯（triglyceride），其主要生理功能是能量储存及氧化供能；类脂包括胆固醇（cholesterol）及其磷脂和糖脂等，是细胞膜结构的重要组成部分。广义的脂类代谢包括脂肪、磷脂、胆固醇及血浆脂蛋白的代谢，而狭义的脂类代谢主要是指脂肪酸的氧化供能及合成、储存等。脂肪即甘油三酯在体内脂肪酶的作用下分解为脂肪酸和甘油，脂肪酸进入线粒体，在长链脂酰辅酶A合成酶1（long-chain acyl-CoA synthetase, ACSL1）等的作用下生成脂酰辅酶A进入β氧化过程，最终生成乙酰辅酶A进入三羧酸循环，通过电子传递链氧化供能；脂肪酸的合成则是利用糖、氨基酸以及脂肪酸本身分解所产生的乙酰辅酶A为原料，在细胞质中脂肪酸合酶复合体的作用下合成。

肿瘤细胞中脂肪酸从头合成的水平通常增强，以满足质膜和信号分子合成的脂类需求。催化脂肪酸从头合成的酶，包括ACLY、ACC和FASN等，在肿瘤中通常被上调或激活。在脂肪酸从头合成过程中，首先在线粒体中由TCA循环产生的柠檬酸通过柠檬酸转运子从线粒体转运至胞质，ACLY催化柠檬酸转变为草酰乙酸和乙酰辅酶A。随后ACC将乙酰辅酶A羧化为丙二酰辅酶A。FASN则参与脂肪酸从头合成的最后一步，经过一系列的缩合反应将丙二酰辅酶A和乙酰辅酶A催化形成棕榈酸酯，并在NADPH作用下进一步加工合成脂肪酸。当葡萄糖和营养缺乏时，脂肪酸也能被分解消耗以为肿瘤细胞的增殖和存活提供能量，这一过程主要通过在线粒体内的脂肪酸β-氧化完成，由过氧化物酶体消耗氧分子，每一循环切割两个碳原子以产生乙酰辅酶A和生物能。也有研究报道脂肪酸也可在胞质中通过自噬通路进行氧化。

尽管HIF-1α促进丙酮酸向乳酸的转变从而抑制糖衍生的脂类从头合成，有研究表明乳腺癌细胞系中FASN基因在低氧条件下表达上调，并且癌细胞在低氧下表达高水平的胞质乙酰辅酶A合成酶2（acetyl coenzyme A synthetase 2, ACSS2），ACSS2能够催化乙酸来源的乙酰辅酶A的形成，从而在低氧条件下脂肪酸合成和癌细胞生存中发挥重要作用。也有研究表明低氧能够导致脂肪酸从头合成的减少。值得注意的是，尽管谷氨酰胺在脂肪酸从头合成中至关重要，肿瘤细胞在低氧条件下展现比常氧条件下整体上更少的脂类从头合成。此外，有研究表明低氧诱导肝脏和脂肪组织中游离脂肪酸的吸收和甘油三酯的合成。

脂肪酸氧化是依赖于氧气的过程，因此由甘油三酯产生的游离脂肪酸在低氧条件下可能并不走 β 氧化的途径。HIF-1α 抑制脂类的从头合成，并促进脂肪酸的吸收和脂类贮存，然则在脂肪酸氧化的调节中，HIF-2α 相对于 HIF-1α 发挥更重要的作用。作为脂代谢的重要调节因子，低氧下 HIF-2α 的激活破坏脂肪酸 β 氧化，减少脂肪生成基因的表达并增加脂类贮存。通过调节脂肪酸从头合成和 β-氧化，以及限制脂肪酸从头合成所需的 ATP 的使用，HIF 介导的脂类代谢改变似乎对氧气在有限消耗时是必需的。最近我们的一项研究发现，低氧条件下 HIF-1 通过抑制脂酰辅酶 A 脱氢酶（LCAD 和 MCAD）的表达来降低肿瘤细胞内的脂肪酸氧化水平，进而降低了活性氧的水平并影响抑癌基因 PTEN 信号通路，从而帮助肿瘤细胞存活，即肿瘤低氧环境中 HIF-1 通过抑制脂肪酸的分解代谢而促进肿瘤的发生发展。

第三节　低氧微环境与乳腺癌

乳腺癌是女性最常见的恶性肿瘤，严重威胁女性健康。在我国，乳腺癌的发病有逐年增高的趋势，其死因主要是转移。研究表明超过 90% 的乳腺癌死亡是转移导致的，这种转移主要发生于骨、肺、肝、脑和淋巴结。因此，寻找乳腺癌转移的分子机制，通过控制转移来提高乳腺癌的治疗效果及生存率，是癌症研究者所面临的严峻挑战。几十年来，一代又一代的科学家曾在乳腺癌的转移过程及机制方面付出了不懈的努力并取得进展。早在一个世纪前，Stephen Paget 提出的"种子和土壤"（Seed and Soil）的理论至今仍是肿瘤转移研究的基石。而近十年来，人们广泛地通过模式动物并结合高通量的基因分析手段，来探索与乳腺癌转移相关的分子，以期在分子水平上阐明乳腺癌转移的机制。例如，

Joan Massague 小组通过体内筛选（*in vivo* selection）、transcriptomic 分析技术及临床验证等手段，发现了一系列在乳癌转移中发挥重要作用的关键分子。除了直接参与肿瘤转移调节的蛋白分子外，非编码RNA在肿瘤转移中的调节作用也已成为近年来的前沿领域。已经证实，众多的microRNA与乳腺癌的转移密切相关。

决定肿瘤细胞是否向靶器官转移的因素主要有两方面：一方面，肿瘤细胞本身内部的因素，即基因遗传学水平上内在的改变将决定其是否具有转移的潜能；另一方面，肿瘤细胞所在的微环境的变化将通过调控某些关键分子的表达，来决定那些具备转移潜能的肿瘤细胞是否能够最终实现转移。近年来，越来越多的证据表明，肿瘤特征性的微环境改变，将诱导参与肿瘤转移关键分子的过量表达，从而触发肿瘤转移的过程，因此低氧微环境与乳腺癌的转移和患者致死密切相关。

随着乳腺癌肿瘤的发生、发展，瘤内低氧是乳腺癌细胞微环境的一个主要特征之一。极谱法电极研究表明，正常乳腺组织的中央氧分压是 65 mmHg，而乳腺癌的中央氧分压约为 10 mmHg，甚至局部氧分压小于 2.5 mmHg。研究表明，25%～40% 的浸润性乳腺癌发生于低氧区，而且低氧环境下的肿瘤更具侵袭性，转移风险更高，对化疗和放疗的抗性以及免疫的抑制也更强。HIF−1 靶基因的表达于三阴性乳腺癌（triple negative breast cancer, TNBC）中明显增加，高表达的 HIF−1α 被用于预测乳腺癌的早期复发和转移，并与临床的不良预后相关。HIF−1 转录激活的下游靶基因在乳腺癌的多个生物学过程中发挥重要作用，比如血管生成、代谢重编程、上皮−间质转化（epithelial-mesenchymal transition, EMT）、侵袭、转移及癌细胞干性的维持等（见图6−3−1）。

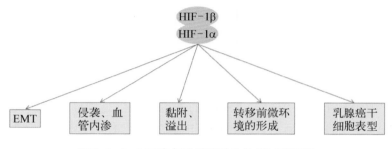

图6-3-1　HIF参与乳腺癌的生物学过程调控

一、低氧微环境促进乳腺癌的侵袭与转移

乳腺癌的小鼠模型实验发现，HIF-1α 促进移植瘤的生长和 VEGF 介导的血管形成，并在乳腺癌细胞转移中发挥重要作用。

1. 低氧促进乳腺癌细胞 EMT 的发生

在肿瘤转移的过程中，上皮细胞脱离原发肿瘤，黏附并侵入周围的基质，进入血流，传播到远端组织，并渗出血管在远端形成继发性肿瘤。上皮细胞从原发肿瘤分离的过程高度类似于经历 EMT 的细胞，而 EMT 被认为是复杂转移过程中非常关键的一步。经历 EMT 的细胞将失去它们的上皮细胞表型而获得间充质细胞相关的特征。HIF-1 通过调节 EMT 相关的转录因子或抑制子，激活 EMT 相关的信号通路，调节 EMT 相关的炎症性细胞因子。例如，HIF-1 通过对转录因子 E-钙黏着蛋白（cadherin）、SNAIL、ZEB1、TWIST 和 TCF3 的转录调控诱导 EMT。此外，HIF-1 通路也可能通过调控长非编码 RNA 和钙信号调控乳腺癌细胞的 EMT，以促进低氧微环境下癌细胞的侵袭。

2. 低氧促进乳腺癌细胞的侵袭和血管内渗

为了侵入周围组织，癌细胞需要降解周围的基膜和细胞外基质屏障。基质金属蛋白酶（matrix metalloproteinase, MMP）是锌离子依赖的内肽酶成员，可以降解细胞外基质的多种成分。例如，MMP-2 和 MMP-9 可以降解 Ⅳ 型胶原蛋白，这是一种基膜的重要成分。实体瘤侵入点的细胞通常高表达 HIF-1α，低氧和 HIF-1 上调或激活 MMP-2 和 MMP-9 的表达水平。Ⅰ 型胶原对于侵袭中的细胞迁移非常重要，当肿瘤体积增大，胶原纤维变直排列，便于癌细胞侵袭。最近研究表明，HIF-1α 通过在肿瘤和基质细胞中上调前胶原脯氨酰羟化酶（P4HA1 和 P4HA2）及赖氨酰羟化酶（PLOD1 和 PLOD2）的表达，在乳腺癌的胶原合成中发挥关键作用。其中 P4HA1 和 P4HA2 作用于胶原沉积，而 PLOD2 对于胶原纤维交联非常重要，三者的表达对于乳腺癌的转移是必需的。

3. 低氧促进乳腺癌细胞的溢出

乳腺癌细胞可通过淋巴管或血行传播。然而，只有不到 0.1% 的进入血流的癌细胞能够最终形成转移灶，这表明癌细胞从血管中溢出，进入其赖以生存

和增殖的肿瘤微环境是转移过程中的又一个重要步骤。要溢出血管，癌细胞必须首先黏附于血管内皮细胞，然后破坏内皮细胞间的紧密联系从而渗透出血管。低氧条件下，HIF-1能够上调乳腺癌细胞中L1细胞黏附分子L1CAM的表达而增强肿瘤细胞黏附于血管内皮细胞的能力，从而有利于乳腺癌细胞溢出血管。并且，当幼稚乳腺癌细胞暴露于低氧条件下乳腺癌细胞产生的条件培养基时，幼稚乳腺癌细胞通过单细胞血管内皮细胞层的能力增强，使用跨细胞电阻对内皮细胞间的相互作用进行物理测量的实验表明，低氧条件下乳腺癌细胞产生大量的ANGPTL4蛋白，分泌到细胞培养基中，减弱血管内皮细胞间的紧密连接，从而有助于乳腺癌细胞穿过血管壁溢出血管，而低氧条件下ANGPTL4的高表达是由转录因子HIF直接调控的。

4. 低氧与乳腺癌转移前微环境的形成

HIF-1也调节癌细胞到达远端器官的转移前微环境的形成。在转移过程中，骨髓衍生的细胞被募集到位于远端器官的转移位点，在癌细胞到达前它们形成细胞丛簇有利于转移灶的形成。在低氧条件下，乳腺癌细胞通过HIF-1上调赖氨酰氧化酶家族的多个成员，包括LOX、LOXL2和LOXL4的表达。LOX家族成员是由原发性乳腺癌细胞分泌的酶，可以催化羟基化赖氨酸残基的胶原交联。LOX在原发性肿瘤细胞外基质的重塑中发挥作用，2016年的研究发现LOX还可以在远离原发性肿瘤的位点重塑细胞外基质，原发性乳腺癌能够分泌LOX家族成员进入血液循环，到达远端部位，导致胶原纤维在远端器官转移位点处的交联，促进骨髓衍生细胞的募集及随后的乳腺癌转移前微环境的形成，最终促进乳腺癌的转移。

二、低氧微环境与乳腺癌干细胞

乳腺癌干细胞是乳腺癌细胞中的一个小亚群，具有自我更新及形成继发性肿瘤的能力。乳腺癌干细胞通过不对称分裂产生一个乳腺癌干细胞和大部分癌细胞。为了根除肿瘤必须将乳腺癌干细胞去除，因为相对于大部分癌细胞，乳腺癌干细胞对化疗具有更强的抵抗性。然而，肿瘤微环境（例如，低氧）和化疗却会诱导大部分癌细胞呈现乳腺癌干细胞的表型。

除了激活侵袭和转移所需的多种基因的表达，HIF也调节乳腺癌干细胞的表型。多种癌细胞系,包括MCF-7乳腺癌细胞,如果处于低氧条件下,其多能基因包括KLF4、NANOG、OCT4和SOX2表达将增加,这些基因是保持胚胎干细胞和诱导多能干细胞的干性所必需的。HIF-1通过直接调控VEGF基因的表达调节血管生长,而结合于VEGF的单克隆抗体贝伐珠单抗(Bevacizumab)及一种VEGF酪氨酸激酶受体的小分子抑制剂会显著抑制小鼠中的肿瘤生长和血管形成。Wicha的研究小组利用上述两种抗血管生长试剂处理荷瘤小鼠,发现乳腺癌干细胞数量增多,并首次证明了瘤内低氧诱导乳腺癌干细胞的表型。而当乳腺癌细胞中HIF-1α被敲低后,低氧对乳腺癌干细胞表型的诱导则被抑制,表明HIF-1对低氧诱导乳腺癌干细胞表型是必需的。

与大部分癌细胞相比,乳腺癌干细胞具有对化疗的更强抗性,而且与化疗前相比,乳腺癌干细胞的比例增加,即发生乳腺癌干细胞富集现象。化疗后残留的一些乳腺癌干细胞将成为接下来疾病复发和转移的来源,最终导致患者死亡。TNBC细胞(MDA-MB-231、SUM-149或者SUM-159)被细胞毒药物[吉西他滨(Gemcitabine)或紫杉醇(Paclitaxel)]在IC_{50}浓度治疗4 d后,HIF-1α和HIF-2α以及它们的靶基因的表达均明显增加,并且HIF的诱导高表达对乳腺癌干细胞的富集是必需的,其中IL-6、IL-8及MDR-1等信号通路可能在HIF对乳腺癌干细胞的调控中发挥作用。

鉴于HIF-1在肿瘤发生、发展中的重要作用,及其仅在特殊的低氧条件下,例如肿瘤微环境内被诱导的特点,筛选和鉴定特异的HIF-1抑制剂或者HIF-1所调控的下游因子的抑制剂,被认为是治疗肿瘤的有效手段。抑制HIF活性的药物,例如地高辛阻抑HIF-1α和HIF-2α蛋白的积累,而吖啶黄阻止HIF-1α或HIF-2α与HIF-1β形成二聚体,均可抑制体内体外化疗诱导的乳腺癌干细胞的富集。目前,已有几种抑制HIF活性的药物被用于临床试验,包括ganetespib,这是一种HSP90的第2代抑制剂,阻抑多个HIF靶基因的表达,抑制原位癌生长、血管形成、侵袭和转移,并且能减少TNBC干细胞的比例。因此,靶向肿瘤特异的低氧微环境下活化的HIF-1信号通路将有可能为肿瘤的治疗提供新的手段和方法。

-------------------------- 参 考 文 献 --------------------------

[1] Semenza GL. Defining the role of hypoxia-inducible factor 1 in cancer biology and therapeutics[J]. Oncogene, 2010, 29(5): 625-634.

[2] Mole DR, Blancher C, Copley RR, et al. Genome-wide association of hypoxia-inducible factor (HIF)-1 and HIF-2 DNA inding with expression profiling of hypoxia-inducible transcripts[J]. J Biol Chem, 2009, 284(25): 16767-16775.

[3] Semenza GL. Oxygen sensing, hypoxia-inducible factors, and disease pathophysiology [J]. Annu Rev Pathol, 2014, 9: 47-71.

[4] Wang GL, Jiang BH, Rue EA, et al. Hypoxia-inducible factor 1 is a basichelix-loop-helix-PAS heterodimer regulated by cellular O_2 tension[J]. Proc Natl Acad Sci USA, 1995, 92(12), 5510-5514.

[5] Laughner E, Taghavi P, Chiles K, et al. HER-2 (neu) signaling increases the rate of hypoxia-inducible factor 1alpha (HIF-1alpha) synthesis: novel mechanism for HIF-1-mediated vascular endothelial growth factor expression[J]. Mol Cell Biol, 2001, 21(12): 3995-4004.

[6] Schodel J, Oikonomopoulos S, Ragoussis J, et al. High-resolution genome-wide mapping of HIF-binding sites by ChIP-seq[J]. Blood, 2011, 117(23): e207-e217.

[7] Kelly BD, Hackett SF, Hirota K, et al. Cell type-specific regulation of angiogenic growth factor gene expression and induction of angiogenesis in nonischemic tissue by a constitutively active form of hypoxia-inducible factor 1[J]. Circ Res, 2003, 93(11): 1074-1081.

[8] Jiang BH, Rue E, Wang GL, et al. Dimerization, DNA binding, and transactivation properties of hypoxia-inducible factor 1[J]. J Biol Chem, 1996, 271(30): 17771-17778.

[9] Forsythe JA, Jiang BH, Iyer NV, et al. Activation of vascular endothelial growth factor gene transcription by hypoxia-inducible factor 1[J]. Mol Cell Biol, 1996, 16(9): 4604-4613.

[10] Semenza GL, Jiang BH, Leung SW, et al. Hypoxia response elements in the aldolase A, enolase 1, and lactate dehydrogenase A gene promoters contain essential binding sites for hypoxia-inducible factor 1[J]. J Biol Chem, 1996, 271(51): 32529-32537.

[11] Kim JW, Tchernyshyov I, Semenza GL, et al. HIF-1-mediated expression of pyruvate dehydrogenase kinase: a metabolic switch required for cellular adaptation to hypoxia [J]. Cell Metab, 2006, 3(3): 177-185.

[12] Yatabe N, Kyo S, Maida Y, et al. HIF-1-mediated activation of telomerase in cervical cancer cells[J]. Oncogene, 2004, 23(20): 3708-3715.

［13］ Doedens AL, Stockmann C, Rubinstein MP, et al. Macrophage expression of hypoxia-inducible factor-1 alpha suppresses T-cell function and promotes tumor progression［J］. Cancer Res, 2010, 70(19): 7465-7514.

［14］ Dhani N, Fyles A, Hedley D, et al. The clinical significance of hypoxia in human cancers［J］. Semin Nucl Med, 2015, 45(2): 110-121.

［15］ Semenza GL. Targeting HIF-1 for cancer therapy［J］. Nat Rev Cancer, 2003, 3(10): 721-732.

［16］ Vaupel P, Mayer A, Höckel M. Tumor hypoxia and malignant progression［J］. Meth. Enzymol, 2004, 381: 335-354.

［17］ Zeng W, Liu P, Pan W, et al. Hypoxia and hypoxia inducible factors in tumor metabolism［J］. Cancer Lett, 2015, 356(2 Pt A): 263-267.

［18］ Lum JJ, Bui T, Gruber M, et al. The transcription factor HIF-1alpha plays a critical role in the growth factor-dependent regulation of both aerobic and anaerobic glycolysis［J］. Genes Dev, 2007, 21(9): 1037-1049.

［19］ Li Z, Zhang H. Reprogramming of glucose, fatty acid and amino acid metabolism for cancer progression［J］. Cell Mol Life Sci, 2016, 73(2): 377-392.

［20］ Favaro E, Bensaad K, Chong MG, et al. Glucose utilization via glycogen phosphorylase sustains proliferation and prevents premature senescence in cancer cells［J］. Cell Metab, 2012, 16(6): 751-764.

［21］ Pylayeva-Gupta Y, Grabocka E, Bar-Sagi D. RAS oncogenes: weaving a tumorigenic web［J］. Nat Rev Cancer, 2011, 11(11): 761-774.

［22］ Qing G, Skuli N, Mayes PA, et al. Combinatorial regulation of neuroblastoma tumor progression by N-Myc and hypoxia inducible factor HIF-1alpha［J］. Cancer Res, 2010, 70(24): 10351-10361.

［23］ Gordan JD, Bertout JA, Hu CJ, et al. HIF-2alpha promotes hypoxic cell proliferation by enhancing c-myc transcriptional activity［J］. Cancer Cell, 2007, 11(4): 335-347.

［24］ Gordan JD, Lal P, Dondeti VR, et al. HIF-alpha effects on c-myc distinguish two subtypes of sporadic VHL-deficient clear cell renal carcinoma［J］. Cancer Cell, 2008, 14(6): 435-446.

［25］ Robey RB, Hay N. Is Akt the "Warburg kinase" ?-Akt-energy metabolism interactions and oncogenesis［J］. Semin Cancer Biol, 2009, 19(1): 25-31.

［26］ Wallace DC. Mitochondria and cancer［J］. Nat Rev Cancer, 2012, 12(10): 685-698.

［27］ Li F, Wang Y, Zeller KI, et al. Myc stimulates nuclearly encoded mitochondrial genes and mitochondrial biogenesis［J］. Mol Cell Biol, 2005, 25(14): 6225-6234.

［28］ Matoba S, Kang JG, Patino WD, et al. p53 regulates mitochondrial respiration［J］. Science. 2006, 312(5780): 1650-1653.

［29］ Stambolsky P, Weisz L, Shats I, et al. Regulation of AIF expression by p53［J］. Cell Death Differ, 2006, 13(12): 2140-2149.

［30］ Zhang H, Gao P, Fukuda R, et al. HIF-1 inhibits mitochondrial biogenesis and cellular respiration in VHL-deficient renal cell carcinoma by repression of c-myc activity［J］. Cancer Cell, 2007, 11(5): 407-420.

［31］ Zhang H, Bosch-Marce M, Shimoda LA, et al. Mitochondrial autophagy is an HIF-1-dependent adaptive metabolic response to hypoxia［J］. J Biol Chem, 2008, 283(16): 10892-10903.

［32］ Fukuda R1, Zhang H, Kim JW, et al. HIF-1 regulates cytochrome oxidase subunits to optimize efficiency of respiration in hypoxic cells［J］. Cell, 2007, 129(1): 111-122.

［33］ Sun L, Song L, Wan Q, et al. cMyc-mediated activation of serine biosynthesis pathway is critical for cancer progression under nutrient deprivation conditions［J］. Cell Res, 2015, 25(4): 429-444.

［34］ Izaki S, Goto H, Yokota S. Increased chemosensitivity and elevated reactive oxygen species are mediated by glutathione reduction in glutamine deprived neuroblastoma cells［J］. J Cancer Res Clin Oncol, 2008, 134(7): 761-768.

［35］ Le A, Lane AN, Hamaker M, et al. Glucose-independent glutamine metabolism via TCA cycling for proliferation and survival in B cells［J］. Cell Metab, 2012, 15(1): 110-121.

［36］ Kwon SJ, Lee YJ. Effect of low glutamine/glucose on hypoxia-induced elevation of hypoxia-inducible factor-1alpha in human pancreatic cancer MiaPaCa-2 and human prostatic cancer DU-145 cells［J］. Clin Cancer Res, 2005, 11(13): 4694-4700.

［37］ Gao P, Tchernyshyov I, Chang TC, et al. c-myc suppression of miR-23a/b enhances mitochondrial glutaminase expression and glutamine metabolism. Nature, 2009, 458(7239): 762-765.

［38］ Furuta E, Pai SK, Zhan R, et al. Fatty acid synthase gene is up-regulated by hypoxia via activation of Akt and sterol regulatory element binding protein-1［J］. Cancer Res, 2008, 68(4): 1003-1011.

［39］ Yoshii Y, Furukawa T, Yoshii H, et al. Cytosolic acetyl-CoA synthetase affected tumor cell survival under hypoxia: the possible function in tumor acetyl-CoA/acetate metabolism［J］. Cancer Sci, 2009, 100(5): 821-827.

［40］ Metallo CM, Gameiro PA, Bell EL, et al. Reductive glutamine metabolism by IDH1 mediates lipogenesis under hypoxia［J］. Nature, 2011, 481(7381): 380-384.

［41］ Huang D, Li T, Li X, et al. HIF-1-mediated suppression of acyl-CoA dehydrogenases and fatty acid oxidation is critical for cancer progression［J］. Cell Rep, 2014, 8(6): 1930-1942.

［42］ Jemal A, Siegel R, Xu J, et al. Cancer statistics［J］. CA Cancer J Clin, 2010, 60(5): 277-300.

［43］ Fidler IJ. The pathogenesis of cancer metastasis: the 'seed and soil' hypothesis revisited［J］. Nat Rev Cancer, 2003, 3(6): 453-458.

［44］ Minn AJ, Gupta GP, Siegel PM, et al. Genes that mediate breast cancer metastasis to lung［J］. Nature, 2005, 436(7050): 518-524.

［45］ Gupta GP1, Nguyen DX, Chiang AC, et al. Mediators of vascular remodelling co-opted for sequential steps in lung metastasis［J］. Nature, 2007, 446(7137): 765-770.

［46］ Padua D, Zhang XH, Wang Q, et al. TGF beta primes breast tumors for lung metastasis seeding through angiopoietin-like 4［J］. Cell, 2008, 133(1): 66-77.

［47］ Fix LN, Shah M, Efferth T, et al. MicroRNA expression profile of MCF-7 human breast cancer cells and the effect of green tea polyphenon-60［J］. Cancer Genomics Proteomics, 2010, 7(5): 261-277.

［48］ Ma L. Role of miR-10b in breast cancer metastasis［J］. Breast Cancer Res, 2010, 26, 12(5): 210.

［49］ Gao T, Li JZ, Lu Y, et al. The mechanism between epithelial mesenchymal transition in breast cancer and hypoxia microenvironment［J］. Biomed Pharmacother, 2016, 80: 393-405.

［50］ Moreno-Bueno G, Portillo F, Cano A. Transcriptional regulation of cell polarity in EMT and cancer［J］. Oncogene, 2008, 27(55): 6958-6969.

［51］ Davis FM, Azimi I, Faville RA, et al. Induction of epithelial-mesenchymal transition (EMT) in breast cancer cells is calcium signal dependent［J］. Oncogene, 2014, 33(18): 2307-2316.

［52］ Krishnamachary B, Zagzag D, Nagasawa H, et al. Hypoxia-inducible factor-1-dependent repression of E-cadherin in von Hippel-Lindau tumor suppressor-null renal cell carcinoma mediated by TCF3, ZFHX1A, and ZFHX1B［J］. Cancer Res, 2006, 66(5): 2725-2731.

［53］ Gilkes DM, Bajpai S, Chaturvedi P, et al. Hypoxia-inducible factor 1 (HIF-1) promotes extracellular matrix remodeling under hypoxic conditions by inducing P4HA1, P4HA2, and PLOD2 expression in fibroblasts［J］. J Biol Chem, 2013, 288(15): 10819-10829.

［54］ Gilkes DM, Bajpai S, Wong CC, et al. Procollagen lysyl hydroxylase 2 is essential for hypoxia-induced breast cancer metastasis［J］. Mol Cancer Res, 2013, 11(5): 456-466.

［55］ Gilkes DM, Chaturvedi P, Bajpai S, et al. Collagen prolyl hydroxylases are essential for breast cancer metastasis［J］. Cancer Res, 2013, 73(11): 3285-3296.

[56] Zhang H1, Wong CC, Wei H, et al. HIF-1-dependent expression of angiopoietin-like 4 and L1CAM mediates vascular metastasis of hypoxic breast cancer cells to the lungs [J]. Oncogene, 2012, 31(14): 1757-1770.

[57] Wong CC, Gilkes DM, Zhang H, et al. Hypoxia-inducible factor 1 is a master regulator of breast cancer metastatic niche formation[J]. Proc Natl Acad Sci U S A, 2011, 108(39): 16369-16374.

[58] Semenza GL. Regulation of the breast cancer stem cell phenotype by hypoxia-inducible factors[J]. Clin Sci (Lond),2015, 129(12): 1037-1045.

[59] Ferrara N. VEGF as a therapeutic target in cancer[J]. Oncology, 2005, 69 (Suppl 3): 11-16.

[60] Conley SJ, Gheordunescu E, Kakarala P, et al. Antiangiogenic agents increase breast cancer stem cells via the generation of tumor hypoxia[J]. Proc Natl Acad Sci U S A, 2012, 109(8): 2784-2789.

[61] Li X, Lewis MT, Huang J, et al. Intrinsic resistance of tumorigenic breast cancer cells to chemotherapy[J]. J Natl Cancer Inst, 2008, 100(9): 672-679.

[62] Samanta D, Gilkes DM, Chaturvedi P, et al. Hypoxia-inducible factors are required for chemotherapy resistance of breast cancer stem cells[J]. Proc Natl Acad Sci U S A, 2014, 111(50): E5429-E5438.

[63] Zhang H, Qian DZ, Tan YS, et al. Digoxin and other cardiac glycosides inhibit HIF-1alpha synthesis and block tumor growth[J]. Proc Natl Acad Sci U S A, 2008, 105(50): 19579-19586.

[64] Xiang L, Gilkes DM, Chaturvedi P, et al. Ganetespib blocks HIF-1 activity and inhibits tumor growth, vascularization, stem cell maintenance, invasion, and metastasis in orthotopic mouse models of triple-negative breast cancer[J]. J Mol Med (Berl), 2014, 92(2): 151-164.

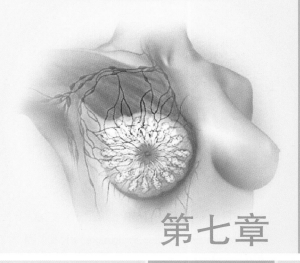

第七章

PI3K-AKT-mTOR 通路与
乳腺癌的耐药机制

龚 悦 胡 欣

　　乳腺癌化学治疗、内分泌治疗以及抗HER-2靶向治疗药物耐药性的产生始终是乳腺癌治疗过程中面临的一大难题。耐药性又分为原发性耐药与继发性耐药,原发性耐药是指治疗前已经存在耐药,可能与耐药性基因的突变有关,而继发性耐药的产生则可能与减少对药物的吸收和摄取、加快药物从细胞内的排出、加快药物的降解代谢以及特殊蛋白的表达有关。目前已经发现有多条与耐药性相关的信号通路,抑制这些信号通路中某些基因的表达可望达到提高或恢复肿瘤组织对药物的敏感性,PI3K-AKT-mTOR通路便是其中之一。本章节将详细讨论PI3K-AKT-mTOR信号通路与乳腺癌耐药机制的关系与最新的研究进展。

作者单位:200032　上海,复旦大学附属肿瘤医院
通信作者:胡欣,Email: xinhu@fudan.edu.cn

第一节 PI3K-AKT-mTOR通路概述

PI3K-AKT-mTOR自从20世纪80年代被发现以来，磷脂酰肌醇-3-激酶（phosphoinositide-3-kinase, PI3K）因为在细胞代谢、增殖、分化和凋亡等生长过程中起的关键性调控作用，受到了人们越来越广泛地重视。作为受体酪氨酸激酶（receptor tyrosine kinases, RTKs）和G蛋白偶联受体（G protein coupled receptors, GPCRs）的主要下游信号途径，PI3K通过磷脂酰肌醇（phosphatidylinositols, PtdIns）的磷酸化将许多生长因子与细胞因子的信号转导至细胞内，从而激活下游的蛋白激酶B（protein kinase B, PKB/AKT）、雷帕霉素靶体蛋白（mammalian target of rapamycin, mTOR）以及其他的信号途径。最近一些研究表明，PI3K-AKT-mTOR信号通路中的许多组成成分在一系列肿瘤中均存在有胚系突变和体细胞突变现象，从而导致通路的功能改变，引起肿瘤细胞的转化，影响肿瘤的发生与发展。此外，大量文献报道PI3K-AKT-mTOR信号通路异常与肿瘤细胞的耐药性密切相关。

一、PI3K家族

PI3K属于脂质激酶大家族，根据它们的结构特性，可以将其分为三大类，分别为class Ⅰ、class Ⅱ和class Ⅲ。其中研究最多的便是class Ⅰ PI3K，其主要作用是在活化后被募集到细胞膜上，将底物4,5-二磷酸磷脂酰肌醇（phosphatidylinositol-4,5-bisphosphate, PIP$_2$）磷酸化，生成3,4,5-三磷酸磷脂酰肌醇（phosphatidylinositol-3,4,5-trisphosphate, PIP$_3$），其作为一种配体可以将含有PH结构域的蛋白募集到膜上，使它们被膜上的激酶磷酸化，从而进一步激活下游信号通路。class Ⅰ PI3K又可进一步被分为能够被受体酪氨酸激酶、G蛋白偶联受体和某些特定原癌基因激活的class Ⅰ A亚类和只能被GPCRs调控的class Ⅰ B亚类。Class Ⅰ A亚类是由p110催化亚基和p85调节亚基组成的异二聚体。PIK3CA、PIK3CB和PIK3CD分别编码p110亚基的3个亚型p110α、 p110β和p110δ,其中p110δ与免疫系统密切相关,而p110α和p110β则在组织中广泛表达。p110的各个亚型均含有相同的结构:N端与p85结合的结构域、与Ras结合的结构域、与膜锚合的C2结构域、螺旋结构域,以及C端的催化激酶结构域。p85同样有3种不同的亚型:p85α、p85β和p55γ,分别由PIK3R1、PIK3R2和PIK3R3编码。其中p85α和p85β含有两个SH2结构域,一个位于SH2结构域内部的与p110催化亚基结合的iSH2结构域,以及一个位于N端的SH3结构域和一个BCR同源结构域。而p55γ以及p85α的两个剪接异构物p55α和p50α则缺失了SH3区域和BCR同源结构域,因此其催化活性较p85α更强。p85是许多受体酪氨酸激酶和胞内激酶的磷酸化底物,能通过SH2结构域与许多酪氨酸激酶中磷酸化的酪氨酸残基结合(YXXM序列),从而将p85-p110复合物聚集到细胞膜上。在某些情况下,p85-RTK之间也可以通过适配蛋白间接起作用,例如胰岛素受体底物1(insulin receptor substrate 1, IRS1)。p85还可能对p110的催化活性起负调控作用。Class Ⅰ B亚类主要由p110γ催化亚基和p101调节亚基组成。p110γ主要存在于白细胞中,通过与GPCRs的Gβγ亚基结合从而被激活发挥催化作用。

Class Ⅱ PI3K和class Ⅲ PI3K均只含有一个催化亚基,其中class Ⅱ PI3K可以磷酸化PtdIns生成PI(4)P,而class Ⅲ PI3K可以磷酸化PtdIns生成PI(3)P。Class Ⅲ PI3K的催化亚基Vps34还可以作为营养调节脂质激酶来调控mTOR信号通路,推测其可能与细胞生长调控相关。

二、AKT家族

AKT家族包括有AKT1、AKT2和AKT3,他们在氨基酸序列上具有极高的同源性,均含有PH结构域、丝氨酸/苏氨酸催化结构域以及调节结构域。当AKT的PH结构域与细胞膜上的PIP₃结合之后,AKT便会发生构象改变,暴露出两个重要的氨基酸残基:Thr308和Ser473,其磷酸化对于AKT的活化至关重要。3-磷酸酰肌醇依赖性蛋白激酶1(3-phosphoinositide-dependent protein kinase-1, PDK1)是一个相对分子量为63 000的丝氨酸/苏氨酸激酶,在1997年科学家们确认其能够将Thr308残基磷酸化,从而部分激活AKT。而要得到AKT的最大活性,还需要调节区的Ser473残基的磷酸化。但是直到2005年,研究才发现Ser473残基能够被雷帕霉素靶体蛋白复合物2(mammalian target of rapamycin complex 2, mTORC2）磷酸化。当AKT在细胞膜上被激活以后，其转位到胞质或者细胞核内，通过对一系列底物蛋白的磷酸化来调控包括蛋白合成、细胞增殖、细胞代谢细胞凋亡等细胞进程（见图7-1-1）。

　　FKHR（forkhead transcription factor）是转录因子Forkhead蛋白家族中的成员之一，其含有保守的AKT磷酸化序列，可以迅速被AKT磷酸化。FKHR是雌激素受体（estrogen receptor, ER）的共调节因子，过度表达时能够抑制雌激素引起的乳腺癌细胞分化，因此其可能参与了ER阳性的乳腺癌细胞的增殖。磷酸化的FKHR从细胞核中转运至细胞质内，与细胞质中的14-3-3蛋白螯合，从而失去了对凋亡基因的转录功能，抑制了凋亡基因的转录。

　　BAD（Bcl-2-associated death promoter protein）蛋白是Bcl-2家族中调节凋亡级联反应的一员，能通过结合并拮抗Bcl-2来促进细胞凋亡。与FKHR类似，AKT能够磷酸化BAD蛋白的Ser136残基，使BAD与细胞质中的14-3-3蛋白螯合，从而终止BAD对Bcl-2的拮抗作用，失去拮抗作用的Bcl-2便能够恢复其抗凋亡作用。

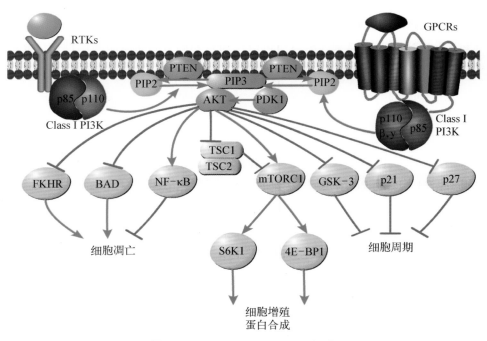

图7-1-1　PI3K-AKT-mTOR通路

除了抑制FKHR和BAD蛋白活性以外，AKT还能正调控核转录因子κB（nuclear factor kappa-light-chain-enhancer of activated B cells, NF-κB）。在正常情况下，NF-κB与其抑制因子I-κB结合，没有转录活性。活化的AKT能够磷酸化I-κB，使其降解并与NF-κB分离，被释放后的NF-κB转位到细胞核内，诱导生存基因的表达，从而促进细胞的生长。

糖原合成激酶-3（glycogen synthase kinase 3, GSK-3）是调控细胞分化的重要激酶，其可以磷酸化例如细胞周期蛋白D（cyclin D）和糖原合成酶等多种蛋白。AKT在Ser9残基磷酸化GSK-3α从而使其失活。而GSK-3的失活则抑制了cyclin D的磷酸化，使得它不容易被蛋白酶体降解。细胞周期蛋白依赖性激酶（cyclin-dependent kinases, CDKs）依赖于cyclin D来发挥它的激酶活性，其可以磷酸化成视网膜细胞瘤蛋白（retinoblastoma protein, RB）使其失活，而后者可以抑制细胞G1/S期转化所需要的一系列基因的转录。因此，AKT可以通过调控cyclin D的表达和活性来影响细胞增殖。

AKT还能磷酸化p21和p27这两种CDKs抑制蛋白。p21能在G_1期抑制细胞周期进程，而p27则能在G_1期后期表达其活性。当p21和p27被磷酸化后，其对CDKs的抑制作用被解除，从而借宿了细胞周期的进程，引起细胞周期变短，加快了肿瘤的发生。

三、mTOR

mTOR在细胞生长和增殖过程中有着至关重要的作用，它能够调控养分有效性、细胞能量水平、氧气水平以及分裂信号。mTOR有两种不同的复合体：mTORC1和mTORC2。mTORC1复合体由mTOR催化亚基、调节相关蛋白Raptor、富含脯氨酸的AKT底物PRAS40及蛋白mLST8/GbL组成，而mTORC2则由mTOR催化亚基、雷帕霉素非敏感伴侣Rictor、哺乳动物压力激活蛋白激酶mSIN1及蛋白mLST8/GbL组成。结节硬化复合物（tuberous sclerosis complex, TSC）作为肿瘤抑制蛋白能够抑制mTORC1的活性，而上游的AKT活化后能够磷酸化TSC1和TSC2，减弱它们对于mTORC1的抑制作用，从而进一步激活mTOR。AKT也能直接磷酸化mTORC1。mTORC1下游主要效应分子为真核起始因子4E结合蛋白1（elF4E-binding protein 1, 4E-BP1）和核糖体蛋白质s6激酶1（ribosomal S6 kinase l, S6K1），两者调节着与细胞增殖及生存相关蛋白的翻译。mTORC2的调控机制至今还不清楚，但是mTORC2作为PDK2能够直接磷酸化Akt的C端疏水部分即Ser473残基，因此，mTORC2也被认为是mTORC1的上游信号。

四、磷酸酶和张力蛋白同源物

磷酸酶和张力蛋白同源物（phosphatase andtensin homolog, PTEN）是PI3K-AKT-mTOR通路中重要的抑癌基因。PTEN基因是在1997年通过乳腺癌、神经胶质瘤和前列腺癌的缺失定位法发现的，其位于染色体10q23上，包含有9个外显子。PTEN主要作为PIP_3磷酸酶来发挥它的负向调控作用，其蛋白结构域包含有磷酸酶结构域和C2结构域，能够在D3位使PIP_3去磷酸化，从而将PIP_3转化为PIP_2，减少细胞膜上的PIP_3水平，抑制下游的信号转导。因此，PTEN的缺失容易使PI3K-AKT-mTOR通路不受限制的激活，进一步导致肿瘤的发生发展。根据报道，有将近80%的Cowden综合征患者与PTEN基因突变或者PTEN功能缺失有关。在乳腺癌、肝癌、肺癌、恶性黑色素瘤等肿瘤中，同样也能发现PTEN基因的缺失、突变或者沉默。

五、PI3K-AKT-mTOR通路与乳腺癌

PI3K-AKT-mTOR通路通过多种细胞过程促进乳腺肿瘤的形成，包括促进细胞生长和增殖、减少细胞凋亡、增加细胞迁移能力、改变细胞代谢等。PI3K可通过AKT、mTOR将有丝分裂信号传递给S6K1，使细胞周期主要蛋白如细胞周期蛋白（cyclin）D的翻译上调，还可以通过抑制p21和p27的表达，促进G1期进展，使细胞周期加速。Akt也可以通过调控多个与细胞凋亡有关的家族抑制细胞凋亡，例如：抑制转录因子Forkhead蛋白家族的活性，抑制BAD及胱冬裂酶（caspase）-9活性、活化NF-κB、抑制细胞色素C的释放，磷酸化下游分子S6K1及4E-BP1等。低氧及其他因素，如胰岛素、生长因子，可诱导低氧诱导因子1α（hypoxia inducible factor 1α, HIF-1α）的表达，进而导致其下游血管内皮生长因子A（vascular endothelial growth factor A, VEGF-A）等血管形成基因的转录，使内皮细胞迁移形成新生血管，增加肿瘤细胞的血供。对

乳腺癌的研究发现，HER-2信号通过HIF-1α诱导VEGF-A基因转录依赖于PI3K-AKT-mTOR通路的活化。该通路的活化能明显增加HIF-1α蛋白的合成。

在乳腺癌中，PI3K-AKT-mTOR通路的异常活化通常与通路中各基因的突变有关。在超过70%的乳腺癌患者中发现PI3K-AKT-mTOR通路存在突变，包括酪氨酸激酶受体的过度表达、抑癌基因PTEN的失活、PIK3CA基因的异常扩增及突变、AKT基因的异常扩增及突变等。其中PIK3CA基因突变是乳腺癌PI3K-AKT-mTOR通路突变中最常见的基因突变，TCGA及COSMIC数据中报道的乳腺癌中PIK3CA基因突变率接近35%，并且有超过80%发生在p110α的螺旋结构域（E542K和E545K）和催化激酶结构域（H1047R）。这些突变能够增加PI3K的催化活性，诱导细胞转化以及对失巢凋亡现象的抵抗。PI3K-AKT-mTOR通路中不同基因的突变在乳腺癌细胞通常可以同时出现。例如，PIK3CA基因突变通常伴随着PTEN基因缺失或者HER-2过表达，并且在乳腺癌预后方面密切相关。PI3K-AKT-mTOR通路中不同突变位点在不同乳腺癌亚型中的突变频率也不尽相同（见表7-1-1）。

表7-1-1　PI3K-AKT-mTOR通路在不同乳腺癌亚型中的突变频率

乳腺癌亚型	突变位点	突变频率
所有亚型	PIK3CA	10%～40%
	PTEN	10%～30%
	AKT	1%～4%
HR 阳性	PIK3CA	35%～40%
	PTEN	2%～4%
	AKT	2%～3%
HER-2 阳性	PIK3CA	20%～25%
	PTEN	30%～40%
	AKT	0
三阴性	PIK3CA	8%～9%
	PTEN	15%～30%
	AKT	0

第二节 PI3K-AKT-mTOR通路与乳腺癌内分泌治疗耐药的关系

一、乳腺癌内分泌治疗的原理

雌激素是一种女性类固醇激素，在绝经前主要由卵巢和胎盘产生，绝经后主要由肾上腺分泌的雄激素转换而来，在人类发育、妊娠、哺乳及代谢平衡等生理过程中发挥重要作用。雌激素可以控制细胞周期从G1期转变至S期，具有细胞周期有丝分裂原作用而驱动细胞增殖，因此在持续性雌激素刺激下，乳腺细胞被动地快速扩增，弱化DNA修复机制而造成基因突变的累积，从而最终导致肿瘤的发生。ER是转录因子核受体超家族成员之一，通过其雌激素非依赖性活化结构域（AF-1）和雌激素依赖性活化结构域（AF-2）来调控转录活性。正常哺乳动物乳腺组织细胞内有两种ER亚型——ERα和ERβ，其中ERβ的AF-1功能微弱，而AF-2与ERα的AF-2相似，提示它们在转录水平对不同的雌激素反应性基因作用不同，两者相互配合才能够使转录因子获得最大的转录活性。目前有两种假说可以解释为何ER的过度表达可以引起肿瘤的发生、发展：第一，雌激素与ER结合促进乳腺细胞的增殖，导致细胞分裂和DNA复制增多，在突变概率不变的情况下，突变数也随之增多；第二，雌激素代谢会产生一些基因毒性废物，这些废物可以引起肿瘤的发生。所以，乳腺癌内分泌治疗便是抑制体内雌激素的产生或以ERα为治疗靶点阻断雌激素相关信号通路，达到治疗乳腺癌目的。

内分泌治疗主要用于ER阳性的乳腺癌患者，其在全球范围内所有乳腺癌患者的70%左右。内分泌治疗根据作用机制不同可以分为以下4个方面：其一，选择性雌激素受体调节剂（selective estrogen receptor modulators, SERMs）。例如，他莫昔芬（Tamoxifen），其结构与雌激素类似，存在有弱雌激素活性的E型异构体以及有抗雌激素作用的Z型异构体，当Z型异构体进入细胞内时，可以通过与雌激素竞争性结合雌激素受体，阻断雌激素相关基因的表达，从而抑制乳腺癌细胞的增殖；其二，芳香化酶抑制剂（aromatase inhibitors, AIs），例如来曲唑（Letrozole），通过特异性抑制或灭活肾上腺、肝脏、脂肪等的芳香化酶，从而抑制雌激素在周围组织和肿瘤组织本身中的生物合成。其三，选择性雌激素受体下调剂（selective estrogen receptor downregulators, SERDs），例如氟维司群（Fulvestrant），通过抑制ER的二聚作用或直接下调ER表达水平来降低ER信号，因此它只有ER的拮抗作用而没有激动作用，能更有效地降低乳腺癌细胞的ER水平；其四，促性腺激素释放激素（luteinizing hormone releasing hormone, LHRH）类似物，例如戈舍瑞林（Goserelin），通过负反馈作用于下丘脑，抑制下丘脑LHRH的生成，另外还能竞争性结合垂体细胞膜上的LHRH受体，阻止垂体合成黄体生成素（lutenizing hormone, LH），从而影响卵巢分泌雌激素，因此又称为卵巢去势治疗。

二、PI3K-AKT-mTOR通路与内分泌治疗耐药

雌激素受体和PI3K-AKT-mTOR通路的内在联系非常紧密，它们彼此之间能够通过直接或者间接的途径相互作用（见图7-2-1）。ER可以形成一种复合物与细胞膜上PI3K的p85亚基结合，从而启动PI3K信号通路；与之相对的是，

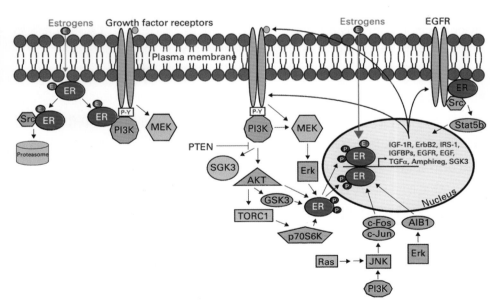

图7-2-1　雌激素受体与PI3K-AKT-mTOR通路的相互关联

注：Estrogens（雌激素）；Growth factor receptors（生长因子受体）；EGFR（表皮生长因子受体）

AKT以及一些下游效应蛋白（GSK-3β和p70S6激酶）能够磷酸化ER的Ser163残基，提高ER的转录活性。一些临床证据也表明，ER能够维持乳腺癌细胞中PI3K通路的激活状态。在一项Ⅱ期临床试验中，ER阳性的乳腺癌患者在接受来曲唑联合或者不联合环磷酰胺的新辅助治疗后，检测他们肿瘤组织中PI3K、磷酸化AKT和磷酸化mTOR的表达水平，发现与基线水平相比，其表达均有不同程度的下降。同时，磷酸化AKT表达的降低还与对药物的临床反应有关，而磷酸化mTOR表达的降低更是与疾病预后有关。因此，雌激素的缺乏可能会通过降低PI3K-AKT-mTOR通路的表达水平来抑制ER阳性的乳腺癌细胞的生长。

然而，PI3K-AKT-mTOR通路的过表达却与乳腺癌内分泌治疗的获得性耐药密切相关。无论是他莫昔芬、AIs类药物或者是氟维司群，均有可能因为PI3K-AKT-mTOR通路的激活而引起耐药。使用长期雌激素剥夺（long-term estrogen deprivation, LTED）乳腺癌细胞系作为乳腺癌内分泌耐药模型进行研究可以发现，随着内分泌耐药的进展，磷酸化的mTOR底物（p70S6激酶和p85S6激酶）和AKT均被检测到有明显的升高，人类表皮生长因子受体2（human epidermal growth factor receptor-2, HER-2）、表皮生长因子受体（epidermal growth factor receptor, EGFR）和胰岛素样生长因子受体（insulin-like growth factor receptor, IGFR）的表达也有不同程度的上调。而在反雌激素耐药乳腺癌模型中，ER阳性的乳腺癌仍然保持着对雌激素和PI3K抑制剂的敏感性。这从正反两面说明了PI3K-AKT-mTOR通路与乳腺癌内分泌治疗耐药的关系。与PI3K-AKT-mTOR通路的过表达相对的是，对内分泌治疗耐药的乳腺癌细胞通常低表达ER，这是由于ER与PI3K-AKT-mTOR通路的相互交联作用，使得激活的PI3K-AKT-mTOR通路下调了ER的表达水平，从而导致乳腺癌细胞对雌激素不敏感。另外，ER的突变（K303R）也是引起乳腺癌内分泌耐药的原因之一。突变的受体与PI3K的p85α亚基结合增多，使得PI3K-AKT-mTOR通路被激活以及细胞周期延长。

三、PI3K-AKT-mTOR通路抑制剂与内分泌治疗耐药

体外实验的结果表明，PI3K-AKT-mTOR通路的高度激活与ER的低水平表达同时存在，而低表达的ER与内分泌治疗耐药又紧密相关。此时，抑制

PI3K-AKT-mTOR通路的激活或许能够反转ER表达的缺失,恢复ER信号通路的表达水平及对内分泌治疗的敏感性,达到克服或者预防乳腺癌内分泌治疗耐药的效果,从而提高患者的治疗结果。目前,根据PI3K抑制剂作用靶点不同,可以分为多种类型,包括PI3K全亚型抑制剂、PI3K特定亚型抑制剂、AKT抑制剂、mTOR抑制剂及PI3K/mTOR双抑制剂等。

PI3K/mTOR双重抑制剂BEZ235可以提高ER表达水平及转录活动。使用BEZ235治疗LTED乳腺癌细胞系,发现其可以诱导乳腺癌细胞凋亡,从而防止细胞耐药性的形成。但是在另一项使用BEZ235或者PI3K siRNA治疗ER阳性乳腺癌细胞的研究中,外源性雌激素被发现可以阻止药物或者siRNA诱导的细胞凋亡。由于大多数使用抗雌激素治疗的乳腺癌始终保留有雌激素受体,这项研究结果表明单纯使用PI3K抑制剂治疗ER阳性的乳腺癌可能疗效不佳。而另一项研究也表明,针对PI3K和ER的联合靶向治疗有协同作用,说明比起PI3K抑制剂或者抗雌激素单药治疗,联合用药也许在临床上更有效果。

基于实验室研究的结果,一项多中心Ⅱ期临床试验TAMRAD研究了mTOR抑制剂依维莫司(Everolimus)联合他莫昔芬在治疗对AIs类药物耐药的转移性乳腺癌患者中的疗效和安全性。结果显示,在依维莫司联合他莫昔芬组,患者的6个月临床获益率(clinical benefit rate, CBR)为61%(95% CI: 47%~74%),而在他莫昔芬单药组,6个月CBR只有42%(95% CI: 29%~56%)。另外,相比于他莫昔芬单药组,依维莫司联合他莫昔芬组的进展时间(time to progression, TTP)也有一定程度的延长(8.6个月 vs 4.5个月, $HR = 0.54$, 95% CI: 0.36~0.81, $P = 0.002\ 1$)。根据原发性耐药和继发性耐药分层的进一步分析表明,依维莫司联合他莫昔芬在继发性耐药的患者中治疗效果更好。

在另一项大型随机化Ⅲ期临床试验BOLERO-2中,研究者评估了依维莫司联合AIs类药物依西美坦(Exemestane)在治疗HR阳性、HER-2阴性的对非类固醇AIs类药物耐药的复发或者进展期绝经后乳腺癌患者中的有效性和安全性。从2009年6月至2011年1月,来自24个国家189个临床试验中心的总共724例患者入组了该临床试验,按照2∶1的比例分为依维莫司组和安慰剂组(剂量10 mg/d),所有患者均要接受25 mg/d的依西美坦。其中,约有48%的患者曾接受过他莫昔芬的治疗,而约有17%的患者曾接受过氟维司群的治疗。临床试验的主要研究终点是无进展生存期(progression-free survival, PFS),次要研究终点是总生存期（overall survival, OS）、总有效率（overall response rate, ORR）、CBR等。最后的试验结果显示，虽然中位OS没有显著的统计学差异（依维莫司+依西美坦对依维莫司+安慰剂为31.0个月 vs 26.6个月，$HR = 0.89$，95% CI: 0.73～1.10，$P = 0.14$），依维莫司联合依西美坦治疗的中位PFS明显高于依维莫司单药治疗（研究者分析结果：7.8个月 vs 3.2个月，$HR = 0.45$，95% CI: 0.38～0.54，$P < 0.000\ 1$；临床中心分析结果：11.0个月 vs 4.1个月，$HR = 0.38$，95% CI: 0.31～0.48，$P < 0.000\ 1$）。最常见的3～4级不良反应是口腔炎、贫血、呼吸困难、高血糖症、乏力和肺炎。根据BOLERO-2临床试验的研究结果，依维莫司在2012年被美国食品与药物管理局（Food and Drug Administration, FDA）和欧洲药品管理局（European MedicinesAgency, EMA）批准与依西美坦联用治疗HR阳性的绝经后妇女晚期乳腺癌患者。这一举措表明PI3K抑制剂联合内分泌治疗有着较为广阔的临床应用前景。其他有关PI3K抑制剂在内分泌耐药患者中应用的临床试验也在进行当中（见表7-2-1）。

表7-2-1 PI3K-AKT-mTOR通路抑制剂在乳腺癌患者中与
内分泌治疗和HER-2治疗有关的临床试验
（截至2016年6月）

NCT 编号	临床试验分期	PI3K-AKT-mTOR通路抑制剂	作用类型	联合用药
NCT01610284（BELLE-2）	Ⅲ	BKM120	PI3K 全亚型抑制剂	氟维司群
NCT01633060（BELLE-3）	Ⅲ	BKM120	PI3K 全亚型抑制剂	氟维司群
NCT00876395	Ⅲ	依维莫司	mTORC1 抑制剂	曲妥珠单抗+紫杉醇
NCT01698918（BOLERO-4）	Ⅲ	依维莫司	mTORC1 抑制剂	来曲唑
NCT01437566	Ⅱ	GDC-0980	PI3K/mTOR 双抑制剂	氟维司群
NCT01298713	Ⅱ	依维莫司	mTORC1 抑制剂	他莫昔芬
NCT02404844	Ⅱ	BKM120	PI3K 全亚型抑制剂	他莫昔芬
NCT01111825	Ⅰ/Ⅱ	坦罗莫斯	mTOR 抑制剂	来那替尼
NCT01339442	Ⅰ	BKM120	PI3K 全亚型抑制剂	氟维司群

第三节　PI3K-AKT-mTOR通路与乳腺癌抗HER-2靶向治疗耐药的关系

一、乳腺癌抗HER-2靶向治疗原理

肿瘤分子靶向治疗是利用肿瘤细胞表达而正常细胞很少或不表达的特定基因或基因的表达产物作为治疗靶点,最大限度杀死肿瘤细胞,而对正常细胞杀伤较小的治疗模式。HER-2是乳腺癌明确的预后指标和药物治疗效果的预测指标。HER-2基因位于人类17号染色体上,是EGFR家族中的一员,其编码相对分子质量为185 000的具有酪氨酸蛋白激酶活性的跨膜糖蛋白。在乳腺癌中,20%～25%的患者肿瘤组织中HER-2过表达。HER-2过表达会导致乳腺癌细胞过度增殖、侵袭性增加、复发和转移风险增高。因此,HER-2过表达是乳腺癌预后不良的重要因素之一。

目前,已经应用于临床上针对HER-2的靶向治疗药物包括曲妥珠单抗(Trastuzumab)、拉帕替尼(Lapatinib)、帕妥珠单抗(Pertuzumab)和T-DM1。

1. 曲妥珠单抗

曲妥珠单抗是第一个被FDA批准用于治疗HER-2阳性乳腺癌的药物。在曲妥珠单抗进入临床应用之后,含曲妥珠单抗的治疗方案改变了早期HER-2阳性乳腺癌患者的预后,也改变了这类患者的治疗策略。同时,曲妥珠单抗也是HER-2阳性复发转移性乳腺癌患者一线治疗及疾病进展后的标准方案。曲妥珠单抗的作用机制包括以下几点:① 通过与HER-2受体结合而阻断生长因子信号转导,从而干扰生长因子信号通路对肿瘤细胞的调节作用;② 通过抗体依赖的细胞介导的细胞毒作用(antibody-dependent cellular cytotoxicity, ADCC),使免疫细胞聚集在靶细胞周围,攻击并杀死肿瘤细胞;③ 通过抑制HER-2/neu蛋白与RTK超家族的其他成员发生交联形成异质二聚体,减弱细胞生长信号的传递;④ 药物治疗及放射治疗后可以诱导肿瘤细胞启动DNA损伤修复过程,曲妥珠单抗通过干扰该进程来增强肿瘤细胞对于治疗的敏感性;

⑤ 通过加快过度表达HER-2受体的降解和吸收，以减少后者细胞表面密度；
⑥ 通过诱导CDK抑制剂p27生成，增加p27-CDK2复合物的生成，从而降低CDK2的活性，使细胞停滞在细胞分裂的G_1期。

2. 拉帕替尼

拉帕替尼是一种口服的小分子酪氨酸激酶抑制剂，可以同时作用于EGFR和HER-2，同时抑制EGFR和HER-2的酪氨酸磷酸化、Erk1/2磷酸化和AKT磷酸化。拉帕替尼可有效地克服EGFR上调的补偿机制，而且对配体依赖性和非依赖性信号转导均有抑制作用。通过EGFR和HER-2的同质和异质二聚体阻断下调信号，从而抑制肿瘤细胞增殖并诱导细胞凋亡。目前，拉帕替尼更多地被用于与曲妥珠单抗联合的双靶向药物治疗中。NSABP B-41的Ⅲ期临床试验也发现，双靶向药物治疗在HER-2阳性乳腺癌新辅助治疗中也有明显的疗效。另外，拉帕替尼由于其小分子结构的特殊性，可以通过其他常用化疗药物或曲妥珠单抗等靶向药物难以通过的血脑屏障，使得其成为乳腺癌脑转移患者治疗中的新选择。

3. 帕妥珠单抗

帕妥珠单抗是一种人源化单克隆抗体，由两个重链（449个氨基酸残基）和两个轻链（214个氨基酸残基）组成，能与HER-2受体胞外结构域Ⅱ区结合，抑制二聚体的形成，从而抑制受体介导的信号转导通路。而曲妥珠单抗是与HER-2受体胞外结构域Ⅳ区结合而发挥作用。因此，帕妥珠单抗与曲妥珠单抗有着独特的互补的作用，其联合应用能够发挥协同阻断HER-2信号转导的作用。除了阻断信号转导以外，帕妥珠单抗也能诱导ADCC的产生。在乳腺癌、肺癌、前列腺癌等不同肿瘤源的异种移植模型中帕妥珠单抗均表现出活性。Ⅲ期临床试验CLEOPATRA便研究了帕妥珠单抗联合曲妥珠单抗和多西他赛在复发转移性HER-2阳性乳腺癌患者中的疗效。结果表明，联合用药组的中位PFS有了明显的改善（18.7个月 *vs* 12.4个月，*HR* = 0.69, 95% *CI*: 0.58～0.81）。这项试验也导致FDA批准了帕妥珠单抗联合曲妥珠单抗和紫杉醇类药物作为治疗HER-2阳性转移性乳腺癌的一线治疗药物。另外，CLEOPATRA这项临床试验还发现，联合用药组的患者显著推迟了乳腺癌中枢神经系统转移的发病时间（15.0个月 *vs* 11.9个月，*HR* = 0.58, 95% *CI*: 0.39～0.85, *P* = 0.004 9）。这一结果对HER-2阳性乳腺癌的中枢神经系统转移的预防与治疗带来了一定的启发与希望。

4. T-DM1

T-DM1则是一种由结直肠癌的突变蛋白MCC将曲妥珠单抗和干扰肿瘤细胞生长的美登醇DM1偶联的药物,其中曲妥珠单抗充当制导装置,将具有细胞毒性的DM1直接传递到HER-2阳性的乳腺癌细胞上,发挥"生物导弹"的作用,从而产生更好的杀伤效果。T-DM1的安全性和有效性通过了EMILIA临床试验确认,T-DM1组患者的中位PFS和中位OS均比拉帕替尼组高,其中中位PFS在T-DM1组中为9.6个月,在拉帕替尼组中仅为6.4个月($HR = 0.65$,95% CI: 0.55~0.77,$P < 0.001$);中位OS在T-DM1组中为30.9个月,在拉帕替尼组中仅为25.1个月($HR = 0.68$, 95% CI: 0.55~0.85,$P < 0.001$)。

二、PI3K-AKT-mTOR通路与抗HER-2靶向治疗耐药

HER-2属于EGFR家族,而EGFR家族中的成员通常在肿瘤细胞中共表达,通过配基诱导形成的同源二聚体和异源二聚体,引发复杂的信号转导网络,而PI3K-AKT-mTOR通路便是其中的一条下游信号通路。因此,在HER-2阳性乳腺癌细胞中,过表达HER-2的肿瘤细胞往往同时共表达EGFR、HER-3等其他EGFR家族成员,从而启动PI3K-AKT-mTOR通路,而PI3K-AKT-mTOR通路的持续活化可以导致靶向治疗药物抑制细胞生长增殖以及使细胞凋亡的能力缺失。在HER-2阳性乳腺癌耐药患者中,研究者还发现肿瘤组织通常有p95-HER-2的表达,其丢失了HER-2胞外区而不能与曲妥珠单抗结合,但却可以与HER-3等形成异源二聚体,并激活PI3K-AKT-mTOR通路。另外,在使用靶向药物治疗HER-2阳性乳腺癌的过程中,药物结合并阻滞HER-2后可以代偿性地引起HER-3、EGFR、IGF1R等RTKs的上调。

PI3K-AKT-mTOR通路中相关基因的突变也是引起乳腺癌靶向治疗耐药的重要原因之一,尤其是原癌基因PIK3CA的突变(主要是E545K和H1047R)和抑癌基因PTEN的缺失。癌症基因组图谱(The Cancer Genome Atlas, TCGA)数据库显示,在HER-2阳性乳腺癌患者中,约有42%的患者存在PIK3CA基因突变,而有19%的患者存在PTEN基因缺失。在NeoALTTO临床试验中,曲妥珠单抗联合拉帕替尼新辅助治疗后的患者如果存在PI3KCA基因突变,其病理

完全缓解率（pCR）比没有PIK3CA基因突变的患者显著下降（28.6% *vs* 53.1%，*P* = 0.012），提示PIK3CA基因突变可能是HER-2阳性乳腺癌的一个重要预后指标。PTEN是PI3K-AKT-mTOR通路的负性调节因子，具有抗增殖功能，在一项旨在明确PI3K-AKT-mTOR通路相关分子状态与曲妥珠单抗耐药关系的研究中，Esteva等发现：137例接受曲妥珠单抗治疗的HER-2阳性乳腺癌患者中，PTEN缺失患者更趋于对曲妥珠单抗治疗产生耐药，其OS较短。PI3K通路相关分子与PTEN缺失联合检测显示，与单纯PTEN缺失患者相比，PTEN⁻/AKT⁺和PTEN⁻/70S6K⁺乳腺癌患者更易产生耐药、生存期更短。

三、PI3K-AKT-mTOR通路抑制剂与抗HER-2靶向治疗耐药

考虑到PI3K-AKT-mTOR通路在抗HER-2靶向治疗耐药中的重要作用，许多细胞学试验开始探究这条信号通路的阻断能否抑制HER-2阳性耐药乳腺癌细胞株的生长。Nagata等的研究表明，不管是体内试验还是体外试验，PI3K抑制剂LY294002联合曲妥珠单抗均可以显著抑制耐药细胞株的细胞活性，而且相比于LY294002或是曲妥珠单抗的单独用药，其抑制效果更好。另一种PI3K抑制剂GDC-0941在体外也能够抑制带有PIK3CA基因突变的HER-2过表达耐药细胞株的生长，并且在加入曲妥珠单抗后，抑制效果并没有显著提升。在PTEN缺失或是PIK3CA活化的乳腺癌细胞系中，BEZ235能够逆转拉帕替尼的耐药。其同样可以逆转其他EGFR/HER-2抑制剂、培利替尼、卡奈替尼的耐药。上述试验结果均表明，抑制PI3K-AKT-mTOR通路可以逆转抗HER-2靶向治疗药物的耐药性。

细胞学试验的结果使得人们开始探究，PI3K-AKT-mTOR通路抑制剂用于临床治疗中是否也能达到同样的效果。在一项依维莫司联合紫杉醇和曲妥珠单抗治疗曲妥珠单抗耐药的乳腺癌患者的Ⅰb期临床试验中，患者的ORR达到了44%，中位PFS为34周（95% *CI*: 29.1～40.7）。另一项Ⅰb期临床试验评估了依维莫司联合长春瑞滨（Vinorelbine）和曲妥珠单抗的疗效，发现患者的ORR为19.1%，中位PFS为30.7周（95% *CI*: 28～44.9）。

随后的Ⅱ期临床试验J2101进一步探索了依维莫司联合紫杉醇和曲妥珠单抗的临床疗效。55例对曲妥珠单抗耐药的患者在进行联合用药后的ORR

和CBR分别为21.8%和36.4%，中位PFS和中位OS分别为5.5个月（95% *CI*：4.99～7.69）和18.1个月（95% *CI*：12.85～24.11）。3或4级不良反应包括中性粒细胞减少（29.1%）、口腔炎（20.0%）、贫血（7.3%）、血小板减少（7.3%）等。

BOLERO-1和BOLERO-3均是研究依维莫司逆转HER-2耐药机制的大型随机化Ⅲ期临床试验。

1. BOLERO-1临床试验

BOLERO-1的入选标准：① 病理学或细胞学证实为浸润性乳腺癌的患者，并且已有局部复发或远处转移的影像学证据。② 至少有一处复发或转移病灶可以被检测到，或者在缺乏相关证据时，至少存在骨转移。③ 经病理学检测确定为HER-2过度表达（IHC+++）或HER-2基因扩增（FISH阳性）。④ 之前接受过曲妥珠单抗或化疗的辅助或新辅助治疗，但是在随机化分组前必须已经停止用药达12个月以上。⑤ 之前接受过内分泌治疗是可以接受的，但是在随机化分组前必须停药。⑥ 患者之前未进行过mTOR抑制剂治疗以及针对局部复发或转移灶的抗肿瘤治疗（内分泌治疗除外）。⑦ 有中枢神经系统转移病史、胃肠道疾病、严重周围神经疾病、心脏疾病和难以控制的高血压患者除外。

从2009年9月至2012年12月，共有719例患者入选了BOLERO-1临床试验，其中480例患者被随机分配到依维莫司组，而239例患者被随机分配到安慰剂组。依维莫司和安慰剂的剂量均为10 mg/d。两组患者还要接受曲妥珠单抗（负荷剂量4 mg/kg，序贯2 mg/kg每周维持治疗）联合紫杉醇（80 mg/m²，第1、8、15天，每4周重复）治疗。临床试验的主要研究终点是PFS，次要研究终点包括OS、ORR、CBR和安全性等。2015年6月公布的分析结果显示，中位随访时间为41.3个月，总共出现了425例患者无病生存，依维莫司组为271例，安慰剂组为154例。在所有纳入试验的患者中，依维莫司对于患者中位PFS的延长并无统计学差异（14.95个月对14.49个月，*HR* = 0.89, 95% *CI*: 0.73～1.08, *P* = 0.116 6）。即使在HR阴性的患者亚群中，依维莫司虽然能将患者的中位PFS从13.08个月延长至20.27个月（*HR* = 0.66, 95% *CI*: 0.48～0.91, *P* = 0.004 9），但是并没有达到方案预设的显著性差异标准（*P* = 0.004 4）。无论是在所有患者，还是在HR阴性患者中，ORR和CBR在两组患者中的差异均较小。在所有患者中，依维莫司组的ORR为67.1%（95% *CI*: 62.7%～71.3%），CBR为75.8%（95% *CI*: 71.7%～79.6%），安慰剂组的ORR为73.1%（95% *CI*: 66.5%～79.0%）；

在HR阴性患者中，依维莫司组的ORR为70.9%（95% *CI*: 61.1%～79.4%），CBR为78.8%（95% *CI*: 72.7%～84.2%），安慰剂组的ORR为79.6%（95% *CI*: 70.5%～86.9%）。在不良反应方面，最常见的3或4级不良反应包括中性粒细胞减少、口腔炎、腹泻和贫血，依维莫司组均比安慰剂组更多见。这项临床试验表明，依维莫司联合曲妥珠单抗和紫杉醇作为HER-2阳性进展期乳腺癌患者的一线治疗并不能够改善患者的临床预后。

2. BOLERO-3临床试验

BOLERO-3的入选标准与BOLERO-1类似，其中患者曾接受过针对进展期乳腺癌的紫杉类药物治疗，美国东部肿瘤协作组表现情况（Eastern Cooperative Oncology Group performancestatus, ECOG PS）为2级或2级以下（生活能够自理但是不能进行任何工作活动），并且对曲妥珠单抗耐药。该临床试验对曲妥珠单抗耐药被定义为辅助治疗12个月内复发或是转移性乳腺癌治疗5周内复发。

来自21个国家149个临床试验中心的569例符合标准的乳腺癌患者入选了这项临床试验。其中共有439例患者（77%）已经出现了内脏转移，而有267例患者（47%）为ER阴性的乳腺癌。所有患者按照1：1随机分配到依维莫司组和安慰剂组。依维莫司组中有39%的患者有至少3处转移灶，而安慰剂组中这类患者则占43%。与BOLERO-1不同的是，BOLERO-3试验中依维莫司和安慰剂的剂量为5 mg/d。而联合用药则为长春瑞滨联合曲妥珠单抗的3周化疗方案，长春瑞滨剂量为25 mg/m²，曲妥珠单抗的负荷剂量为4 mg/kg，之后的剂量为2 mg/kg。而BOLERO-3的结果也与BOLERO-1相反，BOLERO-3中依维莫司组可以将患者的PFS从5.78个月提高至7个月（*HR* = 0.78, 95% *CI*: 0.65～0.95, *P* = 0.007）。而进一步的亚组分析也显示，依维莫司组的PFS在HR阴性的乳腺癌患者中有显著改善，但是在HR阳性的乳腺癌患者中却没有差异。这说明了HER-2与ER信号通路的交互作用使得HER-2和ER阳性的乳腺癌患者在治疗时也许需要同时针对HER-2和ER进行治疗。在所有患者中，依维莫司组的ORR比安慰剂组略高，但差异无统计学意义（41% *vs* 37%，*P* = 0.211）。CBR的结果也与ORR类似（59% *vs* 53%，*P* =0.095）。对于CR或者pCR的患者，依维莫司组的获益持续时间为8.48个月（95% *CI*: 6.97～11.07），而安慰剂组的获益持续时间为6.93个月（95% *CI*: 5.52～8.08）。

3. BOLERO-1和BOLERO-3联合分析

Andre等对BOLERO-1和BOLERO-3中PI3K-AKT-mTOR通路的情况进行了联合分析。来自BOLERO-1的195例样本组织和来自BOLERO-3的182例样本组织分别检测了PIK3CA、PTEN、AKT等生物学指标。其中，p53突变是所有除了HER-2以外基因突变中最多见的，分别为65%（BOLERO-1）和70%（BOLERO-3），而PIK3CA基因在BOLERO-1中突变频率为30%，在BOLERO-3中突变频率为32%。PTEN基因的突变和丢失在两项临床试验中差异也较小，分别为16%和12%。对于PIK3CA来说，在BOLERO-1中依维莫司对比安慰剂的HR估计值在PIK3CA突变亚组中为0.70（95% CI: 0.38～1.29），在PIK3CA野生型亚组中为1.13（95% CI: 0.72～1.78）。BOLERO-3中的结果与BOLERO-1类似，PIK3CA突变亚组HR为0.65（95% CI: 0.38～1.11），PIK3CA野生型亚组HR为1.08（95% CI: 0.75～1.56）。根据PTEN表达情况或者PI3K-AKT-mTOR通路活化情况进行的亚组分析结果也与PIK3CA类似。将BOLERO-1和BOLERO-3的患者情况联合在一起分析可以发现，在PIK3CA突变（$HR = 0.67$, 95% CI: 0.45～1.00）、PTEN丢失（$HR = 0.54$, 95% CI: 0.31～0.96）或是PI3K-AKT-mTOR通路过度活化（$HR = 0.67$, 95% CI: 0.48～0.93）的患者中，PFS能够显著地从依维莫司治疗中获益，而没有突变或者活化的患者则几乎没有获益。

第四节　PI3K-AKT-mTOR通路与乳腺癌化疗耐药的关系

化疗在整个乳腺癌治疗中占有重要地位，多用于术后的辅助治疗、复发转移病例的治疗以及术前新辅助治疗。目前，临床上用于乳腺癌化疗的药物包括：烷化剂类药物环磷酰胺（Cyclophosphamide），抗代谢类药物如氟尿嘧啶（5-Fluorouracil, 5-Fu）、卡培他滨（Capecitabine），蒽环类药物如多柔比星（Doxorubicin）、表柔比星（Epirubicin），紫杉类药物如紫杉醇（Paclitaxel）、多西他赛（Docetaxel），铂类药物如顺铂（Cisplatin）、卡铂（Carboplatin）等。虽然化疗药物的耐药并不是十分常见，但是仍有一部分乳腺癌患者会对化疗药物抵抗，而PI3K-AKT-mTOR通路与化疗耐药也有一定的关联。

在3种不同的乳腺癌细胞系MB468、ZR75-1和MB231中加入化疗药物多柔比星后，可以发现它们的磷酸化AKT水平均比未加药时明显升高，说明化疗药物可以通过激活PI3K提高活化的AKT水平，导致细胞对化疗药物产生耐药性。作为PI3K-AKT-mTOR通路中的重要成员，PDK1和AKT1过表达的乳腺癌细胞对化疗药物紫杉醇、多柔比星和2,2-二氟脱氧胞嘧啶核苷都产生不同程度的耐药，PDK1过表达的乳腺癌细胞耐药性更强。另外，在剔除了PDK1基因的MCF7乳腺癌细胞中，2,2-二氟脱氧胞嘧啶核苷诱导细胞凋亡百分比在没有剔除PDK1的MCF7乳腺癌细胞中高。NF-κB作为PI3K-AKT-mTOR通路的下游分子，在乳腺癌化疗耐药中也起到了很重要的作用。Montagut等研究发现，新辅助化疗对NF-κB/p65阴性的乳腺癌患者的临床收益率为91%，而对NF-κB/p65阳性者临床收益率则只有20%，两者差异具有统计学意义（$P=0.002$）。pS6K1作为mTOR通路上重要的效应分子，其在化疗耐药乳腺癌患者中的表达情况明显也明显高于非化疗耐药者（68% vs 41.8%，$P=0.0014$）。

与内分泌治疗和靶向治疗类似，抑制PI3K-AKT-mTOR通路也可以提高化疗药物的治疗效果。当BKM120联合多柔比星用于3种化疗耐药乳腺癌细胞株时，可以发现细胞磷酸化AKT水平的降低，引起NF-κB的下调，胱冬裂酶-3/7/9的激活以及凋亡相关基因表达的改变，并抑制细胞的增殖，减少耐药细胞的形成。另一种AKT抑制剂哌立福辛（Perifosine）通过下调与化疗耐药相关的P-糖蛋白（P-glycoprotein, P-gp）的表达以及抑制PI3K-AKT-mTOR通路来逆转化疗耐药，增强多柔比星杀伤肿瘤细胞的作用。

第五节 PI3K-AKT-mTOR通路抑制剂的前景

目前，虽然许多有关PI3K-AKT-mTOR通路抑制剂的临床试验正在进行当中，但是这些抑制剂的临床反应却并没有预期中那么理想。由于PI3K-AKT-mTOR通路只是复杂的信号通路网络中的一部分，而肿瘤细胞又有可能"篡改"它的信号通路,使得针对PI3K–AKT–mTOR通路的药物并不是绝对有效的。所以,研究PI3K–AKT–mTOR通路抑制剂的耐药机制对于联合用药方案的合理设计至关重要。

在PI3K–AKT–mTOR通路调节机制中,mTORC1的下游效应分子S6K1的活化能够形成负反馈调节,抑制IRS1,从而阻断IGF1R介导的PI3K–AKT–mTOR通路。而由于mTOR抑制剂在抑制mTOR通路的同时抑制了S6K1的负反馈调节,使得其成为PI3K–AKT–mTOR通路抑制剂获得性耐药的重要机制之一。除此之外,在一些细胞模型中,对S6K1和4E–BP1运用雷帕霉素抑制其活性之后,可以发现4E–BP1虽然在用药后短时间内被抑制了,但是随后却能够重新磷酸化恢复活性。Carracedo等还发现,在用依维莫司治疗后的乳腺癌患者中,有50%出现了丝裂原活化蛋白激酶(mitogen activated protein kinase, MAPK)的激活,提示也许联合使用MAPK抑制剂会是依维莫司甚至其他PI3K–AKT–mTOR通路抑制剂有更好的疗效。

在运用BEZ235至乳腺癌细胞中后可以发现,BEZ235上调了Bcl2、EGFR和IGF1R的表达水平,从而引起乳腺癌细胞的获得性耐药。另外,JAK激酶2(Janus kinase 2, JAK2)和信号转导及转录激活子5(signal transducer and activator of transcription 5, STAT5)也能够抑制BEZ235在三阴性乳腺癌实验模型中的作用。JAK2的活化可能跟下面两种方式有关:第一是参与IGF1R通路,抑制S6K1诱发的负反馈调节;第二是与趋化因子细胞白介素8(interleukin 8, IL–8)和其受体CXCR1(CXC chemokine receptor 1)有关。因此,联合运用针对PI3K–AKT–mTOR和IL–8/CXCR1/JAK2通路的药物也许是治疗转移性三阴性乳腺癌新的策略之一。

另外几种与PI3K–AKT–mTOR通路抑制剂耐药有关机制包括与叉头转录因子(forkhead box O, FOXO)有关的因子,如HER–3、IGF1R、IR和EGFR等RTKs表达水平的升高;协同信号通路的活化,如突变的RAS可以同时激活肿瘤细胞中的RAF–ERK和PI3K–AKT–mTOR信号通路,而阻断PI3K–AKT–mTOR信号通路又可以导致ERK通路的上调;其他一些转录下游通路的激活,例如MYC的扩增或过表达。

基于上述机制的研究,越来越多的临床前试验和临床试验开始聚焦于PI3K–AKT–mTOR通路抑制剂与其他药物的联合使用上。多靶点的联合治疗因其能最大限度地杀死肿瘤细胞，也成了肿瘤治疗的新策略。除了HER-2靶向药物以外，MEK、PARP、FGFR、CDK4/6及IGFF1R抑制剂均已开始了与PI3K-AKT-mTOR通路抑制剂联合用药的临床试验（见表7-5-1）。

表7-5-1　目前正在进行的PI3K-AKT-mTOR通路抑制剂联合其他靶向药物
（除HER-2以外）在乳腺癌或实体肿瘤患者中的临床试验
（截至2016年6月）

PI3K-AKT-mTOR 通路抑制剂	联合用药	第二靶点	临床试验分期	患者情况	NCT编号
PI3K全亚型抑制剂					
BKM120	MEK162	MEK	Ⅰb	晚期实体肿瘤	NCT02404844
	奥拉帕尼	PARP	Ⅰ	三阴性乳腺癌	NCT01623349
	依维莫司	mTOR	Ⅰ	晚期实体肿瘤	NCT01470209
	LEE011	CDK4/6	Ⅰb/Ⅱ	ER阳性乳腺癌	NCT02088684
	LEE011	CDK4/6	Ⅰ	晚期或转移性乳腺癌	NCT02154776
	BYL719	PI3K p110α	Ⅰb	晚期或转移性乳腺癌	NCT02058381
GDC-0941	GDC-0980	PI3K/ mTOR	Ⅱ	晚期或转移性乳腺癌	NCT01437566
	Palbociclib	CDK4/6	Ⅰb	PIK3CA突变的乳腺癌	NCT02389842
PI3Kα亚型抑制剂					
BYL719	BGJ398	FGFR	Ⅰb	晚期或转移性乳腺癌	NCT01928459
	LEE011	CDK4/6	Ⅰb/Ⅱ	ER阳性乳腺癌	NCT01872260
	AMG479	IGF1R	Ⅰb/Ⅱ	PIK3CA突变的实体肿瘤	NCT01708161
	奥拉帕尼	PARP	Ⅰ	三阴性乳腺癌	NCT01623349
	MEK162	MEK	Ⅰb	晚期实体肿瘤	NCT01449058
GDC-0032	Palbociclib	CDK4/6	Ⅰb	PIK3CA突变的乳腺癌	NCT02389842

（续表）

PI3K-AKT-mTOR 通路抑制剂	联合用药	第二 靶点	临床试验 分期	患者情况	NCT编号
SAR260301	Vemurafenib	BRAF	Ⅰ/Ⅰb	晚期肿瘤	NCT01673737
PI3K/mTOR双抑制剂					
PF-05212384	Palbociclib	CDK4/6	Ⅰ	ER阳性 HER-2阴性 乳腺癌	NCT02626507
mTOR抑制剂					
MLN0128	MLN8237	Aurora A	Ⅰb	转移性三阴性 乳腺癌	NCT02719691

注：Palbociclib（哌泊塞克雷），Vemurafenib（威罗菲尼）

第六节　问题与展望

对于乳腺癌患者来说，PI3K-AKT-mTOR通路与乳腺癌的原发性耐药和继发性耐药均密切相关。如何针对PI3K-AKT-mTOR通路来逆转耐药性已经成为目前乳腺癌治疗研究的重点。关于PI3K-AKT-mTOR通路的药物有许多已经处在临床试验当中，但真正能用于临床治疗的却少之又少，表明了这类药物的开发既是机遇也是挑战。目前，许多的研究已经开始将PI3K-AKT-mTOR通路抑制剂的靶点聚焦于class Ⅰ PI3K的催化亚基和调节亚基上。关于这些亚基在不同信号通路中所扮演的角色我们已经有了深入的了解，而它们在不同组织和肿瘤中的重要性也在研究当中。不同于一代的PI3K全亚型抑制剂和PI3K/mTOR双抑制剂，PI3Kα亚型抑制剂有着更高的特异性和更少的不良反应，在临床前期试验中也有着优异的表现，预示着这类药物在未来肿瘤靶向治疗中的潜力。但是，有关p85亚基通过何种途径对肿瘤的发生、发展起作用，以及通过这些机制如何有效抑制肿瘤生长，仍需要进一步的实验去探索。另外，虽然最近一项研究表明class Ⅱ PI3K对于血管生成有促进作用，但是class Ⅱ和class Ⅲ PI3K在肿瘤中的作用依旧不清楚。

总之，随着PI3K-AKT-mTOR通路与乳腺癌耐药机制更深入的研究，不断增加的PI3K-AKT-mTOR通路抑制剂的开发以及不同靶向治疗药物的联合应用，必将进一步提高乳腺癌的药物辅助治疗的效果。

参 考 文 献

[1] Pene F, Claessens YE, Muller O, et al. Role of the phosphatidylinositol 3-kinase/Akt and mTOR/P70S6 -kinase pathways in the proliferation and apoptosis in multiple myeloma[J]. Oncogene, 2002, 21(43): 6587-6597.

[2] Engelman JA, Luo J, Cantley LC. The evolution of phosphatidylinositol 3-kinases as regulators of growth and metabolism[J]. Nat Rev Genet, 2006, 7(8): 606-619.

[3] Liu P, Cheng H, Roberts TM, et al. Targeting the phosphoinositide 3-kinase pathway in cancer[J]. Nat Rev Drug Discov, 2009, 8(8): 627-644.

[4] Stephens L, Anderson K, Stokoe D, et al. Protein kinase B kinases that mediate phosphatidylinositol 3,4,5-trisphosphate-dependent activation of protein kinase B [J]. Science, 1998, 279(5351): 710-714.

[5] Sarbassov DD, Guertin DA, Ali SM, et al. Phosphorylation and regulation of Akt/PKB by the rictor-mTOR complex[J]. Science, 2005, 307(5712): 1098-1101.

[6] Scheid MP, Woodgett JR. PKB/AKT: functional insights from genetic models[J]. Nat Rev Mol Cell Biol, 2001, 2(10): 760-768.

[7] Chang F, Lee JT, Navolanic PM, et al. Involvement of PI3K/Akt pathway in cell cycle progression, apoptosis, and neoplastic transformation: a target for cancer chemotherapy[J]. Leukemia, 2003, 17(3): 590-603.

[8] Wullschleger S, Loewith R, Hall MN. TOR signaling in growth and metabolism[J]. Cell, 2006, 124(3): 471-484.

[9] Sabatini DM. mTOR and cancer: insights into a complex relationship[J]. Nat Rev Cancer, 2006, 6(9): 729-734.

[10] Marsh DJ, Coulon V, Lunetta KL, et al. Mutation spectrum and genotype-phenotype analyses in Cowden disease and Bannayan-Zonana syndrome, two hamartoma syndromes with germline PTEN mutation[J]. Hum Mol Genet, 1998, 7(3): 507-515.

[11] Yang Q, Guan KL. Expanding mTOR signaling[J]. Cell Res, 2007, 17(8): 666-681.

[12] Burris HA 3rd. Overcoming acquired resistance to anticancer therapy: focus on the PI3K/AKT/mTOR pathway[J]. Cancer Chemother Pharmacol, 2013, 71(4): 829-842.

[13] Miller TW, Rexer BN, Garrett JT, et al. Mutations in the phosphatidylinositol 3-kinase

pathway: role in tumor progression and therapeutic implications in breast cancer[J]. Breast Cancer Res, 2011, 13(6): 224.

[14] Perez-Tenorio G, Alkhori L, Olsson B, et al. PIK3CA mutations and PTEN loss correlate with similar prognostic factors and are not mutually exclusive in breast cancer[J]. Clin Cancer Res, 2007, 13(12): 3577-3584.

[15] Stemke-Hale K, Gonzalez-Angulo AM, Lluch A, et al. An integrative genomic and proteomic analysis of PIK3CA, PTEN, and AKT mutations in breast cancer[J]. Cancer Res, 2008, 68(15): 6084-6091.

[16] O'Brien NA, Browne BC, Chow L, et al. Activated phosphoinositide 3-kinase/AKT signaling confers resistance to trastuzumab but not lapatinib[J]. Mol Cancer Ther, 2010, 9(6): 1489-1502.

[17] Glass CK, Rosenfeld MG. The coregulator exchange in transcriptional functions of nuclear receptors[J]. Genes Dev, 2000, 14(2): 121-141.

[18] Musgrove EA, Sutherland RL. Biological determinants of endocrine resistance in breast cancer[J]. Nat Rev Cancer, 2009, 9(9): 631-643.

[19] Miller TW, Balko JM, Arteaga CL. Phosphatidylinositol 3-kinase and antiestrogen resistance in breast cancer[J]. J Clin Oncol, 2011, 29(33): 4452-4461.

[20] Generali D, Fox SB, Brizzi MP, et al. Down-regulation of phosphatidylinositol 3'-kinase/AKT/molecular target of rapamycin metabolic pathway by primary letrozole-based therapy in human breast cancer[J]. Clin Cancer Res, 2008, 14(9): 2673-2680.

[21] Pancholi S, Lykkesfeldt AE, Hilmi C, et al. ERBB2 influences the subcellular localization of the estrogen receptor in tamoxifen-resistant MCF-7 cells leading to the activation of AKT and RPS6KA2[J]. Endocr Relat Cancer, 2008, 15(4): 985-1002.

[22] Massarweh S, Osborne CK, Creighton CJ, et al. Tamoxifen resistance in breast tumors Is driven by growth factor receptor signaling with repression of classic estrogen receptor genomic function[J]. Cancer Res, 2008, 68(3): 826-833.

[23] Fox EM, Arteaga CL, Miller TW. Abrogating endocrine resistance by targeting ERalpha and PI3K in breast cancer[J]. Front Oncol, 2012, 2: 145.

[24] Creighton CJ, Fu X, Hennessy BT, et al. Proteomic and transcriptomic profiling reveals a link between the PI3K pathway and lower estrogen-receptor (ER) levels and activity in ER$^+$ breast cancer[J]. Breast Cancer Res, 2010, 12(3): R40.

[25] Barone I, Cui Y, Herynk MH, et al. Expression of the K303R estrogen receptor-alpha breast cancer mutation induces resistance to an aromatase inhibitor via addiction to the PI3K/Akt kinase pathway[J]. Cancer Res, 2009, 69(11): 4724-4732.

[26] Ciruelos Gil EM. Targeting the PI3K/AKT/mTOR pathway in estrogen receptor-

positive breast cancer[J]. Cancer Treat Rev, 2014, 40(7): 862-871.

[27] Miller TW, Hennessy BT, Gonzalez-Angulo AM, et al. Hyperactivation of phosphatidylinositol-3 kinase promotes escape from hormone dependence in estrogen receptor-positive human breast cancer[J]. J Clin Invest, 2010, 120(7): 2406-2413.

[28] Crowder RJ, Phommaly C, Tao Y, et al. PIK3CA and PIK3CB inhibition produce synthetic lethality when combined with estrogen deprivation in estrogen receptor-positive breast cancer[J]. Cancer Res, 2009, 69(9): 3955-3962.

[29] Miller TW, Balko JM, Fox EM, et al. ERalpha-dependent E2F transcription can mediate resistance to estrogen deprivation in human breast cancer[J]. Cancer Discov, 2011, 1(4): 338-351.

[30] Bachelot T, Bourgier C, Cropet C, et al. Randomized phase II trial of everolimus in combination with tamoxifen in patients with hormone receptor-positive, human epidermal growth factor receptor 2-negative metastatic breast cancer with prior exposure to aromatase inhibitors: a GINECO study[J]. J Clin Oncol, 2012, 30(22): 2718-2724.

[31] Baselga J, Campone M, Piccart M, et al. Everolimus in postmenopausal hormone-receptor-positive advanced breast cancer[J]. N Engl J Med, 2012, 366(6): 520-529.

[32] Piccart M, Hortobagyi GN, Campone M, et al. Everolimus plus exemestane for hormone-receptor-positive, human epidermal growth factor receptor-2-negative advanced breast cancer: overall survival results from BOLERO-2dagger[J]. Ann Oncol, 2014, 25(12): 2357-2362.

[33] Yardley DA, Noguchi S, Pritchard KI, et al. Everolimus plus exemestane in postmenopausal patients with HR(+) breast cancer: BOLERO-2 final progression-free survival analysis[J]. Adv Ther, 2013, 30(10): 870-884.

[34] 江泽飞, 邵志敏, 徐兵河. 人表皮生长因子受体2阳性乳腺癌临床诊疗专家共识[J]. 中华医学杂志, 2016, 96(14): 1091-1096.

[35] Slamon DJ, Clark GM, Wong SG, et al. Human breast cancer: Correlation of relapse and survival with amplification of the HER-2neu oncogene[J]. Science, 1987, 235 (4785): 177-182.

[36] Spector NL, Blackwell KL. Understanding the mechanisms behind trastuzumab therapy for human epidermal growth factor receptor 2-positive breast cancer[J]. J Clin Oncol, 2009, 27(34): 5838-5847.

[37] Xia W, Mullin RJ, Keith BR, et al. Anti-tumor activity of GW572016: a dual tyrosine kinase inhibitor blocks EGF activation of EGFRerbB2 and downstream Erk12 and AKT pathways[J]. Oncogene, 2002, 21(41): 6255-6263.

[38] Robidoux A, Tang G, Rastogi P, et al. Lapatinib as a component of neoadjuvant therapy for HER-2-positive operable breast cancer (NSABP protocol B-41): an open-

label, randomised phase 3 trial[J]. Lancet Oncol, 2013, 14(12): 1183-1192.

[39] Swain SM, Kim SB, Cortés J, et al. Pertuzumab, trastuzumab, and docetaxel for HER-2-positive metastatic breast cancer (CLEOPATRA study): overall survival results from a randomised, double-blind, placebo-controlled, phase 3 study[J]. Lancet Oncol, 2013, 14(6): 461-471.

[40] Swain SM, Baselga J, Miles D, et al. Incidence of central nervous system metastases in patients with HER-2-positive metastatic breast cancer treated with pertuzumab, trastuzumab, and docetaxel: results from the randomized phase III study CLEOPATRA [J]. Ann Oncol, 2014, 25(6): 1116-1121.

[41] Verma S, Miles D, Gianni L, et al. Trastuzumab emtansine for HER-2-positive advanced breast cancer[J]. N Engl J Med, 2012, 367(19): 1783-1791.

[42] Hynes NE, Dey JH. PI3K inhibition overcomes trastuzumab resistance: blockade of ErbB2/ErbB3 is not always enough[J]. Cancer Cell, 2009, 15(5): 353-355.

[43] Arribas J, Baselga J, Pedersen K, et al. p95HER-2 and breast cancer[J]. Cancer Res, 2011, 71(5): 1515-1519.

[44] Sergina NV, Rausch M, Wang D, et al. Escape from HER-family tyrosine kinase inhibitor therapy by the kinase-inactive HER-3[J]. Nature, 2007, 445(7126): 437-441.

[45] Ritter CA, Perez-Torres M, Rinehart C, et al. Human breast cancer cells selected for resistance to trastuzumab *in vivo* overexpress epidermal growth factor receptor and ErbB ligands and remain dependent on the ErbB receptor network[J]. Clin Cancer Res, 2007, 13(16): 4909-4919.

[46] Lu Y, Zi X, Zhao Y, et al. Insulin-like growth factor-I receptor signaling and resistance to trastuzumab (Herceptin)[J]. J Natl Cancer Inst, 2001, 93(24): 1852-1857.

[47] Hernandez-Aya LF, Gonzalez-Angulo AM. Targeting the phosphatidylinositol 3-kinase signaling pathway in breast cancer[J]. Oncologist, 2011, 16(4): 404-414.

[48] Cancer Genome Atlas N. Comprehensive molecular portraits of human breast tumours [J]. Nature, 2012, 490(7418): 61-70.

[49] Majewski IJ, Nuciforo P, Mittempergher L, et al. PIK3CA mutations are associated with decreased benefit to neoadjuvant human epidermal growth factor receptor 2-targeted therapies in breast cancer[J]. J Clin Oncol, 2015, 33(12): 1334-1339.

[50] Esteva FJ, Guo H, Zhang S, et al. PTEN, PIK3CA, p-AKT, and p-p70S6K status: association with trastuzumab response and survival in patients with HER-2-positive metastatic breast cancer[J]. Am J Pathol, 2010, 177(4): 1647-1656.

[51] Nagata Y, Lan KH, Zhou X, et al. PTEN activation contributes to tumor inhibition by trastuzumab, and loss of PTEN predicts trastuzumab resistance in patients[J]. Cancer Cell, 2004, 6(2): 117-127.

[52] Junttila TT, Akita RW, Parsons K, et al. Ligand-independent HER−2/HER−3/PI3K complex is disrupted by trastuzumab and is effectively inhibited by the PI3K inhibitor GDC−0941 [J]. Cancer Cell, 2009, 15(5): 429−440.

[53] Eichhorn PJ, Gili M, Scaltriti M, et al. Phosphatidylinositol 3-kinase hyperactivation results in lapatinib resistance that is reversed by the mTOR/phosphatidylinositol 3-kinase inhibitor NVP−BEZ235 [J]. Cancer Res, 2008, 68(22): 9221−9230.

[54] Brunner-Kubath C, Shabbir W, Saferding V, et al. The PI3 kinase/mTOR blocker NVP−BEZ235 overrides resistance against irreversible ErbB inhibitors in breast cancer cells [J]. Breast Cancer Res Treat, 2011, 129(2): 387−400.

[55] Andre F, Campone M, O'Regan R, et al. Phase I study of everolimus plus weekly paclitaxel and trastuzumab in patients with metastatic breast cancer pretreated with trastuzumab [J]. J Clin Oncol, 2010, 28(34): 5110−5115.

[56] Jerusalem G, Fasolo A, Dieras V, et al. Phase I trial of oral mTOR inhibitor everolimus in combination with trastuzumab and vinorelbine in pre-treated patients with HER−2-overexpressing metastatic breast cancer [J]. Breast Cancer Res Treat, 2011, 125(2): 447−455.

[57] Hurvitz SA, Dalenc F, Campone M, et al. A phase 2 study of everolimus combined with trastuzumab and paclitaxel in patients with HER−2-overexpressing advanced breast cancer that progressed during prior trastuzumab and taxane therapy [J]. Breast Cancer Res Treat, 2013, 141(3): 437−446.

[58] Hurvitz SA, Andre F, Jiang Z, et al. Combination of everolimus with trastuzumab plus paclitaxel as first-line treatment for patients with HER−2-positive advanced breast cancer (BOLERO−1): a phase 3, randomised, double-blind, multicentre trial [J]. Lancet Oncol, 2015, 16(7): 816−829.

[59] André F, O'Regan R, Ozguroglu M, et al. Everolimus for women with trastuzumab-resistant, HER−2-positive, advanced breast cancer (BOLERO−3): a randomised, double-blind, placebo-controlled phase 3 trial [J]. Lancet Oncol, 2014, 15(6): 580−591.

[60] Andre F, Hurvitz S, Fasolo A, et al. Molecular Alterations and Everolimus Efficacy in Human Epidermal Growth Factor Receptor 2-Overexpressing Metastatic Breast Cancers: Combined Exploratory Biomarker Analysis From BOLERO−1 and BOLERO−3 [J]. J Clin Oncol, 2016, 34(18): 2115−2124.

[61] Clark AS, West K, Streicher S, et al. Constitutive and inducible Akt activity promotes resistance to chemotherapy, trastuzumab, or tamoxifen in breast cancer cells [J]. Mol Cancer Ther, 2002, 1(9): 707−717.

[62] Liang K, Lu Y, Li X, et al. Differential roles of phosphoinositide-dependent protein kinase−1 and akt1 expression and phosphorylation in breast cancer cell resistance to

Paclitaxel, Doxorubicin, and gemcitabine[J]. Mol Pharmacol, 2006, 70(3): 1045-1052.

[63] Montagut C, Tusquets I, Ferrer B, et al. Activation of nuclear factor-kappa B is linked to resistance to neoadjuvant chemotherapy in breast cancer patients[J]. Endocr Relat Cancer, 2006, 13(2): 607-616.

[64] Kim EK, Kim JH, Kim HA, et al. Phosphorylated S6 kinase-1: a breast cancer marker predicting resistance to neoadjuvant chemotherapy[J]. Anticancer Res, 2013, 33(9): 4073-4080.

[65] Hu Y, Guo R, Wei J, et al. Effects of PI3K inhibitor NVP-BKM120 on overcoming drug resistance and eliminating cancer stem cells in human breast cancer cells[J]. Cell Death Dis, 2015, 6: e2020.

[66] Lin X, Zhang X, Wang Q, et al. Perifosine downregulates MDR1 gene expression and reverses multidrug-resistant phenotype by inhibiting PI3K/Akt/NF-kappaB signaling pathway in a human breast cancer cell line[J]. Neoplasma, 2012, 59(3): 248-256.

[67] Haruta T, Uno T, Kawahara J, et al. A Rapamycin-sensitive pathway down-regulates insulin signaling via phosphorylation and proteasomal degradation of insulin receptor substrate-1[J]. Mol Endocrinol, 2000, 14(6): 783-794.

[68] Choo AY, Yoon SO, Kim SG, et al. Rapamycin differentially inhibits S6Ks and 4E-BP1 to mediate cell-type-specific repression of mRNA translation[J]. Proc Natl Acad Sci U S A, 2008, 105(45): 17414-17419.

[69] Carracedo A, Ma L, Teruya-Feldstein J, et al. Inhibition of mTORC1 leads to MAPK pathway activation through a PI3K-dependent feedback loop in human cancer[J]. J Clin Invest, 2008, 118(9): 3065-3074.

[70] Muranen T, Selfors LM, Worster DT, et al. Inhibition of PI3K/mTOR leads to adaptive resistance in matrix-attached cancer cells[J]. Cancer Cell, 2012, 21(2): 227-239.

[71] Britschgi A, Andraos R, Brinkhaus H, et al. JAK2/STAT5 inhibition circumvents resistance to PI3K/mTOR blockade: a rationale for cotargeting these pathways in metastatic breast cancer[J]. Cancer Cell, 2012, 22(6): 796-811.

[72] Chandarlapaty S, Sawai A, Scaltriti M, et al. AKT inhibition relieves feedback suppression of receptor tyrosine kinase expression and activity[J]. Cancer Cell, 2011, 19(1): 58-71.

[73] Serra V, Scaltriti M, Prudkin L, et al. PI3K inhibition results in enhanced HER signaling and acquired ERK dependency in HER -2-overexpressing breast cancer[J]. Oncogene, 2011, 30(22): 2547-2557.

[74] Ilic N, Utermark T, Widlund HR, et al. PI3K-targeted therapy can be evaded by gene amplification along the MYC-eukaryotic translation initiation factor 4E (eIF4E) axis [J]. Proc Natl Acad Sci U S A, 2011, 108(37): E699-E708.

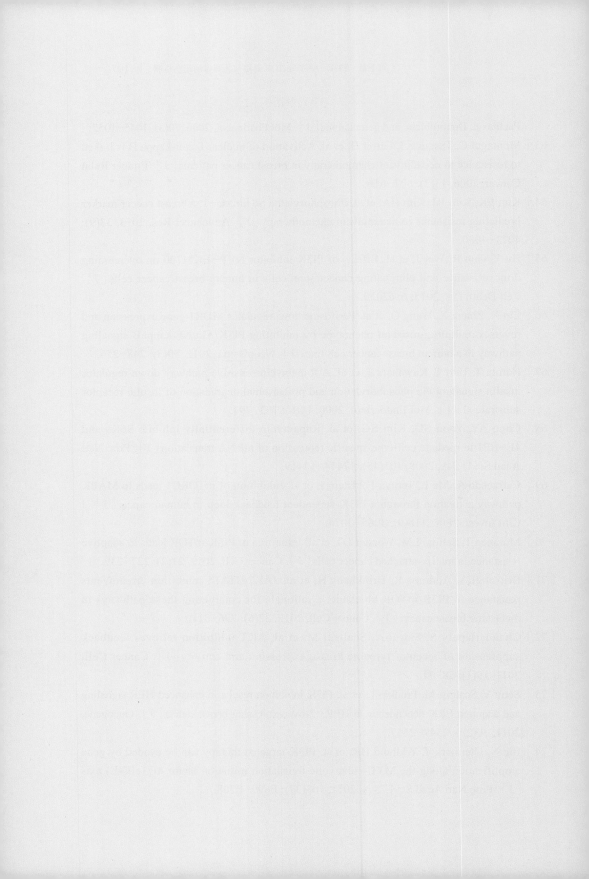

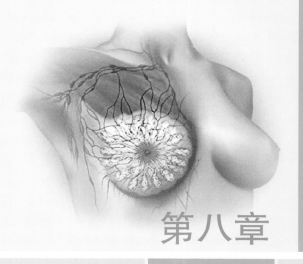

第八章

CDKs 抑制剂在乳腺癌中的研究

胡夕春

细胞周期蛋白依赖性激酶(CDK)4/6-cyclin D1是细胞周期调控中的一条重要信号通路,其异常激活与乳腺癌内分泌治疗耐药相关。临床前期研究中最令人瞩目的是CDK4/6特异性抑制剂Palbociclib、Ribociclib和Abemaciclib。PALOMA-1/TRIO-18的Ⅱ期临床研究发现在绝经后激素受体(HR)阳性、HER-2阴性的晚期乳腺癌患者中,Palbociclib联合来曲唑组中位无进展生存期为20.2个月,几乎为来曲唑单药组的2倍(10.2个月)。鉴于其突破性研究结果,Palbociclib已于2015年2月被美国FDA提前批准与来曲唑联合用于晚期HR阳性乳腺癌患者的治疗,其疗效和安全性已获得Ⅲ期临床试验的验证。另一项Ⅲ期临床研究PALOMA-3的阳性结果支持Palbociclib于2016年2月获批新增适应证:联合氟维司群用于继往抗激素治疗进展者的治疗。此外,Ribociclib和Abemaciclib预计于2017年在美国上市。本章将着重阐述CDK4/6特异性抑制剂在乳腺癌临床前转化性研究和临床试验研究的概况。

作者单位: 200032 上海,复旦大学附属肿瘤医院
通信作者: 胡夕春,Email: xchu2009@hotmail.com

第一节　细胞周期、周期调控与肿瘤的关系

细胞周期（cell cycle）是指正常持续分裂的细胞从一次有丝分裂结束到下一次分裂结束的过程，是多因素参与的精确调控过程。细胞周期是细胞生命活动的基本特征，通常可以被划分为分裂间期和分裂期。分裂间期又可以被分为静息期（G_0期）、DNA合成前期（G_1期）、DNA合成期（S期）和DNA合成后期（G_2期），此阶段主要完成染色质中DNA的复制和相关蛋白质的合成。而分裂期可以被分为分裂前期、中期、后期和末期，此阶段主要进行细胞物质的平均分配并形成两个细胞。

在生物进化过程中，细胞建立了一系列的调控机制，以确保细胞周期各时相严格有序地进行。细胞周期调控是一个精细的相对保守的生物学过程，是多个基因和蛋白参与的复杂的信号分子调控网络系统。美国和英国的三位科学家因在细胞周期调控研究中做出了重大贡献而获得2001年诺贝尔生理学和医学奖。这三位科学家的主要贡献在于发现了具有调节所有真核生物细胞周期的关键分子，主要包括细胞周期蛋白（cyclins）、细胞周期蛋白依赖性激酶（cyclin dependent kinases, CDKs）和细胞周期蛋白依赖性激酶抑制因子（cyclin dependent kinase inhibitors, CKIs）并将限制检查点（check point）的概念引入细胞周期中。细胞周期中主要存在着三个限制检查点，分别为G_1/S、G_2/M和纺锤体装配检查点。G_1/S检查点决定着细胞DNA是否开始复制，而G_2/M检查点决定细胞是否一分为二，从而进入有丝分裂期。细胞周期调控就是在上述检查点监视下，通过各种调节因子的激活与失活，调控细胞周期的有序运作，确保基因复制的准确。

CDKs是驱动细胞周期运行的引擎，是整个调控网络的核心。CDKs是一类丝氨酸（serine）/苏氨酸（threonine）激酶，在细胞周期调控、转录、分化和细胞死亡过程中发挥着重要作用。目前已经确认有13个CDKs成员（CDK1～13）以及与其相对应的有12个cyclins（A-L）。根据功能可将CDKs家族分为两大类。一类CDKs是与相应的cyclin结合形成复合体而被激活进而参与细胞周

期各个时相的转化。根据经典的细胞周期模型，D类cyclin周期蛋白和CDK4或CDK6结合调控着早期G_1期，CDK2和cyclin E能触发细胞周期进入S期，而CDK2-cyclin A和CDK1-cyclin A调控着S期的完成，CDK1-cyclin B负责细胞的分裂。而另外一类CDK家族成员包括CDK7、CDK8、CDK9、CDK10和CDK11等则参与了细胞的转录调控并在转录调节中发挥着重要作用。此外，某些CDK还具有特殊的功能，如CDK5具有调节神经系统的功能。目前认为，在细胞周期中起调节作用的主要是CDK1~4和CDK6~7。但近来许多遗传学证据揭示细胞分裂间期相的CDK如CDK2并不是正常细胞增殖所必需的，而是某些特定细胞增殖所依赖的，CDK1则是细胞分裂过程中所必需的。同时，越来越多的研究也表明，肿瘤细胞的增殖依赖某些特定的分裂间期相的CDK。这无疑为CDK抑制剂的研发提供了理论基础，即通过抑制肿瘤细胞增殖所依赖的某些特定相的CDK达到抗肿瘤作用而又不影响正常细胞的增殖。

CDKs与其他激酶不一样，需要与相应的周期蛋白cyclins结合后才能发挥作用。目前已发现的cyclins约20余种，但真正发挥细胞周期调控功能的只有cyclin A、B、C、D（1~3）和E，此外具有调控RNA转录的有cyclin C、H、T1、T2、K和L1等。在细胞周期过程中，cyclins周期性连续地表达或降解，继而引起CDKs的时相性激活，从而推动细胞跨越细胞周期各时相转换的限制点或检验点。Cyclins对细胞周期的作用主要体现在G_1期和M期。在G_1/S交界处发挥重要作用的是cyclin D家族和cyclin E。Cyclin D家族主要包括cyclin D1、cyclin D2和cyclin D3，其中研究较为深入的为cyclin D1。CyclinD1通过与CDK4/6形成复合物，磷酸化下游的Rb，释放出转录因子E2F，使细胞通过G_1/S检测点，进入S期。在正常组织中，cyclin D1不表达或者表达量很低，而在肿瘤组织中常常存在着cyclin D1基因的扩增、重排和突变，导致基因产物很多。在临床前研究中，通过阻断cyclin D1的活性能抑制肿瘤的活性并增强对药物的敏感性，提示cyclin D1可能是未来肿瘤治疗的潜在的新靶点。而被视为S期标志物的cyclin E，在G_1/S期决定和限速中起中心调控作用。Cyclin E过表达主要由基因扩增所引起，基因扩增形成大量突变的中心体，从而促进肿瘤的恶性增殖。在许多恶性肿瘤，如肺癌、乳腺癌、胃肠等肿瘤中，cyclin E常过度表达并被认为是一种疾病进展和预后的指标。此外，cyclin A主要与S期有关，而cyclin B主要负责M期相关合成。细胞周期是一高度保守的生物学过程，除正调节因子

CDKs 和 cyclins 外，还存着一类细胞周期抑制因子，即细胞周期素依赖性激酶抑制因子（cyclin-dependent kinase inhibitors, CKIs），对细胞周期进行负反馈调节。Cyclins、CDKs 和 CKIs 三者之间相互制约，形成一个复杂的调控网络，共同构成了细胞周期内源性调控的分子基础。CKI 主要包括 INK4 和 CIP/KIP（CDK 相互作用蛋白/激酶抑制蛋白）两大家族。INK4 家族包括 p16^{INK4A}、p15^{INK4B}、p18^{INK4C} 和 p19^{INK4D}，主要同 CDK4 和 CDK6 结合，抑制 CDK4/6-cyclin D 的活性。而 CIP/KIP 家族又称为 p21 家族，包括 p21、p27、p57 等，能广泛抑制 CDK-cyclin 的活性。

Rb 是一种肿瘤抑制基因，其产物控制 G_1 到 S 期的过渡。Rb 蛋白是细胞周期的关键负调节因子，通过与 E2F 转录因子形成复合物抑制 G_1/S 过渡，防止不成熟的细胞分裂。Rb 失活解除对细胞周期的限制，允许继续分裂。上述失活通过 Rb 蛋白的顺序磷酸化达到，由于细胞从 M 期过渡到 G_1 期，几乎所有磷酸基被去除，Rb 未磷酸化。前进至 G_1 的过程中，生长信号允许细胞周期蛋白 D 与 CDK4 或 CDK6 形成复合物。这个过程促使磷酸基添加到 Rb 上，导致低磷酸化。由于细胞通过 R 点，细胞周期蛋白 E 与 CDK2 形成复合物，使 Rb 高磷酸化，

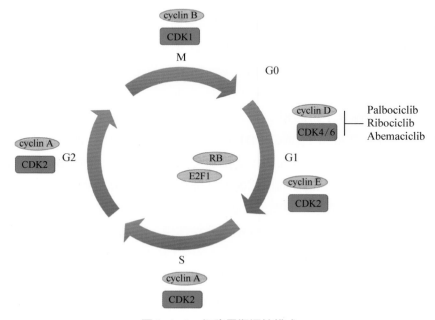

图 8-1-1 细胞周期调控模式

释放结合E2F。E2F激活S期基因,使细胞周期前进。CDK4和CDK6在Rb磷酸化的能力上具有相同的功能,因此,靶向作用于细胞周期的这个方面时,需要同时抑制CDK4和CDK6。

恶性肿瘤的一典型生物学特性即为细胞周期调控紊乱,继而导致细胞增殖、分化异常以及恶性转化。因此,靶向细胞周期调控相关蛋白,使失调控的细胞重新进入正常细胞周期调控无疑是今后抗肿瘤治疗的新途径。

第二节　CDKs抑制剂

鉴于CDKs在细胞周期调控中的重要作用,许多科学家希望通过抑制CDKs的活性,阻断细胞周期,控制细胞增殖,以期达到治疗肿瘤的目的。近20年来已有许多以CDKs为靶点的药物问世,并在前期体内外实验中表现出很好的抗肿瘤作用,部分也已进入Ⅱ期或Ⅲ期临床试验。但令人失望的是,由于较严重的不良反应及缺乏特异性的作用靶点,第一代CDKs抑制剂并没有在临床上取得突破性进展。

一、第一代CDKs抑制剂

Flavopiridol是第一代非特异性的CDKs抑制剂,能抑制CDK1、CDK2、CDK4和CDK7活性,IC_{50}范围为$0.04\sim0.4$ μmol/L。Flavopiridol是植物来源的黄酮类物质,最初是从印度植物中提取的。刚开始时Flavopiridol是被作为EGFR的抑制剂而被发现的,后来研究发现它能以更低的浓度抑制CDK的活性,进而才被认定为CDKs的抑制剂。其主要作用机制为通过非特异性地抑制CDK1、CDK2、CDK4和CDK7等活性,使细胞阻滞在G_1/S期或G_2/M期,诱导细胞凋亡。此外,Flavopiridol还能下调血管表皮生长因子的抗血管生成作用,实验还证实Flavopiridol能抑制表皮细胞生长因子受体-酪氨酸激酶、蛋白激酶C、蛋白激酶A的作用。还能与多药耐药相关蛋白(multidrug resistance-associated protein, MRP-1)反应,阻止药物的外排,阻止肿瘤细胞内药物浓度的降低。

Flavopiridol是第一个被应用于临床试验的非特异性CDKs抑制剂，也是被研究最为透彻的经典的第一代CDKs抑制剂。在前期体外实验中，Flavopiridol能抑制乳腺癌和肺癌等细胞系的生长。在体内动物实验中，Flavopiridol能抑制前列腺癌、头颈部肿瘤以及白血病等异体移植瘤的生长。许多临床 I 期试验显示Flavopiridol单药对肾癌、结肠癌、转移性胃癌和非霍奇金淋巴瘤的患者具有很好的肿瘤抑制作用。药物的主要不良反应为腹泻、中性粒细胞减少、恶心、呕吐等。在血液肿瘤中，Flavopiridol无论作为单药还是与其他药物联用均展现出很好的疗效。一项在慢性淋巴细胞性白血病（chronic lymphocytic leukemia, CLL）中进行的 I 期临床试验展现出令人鼓舞的结果。入组的52例难治性CLL患者在接受Flavopiridol治疗后，40%的患者疗效能达到部分缓解（partial response, PR），中位无进展生存期（progression-free survival, PFS）为12个月。Flavopiridol与化疗药物联用时具有协同作用，能增加多西他赛、吉西他滨、卡铂等的细胞毒性作用。同时，最近研究表明Flavopiridol还能非特异地抑制CDK9和GSK3β的活性，而CDK9/cyclin T与HIV-1的转录有关，提示Flavopiridol可被用于抗HIV治疗。

尽管许多前期试验证实Flavopiridol对多种肿瘤有很好的抑制作用，但临床试验发现除了在血液肿瘤中Flavopiridol并没有达到令人满意的结果，可能与其脱靶效应以及产生其他细胞毒作用有关。可能的原因为Flavopiridol是一非特异性CDK抑制剂，能抑制CDK1、CDK2、CDK4等活性。如前所述，遗传学证据揭示CDK1是正常细胞增殖所必需的，而Flavopiridol非特异地抑制了正常细胞的CDK1活性，影响了正常细胞的周期调控，产生了许多不良反应。为此，Sanofi-Aventis公司在2010年终止了Flavopiridol的继续研发，这也迫使人们探寻第二代特异性更高、毒性更低的CDKs抑制剂。

二、第二代CDKs抑制剂

第一代CDKs抑制剂在临床前期中因有限的疗效和严重不良反应而终止进一步研发，究其原因还是其非特异性抑制CDKs的活性，可能影响正常细胞的CDKs功能，如CDK1、7、8、9，继而产生不良反应。CDK1是正常细胞增殖所依赖的，研究发现胚胎期的裸鼠如果缺乏CDK1将会使发育停留在囊胚期，因此,如果非特异性抑制CDK1活性将会产生不良反应。目前CDK7、8、9具体的生物学功能还不是很清楚,但鉴于第一代CDKs抑制剂非特异性抑制其活性而产生的不良反应,提示CDK7、8、9参与到正常细胞的生物活动中。近年来的研究表明,大多数体细胞在CDK4/6受到抑制时仍然能启动细胞周期的运行。当特异性地抑制CDK4/6活性时,细胞周期被抑制但并不引起细胞的死亡,故与第一代CDKs抑制剂相比,高度选择性的CDK4/6抑制剂发挥着细胞抑制而非细胞毒性的作用,具有较轻的不良反应。

　　第二代CDKs抑制剂为靶向cyclin D-CDK4/6-p16INK4A信号通路,因其在细胞周期调控和多种肿瘤生物学过程中的作用而受到越来越多地关注。在细胞正常生长条件下,cyclin D1激活CDK4和CDK6并形成复合物,继而磷酸化其下游的Rb,使Rb失活,释放出转录因子E2F,使细胞通过G_1/S检测点,进入S期。研究表明,超过80%的人类肿瘤中存在着cyclin D-CDK4/6-p16INK4A信号通路的异常激活,参与到转移侵袭、凋亡、药物耐药等肿瘤恶性转化过程中。引起这条信号通路异常激活的机制很多,主要包括cyclin D的扩增或过度表达,CDK4/6本身过度激活以及细胞周期抑制因子p16的失活。Cyclin D被报道在多种肿瘤患者中如头颈部肿瘤、乳腺癌、非小细胞肺癌(non-small cell lung cancer, NSCLC)、食管癌、黑色素肿瘤以及胶质瘤中存在着扩增和过表达。cyclin D1作为研究最为深入的cyclin D家族成员,在乳腺癌肿瘤形成方面起着重要作用,它能激活CDK4激酶,而激活的CDK4相关激酶与肿瘤发生相关。据报道,有约15%～20%的乳腺癌中存在着cyclin D1基因(CCND1)的扩增,导致约50%的患者cyclin D1蛋白过度表达。虽然CDKs本身基因的突变率并不高,但仍约有15%的乳腺癌患者中CDK4基因存在着扩增,引起CDK4蛋白过度表达并与高ki-67指数有关。p16作为cyclin D-CDK4/6信号通路的负反馈调节因子,其本身的失活将会引起整条信号通路的过度激活。CDKN2A基因(编码p16[INK4A])发现在胰腺癌、膀胱肿瘤以及乳腺癌等肿瘤中存在着纯合子型缺失。此外,作为cyclin D-CDK4/6下游产物的Rb基因,在约20%～30%的乳腺癌患者中存在着丢失或突变,在三阴性乳腺癌(triple-negative breast cancer, TNBC)中比其他亚型常见。Rb功能的失活将会引起下游E2F、cyclin E1以及CDK2的激活,从而产生G_1/S细胞周期转换而不依赖于CDK4/6的活性。

　　鉴于cyclin D-CDK4/6-p16[INK4A]信号通路在细胞周期G_1/S交界处的重要

作用，临床上涌现出高度敏感性、特异性的靶向CDK4/6口服抑制剂，被称为第二代CDKs抑制剂。其中最令人瞩目的是Palbociclib（PD 0332991）、Ribociclib（LEE011）和Abemaciclib（LY2835219），尤其在乳腺癌中与内分泌药物联用时展现出很好的疗效。目前，这三种CDK4/6特异性抑制剂均已进入前期临床试验中，但只有Palbociclib（PD 0332991）获得Ⅲ期临床试验的结果。基于其瞩目的研究结果，Palbociclib（PD 0332991）已于2015年2月被美国FDA提前批准与来曲唑联用于晚期激素受体（hormone receptor, HR）阳性乳腺癌患者的治疗，2016年进一步获批联合氟维司群治疗的适应证。这三种化合物在化学结构上比较相似（见表8-2-1），均能特异性地抑制CDK4和CDK6激酶活性，而对其他激酶相对不敏感，继而使pRb去磷酸化，抑制下游转录因子E2F释放，引起G_1期细胞周期阻滞。

表8-2-1　目前进入临床试验的CDK4/6抑制剂

公司名称	化合物名称	化 学 结 构	体外IC_{50}值（nmol/L）
辉瑞公司	Palbociclib (PD 0332991)		CDK4(cyclin D1): 11 CDK4(cyclin D3): 9 CDK6(cyclin D2): 15
诺华公司	Ribociclib (LEE011)		CDK4(cyclin D1): 10 CDK6(cyclin D2): 40
礼来公司	Abemaciclib (LY2835219)		CDK4(cyclin D1): 2 CDK6(cyclin D2): 5 CDK9: 57

（一）临床前转化性研究

1. CDK4/6抑制剂单药作用

Palbociclib（PD 0332991）是辉瑞公司研发的小分子口服的CDK4/6特异性抑制剂，能特异性地抑制CDK4和CDK6激酶的活性，对CDK4/cyclin D1、CDK4/cyclin D3和CDK6/cyclin D2的IC_{50}值分别为11、9和15 nmol/L；但对其他36种激酶无活性，其中包含有CDK1、CDK2以及其他一些酪氨酸和丝/苏氨酸激酶。PD 0332991的生物学功能依赖于CDK4/6-cyclin D1复合物和Rb蛋白的功能，通过特异性地抑制CDK4和CDK6激酶的活性使pRb去磷酸化，从而抑制转录因子E2F的释放。E2F的下游产物之一为CDK2，而CDK2能促进细胞周期的进展。故PD 0332991通过使pRb去磷酸化，抑制转录因子E2F的释放，使细胞停滞在G_1期，进而使细胞进入衰老状态而并不引起细胞的凋亡，从而发挥抗肿瘤作用。在前期的体内外实验中，PD 0332991已被证实对各种肿瘤如骨髓瘤、卵巢癌、结直肠肿瘤、脑胶质瘤和乳腺癌等展现出很好地抑制肿瘤细胞生长的作用。在乳腺癌中，Finn等通过对47株人乳腺癌细胞的筛查，发现CDK4/6抑制剂PD 0332991对Luminal型，即雌激素受体（estrogen receptor, ER）阳性的细胞株抑制作用最明显，其次为人类表皮生长因子2（human epidermal growth factor 2, HER-2）扩增的细胞系，而对基底细胞样型（basal-like）最不敏感。而在卵巢癌细胞系的筛选中，发现对于Rb阳性、p16低表达的细胞系，PD 0332991最为敏感，能介导时间依赖性的G_1期细胞阻滞。进一步的基因分析提示，PD 0332991对Rb表达阳性伴有p16低表达或cyclin D1过表达的肿瘤细胞最为敏感，提示p16、cyclin D1和Rb的状态可能作为对PD 0332991敏感性的预测指标。同时研究也表明，PD 0332991耐药的机制之一即为Rb的表达缺失。在体内动物实验中，单药PD 0332991能抑制Rb阳性裸鼠荷瘤的生长，而对Rb缺失的裸鼠则无效。在他莫昔芬耐药乳腺癌模型中，PD 0332991有效地对Rb去磷酸化，抑制细胞周期。在他莫昔芬耐药的细胞株中，PD 0332991单药治疗有活性，细胞对他莫昔芬重新敏感，药物联合使用时活性增加。在激素治疗难治性乳腺癌模型中，PD 0332991能有效地停止细胞增殖，诱导细胞衰老，导致稳定的细胞周期停滞，不同于ER拮抗剂的作用。

Ribociclib（LEE011）为诺华公司研制，能特异性地抑制CDK4和CDK6

的活性，IC_{50}值在纳摩尔级。作为单药，Ribociclib能在体外通过减少Rb1的Ser780和Ser807/811位点磷酸化，介导G_1期的细胞阻滞，从而抑制神经母细胞瘤和脂肪瘤细胞的生长，并且在动物模型中同样展现出抑制肿瘤生长的作用。

Abemaciclib（LY2835219）为礼来公司研发的CDK4/6特异性抑制剂，对CDK4/cyclin D1、CDK6/cyclin D2的IC_{50}值分别为2 nmol/L和5 nmol/L。其作用机制与PD 0332991类似，通过特异性地抑制CDK4和CDK6活性，使pRb去磷酸化，从而介导G_1期的细胞阻滞。与PD 0332991不同的是，研究发现Abemaciclib尚能抑制CDK9的活性，具体的生物学功能尚不清楚。此外，研究报道发现Abemaciclib能在体外抑制维罗非尼耐药的黑色素瘤的生长。

2. CDK4/6抑制剂与内分泌治疗联合

腔面型（Luminal型）是乳腺癌中最常见的类型，约占所有乳腺癌的75%。ER信号通路能激活CCND1的启动子，并且在HR阳性的乳腺癌患者中cyclin D1的表达水平比较高，伴或不伴CCND1基因的扩增。Cyclin D1可以不依赖于CDK功能而发挥功能，故其有可能参与到乳腺癌的病理生理学过程中。此外，cyclin D1能够与ER结合并增加其转录活性，故对于Luminal型乳腺癌的生物学过程在某种程度上依赖于cyclin D1的状态，并且Luminal型乳腺癌患者中cyclin E1表达水平往往比较低，Rb基因功能也很少失活。而且即使这一类HR阳性的患者发生内分泌治疗耐药，肿瘤细胞仍然依赖于cyclin D1和CDK4去促进细胞增殖。相反，基底样型的TNBC常常伴有cyclin E1的过度表达和Rb基因的失活。上述机制很好地解释了为什么CDKs抑制剂对Luminal型细胞株最敏感，而对基底样型最不敏感。

雌激素主要通过激活CDKs以及相应的cyclins而推动细胞周期的进行。体外的一项细胞株实验发现，在HR阳性的MCF-7乳腺癌细胞中，用雌激素拮抗剂处理MCF-7细胞，引起CDK4激酶活性降低，发生G_1期细胞阻滞。但随后加入雌二醇又能激活CDK4和cyclin D1，Rb高度磷酸化，使细胞再次进入S期。上述现象表明CDKs信号通路的失活可能参与到内分泌治疗的生物学过程中，同时也提示CDKs抑制剂与内分泌联合使用的可能。在体内，用p18缺失的HR阳性乳腺癌细胞系构建裸鼠荷瘤，发现成瘤率下降，而p18作为一种内源性CDK4/6抑制剂，表明通过抑制CDK4/6激酶活性可以抑制HR阳性乳腺癌细胞的成瘤能力。此外，另外一项实验发现，cyclin E过表达的乳腺癌细胞对抗雌激素治疗耐药且对CDK4抑制剂不太敏感。而通过抑制CDK2的活性，降低cyclin E的表达能恢复细胞对抗雌激素和CDK4抑制剂的敏感性。上述实验结果提示，CDK4/6抑制剂和抗雌激素治疗的共同耐药机制可能为cyclin E过表达。

基于cyclin D1-CDK4/6信号通路在HR阳性细胞抗雌激素治疗中的作用以及上述的前期体内外模型结果，提示着CDK4/6抑制剂联合抗雌激素治疗的可能性。进一步在体外细胞模型中，Finn等证实PD 0332991与他莫昔芬具有协同作用，在不同临床相关药物浓度水平，平均联合指数＜1。并且PD 0332991能使耐药细胞对他莫昔芬再次敏感，在获得对芳香酶抑制和ER拮抗剂耐药的模型中抑制生长，后续研究发现与氟维司群同样存在协同作用。

3. CDK4/6抑制剂与化疗药物联合

CDK4/6抑制剂与化疗药物的联合存在着一定的争议，还在进一步的探索中。前期的体外实验发现，经紫杉醇处理后的人乳腺癌MDA-MB-231和MCF-7细胞发生凋亡，可能的机制之一为上调了内源性的CDKs抑制因子p21，提示紫杉类药物可能通过CDKs信号通路引起细胞凋亡。但是随后的体外实验中，CDK4/6抑制剂与细胞毒性化疗药联合的结果存在着一定拮抗与争议。在一组Rb表达阳性的TNBC细胞系中，PD 0332991分别与多柔比星和紫杉醇联用。研究结果发现，两药联用介导了细胞周期的阻滞而非细胞毒性作用，提示PD 0332991诱导的细胞周期阻滞可能影响了化疗药物的细胞毒性作用，可能的机制为PD 0332991增加了细胞DNA损伤修复的机制。因此，不建议将以DNA损伤为主要机制的化疗药物与CDK4/6抑制剂联用。但研究也发现，CDK4/6抑制剂与化疗药物以一种序贯的给药方式会产生协同作用。如在Rb阳性的骨髓瘤细胞系中，CDK4/6抑制剂序贯硼替唑咪产生协同细胞毒性作用。可能的机制为CDK4/6抑制剂先行介导G_1期阻滞，使细胞停留在早期G_1期，当CDKs抑制剂撤药后，细胞快速进入S期，而对硼替唑咪介导的凋亡作用敏感，产生协同作用。类似的序贯给药现象在卵巢癌细胞中也得到研究。在卵巢癌OVCAR5和HEY细胞系中，当先给入紫杉醇再序贯给予PD 0332991，两者之间产生协同作用（CI值＜1），而当先给入PD 0332991再给入紫杉醇后，两者之间产生拮抗作用（CI值≥1）。综上所述，CDKs抑制剂与化疗药物联用时需慎重，因为不同种类的化疗药以及给药的序贯方式都会影响两者之间是否具有协同作用。

4. CDK4/6抑制剂与分子靶向药物联合

鉴于CDKs抑制剂对HER-2扩增的乳腺癌细胞的中度敏感性，以及上述CDKs抑制剂与内分泌治疗药物联合使用的协同作用，提示着CDKs抑制剂与曲妥珠单抗联合治疗的可能性。后续体外实验也表明CDKs抑制剂与曲妥珠单抗具有协同作用并能逆转其耐药。

PI3K/Akt信号通路是一条重要的促生长信号通路，参与到多种肿瘤的生物学过程中包括增强、转移、凋亡及药物耐药过程中。最近许多研究表明，PI3K信号通路的异常激活与药物耐药相关，如在复旦大学附属肿瘤医院的 II 临床试验入组了67例HER-2阳性的转移性乳腺癌患者，用PTEN的低表达或无表达或PIK3CA突变来提示PI3K通路激活。研究发现接受曲妥珠单抗治疗时，PI3K通路激活组和未激活组的中位PFS分别为4.5个月和9.0个月（$P = 0.013$）。接受拉帕替尼加卡培他滨治疗时，有效率分别为9.1%和31.4%（$P = 0.05$），临床获益率分别为36.4%和68.6%（$P = 0.017$），提示PI3K通路激活也可能导致拉帕替尼耐药。这也提示能否通过抑制PI3K/Akt这条信号通路达到抑制肿瘤生长以及逆转药物耐药的作用，而最终达到治疗肿瘤的目的。

在前期细胞学实验中，研究发现CDKs抑制剂能增强细胞对PI3K抑制剂的敏感性，两者具有协同作用。可能的机制为CDKs抑制剂通过下调cyclin D1表达，使Rb去磷酸化，下调p-AKT的表达，促进Caspase偶联凋亡的启动，从而增强PI3K抑制剂介导的细胞凋亡作用。如在胰腺癌细胞中，CDK4/6特异性抑制剂PD 0332991与MEK和PI3K/mTOR抑制剂联用时具有协同作用。而在NSCLC细胞中，PD 0332991与mTOR1抑制剂依维莫司（Everolimus）联用具有协同抑制肿瘤细胞生长。另外一项研究中发现，在ER阳性细胞的裸鼠荷瘤模型中，CDK4/6抑制剂Ribociclib单用具有抑制肿瘤生长的作用，而当与来曲唑或氟维司群联用时，抑制作用更明显。而当三者联用时，即CDK4/6抑制剂（如PD 0332991、Ribociclib）、PI3K抑制剂（如BKM120、BYL719）与内分泌治疗药物来曲唑或氟维司群三者联合使用时，肿瘤抑制作用最明显。基于上述实验结果，CDKs抑制剂与PI3K抑制剂的临床试验也正在开展中。

Ras/Raf/MEK/ERK信号级联通路是一条可被广泛激活的有丝分裂原活化蛋白激酶（mitogen-activated protein kinase, MAPK）通路，能将胞外信号转入胞质内，从而引起一系列蛋白的表达变化，继而影响细胞的功能。该通路主要由一个三级酶联功能单位构成，即Raf、MEK、ERK依次被磷酸化激活。Ras/Raf/MEK/ERK信号通路常在多种肿瘤中过度激活，引起肿瘤的恶性转化。临床上也涌现出靶向该通路的特异性抑制剂，如MEK抑制剂PD 184352、BRAF-V600特异性抑制剂维莫非尼（vemurafenib）等，其中维莫非尼已被FDA批准用于黑色素瘤存在BRAF-V600突变患者的治疗。虽然治疗初期展示出很好疗效，但由于继发性耐药的出现，使患者获益受限。研究表明，维莫非尼耐药的机制可能与cyclin D1过度激活有关，而CDK4/6抑制剂能逆转其耐药。在前期维莫非尼耐药的细胞及动物模型研究发现，MAPK信号通路失活，cyclin D1存在着表达上调并且对CDK4/6抑制剂Abemaciclib治疗敏感，这提示着CDKs抑制剂与Raf抑制剂在临床上联用的可能，目前一系列临床试验正在开展中。

5. CDK4/6抑制剂与放疗联合

体外实验发现，敲除CDK4表达能增强细胞对放疗的敏感性，同时在人乳腺癌MDA-MB-468细胞中发现CDK4抑制剂与放疗具有协同作用，提示CDK4/6具有增敏放疗的作用。同时，有研究表明cyclin D-CDK4/6-p16^{INK4A}信号通路参与肿瘤干性特征调节过程中，而肿瘤干性往往与放疗抵抗有关。肿瘤干细胞是指一群增殖缓慢、处于相对静息状态，但又具有自我分化功能的细胞，能重新诱导肿瘤的产生。在一项TNBC细胞系的体外研究中发现，与Rb表达缺失的乳腺癌干性细胞相比，Rb表达阳性的细胞对放疗更加敏感。另外，研究也发现，从肝癌和胶质瘤细胞系中分离出的放疗抵抗细胞与亲代细胞相比，AKT表达上调以及cyclin D-CDK4/6信号通路过度激活，而抑制AKT及cyclin D-CDK4/6信号通路的活性又能恢复对放疗的敏感性。此外，在放疗抵抗的细胞株中敲除CDK4的表达后能恢复对放疗的敏感性，但敲除CDK2的表达对放疗敏感性并无影响。上述体外实验提示，抑制CDK4/6活性能增加放疗的敏感性，可能的机制为促进肿瘤干细胞的分化，使更多的肿瘤细胞暴露于放疗介导的细胞死亡过程中。前期体外实验表明CDKs抑制剂具有增敏放疗的作用，在临床实践过程中两者联用是否使患者获益还需进一步的探讨。

（二）临床试验研究

1. CDK4/6抑制剂单药临床研究

（1）Palbociclib（PD 0332991）：鉴于CDK4/6在临床前研究中展现出令人振

奋的结果和研究前景,推进着一系列Ⅰ期临床试验的启动予以评估药物的安全性及临床疗效。在许多Ⅰ期临床试验中,Palbociclib均展现出很好的生物安全性,主要的不良反应为骨髓抑制。Flaherty等开展了一项关于Palbociclib的Ⅰ期临床试验(NCT00141297),用于评价其在晚期实体肿瘤患者中的安全性、药代动力学和药效学。此项研究共入组了41例Rb蛋白阳性的肿瘤患者,包含乳腺癌、结直肠癌、卵巢癌等。研究方案是每天口服Palbociclib,连续服用3周后休息1周(28 d方案)。该研究发现在5例受试者中发生了剂量限制性毒性(dose-limiting toxicity, DLT),分别发生在75、125和150 mg/d剂量水平时,而对Ⅱ期临床试验推荐的最大耐受剂量(maximum tolerated dose, MTD)为125 mg/d。疗效方面,在37例可评估的患者中有10例患者在经过4个周期的治疗后达到疾病稳定状态(stable disease, SD),由于临床疗效良好,10例患者中有6例继续口服Palbociclib达10个周期以上。研究也发现粒细胞减少是其主要的不良反应。在口服PD 0332991一个周期后,5例(12%)受试者发生3度粒细胞减少,3例(7%)出现贫血,1例(2%)出现白细胞减少症。Palbociclib对增殖的中性粒细胞前体产生快速可逆的细胞周期抑制作用。Palbociclib可导致增殖中的中性粒细胞前体在体内和体外细胞周期抑制,但不引起DNA损伤或细胞凋亡。对分化最低和增殖最快的细胞,即那些对周期蛋白D-CDK4/6活性依赖最大的细胞,其抑制作用最明显,Palbociclib对不再增殖的成熟粒细胞没有作用,Palbociclib停药导致其生长抑制作用在体内和体外均迅速逆转。其他非血液学毒性主要包括乏力、恶心、便秘、呕吐和腹泻。

(2)Ribociclib(LEE011):除Palbociclib之外,Ribociclib(LEE011)和Abemaciclib(LY2835219)也已进入Ⅰ期临床试验中进行药物安全性和疗效的评估。132例Rb蛋白阳性的晚期实体肿瘤和淋巴瘤的患者中入组到编号为NCT01237236的Ⅰ期临床试验中,用于评估LEE011的早期临床疗效及药物安全性。该临床研究方案包括两组,一组是采用LEE011口服3周休息1周的28 d方案,另一组则是采用一直服用的方案。研究结果显示在服用3周休息1周的方案中,药物MTD为900 mg/d,而Ⅱ期临床试验推荐剂量(recommended phase Ⅱ dose, RP2D)为600 mg/d。药物疗效方面,在110例可进行疗效评估的患者中,3例达到了PR,其中24%的受试者在4个周期时评估达到SD,15%的受试者在6个周期评估时达到SD。与Palbociclib类似,LEE011主要的不良反应为骨髓抑制,有40%的患者出现中性粒细胞减少,36%的患者出现白细胞计数减少,其他不良反应还包括恶心、呕吐、乏力等。

(3) Abemaciclib(LY2835219): Abemaciclib(LY2835219)为礼来公司研发的CDK4/6特异性抑制剂,不同于上述两种抑制剂的使用方案,LY2835219常采用每隔12或24 h连续服用的方案。Patnaik等开展一项扩大样本数的Ⅰ期临床试验,在胶质瘤、黑色素瘤、肺癌、结直肠癌以及乳腺癌5种肿瘤中评估LY2835219的临床安全性、药物代谢学以及抗肿瘤能力。在这项临床试验中,受试者采用的口服方案为每隔12 h口服150~200 mg的LY2835219,连续服用28 d, 28 d为1个周期。研究结果显示,在转移性乳腺癌受试患者队列中,9例患者达到PR, 24例达到SD, 11例出现了疾病进展(progressive disease, PD),有3例未能进行疗效评估。进一步的亚组分析发现,对于36例HR阳性的乳腺癌患者中,9例达到PR, 20例(56%)患者出现SD,其中7例SD患者稳定状态小于24周,而13例SD患者稳定状态超过24周。对于所有患者,LY2835219的疾病控制率(disease control rate, DCR)为70%,而对HR阳性的患者可高达81%。所有患者的平均中位PFS为5.8个月,而HR阳性患者为9.1个月。在药物不良反应中,不同于Palbociclib和LEE011, LY2835219的血液学毒性并没有那么严重,反而更容易发生胃肠道相关的反应,如恶心呕吐、腹泻、乏力等。

2. CDK4/6抑制剂与内分泌药物联合

HR阳性乳腺癌是指ER和(或)孕激素受体(progesterone receptor, PgR)表达阳性的患者,约占所有乳腺癌类型的75%。对于HR阳性患者,内分泌治疗为其标准的治疗方案,常见的内分泌治疗药物包括他莫昔芬、氟维司群以及芳香化酶抑制剂来曲唑、阿那曲唑、依西美坦等。但是由于原发性或继发性耐药的出现,使患者的获益极大地降低,也迫使探讨其耐药的机制。引起内分泌药物耐药的机制有很多,近年来研究发现与cyclin D1-CDK4/6信号通路的异常激活有关。前期的体外细胞实验发现,CDK4/6特异性抑制剂对HR阳性乳腺癌细胞株最敏感,与他莫昔芬联用时具有协同作用,并能在细胞株水平逆转他莫昔芬的耐药。同期Ⅰ期临床试验结果也发现,CDK4/6抑制剂对HR阳性患者具有很好的疗效,获得更长的PFS。这些前期试验结果提示进一步探讨CDK4/6抑制剂与内分泌药物联合使用的可能。

(1) Palbociclib(PD0332991):为进一步评估Palbociclib与来曲唑在临床

上联用的可能，Finn 等开展了一项 Palbociclib 联合来曲唑用于 ER 阳性、HER-2 阴性绝经后乳腺癌患者的Ⅰ期临床试验。入组标准是 ECOG 为 0 或 1 分，无脑转移的 ER 阳性、HER-2 阴性的绝经后乳腺癌患者，研究目的主要是探讨 Palbociclib 与来曲唑两药联合使用时的安全性和耐受性以及两药之间是否存在着交叉作用。研究方案是第 1 个周期只口服 Palbociclib，125 mg/d，服用 2 周休息 1 周。在后续周期里面，Palbociclib 服用 3 周休息 1 周，同时每天加用 2.5 mg 来曲唑，疗效为每 8 周评估一次。此项研究共入组 12 例患者，最终有 6 例纳入疗效评估，2 例达到 PR，4 人达到 SD。最常见的不良反应为粒细胞计数减少、白细胞计数减少和乏力，但并没有出现粒细胞减少引起的发热。此外，单独服用 Palbociclib 时，平均血浆浓度 AUC0-24 为 1 893 ng·h/ml，与来曲唑联用时为 1 904 ng·h/ml。而在单独服用来曲唑时平均血浆浓度 AUC0-24 为 1 816 ng·h/ml，与 Palbociclib 联用时为 1 615 ng·h/ml，提示着两药物在联合使用时无交叉作用。这项Ⅰ期临床试验最终得出的结论是 Palbociclib 与来曲唑联用时具有很好的安全性和耐受性并展现出很好的抗肿瘤作用。根据不良反应，推荐Ⅱ期临床试验两者联用的剂量分别为 Palbociclib 125 mg/d，来曲唑 2.5 mg/d。

基于上述Ⅰ期临床试验令人振奋的结果，Finn 等继续开启了一项针对 ER 阳性、HER-2 阴性的绝经后晚期乳腺癌患者的全球多中心、随机、Ⅱ期临床试验（PALOMA-1/TRIO-18, NCT00721409），用于对比单用来曲唑和 Palbociclib 联合来曲唑疗效的差异。该方案是针对 ER 阳性、HER-2 阴性的尚未接受晚期一线全身治疗的复发转移乳腺癌患者，并且要求有局部复发不可切除病灶或远处转移证据，主要研究终点为 PFS。整个临床试验包含两部分，第一部分入组的患者是根据 ER、HER-2 的状态入组，即 ER 阳性和 HER-2 阴性。第二部分，患者除要求 ER 阳性、HER-2 阴性外，还要求存在 cyclin D1 扩增或 p16 表达丢失或者两者都存在。Cyclin D1 和 p16 基因突变情况是由 FISH 检测决定。两部分入组受试患者按照随机对照原则，按组内 1：1 随机接受单药来曲唑治疗或者 Palbociclib 联合来曲唑治疗，单药组为每天口服 2.5 mg 来曲唑，而两药联合组则在每天口服 2.5 mg 来曲唑基础上加用 125 mg Palbociclib（服用 3 周休息 1 周）。然后，在一次随机对第一部分患者进行 PFS 分析时发现，对照组有接近 2 倍的患者由于疾病进展而出组，进一步统计分析表明 Palbociclib 联合来曲唑组比单用来曲唑组显示出明显的 PFS 延长（$HR = 0.35$, 95% CI: $0.17 \sim 0.72$, $P = 0.006$），客观缓解率（objective response rate, ORR）为27% *vs* 23%。两药联用比单药组显示出明显的临床获益优势。同时这也提示cyclin D1扩增或p16丢失状态作为疗效预测的指标可能不优于ER状态，故根据这一次的随机分析结果，研究者决定停止第二部分患者的继续入组，并将第二部分纳入第一部分作为最后的统计分析。这项研究从2009年12月22日至2012年5月12日，一共入组了165例患者，其中84例随机至Palbociclib联合来曲唑组，81例随机至单药来曲唑组。在2013年11月29日最终统计分析时，单药组仍有8例，两药联合组仍有19例患者在接受治疗，而单药组平均随访时间为27.9个月（95% *CI*: 25.5～31.1），两药联用组为29.6个月（95% *CI*: 27.9～36）。最终研究结果表明，在Palbociclib联合使用来曲唑组中位PFS为20.2个月（95% *CI*: 13.8～27.5），而单药使用来曲唑为10.2个月（95% *CI*: 5.7～12.6）（*HR* = 0.488, 95% *CI*: 0.319～0.748, *P* = 0.004）。同时对第一部分入组患者进行统计分析，发现两药联合使用组中位PFS为26.1个月（95% *CI*: 11.2～无法预测），单药使用来曲唑组为5.7个月（95% *CI*: 2.6～10.5）（*HR* = 0.299, 95% *CI*: 0.156～0.572, *P* < 0.000 1）；同样对第二部入组患者分析发现，两药联合使用组中位PFS时间为18.1个月（95% *CI*: 13.1～27.5），单药使用来曲唑组为11.1个月（95% *CI*: 7.6～16.4）（*HR* = 0.508, 95% *CI*: 0.303～0.853, *P* = 0.004 6）。在药物不良反应中，与Ⅰ期临床试验报道一致，两药计数联合组主要不良反应为白细胞计数减少、中性粒细胞计数减少和乏力；其他不良反应还包括贫血、恶心、关节痛、脱发等，但这些不良反应程度大多都比较轻。

　　PALOMA-1/TRIO-18是第一个全球多中心、随机对照的Ⅱ期临床试验，用于在绝经后ER阳性、HER-2阴性的乳腺癌患者中评估Palbociclib联合使用来曲唑对比单药使用来曲唑的临床获益情况。最后的研究结果Palbociclib联合使用来曲唑临床获益明显优于单药使用来曲唑，两药联合使用组的中位PFS为20.2个月（95% *CI*: 13.8～27.5），明显高于单药使用来曲唑的10.2个月（95% *CI*: 5.7～12.6），并且具有可接受的药物毒性。基于这项Ⅱ期临床试验的突破性结果，美国FDA于2015年2月加速批准通过Palbociclib联合来曲唑用于绝经后ER阳性、HER-2阴性的晚期乳腺癌患者的一线治疗。虽然PALOMA-1结果展现出很好的临床获益，但有关于分子标志物的探索方面并未达到预期。众所周知，cyclin D1和p16两个细胞周期调控因子在乳腺癌患者中常存在着扩增或突变丢失，并且在前期的体外细胞实验发现cyclin D1过表达和（或）p16缺失的细胞株对CDK4/6抑制剂最敏感。故在PALOMA-1设计之初，拟在第二部分入组患者通过cyclin D1和p16基因筛选来探讨其作为敏感指标的可能性。但最后的研究结果发现，cyclin D1和p16基因的预测价值并不优于ER状态，目前最有效的预测指标还是ER状态。与此同时，为进一步验证Ⅱ期临床试验得到的结果，一项双盲安慰剂对照的Ⅲ期临床试验正在进行中（PALOMA-2/TRIO-22、NCT01740427），结果已于2016年ASCO发表。

PALOMA-2是一项随机（2∶1）多中心国际双盲Ⅲ期试验，接受Palbociclib药物治疗（1次/d, 125 mg/次，每个疗程服药3周后停药1周）并联合服用来曲唑（持续1次/d, 2.5 mg/次），对照服用来曲唑+安慰剂作为一线治疗绝经后ER阳性/HER-2阴性晚期乳腺癌女性患者，对其PFS进行评估。已有超过200个全球站点参与PALOMA-2试验，共666名患者入组。绝经后既往未接受针对晚期系统性治疗的晚期乳腺癌患者，按2∶1随机分配。中位年龄62岁（28～89岁），44%患者为初始使用内分泌药物治疗，48%患者病灶累及内脏。Palbociclib联合来曲唑治疗的中位PFS为24.8个月，安慰剂联合来曲唑为14.5个月（$HR = 0.58$, 95% CI: 0.46～0.72, $P < 0.000\ 001$）。在所有预设亚组人群中，均显示出对联合治疗的获益。Palbociclib联合来曲唑改善ORR（42.1% *vs* 34.7%, $P = 0.031$）；可测量病灶者55.3% *vs* 44.4%（$P = 0.013$）；两组安全性：中性粒细胞减少（79.5% *vs* 6.3%）、乏力（37.4% *vs* 27.5%）、恶心（35.1% *vs* 26.1%）、关节痛（33.3% *vs* 33.8%）、脱发（32.9% *vs* 15.8%）；G3中性粒细胞减少（56.1%）、发热性中性粒细胞减少（2.5%），因不良事件导致永久终止治疗的发生率为9.7%和5.9%。研究结果有力验证了PALOMA-1中观察到的疗效与安全性。

PALOMA-3是一项随机、双盲、安慰剂对照的Ⅲ期临床试验（NCT01942135），主要探讨Palbociclib联合氟维司群对比氟维司群单药在复发转移的HR阳性、HER-2阴性乳腺癌患者中的疗效差异。在该项研究中，受试患者按照2∶1的比例随机分组，分别接受Palbociclib联合氟维司群或安慰剂联合氟维司群治疗，绝经期前或围绝经妇女同时接受戈舍瑞林治疗。Palbociclib采用125 mg/d口服，口服3周，休息1周。氟维司群为500 mg肌注，前3次每14天肌注，之后每28天肌注一次，28 d为1个周期。当患者因不良反应而不能耐受时，Palbociclib可以减量至100 mg，再次为75 mg，最后可以为75 mg服用2周休息2周，但是氟维司群的减量是不允许的。PALOMA-3主要的研究终点为PFS，其他研究终点还包括总生存期（overall survival, OS）、ORR、临床获益以及药物安全性等。从2013年10月7日—2014年8月26日，来自144个中心、17个国家，总共521例受试患者入组，被随机分配在Palbociclib联合氟维司群（$n = 347$）或安慰剂联合氟维司群（$n = 147$）。中位年龄为57岁，59.7%的患者有内脏疾病，79.3%的患者是绝经后，78.7%的患者有对先前内分泌治疗敏感的肿瘤。所有患者的HER-2表达为阴性，67%患者既有ER阳性又有PgR阳性，26.7%患者为ER阳性而PgR阴性。77.9%的患者有可测量的疾病，23.2%患者有至少部分的溶骨性疾病。人群的基线特征在研究组中被很好地平衡，总体来说，122例（23.4%）患者原始疾病表现呈现为转移性疾病［86例（24.8%）患者在Palbociclib联合氟维司群组，36例患者（20.7%）在安慰剂联合氟维司群组］。截止至数据分析时（2014年12月5日），195例患者PD或死亡（102例Palbociclib联合氟维司群组，93例安慰剂联合氟维司群组）；238例患者（68.6%）继续接受Palbociclib联合氟维司群治疗，75例患者（43.1%）继续安慰剂联合氟维司群治疗。Palbociclib剂量在345例患者中有109例减量（31.6%），安慰剂在172例患者中有3例（1.7%）减量。研究治疗终止的主要原因是疾病进展，发生在分配于Palbociclib联合氟维司群组85例（24.5%）患者，以及87例分配在安慰剂联合氟维司群组中的患者。因为不良反应而停止Palbociclib或相应安慰剂的有9例（2.6%）接受Palbociclib的患者和3例（1.7%）接受安慰剂的患者。

统计结果分析表明，接受Palbociclib联合氟维司群的中位PFS是9.2个月（95% CI: 7.5～无法预测），而安慰剂联合氟维司群的中位PFS为3.8个月（95% CI: 3.5～5.5）（$HR = 0.42$, 95% CI: 0.32～0.56, $P < 0.001$）。总体ORR在Palbociclib联合氟维司群组是10.4%（95% CI: 7.4～14.1），而在安慰剂联合氟维司群组是6.3%（$P = 0.16$）。至数据截止日，31.7%的患者（35.7%在Palbociclib联合氟维司群组，23.6%在安慰剂联合氟维司群组）在少于24周的随访情况下继续接受研究治疗，中位随访持续5.6个月。在药物不良反应方面，Palbociclib联合氟维司群组最常被报道的不良反应是中性粒细胞减少、白细胞减少、乏力和恶心。血液系统不良反应在Palbociclib联合氟维司群组中很常见。中性粒细胞减少发生在78.8%接受PD 0332991联合氟维司群的患者中，在安慰剂联合氟维司群组患者中发生率是3.5%；白细胞减少在两者中的发生率是45.5%和4.1%；贫血的发生率是26.1%和9.9%；血小板减少的发生率是19.4%和0。

Ⅲ度或者Ⅳ度的中性粒细胞减少发生在62.2%的Palbociclib联合氟维司群组，而这个比率在安慰剂联合氟维司群中是0.6%。Ⅲ度或者Ⅳ度白细胞减少在两者中的发生率分别是25.2%和0.6%；贫血的发生率是2.6%和1.7%，血小板减少的发生率是2.3%和0。中性粒细胞减少引起的发热发生率很低，在接受Palbociclib联合氟维司群组中有2例，在安慰剂联合氟维司群中有1例。最常见的非血液系统不良反应是疲乏（在Palbociclib联合氟维司群组中38.0%，在安慰剂联合氟维司群组为26.7%）、恶心（29.0% vs 26.2%）和头疼（21.2% vs 17.4%）。在接受Palbociclib联合氟维司群组比安慰剂联合氟维司群组中被报道有更高的感染发病率（34.2% vs 24.4%）。最常见的感染是上呼吸道感染（19.4% vs 16.3%）。有不超过2%的接受Palbociclib的患者出现Ⅲ～Ⅳ度的非血液系统不良反应。严重不良反应事件发生在接受Palbociclib联合氟维司群组9.6%的患者，而在安慰剂联合氟维司群组有14%的发生率。不超过1%接受Palbociclib的患者出现独立的危险不良反应。3例（0.9%）接受Palbociclib的患者和1例（0.6%）接受安慰剂的患者出现严重高热，3例（0.9%）接受Palbociclib的患者出现肺栓塞。

PALOMA-3研究显示将Palbociclib加入到氟维司群可以在先前内分泌治疗后又进展的HR阳性、HER-2阴性的晚期乳腺癌患者中获得比单用氟维司群显著延长的PFS，与月经状态无关。观察到的关于Palbociclib和氟维司群的不良反应与之前报道的数据相符合，而在Palbociclib组中血液系统不良反应发生率更高。总体来说，Palbociclib可以维持生活质量，且由于不良反应而导致的终止率与安慰剂组相似。此项研究的发现与先前关于Palbociclib在HR阳性、HER-2阴性晚期乳腺癌的研究结果相一致，如Ⅱ期的PALOMA-1研究以及Ⅲ期的PALOMA-2研究。这些都提示Palbociclib在HR阳性乳腺癌患者内分泌治疗中的重要地位，同时也进一步支持以下这项科学证据，即CDK4/6-cyclin D1信号通路在HR阳性乳腺癌中是关键的下游效应者，并且在对内分泌治疗产生耐药性后也依旧如此。同时，在亚组分析中发现安慰剂联合氟维司群组中位PFS比先前内分泌治疗单独使用要短，此发现可能反映了PALOMA-3研究纳入了风险更高、更年轻，以及先前更积极提前治疗的人群。此外，先前的研究常将绝经前的患者排除在外，而在PALOMA-3研究中纳入了108例绝经前或围绝经患者，她们的卵巢抑制是由戈舍瑞林所抑制。亚组分析发现绝经前或围绝经期患者使用Palbociclib和安慰剂后的PFS与绝经后患者类似，这项发现支持了在以后的研究中将绝经前或围绝经患者纳入。总结PALOMA-3研究表明，将Palbociclib加入到氟维司群可以在曾接受内分泌治疗后又进展的晚期HR阳性乳腺癌患者中获得比单用氟维司群显著延长的PFS和相对更高的生活质量，与月经状态无关。中性粒细胞减少是接受Palbociclib治疗最常见的不良反应，在两个治疗组中均未见中性粒细胞减少性发热。

除复发转移性乳腺癌外，Palbociclib在新辅助和术后辅助患者中的疗效也正在临床试验评估中。如在新辅助治疗中，一项正在开展的Ⅱ期临床试验（NCT01723774），用于评估Ⅱ期或Ⅲ期ER阳性、HER-2阴性的乳腺癌患者新辅助治疗中Palbociclib与阿那曲唑联用的临床获益情况。另外一项Palbociclib与来曲唑联合用于绝经后ER阳性乳腺癌患者新辅助治疗PALLET研究（NCT02296801）也正在开展中。而在辅助治疗中，Palbociclib与内分泌联合的临床试验也正在进行中。一项编号为NCT02040857的Ⅱ期单臂临床试验正在进行中，用于评估Palbociclib与辅助内分泌治疗药物（来曲唑、阿那曲唑或依西美坦）联用的疗效。另外，一项在4 600例HR阳性、HER-2阴性的Ⅱ期或Ⅲ期乳腺癌患者中，评估5年辅助内分泌治疗联合2年Palbociclib使用对比单药5年内分泌治疗的Ⅲ期双盲随机的PALLAS临床试验（NCT02513394）也正在开展中。此外，一项名为PENELOPE-B（NCT01864746）新辅助治疗后高危人群的辅助Ⅲ期临床研究也在进行中。

（2）Ribociclib（LEE011）：Ribociclib（LEE011）和Abemaciclib（LY2835219）也在多种临床试验开展中，但目前只有Palbociclib获得了Ⅲ期临床试验结果并被批准上市。前期Ⅰb期临床试验推荐Ribociclib（LEE011）与来曲唑联用时的Ⅱ期剂量为600 mg/d，服用3周休息1周。近日诺华制药公司宣布，LEE011的一项乳腺癌关键性Ⅲ期临床研究（MONALEESA-2）因疗效瞩目而提前终止，目前正在启动LEE011上市批准，这也就意味着在CDK4/6抑制剂领域，辉瑞公司的Palbociclib一家独大的局面将会被打破。

MONALEESA-2（NCT01958021）研究是一项随机、双盲、安慰剂对照、多中心全球注册的临床研究，用于评估LEE011联合来曲唑对比来曲唑单药的临床疗效与安全性。入组受试者为HR阳性、HER-2阴性的乳腺癌患者，在全球294个临床试验网点共入组668例患者。这些患者按照1∶1的比例随机分配至LEE011组（600 mg/d，服用3周休息1周）或安慰剂组，同时各组联合来曲唑

（2.5 mg/d）治疗。该研究的主要研究重点为PFS，次要研究终点为OS、ORR以及药物安全性和耐受性等。一项既定分析显示，LEE011联合来曲唑对比单药来曲唑，PFS得到明显延长，达到了主要研究终点而提前终止该试验的继续入组，最终的研究结果将会在后续的会议上报道。

MONALEESA-3（NCT02422615）是一项随机、双盲、安慰剂对照的Ⅲ期临床试验，评估LEE011联合氟维司群对比氟维司群单药治疗对难治或接受过最多一次内分泌治疗的绝经后HR阳性、HER-2阴性晚期乳腺癌患者的疗效和安全性差异。该试验拟入组660例受试患者，现已停止入组。

对于HR阳性、HER-2阴性的绝经前晚期乳腺癌患者，他莫昔芬或非甾体类芳香化酶抑制剂联合卵巢功能抑制剂是标准的一线内分泌治疗，但常常耐药发生，而MONALEESA-7（NCT02278120）则为第一项探讨CDKs抑制剂在围绝经或绝经前晚期乳腺癌患者中的研究。MONALEESA-7是一项Ⅲ期、随机、双盲、安慰剂对照的多中心研究，比较LEE011联用他莫昔芬＋戈舍瑞林方案与非甾体类芳香化酶抑制剂＋戈舍瑞林治疗在HR阳性、HER-2阴性晚期乳腺癌患者的疗效。受试患者按照随机1∶1比例入组到LEE011＋内分泌治疗或安慰剂＋内分泌治疗，该方案设计中既有他莫昔芬治疗，也有芳香化酶抑制剂治疗，同时都接受戈舍瑞林进行卵巢功能的抑制。目前，约有660例患者参与随机入组，主要研究终点为PFS，其他研究终点还包括OS、ORR以及药物安全性和耐受性等。

不仅在晚期乳腺癌中，一系列LEE011在早期乳腺癌中的研究也正在开展。在早期乳腺癌方面，一项Ⅱ期研究（NCT02712723）在评估新辅助治疗中LEE011联合来曲唑对比来曲唑单药在HR阳性、HER-2阴性早期乳腺癌患者的疗效。该项研究从2016年2月启动，预计2018年4月结束，拟入组120例受试患者。

（3）Abemaciclib（LY2835219）：在CDKs抑制剂领域，辉瑞公司Palbociclib不仅面临着诺华公司的LEE011带来的竞争压力，同时也面对着礼来公司LY2835219即将带来的冲击。与LEE011类似，同样基于Ⅲ期临床试验的良好结果，LY2835219预计于2017年美国FDA获批上市。

MONARCH-1是一项单臂Ⅱ期临床研究（NCT02102490），主要是评估单药LY2835219在HR阳性、HER-2阴性的晚期乳腺癌中的疗效。LY2835219用于既往内分泌治疗和化疗后疾病进展的HR阳性或HER-2阴性转移性乳腺癌患者。采用200 mg每12小时口服一次，持续使用，直至疾病进展。合格的患者需有可测量病灶、ECOG PS评分（0～1分）、无中枢神经系统转移，以及既往接受过针对晚期疾病的至少一线化疗但不能超过二线。该研究的主要终点为ORR，其他研究终点还包括OS以及药物安全性和耐受性等。共计132例晚期乳腺癌患者接受了Abemaciclib单药治疗。患者既往接受过针对晚期疾病的三线（中位数）治疗，其中包括二线化疗。中位年龄是58岁（36～89岁），44.7%的患者PS评分为1，90.2%的患者有内脏转移，85.6%的患者有至少2个转移部位。8个月期中分析时，35.6%的患者接受过至少8个周期的治疗；确认的ORR是17.4%，临床获益率（CR+PR+SD ≥ 6个月）是42.4%，中位PFS是5.7个月。期中分析时有22例患者仍在接受研究治疗，13例患者有客观缓解，9例有SD。5种最常见的治疗后不良事件是腹泻、疲劳、恶心、食欲减退和腹痛。因不良事件停药不常见（6.8%）。对于既往接受过多种治疗的HR阳性或HER-2阴性晚期乳腺癌患者，Abemaciclib单药治疗可以引起肿瘤客观缓解。该治疗耐受性良好，因此可以长期用药。

MONARCH-2是一项随机、双盲、安慰剂对照的Ⅲ期临床试验（NCT02107703），用于评估LY2835219与氟维司群联用在HR阳性、HER-2阴性的晚期乳腺癌中的疗效。受试患者按照2：1的比例随机分配至LY2835219联合使用氟维司群组或安慰剂联合使用氟维司群组。LY2835219为150 mg，每隔12 h服用一次，连续服用28 d为1个周期。氟维司群则为第一周期中的第1、15天500 mg肌注，后每周期肌注一次。这项Ⅲ期临床研究的主要目的为对比LY2835219联合氟维司群组与安慰剂联合氟维司群组的PFS时间，其他研究终点还包括OS、ORR、临床获益情况以及药物的安全性和不良反应。目前这项研究已停止入组，正式的研究结果还未发表。

MONARCH-3是另外一项随机、双盲、安慰剂对照的Ⅲ期临床试验（NCT02246621），主要是评估LY2835219与非甾体类芳香化酶抑制剂（阿那曲唑或来曲唑）联用时在HR阳性、HER-2阴性的晚期乳腺癌患者中的疗效。受试患者按照1：1比例随机分至LY2835219+非甾体芳香化酶抑制剂或安慰剂+非甾体芳香化酶抑制剂组。主要研究终点为两组间的PFS差异，其他研究终点有OS以及药物的安全性和不良反应等。这项临床研究于2014年11月启动，拟入组450例受试患者，预计2021年结束。

不仅在复发转移的乳腺癌患者中，LY2835219在新辅助治疗中研究也正在开展。NeoMONARCH是一项随机的Ⅱ期临床试验，用于评估LY2835219联合阿那曲唑对比LY2835219单药和阿那曲唑单药在HR阳性、HER-2阴性乳腺癌患者新辅助治疗中的疗效及生物安全性。

3. CDK4/6抑制剂与化疗药物联合

如前所述，CDKs抑制剂与化疗药物联合时需特别慎重，因为有时两者会产生拮抗作用。在前期的Rb阳性的TNBC细胞和动物模型中，Palbociclib与多柔比星联用时产生了协同的周期阻滞作用，如产生G_1期或G_2/M期细胞阻滞，与此同时多柔比星介导的细胞死亡途径也受到了抑制，故与那些依赖细胞增殖而发挥细胞毒性的化疗药物联用时需谨慎。前期的体外实验发现，当化疗药物与CDKs抑制剂以一种序贯的方式联用时会产生一定的协同作用。基于此，一项编号为NCT01320592的Ⅰ期临床试验在Rb表达阳性的晚期乳腺癌患者中开展，予以评估Palbociclib与紫杉醇联用时是否具有协同作用。该研究中用药方案为：紫杉醇采用每周方案，即80 mg/m²，第1、8、15天用药，28 d为1个周期；Palbociclib在28 d周期中的第2～6天、第9～14天和第16～20 d口服。联合治疗6个周期后，患者可以选择停止化疗而继续口服Palbociclib。每两个周期按照RECIST 1.0标准进行疗效和不良事件的评估。最后研究发现，Palbociclib与紫杉醇联用具有良好的安全性和可接受性，并能延长肿瘤进展的时间。在入组的15例患者中，有6例达到了疾病缓解状态，但最常见的不良反应为粒细胞减少，为此常影响给药时间和剂量。故即使Palbociclib具有增敏化疗药物的作用，但两药联合时产生的骨髓抑制仍然是一必须解决的难点与挑战。

4. CDK4/6抑制剂与信号通路抑制剂联合

PI3K/mTOR是一条重要的促生长信号通路，其异常激活常与肿瘤的发生、发展等生物学活动有关。前期体外研究发现，CDKs抑制剂、PI3K抑制剂与内分泌治疗药物三者联用时，肿瘤抑制作用最明显，这也鼓励人们在临床实践中探讨三者联用的临床获益情况。一项编号为NCT01872260的Ⅰb期、多中心的临床试验正在ER阳性、HER-2阴性的局部复发或远处转移的乳腺癌患者中开展，研究的主要目的是探讨CDK4/6抑制剂LEE011、PI3K抑制剂BYL719以及来曲唑三者联用在晚期乳腺癌患者中的药物安全性、耐受性以及临床疗效。该临床试验于2013年5月30日开启，拟入组200例受试患者，目前还在入组中。

与此同时，另外两项编号分别为 NCT01857193 和 NCT02088684 的 Ⅰ 期临床试验也正在晚期乳腺癌患者中开展，分别评估 CDKs 抑制剂 LEE011、mTOR 抑制剂依维莫司和依西美坦三者联用以及 CDKs 抑制剂 LEE011、PI3K 抑制剂和氟维司群三者联用的药物安全性和临床疗效。

除与 PI3K/mTOR 信号通路抑制剂联用外，CDK4/6 抑制剂与 Ras/Raf/MEK/ERK 信号通路抑制剂联用的临床试验也正在开展中。一项 Ⅰb 期的临床试验（NCT01781572）在 NRAS 突变的晚期黑色素瘤患者中开展，主要评估 LEE011 与 MEK 抑制剂 Binimetinib（MEK162）联用的药物耐受性、药代动力学及临床疗效。LEE011 为口服 3 周休息 1 周，MEK162 为每日 2 次，连续服用 28 d 为 1 个周期。截至 2013 年 12 月 20 日，共 14 例受试患者纳入评估中。药物不良反应主要包括肌酐升高、皮疹、水肿、贫血、恶心、腹泻以及乏力等。药代动力学方面与之前的单药研究相一致，并没有明显的两药交叉作用。在疗效评估方面，有 6 例患者达到了 PR 状态，6 例达到了 SD，并且有 8 例还在继续接受治疗中。这表明，LEE011 与 MEK 抑制剂联用具有很好的药物安全性和可接受性，并且展现出很好的临床疗效。此外，CDK4/6 抑制剂、MEK 抑制剂与 BRAF 抑制剂三者的联用也在临床研究探索中。

表8-2-2　目前正在开展的 CDK4/6 抑制剂临床试验

药物名称	受试患者	主要研究终点	药物联合		临床试验编号
Palbociclib（PD0332991）	复发转移（一线治疗）	PFS	来曲唑	Ⅲ期	NCT02297438（PALOMA-4）
	复发转移	MTD	紫杉醇	Ⅰ期	NCT01320592
	复发转移	PFS	依西美坦/氟维司群	Ⅲ期	NCT02028507（PEARL）
	复发转移	MTD	TDM-1	Ⅰb期	NCT01976169
	辅助治疗	iDFI	内分泌治疗	Ⅲ期	NCT01864746（PENELOPE-B）
	辅助治疗	iDFS	内分泌治疗	Ⅲ期	NCT02513394（PALLAS）
	手术前	ORR	来曲唑	Ⅱ期	NCT01709370

（续表）

药物名称	受试患者	主要研究终点	药物联合		临床试验编号
Palbociclib（PD0332991）	新辅助	cCR	来曲唑	Ⅱ期	NCT02296801（PALLET）
	新辅助	RCB	来曲唑或FEC化疗	Ⅱ期	NCT02400569（NeoPAL）
Ribociclib（LEE011）	复发转移（一线治疗）	PFS	来曲唑	Ⅲ期	NCT01958021
	复发转移	PFS	来曲唑	Ⅲ期	NCT01958021（MONALEESA-2）
	复发转移	PFS	氟维司群	Ⅲ期	NCT02422615（MONALEESA-3）
	复发转移	DLT、PFS	BYL719、来曲唑	Ⅰ/Ⅱ期	NCT01872260
	复发转移	DLT、PFS	依西美坦、依维莫司、来曲唑	Ⅰb期	NCT01857193
	复发转移	DLT	来曲唑、buparlisib	Ⅰ期	NCT02154776
	复发转移（绝经前）	PFS	他莫昔芬、NSAI	Ⅲ期	NCT2278120（MONALEESA-7）
	复发转移	DLT/PFS	BYL719、BKM120	Ⅰ/Ⅱ期	NCT01872260
Abemaciclib（LY2835219）	手术前	PD	来曲唑	Ⅱ期	NCT01919229（MONALEESA-1）
	复发转移	PFS	NASI	Ⅲ期	NCT02246621（MONARCH-3）
	复发转移	PFS	氟维司群	Ⅲ期	NCT02107703（MONARCH-2）
	复发转移	缓解率	单药	Ⅱ期	NCT021024490（MONARCH-1）
	复发转移	PFS	NSAI、他莫昔芬、依西美坦、依维莫司、曲妥珠单抗	Ⅰ期	NCT02057133

（续表）

药物名称	受试患者	主要研究终点	药物联合		临床试验编号
Abemaciclib（LY2835219）	脑转移	缓解率	单药	Ⅱ期	NCT02308020
	新辅助	生物标志物	阿那曲唑	Ⅱ期	NCT02441946（NeoMONARCH）

注：BY719、BKM120为PI3K抑制剂；cCR（临床完全缓解）；DLT（剂量限制性毒性）；MTD（最大耐受剂量）；ORR（客观缓解率）；PD（药效学）；PFS（无进展生存期）；RCB（残余肿瘤负荷）；iDFS（无浸润性肿瘤复发生存率）

第三节　CDKs特异性抑制剂的发展

CDK4/6-cyclin D1是一条重要的细胞周期调控通路，其异常激活常与多种肿瘤的生物学过程相关。近年来涌现出一批以靶向CDK4/6-cyclin D1信号通路为特征的第二代CDKs特异性抑制剂，其中以Palbociclib（PD 0332991）、Ribociclib（LEE011）和Abemaciclib（LY2835219）三种CDK4/6特异性抑制剂最受人瞩目。在临床前期研究中，三种抑制剂作为单药均展示出很好的临床疗效和生物安全性。当与其他药物联用时，尤其是内分泌治疗药物联用时，展现出很好的协同作用，FDA已于2015年2月批准了Palbociclib与来曲唑联合用于晚期HR阳性晚期乳腺癌患者的治疗。

虽然CDK4/6特异性抑制剂在临床研究中展示出很好的疗效，但仍存在着一些难点和挑战。首先，CDK4/6抑制剂的敏感预测因子还需进一步筛选。虽然前期的细胞株实验证实，p16表达缺失、cyclin D1过表达或Rb表达阳性的细胞对CDK4/6抑制剂比较敏感，并在后续的临床试验中试图将上述几个指标作为候选疗效预测因子进行分组研究。但最后PALOMA-1/TRIO-18的研究试验证实，p16、cyclin D1和Rb状态并不优于ER表达情况，目前最有效的疗效预测因子仍然是患者的HR状态。因此，关于CDK4/6抑制剂疗效预测因子还需进一步研究，从而筛选出真正获益的那一部分人群。其次，是三种抑制剂如何选择的问题。预计随着2017年Ribociclib（LEE011）和Abemaciclib（LY2835219）

的上市，CDKs抑制剂竞争领域Palbociclib（PD 0332991）一家独大的局面将会被打破，即时，患者将面对选择何种CDKs抑制剂。虽然这三种CDKs抑制剂具有相似的化学结构，在Ⅱ、Ⅲ期临床研究中也展现出相似的疗效，但三者之间也存在一些不同。如在不良反应方面，Palbociclib与LEE011较为相似，LY2835219则与前两者不太一样。LY2835219产生的骨髓抑制较前两者较轻，但会产生较严重的腹泻。可能的机制为：不同CDKs抑制剂对CDK4和CDK6抑制程度不一，并且可能还对其他CDKs发生抑制作用，如LY2835219对CDK9有抑制作用。故研究不同CDKs抑制剂的差异将会给患者的个体化治疗提供更好的选择。最后，随着治疗时间的延长，药物耐药性的产生始终是一个无法规避的问题。因此，有必要提前研究CDKs抑制剂的耐药机制，减少或延缓耐药性的产生。

相信在不久的将来，随着对CDKs抑制剂领域研究的深入，特异性更强、活力更高、毒性更低的第三代CDKs抑制剂将进入临床实践中，使更多患者从中获益。

------------------------------ 参 考 文 献 ------------------------------

［ 1 ］Goldhirsch A, Wood WC, Coates AS, et al. Strategies for subtypes—dealing with the diversity of breast cancer: highlights of the St. Gallen International Expert Consensus on the Primary Therapy of Early Breast Cancer 2011［ J ］. Ann Oncol, 2011, 22(8): 1736-1747.

［ 2 ］Sorlie T, Perou CM, Tibshirani R, et al. Gene expression patterns of breast carcinomas distinguish tumor subclasses with clinical implications［ J ］. Proc Natl Acad Sci U S A, 2001, 98(19): 10869-10874.

［ 3 ］Cancer Genome Atlas N. Comprehensive molecular portraits of human breast tumours［ J ］. Nature, 2012, 490(7418): 61-70.

［ 4 ］Stuckey A. Breast cancer: epidemiology and risk factors［ J ］. Clin Obstet Gynecol, 2011, 54(1): 96-102.

［ 5 ］Osborne CK, Schiff R. Mechanisms of endocrine resistance in breast cancer［ J ］. Annu Rev Med, 2011, 62233-62247.

［ 6 ］Schiavon G, Smith IE. Endocrine therapy for advanced/metastatic breast cancer［ J ］.

Hematol Oncol Clin North Am, 2013, 27(4): 715−736, viii.

[7] Baselga J, Campone M, Piccart M, et al. Everolimus in postmenopausal hormone-receptor-positive advanced breast cancer[J]. N Engl J Med, 2012, 366(6): 520−529.

[8] Asghar U, Witkiewicz AK, Turner NC, et al. The history and future of targeting cyclin-dependent kinases in cancer therapy[J]. Nat Rev Drug Discov, 2015, 14(2): 130−146.

[9] Tinoco G, Warsch S, Gluck S, et al. Treating breast cancer in the 21st century: emerging biological therapies[J]. J Cancer, 2013, 4(2): 117−132.

[10] Canavese M, Santo L, Raje N. Cyclin dependent kinases in cancer: potential for therapeutic intervention[J]. Cancer Biol Ther, 2012, 13(7): 451−457.

[11] DeMichele A, Chodosh LA. "Braking" the Cycle of Resistance in Endocrine Therapy for Breast Cancer[J]. Clin Cancer Res, 2015, 21(22): 4999−5001.

[12] Lange CA, Yee D. Killing the second messenger: targeting loss of cell cycle control in endocrine-resistant breast cancer[J]. Endocr Relat Cancer, 2011, 18(4): C19−24.

[13] Finn RS, Crown JP, Lang I, et al. The cyclin-dependent kinase 4/6 inhibitor palbociclib in combination with letrozole versus letrozole alone as first-line treatment of oestrogen receptor-positive, HER−2-negative, advanced breast cancer (PALOMA−1/TRIO−18): a randomised phase 2 study[J]. Lancet Oncol, 2015, 16(1): 25−35.

[14] US Food and Drug Administration. US Department of Health and Human Services. Palbociclib[EB/OL]. http: //www.fda.gov/drugs/informationondrugs/approveddrugs/ucm487080.htm, 2016−02−22.

[15] Satyanarayana A, Kaldis P. Mammalian cell-cycle regulation: several Cdks, numerous cyclins and diverse compensatory mechanisms[J]. Oncogene, 2009, 28(33): 2925−2939.

[16] Pardee AB. G_1 events and regulation of cell proliferation[J]. Science, 1989, 246(4930): 603−608.

[17] Malumbres M, Barbacid M. Mammalian cyclin-dependent kinases[J]. Trends Biochem Sci, 2005, 30(11): 630−641.

[18] Nurse P. Finding CDK: linking yeast with humans[J]. Nat Cell Biol, 2012, 14(8): 776.

[19] Baker SJ, Reddy EP. CDK4: A Key Player in the Cell Cycle, Development, and Cancer[J]. Genes Cancer, 2012, 3(11−12): 658−669.

[20] Grossel MJ, Hinds PW. From cell cycle to differentiation: an expanding role for cdk6 [J]. Cell Cycle, 2006, 5(3): 266−270.

［21］ Shapiro GI. Cyclin-dependent kinase pathways as targets for cancer treatment［J］. J Clin Oncol, 2006, 24(11): 1770−1783.

［22］ Musgrove EA. Cyclins: roles in mitogenic signaling and oncogenic transformation ［J］. Growth Factors, 2006, 24(1): 13−19.

［23］ Bertoli C, Skotheim JM, de Bruin RA. Control of cell cycle transcription during G_1 and S phases［J］. Nat Rev Mol Cell Biol, 2013, 14(8): 518−528.

［24］ Ferrer JL, Dupuy J, Borel F, et al. Structural basis for the modulation of CDK-dependent/independent activity of cyclin D1［J］. Cell Cycle, 2006, 5(23): 2760−2768.

［25］ Casimiro MC, Velasco-Velazquez M, Aguirre-Alvarado C, et al. Overview of cyclins D1 function in cancer and the CDK inhibitor landscape: past and present［J］. Expert Opin Investig Drugs, 2014, 23(3): 295−304.

［26］ Musgrove EA, Caldon CE, Barraclough J, et al. Cyclin D as a therapeutic target in cancer［J］. Nat Rev Cancer, 2011, 11(8): 558−572.

［27］ Dai Y, Grant S. Cyclin-dependent kinase inhibitors［J］. Curr Opin Pharmacol, 2003, 3(4): 362−370.

［28］ Caldon CE, Daly RJ, Sutherland RL, et al. Cell cycle control in breast cancer cells ［J］. J Cell Biochem, 2006, 97(2): 261−274.

［29］ Ortega S, Malumbres M, Barbacid M. Cyclin D-dependent kinases, INK4 inhibitors and cancer［J］. Biochim Biophys Acta, 2002, 1602(1): 73−87.

［30］ Malumbres M, Barbacid M. Cell cycle, CDKs and cancer: a changing paradigm［J］. Nat Rev Cancer, 2009, 9(3): 153−166.

［31］ Lapenna S, Giordano A. Cell cycle kinases as therapeutic targets for cancer［J］. Nat Rev Drug Discov, 2009, 8(7): 547−566.

［32］ Hanahan D, Weinberg RA. Hallmarks of cancer: the next generation［J］. Cell, 2011, 144(5): 646−674.

［33］ Wesierska-Gadek J, Kramer MP. The impact of multi-targeted cyclin-dependent kinase inhibition in breast cancer cells: clinical implications［J］. Expert Opin Investig Drugs, 2011, 20(12): 1611−1628.

［34］ McInnes C. Progress in the evaluation of CDK inhibitors as anti-tumor agents［J］. Drug Discov Today, 2008, 13(19−20): 875−881.

［35］ Blachly JS, Byrd JC. Emerging drug profile: cyclin-dependent kinase inhibitors［J］. Leuk Lymphoma, 2013, 54(10): 2133−2143.

［36］ Knockaert M, Greengard P, Meijer L. Pharmacological inhibitors of cyclin-dependent kinases［J］. Trends Pharmacol Sci, 2002, 23(9): 417−425.

[37] Parker BW, Kaur G, Nieves-Neira W, et al. Early induction of apoptosis in hematopoietic cell lines after exposure to flavopiridol[J]. Blood, 1998, 91(2): 458-465.

[38] Thomas JP, Tutsch KD, Cleary JF, et al. Phase I clinical and pharmacokinetic trial of the cyclin-dependent kinase inhibitor flavopiridol[J]. Cancer Chemother Pharmacol, 2002, 50(6): 465-472.

[39] Tan AR, Headlee D, Messmann R, et al. Phase I clinical and pharmacokinetic study of flavopiridol administered as a daily 1-hour infusion in patients with advanced neoplasms[J]. J Clin Oncol, 2002, 20(19): 4074-4082.

[40] Byrd JC, Lin TS, Dalton JT, et al. Flavopiridol administered using a pharmacologically derived schedule is associated with marked clinical efficacy in refractory, genetically high-risk chronic lymphocytic leukemia[J]. Blood, 2007, 109(2): 399-404.

[41] Byrd JC, Shinn C, Waselenko JK, et al. Flavopiridol induces apoptosis in chronic lymphocytic leukemia cells via activation of caspase -3 without evidence of bcl -2 modulation or dependence on functional p53[J]. Blood, 1998, 92(10): 3804-3816.

[42] Fekrazad HM, Verschraegen CF, Royce M, et al. A phase I study of flavopiridol in combination with gemcitabine and irinotecan in patients with metastatic cancer[J]. Am J Clin Oncol, 2010, 33(4): 393-397.

[43] George S, Kasimis BS, Cogswell J, et al. Phase I study of flavopiridol in combination with Paclitaxel and Carboplatin in patients with non-small-cell lung cancer[J]. Clin Lung Cancer, 2008, 9(3): 160-165.

[44] Malumbres M, Sotillo R, Santamaria D, et al. Mammalian cells cycle without the D-type cyclin-dependent kinases Cdk4 and Cdk6[J]. Cell, 2004, 118(4): 493-504.

[45] Zhang YX, Sicinska E, Czaplinski JT, et al. Antiproliferative effects of CDK4/6 inhibition in CDK4-amplified human liposarcoma *in vitro* and *in vivo*[J]. Mol Cancer Ther, 2014, 13(9): 2184-2193.

[46] Roberts PJ, Bisi JE, Strum JC, et al. Multiple roles of cyclin-dependent kinase 4/6 inhibitors in cancer therapy[J]. J Natl Cancer Inst, 2012, 104(6): 476-487.

[47] Choi YJ, Anders L. Signaling through cyclin D-dependent kinases[J]. Oncogene, 2014, 33(15): 1890-1903.

[48] Buckley MF, Sweeney KJ, Hamilton JA, et al. Expression and amplification of cyclin genes in human breast cancer[J]. Oncogene, 1993, 8(8): 2127-2133.

[49] Landis MW, Pawlyk BS, Li T, et al. Cyclin D1-dependent kinase activity in murine development and mammary tumorigenesis[J]. Cancer Cell, 2006, 9(1): 13-22.

[50] Arnold A, Papanikolaou A. Cyclin D1 in breast cancer pathogenesis[J]. J Clin

Oncol, 2005, 23(18): 4215−4224.

[51] Yu Q, Geng Y, Sicinski P. Specific protection against breast cancers by cyclin D1 ablation[J]. Nature, 2001, 411(6841): 1017−1021.

[52] Reddy HK, Mettus RV, Rane SG, et al. Cyclin-dependent kinase 4 expression is essential for neu-induced breast tumorigenesis[J]. Cancer Res, 2005, 65(22): 10174−10178.

[53] Yu Q, Sicinska E, Geng Y, et al. Requirement for CDK4 kinase function in breast cancer[J]. Cancer Cell, 2006, 9(1): 23−32.

[54] Geradts J, Wilson PA. High frequency of aberrant p16(INK4A) expression in human breast cancer[J]. Am J Pathol, 1996, 149(1): 15−20.

[55] Ertel A, Dean JL, Rui H, et al. RB-pathway disruption in breast cancer: differential association with disease subtypes, disease-specific prognosis and therapeutic response[J]. Cell Cycle, 2010, 9(20): 4153−4163.

[56] Paternot S, Bockstaele L, Bisteau X, et al. Rb inactivation in cell cycle and cancer: the puzzle of highly regulated activating phosphorylation of CDK4 versus constitutively active CDK-activating kinase[J]. Cell Cycle, 2010, 9(4): 689−699.

[57] Dean JL, McClendon AK, Stengel KR, et al. Modeling the effect of the RB tumor suppressor on disease progression: dependence on oncogene network and cellular context[J]. Oncogene, 2010, 29(1): 68−80.

[58] Weinberg RA. The retinoblastoma protein and cell cycle control[J]. Cell, 1995, 81(3): 323−330.

[59] Dickson MA. Molecular pathways: CDK4 inhibitors for cancer therapy[J]. Clin Cancer Res, 2014, 20(13): 3379−3383.

[60] Dean JL, McClendon AK, Hickey TE, et al. Therapeutic response to CDK4/6 inhibition in breast cancer defined by *ex vivo* analyses of human tumors[J]. Cell Cycle, 2012, 11(14): 2756−2761.

[61] Sutherland RL, Musgrove EA. CDK inhibitors as potential breast cancer therapeutics: new evidence for enhanced efficacy in ER+ disease[J]. Breast Cancer Res, 2009, 11(6): 112.

[62] Thangavel C, Dean JL, Ertel A, et al. Therapeutically activating RB: reestablishing cell cycle control in endocrine therapy-resistant breast cancer[J]. Endocr Relat Cancer, 2011, 18(3): 333−345.

[63] Finn RS, Aleshin A, Slamon DJ. Targeting the cyclin-dependent kinases (CDK) 4/6 in estrogen receptor-positive breast cancers[J]. Breast Cancer Res, 2016, 18(1): 17.

[64] Rocca A, Farolfi A, Bravaccini S, et al. Palbociclib (PD 0332991) : targeting the cell cycle machinery in breast cancer[J]. Expert Opin Pharmacother, 2014, 15(3):

407-420.

［65］ Dean JL, Thangavel C, McClendon AK, et al. Therapeutic CDK4/6 inhibition in breast cancer: key mechanisms of response and failure［J］. Oncogene, 2010, 29(28): 4018-4032.

［66］ Vidula N, Rugo HS. Cyclin-dependent kinase 4/6 inhibitors for the treatment of breast cancer: a review of preclinical and clinical data［J］. Clin Breast Cancer, 2016, 16(1): 8-17.

［67］ O'Leary B, Finn RS, Turner NC. Treating cancer with selective CDK4/6 inhibitors ［J］. Nat Rev Clin Oncol, 2016, 13(7): 417-430.

［68］ Rader J, Russell MR, Hart LS, et al. Dual CDK4/6 inhibition induces cell-cycle arrest and senescence in neuroblastoma［J］. Clin Cancer Res, 2013, 19(22): 6173-6182.

［69］ Dickson MA, Tap WD, Keohan ML, et al. Phase Ⅱ trial of the CDK4 inhibitor PD0332991 in patients with advanced CDK4-amplified well-differentiated or dedifferentiated liposarcoma［J］. J Clin Oncol, 2013, 31(16): 2024-2028.

［70］ Konecny GE, Winterhoff B, Kolarova T, et al. Expression of p16 and retinoblastoma determines response to CDK4/6 inhibition in ovarian cancer［J］. Clin Cancer Res, 2011, 17(6): 1591-1602.

［71］ Li C, Qi L, Bellail AC, et al. PD-0332991 induces G_1 arrest of colorectal carcinoma cells through inhibition of the cyclin-dependent kinase-6 and retinoblastoma protein axis［J］. Oncol Lett, 2014, 7(5): 1673-1678.

［72］ Barton KL, Misuraca K, Cordero F, et al. PD-0332991, a CDK4/6 inhibitor, significantly prolongs survival in a genetically engineered mouse model of brainstem glioma［J］. PLoS One, 2013, 8(10): e77639.

［73］ Fry DW, Harvey PJ, Keller PR, et al. Specific inhibition of cyclin-dependent kinase 4/6 by PD 0332991 and associated antitumor activity in human tumor xenografts ［J］. Mol Cancer Ther, 2004, 3(11): 1427-1438.

［74］ Finn RS, Dering J, Conklin D, et al. PD 0332991, a selective cyclin D kinase 4/6 inhibitor, preferentially inhibits proliferation of Luminal estrogen receptor-positive human breast cancer cell lines *in vitro*［J］. Breast Cancer Res, 2009, 11(5): R77.

［75］ Katsumi Y, Iehara T, Miyachi M, et al. Sensitivity of malignant rhabdoid tumor cell lines to PD 0332991 is inversely correlated with p16 expression［J］. Biochem Biophys Res Commun, 2011, 413(1): 62-68.

［76］ Wiedemeyer WR, Dunn IF, Quayle SN, et al. Pattern of retinoblastoma pathway inactivation dictates response to CDK4/6 inhibition in GBM［J］. Proc Natl Acad Sci U S A, 2010, 107(25): 11501-11506.

[77] Robinson TJ, Liu JC, Vizeacoumar F, et al. RB1 status in triple negative breast cancer cells dictates response to radiation treatment and selective therapeutic drugs [J]. PLoS One, 2013, 8(11): e78641.

[78] DeMichele A, Clark AS, Tan KS, et al. CDK 4/6 inhibitor palbociclib (PD0332991) in Rb+ advanced breast cancer: phase II activity, safety, and predictive biomarker assessment[J]. Clin Cancer Res, 2015, 21(5): 995−1001.

[79] Johnson SM, Torrice CD, Bell JF, et al. Mitigation of hematologic radiation toxicity in mice through pharmacological quiescence induced by CDK4/6 inhibition[J]. J Clin Invest, 2010, 120(7): 2528−2536.

[80] Tate SC, Cai S, Ajamie RT, et al. Semi-mechanistic pharmacokinetic/pharmacodynamic modeling of the antitumor activity of LY2835219, a new cyclin-dependent kinase 4/6 inhibitor, in mice bearing human tumor xenografts[J]. Clin Cancer Res, 2014, 20(14): 3763−3774.

[81] Gelbert LM, Cai S, Lin X, et al. Preclinical characterization of the CDK4/6 inhibitor LY2835219: in-vivo cell cycle-dependent/independent anti-tumor activities alone/in combination with gemcitabine[J]. Invest New Drugs, 2014, 32(5): 825−837.

[82] Lamb R, Lehn S, Rogerson L, et al. Cell cycle regulators cyclin D1 and CDK4/6 have estrogen receptor-dependent divergent functions in breast cancer migration and stem cell-like activity[J]. Cell Cycle, 2013, 12(15): 2384−2394.

[83] Han YK, Lee JH, Park GY, et al. A possible usage of a CDK4 inhibitor for breast cancer stem cell-targeted therapy[J]. Biochem Biophys Res Commun, 2013, 430(4): 1329−1333.

[84] Foster JS, Henley DC, Bukovsky A, et al. Multifaceted regulation of cell cycle progression by estrogen: regulation of Cdk inhibitors and Cdc25A independent of cyclin D1-Cdk4 function[J]. Mol Cell Biol, 2001, 21(3): 794−810.

[85] Zwijsen RM, Wientjens E, Klompmaker R, et al. CDK-independent activation of estrogen receptor by cyclin D1 [J]. Cell, 1997, 88(3): 405−415.

[86] Carroll JS, Prall OW, Musgrove EA, et al. A pure estrogen antagonist inhibits cyclin E−Cdk2 activity in MCF−7 breast cancer cells and induces accumulation of p130−E2F4 complexes characteristic of quiescence[J]. J Biol Chem, 2000, 275(49): 38221−38229.

[87] Watts CK, Sweeney KJ, Warlters A, et al. Antiestrogen regulation of cell cycle progression and cyclin D1 gene expression in MCF−7 human breast cancer cells[J]. Breast Cancer Res Treat, 1994, 31(1): 95−105.

[88] Pei XH, Bai F, Smith MD, et al. CDK inhibitor p18(INK4c) is a downstream target of GATA3 and restrains mammary Luminal progenitor cell proliferation and

tumorigenesis[J]. Cancer Cell, 2009, 15(5): 389−401.

[89] Caldon CE, Sergio CM, Kang J, et al. Cyclin E2 overexpression is associated with endocrine resistance but not insensitivity to CDK2 inhibition in human breast cancer cells[J]. Mol Cancer Ther, 2012, 11(7): 1488−1499.

[90] Varma H, Skildum AJ, Conrad SE. Functional ablation of pRb activates Cdk2 and causes antiestrogen resistance in human breast cancer cells[J]. PLoS One, 2007, 2(12): e1256.

[91] Choi YH, Yoo YH. Taxol-induced growth arrest and apoptosis is associated with the upregulation of the Cdk inhibitor, p21WAF1/CIP1, in human breast cancer cells[J]. Oncol Rep, 2012, 28(6): 2163−2169.

[92] Gogolin S, Ehemann V, Becker G, et al. CDK4 inhibition restores G_1−S arrest in MYCN-amplified neuroblastoma cells in the context of doxorubicin-induced DNA damage[J]. Cell Cycle, 2013, 12(7): 1091−1104.

[93] McClendon AK, Dean JL, Rivadeneira DB, et al. CDK4/6 inhibition antagonizes the cytotoxic response to anthracycline therapy[J]. Cell Cycle, 2012, 11(14): 2747−2755.

[94] Dean JL, McClendon AK, Knudsen ES. Modification of the DNA damage response by therapeutic CDK4/6 inhibition[J]. J Biol Chem, 2012, 287(34): 29075−29087.

[95] Wang L, Zhang Q, Zhang J, et al. PI3K pathway activation results in low efficacy of both trastuzumab and lapatinib[J]. BMC Cancer, 2011, 11: 248.

[96] Vora SR, Juric D, Kim N, et al. CDK 4/6 inhibitors sensitize PIK3CA mutant breast cancer to PI3K inhibitors[J]. Cancer Cell, 2014, 26(1): 136−149.

[97] Muranen T, Meric-Bernstam F, Mills GB. Promising rationally derived combination therapy with PI3K and CDK4/6 inhibitors[J]. Cancer Cell, 2014, 26(1): 7−9.

[98] Spagnolo F, Ghiorzo P, Orgiano L, et al. BRAF-mutant melanoma: treatment approaches, resistance mechanisms, and diagnostic strategies[J]. Onco Targets Ther, 2015, 8157−168.

[99] Yadav V, Burke TF, Huber L, et al. The CDK4/6 inhibitor LY2835219 overcomes vemurafenib resistance resulting from MAPK reactivation and cyclin D1 upregulation [J]. Mol Cancer Ther, 2014, 13(10): 2253−2263.

[100] Hagen KR, Zeng X, Lee MY, et al. Silencing CDK4 radiosensitizes breast cancer cells by promoting apoptosis[J]. Cell Div, 2013, 8(1): 10.

[101] Ogawa K, Yoshioka Y, Isohashi F, et al. Radiotherapy targeting cancer stem cells: current views and future perspectives[J]. Anticancer Res, 2013, 33(3): 747−754.

[102] Shimura T, Noma N, Oikawa T, et al. Activation of the AKT/cyclin D1/Cdk4 survival signaling pathway in radioresistant cancer stem cells[J]. Oncogenesis,

2012, 1: e12.

[103] Johnson SM, Torrice CD, Bell JF, et al. Mitigation of hematologic radiation toxicity in mice through pharmacological quiescence induced by CDK4/6 inhibition[J]. J Clin Invest, 2010, 120(7): 2528−2536.

[104] Schwartz GK, LoRusso PM, Dickson MA, et al. Phase I study of PD 0332991, a cyclin-dependent kinase inhibitor, administered in 3-week cycles (Schedule 2/1) [J]. Br J Cancer, 2011, 104(12): 1862−1868.

[105] Leonard JP, LaCasce AS, Smith MR, et al. Selective CDK4/6 inhibition with tumor responses by PD0332991 in patients with mantle cell lymphoma[J]. Blood, 2012, 119(20): 4597−4607.

[106] Flaherty KT, Lorusso PM, Demichele A, et al. Phase I, dose-escalation trial of the oral cyclin-dependent kinase 4/6 inhibitor PD 0332991, administered using a 21-day schedule in patients with advanced cancer[J]. Clin Cancer Res, 2012, 18(2): 568−576.

[107] Infante JR, Shapiro GI, Witteveen PO, et al. Phase I multicenter, open label, dose-escalation study of LEE011, an oral inhibitor of cyclin-dependent kinase 4/6, in patients with advanced solid tumors or lymphomas (abstract A276)[J]. Mol Cancer Ther, 2013, 12.

[108] Patnaik A, Rosen LS, Tolaney SM, et al. LY2835219, a novel cell cycle inhibitor selective for CDK 4/6, in combination with fulvestrant for patients with hormone receptor positive (HR+) metastatic breast cancer (abstract 534)[C]. Chicago: ASCO, 2014−05.

[109] Patnaik A, Rosen LS, Tolaney SM, et al. Clinical activity of LY2835219, a novel cell cycle inhibitor selective for CDK4 and CDK6, in patients with metastatic breast cancer (abstract CT 232)[C]. San Diego: the American Association for Cancer Research, 2014−04.

[110] Mayer EL, Gropper AB, Tung NM, et al. Adjuvant palbociclib (P) plus endocrine therapy (ET) for hormone receptor positive (HR+) breast cancer: a phase II feasibility study (abstract TPS654)[C]. Chicago: ASCO, 2014−05.

[111] NIH. National Cancer Institute. A study of palbociclib (PD 0332991) + letrozole vs. letrozole for 1st line treatment of postmenopausal women with ER+/HER−2−advanced breast cancer (PALOMA−2)[C]. Avaliable at: https: //clincialtrials.gov/ct2/show/NCT01740427, 2015−08−12.

[112] Finn RS, Martin M, Rugo HS, et al. PALOMA−2: Primary results from a phase III trial of palbociclib (P) with letrozole (L) compared with letrozole alone in postmenopausal women with ER+/HER−2− advanced breast cancer (ABC)[J]. J Clin Oncol, 2016, 34

(suppl, abstr 507)

[113] NIH. National Cancer Institute. Letrozole and CDK 4/6 inhibitor for ER positive, HER-2 negative breast cancer in postmenopausal women[C]. https: //clincialtrials. gov/ct2/show/NCT01709370, 2015-08-12.

[114] National Cancer Institute at the National Institutes of Health Clinical Trials.PD 0332991 and anastrozole for stage 2 or 3 estrogen receptor positive and HER-2 negative breast cancer[EB/OL]. https: //clincialtrials.gov/ct2/show/NCT01723774, 2015-08-12.

[115] A study of palbociclib in addition to standard endocrine treatment in hormone receptor positive Her2 normal patients with residual disease after neoadjuvant chemotherapy and surgery (PENELOPE-B)[EB/OL].https: //clincialtrials.gov/ct2/show/NCT01864746, 2014-05-16.

[116] Clinicaltrials.gov[Web site]. A pharmacodynamics pre-surgical study of LEE011 in early breast cancer patients (MONALEESA-1)[EB/OL].http: //clinicaltrials. gov/show/NCT01919229, 2014-05-27.

[117] Clinicaltrials.gov[Web site]. Study of efficacy and safety of LEE011 in postmenopausal women with advanced breast cancer. (MONALEESA-2)[EB/OL]. http: //clinicaltrials. gov/show/NCT01958021, 2014-05-27.

[118] Clinicaltrials.gov[Web site]. Study of efficacy and safety in premenopausal women with hormone receptor positive, HER-2-negative advanced breast cancer (MONALEESA-7)[EB/OL]. https: //clinicaltrials.gov/ct2/show/NCT02278120, 2015-08-12.

[119] Clinicaltrials.gov[Web site]. A phase 2 neoadjuvant study of abemaciclib (LY2835219) in postmenopausal women with hormone receptor positive, HER-2 negative breast cancer (neoMONARCH)[EB/OL].https: //clinicaltrials.gov/ct2/show/NCT02441946, 2015-05-15.

[120] NIH. National Cancer Institute. A study of LY2835219 combined with fulvestrant in women with hormone receptor positive HER-2 negative breast cancer[EB/OL]. http: //www.cancer.gov/clinicaltrials/search, 2014-05-27.

[121] NIH. National Cancer Institute. Study of LEE011, BYL719 and letrozole in advanced ER+ breast cancer[EB/OL]. http: //www.cancer.gov/clinicaltrials, 2014-05-27.

[122] Scheicher R, Hoelbl-Kovacic A, Bellutti F, et al. CDK6 as a key regulator of hematopoietic and leukemic stem cell activation[J]. Blood, 2015, 125(1): 90-101.

[123] Turner NC, Ro J, Andre F, et al. Palbociclib in Hormone-Receptor-Positive Advanced Breast Cancer[J]. N Engl J Med, 2015, 373(3): 209-219.

[124] Clark AS, O'Dwyer PJ, Heitjan D, et al. A phase I trial of palbociclib and paclitaxel

in metastatic breast cancer (abstract 527)［C］. Chicago: ASCO, 2014-05.

［125］ Bardia A, Modi S, Chavez-Mac Gregor M, et al. Phase I b/ II study of LEE011, everolimus, and exemestane in postmenopausal women with ER⁺/HER-2-metastatic breast cancer (abstract 535)［C］.Chicago: ASCO, 2014-05.

［126］ Juric D, Hamilton E, Estévez L, et al. Phase I b/ II study of LEE011 and BYL719 and letrozole in ER⁺, HER-2- breast cancer: safety, preliminary efficacy and molecular analysis (abstract P5-19-24)［J］. Cancer Res, 2015, 75(9 suppl).

［127］ Munster PN, Hamilton EP, Franklin C, et al. Phase I b study of LEE011 and BYL719 in combination with letrozole in estrogen receptor-positive, HER-2-negative breast cancer (ER⁺, HER-2-BC) (abstract 533)［C］. Chicago: ASCO, 2014-05.

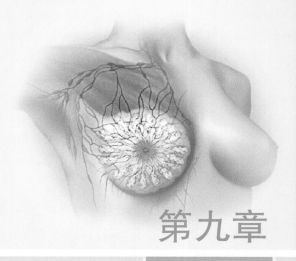

第九章

microRNA、lncRNA 和乳腺癌

王光学　孟令阔　金　辉　刘翠翠　俞作仁

　　近年来大量研究报道表明，多种miRNA在不同亚型的乳腺癌组织、外周血等异常表达，是乳腺癌潜在的治疗靶点及早期诊断和预后的潜在生物标志物。本章将就分别从乳腺癌干细胞、乳腺癌细胞周期和增殖、乳腺癌细胞转移、乳腺癌早期诊断生物标志物等角度，阐述miRNA对乳腺癌的调控功能及临床应用前景。最后一节，将针对一类新型非编码RNA，长链非编码RNA（long non-coding RNA, lncRNA）的研究进展及其在乳腺癌领域的应用展望进行讨论。

作者单位：200120　上海,同济大学附属东方医院转化医学研究中心
通信作者：俞作仁，Email: zuoren.yu@tongji.edu.cn

第一节　概　述

　　乳腺癌是最常见的女性恶性肿瘤之一,是导致女性肿瘤死亡的重要致病原因。根据美国癌症协会的统计结果,美国的乳腺癌患者占女性恶性肿瘤患者的29%,病死率是女性恶性肿瘤的第二位。我国尽管不是乳腺癌高发国家,但近年来乳腺癌的发病率快速增长,增长速度高于西方发达国家。根据调查显示,我国每10万人中患有乳腺癌的有43人。近期有研究发现乳腺癌患者呈现年轻化的趋势,尤其在年轻的乳腺癌患者中,常呈现侵袭性强、远处转移早、复发率高、预后差等恶性特征,而且其5～10年的生存率明显低于其他年龄段的患者。乳腺癌多种分子亚型中,有一类特殊的乳腺癌称之为三阴性乳腺癌(triple-negative breast cancer, TNBC),对雌激素受体(estrogen receptor, ER)、孕激素受体(progesterone receptor, PgR)、人表皮生长因子受体2(human epidermal growth factor receptor, HER-2)均呈现阴性,其大约占乳腺癌的9%～16%,且多发生于年轻女性患者。TNBC具有极强的侵袭、转移性及高复发率,预后差,5年生存率低,属于恶性程度最高的一类乳腺癌。

　　microRNA(miRNA)是一类内源性高度保守的非编码单链小RNA,由18～24个核苷酸组成。1993年,Lee等报道了在线虫中利用定位克隆法克隆得到的第1个长度约22 nt的miRNA——lin4。它不编码蛋白质,阶段性调控胚胎后期发育。2000年,Reinhart等报道了在线虫中找到的第2个调控时序性发育的miRNA——Let-7。2001年10月26日出版的*Science*同期报道了3篇有关miRNA的论文,自此启动了miRNA在生物医学领域的研究。此后,在人类、果蝇、小鼠等多种生物中开展的miRNA研究,揭示了miRNA是一类进化保守的非编码核酸分子,借助基因克隆和测序等方法,越来越多miRNA分子从不同生物、不同组织中被鉴定和证实。2014年最新公布的miRNA数据库(miRBase release 21)表明,已经有2 588个成熟miRNA分子在人的细胞或组织中被发现或预测。

　　miRNA常位于内含子区域或者基因间区域,由RNA聚合酶Ⅱ转录,首先形成头部为帽子结构和尾部多聚腺苷酸的原始转录本 miRNA(primary miRNA, pri-miRNA),随后在核酸酶 Drosha 等作用下,pri-miRNA 被剪切形成具有 70~90 个核苷酸的茎环结构的前体 miRNA(precursor miRNA, pre-miRNA),而后被 Exportin 5 转运出细胞核,到达细胞质中被核酸酶 Dicer 将剪切成约 22 个碱基的成熟 miRNA(见图9-1-1)。miRNA 通常结合在靶基因序列的 3′非编码区(3′UTR),降解靶基因 mRNA 或者抑制其翻译。较少情况下,miRNA 也可互补性地结合 mRNA 编码序列或者启动子区域,调控靶基因表达。通常每个 miRNA 分子可以调控几百甚至上千个靶基因,每个基因 mRNA 可能被几十甚至上百个不同的 miRNA 分子调控。在已经发现的上千种 miRNA 中,研究热点尚集中在少数 miRNA 或者 miRNA 集群(cluster),如 Let-7、miR-15/miR-16、miR-17-92、miR-200、miR-34、miR-21 等。迄今,只有一小部分 miRNA 的生物学功能得以验证和明确。比如 Let-7 参与干细胞分化调控和肿瘤发生;miR-21 促进乳腺癌及其他肿瘤的发生和发展;miR-1 与心脏发育有关;miR-221/miR-222 调节乳腺癌细胞迁移和侵袭;miR-145 调控干细胞重编程过程。但大多数 miRNA 的生物学功能还有待研究和证实。

研究证明多种癌症与 miRNA 表达异常相关,根据 miRNA 调控癌症的作用不同,分为抑癌 miRNA(tumor suppressor miRs)和促癌 miRNA(oncomiRs)。

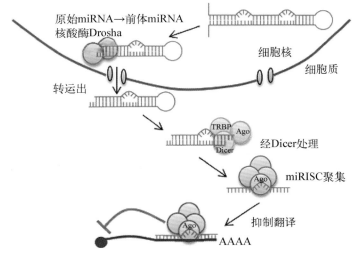

图9-1-1　miRNA体内生物合成及成熟过程

通过miRNA芯片技术、实时定量PCR、原位杂交等手段，检测癌组织及癌旁组织miRNA的差异表达，发现一批与癌症发生相关的miRNA。通过研究miRNA调控的靶基因和靶通路，可进一步阐明miRNA对癌症的调控机制。

第二节　miRNA调控乳腺癌干细胞

已经分化的成体组织中，存在着一群具有自我更新和一定分化潜能的不成熟细胞，称之为组织干细胞，其具有干细胞的一般特征，可以自我更新，也能进行分化。组织干细胞存在于成人的各种组织中，包括上皮组织。其存在的生理意义是更新正常的衰老及死亡细胞，维持正常组织的结构与功能。在机体发育阶段或组织、器官损伤后的再生修复阶段，组织干细胞可通过自我更新增加干细胞数量，满足组织、器官重建或再生的需要。而另一方面，组织干细胞又具有分化成特定形态和功能的终末细胞的潜力，干细胞通过不对称分裂协调干细胞增殖和分化，使得干细胞在一次分裂后产生具有不同形态和命运的子细胞：其中一个子细胞保留干细胞特征和自我更新的能力，用于维持干细胞数量的稳定，而另一个子细胞则成为祖细胞并走向特定的分化路径，参与组织和器官的建成。

一、癌干细胞和乳腺癌干细胞的特性

在肿瘤组织中也存在一个干细胞亚群，具有自我更新、分化潜能和再生肿瘤能力，称为肿瘤干细胞或癌干细胞（cancer stem cell）。癌干细胞在肿瘤组织中比例较少，但是自我更新及肿瘤再生能力极强，对抗癌药物和放射治疗具有普遍耐受性，极易逃避治疗而潜伏在患者体内。目前癌干细胞的研究尚处于起步阶段，癌干细胞的鉴定、分离以及癌干细胞的特征依旧处于探索和认知过程中。从多种癌组织，包括乳腺癌、前列腺癌、肺癌、白血病等，均已分离到具有干细胞特征的细胞亚群。5～100个癌干细胞移植就能在免疫缺陷小鼠中再生肿瘤，而普通癌细胞通常需要移植10^5～10^6数量才能够再生肿瘤。

癌干细胞源自哪里,是近年来各方讨论和探索的焦点。一种观点认为癌干细胞起源于具有分裂能力的普通分化细胞,因为突变导致去分化从而获得干细胞特征;更多观点认为其起源于正常组织干细胞或祖细胞,这些细胞本身已经具有无限分裂能力或更容易在较少的基因变异的积累下就能转化为肿瘤干细胞。正常组织干细胞的基因突变可以引起细胞异常增殖而形成癌前病变,随着附加突变的积累使细胞获得无限增殖、凋亡缺失以及免疫逃避的能力,形成具有不同特点的亚克隆(异质化),从而获得浸润和转移的能力(恶性转化),形成恶性肿瘤。有观点认为单一细胞获得4~7次突变将发生恶性转化,这可能需要几年甚至几十年的时间。机体内分化细胞通过周期性更新而不断被替代,而干细胞可通过自我更新长期存在并将突变得以传承保留,这意味着突变更容易在干细胞中得以积累。组织更新快的上皮组织,组织自我更新越快,复制、转录过程中基因发生突变的概率越高,所以上皮组织器官更容易发生肿瘤。

组织干细胞及癌干细胞的静息与激活、更新与分化、特性与功能均受到细胞内在机制和微环境因素的影响,涉及转录和表观遗传调控,多个信号通路(SHH、WNT、BMP、HH等)参与,其中Oct4、Sox2、Nanog是研究比较清楚的维持"干性"的重要转录因子,染色质重塑与转录因子组成的调控网络对干细胞命运起着决定性作用。分化相关的基因突变可导致干细胞异常分化,组织干细胞变异形成的癌干细胞被认为是癌症发生、复发与转移的根本原因,这在乳腺癌等肿瘤已经获得有力证据。癌干细胞对放疗、化疗、分子靶向治疗药物具有抵抗性(耐药),靶向癌干细胞是有效治疗恶性肿瘤的最佳途径之一。目前已经有多种靶向癌干细胞药物进入临床试验,显示出了良好的应用前景。

乳腺上皮组织干细胞,已经通过单细胞移植实验得到证实,即由一个干细胞可以发展成一个完整的乳腺。乳腺癌干细胞研究始于Wicha等2003年在《美国科学院学报》($PNAS$)发表论文,证实$CD24^{-/low}$ $CD44^+Lineage^-$特征的乳腺癌细胞亚群具有干细胞特征。Dontu等人于2007年首次从乳腺癌细胞中鉴定出$ALDH^+$细胞亚群具有很强的"干性"能力和再生肿瘤能力,与乳腺癌的耐药性产生及乳腺癌的发生和转移密切相关。由于乳腺癌的异质性和复杂性,研究人员从不同亚型的癌症患者中分离出多种具有干细胞特征的细胞亚群。更多的乳腺癌干细胞标志物也逐步被挖掘和发现,如ESA等。

二、Let-7调控肿瘤干细胞的自我更新和分化

miRNA调控干细胞干性维持和定向分化。在细胞内，有干细胞特异的miRNA和细胞分化特异的miRNA，干细胞特异的miRNA只在未分化干细胞中表达，包括miR-290家族、miR-302/miR-367集群等，这些miRNA抑制细胞分化，在干细胞干性维持中起着重要作用。干细胞特异的miRNA和核心转录因子相互作用，协同维持干细胞的干性。细胞分化特异的miRNA在干细胞不表达或者表达水平极低，只有细胞开始分化时，这类miRNA才开始表达并行使功能。研究最多的是Let-7，该家族成员广泛分布，没有明显的组织特异性；在胚胎干细胞、成体干细胞、肿瘤干细胞中表达极低，随着细胞开始分化，其表达逐步增高（见图9-2-1）。干细胞干性基因lin-28能够特异结合在Let-7启动子区，抑制Let-7在干细胞的表达；反之，Let-7可以靶向作用于lin-28 mRNA的3′非编码区，抑制lin-28在分化细胞中的表达。miR-145抑制干细胞自我更新，并诱导分化基因的表达，促进细胞分化。干性转录因子OCT4抑制miR-145的表达，miR-145反过来靶向抑制干性基因OCT4、SOX2和KLF4的表达。Let-7和lin-28之间，miR-145和OCT4之间的互相制约式反馈调控模式，精确调控并有效维持了干细胞干性维持和分化之间的平衡。

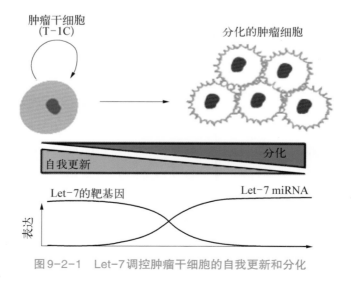

图9-2-1　Let-7调控肿瘤干细胞的自我更新和分化

三、调控乳腺癌干细胞的关键 miRNA 分子

乳腺癌干细胞受到 miRNA 的调控，多种 miRNA 参与调控乳腺癌干细胞的自我更新和分化，进而影响乳腺癌的发生和发展。Clarke 等 2009 年检测了乳腺肿瘤干细胞（CD24$^{-/low}$CD44$^+$Lineage$^-$）和非干性细胞的 miRNA 表达谱。他们总共分析了 460 种 miRNA，发现 37 个 miRNA 的表达异常，其中 miR-199、miR-125b、miR-34b 在乳腺肿瘤干细胞中低表达，而 miRNA-200c-141 集群、miR-200b-200a-429 集群和 miR-183-96-182 集群表达升高。以下就几个调控乳腺癌干细胞的关键 miRNA 分子逐一展开介绍。

1. Let-7

Yu 等早在 2007 年首次发现 Let-7 可以调控乳腺癌细胞的自我更新和成瘤能力。Let-7 的表达在乳腺肿瘤干细胞中明显下调，并随着肿瘤干细胞的分化表达不断增加；将包装 Let-7 的腺病毒转染入乳腺肿瘤干细胞，可降低其体外增生、微球体形成能力、未分化细胞比例，以及肿瘤形成和转移能力。RAS 和 HMGA2 已被证实为 Let-7 的下游靶基因，其中 RAS 与乳腺肿瘤干细胞的自我更新相关，Let-7 抑制 HMGA2，增强了肿瘤干细胞的分化能力。Let-7a 还通过调控 Ras/NF-κB 及 Ras/MAPK/ERK 通路抑制乳腺肿瘤干细胞微球体形成能力和小鼠体内再生肿瘤能力。Let-7c 能够通过靶向结合 ERα 而抑制其表达，阻断 Wnt 信号通路，减弱 ERα 阳性乳腺癌细胞中肿瘤干细胞的干性。

2. miR-221/miR-222

miR-221 和 miR-222 在乳腺肿瘤干细胞表达异常升高。乳腺癌细胞 MCF-7 中过表达 miR-221，具有 CD44$^+$CD24$^{-/low}$ 特征的肿瘤干细胞亚群比例明显升高。EMT 相关基因 ATXN1 是 miR-221 的一个直接靶基因，参与调控乳腺肿瘤干细胞的再生肿瘤能力。最近研究发现 miR-221/miR-222 可通过 PTEN/Akt 信号通路影响乳腺肿瘤干细胞的细胞增殖和干性维持过程。在 MCF-7 细胞中，过表达 miR-221/miR-222 可促进乳腺癌的增殖、迁移和侵袭，并能够提高 CD44$^+$ CD24$^{-/low}$ 细胞群的比例和体外微球体形成能力。在 T47D 乳腺癌细胞中，miR-221 能够与 DNMT3b 基因的 3′-UTR 直接结合靶向抑制其表达，减弱其对 Nanog、Oct3/4 等干性维持基因启动子的甲基化，有利于乳腺癌干

细胞的干性维持。

3. miR-200家族

miR-200家族包括miRNA-200c-141集群和miR-200b-200a-429集群，具有抑癌功能。miR-200c在乳腺癌干细胞中表达明显下降，过表达miR-200c可以明显抑制干细胞的再生肿瘤能力。将表达miR-200c的腺病毒转染入乳腺肿瘤干细胞，移植NOD/SCID小鼠乳腺脂肪垫，其致瘤能力明显下降。在claudin-low乳腺癌中，miR-200c抑制乳腺肿瘤干细胞，提高其对药物的化疗敏感性，并降低乳腺癌转移能力。此外，miR-200c靶向调控基因BMI-1，而BMI-1已被证明参与调控多种肿瘤干细胞的自我更新和分化。miR-200抑制ZEB1和ZEB2，抑制乳腺癌细胞EMT及干性。

4. miR-100

miR-100也是一个肿瘤抑制分子。在膀胱癌细胞中，敲低miR-100的表达可以促进癌细胞的迁移和侵袭、EMT转换以及干性维持能力。在乳腺癌中，miR-100通过靶向抑制IGF2的表达阻止细胞增殖、迁移和侵袭；Liu等发现miR-100在乳腺肿瘤干细胞中表达水平异常降低，过表达miR-100可抑制乳腺癌干细胞的关键调控基因，包括SMARCA5、SMARCD1和BMPR2等，显著减弱乳腺癌干细胞的比例和再生肿瘤能力。miR-100还可以通过促进癌细胞分化提高基底样乳腺肿瘤干细胞对激素治疗的敏感性，诱导肿瘤细胞凋亡。

此外，miR-27b、miR-30、miR-34a、miR-93等miRNA也已被证明通过不同的细胞信号通路参与乳腺肿瘤干细胞的增生、自我更新、分化及肿瘤再生调控。深入研究和探索miRNA对乳腺肿瘤干细胞的调控功能和作用机制，将为临床恶性乳腺癌的突破提供新的治疗靶点。

第三节　miRNA调控乳腺癌细胞周期、细胞增殖及肿瘤发生

细胞周期是细胞生命活动的基本过程，细胞周期异常、增殖过度、生长失控是癌细胞的主要标志。细胞的增生、分裂、变形、凋亡和坏死等生理或病理过程

都发生细胞周期的某一个时相,若细胞周期某一个时相出现异常,细胞将进入与之相关的病理过程。

　　癌细胞的细胞周期失控与基因表达异常密切相关,如基因Rb(retinoblastoma)的功能缺失、细胞周期因子依赖性蛋白激酶(cyclin-dependent protein kinases,CDK)抑制因子p21和p27等抑癌基因的表达降低、细胞周期蛋白(cyclins)的表达增高等,均可促进细胞周期,诱导细胞过度增殖。其中,细胞周期因子D1(cyclin D1)是调控细胞周期从G_0/G_1期到S期转换的重要调控因子,超过50%的乳腺癌患者中cyclin D1表达异常增高;体内外实验也证实,cyclin D1是乳腺癌细胞增殖的重要限速因子。Cyclin E作为另外一个重要的细胞周期调控因子,虽然只在大约10%的乳腺癌患者中异常高表达,但是对乳腺癌患者,特别是早期患者中是一个非常有潜力的预后生物标志物。

　　miRNAs作为一类重要的细胞调控因子,参与乳腺癌细胞周期和细胞增殖调控。大量研究表明,如miR-17/miR-20集群、miR-221/miR-222集群、Let-7家族和miR-34等miRNA通过与细胞周期调控基因Rb、E2F、Cyclins、CDKs以及CDK抑制因子等相互作用,在乳腺癌细胞中多通路、多层次参与细胞周期和细胞增殖的调控。

一、miR-17/miR-20家族

　　miR-17/miR-20位于人13号染色体长臂上,在1 kb基因组区内,编码6个成熟的miRNA,包括miR-17、miR-18a、miR-20a、miR-19a、miR-19b和miR-92。在乳腺癌细胞中,在miR-17/miR-20集群通过调控多个细胞周期调控因子如E2F、c-myc、Rb、Cyclin D1等参与细胞周期G_0/G_1期向S期转换。细胞分裂间期,Rb与E2F结合,限制其功能;cyclin D1与CDK4/6结合,促进Rb磷酸化,释放E2F,促进细胞周期进入S期(见图9-3-1)。O'Donnell KA等人研究发现,miR-17/miR-20集群与c-myc结合,抑制E2F,从而抑制细胞周期从G_0/G_1期向S期转换。在miR-17-5p转基因小鼠显示,过表达miR-17-5p能够靶向抑制Rb蛋白家族成员Rbl2的表达,促进肺上皮前体细胞的细胞周期和细胞增殖。Yu等发现,在乳腺癌细胞系MCF-7中存在cyclin D1-miR-17/D1-miR-20的负反馈调控环路。miR-17/miR-20能够直接靶

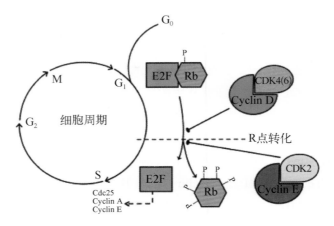

图 9-3-1　Cyclin D/Rb/E2F 调控细胞周期示意图

向结合 cyclin D13′UTR，抑制 cyclin D1 表达，进而抑制乳腺癌细胞增殖；反之，cyclin D1 通过结合 miR-17/miR-20 启动子区，促进 miR-17/miR-20 的表达。其他研究报道证明了 E2F、c-myc 与 miR-17/miR-20 之间也有类似的互相调控机制。可见，miR-17/miR-20 与调控细胞周期的转录因子之间互相调控、互相制约，维持了细胞周期的正常进行。一旦这种调控平衡被打破，则可能发生细胞分裂异常及肿瘤发生。此外，ERα 共激活剂 AIB1 基因（amplified in breast cancer 1），在乳腺癌细胞中受到 miR-17 的靶向调控，miR-17 抑制 AIB1 表达，抑制乳腺癌细胞增殖。

二、miR-221/miR-222 集群

miR-221/miR-222 主要通过靶向调控 CDK 抑制因子，进而调控细胞周期。在乳腺癌、胃癌等多种癌细胞中，过表达 miR-221/miR-222 能够活化 CDK2 激酶活性，负向调控 p27kip1 和 p57Kip2 的表达，促进细胞周期 G_1/S 期转换，促进癌细胞增殖。Li 等研究发现，miR-221/miR-222 集群在高侵袭性基底型乳腺癌的表达显著高于低侵袭性管腔型乳腺癌。进一步研究显示，在基底型乳腺癌细胞中，特异敲低 miR-221 或 miR-222 均显著抑制癌细胞的迁移和侵袭，抑制细胞周期 G_1/S 期转换。Dentelli 等发现，在管腔型乳腺癌细胞中，

miR-221/miR-222可以通过调控多个不同的基因,包括β4 integrin、STAT5A、ADAM-17等,影响癌细胞的增殖和迁移过程。此外,miR-221/miR-222与乳腺癌细胞耐药性有关。过表达miR-221/miR-222能够降低乳腺癌细胞对他莫昔芬(Tamoxifen)的敏感性。

三、Let-7

Let-7家族拥有至少10个不同的成员,彼此只有1~2个碱基的不同。Let-7首次在线虫中被发现,调控细胞周期和细胞命运。在乳腺癌和肺癌等多种癌症中,Let-7家族成员的表达水平均表现为显著下调。在乳腺癌细胞中过表达Let-7可以抑制细胞周期、抑制细胞分裂、抑制乳腺肿瘤干细胞再生肿瘤的能力。Let-7通过调控下靶基因HMGA2、Ras、caspase-3、cyclin D1、cycling D3、CDK4、CDK8和CDC25A等,参与肿瘤发生和发展的调控。

四、miR-101

2008年,Varambally等首次发现在37.5%的临床原位性和66.7%的转移性前列腺癌患者的细胞中出现miR-101遗传缺失现象,并且能够引起组蛋白甲基转移酶EZH2的异常高表达。在乳腺癌细胞中,miR-101通过调控下游多个因子影响癌细胞的增殖和凋亡过程。在ER阳性的乳腺癌细胞中,miR-101可以靶向抑制蛋白酶装配因子POMP的表达,抑制p53、p21、p27等CDK抑制剂的降解,诱导细胞凋亡,抑制细胞增殖。Liu等发现,在TNBC中miR-101表达水平异常低下。过表达miR-101能够显著下调抗凋亡基因MCL-1的表达,抑制细胞周期,诱导细胞凋亡,并提高乳腺癌细胞对紫杉醇的敏感性。最新研究表明,miR-101在乳腺癌细胞能够靶向调控EYA1基因;在SKBR3乳腺癌细胞中过表达miR-101,抑制EYA1的表达,调控Notch信号通路,从而抑制乳腺细胞周期和细胞增殖。

上述列举了几个调控乳腺癌细胞分裂周期及细胞增殖的关键miRNA分子。调控细胞周期的关键基因,包括转录因子、细胞周期因子、miRNA分子等的异常,往往引起细胞周期和细胞分裂的失控,导致肿瘤发生。其中,促癌

miRNA，比如miR-221/miR-222，可作为乳腺癌临床治疗的潜在靶点；抑癌miRNA，比如Let-7，可以作为乳腺癌临床治疗的潜在基因药物。

第四节　miRNA调控乳腺癌细胞EMT及转移

远处侵袭和转移是恶性肿瘤最重要的生物学特征之一，乳腺癌亦不例外。癌细胞转移是导致乳腺癌患者死亡的主要原因。目前乳腺癌的主要治疗手段有手术、化疗、放疗、内分泌治疗和分子靶向治疗等。这些治疗手段均有一定的局限性，比如，手术、放射治疗为局部治疗，无法控制远处转移；化疗、内分泌等治疗存在癌细胞抗药性问题；分子靶向只是针对某分子特征的患者有效。及时治疗尽管可以提高患者生命质量，延长患者生命，尚无法抑制乳腺癌细胞的侵袭转移。据统计，大约有1/3的早期乳腺癌患者由于治疗耐受等原因，容易复发。未治愈乳腺癌患者中约70%会出现肺转移，约60%会出现骨转移和肝转移，15%会出现脑转移。大多数转移性乳腺癌患者最终死于转移灶。

一、乳腺癌转移的步骤

乳腺癌转移是一个多步骤、多种机制参与调控的复杂过程。癌转移是指原发癌细胞脱离原有部位，随着循环系统到达远端特定的器官组织并形成转移瘤的过程。主要包括以下步骤：① 癌细胞在原发部位大量增殖形成原位瘤，随着肿瘤增大，新生血管形成以满足肿瘤生长和代谢需求；② 癌细胞黏附发生改变，从原位脱离并浸润侵犯周围组织，突破基底膜进入血管或者淋巴管；③ 少量进入循环系统的癌细胞得以存活，并随血液或淋巴液迁移至远端组织器官；④ 在远处器官组织特定微环境下，转移的癌细胞定植，形成与原发灶同型的转移瘤。

二、乳腺癌转移的途径和影响因素

腋窝淋巴结转移是乳腺癌最常见的转移途径，也是影响乳腺癌预后的重要因素之一。腋窝淋巴结转移个数越多,预后越差。目前业内已达成共识,认为4个或者4个以上腋窝淋巴结转移的乳腺癌为高风险;1～3个淋巴结转移并且伴HER-2高表达的也为高风险;其他1～3个淋巴结转移的乳腺癌为中度风险。淋巴结转移程度与肿瘤多发病灶、组织分化程度、肿瘤位置、肿瘤体积以及脉管瘤栓等密切相关。而淋巴结转移与ER、PgR、HER-2的表达以及癌组织的分子亚型之间的关系尚存在争议。

在临床乳腺癌治疗的过程中,通常由于无法准确评估癌细胞的转移,尤其是微小转移的情况,使得外科手术以及放化疗治疗不能够达到理想的状态。随着癌细胞的转移,大大提高了肿瘤的复发率以及转移灶的产生,使得患者的生存率大大降低。乳腺癌早期转移很难发现,一旦出现转移,即使采取及时的治疗也不一定能取得良好的效果。

癌细胞转移与上皮-间质转化(epithelial-mesenchymal transition, EMT)密切相关。EMT是指在特定的生理或者病理情况下,具有极性的上皮表型细胞经过细胞骨架重塑,向具有转移能力的间质表型细胞发生转化的现象。发生了EMT的细胞会表现出黏附力降低,侵袭和迁移能力增强,抗凋亡能力提高,引起大量的细胞外基质组分的产生。EMT的发生,在细胞形态学上表现为外形规则的上皮样转变为不规则梭形的间质样,在分子水平上包括了转录因子活性及细胞表面黏附蛋白等表达的变化,导致细胞失去极性、细胞间连接破坏、细胞内肌动蛋白骨架重塑、细胞黏附能力下降、迁移侵袭能力增加。同时,发生EMT的细胞还分泌基质金属蛋白酶(MMP)作用于细胞外基质,更有利于细胞脱离原位。研究表明,多种EMT诱导因子在乳腺癌转移进程中发挥重要作用,比如Snail和ZEB1在侵袭性导管状和小叶状乳腺癌中表达量上调,与乳腺癌的恶性程度相关,促进乳腺癌细胞转移。

三、miRNA参与乳腺癌细胞EMT及癌细胞转移的调控

大量研究证明,miRNA参与乳腺癌细胞EMT及癌细胞转移的调控,这类miRNA被称为Metastamirs。它们通过靶向调控EMT相关基因,以及通过调控乳腺癌干细胞和乳腺癌细胞转移的级联通路,参与乳腺癌发展及恶化调控。比如miR-10b在50%的转移性乳腺癌标本中表达异常上调,在乳腺癌细胞中

Twist1通过上调miR-10b的表达，抑制HOXD10，进而上调RHOC等多个运动相关基因的表达，从而促进乳腺癌细胞侵袭转移。有研究小组将人乳腺癌细胞株MDA-MB-231细胞注射到小鼠皮下，进而获得具有肺转移及骨转移能力的细胞亚群，将这些细胞和MDA-MB-231亲本细胞进行miRNA表达谱的分析比较，发现miR-335表达在高转移性细胞亚群中显著降低，miR-335通过调控基因SOX4，抑制乳腺癌细胞的侵袭和转移。另外一个人源乳腺癌细胞株MDA-MB-435注射小鼠，在发生肺转移的细胞亚群中，miR-374a表达明显升高，进一步研究发现miR-374a在乳腺癌细胞能够抑制Wnt/β-catenin信号级联反应中多个负调节因子，如WIF1、PTEN等，从而激活Wnt/β-catenin信号通路，促进乳腺癌转移。另有研究小组利用含有450个不同miRNAs的文库去感染MCF-7细胞，在体外通过Transwell的方法筛选出能够促进MCF-7细胞迁移的单克隆，筛选到miR-373和miR-520c，两者通过抑制CD44促进乳腺癌细胞的侵袭和转移。miR-34家族包括miR-34a、miR-34b和miR-34c 3个成员，是p53的直接靶基因，负性调控乳腺癌细胞侵袭、转移和细胞周期等过程。miR-205在乳腺癌组织表达丢失，尤其在乳腺癌细胞发生EMT时，表达下调更加显著，提示其对乳腺癌EMT的负性调节。miR-200家族是较早发现抑制乳腺癌EMT及转移的miRNA。miR-205和miR-200家族均能够靶向抑制ZEB1和ZEB2的表达，后者是上皮标志物E-cadherin的负性调控因子，miR-205和miR-200的表达有助于维持E-cadherin的水平及功能，维持细胞的上皮状态。

随着基因芯片技术及高通量测序技术的发展和应用，研究人员通过对乳腺癌组织标本或动物模型中的转移灶与原位肿瘤进行miRNA表达谱分析，筛选到更多与乳腺癌转移相关的miRNA。比如miR-9、miR-21、miR-661、miR-105a、miR-221等被发现具有促进乳腺癌转移的功能；miR-203、Let-7、miR-149等被发现具有抑制乳腺癌转移的功能。miRNA参与乳腺癌细胞转移的调控，主要通过影响E-cadherin等EMT相关转录因子的表达，和（或）通过EMT及癌细胞转移相关信号通路的调节来实现。miRNA对癌细胞转移的调节机制复杂，可能通过多环节、多通路、多靶基因发挥作用。对miRNA分子参与乳腺癌细胞转移的深入研究，必将有助于阐明乳腺癌转移的病理机制及调控通路，为有效抑制乳腺癌细胞转移提供新的思路及更多潜在靶点。

第五节　miRNA 在乳腺癌早期诊断中的应用潜力

乳腺癌是世界范围内第二大常见的女性恶性肿瘤。现阶段,乳腺癌影像技术包括核磁共振成像、超声波扫描、红外照相、乳腺特异性伽玛影像等,对乳腺癌诊断及治疗发挥了重要作用。这些手段虽然可以检测实质性乳房肿块,但存在漏诊和 X 放射线损害等缺点。组织学活检虽然准确率高,但毕竟属于创伤性检查。而且这些早期诊断措施并非真正"早期",确诊时乳腺肿瘤病灶已经形成。如何建立一种有效、无创伤损害、成本低、准确率高、真正早期的乳腺癌诊断措施,是乳腺肿瘤领域急需解决的关键科学问题。从外周血中探寻能够有助于乳腺癌早期诊断的特异性生物标志物,必将大大造福于女性患者。

一、循环 miRNA 在肿瘤鉴定中的巨大潜能

miRNA 不仅在癌细胞内发挥重要调控功能,miRNA 还广泛存在于肿瘤细胞微环境中。研究发现,miRNA 可以被细胞分泌到细胞外,成为细胞微环境和机体体液中重要的生物信息和生物调控分子。被分泌到细胞外的 miRNA 稳定性好,具备生物学功能,而且能够被邻近细胞摄入并在受体细胞内发挥功能。细胞分泌进入到机体循环系统的 miRNA 统称为循环 miRNA。乳腺癌患者和健康女性外周血循环 miRNA 分析表明,miRNA 在癌症患者血液中有异常的分布和含量。

循环 miRNA 研究的兴起,为癌症生物标志物的筛选以及早期诊断开启了一条新路径。miRNA 最初被认为类似常规 RNA,是不稳定的核酸分子,但后来研究证实 miRNA 很稳定,而且在血清、血浆、尿素、唾液、乳液以及其他的体液内均有存在。血清或血浆中循环 miRNA 的快速定量检测方法已经建立并广泛运用。近年来针对各类癌症患者循环 miRNAs 研究报道如雨后春笋般涌现,有大量证据显示循环 miRNA 具有肿瘤鉴定的巨大潜能。

鉴于越来越多的 miRNA 分子被发现在不同肿瘤组织异常表达,miRNA 作

为肿瘤诊断生物标志物的探索不断深入和推进。miRNA有3种途径可成为潜在的肿瘤诊断标志物：穿刺新鲜癌组织的miRNA检测、癌组织切片的miRNA检测、外周血miRNA特异检测。荧光定量PCR基因扩增技术、放射性核素标记核酸杂交技术、基因芯片技术等均可用于癌组织或者血样miRNA的定量检测；荧光原位杂交技术（fluorescence *in situ* hybridization, FISH）等可用于组织切片的miRNA细胞定位及定量检测。

不容置疑，循环miRNA来自细胞分泌。但循环miRNA分布特征与组织特异性之间的关系，以及循环miRNA的分泌方式，依旧是学术界尚未解决的两个关键问题。理论上来说，循环miRNA的分泌途径包括：① 组织损伤或是细胞自噬时，破碎细胞的被动泄漏；② 来自细胞微泡的主动分泌。更多学者倾向于后者，如图9-5-1所示。细胞内miRNA首先进入小的分泌微泡，然后伴随着囊体微泡的分泌进入循环系统。微泡结构下，循环miRNA与分泌蛋白特异结合，阻止了循环系统核酸酶的降解。与破碎细胞的miRNA被动泄漏相比，微泡miRNA的分泌是主动的，并且依靠ATP供能一个过程，更具有可控性和非随机性。

细胞的微泡主动分泌，在机体正常和病理条件下都能发生。分泌微泡包括外泌体和微粒，其大小及囊状结构彼此不同。分泌微泡具有母体细胞的表面受体、配体，能够选择性结合并且运输mRNA、miRNA和（或）蛋白质，实现细胞之间信号传递。微泡可来自多种细胞，包括单核细胞、巨噬细胞、内皮细胞、组织细胞、肿瘤细胞等（见图9-5-1）。肿瘤患者循环miRNA的特异性，很有可能与源自特异的肿瘤细胞有关。

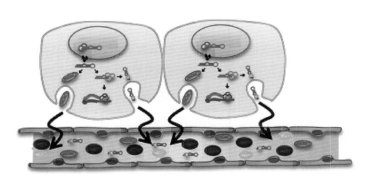

图9-5-1　细胞微泡主动分泌进入循环系统miRNA示意图

二、乳腺癌辅助诊断的血液生物标志物

用于癌症诊断的血液生物标志物,必须满足两个基本标准:① 特异性,其异常表达与某一特异类型的肿瘤发生相关;② 相关性,其在外周血的含量与某种特异肿瘤的发展程度具有密切相关性。现有证据表明,某些循环蛋白及循环miRNA,能够完全满足这两条标准。

目前,临床用于乳腺癌辅助诊断的血液生物标志物,主要指循环蛋白,包括CEA、CA15-3、CA27-29,其对早期乳腺癌的诊断效率并不高。在乳腺癌不同分子亚型的癌组织以及血液样本中,特征性miRNA表达谱已经被不同的研究小组发现。不同亚型和不同期的乳腺癌,显示了不同特征的组织和(或)血液循环miRNA表达。但循环miRNA作为乳腺癌诊断分子标签,尚处于实验室研究和筛查阶段。有研究认为血液中循环miR-148b、miR-376c、miR-409-3p和miR-801具有乳腺癌早期诊断的临床应用潜力。循环miR-155、miR-10b和miR-34a被认为具有鉴别原发性和转移性乳腺癌的潜在用途。另有研究报道,乳腺癌患者外周血液中miR-195表达高于正常人,而且在乳腺癌术后外周血miR-195及Let-7a的含量与乳腺癌术后病情稳定状态相关,提示miR-195可作为乳腺癌早期诊断的生物标签,并能够反映乳腺癌手术的治疗效果。

miRNA的组织特异性、疾病特异性表达谱,为miRNA研发和应用于疾病分类、疾病诊断和治疗预后等提供了可能。尤其不同疾病、不同癌症患者,组织和血浆miRNA均有特殊的表达特征,筛选这些特殊高表达或者低表达的miRNA分子,可研发为单一或者多种miRNA的检测试剂盒。比如美国Rosetta Genomics公司推出的miRview试剂盒,利用肺癌miRNA表达特征,通过患者穿刺获得少量癌细胞的miRNA检测,就能实现肺癌的4种主要亚型分类。到2012年11月,这项新产品已经获准在美国所有50个州推广使用。我国科学家也不甘落后,充分利用病源和资源优势,在各种疾病领域,包括乳腺癌领域,展开了肿瘤特异miRNA分子的筛选和临床应用研究。有望在不久的将来,miRNA作为抗癌治疗靶点,应用于恶性乳腺癌的防治;或者miRNA作为肿瘤生物标志物,应用于乳腺癌的预警、早期诊断和预后。

第六节　长链非编码RNA对乳腺癌的调控作用

随着人类基因组计划的完成,以及高通量基因分析技术包括深度测序和微阵列芯片的发展,发现人类基因组中93%以上的序列能够被转录,但只有大约2%的基因序列用于功能性蛋白的编码。90%以上基因转录本不编码蛋白,统称为非编码RNA(non-coding RNA, ncRNA)。根据生物学功能,ncRNA分为两大类:管家ncRNA和调控性ncRNA。管家ncRNA包括tRNA、rRNA、snRNA和snoRNA;调控性ncRNA根据序列长度,可分为短链ncRNA和长链ncRNA;前者包括微小RNA(miRNA)、小干扰RNA(small interfering RNA, siRNA)、piwi特异结合RNA(piwi interacting RNA, piRNA)和转录起始RNA(transcription initiation RNA, tiRNA)等,具有分子小、序列保守性高等特征。长链ncRNA主要指lncRNA,其长度在200～200 000个碱基之间,具有序列保守性低、调控机制复杂多样等特征。其在表观遗传学、基因转录以及转录后等多层面调控基因表达,并与其他生物分子互相作用,参与许多生理和病理的调控过程。由于lncRNA数量多、结构多样、作用机制复杂,对lncRNA的认识尚处于起步阶段,大多数lncRNA的生物学功能还有待探索。

一、lncRNA概述

由于缺乏开放阅读框和缺乏序列保守性,lncRNA最初被认为是基因转录的"暗物质",甚至被视作垃圾基因(junk),不具有生物学功能。近年来,大量研究表明,lncRNA参与染色体沉默、基因组印迹、组蛋白修饰、转录激活及干扰、核内蛋白转运等多种细胞过程,具有非常重要的生物学功能。

lncRNA的转录合成方式多样,大多数lncRNA由RNA聚合酶Ⅱ转录,具有mRNA的部分特征,如5′端加帽、3′端多聚腺苷酸尾以及相似的剪切模式等。然而,研究发现在细胞中也有通过RNA聚合酶Ⅲ转录产生的不含多聚腺苷酸尾的lncRNA。人体细胞中,约有40%的lncRNA转录本不含多聚腺苷酸尾。lncRNA虽然序列保守性低,但多具有保守的二级结构、剪切方式及亚细胞定位。序列的特异性和结构的保守性,表明lncRNA生物学功能的复杂多样性。根据转录本来源,lncRNA可分为5类:① 正义lncRNA(sense lncRNA),由蛋白质编码基因的正义链转录产生;② 反义lncRNA(antisense lncRNA),由蛋白质编码基因的反义链转录产生;③ 基因内lncRNA(intronic lncRNA),由蛋白质编码基因的内含子序列转录产生;④ 基因间lncRNA(intergenic lncRNA),由两条蛋白质编码基因的间隔区转录产生;⑤ 双向lncRNA(bi-directional lncRNA),其来源于蛋白质编码基因的两条反向互补链,通常转录起始位点间距小于1 000 bp。

对lncRNA的认识尚处于起步阶段,大多数lncRNA的生物学功能还有待探索。根据目前已经证实的研究报道,lncRNA的作用机制主要有以下6种:① 形成组蛋白修饰复合物,调控染色质结构和基因表达,如基因HOX transcript antisenseRNA(HOTAIR)使染色体组蛋白H3K27发生甲基化和组蛋白H3K4去甲基化,沉默或失活染色体相关基因,进而调控乳腺癌细胞转移;② 作用于基因上游启动子区或增强子区域,形成增强子-启动子反馈调节机制,激活下游基因转录;③ 与靶基因转录本形成互补链,干扰mRNA的剪切,产生多种不同的剪切体;④ 与特定转录因子结合,调控下游基因转录,如lncRNA结肠癌相关转录子2(colon cancer associated transcript 2, CCAT2)与转录因子TCF7L2结合,调控下游靶基因c-myc的表达,从而促进癌增殖和转移;⑤ 作为小分子RNA,如miRNA、piRNA的前体分子,如H19是miR-675的前体分子;⑥ 作为竞争性内源RNA(competing endogenous RNAs, ceRNA),"诱捕"miRNA或者生物小分子,令miRNA丧失与靶基因结合能力,间接调控mRNA的表达,如lncRNA生长停滞特异性转录因子5(growth arrest-specific transcript 5, GAS5)竞争性捕获miR-222,从而减弱miR-222对靶基因的表达抑制作用,在肝脏可通过上调p27的表达而抑制肝纤维化发生。

二、lncRNA对乳腺癌的调控

随着基因检测技术的发展和应用,越来越多lncRNA被发现在癌组织异常表达。研究报道证实,lncRNA分子能够特异调控癌症发生和发展,具有癌症新型治疗靶点及生物标志物的潜力和应用前景。乳腺癌是女性中发病率最高的癌症，尤其在城市女性中发病率快速增长。虽然早发现、早治疗、早手术的策略使乳腺癌患者术后5年生存率提高至98%，但乳腺癌的转移和复发依旧难以医治。越来越多的lncRNA分子被证实参与乳腺癌发生和发展的调控。Esteva等收集了不同亚型的658例乳腺癌患者标本，筛查了1 623个lncRNA分子的表达特征，发现4类lncRNA与乳腺癌各亚型相关。**表9-6-1**为目前文献报道的在乳腺癌中发挥促癌或者抑癌功能的lncRNA分子。

表9-6-1　乳腺癌相关的lncRNA

lncRNA名称	基因库序列号	乳腺癌中的表达
NEAT1	NR_028272.1	上调
MALAT1	NR_002819.2	上调
Hotair	NR_047528.1	上调
H19	NR_002196.1	上调
LOC554202	NR_027054.1	上调
UCA1	NR_015379.3	上调
CCAT2	NR_109834.1	上调
ARA	BX537613.1	上调
LSINCT5	GU228577.2	上调
SOX2OT	NR_004053.3	上调
SRA1	NR_045586.1	上调
MA-linc1	NR_102741.1	上调
NBAT1	NR_034143.1	上调
SPRY4-IT1	NR_131221.1	上调
lin-ROR	NR_048536.1	上调
NKILA	NR_131157.1	下调
GAS5	NR_002578.2	下调
XIST	NR_001564.2	下调
MEG3	NR_046468.2	下调

1. lncRNA 调控乳腺癌细胞增殖

很多癌症的发生归因于癌细胞增殖失控、细胞自我修复能力下降及细胞凋亡过程异常。细胞周期调控因子在乳腺癌细胞表达异常、功能异常，包括细胞周期蛋白（cyclin）D1、p21、p27、pRb 等。作为调控细胞周期 G_1/S 转换的最重要因子，cyclin D1 在 50% 以上乳腺癌组织表达异常升高。研究已经证实有以下几个重要的 lncRNA 分子参与乳腺癌细胞增殖及凋亡调控。

（1）lncRNA H19：位于人染色体 11p15.5，是最早被研究的 lncRNA 分子之一。H19 是胰岛素生长因子 2（insulin-like growth factor2, IGF2）下游的相邻印迹基因，可反式调节 IGF2 的转录和翻译。H19 在膀胱癌、结肠癌、胰腺癌、胃癌和乳腺癌等多种癌组织特异性高表达。H19 在超过 70% 的乳腺癌组织中表达量明显高于乳腺正常组织。在乳腺癌 MDA-MB-231 细胞过表达 H19，能够明显促进细胞的增殖；该细胞注射免疫缺陷型小鼠（SCID 小鼠），体内成瘤能力明显增强。在乳腺癌 SKBR3、T47D 等细胞中，特异敲低 H19 表达可以抑制癌细胞的体外克隆形成能力。lncRNA H19 是 miR-675 的前体分子，Constance Vennin 等发现，在乳腺癌细胞系 MDA-MB-231 中高表达 H19/miR-675，发现 miR-675 直接靶向作用于泛素连接酶 E 家族 c-Cbl 和 Cbl-b mRNA，降低两者在乳腺癌细胞的表达，维持 Akt 和 Erk 信号通路的激活状态，从而促进乳腺癌的增殖和转移。

H19 的表达及功能受多种转录因子的调控。Ratajczak 等发现，转录因子 E2F1 能够结合 H19 启动子区域，激活 H19 转录，促进细胞周期，特别是 G_1/S 期的转化。原癌基因 c-myc 也可结合在 H19 启动子区的 E-box 区域，激活 H19 转录，进而促进肿瘤发生。

（2）lncRNA 尿路上皮癌相关抗原 1（urothelial carcinoma-associated antigen 1, UCA1）：最早在人膀胱癌细胞中发现其表达上调，通过环磷腺苷效应元件结合蛋白（cAMP-response element binding protein, CREB）经由 PI3K-Akt 通路调节细胞周期，促进癌细胞的增殖和转移。UCA1 在乳腺癌细胞表达升高。UCA1 通过和调节因子 hnRNP1 结合形成核糖核蛋白复合体（ribobucleoprotein complex），增加其稳定性。在正常细胞中 hnRNP1 能够促进 p27（Kip 1）的转录，调控细胞周期，抑制细胞过度增殖，主要表现为抑制细胞周期 G_1 期到 S 期进程。UCA1 和 p27mRNA 与 hnRNP1 竞争性结合，正常生理状态下，这种竞争性保持一种动态平衡。在乳腺癌组织中，UCA1 表达上调打破这种平衡，UCA1 竞争性结合hnRNP1，从而削弱后者对p27的转录调控，促进乳腺癌细胞周期，促进癌细胞增殖，提示UCA1有潜力可作为乳腺癌前期诊断的生物分子标志物。

（3）lncRNA GAS5：是最早从NIH-3T3细胞系中分离得到的lncRNA，与细胞凋亡相关。在导管性乳腺癌组织中，GAS5的表达相对于正常乳腺上皮组织明显降低，提示其具有抑癌功能。在MCF-7乳腺癌细胞中，过表达GAS5可使癌细胞对凋亡诱导物紫外线或地塞米松更加敏感，促进癌细胞凋亡。GAS5通过两种途径抑制肿瘤细胞增殖：① GAS5 3′-端能够结合糖皮质激素受体应答元件（glucocorticoid response element, GRE），竞争性抑制GR下游靶基因cIAP2、PEPCK和G6Pase等的转录，促进凋亡；② GAS5转录本含有一个保守性snoRNA，可以促进TNBC对凋亡的敏感性，其低表达与乳腺癌恶性程度及不良预后密切相关。lncRNA GAS5第4个外显子能够与miR-21结合，GAS5下调与乳腺癌细胞对化疗药Trastuzumab的耐受有关。

（4）lncRNA LSINCTs（long stress-induced non-coding transcripts）：最初是从烟草致癌物亚硝胺暴露下的肺支气管上皮细胞中发现的一类lncRNA。在多种乳腺癌细胞系中，LSINCTs表达明显升高。后续研究发现，LSINCT5在乳腺癌患者癌组织中表达量显著高于正常组织。利用反义寡核苷酸特异敲低LSINCT5表达，能够降低RNA-蛋白复合小体（nuclear paraspeckle）形成因子PSPC1（paraspeckle compotnent 1）和lncRNA NEAT-1的转录水平，抑制乳腺癌细胞MCF-7的增殖，抑制肿瘤发生。趋化因子CXCR4已经被证实调控乳腺癌形成、侵袭和转移。在乳腺癌细胞，抑制LSINCT5表达可以显著降低CXCR4的表达，提示LSINCT5可能通过CXCR4参与乳腺癌的调控。

除上述lncRNA分子之外，越来越多的lncRNA，包括SRA1、MEG3、SPRY4-IT1、LOC554202和lin-ROR等，也相继被发现在乳腺癌组织和癌细胞异常表达，并调控乳腺癌细胞增殖，进而影响乳腺癌发生和发展。

2. lncRNA调控乳腺癌细胞转移

如前所述，原位乳腺癌早期发现，及时手术治疗后，5年和10年生存率很好。但对于转移性、继发性及复发的乳腺癌，由于癌细胞的转移，单纯的手术治疗不能抑制癌细胞的扩散和肿瘤再生。即使化疗和放疗，对转移性乳腺癌的疗效也有限。癌细胞转移是危及乳腺癌患者生命最主要的原因。因此，筛选能够早期预测乳腺癌细胞转移的生物标志物，以及寻找能够抑制乳腺癌细胞转移的治疗手段或分子靶点，具有重要的临床价值和社会意义。lncRNA 参与乳腺癌细胞转移，已经被广泛证实。

（1）lncRNA HOTAIR：是第一个被广泛证实可调控乳腺癌细胞转移的 lncRNA。HOTAIR 在乳腺癌、结直肠癌、肝癌和喉头鳞状细胞癌中均表达上调，与癌症的分期、转移以及患者生存率密切相关。Gupta 等发现 HOTAIR 在转移性乳腺癌中的表达量是正常乳腺组织的上千倍，提示 HOTAIR 具有转移性乳腺癌诊断标志物的潜力。近期研究发现，HOTAIR 能够通过促进配体非依赖性 ER 活性，提高 ER 阳性的乳腺癌患者对化疗药他莫昔芬（tamoxifen）的耐药性。

Gupta 等的体外研究果表明，在乳腺癌细胞 MCF7、SK-BR3 和 MDA-MB-231 过表达 HOTAIR，能够促进细胞的侵袭能力；相反，沉默内源性 HOTAIR 表达，细胞侵袭能力减弱，提示 HOTAIR 的异常表达可能和乳腺癌转移有相关性。体内试验表明，小鼠移植过表达 HOTAIR 的 MDA-MB-231 细胞，能使其肺转移率提高 10 倍；尾静脉注射无特异性肺转移能力的 SK-BR3 细胞，80% 发生肺转移。这些结果均表明 HOTAIR 与乳腺癌肺转移紧密相关。HOTAIR 介导的乳腺癌转移调控，是通过与 PRC2 复合体结合，促进 H3K27 甲基化，进而抑制下游基因表达（如 HOXD10、PRG1、JAM2 和 EPHA1 等）。HOTAIR 3′端结构域结合 PRC2 复合体并将其定位到 HoxD 位点，同时 3′端结构域结合赖氨酸特异性组蛋白去甲基化酶 1（H3K4me2-specific-LSD1 demethylase）复合物，作为脚手架把 2 个表观修饰的酶结合在一起，使该处染色体上组蛋白 H3K27 发生甲基化和组蛋白 H3K4 去甲基化，从而使染色质结构变得紧密，进而导致靶基因沉默。HOTAIR 参与 c-myc 对下游基因的转录调控，还能促进抑癌基因 PTEN 的甲基化修饰，从而导致 PTEN 失活，进而促进肿瘤发生和发展（见图 9-6-1）。

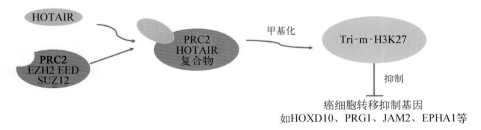

图 9-6-1　HOTAIR 促进乳腺癌转移的机制

（2）lncRNA肺腺癌转移相关转录子-1（metastasis-associated lung adenocarcinoma transcript 1, MALAT1）：又名NEAT2，是第一个在非小细胞肺癌（non-small-cell lung cancer, NSCLC）患者中发现的与癌转移相关的lncRNA。近期研究发现，MALAT1在很多实体肿瘤中特异高表达，并与癌症转移和复发相关；如MALAT1高表达的肝癌患者肝移植手术后，癌复发率明显高于对照组。高通量深度测序显示，在乳腺浸润性小叶癌患者中，MALAT1的转录水平明显升高。高浓度雌二醇能够抑制乳腺癌细胞中MALAT1的表达，抑制癌细胞的增殖、转移和侵袭能力。Feng等发现，MALAT1在乳腺癌细胞中高表达，作为内源性的调控因子结合并抑制miR-124表达，通过MALAT1-miR-124-CDK4/E2F1信号通路，调控乳腺癌的发生。另有研究结果显示，MALAT1促进TNBC的增殖和迁移；同时，MALAT1与miR-1互相调控，MALAT1抑制miR-1表达，进而调控miR-1下游靶基因Slug。在乳腺癌细胞株MDA-MB-231和MCF-7中，MALAT1能够影响PI3K-AKT信号通路及癌细胞EMT过程。

（3）lncRNA NKILA（NF-κB interacting lncRNA）：由宋尔卫等从乳腺癌细胞中筛选出的一个癌转移相关lncRNA，是一个新发现的抑癌lncRNA，通过RNA原位杂交技术发现其定位在细胞质。炎症因子通过NF-κB信号通路促进NKILA异常高表达，MDA-MB-231细胞经TNF-α和IL-1β等炎症因子刺激后，NKLIA表达量比对照组高达12倍之多。NKILA是NF-κB信号通路的一个负性调控因子，在低转移性癌细胞MCF-7、ZR-75-1、T-47D、MDA-MB-453和BT-474中高表达，而在SK-BR-3、BT-549、MDA-MB-436和MDA-MB-231高转移性癌细胞中低表达。体外实验表明，在MDA-MB-231细胞中过表达NKLIA可以诱导细胞凋亡，减弱癌细胞侵袭和转移能力。临床乳腺癌患者标本检测显示，高转移性癌组织和浸润性导管癌组织的NKLIA表达水平明显降低。

κB抑制剂（inhibitor of kappa B, IκB）是NF-κB的抑制物，促使其降解，阻滞乳腺癌转移，NKILA与NF-κB/IκB形成三元复合体调控乳腺癌的转移。NKILA通过与p65结合参与调控NF-κB/IκB复合体形成，NKILA的发卡结构与p65的两个不同位点结合，稳定NF-κB/IκB复合体，同时NKILA的1121-1216nt区域与IκB结合，遮蔽IκB的磷酸化位点，直接抑制IκB的磷酸化，从而抑制NF-κB介导的乳腺癌转移。

Dijkstra 等最新研究表明 NKILA 是基因 PMEPA1 的反义链,参与免疫信号通路调控及肿瘤发生。

(4) lncRNA NBAT1:是早期在神经母细胞瘤中发现的抑癌 lncRNA。Peng 等最近发现,在高转移性乳腺癌患者中,NBAT1 表达明显低于正常乳腺组织。NBAT1 在 MDA-MB-231、MDA-MB-436 和 BT-549 等高侵袭性乳腺癌细胞株的表达显著低于低侵袭性乳腺癌细胞株 MCF-7、SKBR3 等。MDA-MB-231 细胞中过表达 NBAT1 可抑制癌细胞的侵袭和迁移能力。NBAT1 可与 PRC2 复合体(polyomb repressive complex 2)成员 EZH2 蛋白结合,通过调控 Wnt 信号通路抑制剂 DKK1 的表达,进而抑制乳腺癌的转移和侵袭。

3. lncRNA 调控乳腺癌细胞耐药性

原位乳腺癌患者术后 5 年和 10 年生存率高,归功于癌症早期检测能力的提高、手术和治疗方法的改进以及新型药物的使用。然而,化学药物治疗的广泛使用,在抑制癌细胞的同时,也往往诱导了乳腺癌细胞耐药性的产生。lncRNA 参与调控乳腺癌细胞对化疗药物的敏感性,如前所述,HOTAIR 降低 ER 阳性的乳腺癌患者对化疗药他莫昔芬(Tamoxifen)的敏感性。

多柔比星(Doxorubicin),也叫阿霉素,是用于治疗乳腺癌等多种癌症的广谱性化疗药。临床发现长期使用多柔比星会导致癌细胞获得耐药性,对多柔比星的敏感度降低。Jiang 等研究发现,在耐多柔比星的乳腺癌细胞株 MCF-7/ADR 和耐多柔比星的肝癌细胞株 HepG2/ADR 中,包括 lncRNA ARA 在内的部分 lncRNA 表达量异常升高。特异敲低 MCF-7/ADR 细胞的 ARA,可部分恢复其对多柔比星的敏感性,并能促进癌细胞凋亡,使细胞周期停滞在 G_2/M 期。

lncRNA MA-linc1(mitosis-associated long intergenic non-coding RNA 1):是参与细胞周期调控的 lncRNA。MA-linc1 通过顺式作用抑制其相邻抑癌基因 Pura 的表达,诱导细胞周期进入 M 期。Bida 等发现在乳腺癌和肺癌患者,MA-linc1 的高表达与患者术后的低生存率存在正相关性,并与癌细胞耐受紫杉醇密切相关。紫杉醇是通过阻断细胞周期 M 期抑制细胞增殖的特效化疗药。特异沉默 MA-linc1 在乳腺癌细胞的表达可以提高其对紫杉醇的敏感性,促进紫杉醇诱导的细胞凋亡。这些研究结果提示 MA-linc1 可作为紫杉醇治疗乳腺癌的增敏靶点。

4. lncRNA 调控乳腺癌干细胞

非编码 RNA,尤其是 miRNA,对乳腺癌干细胞自我更新和再生肿瘤等具有重要调控作用，如miR-200家族、Let-7家族、miR-140等。lncRNA直接或间接作用于癌干细胞，调控癌症的发生和发展。有些lncRNA含有干细胞相关miRNA的结合位点，可通过miRNA海绵（miRNA sponge）的作用机制，竞争性结合miRNA，抑制其对干细胞的调控。比如lncRNA H19序列存在多个潜在的Let-7家族结合位点，是Let-7的一个海绵吸附分子。在肌肉细胞中，H19缺失可导致Let-7表达升高，促进干细胞分化。有些lncRNA分子能够与干性基因OCT4、SOX2、KLF4、PcG等相互作用，形成一种反馈环路，精确调控干细胞的增殖和分化。

lncRNA对乳腺癌干细胞的调控研究尚处于认识阶段。已经证实，乳腺癌细胞中$CD24^{-/low} CD44^+ Lin^-$细胞亚群，以及$ALDH^+$细胞亚群，均具有癌干细胞特征，100个此类特征的细胞在小鼠体内移植就能够再生乳腺肿瘤。对乳腺癌干细胞lncRNA表达特征的筛查和鉴定，必将有助于揭秘乳腺癌起始的调控通路，为抑制乳腺癌复发和转移提供更多的潜在治疗靶点。Hou等发现在乳腺癌细胞中，linc-ROR能够诱导EMT，促进癌细胞的侵袭转移。在乳腺上皮细胞MCF-10A中过表达linc-ROR可显著提高具有肿瘤干细胞特征的$CD44^+CD24^-$细胞亚群的比例和体外克隆球（mammosphere）形成的数目，表明linc-ROR参与乳腺癌干细胞的自我更新和再生肿瘤调控。源自干性因子SOX2基因内含子序列的lncRNA和SoX2OT，对胚胎发生具有很强的时空特异性调控。研究发现乳腺癌组织标本中SOX2OT和SOX2的表达呈正相关性，SOX2OT过表达能够诱导SOX2的表达。SOX2OT尤其在ER阳性的乳腺癌组织表达更高，对类固醇激素有较高的敏感性。SOX2OT是否通过影响SOX2表达调控乳腺癌干细胞再生肿瘤的能力，还有待进一步研究。

5. lncRNA 调控 TNBC

TNBC是一种不表达ER、PgR和HER-2的乳腺癌亚型，具有高侵袭性、恶性程度高、治疗棘手等特点。由于其不能从内分泌治疗和抗HER-2的靶向治疗中受益，且远处转移风险大，基因分型特征、复发转移模式不明确，是国际上乳腺癌基础研究与临床诊治领域的焦点与难点。近期复旦大学肿瘤医院邵志敏教授利用基因芯片技术筛选出TNBC组织中特异表达且与患者无复发生存显著相关的一组lncRNA，并构建了mRNA-lncRNA联合模型，准确地将TNBC患者区分为高复发风险组和低复发风险组，是TNBC患者的有力预后预测工具。Iranpour等在临床乳腺癌组织样本中发现lncRA ANRASSF1和ANRIL表达量异常升高；Shen等筛查了1 758个lncRNAs，发现lncRNA XR_250621.1在TNBC临床标本中显著高表达，lncRNA NONHSAT125629在TNBC显著低表达。近期研究证明TNBC中，lncRNA与miRNA互相作用，调控癌症的发生和发展，比如lncRNA LOC554202通过调控miR-31-RhoA/WAVE3途径，LincRNA-ROR通过lincRNA-RoR—miR-145—ARF6途径，调控TNBC。这些研究不仅证实了lncRNA作为TNBC预后标志物的可行性，也为TNBC患者个体化临床治疗和筛选新的治疗靶点提供了重要的实验依据。

三、结语

据预测，哺乳动物中有多达30 000多个lncRNA分子。但绝大多数lncRNA的生物学合成过程及生物学功能都未知。根据lncRNA最权威数据库lncRNAdb信息，目前为止只有197个lncRNA分子的功能得以研究或证实，其中118个源自人类细胞或组织。可见，对lncRNA的研究和认识，尚属于最初的起步阶段。lncRNA缺乏序列保守性，结构多样，作用机制复杂，生物合成过程缺乏保守的通路，生物学功能无法预测，所有这些问题使得lncRNA的研究进展缓慢。但在挑战的背后，蕴藏着很多未知的生命奥秘。lncRNA参与癌症调控，可作为癌症早期诊断生物标志物、新型基因治疗手段或者新的抑癌靶点，具备广阔的研发空间和临床应用前景。

如何突破lncRNA研究面临的瓶颈和挑战？一方面通过生物学功能研究结合结构信息学分析，确定lncRNA分子的功能性模序（motif），了解其他模序在lncRNA行使功能中发挥的作用，进而研究lncRNA分子的二级结构甚至三级结构，及其与lncRNA功能的对应性和相关性。对lncRNA的结构和功能的了解，必将有助于其作用机制的阐明及临床应用转化的加快。很多证据显示，lncRNA功能与其二级结构有关，破坏了二级结构，lncRNA分子不能结合相关蛋白及靶基因，更不能行使正常功能。据此可以开辟一条lncRNA新的临床应用手段：利用小分子或者其他方法定向破坏lncRNA二级结构，从而间接抑制lncRNA的功能。比如针对很多促癌功能的lncRNA，如果靶向作用于其二级结构，不失为一种新型抑癌手段。另一方面，利用生物信息学分析，实现lncRNA

靶基因或者靶通路的筛选或预测。如同miRNA研究发展史，lncRNA一旦有了靶基因的预测手段，就能大大简化其研究工作，缩短研究周期，使其更接近临床的应用和转化。

乳腺癌分子亚型多、影响因素多、病理诱因复杂，开展亚型特异的针对性研究，尤其是针对TNBC的lncRNA表达谱筛查和关键lncRNA分子的鉴定，必将为TNBC因为缺乏治疗性受体而束手无策的局面带来一线曙光和希望。利用lncRNA的调控功能，针对临床普遍存在的乳腺癌细胞耐药性问题展开研究，也将为解决临床实际问题，提高化疗药物对残余癌细胞的杀伤力，具有重要应用价值。此外，存在于循环系统中的循环lncRNA分子，与乳腺癌患者的分子分型、癌症分期、癌转移程度、治疗效果等的相关性研究，也将推动lncRNA分子作为乳腺癌早期诊断或者预后的潜在生物标志物的开发和应用。

参 考 文 献

［1］Ginestier C, Hur MH, Charafe-Jauffret E, et al. ALDH1 is a marker of normal and malignant human mammary stem cells and a predictor of poor clinical outcome［J］. Cell Stem Cell, 2007, 1(15): 555−567.

［2］Al-Hajj M, Wicha MS, Benito-Hernandez A, et al. Prospective identification of tumorigenic breast cancer cells［J］. Proc Natl Acad Sci U S A, 2003, 100(7): 3983−3988.

［3］Fang B, Zheng C, Liao L, et al. Identification of human chronic myelogenous leukemia progenitor cells with hemangioblastic characteristics［J］. Blood, 2005, 105(7): 2733−2740.

［4］Janikova M, Skarda J, Dziechciarkova M, et al. Identification of $CD133^+/nestin^+$ putative cancer stem cells in non-small cell lung cancer. Biomedical papers of the Medical Faculty of the University Palacky, Olomouc［J］. Czechoslovakia, 2010, 154(4): 321−326.

［5］Lochter A. Plasticity of mammary epithelia during normal development and neoplastic progression［J］. Biochem Cell Biol, 1998, 76: 997−1008.

［6］Ricardo S, Vieira AF, Gerhard R, et al. Breast cancer stem cell markers CD44, CD24 and ALDH1: expression distribution within intrinsic molecularsubtype［J］. J Clin Pathol, 2011, 64(11): 937−946.

［ 7 ］ Liu S, Cong Y, Wang D, et al. Breast cancer stem cells transition between epithelial and mesenchymal states reflective of their normal counterparts［ J ］. Stem Cell Reports, 2013, 2(1): 78−91.

［ 8 ］ Lv X, Wang Y, Song Y, et al. Association between ALDH1⁺/CD133⁺ stem-like cells and tumor angiogenesis in invasive ductal breast carcinoma［ J ］. Oncol Lett, 2016, 11(3): 1750−1756.

［ 9 ］ Lindeman GJ, Visvader JE. Insights into the cell of origin in breast cancer and breast cancer stem cells［ J ］. Asia Pac J Clin Oncol, 2010, 6(2): 89−97.

［ 10 ］ Tiscornia G, Izpisua Belmonte JC. MicroRNAs in embryonic stem cell function and fate［ J ］. Genes Dev, 2010, 24: 2732−2741.

［ 11 ］ Judson RL, Babiarz JE, Venere M, et al. Embryonic stem cell-specific microRNAs promote induced pluripotency［ J ］. Nat Biotechnol, 2009, 27(5): 459−461.

［ 12 ］ Bussing I, Slack FJ, Grosshans H. Let−7 microRNAs in development, stem cells and cancer［ J ］. Trends Mol Med, 2008, 14(9): 400−409.

［ 13 ］ Yang X, Lin X, Zhong X, et al. Double-negative feedback loop between reprogramming factor LIN28 and microRNA Let−7 regulates aldehyde dehydrogenase 1-positive cancer stem cells［ J ］. Cancer Res, 2010, 70(22): 9463−9472.

［ 14 ］ Xu N, Papagiannakopoulos T, Pan G, et al. MicroRNA−145 regulates OCT4, SOX2, and KLF4 and represses pluripotency in human embryonic stem cells［ J ］. Cell, 2009, 137(4): 647−658.

［ 15 ］ Shimono Y, Zabala M, Cho RW, et al. Downregulation of miRNA−200c links breast cancer stem cells with normal stem cells［ J ］. Cell, 2009, 138(3): 592−603.

［ 16 ］ Yu F, Yao H, Zhu P, et al. Let−7 regulatesself renewal and tumorigenicity of breast cancer cells［ J ］. Cell, 2007, 31: 1109−1123.

［ 17 ］ Sakurai M, Miki Y, Masuda M, et al. LIN28: a regulator of tumor-suppressing activity of Let−7 miRNA in human breast cancer［ J ］. J Steroid Biochem Mol Biol, 2012, 131(3−5): 101−106.

［ 18 ］ Liu K, Zhang C, Li T, et al. Let−7a inhibits growth and migration of breast cancer cells by targeting HMG37A1［ J ］. Int J Oncol, 2015, 46(6): 2526−2534.

［ 19 ］ Guo L, Chen C, Shi M, et al. Stat3-coordinated Lin−28−Let−7−HMGA2 and miR−200−ZEB1 circuits initiate and maintain oncostatin M-driven epithelial-mesenchymal transition［ J ］. Oncogene, 2013, 32(45): 5272−5282.

［ 20 ］ Xu C, Sun X, Qin S, et al. Let−7a regulates mammosphere formation capacity through Ras/NF−κB and Ras/MAPK/ERK pathway in breastcancer stem cells［ J ］. Cell Cycle, 2015, 14(11): 1686−1697.

［ 21 ］ Sun X, Xu C, Tang SC, et al. Let −7c blocks estrogen-activated Wnt signaling in induction of self-renewal of breast cancer stem cells[J]. Cancer Gene Ther, 2016, 23(4): 83−89.

[22] Ke J, Zhao Z, Hong SH, et al. Role of miRNA221 in regulating normal mammary epithelial hierarchy and breast cancer stem-like cells[J]. Oncotarget, 2015, 6(6): 3709−3721.

[23] Li B, Lu Y, Wang H, et al. miR−221/222 enhance the tumorigenicity of human breast cancer stem cells via modulation of PTEN/Akt pathway[J]. Biomed Pharmacother, 2016, 79: 93−101.

[24] Roscigno G, Quintavalle C, Donnarumma E, et al. MiR−221 promotes stemness of breast cancer cells by targeting DNMT3b[J]. Oncotarget, 2016, 7(1): 580−592.

[25] Howe EN, Cochrane DR, Richer JK. The miR−200 and miR−221/222 miRNA families: opposing effects on epithelial identity[J]. J Mammary Gland Biol Neoplasia, 2012, 17(1): 65−77.

[26] Knezevic J, Pfefferle AD, Petrovic I, et al. Expression of miR−200c in claudin-low breast cancer alters stem cell functionality, enhances chemosensitivity and reduces metastatic potential[J]. Oncogene, 2015, 34(49): 5997−6006.

[27] Dimri M, Kang M, Dimri GP. A miR−200c/141−BMI1 autoregulatory loop regulates oncogenic activity of BMI1 in cancer cells[J]. Oncotarget, 2016 Apr 18. [Epub ahead of print]

[28] Gregory PA, Bert AG, Paterson EL, et al. The miR−200 family and miR−205 regulate epithelial to mesenchymal transition by targeting ZEB1 and SIP1[J]. Nat Cell Biol, 2008, 10(5): 593−601.

[29] Blick C, Ramachandran A, Wigfield S, et al. Hypoxia regulates FGFR3 expression via HIF−1α and miR−100 and contributes to cell survival in non-muscle invasive bladder cancer[J]. Br J Cancer, 2013, 109(1): 50−59.

[30] Wang M, Ren D, Guo W, et al. Loss of miR−100 enhances migration, invasion, epithelial-mesenchymal transition and stemness properties in prostate cancer cells through targeting Argonaute 2[J]. Int J Oncol, 2014, 45(1): 362−372.

[31] Gebeshuber CA, Martinez J. miR−100 suppresses IGF2 and inhibits breast tumorigenesis by interfering with proliferation and survival signaling[J]. Oncogene, 2013, 32(27): 3306−3310.

[32] Deng L, Shang L, Bai S, et al. MiRNA100 inhibits self-renewal of breast cancer stem-like cells and breast tumor development[J]. Cancer Res, 2014, 74(22): 6648−6660.

[33] Petrelli A, Carollo R, Cargnelutti M, et al. By promoting cell differentiation, miR −100 sensitizes basal-like breast cancer stem cells to hormonal therapy[J]. Oncotarget, 2015, 6(4): 2315−2330.

［34］ Takahashi RU, Miyazaki H, Takeshita F, et al. Loss of miRNA −27b contributes to breast cancer stem cell generation by activating ENPP1［J］. Nat Commun, 2015, 6: 7318.

［35］ Yu F, Deng H, Yao H, et al. MiR −30 reduction maintains self-renewal and inhibits apoptosis in breast tumor-initiating cells［J］. Oncogene, 2010, 29(29): 4194−4204.

［36］ Liu C, Kelnar K, Liu B, et al. The miRNA miR−34a inhibits prostate cancer stem cells and metastasis by directly repressing CD44［J］. Nat Med, 2011, 17(2): 211−215.

［37］ Lee RJ, Albanese C, Fu M, et al. Cyclin D1 is required for transformation by activated Neu and is induced through an E2F-dependent signaling pathway［J］. Mol Cell Biol, 2000, 20(2): 672−683.

［38］ Fu M, Wang C, Li Z, et al. Minireview: cyclin D1: normal and abnormal functions ［J］. Endocrinology, 2004, 145: 5439−5447.

［39］ Hunt KK, Keyomarsi K. Cyclin E as a prognostic and predictive marker in breast cancer［J］. Semin Cancer Biol, 2005, 15: 319−326.

［40］ Miller TE, Ghoshal K, Ramaswamy B, et al. MiRNA−221/222 confers tamoxifen resistance in breast cancer by targeting p27Kip1［J］. J Biol Chem, 2008, 283: 29897−29903.

［41］ O'Donnell KA, Wentzel EA, Zeller KI, et al. c-myc regulated miRNAs modulate E2F1 expression［J］. Nature, 2005, 435: 839−843.

［42］ Yu Z, Wang C, Wang M, et al. A cyclin D1/miRNA 17/20 regulatory feedback loop in control of breast cancer cell proliferation［J］. J Cell Biol, 2008, 182: 509−517.

［43］ Lu Y, Thomson JM, Wong HY, et al. Transgenic over-expression of the miRNA miR −17 −92 cluster promotes proliferation and inhibits differentiation of lung epithelial progenitor cells［J］. Dev Biol, 2007, 310: 442−453.

［44］ Hossain A, Kuo MT, Saunders GF. MiR−17−5p regulates breast cancer cell proliferation by inhibiting translation of AIB1 Mrna［J］. Mol Cell Biol, 2006, 26: 8191−8201.

［45］ Kim YK, Yu J, Han TS, et al. Functional links between clustered miRNAs: suppression of cell-cycle inhibitors by miRNA clusters in gastric cancer［J］. Nucleic Acids Res, 2009, 37: 1672−1681.

［46］ Li Y, Liang C, Ma H, et al. miR−221/222 promotes S-phase entry and cellular migration in control of basal-like breast cancer［J］. Molecules, 2014, 19(6): 7122−7137.

［47］ Dentelli P, Traversa M, Rosso A, et al. miR−221/222 control Luminal breast cancer tumor progression by regulating different targets［J］. Cell Cycle, 2014, 13(11): 1811−1826.

［48］ Zhao JJ, Lin J, Yang H, et al. MiRNA−221/222 negatively regulates estrogen receptor alpha and is associated with tamoxifen resistance in breast cancer［J］. J Biol Chem, 2008, 283(45): 31079−31086.

［49］Wei Y, Lai X, Yu S, et al. Exosomal miR-221/222 enhances tamoxifen resistance in recipient ER-positive breast cancer cells［J］. Breast Cancer Res Treat, 2014, 147(2): 423-431.

［50］Reinhart BJ, Slack FJ, Basson M, et al. The 21-nucleotide Let-7 RNA regulates developmental timing in Caenorhabditis elegans［J］. Nature, 2000, 403: 901-906.

［51］Yu F, Yao H, Zhu P, et al. Let-7 regulates self renewal and tumorigenicity of breast cancer cells［J］. Cell, 2007, 131: 1109-1123.

［52］Takamizawa J, Konishi H, Yanagisawa K, et al. Reduced expression of the Let-7 miRNAs in human lung cancers in association with shortened postoperative survival ［J］. Cancer Res, 2004, 64(11): 3753-3756.

［53］Johnson CD, Esquela-Kerscher A, Stefani G, et al. The Let-7 miRNA represses cell proliferation pathways in human cells［J］. Cancer Res, 2007, 67(16): 7713-7722.

［54］Mayr C, Hemann MT, Bartel DP. Disrupting the pairing between Let-7 and Hmga2 enhances oncogenic transformation［J］. Science, 2007, 315(5818): 1576-1579.

［55］Johnson SM, Grosshans H, Shingara J, et al. RAS is regulated by the Let-7 miRNA family［J］. Cell, 2005, 120(5): 635-647.

［56］Tsang WP, Kwok TT. Let-7a miRNA suppresses therapeutics-induced cancer cell death by targeting caspase-3［J］. Apoptosis, 2008, 13(10): 1215-1222.

［57］Schultz J, Lorenz P, Gross G, et al. MiRNA Let-7b targets important cell cycle molecules in malignant melanoma cells and interferes with anchorage-independent growth［J］. Cell Res, 2008, 18(5): 549-557.

［58］Varambally S, Cao Q, Mani RS, et al. Genomic loss of miRNA-101 leads to overexpression of histone methyltransferase EZH2 in cancer［J］. Science, 2008, 322(5908): 1695-1699.

［59］Sachdeva M, Wu H, Ru P, et al. MiRNA-101-mediated Akt activation and estrogen-independent growth［J］. Oncogene, 2011, 30(7): 822-831.

［60］Zhang X, Schulz R, Edmunds S, et al. MiRNA-101 suppresses tumor cell proliferation by acting as an endogenous proteasome inhibitor via targeting the proteasome assembly factor POMP［J］. Mol Cell, 2015, 59(2): 243-257.

［61］Liu X, Tang H, Chen J, et al. MiRNA-101 inhibits cell progression and increases paclitaxel sensitivity by suppressing MCL-1 expression in human triple-negative breast cancer［J］. Oncotarget, 2015, 6(24): 20070-20083.

［62］Guan H, Dai Z, Ma Y, et al. MiRNA-101 inhibits cell proliferation and induces apoptosis by targeting EYA1 in breast cancer［J］. Int J Mol Med, 2016, 37(6): 1643-1651.

［63］Parker B, Sukumar S. Distant metastasis in breast cancer: molecular mechanisms and therapeutic targets［J］. Cancer Biol Ther, 2003, 2(1): 4-21.

[64] Weigelt BJ, Peterse L, van TVL. Breast cancer metastasis: markers and models[J]. Nat Rev Cancer, 2005, 5(8): 591-602.

[65] Frieboes HB, Edgerton ME, Fruehauf JP, et al. Prediction of drug response in breast cancer using integrative experimental/computational modeling[J]. Cancer Res, 2009, 69(10): 4484-4492.

[66] Gupta GP, Massague J. Cancer metastasis: building a framework[J]. Cell, 2006, 127(4): 679-695.

[67] Fisher ER1, Costantino J, Fisher B, et al. Pathologic findings from the National Surgical Adjuvant Breast ProjectDiscriminants for 15-year survival[J]. Cancer, 1993, 71(6): 2141-2150.

[68] Patani NR, Dwek MV, Douek M. Predictors of axillary lymph node metastasis in breast cancer: a systematic review[J]. Eur J Surg Oncol, 2007, 33(4): 409-419.

[69] Franco-Chuaire ML, Magda CS, Chuaire-Noack L. Epithelial-mesenchymal transition: principles and clinical impact in cancer therapy[J]. Invest Clin, 2013, 54(2): 186-205.

[70] Aigner K, Dampier B, Descovich L, et al. The transcription factor ZEB1 promotes tumour cell dedifferentiation by repressing master regulators of epithelial polarity [J]. Oncogene, 2007, 26(49): 6979-6988.

[71] Lopez-Camarillo C1, Marchat LA, Arechaga-Ocampo E, et al. MetastamiRs: non-coding miRNAs driving cancer invasion and metastasis[J]. Int J Mol Sci, 2012, 13(2): 1347-1379.

[72] Ma L, Teruya-Feldstein J, Weinberg RA. Tumour invasion and metastasis initiated by microRNA-10b in breast cancer[J]. Nature, 2007, 449(7163): 682-688.

[73] Tavazoie SF. Alarcon C, Oskarsson T, et al. Endogenous human miRNAs that suppress breast cancer metastasis[J]. Nature, 2008: 451, 147-152.

[74] Cai J, Guan H, Fang L, et al. MiRNA-374a activates Wnt/beta-catenin signaling to promote breast cancer metastasis[J]. J Clin Invest, 2013, 123(2): 566-579.

[75] Huang Q, Gumireddy K, Schrier M, et al. The miRNAs miR-373 and miR-520c promote tumour invasion and metastasis[J]. Nat Cell Biol, 2008, 10(3): 202-210.

[76] Chang TC, et al. Transactivation of miR-34a by p53 broadly influences gene expression and promotes apoptosis[J]. Mol Cell, 2007, 26: 745-752.

[77] Gregory PA, Bert AG, Paterson EL, et al. The miR-200 family and miR-205 regulate epithelial to mesenchymal transition by targetition by targeting ZEB1 and SIP1 J [J]. Nat Cell Biol, 2008, 10(5): 593-601.

[78] Baffa R, Fassan M, Volinia S, et al. MiRNA expression profiling of human metastatic cancers identifies cancer gene targets[J]. J Pathol, 2009, 219(2): 214-221.

［79］Kosaka N, Iguchi H, Ochiya T. Circulating microRNA in body fluid: a new potential biomarker for cancer diagnosis and prognosis［J］. Cancer Sci, 2010, 101(10): 2087-2092.

［80］Gilad S, Meiri E, Yogev Y, et al. Serum microRNAs are promising novel biomarkers［J］. PLoS One, 2008, 3(9): e3148.

［81］Zhang Y, Liu D, Chen X, et al. Secreted monocytic miR-150 enhances targeted endothelial cell migration［J］. Mol Cell, 2010, 39(1): 133-144.

［82］Harris L, Fritsche H, Mennel R, et al. American society of clinical oncology 2007 update of recommendations for the use of tumor markers in breast cancer［J］. J Clin Oncol, 2007, 25(33): 5287-5312.

［83］Duffy MJ, Evoy D, McDermott EW. CA 15-3: uses and limitation as a biomarker for breast cancer［J］. Clin Chim Acta, 2010, 411(23-24): 1869-1874.

［84］Patani N, Martin LA, Dowsett M. Biomarkers for the clinical management of breast cancer: international perspective［J］. Int J Cancer, 2013, 133(1): 1-13.

［85］Cuk K, Zucknick M, Heil J, et al. Turchinovich, et al., Circulating miRNAs in plasma as early detection markers for breast cancer［J］. Int J Cancer, 2013, 132(7): 1602-1612.

［86］Iorio MV, Ferracin M, Liu CG, et al. MiRNA gene expression deregulation in human breast cancer［J］. Cancer Res, 2005, 65(16): 7065-7070.

［87］Lowery AJ1, Miller N, Devaney A, et al. MiRNA signatures predict oestrogen receptor, progesterone receptor and HER-2/neu receptor status in breast cancer［J］. Breast Cancer Res, 2009, 11: R27.

［88］Heneghan HM1, Miller N, Lowery AJ, et al. Circulating miRNAs as novel minimally invasive biomarkers for breast cancer［J］. Ann Surg, 2010, 251(3): 499-505.

［89］Roth C1, Rack B, Müller V, et al. Schwarzenbach, Circulating miRNAs as blood-based markers for patients with primary and metastatic breast cancer［J］. Breast Cancer Res, 2010, 12(6): R90.

［90］Tüfekci KU, Oner MG, Meuwissen RL, et al. The Role of MicroRNAs in Human Diseases［J］. Methods Mol Biol, 2014, 1107: 33-50.

［91］Stein LD. Human genome: end of the beginning［J］. Nature, 2004, 431(7011): 915-916.

［92］Ponting CP, Belgard TG. Transcribed dark matter: meaning or myth?［J］Hum Mol Genet, 2010, 19(R2): R162-168.

［93］ENCODE Project Consortium, Birney E, Stamatoyannopoulos JA, et al. Identification and analysis of functional elements in 1% of the human genome by the ENCODE pilot project［J］. Nature, 2007, 447(7146): 799-816.

［94］ Bertone P, Stolc V, Royce TE, et al. Global identification of human transcribed sequences with genome tiling arrays. Science, 2004, 306(5705): 2242−2246.

［95］ Carninci P, Kasukawa T, Katayama S, et al. The transcriptional landscape of the mammalian genome［J］. Science, 2005, 309(5740): 1559−1563.

［96］ Djebali S, Davis CA, Merkel A, et al. Landscape of transcription in human cells［J］. Nature, 2012, 489(7414): 101−108.

［97］ Kapranov P, St Laurent G, Raz T, et al. The majority of total nuclear-encoded non-ribosomal RNA in a human cell is 'dark matter' un-annotated RNA［J］. BMC Biol, 2010, 8: 149.

［98］ Carthew RW, Sontheimer EJ. Origins and mechanisms of miRNAs and siRNAs［J］. Cell, 2009, 136(4): 642−655.

［99］ Mattick JS, Makunin IV. Non-coding RNA［J］. Hum Mol Genet, 2006, 15(1): R17−R29.

［100］ Cheng J, Kapranov P, Drenkow J, et al. Transcriptional maps of 10 human chromosomes at 5−nucleotide resolution［J］. Science, 2005, 308(5725): 1149−1154.

［101］ Wu Q, Kim YC, Lu J, et al. Poly A-transcripts expressed in HeLa cells［J］. PLoS One, 2008, 3(7): e2803.

［102］ Du Toit A. Non-coding RNA: RNA stability control by Pol Ⅱ［J］. Nat Rev Mol Cell Biol, 2013, 14(3): 128.

［103］ Necsulea A, Soumillon M, Warnefors M, et al. The evolution of lncRNA repertoires and expression patterns in tetrapods［J］. Nature, 2014, 505(7485): 635−640.

［104］ Odom DT, Dowell RD, Jacobsen ES, et al. Tissue-specific transcriptional regulation has diverged significantly between human and mouse［J］. Nat Genet, 2007, 39(6): 730−732.

［105］ Ponting CP, Oliver PL, Reik W. Evolution and functions of long noncoding RNAs. Cell, 2009, 136(4): 629−641.

［106］ Ling H, Spizzo R, Atlasi Y, et al. CCAT2, a novel noncoding RNA mapping to 8q24, underlies metastatic progression and chromosomal instability in colon cancer［J］. Genome Res, 2013, 23(9): 1446−1461.

［107］ Wang KC, Chang HY. Molecular mechanisms of long noncoding RNAs［J］. Mol Cell, 2011, 43(6): 904−914.

［108］ Guil S, Esteller M. Cis-acting noncoding RNAs: friends and foes［J］. Nat Struct Mol Biol, 2012, 19 (11): 1068−1075.

［109］ Lee JT. Epigenetic regulation by long noncoding RNAs［J］. Science, 2012, 338(6113): 1435−1439.

［110］ Rinn JL, Chang HY. Genome regulation by long noncoding RNAs［J］. Annu Rev

Biochem, 2012, 81: 145-166.

[111] Vennin C, Spruyt N, Dahmani F, et al. H19 non coding RNA-derived miR-675 enhances tumorigenesis and metastasis of breast cancer cells by downregulating c-Cbl and Cbl-b[J]. Oncotarget, 2015, 6(30): 29209-29223.

[112] Yu F, Zheng J, Mao Y, et al. Long non-coding RNA growth arrest-specific transcript 5 (GAS5) inhibits liver fibrogenesis through a mechanism of competing endogenous RNA[J]. J Biol Chem, 2015, 290(47): 28286-28298.

[113] Chang EL, Lo S. Diagnosis and management of central nervous system metastases from breast cancer[J]. Oncologist, 2003, 8(5): 398-410.

[114] Su X, Malouf GG, Chen Y, et al. Comprehensive analysis of long non-coding RNAs in human breast cancer clinical subtypes[J]. Oncotarget, 2014, 5(20): 9864-9876.

[115] Yu Z, Baserga R, Chen L, et al. miRNA, cell cycle, and human breast cancer[J]. Am J Pathol, 2010, 176(3): 1058-1064.

[116] Doucrasy S, Coll J, Barrois M, et al. Expression of the human fetal bac h19 gene in invasive cancers[J]. Int J Oncol, 1993, 2(5): 753-758.

[117] Adriaenssens E, Dumont L, Lottin S, et al. H19 overexpression in breast adenocarcinoma stromal cells is associated with tumor values and steroid receptor status but independent of p53 and Ki -67 expression[J]. Am J Pathol, 1998, 153(5): 1597-1607.

[118] Lottin S, Adriaenssens E, Dupressoir T, et al. Overexpression of an ectopic H19 gene enhances the tumorigenic properties of breast cancer cells[J]. Carcinogenesis, 2002, 23(11): 1885-1895.

[119] Barsyte-Lovejoy D, Lau SK, Boutros PC, et al. The c-myc oncogene directly induces the H19 noncoding RNA by allele-specific binding to potentiate tumorigenesis[J]. Cancer Res, 2006, 66(10): 5330-5337.

[120] Cai XZ, Cullen BR. The imprinted H19 noncoding RNA is a primary miRNA precursor [J]. RNA, 2007, 13(3): 313-316.

[121] Vennin C, Spruyt N, Dahmani F, et al. H19 non coding RNA-derived miR -675 enhances tumorigenesis and metastasis of breast cancer cells by downregulating c-Cbl and Cbl-b[J]. Oncotarget, 2015, 6(30): 29209-29223.

[122] Ratajczak MZ. Igf2-H19, an imprinted tandem gene, is an important regulator of embryonic development, a guardian of proliferation of adult pluripotent stem cells, a regulator of longevity, and a 'passkey' to cancerogenesis[J]. Folia Histochem Cytobiol, 2012, 50(2): 171-179.

[123] Wang F, Li X, Xie X, et al. UCA1, a non-protein-coding RNA up-regulated in bladder carcinoma and embryo, influencing cell growth and promoting invasion[J].

FEBS Lett, 2008, 582(13): 1919-1927.

［124］Yang C, Li X, Wang Y, et al. Long non-coding RNA UCA1 regulated cell cycle distribution via CREB through PI3-K dependent pathway in bladder carcinoma cells ［J］. Gene, 2012, 496(1): 8-16.

［125］Huang J, Zhou N, Watabe K, et al. Long non-coding RNA UCA1 promotes breast tumor growth by suppression of p27 (Kip1)［J］. Cell Death Dis, 2014, 5: e1008.

［126］Raho G, Barone V, Rossi D, et al. The gas 5 gene shows four alternative splicing patterns without coding for a protein［J］. Gene, 2000, 256(1-2): 13-17.

［127］Dong S, Qu X, Li W, et al. The long non-coding RNA, GAS5, enhances gefitinib-induced cell death in innate EGFR tyrosine kinase inhibitor-resistant lung adenocarcinoma cells with wide-type EGFR via downregulation of the IGF-1R expression［J］. J Hematol Oncol, 2015, 8: 43.

［128］Pickard MR, Williams GT. Molecular and cellular mechanisms of action of tumour suppressor GAS5 LncRNA［J］. Genes (Basel), 2015, 6(3): 484-499.

［129］Pickard MR, Williams GT. Regulation of apoptosis by long non-coding RNA GAS5 in breast cancer cells: implications for chemotherapy［J］. Breast Cancer Res Treat, 2014, 145(2): 359-370.

［130］Li W, Zhai L, Wang H, et al. Downregulation of LncRNA GAS5 causes trastuzumab resistance in breast cancer［J］. Oncotarget, 2016 Mar 28.

［131］Silva JM, Perez DS, Pritchett JR, et al. Identification of long stress-induced non-coding transcripts that have altered expression in cancer［J］. Genomics, 2010, 95(6): 355-362.

［132］Silva JM, Boczek NJ, Berres MW, et al. LSINCT5 is overexpressed in breast and ovarian cancer and affects cellular proliferation［J］. RNA Biol, 2011, 8(3): 496-505.

［133］Mukherjee D, Zhao J. The role of chemokine receptor CXCR4 in breast cancer metastasis［J］. Am J Cancer Res, 2013, 3(1): 46-57.

［134］Cooper C, Vincett D, Yan Y, et al. Steroid receptor RNA activator bi-faceted genetic system: heads or Tails?［J］Biochimie, 2011, 93(11): 1973-1980.

［135］Mondal T, Subhash S, Vaid R, et al. MEG3 long noncoding RNA regulates the TGF-β pathway genes through formation of RNA-DNA triplex structures［J］. Nat Commun, 2015, 6: 7743.

［136］Zhou Y, Zhang X, Klibanski A. MEG3 noncoding RNA: a tumor suppressor［J］. J Mol Endocrinol, 2012, 48(3): R45-53.

［137］Shi Y, Li J, Liu Y, et al. The long noncoding RNA SPRY4 -IT1 increases the proliferation of human breast cancer cells by upregulating ZNF703 expression［J］. Mol Cancer, 2015, 14: 51.

［138］ Shi Y, Lu J, Zhou J, et al. Long non-coding RNA Loc554202 regulates proliferation and migration in breast cancer cells［J］. Biochem Biophys Res Commun, 2014, 446(2): 448-453.

［139］ Hou P, Zhao Y, Li Z, et al. LincRNA-ROR induces epithelial-to-mesenchymal transition and contributes to breast cancer tumorigenesis and metastasis［J］. Cell Death Dis, 2014, 5: e1287.

［140］ Ørom UA, Derrien T, Beringer M, et al. Long noncoding RNAs with enhancer-like function in human cells［J］. Cell, 2010, 143(1): 46-58.

［141］ Iacoangeli A, Lin Y, Morley EJ, et al. BC200 RNA in invasive and preinvasive breast cancer［J］. Carcinogenesis, 2004, 25(11): 2125-2133.

［142］ Redis RS, Sieuwerts AM, Look MP, et al. CCAT2, a novel long non-coding RNA in breast cancer: expression study and clinical correlations［J］. Oncotarget, 2013, 4(10): 1748-1762.

［143］ Zhang Z, Zhu Z, Zhang B, et al. Frequent mutation of rs13281615 and its association with PVT1 expression and cell proliferation in breast cancer［J］. J Genet Genomics, 2014, 41(4): 187-195.

［144］ Choudhry H, Albukhari A, Morotti M, et al. Tumor hypoxia induces nuclear paraspeckle formation through HIF-2α dependent transcriptional activation of NEAT1 leading to cancer cell survival［J］. Oncogene, 2015, 34(34): 4482-4490.

［145］ Rinn JL, Kertesz M, Wang JK, et al. Functional demarcation of active and silent chromatin domains in human HOX loci by noncoding RNAs［J］. Cell, 2007, 129(7): 1311-1323.

［146］ Kogo R, Shimamura T, Mimori K, et al. Long noncoding RNA HOTAIR regulates polycomb-dependent chromatin modification and is associated with poor prognosis in colorectal cancers［J］. Cancer Res, 2011, 71(20): 6320-6326.

［147］ Geng YJ, Xie SL, Li Q, et al. Large intervening non-coding RNA HOTAIR is associated with hepatocellular carcinoma progression［J］. J Int Med Res, 2011, 39(6): 2119-2128.

［148］ Niinuma T, Suzuki H, Nojima M, et al. Upregulation of miR-196a and HOTAIR drive malignant character in Gastrointestinal stromal tumors［J］. Cancer Res, 2012, 72(5): 1126-1136.

［149］ Gupta R, Shah N, Wang KC, et al. Long non-coding RNA HOTAIR reprograms chromatin stateto promote cancer metastasis［J］. Nature, 2010, 464(7291): 1071-1076.

［150］ Bhan A1, Hussain I, Ansari KI, et al. Antisense transcript long noncoding RNA (lncRNA) HOTAIR is transcriptionally induced by estradiol［J］. Mol Biol, 2013, 425(19): 3707-3722.

［151］ Tsai MC, Manor O, Wan Y, et al. Long noncoding RNA as modular scaffold of histone modification complexes［J］. Science, 2010, 329(5992): 689−693.

［152］ Li Y1, Wang Z1, Shi H, et al. HBXIP and LSD1 Scaffolded by lncRNA Hotair Mediate Transcriptional Activation by c-myc［J］. Cancer Res, 2016, 76(2): 293−304.

［153］ Li D, Feng J, Wu T, et al. Long intergenic noncoding RNA HOTAIR is overexpressed and regulates PTEN methylation in laryngeal squamous cell carcinoma［J］. Am J Pathol, 2013, 182(1): 64−70.

［154］ Ji P, Diederichs S, Wang W, et al. MALAT−1, a novel noncoding RNA, and thymosin beta4 predict metastasis and survival in early-stage non-small cell lung cancer［J］. Oncogene, 2003, 22(39): 8031−8041.

［155］ Lai MC, Yang Z, Zhou L, et al. Long non-coding RNA MALAT−1 overexpression predicts tumor recurrence of hepatocellular carcinoma after liver transplantation［J］. Med Oncol, 2012, 29(3): 1810−1816.

［156］ Zhao Z, Chen C, Liu Y, et al. 17β −Estradiol treatment inhibits breast cell proliferation, migration and invasion by decreasing MALAT −1 RNA level［J］. Biochem Biophys Res Commun, 2014, 445: 388−393.

［157］ Feng T, Shao F, Wu Q, et al. miR−124 downregulation leads to breast cancer progression via LncRNA−MALAT1 regulation and CDK4/E2F1 signal activation［J］. Oncotarget, 2016 Mar 29; 7(13): 16205−16216.

［158］ Jin C, Yan B, Lu Q, et al. Reciprocal regulation of Hsa-miR−1 and long noncoding RNA MALAT1 promotes triple-negative breast cancer development［J］. Tumour Biol, 2016, 37(6): 7383−7394.

［159］ Xu S, Sui S, Zhang J, et al. Downregulation of long noncoding RNA MALAT1 induces epithelial-to-mesenchymal transition via the PI3K −AKT pathway in breast cancer［J］. Int J Clin Exp Pathol, 2015, 8(5): 4881−4891.

［160］ Liu B, Sun L, Liu Q, et al. A cytoplasmic NF-kappa B interacting long noncoding RNA blocks Ikappa B phosphorylation and suppresses breast cancer metastasis［J］. Cancer Cell, 2015, 27(3): 370−381.

［161］ Dijkstra JM, Alexander DB. The "NF−κB interacting long noncoding RNA" (NKILA) transcript is antisense to cancer-associated gene PMEPA1［J］. F1000Res, 2015, 4: 96.

［162］ Pandey GK, Mitra S, Subhash S, et al. The risk-associated long noncoding RNA NBAT−1 controls neuroblastoma progression by regulating cell proliferation and neuronal differentiation［J］. Cancer Cell, 2014, 26(5): 722−737.

［163］ Hu PN, Chu JJ, Wu YQ, et al. NBAT1 suppresses breast cancer metastasis by regulating DKK1 via PRC2[J]. Oncotarget, 2015, 6(32): 32410−32425.

[164] Cortes-Funes, H., and Coronado, C. Role of anthracyclines in the era of targeted therapy[J]. Cardiovasc Toxicol, 2007, 7(2): 56−60.

[165] Jiang, M., Huang, et al. A novel long non-coding RNA−ARA: adriamycin resistance associated[J]. Biochem Pharmacol, 2014, 87(2): 254−283.

[166] Bida O, Gidoni M, Ideses D, et al. A novel mitosis-associated lncRNA, MA-linc1, is required for cell cycle progression and sensitizes cancer cells to paclitaxel[J]. Oncotarget, 2015, 6(29): 27880−27890.

[167] Shimono Y, Zabala M, Cho RW, et al. Downregulation of miRNA−200c links breast cancer stem cells with normal stem cells[J]. Cell, 2009, 138(3): 592−603.

[168] Yu F, Yao H, Zhu P, et al. Let−7 regulates self-renewal and tumorigenicity of breast cancer cells[J]. Cell, 2007, 131(6): 1109−1123.

[169] Li Q, Yao Y, Eades G, et al. Downregulation of miR−140 promotes cancer stem cell formation in basal-like early stage breast cancer[J]. Oncogene, 2014, 33(20): 2589−2600.

[170] Kallen AN, Zhou XB, Xu J, et al. The imprinted H19 lncRNA antagonizes Let−7 miRNAs[J]. Mol Cell, 2013, 52(1): 101−112.

[171] Wang Y, Xu Z, Jiang J, et al. Endogenous miRNA sponge lincRNA−RoRregulates Oct4, Nanog, and Sox2 in human embryonic stem cell self-renewal[J]. Dev Cell, 2013, 25(1): 69−80.

[172] Ginestier C, Hur MH, Charafe-Jauffret E, et al. ALDH1 is a marker of normal and malignant human mammary stem cells and a predictor of poor clinical outcome[J]. Cell Stem Cell, 2007, 1(5): 555−567.

[173] Hou P, Zhao Y, Li Z, et al. LincRNA −ROR induces epithelial-to-mesenchymal transition and contributes to breast cancer tumorigenesis and metastasis[J]. Cell Death Dis, 2014, 5: e1287.

[174] Liu K, Lin B, Zhao M, et al. The multiple roles for Sox2 in stem cell maintenance and tumorigenesis[J]. Cell Signal, 2013, 25(5): 1264−1271.

[175] Amaral, Neyt, C, iWlkins, S. J, et al. Complex architecture and regulated expression of the Sox2ot locus during vertebrate development[J]. RNA, 2009, 15(11): 2013−2027.

[176] Askarian-Amiri ME, Seyfoddin V, Smart CE, et al. Emerging role of long non-coding RNA SOX2OT in SOX2 regulation in breast cancer[J]. PLoS One, 2014, 9(7): e102140.

[177] Iranpour M, Soudyab M, Geranpayeh L, et al. Expression analysis of four long noncoding RNAs in breast cancer. Tumour Biol, 2015 Sep 27, DOI: 10. 1007/

s13277-015-4135-2.

［178］ Shen X, Xie B, Ma Z, et al. Identification of novel long non-coding RNAs in triple-negative breast cancer［J］. Oncotarget, 2015, 6(25): 21730-21739.

［179］ Augoff K, McCue B, Plow EF. miR-31 and its host gene lncRNA LOC554202 are regulated by promoter hypermethylation in triple-negative breast cancer［J］. Mol Cancer, 2012, 11: 5.

［180］ Eades G, Wolfson B, Zhang Y, et al. lincRNA-RoR and miR-145 regulate invasion in triple-negative breast cancer via targeting ARF6［J］. Mol Cancer Res, 2015, 13(2): 330-338.

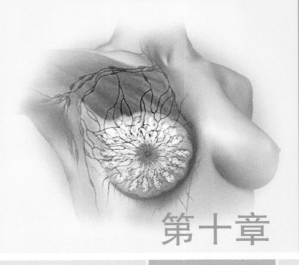

第十章

调控乳腺癌发生、
发展的细胞因子

王莹莹[1]　王建华[2]

　　目前全世界,包括中国女性乳腺癌发病率不断上升,而且向年轻化趋势发展,因此,对乳腺癌发生、发展机制的深入研究显得尤为重要。原发性乳腺肿瘤的发生、生长、侵袭及转移依赖一系列连续的事件,包括细胞的恶性转化过程及其生长,肿瘤局部微血管生成及适应肿瘤生存的局部微环境的形成,肿瘤侵出细胞外基质及侵犯基膜,并进入血液循环而最终转移定植至远处器官生成转移瘤等过程。这其中许多环节均与细胞因子及其受体的表达密切相关,本章将深入论述参与调控乳腺癌发生、发展的细胞因子。

作者单位:200025　上海交通大学基础医学院[1];
　　　　　200032　上海,复旦大学附属肿瘤医院　肿瘤研究所[2]
通信作者:王建华,Email: jianhuaw2007@qq.com

第一节　细胞因子及其受体

细胞因子（cytokine）是免疫原、丝裂原或其他刺激剂诱导免疫效应细胞和相关细胞合成、分泌的具有生物活性的一类蛋白或多肽，它通过与靶细胞表面受体结合发挥广泛的生物学作用。根据结构和功能，细胞因子可分为白细胞介素（interleukin, IL）、干扰素（interferon, IFN）、肿瘤坏死因子（tumor necrosis factor, TNF）家族、集落刺激因子（colony-stimulating factor, CSF）、趋化因子和生长因子等多种类型。

一、细胞因子的分类

1. IL

IL是指由淋巴细胞、单核细胞或其他非单核细胞产生的细胞因子，由于最初是由白细胞产生又在白细胞间发挥作用，所以由此得名，现仍一直沿用。IL在传递信息，激活与调节免疫细胞，介导T、B细胞活化、增殖与分化及在炎症反应中起重要作用。目前已发现的IL有30余种（IL-1～IL-38），包括IL-1家族（IL-1α、IL-1β、IL-1Ra、IL-18、IL-36Ra、IL-36α、IL-37、IL-36β、IL-36γ、IL-38和IL-33）、IL-2家族（IL-2、IL-4、IL-13、IL-15和IL-21）、趋化因子家族（IL-3）、趋化因子家族C-X-C/α亚族（IL-8）、IL-12/IL-6家族、IL-10家族、IL-17家族等。

2. IFN家族

IFN是最早发现的细胞因子，因其具有干扰病毒感染和复制的功能而得名。根据来源和理化性质的不同，IFN可分为Ⅰ型和Ⅱ型：Ⅰ型包括IFN-α、IFN-β、IFN-ε、IFN-ω、IFN-κ；Ⅱ型即IFN-γ。IFN-α、IFN-β和IFN-γ已被成功应用于临床疾病的治疗。

3. TNF家族

TNF是在1975年发现的一种能使肿瘤发生出血、坏死的细胞因子。根据其产生来源和结构不同，可分为TNF-α和TNF-β两类，前者由单核-巨噬细胞产生，后者由活化T细胞产生，又名淋巴毒素（lymphotoxin, LT）。两类TNF基本的生物学活性相似，除具有杀伤肿瘤细胞外，还具有免疫调节、参与发热和炎症的发生。大剂量TNF-α可引起恶液质，因而TNF-α又称恶液质素（cachectin）。

4. CSF

CSF是指能够刺激多能造血干细胞和不同发育分化阶段的造血祖细胞增殖、分化的细胞因子。目前发现的CSF有粒细胞-巨噬细胞集落刺激因子（GM-CSF）、巨噬细胞集落刺激因子（M-CSF）、粒细胞集落刺激因子（G-CSF）、红细胞生成素（EPO）、干细胞因子（SCF）和血小板生成素（TPO）等。

5. 趋化因子家族（chemokine family）

趋化因子是一类能趋化细胞定向移动的小分子分泌蛋白，由70～100个氨基酸组成。至今已发现了50多种人的趋化因子，属细胞因子中的最大家族。当成纤维细胞、内皮细胞、表皮细胞等组织细胞和免疫细胞在受到刺激物如生长因子、IFN、病毒产物及细菌产物的诱导时可分泌出不同的趋化因子。在趋化因子的分子中都有4个保守的半胱氨酸（C），根据靠近分子氨基端（N端）的前两个C间是否插入其他氨基酸，将它们分为4个亚家族：① CXC亚家族：插入1个氨基酸残基，亦称为α类趋化因子，可趋化多形核白细胞到达急性炎症部位，如IL-8；② CC亚加族：不插入其他氨基酸残基，又称β类趋化因子，主要对单核细胞、T淋巴细胞、嗜碱性细胞和树突状细胞有趋化和刺激作用，如单核细胞趋化蛋白-1（MCP-1）；③ C亚家族：N端仅一个C，如淋巴细胞趋化蛋白（lymphotactin），对T淋巴细胞、NK细胞和树突状细胞有趋化作用；④ CX3C亚家族：插入3个其他氨基酸，Fractalkine是CX3C型趋化因子，对单核-巨噬细胞、T细胞及NK细胞有趋化作用。目前所发现的趋化因子主要属于α类和β类。在分子结构上，皆通过二硫键折叠成以自由的N-端、3个反向折叠的β-片层和α螺旋的羧基端（C端）为特征的二级结构。

6. 其他细胞因子

除上述常见的几类细胞因子外，免疫系统中还有许多其他的细胞因子，如转化生长因子-β（transforming growth factor beta, TGF-β）、血管内皮生长因子（vascular endothelial growth factor, VEGF）、表皮生长因子（epidermal growth factor, EGF）和成纤维细胞生长因子（fibroblast growth factor, FGF）等。

二、细胞因子受体

细胞因子通过结合特异性的细胞因子受体发挥生物学作用。细胞因子受体均为跨膜分子，由膜泡外区、跨膜区和胞质区组成。细胞因子和细胞因子受体结合后才能启动细胞内的信号转导，调节细胞的功能。因此，了解细胞因子受体的结构和功能对于深入研究细胞因子的生物学功能是必不可少的。细胞因子受体根据其结构特征可分为免疫球蛋白超家族（Ig superfamily, IgSF）受体，Ⅰ类细胞因子受体、Ⅱ类细胞因子受体，TNF受体超家族（TNF receptor superfamily, TNFRSF）和趋化因子受体等多种类型。

1. IgSF 受体

这类受体在结构上与免疫球蛋白的 V 区或 C 区相似，即具有数个 IgSF 结构域。IL-1 和 IL-18 受体以及 M-CSF 受体、SCF 受体均属此类受体。

2. Ⅰ类细胞因子受体家族

大多数 IL 和 CSF 的受体都属于此类。

3. Ⅱ类细胞因子受体家族

这类受体的胞膜外区由 Fn3 结构域组成。IFN-α、IFN-β、IFN-γ 以及 IL-10 家族的受体属于此类。

4. TNFRSF

TNFRSF 有 20 多个成员，这类受体细胞外区含有数个富含半胱氨酸的结构域，包括 TNF 受体、CD40 分子和 Fas 分子等。TNFRSF 多以同源三聚体发挥作用。

5. 趋化因子家族受体

趋化因子受体是一类介导趋化因子行使功能的 GTP-蛋白偶联跨膜受体（guanosine-binding protein coupled receptor, GPCR），主要表达于骨髓来源的各白细胞亚群，同时也表达于上皮细胞、血管内皮细胞、神经细胞等类型的细胞上。根据其结合的趋化因子 CXC、CC、C 或 CX3C 等的不同，趋化因子家族受体分为 CXCR、CCR、CR 和 CX3CR 等亚家族。目前发现的趋化因子受体有至少 20 种，CXCR 有 1 种，CCR 有 17 种，CR 有 1 种，CX3CR 有 1 种。有些趋化因子特异性地与一种受体结合，例如 CXCL16 仅与 CXCR6 结合；而有些趋化因子可以与几种受体结合，例如 CCL5（RAN-TES）可以与 CCR1、CCR3 和 CCR5 结合；同样，有时一种受体能与数种趋化因子结合，例如：CCR3可以结合CCL5、CCL7、CCL8、CCL24及CCL26等多种趋化因子。这种结果使得一种趋化因子可以趋化表达不同趋化因子受体的免疫细胞定向迁移，而一种免疫细胞也可以为多种趋化因子所招募。另外，Duffy抗原受体也能与大多数CC和CXC趋化因子结合，但不能被激活发挥生物学功能。

同其他免疫分子一样，细胞因子也是一把"双刃剑"，既可以发挥免疫调节作用，在一定条件下也可以参与多种疾病的发生。例如，在类风湿性关节炎、强直性脊柱炎、银屑病关节炎和银屑病患者体内均可检测到过高水平的TNF-α，拮抗TNF-α的生物制剂对上述疾病有治疗作用。多种趋化因子促进类风湿关节炎、肺炎、哮喘和过敏性鼻炎的发展；多种肿瘤细胞分泌的TGF-β可抑制机体的免疫功能，与肿瘤逃逸有关。

大多数细胞因子对乳腺癌细胞能表现抑制生长、促进凋亡的负面调控作用，同时也能表现利于生长繁殖、为侵袭转移提供条件的促进作用。细胞因子对肿瘤细胞生长的促进作用总体表现在：① 介导乳腺癌细胞逃避免疫监视；② 促进血管生成，为肿瘤生长提供营养；③ 促进肿瘤细胞的侵袭与转移等。细胞因子的抗肿瘤作用大致表现在：① 对肿瘤细胞的直接杀伤，如TNF-α；② 促进宿主的抗肿瘤免疫；③ 影响肿瘤血供，减少营养来源；④ 刺激造血形成，解除放疗、化疗对免疫的抑制。众多细胞因子在体内相互促进或相互制约，形成十分复杂的调节网络。而作为妇女恶性肿瘤发病率最高的乳腺癌，其发生、发展与细胞因子也密切相关。乳腺癌的发生、发展是个复杂的病理过程，各个细胞因子间存在着潜在的联系，进一步研究细胞因子间的相互作用，对于减少细胞因子治疗肿瘤较大的不良反应，增强免疫治疗的疗效都有十分重要的意义。

第二节 细胞因子与乳腺癌干细胞

近几年的研究显示，在乳腺癌、脑肿瘤、前列腺癌、肝癌及胰腺癌等实体瘤中存在着一小群细胞，即肿瘤干细胞（cancer stem cells, CSCs）或肿瘤起始细胞（tumor initiating cells, TICs）。它们具有自我更新、无限增殖、多向分化的能力，且具有化疗和放疗抵抗性、高致瘤性、高侵袭转移性等特点。目前研究认为，CSCs是肿瘤不断生长及复发转移的根源，而肿瘤微环境在调控CSCs的自我更新、多向分化及耐药等过程中发挥重要作用。深入研究肿瘤微环境中细胞因子对CSCs的调控机制，可为制定新的治疗策略有效靶向CSCs，减少肿瘤复发转移提供理论依据。

2003年，Al-Hajj等首次从实体乳腺癌组织中分离出CD44$^+$/CD24$^-$乳腺肿瘤细胞亚群。这些细胞具有干细胞特性，其肿瘤形成能力增加了10～50倍，于是将此群细胞命名为乳腺癌干细胞（breast cancer stem cells, BCSCs），从此乳腺癌治疗掀开了靶向BCSCs的新篇章。BCSCs较之乳腺干细胞有自身的特点：首先，BCSCs增殖是无序、失控的，缺乏分化成熟的能力；其次，BCSCs在体内生存时间长，具有积累复制错误的倾向，从而更有可能发生突变；另外，BCSCs存在多向分化的能力，增殖能力巨大。类似于正常组织干细胞，BCSCs同样受到周围肿瘤微环境的调节影响。而肿瘤微环境主要是指由成纤维细胞、巨噬细胞、血管内皮细胞、淋巴管和细胞外基质等共同构成的肿瘤发生、发展和转移的局部稳态环境。一方面，CSCs位于特定的微环境中，另一方面，CSCs的微环境具有维持CSCs的自我更新、多向分化能力并处于未分化状态，亦可作为抵御药物传递到CSCs的物理屏障。肿瘤微环境在肿瘤细胞的增殖和转移中起到了重要的作用，但肿瘤微环境的变化也必须影响CSCs内在的表型指标的改变方可影响其致瘤性。肿瘤微环境中的间质干细胞、肿瘤相关成纤维细胞以及内皮细胞等可以通过细胞因子网络与CSCs相互作用，并由此调控CSCs的分裂分化，下面列举一些参与其中的细胞因子。

一、IL-8

IL-8是Yoshimura等首先发现的中性粒细胞趋化因子，其通过与表达CXCR1或CXCR2受体的中性粒细胞、T淋巴细胞等结合，趋化并激活炎症细胞进入炎症部位，发挥生物学效应。IL-8的分子量约8 000，主要活性形式为72个氨基酸。主要由单核-巨噬细胞产生。其他如成纤维细胞、上皮细胞、内皮细胞、肝细胞等亦可在适宜的刺激条件下产生IL-8。IL-8受体家族是可与IL-8特异性结合的受体，包括IL-8受体A（IL-8RA，又称CXCR1）、

IL-8受体B(IL-8RB,又称CXCR2)和Duffy受体(Duffy antigen/receptor for ehemokine, DARC)3种。IL-8主要的生物学活性是吸引和激活中性粒细胞,曾被命名为中性粒细胞激活肽(neu-trophil-ac-tivating factor, NAF)、粒细胞趋化肽(granulocyte chemokine peptide, GCP)、中性粒细胞激活因子(neutrophil activating factor, NAF)等。中性粒细胞与IL-8接触后发生形态变化,定向游走到反应部位并释放一系列活性产物;这些作用可导致机体局部的炎症反应,达到杀菌和细胞损伤的目的。此外,IL-8对嗜酸性粒细胞、嗜碱性粒细胞和淋巴细胞也有一定作用。

近年来研究发现,IL-8表达紊乱与肿瘤的发生、发展、侵袭和转移有着密切关系。在分子水平上阐明IL-8在乳腺癌的发生、发展中的作用及机制已成为目前的研究热点。Ginestier等证实IL-8受体CXCR1在BCSCs中高表达,并且IL-8可以通过CXCR1促进BCSCs的自我更新。研究人员利用CXCR1中和抗体或Repertaxin(一种小分子的CXCR1抑制剂)抑制CXCR1的表达后发现可以在体外显著抑制BCSCs的形成,并且通过FASL/FAS信号诱导细胞凋亡。封闭CXCR1引起的BCSCs数量和FAS生成的变化是FAK/AKT/FOXO3A信号通路介导的。另外在大鼠杂交瘤模型上,封闭CXCR1可以显著的减少BCSCs的数量,减少肿瘤形成和转移。

二、IL-6

IL-6是一种多肽,由2条糖蛋白链组成;1条为α链,相对分子量80 000;另1条为β链,相对分子量130 000。α链缺少胞内区,只能以低亲和性与IL-6结合,所形成的复合物迅即与高亲和性的β链结合,通过β链向细胞内传递信息。IL-6由成纤维细胞、单核/巨噬细胞、T淋巴细胞、B淋巴细胞、上皮细胞、角质细胞以及多种瘤细胞所产生。IL-1、TNF-a、PDGF、病毒感染、双链RNA等,均可诱导正常细胞产生IL-6。IL-6能够刺激参与免疫反应的细胞增殖、分化并提高其功能。IL-6的生物学特性包括诱导B细胞分化、支持浆细胞瘤和骨髓瘤增生、诱导IL-2和IL-2受体表达、诱导单核细胞分化、诱导CTL、增强NK细胞活性、诱导急性期反应分子并刺激肝细胞、诱导神经元分化、诱导肾小球膜细胞生长、诱导角质化细胞生长、抑制细胞凋亡,以及支持造血干细胞分化等。

研究表明，IL-6是BCSCs自我更新的一个直接调控因子，通过与BCSCs表面的IL-6受体/GP130复合体结合，诱发STAT3信号通路的活化，进而诱导乳腺癌细胞的自我更新。Liu等利用小鼠异种移植物发现，BCSCs能产生IL-6，进而招募和激活间充质干细胞（mesenchymal stem cells, MSC）产生CSCs维持因子CXCL7。另外，IL-6还可以通过Jagged1/Notch信号通路促进乳腺癌细胞获得干细胞表型，具备自我更新、多向分化潜能以及侵袭能力，从而提高乳腺癌细胞的生存能力。研究显示，在乳腺癌患者中，血清IL-6的水平与不良的疾病预后相关。暴露于IL-6环境中的肿瘤细胞显示出一些恶性特征，比如提高了肿瘤细胞的侵袭、转移及化疗抵抗能力。有研究显示，IL-6是很强的上皮-间充质转化（epithelial-mesenchymal transition, EMT）诱导因子，能诱导上皮表型的乳腺癌细胞株向间充质表型转化；EMT过程能在体外产生具有干细胞特性的$CD44^+/CD24^-$标记的BCSCs亚群，而这群细胞具有高度的辐射抵抗能力。

而IL-8和IL-6的生成主要受NF-κB信号通路调控。NF-κB信号通路在炎症反应和肿瘤生成过程中发挥着重要作用。NF-κB由5种转录因子组成，分别是p50、p52、RelA（p65）、c-Rel和RelB。研究发现，IL-6可以通过活化STAT3信号通路，进而活化NF-κB及其下游的lin28和Let-7，诱导胚胎干细胞的自我更新，从而形成一个正反馈通路。

三、CCL-2

CCL-2隶属于CC趋化因子家族，也被称作单核细胞趋化蛋白-1（monocyte chemoat-tractant protein-1, MCP-1）。CCL-2可以招募单核细胞、记忆性T淋巴细胞和树突状细胞到达炎症部位发挥免疫调控作用。研究表明，CCL-2在乳腺癌的发生发展过程中发挥重要作用。在早期乳腺癌中，CCL-2的表达水平与肿瘤相关巨噬细胞的积聚密切相关，并且是早期复发的关键指标。在实体瘤中，肿瘤细胞和基质细胞（包括单核细胞、成纤维细胞和内皮细胞）都可以分泌CCL-2，其表达受肿瘤细胞与微环境循环的动态调控。比如，在骨髓衍生性干细胞中CCL-2表达升高诱导了其促肿瘤生成的能力。将淋巴癌细胞与骨髓衍生性干细胞共培养，增加了淋巴癌细胞CCL-2的表达。

Tsuyada等发现，成纤维细胞衍生的CCL-2通过增加BCSC的数量促进了乳腺癌的生成。而肿瘤相关成纤维细胞（cancer associated fibroblast, CAF）是肿瘤微环境中最主要的基质细胞之一，在实体瘤中数量丰富，可通过自分泌和旁分泌途径与肿瘤细胞相互影响，在肿瘤的发生、发展过程中发挥重要作用。它一方面可以促进肿瘤组织的血管生成，另一方面可以促进肿瘤细胞的生长、迁徙以及EMT。深入研究发现，相比正常的成纤维细胞，与乳腺癌细胞共培养后活化的成纤维细胞都可以分泌高水平的CCL-2，而CCL-2又可以诱导乳腺癌细胞的干细胞表型。此外，CCL-2不仅可以诱导乳腺癌细胞的成球能力，也可以促进BCSCs的自我更新。肿瘤细胞分泌多种细胞因子活化CAF的Stat3信号通路，诱导CAF分泌更多的CCL-2；CAF分泌的CCL-2进一步诱导了乳腺癌细胞Notch1的表达，从而形成一个"肿瘤-基质-肿瘤"信号反馈回路。通过分离自同一标本的乳腺肿瘤细胞和成纤维细胞共注射小鼠，发现通过中和抗体或者RNA干扰抑制掉CCL-2的表达后都可以显著抑制肿瘤异种移植物的生成和Notch1的表达。同时，临床标本也证明了早期乳腺肿瘤中高水平的CCL-2和Notch1的表达以及它的分化程度。由此，证明了CAF可以分泌CCL-2，通过BCSC介导的肿瘤免疫过程促进了乳腺癌的发生、发展，由此提示我们CCL-2可以作为乳腺癌治疗相关的细胞因子的可能性。

四、TGF-β

TGF-β是属于一组新近发现的调节细胞生长和分化的TGF-β超家族中的一员。TGF-β的命名是根据这种细胞因子能使正常的成纤维细胞的表型发生转化，即在EGF同时存在的条件下，改变成纤维细胞贴壁生长特性而获得在琼脂中生长的能力，并失去生长中密度信赖的抑制作用。起初对TGF-β的生物学功能研究主要在炎症、组织修复和胚胎发育等方面，近年来发现TGF-β对细胞的生长、分化和免疫功能都有重要的调节作用。TGF-β的生物学作用主要体现在：抑制免疫活性细胞的增殖、对细胞表型的调节、抑制淋巴细胞的分化以及促进细胞外基质（ECM）的降解等，同时TGF-β对细胞的形态发生、增殖和分化过程起着重要作用，也有利于胚胎发育和细胞修复。

越来越多的证据表明TGF-β在肿瘤分期和CSCs形成过程中发挥重要作用。Shipitsin等对基因表达谱的分析表明在富含BCSC的CD44⁺乳腺癌细胞中TGF-β高度活化。同时将肿瘤细胞暴露在含有TGF-β的环境中可诱导肿瘤细胞产生EMT，产生稳定的BCSCs的表型，增加其自我更新能力和致瘤性，诱导肿瘤细胞对化疗药物产生耐药。另外，研究发现，TGF-β可以通过上调miR-181的表达增加乳腺癌细胞的成球能力，而毛细血管扩张性共济失调症突变蛋白（ATM）这一公认的miR-181的靶基因和肿瘤抑制基因，在TGF-β诱导的乳腺球体中表达下调。过表达miR-181，或者沉默ATM（或其底物CHK2）的表达，也可以诱导乳腺癌细胞的成球。

TGF-β超家族的其他成员已被证明在多种器官和胚胎干细胞的维持过程中发挥重要作用。如Nodal，是一种高度保守的成形素蛋白，在正常的低分化细胞中，Nodal表达缺失，而在高侵袭性的黑色素瘤细胞和乳腺癌细胞中，Nodal却反常地高表达。在胚胎干细胞的微环境中，通过制造更多的Lefty（TGF-β家族的反向调节者，抑制Nodal通路）抑制Nodal引起的成瘤作用。另一个TGF-β家族的成员骨形态生成蛋白（BMP），通过抑制MAP而在ESCs的自我更新中发挥重要作用。综上所述，TGF-β直接或间接地形成了一个调节胚胎发展和机体稳态的网络。在肿瘤细胞中，各种TGF-β配体通过已知的或未知的通路调节CSCs的形成和维持（见图10-2-1）。

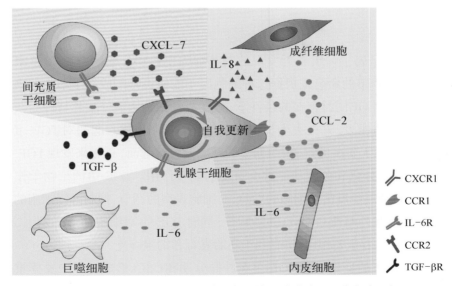

图10-2-1　肿瘤微环境中细胞因子网络调控乳腺干细胞自我更新

基质细胞和BCSCs自身分泌的IL-8、IL-6、CCL-2、TGF-β通过与BCSCs表面细胞因子受体结合，促进BCSCs的自我更新。BCSCs产生的IL-6招募和激活MSC产生CSCs维持因子CXCL7。由此形成一个细胞因子网络，共同调控BCSC的更新和乳腺癌发生的进程。

第三节　细胞因子与乳腺癌的生长、转移

虽然随着各种辅助仪器及新的靶向药物的研发，乳腺癌不再是无法治愈的疾病，但其仍有较高的复发及病死率。乳腺癌极易发生淋巴结转移，而淋巴结转移则是影响乳腺癌患者预后的重要的独立因素。研究表明，肿瘤转移不仅取决于肿瘤细胞本身的生物学特性，也受肿瘤细胞与宿主环境相互作用的影响。目前对癌细胞的转移有两种学说，其一是癌细胞"种子"与靶环境的"土壤"相互作用学说，该学说认为肿瘤转移好发器官提供癌细胞最佳生长环境和条件，宿主微环境的选择压力促使癌细胞获得更高的侵袭性，使之更加适宜肿瘤的生长和转移。

肿瘤由肿瘤细胞和微环境组成。微环境包括细胞外基质和基质细胞，包括成纤维细胞、脉管系统细胞（上皮细胞、外膜和平滑肌细胞）和炎症细胞（淋巴细胞、巨噬细胞、树突状细胞、肥大细胞和中性粒细胞）。肿瘤细胞和基质细胞间的相互作用，通过基质金属蛋白酶（MMPS）、细胞因子等的调节，促进肿瘤的进展。肿瘤细胞自分泌调节和肿瘤细胞间及基质细胞的相互旁分泌调节、刺激、促进肿瘤细胞的增殖。肿瘤细胞微环境中存在的细胞因子使肿瘤细胞获得对恶性生长极其重要的特性：① 通过自分泌反馈通路的自主性生长；② 无限的复制潜力；③ 持久的血管发生；④ 对阴性生长信号的不敏感性；⑤ 获得侵袭潜能。肿瘤细胞与基质细胞协调进化，创造适宜的微环境和条件。而在乳腺癌的生长转移过程中，细胞因子网络依然发挥着重要作用。细胞因子通过与乳腺癌细胞表面的受体结合，激活下游通路，改变细胞的表型。

一、TGF-β

TGF-β是一种多功能蛋白质，可以影响多种细胞的生长、分化及细胞凋

亡，具有免疫调节等功能。Hung等发现，缺氧微环境下，MSC能够表达并分泌TGF-β，进而促进乳腺癌肿瘤细胞的生长。TGF-β在乳腺癌的发生、发展过程中表现的作用也不一致，在乳腺癌的早期，能够抑制肿瘤的生长，使疾病处于稳定期或者治疗效果较好，一旦治疗效果不佳或者恶性肿瘤的异常增殖，TGF-β含量就会明显增高，促进肿瘤的复发或远处转移。

更重要的是，TGF-β是EMT过程中的重要调控因子。TGF-β诱导EMT的过程是通过经典的Smad依赖或非经典的Smad不依赖的方式进行。在正常乳腺上皮细胞和恶性乳腺上皮细胞中，TGF-β通过活化Smad转录因子和丝裂原活化蛋白激酶（mitogen-activated protein kinases, MAPKs）来调控EMT相关的其他基因，如Slug和Snail的表达。在乳腺癌的进展过程中，TGFβ-TGFβR-Smad2信号轴在维持EMT关键基因（如CDH1、CGN、CLDN4和KLK10）的表达沉默方面的作用是必不可少的。越来越多的证据表明，TGF-β通过非经典的Smad信号通路也可以调控乳腺上皮细胞的生物学行为，并且通过一系列非经典信号通路的激活来诱导EMT的发生。此外，miRNA在TGF-β介导的细胞EMT过程中也发挥重要作用。在甲状腺未分化癌来源的细胞系中，参与TGF-β信号通路对EMT/MET的调控过程。研究表明，TGF-β可以通过抑制miR-200的表达，上调ZEB1和ZEB2的表达，进而抑制E-cadherin的表达来诱导EMT的发生。另一方面，TGF-β刺激正常乳腺上皮细胞通过Smad4依赖的信号通路导致miR-155的表达升高，进而上调miR-21的表达，从而诱导EMT过程。TGF-β与miRNA的表达和活性之间的相互影响为EMT相关的病理生理变化提供了新的机制。然而，在众多参与TGF-β诱导EMT过程的下游信号通路和分子中，哪一个靶蛋白最为重要并且它们之间的相互联系还需要进一步研究。

同时，许多研究指出，TGF-β参与了乳腺癌细胞的骨转移过程。研究表明，TGF-β可在破骨过程中释放，并刺激骨转移的乳腺癌细胞分泌多种因子以加重溶骨性骨破坏，在骨转移进程起到关键性作用。同时，TGF-β是甲状旁腺激素相关蛋白（parathyroid hormone-related protein, PTHrP）最重要的调节因子，可诱导乳腺癌细胞过表达PTHrP。PTHrP被认为是促进骨质溶解的主要因子，可刺激骨髓基质细胞高表达RANKL，从而刺激了破骨细胞的骨吸收活动，介导骨破坏。Wright等发现，抑制掉TGF-β调节的PTHrP的作用，接种到小鼠体内的MDA-MB-231乳腺癌细胞溶骨性骨转移的骨质破坏减轻。研究表明，阻断TGF-β信号通路，可明显减缓骨转移的发生及进展。另外，TGF-β也是一种促血管生成因子，参与骨转移灶的新血管形成，从而加速骨转移进程。

二、肿瘤坏死因子α(tumor necrosis factor, TNF-α)

TNF是一种能使肿瘤发生出血、坏死的细胞因子，已发现的TNF家族成员共有13种，它们在调节适应性免疫、杀伤靶细胞和诱导细胞凋亡等过程中发挥重要作用。TNF-α主要来源于肿瘤相关巨噬细胞，肿瘤细胞也可以以自分泌的形式分泌TNF-α。早期TNF-α被认为在恶性肿瘤，包括乳腺癌细胞中具有抗肿瘤活性，然而越来越多的证据表明组织中局部持续低剂量的TNF-α刺激能够促进肿瘤细胞的生长、侵袭和转移。研究表明，检测乳腺癌患者外周血清中TNF-α的表达水平，发现其明显高于乳腺良性病组和对照组，此外，TNF-α的表达水平升高与乳腺癌复发以及淋巴结转移高度相关。同时，TNF-α也是一个重要的促炎因子，介导广泛的生物学活性，如在炎症、凋亡、细胞增殖和分化方面有重要的生物学作用。

三、CXCL12

CXCL12又称作间质细胞衍生因子-1(stromal cell derived factor-1, SDF-1)或前B细胞刺激因子(PBSF)，是CXC趋化因子家族的一员。CXCL12同其他趋化因子的区别是由基质细胞持续分泌，而不是由炎症等因素诱导表达。先前认为，CXCL12只能与CXCR4这个唯一的受体结合来调控生物学功能。但最近研究发现一种新的趋化因子受体-CXCR7，广泛分布于软骨、心脏、脑、脾、肾等多种肿瘤细胞中，CXCR7和CXCR4同属CXC系列趋化因子的受体，可以促进细胞迁移、血管新生、肿瘤发生、侵袭、转移和抗细胞凋亡。目前对CXCL12/CXCR4(CXCR7)的研究更多地关注其在肿瘤微环境中，尤其是肿瘤进展转移过程中的作用及意义。

CXCL12可诱导乳腺癌细胞CXCR4表达，乳腺癌骨转移与CXCL12/CXCR4作用轴的关系密切；而Burns等则发现，过表达CXCR7的人乳腺癌细胞株和对照组相比，细胞增殖能力明显增强。Kang等将CXCL12导入MDA-MB-231细胞系，发现这些细胞的侵袭和转移能力增加，并且通过人类乳腺癌基因表达分析证实了CXCL12的表达与乳腺癌患者的无病生存和总生存负相关，与疾病再发和淋巴结转移呈正相关。同时，一些体外实验观察到，浓度为100 nmol/L的CXCL12可以使乳腺肿瘤细胞内F2肌动蛋白的数量增加大约2倍，细胞伪足明显形成，细胞活性大大增加，显著增加乳腺癌细胞的侵袭和转移能力。另外，研究表明，与癌相关的成纤维细胞共培养的肿瘤细胞相比，与正常成纤维细胞共培养的细胞其恶性程度显著提高，原因在于其分泌更多的CXCL12，从而刺激了肿瘤细胞的生长。

四、VEGF

VEGF是一种特异性促使血管内皮细胞增殖的有丝分裂原，是由多种亚型组成的多家族蛋白质，在许多正常组织中呈低水平表达，但在多种恶性肿瘤中存在过表达，并且在肿瘤的发生、发展和转移过程中起重要作用。目前，研究发现VEGF家族共包含5大成员：VEGF（也称为VEGF-A）、VEGF-B、VEGF-C、VEGF-D、PGF（胎盘生长因子），5大成员均与血管发育、生成密切相关，而VEGF-C还与淋巴管内皮生成有关联。VEGF是一种高度选择性、特异性的血管内皮细胞有丝分裂原，在体外能够诱导内皮细胞增生、迁移，抑制内皮细胞凋亡；在体内，VEGF在血管生成中起着举足轻重的作用，促进血管生成、增强血管渗透性。

VEGF在多种肿瘤发生、生长和转移过程中发挥重要作用，其高表达与乳腺癌复发、转移密切相关。VEGF是肿瘤血管生成的主要因子，很多研究已经证实高表达VEGF的乳腺癌患者生存期往往较短。Toi等在研究浸润性乳腺癌组织过程中，发现VEGF蛋白的表达水平与乳腺癌血管的生成、早期复发有一定关联。Brown等研究发现，乳腺癌组织内的血管内皮细胞，高表达VEGF受体、FLT-1、KOR。因此，VEGF在乳腺癌血管生成过程中扮演着重要的角色。Manders等对574例淋巴结阴性，且未行全身辅助治疗的乳腺癌患者采用EUSA法检测，发现VEGF是乳腺癌中一个独立的预后因素。Foekens等研究发现，针对晚期乳腺癌患者，检测癌组织中VEGF蛋白含量，对其治疗效果有预示价值。

五、IL-8

有研究表明，IL-6、IL-8参与了乳腺癌骨转移的发生和发展过程。Yao等在裸鼠实验中发现，肿瘤细胞的增殖速度在沉默IL-8的表达后明显降低。体外的MTT实验和流式细胞仪检测结果显示，下调IL-8表达后，MDA-MB-231细胞的增殖和周期没有明显变化。说明，IL-8可能在体内抑制乳腺癌细胞的生长。Acosta等发现，IL-8可能会通过限制肿瘤细胞衰老而在早期促进肿瘤生长。Bendre等利用MDA-MB-231细胞反复心内注射，获得高转移性的乳腺癌细胞MDA-MET。基因微阵列技术分析差异表达及RT-PCR、ELISA等实验在基因和蛋白水平发现MDA-MET细胞中IL-8的表达量明显高于MDA-MB-231细胞。胞外基质黏附实验发现MDA-MET细胞相对MDA-MB-231细胞，对四型胶原有更强的黏附力，增加其侵袭和转移能力。Zuccari等利用免疫组化技术检测72例乳腺癌标本，结果发现，IL-8在乳腺癌中的表达高于正常乳腺组织，IL-8在乳腺癌中的高表达与肿瘤的病理分级、转移、局部复发呈负相关。Yao C等发现，IL-8在乳腺癌中的表达与淋巴结的转移、C-erB-2、HER-2蛋白的表达呈正相关。Choi等证实在ER⁻、PgR⁻、HER-2⁻三阴性乳腺癌（triple negative breast cancer, TNBC）中，IL-8有较高的分泌量，且肿瘤预后差。

六、CXCL16/CXCR6

趋化因子CXCL16属于CXC趋化因子家族，主要表达在外周血白细胞，在其他多种组织或细胞上也有表达，如激活的内皮细胞、来源于Hodgkin's疾病的肿瘤细胞及其他实体的肿瘤细胞和肿瘤相关成纤维细胞。CXCL16由4个结构域组成：趋化结构域、糖基化黏蛋白样区域、单螺旋的跨膜结构域和胞质结构域。将其趋化结构域锚定于胞膜上、跨膜区和胞内区。CXCL16的结构与跨膜趋化因子CX3C家族里面的CX3CL1相似，以跨膜蛋白和可溶性蛋白两种形式存在。膜结合的CXCL16在抗原递呈细胞，如单核细胞、巨噬细胞、B细胞、树突状细胞中表达；可溶性CXCL16由细胞膜上的金属蛋白水解酶10裂解切割巨噬细胞和树突状细胞上的膜结合型CXCL16后分泌产生，在表达其功能性等方面起主要作用。其唯一的受体CXCR6主要分布在Th1细胞,尤其是炎症组织部位,在自然杀伤细胞和激活的CD4[+]和CD8[+]T细胞中也有部分表达。

我们及其他课题组的研究提示,CXCL16/CXCR6趋化因子轴在膀胱癌、肺癌、前列腺癌的发展、转移中发挥重要作用。通过趋化因子抗体芯片实验,Lu等发现CXCL16蛋白在恶性前列腺癌细胞中的表达比低级数的前列腺癌细胞和良性前列腺肿瘤中的分泌要高。Cheng等最近发现CXCR6在乳腺癌细胞系中的表达和细胞的转移侵袭能力呈正相关。我们实验室近期研究发现,在乳腺癌组织和转移性淋巴结组织中CXCR6的表达显著高于正常乳腺组织和正常淋巴组织。此外,我们还发现CXCR6能够活化ERK1/2通路,有意思的是,还发现ERK1/2通路能调控GTP酶家族成员RhoA的活性,RhoA进一步调控Cofilin的活性,从而使F-actin稳定性增强,最终促进乳腺癌细胞的转移侵袭。

七、LCN2

LCN2是一种相对分子质量约25 000的分泌型小分子糖蛋白,于1993年在中性粒细胞内被首次发现,具有8个高度保守的β-片层结构,结构上属于载脂蛋白大家族成员。有关LCN2的早期研究多集中在先天性免疫、急性肾损伤,以及细胞凋亡等方面。比如,在细菌感染过程中,LCN2作为小分子铁结合蛋白,能够捕获铁离子并实现铁离子的转运,从而起到抑制细菌增长的作用。2016年以来,越来越多的证据表明,LCN2高表达在多种肿瘤组织中,比如乳腺癌、胃癌、结肠癌等。2009年,Yang等发现LCN2能够通过促进EMT而促进乳腺癌的发展、转移。动物实验也发现,LCN2基因敲除的小鼠中乳腺癌的发生率显著低于对照组,并且临床资料也表明LCN2的高表达与乳腺癌患者的不良预后和低生存率相关。此外,研究还发现,LCN2的表达可能与HER-2激活的NF-κB信号通路有关。但是其他与LCN2调控相关的报道却十分稀少,并且LCN2在乳腺癌发展转移中的作用机制也需要进一步明确和验证。

我们实验室近期的研究发现,癌高甲基化基因1(HIC1)在TNBC中表达下调,进而分泌更多的LCN2,LCN2通过结合乳腺癌细胞自身的嗜中性粒细胞明胶酶相关脂质蛋白受体(NGALR)活化下游的AKT信号通路,从而促进TNBC细胞的转移侵袭。同时,LCN2作为HIC1直接调控的一个下游靶基因,在TNBC患者术前血清中也呈现高分泌状态。因此，我们认为HIC1-LCN2调控轴可作为一个特异性的分子亚型预后标志物，为TNBC患者治疗提供了一个有吸引力的候选靶标。

第四节　靶向细胞因子的乳腺癌治疗

基因重组技术的发展和蛋白质纯化技术的进步，使得临床医师可以将细胞因子注入患者体内，以增强机体的免疫反应从而发挥抗肿瘤作用。目前常用的细胞因子有IL-2、IL-24、IFN-γ、TNF、CSF等。

一、IL-2

IL-2是辅助型T细胞分泌的一种细胞因子，在机体免疫系统的正常调控防御机制中发挥着重要的作用，在特异性细胞免疫反应的调节中处于核心位置。IL-2并非直接杀灭肿瘤细胞，而是通过刺激、活化效应细胞，间接发挥抗肿瘤作用。IL-2可刺激T细胞生长、分裂和分化为CTL细胞，增强其细胞毒活性；能促进未成熟的CTL细胞增殖和产生溶细胞作用。同时，IL-2还可解除肿瘤浸润淋巴细胞（TIL细胞）的免疫抑制状态并增强其免疫功能；诱导淋巴因子激活的杀伤细胞（LAK细胞）增殖并促进其活性；促进NK细胞活化、分化和增殖，维持NK细胞长期生长并增强其活性；刺激B细胞增殖并产生免疫球蛋白；刺激巨噬细胞的细胞毒活性；此外，IL-2还能诱导产生其他细胞因子（如TNF-α、IFN-γ等）协同发挥抗肿瘤作用。IL-2在临床上的应用体现在与化疗联合应用、与高剂量化疗/自体造血干细胞移植联合应用、与分子靶向药物联合应用、与乳腺癌疫苗联合应用，以及与内分泌治疗联合应用。

二、IL-24

IL-24又被称为黑色素瘤分化相关基因7，研究发现多种肿瘤导入该基因后可致肿瘤细胞生长阻滞和凋亡，从而达到杀伤肿瘤的作用。McGlynn等研究乳腺癌患者化疗及内分泌治疗与MAPK通路活化的相关性，并检测Raf1、MAPK与pMAPK表达，结果显示IL-24可通过Ras-Raf1-MAPK路径抑制乳腺癌细胞。

三、IFN-γ

IFN-γ可促使细胞产生抗病毒蛋白，在免疫调节方面可使自然杀伤细胞、巨噬细胞和T淋巴细胞的活力增强，并可通过Fas-FasL途径或者作用于凋亡基因、抑癌基因等产生抗肿瘤作用。

四、TNF

TNF曾用于乳腺癌的细胞因子治疗，但由于不良反应大，且剂量与血管通透因子呈正相关，因此，目前仅用于乳腺癌的监测与预后判断

五、CSF

目前，临床上CSF多用于缓解化疗后产生的白细胞数量减少。

乳腺癌的发生、发展是个复杂的病理过程，各个细胞因子间存在着潜在的联系。细胞因子对乳腺癌发生、发展的影响有利有弊，这与细胞因子的浓度、癌细胞的恶性程度、癌细胞生长的微环境等因素有关。而进一步完善某些细胞因子在乳腺癌不同时期，特别是初期的表达，可对乳腺癌的诊断和治疗评估起到一定的作用。进一步研究细胞因子间的相互作用，对于减少细胞因子治疗肿瘤较大的不良反应，增强免疫治疗的疗效都有十分重要的意义。同时，随着人们对乳腺癌发生、发展机制的深入研究，寻找乳腺癌相关的细胞因子并探索其临床应用价值受到众多研究者关注，检测乳腺癌患者中细胞因子及受体有利于提前或及时发现肿瘤的复发、转移，因而可以及早做出干预措施，防止病情恶化，对乳腺癌的诊断、疗效监控和判断预后有重要意义。

参 考 文 献

[1] Visvader JE, Lindeman GJ. Cancer stem cells in solid tumours: accumulating evidence and unresolved questions[J]. Nat Rev Cancer, 2008, 8(10): 755-768.

[2] Korkaya H, Paulson A, Iovino F, et al. HER-2 regulates the mammary stem/progenitor cell population driving tumorigenesis and invasion[J]. Oncogene, 2008, 27(47): 6120-6130.

[3] Al-Hajj M, Wicha MS, Benito-Hernandez A, et al. Prospective identification of tumorigenic breast cancer cells[J]. Proc Natl Acad Sci U S A, 2003, 100(7): 3983-3988.

[4] DeSantis C, Ma J, Bryan L, et al. Breast cancer statistics, 2013[J]. CA Cancer J Clin, 2014, 64(1): 52-62.

[5] Scott JG, Hjelmeland AB, Chinnaiyan P, et al. Microenvironmental variables must influence intrinsic phenotypic parameters of cancer stem cells to affect tumourigenicity [J]. PLoS Comput Biol, 2014, 10(1): e1003433.

[6] Ginestier C, Liu S, Diebel ME, et al. CXCR1 blockade selectively targets human breast cancer stem cells in vitro and in xenografts[J]. J Clin Invest, 2010, 120(2): 485-497.

[7] Knüpfer H, Preiß R. Significance of interleukin-6 (IL-6) in breast cancer (review)[J]. Breast Cancer Res Treat, 2007, 102(2): 129-135.

[8] Bachelot T, Ray-Coquard I, Menetrier-Caux C, et al. Prognostic value of serum levels of interleukin 6 and of serum and plasma levels of vascular endothelial growth factor in hormone-refractory metastatic breast cancer patients[J]. Br J Cancer, 2003, 88(11): 1721-1726.

[9] Ásgeirsson KS, Ólafsdóttir K, Jónasson JG, et al. The effects of IL-6 on cell adhesion and e-cadherin expression in breast cancer[J]. Cytokine, 1998, 10(9): 720-728.

[10] Conze D, Weiss L, Regen PS, et al. Autocrine production of interleukin 6 causes multidrug resistance in breast cancer cells[J]. Cancer Res, 2001, 61(24): 8851-8858.

[11] Sullivan NJ, Sasser AK, Axel AE, et al. Interleukin-6 induces an epithelial-mesenchymal transition phenotype in human breast cancer cells[J]. Oncogene, 2009, 28(33): 2940-2947.

[12] Morel AP, Lièvre M, Thomas C, et al. Generation of breast cancer stem cells through epithelial-mesenchymal transition[J]. PLoS One, 2008, 3(8): e2888.

[13] Mani SA, Guo W, Liao MJ, et al. The epithelial-mesenchymal transition generates cells with properties of stem cells[J]. Cell, 2008, 133(4): 704-715.

[14] Soria G, Ben-Baruch A. The inflammatory chemokines CCL2 and CCL5 in breast cancer[J]. Cancer Lett, 2008, 267(2): 271-285.

［15］ Ueno T, Toi M, Saji H, et al. Significance of macrophage chemoattractant protein-1 in macrophage recruitment, angiogenesis, and survival in human breast cancer［J］. Clin Cancer Res, 2000, 6(8): 3282-3289.

［16］ Strieter RM, Wiggins R, Phan SH, et al. Monocyte chemotactic protein gene expression by cytokine-treated human fibroblasts and endothelial cells［J］. Biochem Biophys Res Commun, 1989, 162(2): 694-700.

［17］ Molloy AP, Martin FT, Dwyer RM, et al. Mesenchymal stem cell secretion of chemokines during differentiation into osteoblasts, and their potential role in mediating interactions with breast cancer cells［J］. Int J Cancer, 2009, 124(2): 326-332.

［18］ Tsuyada A, Chow A, Wu J, et al. CCL2 mediates cross-talk between cancer cells and stromal fibroblasts that regulates breast cancer stem cells［J］. Cancer Res, 2012, 72(11): 2768-2779.

［19］ Shipitsin M, Campbell LL, Argani P, et al. Molecular definition of breast tumor heterogeneity［J］. Cancer Cell, 2007, 11(3): 259-273.

［20］ Mani SA, Guo W, Liao MJ, et al. The epithelial-mesenchymal transition generates cells with properties of stem cells［J］. Cell, 2008, 133(4): 704-715.

［21］ Wang Y, Yu Y, Tsuyada A, et al. Transforming growth factor-β regulates the sphere-initiating stem cell-like feature in breast cancer through miRNA-181 and ATM［J］. Oncogene, 2011, 30(12): 1470-1480.

［22］ Watabe T, Miyazono K. Roles of TGF-β family signaling in stem cell renewal and differentiation［J］. Cell research, 2009, 19(1): 103-115.

［23］ Topczewska JM, Postovit LM, Margaryan NV, et al. Embryonic and tumorigenic pathways converge via Nodal signaling: role in melanoma aggressiveness［J］. Nat Med, 2006, 12(8): 925-932.

［24］ Postovit LM, Margaryan NV, Seftor EA, et al. Human embryonic stem cell microenvironment suppresses the tumorigenic phenotype of aggressive cancer cells ［J］. Proc Natl Acad Sci U S A, 2008, 105(11): 4329-4334.

［25］ Hung SP, Yang MH, Tseng KF, et al. Hypoxia-induced secretion of TGF-β₁ in mesenchymal stem cell promotes breast cancer cell progression［J］. Cell transplantation, 2013, 22(10): 1869-1882.

［26］ Bozas G, Terpos E, Gika D, et al. Prechemotherapy serum levels of CD105, transforming growth factor β₂, and vascular endothelial growth factor are associated with prognosis in patients with advanced epithelial ovarian cancer treated with cytoreductive surgery and platinum-based chemotherapy［J］. Int J Gynecol Cancer, 2010, 20(2): 248-254.

［27］ Braun J, Hoang-Vu C, Dralle H, et al. Downregulation of microRNAs directs the EMT and invasive potential of anaplastic thyroid carcinomas［J］. Oncogene, 2010,

29(29): 4237-4244.

［28］ Gregory PA, Bert AG, Paterson EL, et al. The miR-200 family and miR-205 regulate epithelial to mesenchymal transition by targeting ZEB1 and SIP1［J］. Nat Cell Biol, 2008, 10(5): 593-601.

［29］ Korpal M, Lee ES, Hu G, et al. The miR-200 family inhibits epithelial-mesenchymal transition and cancer cell migration by direct targeting of E-cadherin transcriptional repressors ZEB1 and ZEB2［J］. J Biol Chem, 2008, 283(22): 14910-14914.

［30］ Kong W, Yang H, He L, et al. MicroRNA-155 is regulated by the transforming growth factor β/Smad pathway and contributes to epithelial cell plasticity by targeting RhoA ［J］. Mol Cell Biol, 2008, 28(22): 6773-6784.

［31］ Zhu S, Si ML, Wu H, et al. MicroRNA-21 targets the tumor suppressor gene tropomyosin 1 (TPM1)［J］. J Biol Chem, 2007, 282(19): 14328-14336.

［32］ Buijs JT, Stayrook KR, Guise TA. TGF-β in the bone microenvironment: role in breast cancer metastases［J］. Cancer Microenviron, 2011, 4(3): 261-281.

［33］ 陈明霞, 李蕾. PTHrP在乳腺癌及其骨转移中的表达及意义［J］. 现代肿瘤医学, 2013, 21(2): 285-287.

［34］ Wright LE, Frye JB, Lukefahr AL, et al. Curcuminoids block TGF-β signaling in human breast cancer cells and limit osteolysis in a murine model of breast cancer bone metastasis［J］. J Nat Prod, 2012, 76(3): 316-321.

［35］ Hu Z, Gupta J, Zhang Z, et al. Systemic delivery of oncolytic adenoviruses targeting transforming growth factor-β inhibits established bone metastasis in a prostate cancer mouse model［J］. Hum Gene ther, 2012, 23(8): 871-882.

［36］ Bhatia V, Saini MK, Shen X, et al. EB1089 inhibits the PTHrP-enhanced bone metastasis and xenograft of human prostate cancer cells［J］. Mol Cancer Ther, 2009, 8(7): 1787-1798.

［37］ Carswell EA, Old LJ, Kassel RL, et al. An endotoxin-induced serum factor that causes necrosis of tumors［J］. Proc Natl Acad Sci U S A, 1975, 72(9): 3666-3670.

［38］ Csiszár A, Szentes T, Haraszti B, et al. The pattern of cytokine gene expression in human colorectal carcinoma［J］. Pathol Oncol Res, 2004, 10(2): 109-116.

［39］ Grimm M, Lazariotou M, Kircher S, et al. Tumor necrosis factor-α is associated with positive lymph node status in patients with recurrence of colorectal cancer—indications for anti-TNF-α agents in cancer treatment［J］. Cell Oncol (Dordr), 2011, 34(4): 315-326.

［40］ Fernandis AZ, Prasad A, Band H, et al. Regulation of CXCR4-mediated chemotaxis and chemoinvasion of breast cancer cells［J］. Oncogene, 2004, 23(1): 157-167.

［41］ Zhang L, Hannay JAF, Liu J, et al. Vascular endothelial growth factor overexpression by soft tissue sarcoma cells: implications for tumor growth, metastasis, and chemoresistance [J]. Cancer Res, 2006, 66(17): 8770-8778.

[42] Shivakumar S, Prabhakar BT, Jayashree K, et al. Evaluation of serum vascular endothelial growth factor (VEGF) and microvessel density (MVD) as prognostic indicators in carcinoma breast [J]. J Cancer Res Clin Oncol, 2009, 135(4): 627-636.

[43] Linderholm B, Tavelin B, Grankvist K, et al. Vascular endothelial growth factor is of high prognostic value in node-negative breast carcinoma [J]. J Clin Oncology, 1998, 16(9): 3121-3128.

[44] Yao C, Lin Y, Ye CS, et al. Role of interleukin-8 in the progression of estrogen receptor-negative breast cancer [J]. Chin Med J, 2007, 120(20): 1766-1772.

[45] Acosta JC, Gil J. A role for CXCR2 in senescence, but what about in cancer? [J]. Cancer Res, 2009, 69(6): 2167-2170.

[46] Bendre MS, Gaddy-Kurten D, Mon-Foote T, et al. Expression of interleukin 8 and not parathyroid hormone-related protein by human breast cancer cells correlates with bone metastasis *in vivo* [J]. Cancer Res, 2002, 62(19): 5571-5579.

[47] Zuccari DA, Leonel C, Castro R, et al. An immunohistochemical study of interleukin-8 (IL-8) in breast cancer [J]. Acta Histochem, 2012, 114(6): 571-576.

[48] Yao C, Wang SM, Xie D, et al.The relationship between expression of interleukin-8 and prognosis of breast cancer [J]. Zhonghua Yi Xue Za Zhi, 2006, 44(1 3): 900-903.

[49] Choi J, Kim DH, Jung WH, et al. Differential expression of immune-related markers in breast cancer by molecular phenotypes [J]. Breast Cancer Res Treat, 2013, 137(2): 417-429.

[50] Xiao G, Wang X, Wang J, et al. CXCL16/CXCR6 chemokine signaling mediates breast cancer progression by pERK1/2-dependent mechanisms [J]. Oncotarget, 2015, 6(16): 14165.

[51] Cheng G, Sun X, Wang J, et al. HIC1 silencing in triple-negative breast cancer drives progression through misregulation of LCN2 [J]. Cancer Res, 2014, 74(3): 862-872.

[52] 郑建华.白介素-2研究进展 [J].海峡药学, 2006, 18(4): 1-3.

[53] 田玲. IL-2及其临床应用 [J].医学研究通讯, 1992, 21(6): 7-9.

[54] McGlynn LM, Kirkegaard T, Edwards J, et al. Ras/Raf-1/MAPK pathway mediates response to tamoxifen but not chemotherapy in breast cancer patients [J]. Clin Cancer Res, 2009, 15(4): 1487-1495.

[55] 冉健, 孙万邦.乳腺癌免疫生物治疗研究进展 [J].国际检验医学杂志ISTIC, 2012, 33(2): 197-199.

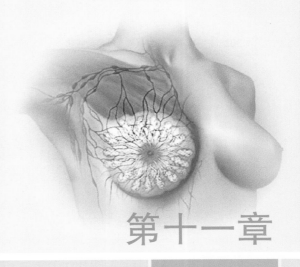

第十一章

乳腺癌骨转移的基础与转化研究

李　刚　张沛渊　刘英杰　彭方理　丛　敏
张　昊　李晓逊　肖延森　胡国宏

　　在世界范围内,乳腺癌是女性最常见的一种癌症,在所有死于癌症的女性中,有16％都与乳腺癌有关,这一比例在发达国家中甚至更高。由于乳腺这一器官的特殊性,良性的乳腺肿瘤并不致命,通常手术切除即可治愈,患者可保持良好的生活质量。乳腺癌致死的主要原因是其向远端器官的转移,即原发性的乳腺癌细胞通过循环系统转移到身体的其他部位,导致重要器官功能衰竭从而致人死亡。骨是乳腺癌最常见的转移器官,骨转移发生后一般会引起溶骨性病变,即造成骨丢失、骨痛、高钙血症、骨折、神经压迫及运动丧失等症状,而且骨转移一般是不能治愈的,这导致肿瘤患者生活质量显著下降甚至死亡。

作者单位：200025　中国科学院上海生命科学研究院/上海交通大学医学院健康科学研究所
通信作者：胡国宏：Email: ghhu@sibs.ac.cn

第一节　乳腺癌转移的器官特异性

一、肿瘤转移器官特异性的假说

肿瘤细胞向远处器官的转移并不是一个随机的过程,不同类型的肿瘤具有向不同器官转移的倾向性。例如,大约有85%的晚期前列腺癌会向骨转移。相反,结直肠癌的细胞更易向肝转移,却几乎不向骨转移。而原位肿瘤细胞向肾脏、脾脏、子宫等部位的转移则很少见。关于肿瘤转移器官特异性的形成,人们提出了以下假说。

1. 肿瘤转移的解剖学理论(anatomical theory)

癌症的转移倾向性是由原发癌与转移部位的解剖学位置决定的,例如,结肠癌多转移向肝,这是因为起源于消化器官的门静脉是肝脏血液的主要来源,能够方便地把结肠癌细胞带到肝脏,从而形成肝转移。但是更多的实验数据和临床证据表明肿瘤转移的器官分布不能单纯用解剖学理论加以解释,因为许多肿瘤转移过程与靶器官的解剖位置、血液循环并无明显关系——例如乳腺癌向骨转移、肾癌向甲状腺转移等,而这些肿瘤细胞却很少向血流量丰富的脾、肾、肌肉等器官转移。

2. 特异性的肿瘤细胞黏附理论(specific tumor cell adherence, STCA)

肿瘤细胞表面的黏附分子介导同型或异型细胞间以及细胞与基质间的黏附,而这些表面黏附分子的表达数量或分布方式会直接或间接影响肿瘤细胞转移潜能。但这一理论也不能完全解释特异性转移。

3. "种子与土壤(seed and soil)"理论

1889年,Paget基于临床观察提出了"种子与土壤(seed and soil)"理论。该理论认为,不同的种子(癌细胞)有其适合的土壤(靶器官微环境),只有种子和土壤都合适,能够兼容的情况下,转移才能发生。这一理论不止强调肿瘤细胞本身的重要性,而且认为靶器官的微环境对于转移同样重要,这在后续的一系列观察和实验中都得到证实。例如Fidler等证明从某个特定器官分离出来的肿瘤细胞具有更高的向该器官转移的能力;Massague等利用大规模的高通量筛选技术得到了一些与特异性转移相关的基因,这些基因中有的对肿瘤细胞的增殖、迁移有重要作用,有的对于肿瘤细胞在靶器官的定殖中具有重要作用——即有的基因影响"种子",有的基因影响"土壤",或者影响"种子"与"土壤"的相互作用,这些研究充分阐释了种子与土壤学说。还有一些研究对此学说进行了扩展,认为"种子"可以携带、适应、改变"土壤"——肿瘤细胞在转移过程中不仅可以适应新的微环境,还可以通过携带因子等方式来改变肿瘤微环境,肿瘤细胞与微环境的双向动态作用是转移进行过程中发生的实质事件。

二、乳腺癌转移的器官特异性

1. 乳腺癌的骨转移过程

乳腺癌可以向很多器官转移,其中主要的靶器官包括骨、肺、脑、肝等(见图11-1-1),但骨是最常见的转移位点,临床上的数据显示大约70%的晚期乳腺癌患者会发生骨转移。骨特殊的解剖结构和分子特征是肿瘤发生骨转移的重要

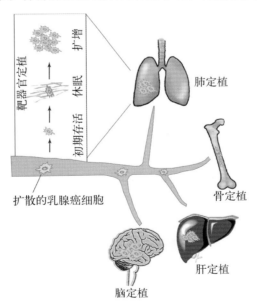

图11-1-1　乳腺癌的器官特异性转移

注:播散的乳腺癌细胞经过血液循环转移到特定的靶器官,如骨、肺、肝、脑,在到达这些靶器官之后,会经历一段时间的休眠,适应了靶器官的微环境之后,最终在靶器官增殖。修改自"Lu X, Kang Y. Organotropism of breast cancer metastasis. J Mammary Gland Biol Neoplasia, 2007, 12(2–3): 153–162"。

原因。骨髓窦状毛细血管的有孔结构以及红骨髓区域高的血流速度等，都是肿瘤细胞转移到骨的有利条件。更为重要的是，骨中特殊的微环境对肿瘤细胞转移到骨有着重要的作用。骨髓中的微环境可以被肿瘤分泌的因子重新塑造，或者肿瘤细胞可以直接适应骨髓中原本的干细胞微环境。肿瘤细胞通过与被自己激活的基质细胞或其他细胞相互作用来提高肿瘤细胞的生存能力。另一方面，骨髓衍生细胞或者其他基质细胞可以在肿瘤细胞到达骨之前为肿瘤细胞创造转移前的微环境。促进形成转移前微环境的因子有人 S100 钙结合蛋白 A8 和 A9（S100A8/A9）、人血清淀粉样蛋白 A3（SAA3）和 CXCL12 等。这些因子来自不同类型的细胞，例如造血祖细胞、间充质细胞、血小板、内皮祖细胞和成纤维细胞等。这些分子为肿瘤细胞转移到骨提供了合适的环境并且可以促进肿瘤细胞的增殖。此外，有很多细胞外基质（cell-extracellular matrix, ECM）蛋白，如Ⅰ型和Ⅳ型胶原蛋白等，可以作为肿瘤细胞的趋化因子，对肿瘤细胞集落的形成具有重要作用。

　　乳腺癌转移是一个复杂的、多步骤的过程。原位肿瘤细胞转移到远端器官需要经历局部浸润、进入血管、在循环系统中存活、出血管、在远端器官播种并最终克隆性增殖等过程。肿瘤细胞到达远端器官后能否适应新的环境将决定它们的命运。大多数扩散的肿瘤细胞都会因为不适应新的环境而死亡，只有少数一部分肿瘤细胞会存活下来并进入休眠状态。这种休眠状态可以持续几年甚至几十年。肿瘤休眠是临床上普遍存在的一种生物学现象，在肿瘤患者及正常人体内都可以检测到，如在正常的人体尸检时可发现甲状腺癌和前列腺癌恶性结节；淋巴瘤、乳腺癌、前列腺癌等多种肿瘤患者通过药物或手术治疗后长时间没有疾病症状，但在血液中却能检测到相应的休眠肿瘤细胞。虽然肿瘤的休眠很常见，但对其分子调控机制却知之甚少。目前已经报道的与休眠相关的因子或信号通路有 Akt、Wnt/b-catenin、NOTCH 等，而转化生长因子β（transforming growth factor β，TGF-β）的拮抗剂 Coco 是一个器官特异的休眠再激活剂。

　　2. 乳腺癌骨转移与其分子亚型的关系

　　乳腺癌的骨转移与其分子亚型有着密切的关系。根据基因表达谱以及免疫组织化学的情况，乳腺癌可以分为：Luminal A、Luminal B、Luminal/HER-2、HER-2 enriched、basal-like 以及三阴性非基底型（triple negative nonbasal）等亚型。除了 basal-like 亚型外，其他亚型的乳腺癌细胞更易于向骨转移。在多变量分析中，与 Luminal A 相比，Luminal/HER-2 和富含 HER-2 的亚型具有更高向脑、肺、肝转移的概率。而Basal-like亚型具有较高的向脑、肺和远端淋巴的转移能力，但是具有较低的向肝和骨转移的能力。此外，激素、年龄、经期等因素与骨转移关系亦密不可分——骨微环境、内分泌系统、绝经之间可以相互影响。例如，在超过60岁的女性体内，雌二醇与厚的骨小梁转化成薄的但是数量更多的骨小梁相关，它会改变骨小梁的微观结构。年龄和雌激素水平可以调节骨代谢，并且与骨髓的细胞因子的分泌相关。内分泌系统对骨健康的影响可能与乳腺癌细胞的生长与进程相关。绝经以及相关的激素改变影响骨髓细胞的细胞因子和分泌因子（如IL-6和TGF-β）的产生。这些因子直接或间接地影响侵染的肿瘤细胞的生存、浸润以及黏附。

与原位肿瘤相比，乳腺癌的转移才是致死的主要原因。而对于肿瘤的器官特异性转移的研究将有助于更好地理解转移并有针对性地进行临床治疗。20世纪中期以来，全基因组高通量测序技术的发展和各种动物模型的建立给乳腺癌器官特异性转移的研究带来了新的突破口。随着研究的不断深入，人们发现了越来越多的乳腺癌器官特异性转移相关的基因以及信号通路，并开发出了一些药物针对性地治疗乳腺癌（例如Bisphosphonates和Denosumab等可用于乳腺癌骨转移的治疗），然而，这些药物还存在优化的空间。研究者在乳腺癌的器官特异性转移分子机制方面的深入研究，是推动乳腺癌临床治疗的重要基础。

第二节 溶骨性转移

一、溶骨性转移与成骨性转移

乳腺癌的骨转移可以分为溶骨性转移和成骨性转移两种，以溶骨性转移为主，即使是成骨性转移也需要先破骨为成骨建立基础，它们有不同的临床表现并由不同的机制介导。破骨细胞和成骨细胞一同参与了这个过程，是骨转移的主要介导者，当然，其他细胞也发挥了重要的功能，这一点会在后文加以介绍。

1. 破骨细胞

破骨细胞是一群存在于骨组织中的多核巨细胞，主要分布于骨质表面、骨内血管通道周围，在骨的重吸收、修复重建等过程中起重要作用。

破骨细胞起源于造血干细胞，由髓系前体细胞分化而来，属于单核/巨噬细胞系的一个分支。破骨细胞分化发育的早期阶段是破骨细胞前体细胞（osteoclast precursors, OCPs），在核因子κB受体活化因子配体（receptor activator for nuclear factor−κB ligand, RANKL）、巨噬细胞集落刺激因子（macrophage colony-stimulating factor, M−CSF）等的刺激下，可以进一步分化为成熟的破骨细胞，随后经过细胞相互融合和极化，形成多核巨细胞。成熟的破骨细胞在吸收骨基质的过程中，会黏附与骨表面形成一个小窝状凹陷，名叫Howship's陷窝（Howship's lacunae）。在陷窝内对着骨质的一侧，破骨细胞伸出类似伪足的毛状凸起，形成褶皱缘（ruffled border）。破骨细胞释放氢离子于陷窝内，酸化并且分解骨基质为Ca^{2+}、H_3PO_4、H_2CO_3、H_2O和其他物质，并且通过形成吞噬泡将这些物质吸收转化，其中Ca^{2+}被重新释放入血，维持血液中的钙磷平衡。此外，破骨细胞还可以通过溶酶体释放一些溶解酶如半胱氨酸组织蛋白酶K（cathepsin K, CTSK）、基质金属蛋白酶（matrix metalloproteinases, MMPs）等降解骨质中的有机成分。破骨细胞在行使其功能结束后，脱离骨表面，进入静止期。

2. 溶骨性转移

溶骨性转移是指肿瘤细胞发生骨转移时，在骨微环境里激活破骨细胞，破骨细胞降解骨基质，形成溶骨灶，引起骨质的破坏；同时，降解骨基质有利于肿瘤细胞本身在骨微环境里的存活、增殖。溶骨性转移是多种癌症的一个转移特征，其中乳腺癌的溶骨性转移尤为普遍。临床上乳腺癌骨转移患者以骨痛、骨折、高钙血症为主要病征。

正常情况下，骨的吸收和重建过程处于一种平衡状态，破骨细胞和成骨细胞在各种分子和信号通路的调控下有序地进行骨的更新和重建。然而，当肿瘤细胞转移到骨微环境以后，肿瘤细胞通过分泌一些因子打破了这个平衡，使得破骨细胞激活、增生，导致溶骨，破骨细胞降解骨质的过程中，释放一系列生长因子、钙离子等，转而促进了肿瘤细胞的增殖和存活以及与破骨有关因子的释放，形成所谓的恶性循环（vicious cycle）。

3. 成骨细胞

成骨细胞是一群存在于骨组织中的单个核细胞，来源于间充质干细胞（mesenchymal stem cells, MSCs），行使骨基质合成、矿化等功能。

骨结构的完整性不仅需要破骨细胞对旧基质的降解,同时也需要成骨细胞在原处进行新骨的合成。但骨吸收和重建的过程并非独立,一般以多细胞基础单元(basic multicellular unit, BMU)为一个结构单位,其中包括成骨细胞、破骨细胞、血液供应及相关联的组织。其中成骨细胞在破骨细胞完成骨重吸收后,活性上升,多个成骨细胞排列在一起,对骨基质表面合成新的骨基质,形成类骨样结构,而后对其进行矿化,合成羟基磷灰石,使骨具有抗压强度,即新骨合成。

4. 成骨性转移

乳腺癌的骨转移主要以溶骨性转移为主,但多数情况下会伴随成骨病变。这类似于骨损伤之后所启动的骨修复的生理现象。血清中的碱性磷酸酶水平反映成骨细胞活性,而乳腺癌患者的这一指标经常升高,表明肿瘤细胞诱导的骨形成现象存在。尽管如此,骨形成的效率还是低于溶骨病变。乳腺癌的成骨性转移并不像前列腺癌那样普遍,所以还有许多问题亟待深入研究。

二、溶骨性转移恶性循环

乳腺癌细胞转移到骨微环境后,往往以一种正反馈调节的方式影响骨微环境,肿瘤细胞促进溶骨病变,溶骨病变的发生进一步促进肿瘤细胞生长,这种方式被称为恶性循环。

成骨细胞可以合成分泌两种蛋白,一种是RANKL,另一种是骨保护素(osteoprotegerin, OPG),RANKL可以结合破骨细胞上的受体RANK从而激活破骨细胞,而OPG可以拮抗这一个过程。所以RANKL和OPG的比例决定了破骨细胞的活化程度。乳腺癌细胞可以上调甲状旁腺素相关蛋白(parathyroid hormone-related protein, PTHrP),这种分泌蛋白可以使成骨细胞分泌更多的RANKL,同时下调OPG的表达,结果是破骨细胞大量分化并且激活,促进了溶骨。在骨基质中存在的生长因子,如转化生长因子β(transforming growth factor β, TGF-β)、胰岛素样生长因子(insulin-like growth factors, IGFs)、血管内皮生长因子(vascular endothelial growth factor, VEGF)、骨形态生成蛋白(bone morphogenic proteins, BMPs)和成纤维细胞生长因子(fibroblast growth factor, FGF)等,以及钙离子,这些生物活性物质在骨基质被降解的同时释放进入骨微环境中,它们可以促进肿瘤细胞增殖和产生更多的生长因子和PTHrP,进一步加重骨转移的恶性循环。

除此之外，肿瘤细胞来源的白细胞介素6（interleukin 6, IL-6）、IL-8、IL-11同样可以促进破骨细胞的分化和成熟。IL-8属于趋化因子，由单核细胞、内皮细胞和成骨细胞分泌，其以独立于RNAKL信号通路途径来激活破骨细胞。

三、成骨与破骨的平衡调节

在骨微环境里，OPG/RANKL/RANK系统对于维持破骨细胞与成骨细胞的平衡起着关键作用。成骨细胞分泌的OPG和RANKL在功能上相互拮抗，竞争结合破骨细胞表面的RANK，使破骨细胞的分化成熟处于一种平衡状态。但是肿瘤细胞的进入使得这一平衡打破，任何可以上调RANKL的因子都会促进骨微环境向溶骨方向进行，而可以逆转这一过程的因子并不多，所以乳腺癌的溶骨性转移非常普遍。表11-2-1列举了可以影响骨微环境的细胞因子及其功能。

表11-2-1　影响骨微环境的细胞因子及其功能

因　子	来　　源	靶细胞	功　　能
PTH	Serum	OB	↑ RANKL
PTHrP	CC	OB	↑ RANKL
COX-2/PGE2	OB, CC	OB、CC	↑ RANKL; in CC, ↑ MMPs
IL-1	Macrophages, monocytes, CC	OB	↑ RANKL
IL-11	OB	OB	↑ RANKL
TNF-α	Macrophages, EC	OB	↑ RANKL
IGF	Serum	OB	↑ RANKL
FGF	Stromal cells	OB	↑ RANKL
TGF-β	OB, CC, matrix release	OB、CC	In OB, ↑ COX-2, cytokines; in CC, ↑ PTHrP
PDGF	OC, CC, platelets, megakaryocytes	OB	↑ OB proliferaton; ↓ OB differentiation; ↓ OB adhension
Vitamin D/Ca	Serum	OB	↑ RNAKL if deficient

（续表）

因　子	来　源	靶细胞	功　能
Estrogen	Serum	OB, OC	In OB, OPG, collagen, ↓ cytokines, ↓ apoptosis; in OC, ↑ apoptosis
RANKL	OB	OC	↑ Osteoclastogenesis
OPG	OB	OC	↓ Osteoclastogenesis
IL-6	OB, CC	OC	↑ Osteoclastogenesis
IL-8	OB, CC, EC, monocytes	OC	↑ OC activation
M-CSF	OB, CC	OC	↑ Osteoclastogenesis
MCP-1	OB, CC	OC	↑ Osteoclastogenesis
VEGF	OB, CC, EC	OC	↑ OC formation
MMPs	OB, CC, EC	Matrix	Matrix degradation
Cathepsin K	OC	Matrix	Matrix degradation

注：↑（上调）；↓（下调）。PTH（甲状旁腺素）；PTHrP（甲状旁腺素相关蛋白）；COX-2（环氧合酶）；PGE2（前列环素 E2）；IL-1（白细胞介素1）；IL-11（白细胞介素11）；TNF（肿瘤坏死因子α）；IGF（胰岛素样生长因子）；FGF（成纤维细胞生长因子）；TGF-β（转化生长因子β）；PDGF（血小板衍生因子）；vitamin D（维生素D）；estrogen（雌激素）；M-CSF（巨噬细胞集落刺激因子）；MCP-1（单核细胞趋化蛋白1）；VEGF（血管内皮生长因子）；serum（血清）；OB（成骨细胞）；OC（破骨细胞）；CC（癌细胞）；EC（内皮细胞）；monocyte（单核细胞）；osteoclastogenesis（普骨细胞增生）；matrix degradation（基质降解）；RANKL（核因子κB受体活化因子配体）

第三节　其他骨基质细胞成分在骨转移中的作用

　　骨是人体最大的器官，约占人体总重量的5%，是最主要的造血器官和免疫器官。骨髓由造血组织、骨内膜（endosteum）、结缔组织、骨内皮（endothelium）构成。在骨腔内表面和骨小梁外表面，包围由单层破骨细胞、成骨细胞、骨衬里细胞构成的骨内膜衬里（endosteal lining）。造血组织则包含造血谱系细胞（hematopoietic lineage cell）、屏障细胞（barrier cell，主要为造血干细胞和成熟的巨核细胞）、MSCs、脂肪细胞构成。骨髓含有丰富的血液和营养，为转移的乳腺癌细胞提供了一个适宜的环境。除了在上一节中提到的成骨和破骨细胞之外，其他骨基质细胞也可能对乳腺癌的骨转移有重要作用。

转移是一个高度选择和低效率的过程，即便是循环系统中的肿瘤细胞也只有 0.1% 的概率在远端器官形成转移灶。肿瘤细胞与骨基质细胞的相互作用影响乳腺癌向骨转移的各个步骤，包括转移前 "龛" 结构（pre-metastasis niche）形成、癌细胞向骨归巢（homing）、定殖（seeding）、休眠（dormancy）、骨重塑恶性循环的形成（vicious cycle of bone remodeling）（见图 11-3-1）。以下我们将主要讨论骨的基质细胞对乳腺癌骨转移各个步骤的影响。

一、肿瘤相关的巨噬细胞

早在 1863 年，Rudolf Virschow 观察了肿瘤组织中白细胞浸润的情况后，首次提出炎症与肿瘤相关，后续的临床和实验研究不断地证明了这个假说。肿瘤组织浸润了多种免疫细胞，包括粒细胞（granulocyte）、淋巴细胞（lymphoid）、肥大细胞（mast cell）、自然杀伤细胞（natural killer cell, NK）、树突状细胞（dendritic cell）和巨噬细胞（macrophage），其中巨噬细胞是占比例最高的一群细胞，在部分恶性乳腺癌中，巨噬细胞几乎可以占肿瘤总重量的 50%，巨噬细胞浸润程度往往与患者的预后负相关。在肿瘤当中浸润的巨噬细胞与传统的巨噬细胞在功能上有很大不同，称为肿瘤相关的巨噬细胞（tumor-associated macrophages, TAM）。

目前，普遍认为肿瘤细胞分泌的 CCL2、M-CSF、IL-4、IL-10、IL-13 等招募循环系统中的单核细胞（monocyte）并刺激分化成为 TAM。TAM 在肿瘤微环境中的主要作用是促进肿瘤的起始、增殖、血管生成和抑制免疫监视。例如，TAM 可以分泌尿激酶型纤溶酶原激活物（urokinase plasminogen activator, uPA）、血管生长因子（vascular growth factor, VEGF）、肿瘤坏死因子 α（tumor necrosis factory-α, TNF-α）、MMPs、低氧诱导因子 1（hypoxia inducible factor 1, HIF-1）等诱导血管生成，促进肿瘤细胞的侵袭和转移。而肿瘤细胞表达的 M-CSF 刺激 TAM 分泌大量的表皮生长因子（epidermal growth factor, EGF），从而刺激肿瘤细胞分泌更多 M-CSF，形成恶性循环，促进肿瘤细胞的生长和转移。TAM 对转移的促进作用不是骨特异的。

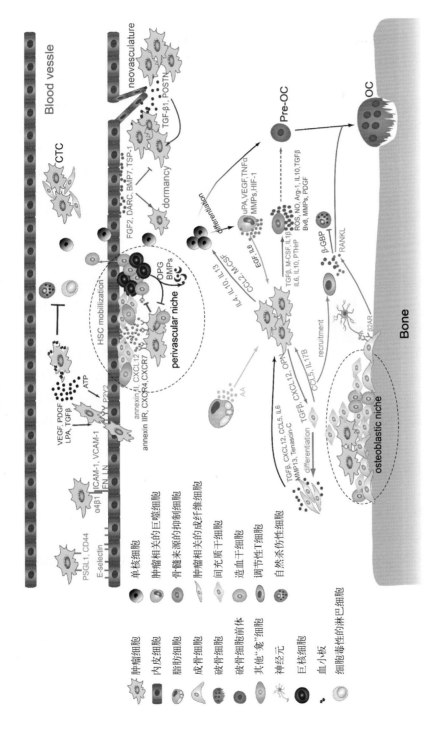

图 11-3-1 其他骨基质细胞成分在骨转移中的作用

注：blood vessle：血管；HSC mobilization：造血干细胞动员；perivascular niche：环血管 "龛" 结构；osteoblast niche：成骨 "龛" 结构；differentiation：分化；recrutment：招募

修改自 "Ell B, Kang Y. SnapShot: Bone Metastasis. Cell, 2012, 151(3): 690-690"。

二、骨髓来源的抑制性细胞

髓系谱系造血细胞的不正常分化是肿瘤免疫的一个重要标志，在肿瘤患者骨髓中，MDSC的增加是造血细胞组分中最主要的改变。骨髓来源的抑制细胞（myeloid-derived suppressor cell, MDSC）是一群异质性细胞，包括未成熟的巨噬细胞、粒细胞、树突状细胞及髓系祖细胞，主要起到抑制免疫反应，促进肿瘤细胞存活的作用。

在乳腺癌中，血液循环中MDSC的比例与肿瘤临床分期呈正相关，与化疗敏感性和患者的预后呈负相关。肿瘤细胞分泌的M-CSF、IL-1β、IL-6、IL-10、IL-13、TGF-β等对MDSC的扩增和免疫抑制功能的激活起着很重要的作用。在肿瘤组织中，MDSC通过产生大量的ROS、NO、精氨酸酶1（arginase 1, Arg-1）、IL-10、TGF-β发挥免疫抑制功能。此外，还分泌VEGF、MMPs、PDGF、多彩铃蟾肽8（bombina variegata peptide 8, Bv8）等促进血管生成。

相比于MDSC在原位肿瘤组织中起的作用，在骨转移微环境中的作用目前报道的并不多。Park等发现，在前列腺癌小鼠模型中，肿瘤细胞分泌的PTHrP能够刺激MDSC分泌MMPs，从而促进转移灶血管生成。Sawant等发现，MDSC在乳腺癌细胞的作用下可分化成为破骨细胞，以促进破骨细胞骨转移。

三、骨髓内皮细胞

肿瘤细胞与骨髓内皮细胞的黏附作用对肿瘤细胞在骨中定植起着重要的作用。骨髓内皮细胞表达的E型选择素（endothelial selectin）与肿瘤细胞表达的P型选择素糖蛋白受体（PSGL1）、CD44相互作用，使得肿瘤细胞沿着内皮细胞锚着、滚动。同时，肿瘤细胞通过高表达整合素 $\alpha_4\beta_1$（integrins $\alpha_4\beta_1$）结合内皮细胞表达的细胞内黏附分子1（ICAM-1）、血管黏附分子1（VCAM-1）、纤维连接蛋白（fibronectin, FN）、层连接蛋白（laminin, LN），促进肿瘤细胞穿内皮并在微环境中定殖。

此外，骨髓内皮细胞通过分泌FGF2、DARC、BMP或者抑制血管生成诱导肿瘤细胞维持休眠的状态，当新生血管形成后，新生血管内皮细胞高表达TGF-β$_1$和骨膜蛋白（periostin, POSTN）促进肿瘤细胞增殖。

因此,骨髓内皮细胞在肿瘤细胞向骨定殖、休眠、增殖过程中都起着很关键的作用。

四、血小板和巨核细胞

肿瘤细胞进入循环系统后,需要逃避NK、细胞毒性T细胞(cytotoxic T cell, CTL)的攻击,血小板与肿瘤细胞的相互作用,对肿瘤细胞在循环系统中存活起着重要的作用。肿瘤细胞通过表达胶原蛋白(collagen)、激活的凝血因子Ⅶ(coagulation factor Ⅶ, F Ⅶ)和组织因子(tissue factor)等激活血小板,使血小板聚集在肿瘤细胞周围,保护肿瘤细胞免受NK的攻击。激活的血小板还通过脱颗粒,释放血小板衍生因子(PDGF)、VEGF等血管生成,还可以促进肿瘤细胞穿内皮,诱导肿瘤细胞上皮间质转化(epithelial-mesenchymal transition)。

巨核细胞在乳腺癌细胞骨转移过程中却可能起着相反的作用。巨核细胞可能是癌细胞出血管后最先遇到的一群细胞。Li等首次证实,巨核细胞可以通过与癌细胞相互接触,抑制前列腺癌细胞增殖、促进细胞凋亡。巨核细胞还可能通过分泌BMPs、OPG等抑制破骨细胞分化,间接抑制了溶骨性骨转移。

五、MSCs、肿瘤相关的成纤维细胞

肿瘤相关的成纤维细胞(cancer-associated fibroblasts, CAF)主要存在于骨髓、脂肪组织、脐带中,是一群具有多种分化潜能的细胞。肿瘤细胞分泌的骨桥蛋白(osteopontin, OPN)可以促进原位肿瘤和靶器官的MSCs分泌CCL5、IL-17b,促进肿瘤细胞的迁移和在靶器官中定植。肿瘤细胞可以分泌Dickkopf-1(DKK1),抑制MSCs向成骨细胞分化,打破骨微环境中成骨-破骨平衡,促进肿瘤细胞向骨转移。此外,MSCs也能抑制免疫反应或者促进血管生成从而促进肿瘤发生、发展。

CAF是一群类成肌纤维细胞样(myofibroblast-like)的细胞,早期被认为主要来源于肿瘤细胞周围的固有组织成纤维细胞,近年来随着研究的深入,发现其可以从内皮细胞转化或MSCs分化而来。已有的研究表明,CAF对于促进肿瘤起始、血管生成、增值、浸润、转移都起着很重要的作用。扩散的肿瘤细胞甚至会挟裹CAF,帮助肿瘤细胞在循环系统中存活及在靶器官中定植。Massague等发现,CXCL12

高表达的CAF会模拟骨微环境筛选出高骨转移倾向的肿瘤细胞。特异性清除CAF可以显著降低肿瘤的生长，这表明靶向CAF对肿瘤的治疗会有积极的作用。

六、调节性T细胞、脂肪细胞和神经细胞

调节性T细胞（regulatory T cell, Treg）在肿瘤组织中主要起着免疫抑制的作用，其浸润程度与患者的预后呈负相关。在肺微环境中，Treg通过分泌CCL17、CCL22招募肿瘤细胞，同时通过分泌β-半乳糖苷结合蛋白（beta galactose binding protein, β-GBP）诱导NK凋亡，促进乳腺癌细胞肺转移。此外，Treg分泌大量的RANKL促进Erbb2高表达的乳腺癌细胞肺转移。

脂肪细胞分泌的花生四烯酸（arachidonic acid, AA）对肿瘤细胞向骨归巢起着重要的作用。神经细胞通过β2肾上腺素能受体（β2 adrenergic receptor, β2AR）与成骨细胞相互作用，刺激成骨细胞分泌RANKL，促进乳腺癌细胞骨转移。

七、小结

骨髓是一个复杂的环境，尽管大量的文章报道骨基质细胞与肿瘤细胞的相互作用，对肿瘤细胞向骨转移的各个步骤都起着非常重要的作用。然而，目前临床上靶向骨基质的药物都主要针对溶骨性恶性循环这一部分。相比肿瘤细胞，骨基质细胞的基因组更加稳定，有望成为更好的治疗靶点，目前的基础研究也不断证明这一点。如靶向M-CSF、CCL2的单克隆抗体、靶向肿瘤相关成纤维细胞表达的FAP可以阻断肿瘤细胞与基质细胞的相互作用，显著抑制肿瘤细胞的增殖。然而，目前针对靶向骨转移微环境中基质细胞的药物，特别是针对转移早起基质细胞与肿瘤细胞相互作用的药物还有待进一步的研究。

第四节　非细胞成分的作用

乳腺癌的骨转移不仅涉及前文提到的各种细胞的相互作用，非细胞成分如

细胞因子、分泌蛋白和细胞外囊泡介导了细胞间的信号传递，转移前"龛"结构提供细胞间相互作用的结构支持，这些非细胞成分在乳腺癌骨转移过程中也发挥了重要的促进作用。

一、细胞因子、分泌蛋白的作用

骨系统的内稳态表现为成骨细胞（osteoblasts）和破骨细胞（osteoclasts）之间的平衡，人体内有一套高度保守的信号分子来维持生理和病理状态下骨系统的内稳态，多种细胞因子和分泌蛋白参与其中。对骨稳态进行调节的信号分子有些来自远端器官，如降钙素（calcitonin）和甲状旁腺激素（parathyroid hormone）；有些来自骨系统内部如OPG，直接调节骨重塑相关细胞的激活和分化。遗传分析表明，Wnt信号和BMPs信号在骨髓间质前体细胞向成骨细胞发育过程中发挥着重要作用；而诸如RANKL、IL-6/IL-8/IL-11和M-CSF等细胞因子在单核细胞向破骨细胞分化过程中发挥着调节作用。这些信号分子相互影响，在分子和细胞层面形成复杂的调控回路控制着骨系统的内稳态。乳腺癌细胞转移到骨的过程中，往往都是利用特定的细胞因子、分泌蛋白等通过这些保守的生理过程促进溶骨性转移的实现。一些骨组织中富含的对癌细胞具有促进作用的细胞因子如TGF-β、IGF等也参与了乳腺癌的溶骨性转移过程。

核因子-κb受体活化子配体（receptor activator of NF-κB ligand, RANKL）是二型膜蛋白，属于TNF-α超家族。RANKL被蛋白酶剪切产生可溶性的sRANKL，后者可以与破骨细胞前体结合，刺激破骨细胞的成熟，而OPG可以作为RANKL的假配体来降低sRANKL有效浓度，抑制破骨细胞的成熟。RANK-RANKL回路的平衡维持着骨系统的内稳态。乳腺癌细胞可以通过分泌细胞因子，如IL-6/IL-8/IL-11等促进成骨细胞RANKL的表达或分泌蛋白酶剪切细胞膜表面的RANKL，使后者成为高活性的sRANKL，促进破骨细胞发育，形成溶骨性转移。同时，RNAKL对NF-κB信号通路的激活会上调粒细胞-M-CSF(MG-CSF)的表达，后者会提升破骨前体细胞的数量，诱导破骨细胞发育，进而促进溶骨转移灶的形成。

TGF-β是属于TGF-β超家族的一个多功能细胞因子，它可以通过调控细胞的增殖、分化、存活、黏附以及细胞微环境来抑制早期肿瘤发生，而肿瘤通过累积突变逃脱TGF-β的抑制作用后会利用TGF-β信号通路促进自身的迁徙、免疫逃逸和远端转移。在乳腺癌骨转移小鼠模型中，骨微环境中的乳腺癌细胞分泌多种细胞因子刺激破骨细胞成熟，破骨细胞造成骨溶解，促使骨质中大量的TGF-β释放，后者作用于癌细胞，又促进其细胞因子的释放，从而形成促转移的恶性循环。TGF-β对溶骨的促进一定程度上依赖于PTHrP，DLC1的过表达抑制肿瘤细胞PTHrP的表达和分泌或施加PTHrP中和抗体则可以抑制TGF-β依赖的溶骨性转移。对人ER阴性的乳腺癌细胞转移机制的研究发现一组与骨转移相关的基因，这些基因中IL-11和结缔组织生长因子（connective tissue growth factor, CTGF）是TGF-β的下游基因，IL-11会促进癌细胞浸润和血管生成，CTGF则提升成骨细胞对RANKL和GM-CSF的表达。

在促进破骨细胞成熟的同时，乳腺癌细胞还会分泌抑制因子抑制诸如骨成型蛋白（BMPs）、Wnt、内皮素1（endothelin-1）、血小板源性生长因子（platelet derived growth factor, PDGF）等相关通路活性，从而抑制成骨细胞的发育，进一步打破成骨-破骨平衡。其他一些抑制成骨细胞发育和促进破骨细胞分化的细胞因子和分泌蛋白，协助乳腺癌细胞完成免疫逃逸的细胞因子和分泌蛋白也在乳腺癌溶骨性转移过程中发挥着作用。

二、转移前"龛"结构（pre-metastasis niche）

1. "龛"结构的形成

乳腺癌细胞还未扩散进入循环系统时，可以通过分泌蛋白影响远端骨组织（主要是骨髓来源的细胞），引发一系列有利于转移的生理变化，形成转移前"龛"结构。

"龛"结构（niche）是由微环境中两种或几种基质细胞相互作用形成的特殊结构，骨转移"龛"结构是指癌细胞与骨微环境中各种基质细胞和组织之间结合，以及信号分子相互交流形成的特殊形态学结构。这些骨髓基质细胞和因子相互组织协调促进癌细胞的向骨的归巢（homing）、定殖、休眠和增殖，最终促进癌细胞对正常造血功能和成骨过程的破坏。骨基质细胞对转移灶形成中各个步骤的作用是目前的主要研究方向。

骨是健康个体造血作用和成骨作用发生的主要场所。在骨髓中主要存在两种正常的"龛"结构：环血管"龛"结构（perivascular niche）和成骨"龛"结构

（osteoblastic niche），两者统称为骨组织"龛"结构，其中驻留着两种成体干细胞：造血干细胞（HSCs）和MSCs。环血管"龛"结构位于骨腔静脉窦外围，内皮细胞、CXC基序趋化因子配体12（CXCL12）高表达的网状细胞、MSCs在这里通过表达干细胞因子（stem cell factor）、CXCL-12、血管生成素1（angiopoietin-1）等一系列生长因子、细胞因子和趋化因子来调控造血干细胞的自我更新。同时，MSCs通过表达血小板生长因子α（PDGFRα）、CD51、巢蛋白（nestin）、CD146、干扰素诱导的GTP结合蛋白Mx-1、瘦素受体（Lepr）和表胶质蛋白（Periaxin）诱导自身分化为骨原细胞（osteoprogenitor cell）并定位于骨腔内表面形成成骨"龛"结构。骨组织"龛"结构会连续不断地释放出免疫细胞、组织前体细胞等进入循环系统，用于机体免疫及损伤修复。骨组织"龛"结构内稳态的破坏不仅会对骨局部环境产生诸如骨质增生、骨质疏松、骨关节炎、骨恶性肿瘤等后果，还可能会影响身体其他器官的正常状态。

在癌细胞定位到骨的过程中环血管"龛"结构具有定向作用。正常情况下，环血管"龛"结构中的基质细胞通过CXCL12-CXCR4信号通路与造血干细胞相互作用，将后者维持在"龛"结构中，一些癌细胞会利用这一信号通路的功能，通过高表达CXCR4和CXCR7利用趋化性迁移到CXCL12高表达的骨"龛"结构中。

成骨"龛"结构中的成骨细胞会促进乳腺癌细胞在骨微环境中的存活和增殖。乳腺癌细胞表达的E型钙黏蛋白（E-cadherin）和成骨细胞表达的N型钙黏蛋白（N-cadherin）相互作用会激活癌细胞内AKT/mTORC1信号通路，促进癌细胞的存活和增殖（见图11-4-1）。

2. 乳腺癌细胞分泌的和转移前微环境形成相关蛋白

研究的最多的当属PTHrP，PTHrP会促进成骨细胞RANKL的表达，后者促进破骨细胞的分化和骨质溶解。原发灶乳腺癌分泌的PTHrP到达骨组织后，可以诱导成骨细胞和其他骨基质细胞分泌CCL2（C-C motif chemokine ligand 2），提高CCL2在血浆中的浓度，使之反回来诱导肿瘤细胞产生VEGF，有利于其原位的生长。

其次，乳腺癌细胞还可以分泌乙酰肝素酶（haparanase, HPSE），它可以作用于ECM的重要组分硫酸乙酰肝素分子，将其降解成短链低聚糖。HPSE在很多癌症当中都有过表达，临床上和肿瘤恶性程度正相关，其作用比较多样，有报道和内皮-基质转换（epithelial-mesenchymal transition, EMT）相关，对原位

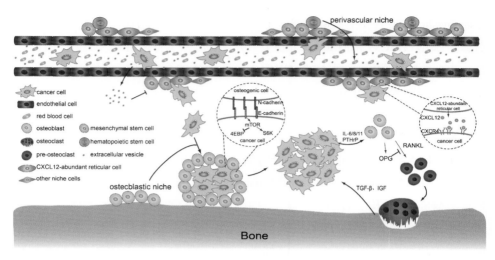

图 11-4-1　非细胞成分的作用

注：cancer cell（肿瘤细胞）；endothelial cell（内皮细胞）；red blood cell（红细胞）；osteoblast（成骨细胞）；osteoclast（破骨细胞）；pre-osteoclast（破骨细胞前体）；CXCL-12-abundant reticular cell（CXCL-12丰富表达的网状细胞）；other niche cell（其他"龛"细胞）；mesenchymal stem cell（间充质干细胞）；hematopoietic stem cell（造血干细胞）；extracellular vesicle（细胞外囊泡）；perivascular niche（环血管"龛"结构）；osteoblast niche（成骨"龛"结构）

引自 "Wang H, Yu C, Gao X, et al. The osteogenic niche promotes early-stage bone colonization of disseminated breast cancer cells. Cancer Cell, 2015, 27(2): 193-210"。

肿瘤的生长起到促进作用。在乳腺癌骨转移方面，其主要可能对骨微环境的重塑（remodeling）产生作用。有实验表明小鼠脂肪垫种植HPSE过表达的癌细胞和对照组相比，会在没有可检测到骨转移灶的情况下，产生明显骨重吸收（resorption）现象。它的机制可能是增强破骨细胞的活性，增加溶骨转移。

最后，OPN也是一种重要的蛋白，对于骨转移过程它的作用主要在于介导破骨细胞在骨矿物基质（mineral matrix）的锚定，诱发骨的重塑。OPN不影响原发灶的肿瘤生长但是会对癌细胞的远端转移带来很大影响。有实验通过小鼠原位注射的方式，发现原发灶的癌细胞释放的OPN，可以通过循环系统把骨髓细胞（bone-marrow cells, BMCs）提前招募到远端目的转移灶的基质，以此来达到对转移前微环境的重塑。有实验表明，OPN对于骨重吸收的标志物Ⅰ类胶原蛋白（type Ⅰ collagen）的产生也起到重要作用。

在乳腺癌细胞增殖突破"龛"结构后，会通过分泌诸如TNF-α、IL-11、Jagged1和PTHrP等多种细胞因子和生长因子促进破骨细胞的激活。溶骨造成骨基质中大量TGF-β和IGF-1的释放，又促进了癌细胞的存活和增殖，从而使癌细胞进入溶骨性增长阶段。

三、细胞外囊泡

细胞可以通过细胞外囊泡（extracellular vesicle）与周围或远端细胞进行通讯。细胞外囊泡是一种由脂质双分子层构成的囊泡结构，其携带有膜蛋白及细胞质蛋白和RNA。细胞外囊泡可以根据其亚细胞起源分成不同的亚型，从细胞质膜出芽形成的囊泡我们一般称之为微囊泡（microvesicle），微囊泡的直径一般从100 nm到1 000 nm不等；核内体或多泡小体来源的囊泡我们一般称之为外泌体（exosome），外泌体直径一般小于150 nm，富含核内体来源的组分。细胞外囊泡携带的一些表面分子使得它们可以与特定的靶细胞结合，之后通过胞吞或质膜融合的方式将自身所携带的物质传递给靶细胞并改变靶细胞的状态和功能。

近些年的研究表明，细胞外囊泡参与了肿瘤细胞在体内的传播过程。癌细胞来源细胞外囊泡可以通过自身携带的miRNA-105、蛋白酶等影响血管的通透性和转移靶器官的状态，通过miR-122降低促转"龛"结构中细胞的代谢水平，为癌细胞提供一个高能量环境。癌细胞释放的细胞外囊泡还可以直接影响癌细胞自身的迁移和侵袭浸润能力，它们可以通过携带的整合素（integrins）与ECM中的成分如纤连蛋白（fibronectin）相互作用提升癌细胞的黏附能力和迁移速率，通过携带的金属蛋白酶参与侵袭浸润足（invadopodia）的形成。不仅癌细胞来源的细胞外囊泡会促进侵袭浸润，CAF来源的细胞外囊泡也具有类似的功能（见图11-4-1）。

虽然目前细胞外囊泡对癌细胞转移的作用理解不够精确和全面，细胞外囊泡在乳腺癌骨转移中对骨基质细胞特异性的作用还知之甚少，但是随着研究的不断深入这一过程会越来越明确，可能成为靶向、杀死肿瘤细胞的新手段。

乳腺癌骨转移过程中的非细胞成分研究对了解乳腺癌骨转移机制具有重要意义。随着研究的深入，越来越多的证据表明肿瘤微环境中的成分、结构及与基质细胞的相互作用对肿瘤的发生、发展和转移起着促进作用。不同的细胞因子、分泌蛋白在乳腺癌骨转移中的作用比较明确；转移前"龛"结构、细胞外囊泡等新领域的相关研究还比较少，乳腺癌细胞如何靶向到骨组织，如何与骨中驻留细胞发挥作用，骨中的结构又对乳腺癌细胞转移灶的形成起到了什么样的作用，这些问题都需要我们对转移前"龛"结构、细胞外囊泡的深入了解和认识之后才能回答。

第五节　骨转移重要的信号通路

乳腺癌的发展进程中，癌细胞和微环境的互作处于动态变化中。从乳腺癌细胞扩散前，到定殖于骨基质，再到形成转移灶，不同的阶段有不同的基因来介导细胞行使不同的功能。本节主要介绍与乳腺癌骨转移特异性相关的分子以及信号通路。

一、TGF-β（transforming growth factor β）信号通路

TGF-β蛋白家族的众多成员可以被分为两个主要的类别：BMP/GDF和TGF-β/Activin/Nodal。其成员间的功能有差异但是可以相互补偿。TGF-β通路的激活依赖于TGF-β分子和Ⅰ、Ⅱ型丝苏氨酸激酶（serine/theonine kinases）膜受体（TGF-βRⅠ和TGF-βRⅡ）形成受体复合物，TGF-β先和Ⅱ型受体结合，Ⅱ型受体磷酸化Ⅰ型受体。Ⅰ型受体胞内段磷酸化激活Smad2/Smad3转录因子（BMP激活的是Smad1/Smad5/Smad8），在Smad4的作用下入核调节下游蛋白的表达。Smad蛋白除了激活经典的Smad通路之外，还可以调控或者被MAPK、Notch、Wnt以及PI3K通路调控，TGF-β甚至可以直接激活APK, PI3K and Rho GTPase通路。

TGF-β通路的激活对于细胞增殖具有双重作用，在正常生理条件下，TGF-β通路可以抑制上皮细胞的增殖，但是在癌细胞中，TGF-β的抑癌通路通常是有突变失活的，因此细胞会失去对凋亡信号的反应，使得TGF-β与肿瘤的发生和转移呈正相关。TGF-β主要以非激活的形式分泌到基质中，和延迟相关蛋白（latency-associated protein, LAP）结合形成SLC（small latent complex），在LTBP 1（latent-transforming growth factor beta-binding protein 1）的包裹下形成LLC（large latent complex）分泌到胞外再被进一步活化。LTBP1对TGF-β具有保护、助分泌、促定

位的作用。有实验表明，LTBP1的缺失会导致TGF-β不能被正确活化。

　　TGF-β调节多种的下游基因，包括α5β3、IL-6、IL-8、IL-11、MMP-1、CXCR-4以及Jagged1-Notch信号通路。在乳腺癌骨转移的过程中起到的作用包括：诱导骨髓MSCs迁移到发生骨重吸收（resorption）的部位进行骨重建（formation）；在恶性循环（vicious cycle）中，骨质中的大量TGF-β被释放出，刺激PTHrP、jagged 1和IL-11的产生，进而促进成骨细胞释放RANKL，诱导破骨细胞的成熟，造成溶骨转移（见图11-5-1）。

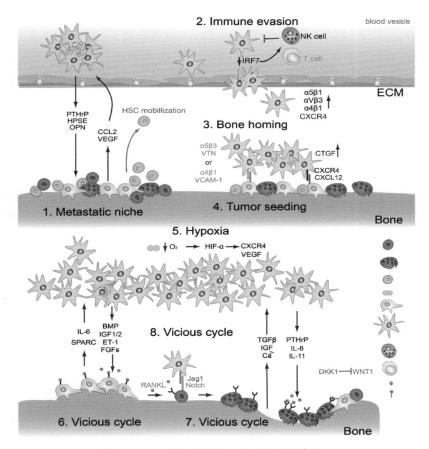

图11-5-1　骨转移重要的信号通路和步骤

注：metastatic niche（转移"龛"结构）；immune evasion（免疫逃逸）；bone homing（骨归巢）；tomor seeding（肿瘤定殖）；hypoxia（低氧）；vicious cycle（恶性循环）；ECM（胞外基质）；HSC mobilization（造血干细胞动员）
引自 "Li X, Loberg R, Liao J, et al. A destructive cascade mediated by CCL2 facilitates prostate cancer growth in bone. Cancer Res, 2009, 69(4): 1685-1692"。

二、Wnt信号通路

Wnt信号通路分为经典的Wnt信号通路（canonical Wnt signaling pathway）、非经典的平面细胞极性通路（the noncanonical planar cell polarity pathway）和非经典的Wnt/钙通路（the noncanonical Wnt/calcium pathway）。3条通路的起始步骤都是相似的：首先游离的Wnt和膜表面跨膜FRZ（Frizzled）受体以及辅助受体LRP5（LDL-receptor related protein 5）结合，将信号传导到胞内dishevelled蛋白。之后，对于经典通路，下游是dishevelled蛋白使β−连环蛋白（β−catenin）从APC复合物中解离，从而阻止其降解在胞质内累积，入核和LEF转录因子结合介导下游基因的转录。非经典平面细胞极性通路中，dishevelled蛋白激活下游rac1−JNK通路或者Rho−ROCK通路来激活细胞骨架的重组。非经典的Wnt/钙通路则是通过CaMKII−NFAT、calcineurin和PKC等起作用，调节细胞黏附等。乳腺癌骨转移过程中主要发挥作用的是Wnt经典通路，促进成骨细胞，抑制破骨细胞（见图11−5−1）。

DKK1（Dick kopf-related protein 1）为Wnt通路的一个重要抑制剂，为游离蛋白，可以和Frizzled蛋白的辅助受体LRP5/6结合，阻止Wnt蛋白和受体结合；另外两个抑制剂WIF−1（Wnt inhibitory factor 1）与SFRP(secreted frizzled-related protein)可以和游离的Wnt结合来抑制Wnt信号通路。

三、骨转移中其他重要步骤

除了这些经典的信号通路，转移的其他方面对骨转移也至关重要，并且为多层次靶向转移进行治疗提供了新的靶点，下面就一些重要方面给予补充。

1. 免疫逃逸

进入循环系统的癌细胞可以改变自己膜表面的蛋白表达来达到免疫逃逸的目的，其中最重要的分子是干扰素调节蛋白7（interferon regulatory factor 7，IRF7）。它可以激活Ⅰ型干扰素（type Ⅰ interferon）信号通路，在肿瘤细胞表面通常IRF7表达缺失，可以抑制NK细胞和CD8+ T细胞的免疫应答，有助于肿瘤细胞的免疫逃逸（见图11−5−1）。

2. 倾向骨组织归巢 (homing)

癌细胞表面特定的蛋白受体表达可以特异性介导癌细胞和特定的组织产生黏附,从而完成器官特异性的归巢。

整合素(integrin)是一类重要的跨膜受体(transmembrane receptor),是细胞间及细胞与ECM相互作用的桥梁。它由α和β两个亚基形成二聚体,在受到胞外或者胞内刺激的情况下,整合素会发生结构改变,将信号转导到胞内或者胞外,分别为outside-in signaling和inside-out signaling。受到刺激之后,整合素分子会聚集形成簇(cluster),介导细胞的黏附和信号传递。在乳腺癌骨转移过程中起作用的整合素主要有α5β3和α4β1。肿瘤细胞表面表达的α5β3,可以与ECM中的玻璃体结合蛋白(vitronectin)以及和骨基质细胞(bone stromal cells)中的OPN(osteopontin)结合,介导肿瘤细胞和骨基质(bone matrix)的黏附;α4β1主要由骨髓细胞(myeloma cells)表达,与骨基质细胞表达的VCAM-1(vascular cell adhesion molecule-1)以及纤连蛋白(fibronectin)结合,可以增强乳腺癌转移灶在骨的生长并且刺激破骨细胞的成熟。OPN对于破骨细胞迁移能力的影响,也是通过在破骨细胞的基质面表达的α5β3和CD44受体的结合而完成的。

上文提到的CXCR4-CXCL12也是一个重要的归巢机制(见图11-5-1)。

3. 抵抗缺氧 (hypoxia)

骨转移灶的乳腺癌细胞成长到一定大小之后会发生局部的缺氧,不过肿瘤细胞也有应对策略。首先,缺氧条件可以诱导缺氧诱导因子-1(hypoxia inducible factors-1, HIF-1)的表达,可以抑制成骨细胞的分化并促进破骨细胞的成熟。HIF-1α可以诱导VEGF和CXCR4表达上升,促进肿瘤细胞骨转移。在溶骨转移中胰岛素样生长因子-1(insulin-like growth factor-1, IGF-1)会从骨基质中被释放出来,IGF可以增加HIF-1α的蛋白稳定性,间接促进癌症转移。再次,有研究表明,VTN作用可能不仅限于黏附,还与缺氧(hypoxia)条件下的蛋白表达调控有关。有研究表明,这种结合可以持续性增强mTOR(mammalian target of rapamycin)的活性,可以抵抗缺氧条件对肿瘤细胞带来的不利影响,使得转录起始蛋白eIF4E(eukaryotic initiation factor 4F)与其抑制蛋白4E-BP1解离从而激活,起始下游基因的转录(见图11-5-1)。

第六节　乳腺癌骨转移研究方法

为了更好地治疗乳腺癌骨转移,离不开对其分子机制的研究,实验室内乳腺癌骨转移的研究主要依赖于临床样本分析以及体外、体内研究系统的建立,利用这些方法进行的机制研究可以为临床诊断与治疗提供理论基础和药物靶点。

基于Paget提出的"种子与土壤"假说,对于器官特异性转移的研究,重点在于比较具有不同器官偏好性的肿瘤细胞与原位肿瘤的差异。所以从20世纪70年代起,就有一批研究者致力于筛选具有不同器官偏好性的肿瘤细胞系,再将其与未经筛选的母系或者与具有其他器官偏好性的细胞进行比较。筛选方法主要有两种:体内筛选和单克隆分离法。体内筛选是将动物肿瘤细胞注入同品系的动物体内,或将人源细胞株注入免疫缺陷小鼠体内,使其发生转移,然后分离出靶器官的转移灶,体外培养后再注入动物体内,直到得到特异性转移的细胞亚系。单克隆分离法则基于肿瘤细胞系的异质性,认为同一细胞系中存在着不同转移能力的细胞,通过体外建立单克隆细胞株的方法,将不同转移倾向的细胞挑选出来。Massauge实验室就利用体内筛选的方法,以乳腺癌细胞系MDA-MB-231为母系,筛选出了具有骨转移倾向的细胞亚系,并通过基因芯片分析其表达谱,找到了与母系差异表达的基因。同样的研究思路也可以运用到临床样本上,即比较转移灶与原位肿瘤的差异,而且患者样本更具临床意义。

无论是细胞系还是临床样本,比较其差异都离不开大规模高通量的检测技术,即基因芯片、高通量测序、蛋白质芯片等。这些基因组学、转录组学以及蛋白组学技术的发展,为肿瘤转移研究领域带来了新的突破。另外,一些文库的出现,比如cDNA文库、shRNA文库等,也为肿瘤转移研究中大规模筛选提供了条件,而且近几年CRISPR/cas9技术的发展和sgRNA(single-guide RNA)文库的建立,使得这种大规模筛选技术更加高效实用。

通过上述技术平台,可以找到介导肿瘤转移的关键因子。为了确定这些关键因子的作用,还需要进行临床及实验验证。临床验证主要是对临床样本的分析,包括检测关键因子的表达,以及其表达与患者转移情况或临床预后的相关性。实验验证则是通过过表达或降表达某一关键因子,来观测其对肿瘤转移的影响。确定了关键因子的作用后,便要研究其具体机制,而这依赖于体内及体外研究系统的建立,接下来便做详细介绍。

一、体外研究系统

乳腺癌骨转移包括肿瘤细胞局部侵袭、进出血管、定殖、转移灶形成等过程,研究人员针对这些过程设计了多种体外实验方法,用来研究比较肿瘤细胞的行为变化。

1. 穿小室侵袭实验(transwell invasion assay)

肿瘤发生转移的前奏便是肿瘤细胞的侵袭,这是恶性肿瘤细胞通过黏附、酶解 ECM、迁移等方式穿透组织屏障,到达其他组织的现象。研究肿瘤细胞的侵袭能力最为常用的体外实验是穿小室侵袭实验。该实验利用多孔膜材料将细胞培养区室分为上下两部分,即 transwell 细胞培养小室(见图 11-6-1);然后在膜材料上覆盖一层薄薄的基质胶(matrigel),基质胶作为小鼠 EHS 肉瘤中提取的基质成分,富含胞外基质蛋白,可以很好地模拟天然基膜;再将肿瘤细胞接种于上层区室,在下层区室中加入一些吸引剂(通常是血清)来吸引肿瘤细胞向下层侵袭。一段时间后就可以通过检测下层区室的侵袭细胞数来衡量其侵袭能力。此外,3D 细胞追踪、荧光基质分解实验等一些技术也可以用来研究肿

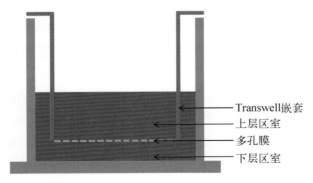

Transwell 嵌套
上层区室
多孔膜
下层区室

图 11-6-1　穿小室实验

瘤细胞的侵袭。3D细胞追踪可以观察单细胞的运动能力或趋化性，荧光基质分解实验可以检测肿瘤细胞酶解胞外基质的能力，我们可以根据侧重点的不同来选择实验方法。

在体内，细胞的迁移与侵袭并没有很明确的概念上的区分；但在细胞实验中，迁移实验与侵袭实验是可以区分的。侵袭实验中，细胞需要穿过胞外基质，要有与胞外基质间的相互作用，而细胞迁移实验是单纯检测肿瘤细胞在无障碍情况下的运动能力。检测细胞迁移常用的实验方法是穿小室迁移实验和细胞划痕实验（wound healing assay）。穿小室迁移实验与穿小室侵袭实验利用相同的细胞培养装置，不同的是迁移实验中不需要matrigel来模拟基膜，具有迁移能力的细胞直接穿过多孔材料，最后也是通过下层区室的细胞数来比较不同细胞的迁移能力。该实验还可以在上下区室形成短时间的成分梯度，比如细胞因子、趋化因子的浓度梯度，来研究细胞的趋化性。细胞划痕实验则是在贴壁生长的肿瘤细胞中划出几条划痕，然后在显微镜下观察划痕边缘的细胞向中间迁移的速度。

2. 内皮细胞黏附实验和穿内皮实验

在肿瘤转移过程中，肿瘤细胞进入血管、黏附于血管内皮以及穿出血管，都是必不可少的步骤，为了检测肿瘤细胞黏附于血管内皮和穿血管的能力，可以分别进行内皮细胞黏附实验和穿内皮实验。内皮细胞黏附实验是指将肿瘤细胞与内皮细胞共培养，看肿瘤细胞黏附于内皮细胞的能力，可分为静态黏附实验与流动实验。静态黏附要先在培养皿中铺一层内皮细胞，再将一定数量的肿瘤细胞加入，静置培养一定时间后洗掉未黏附的肿瘤细胞，就可以对黏附的细胞进行定量检测。流动实验则要使流动的肿瘤细胞不断通过一层内皮细胞，来模拟血流环境。静态黏附方便操作，不需要专业设备，但不能模拟血液流动；流动实验可以模拟血流，但消耗时间，并需要专业设备。为了结合这两种方法的优点，又发展出了半静态黏附实验，将静态黏附系统置于摇床上，通过培液的来回流动来提供剪切力。穿内皮实验同样用到了transwell细胞培养小室。在上层区室，先将内皮细胞铺在多孔膜上来模拟血管内皮，再把一定数量的肿瘤细胞接种于内皮细胞层之上，穿入到下层的肿瘤细胞数量就可以间接反映其穿血管的能力。

乳腺癌的骨转移多为溶骨性转移，而且会形成恶性循环，在这个循环过程中,破骨细胞的分化非常关键,所以就常用诱导破骨细胞分化的能力来间接反映肿瘤细胞的骨转移能力。该实验既可以用小鼠骨髓细胞来诱导,也可以用破骨前体细胞系RAW264.7来诱导。用原代骨髓诱导破骨细胞分化时,要先从4～6周龄的BALB/c小鼠后肢长骨中冲出骨髓,得到骨髓细胞;再与肿瘤细胞、条件培养基或诱导分子进行共培养,1周后就可以进行抗酒石酸酸性磷酸酶(tartrate-resistant acid phosphatase, TRAP)染色,观察破骨细胞的数目。诱导RAW264.7分化时,则可以直接使用该细胞系与上述成分进行共培养,再进行TRAP染色。

二、动物模型的制作和体内肿瘤的监测

体外实验虽然简单易行,便于控制变量,但也不能模拟体内的复杂性,不能完全预测肿瘤细胞在体内的行为,所以动物模型在肿瘤研究领域就成了一种不可代替的工具。按照肿瘤产生原因,可将动物模型分为自发性肿瘤模型、诱发性肿瘤模型、转基因肿瘤模型和移植性肿瘤模型。在乳腺癌研究中也存在着这4种模型,但是在前3种肿瘤模型中,乳腺癌很少发生骨转移。所以为了更直接快速地研究乳腺癌的骨转移,一般采用移植性肿瘤模型,将人类的肿瘤细胞直接打到免疫缺陷的小鼠体内,或在同种间进行肿瘤移植,造成骨转移模型。常用的方法有脂肪垫注射、左心室注射和骨内注射等。

(一)动物模型

1. 原位移植模型

脂肪垫注射属于原位移植模型,是指将人类乳腺癌细胞或组织块种植于免疫缺陷小鼠的乳腺脂肪垫,也可以将小鼠乳腺癌细胞种植于非免疫缺陷的小鼠乳腺脂肪垫,从而引发骨转移。小鼠的乳腺脂肪垫位于乳头下方,在皮层与腹壁之间,贴附于皮层内侧,呈粉白色,有较鲜明的血管交汇于此。需要注意的是,细胞一般重悬于matrigel,这可以聚合细胞,防止细胞泄露出脂肪垫;但matrigel作为胞外基质可以激活整合素,所以涉及整合素作用的研究,则要将细胞重悬于磷酸缓冲盐溶液(phosphate buffer saline, PBS)或培养液。该方法建立的骨转移模型模拟了从原发灶到转移灶的完整过程,对研究乳腺癌骨转移的发生机制有很大的帮助。但脂肪垫注射也存在着一定的缺陷,它相对于其他的

移植模型试验周期较长，且骨转移的发生率较低，还伴有其他部位的转移。像人类的乳腺癌细胞系通过此方法很少发生骨转移，但是小鼠乳腺癌细胞系4T1通过体内筛选得到的一个亚系4T1.2具有很高的骨转移能力，可以成功地在具有免疫系统的BALB/c小鼠中通过脂肪垫注射形成骨转移模型，所以这种模型多被用来研究T细胞、树突状细胞、巨噬细胞等免疫细胞在骨转移中的功能。

2. 骨转移模型

左心室注射是制造骨转移模型最常用的方法之一，将肿瘤细胞直接注射于小鼠的左心室，细胞就可以随着循环系统到达全身，具有骨倾向性的肿瘤细胞便可以形成骨转移灶。左心室注射具有很多优点，不但操作快速，而且骨转移率高、可以快速形成骨转移灶，被广泛使用。该方法模拟了循环肿瘤细胞从外周血到定殖于骨微环境的过程，形成的骨转移灶与患者骨转移灶相似度高。但该方法也会引起脑、肺等其他器官的转移，影响实验结果。

为解决像脂肪垫注射和左心室注射形成的移植模型中多器官转移的现象，可将肿瘤细胞系进行多次体内筛选，选出能特定转移到骨的细胞亚系，再利用这种亚系来研究乳腺癌骨转移就会没有或减少很多其他器官的转移。

3. 骨内注射和髂动脉注射

另外，我们也可以从移植方法上来避免其他器官的转移，骨内注射便是可选方法之一，也是肿瘤骨转移研究中的常用方法，是指直接透过骨皮质或者骨端将肿瘤细胞注入股骨或胫骨的骨髓腔内。用得比较多的方法是从膝盖处，透过胫骨骨端进行胫骨骨髓腔注射，如图11-6-2所示，将小鼠麻醉后，用手提起胫骨，使膝盖处弯曲90°角，利用胰岛素注射器透过髌骨韧带，在胫骨骨端连接面慢慢钻孔，再利用微量注射器通过孔洞注入细胞。该方法避过了肿瘤细胞定植于骨微环境之前的转移步骤，直接将细胞注入骨髓腔，可以用来研究肿瘤细胞的定植能力，以及与骨微环境之间复杂的相互作用，还可以用来检测一些通过抑制破骨细胞激活、分化来治疗骨转移的药物，比如二磷酸盐类。骨内注射虽然操作简单，成瘤率高，但是该方法会造成骨皮质、骨髓腔的损伤，所以为了避免对骨的伤害，还可以采用髂动脉注射法。髂动脉注射同样可以将肿瘤细胞直接注入后肢长骨中，避免其他器官的转移。该方法需要在髂骨与股骨之间钝性分离出髂总动脉，再将细胞注入。需要注意的是，骨内注射和髂动脉注射的细胞在进入骨髓腔后，都会有一部分随着血流迅速到达肺部，所

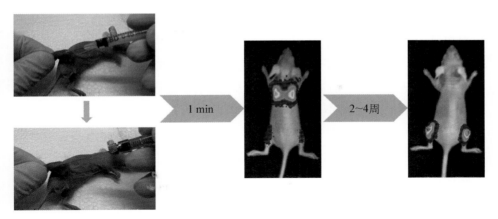

图11-6-2　小鼠胫骨骨髓腔注射

以通过这两种方法注射的细胞不应该具有肺倾向性，以免形成肺转移灶影响实验。

4. 其他移植模型

上述移植模型均建立在小鼠的遗传背景下，这并不能直接将结论推论到人身上，相比之下人源化移植模型更具参考价值。该模型是在免疫缺陷小鼠中，将肿瘤发生原位或转移靶器官的微环境进行人源化，以模拟人体内微环境的信号对于肿瘤细胞的影响。Weinberg实验室将永生化的人类乳腺成纤维细胞接种到NOD/SCID小鼠脂肪垫部位，而小鼠本身的脂肪垫已被清除，随后将乳腺上皮细胞和基质细胞植入，这种模型可以发育出人类的乳腺导管和乳腺小叶，创造出一个人源化的乳腺微环境以供移植人类乳腺癌细胞。另外也有研究者致力于骨的人源化，将人类的骨组织或者骨基质移植到免疫缺陷的小鼠体内，并原位移植乳腺癌细胞。在这种模型中，有一株人类乳腺癌细胞SUM1315可以特异性转移到人骨中，而非小鼠骨组织，这表明乳腺癌骨转移在不同物种间有可能存在着不同的分子机制，所以人源化移植模型有助于更准确的研究骨转移机制。

（二）体内肿瘤的监测

1. 生物发光成像技术（bioluminescent imaging, BLI）

动物模型建立好之后，接下来非常重要的一步就是对体内肿瘤的监测。以荧光素酶为基础的活体BLI的发展，为在体内实时观测和量化肿瘤的生长转移情况提供了可能。BLI技术运用荧光素发光原理，在将肿瘤细胞移植到体内之前，要对细胞或特定的分子进行荧光素酶标记。首先将荧光素酶基因Fluc整合到肿瘤细胞基因组上以稳定表达荧光素酶，然后通过腹腔、尾静脉或眼底静脉丛给接种过肿瘤细胞的小鼠注射底物荧光素（luciferin），便可以迅速产生发光现象。这种酶催化荧光素氧化发光需要ATP及氧气的存在，因此只有在活细胞内才会产生发光现象，并且光的强度与肿瘤大小呈正相关。所以，BLI技术既可以指示肿瘤的位置，又可以量化肿瘤生长情况，为体内实验带来了极大的方便。

2. X线（X-ray）

X线也被广泛应用于肿瘤骨转移的体内成像。X线是一种波长短、能量大的电磁波，可以透过可见光无法穿透的物质，而且其穿透力还与物质的密度有关，利用这种性质便可以把密度不同的物质分开，所以不论在医学上还是在动物实验中，X线常用来观测高密度的骨的形态变化。在乳腺癌骨转移模型中，就可以通过X线成像，来检测骨在形态学上的变化，比如溶骨性转移所带来的溶骨现象，从而间接反映骨转移程度的强弱。

3. 微型计算机断层扫描（micro-computed tomography, micro-CT）技术

Micro-CT技术在小动物成像中也已经得到了应用。Micro-CT技术同样是利用X线的原理，对样品进行三维成像，其精确度可以达到微米级别，极大地提高了准确性。但由于其成本昂贵，并未被广泛应用。

三、小结

上述体外实验与动物模型均为常用技术，在乳腺癌骨转移的机制研究中被广泛使用。体外实验影响因素小、可控性好，体内实验则能够模仿真实病情，为治疗提供更可靠的参考，两者相辅相成、相互验证。利用这些技术，乳腺癌骨转移的机制研究已经有了很大的进步，但骨转移患者的治愈率或者存活率并没有得到很大的改观，这需要不断改进技术和发展新方法来更精确地研究其机制。体外实验虽然简单易行，但需要增加其复杂性，以更好地接近体内环境，比如逐渐发展起来的体外骨"龛"模型的建立，将骨组织碎片或骨髓基质细胞与乳腺癌细胞进行二维或三维共培养，以模拟体内的骨微环境，就可以更真实地研究癌细胞与微环境的相互作用。体内实验被广大研究者所信赖，并可以利用一些成像技术来反映骨转移情况，但其动态可视性还有待提高，如果能像肝和肺的活体镜检技术那样，在动物相应部位安装监视窗，实时观测乳腺癌骨转移的发展过程，定将会加深我们的理解，为临床治疗提供依据。

第七节　乳腺癌骨转移的诊断及治疗

随着对乳腺癌骨转移机制研究的不断深入，许多在乳腺癌骨转移中发挥重要作用的分子、细胞相继被发现，进而推动了针对乳腺癌骨转移的诊断及治疗方法的发展和改进，这些基础及转化研究，对减轻患者痛苦和延长患者生存时间方面有着非常重大的意义，也为治愈骨转移提供了可能性。

一、乳腺癌骨转移风险的预测及诊断

根据目前对乳腺癌骨转移机制的研究，肿瘤细胞一些基因的表达强弱或者体内跟骨转移相关的因子水平的高低可以用来对骨转移风险进行预测，再辅以不断发展的影像学，患者能够得到较为精确的诊断和合适的治疗。

1. 肿瘤相关的生物标志物

乳腺癌的骨转移以溶骨性转移为主，因此针对乳腺癌骨转移的机制研究主要集中在溶骨方面。目前，研究发现乳腺癌细胞产生的PTHrP、前列腺素E_2（prostaglandin E_2, PGE_2）、IL-1、IL-6、IL-8、IL-11、M-CSF、TNF-α及VEGF可通过激活核因子κB受体活化因子配体（receptor activator of nuclear factor-κB ligand, RANKL）参与的RANKL/RANK信号通路来促进破骨细胞的活性。乳腺癌细胞分泌的激活素A（activin A）、Wnt通路抑制因子DKK-1（dickkopf-1）可通过抑制成骨细胞的分化来破坏成骨和破骨的平衡。此外，肿瘤细胞表面的CXCR4（C-X-C motif chemokine receptor type 4）与成骨细胞分泌的CXCL-12（C-X-C motif chemokine 12）结合可促进肿瘤细胞的招募和存活，而乳腺癌细胞表面表达的Jagged1可通过Jagged1/Notch信号通路直接与破骨细胞前体作用刺激骨吸收过程。由此，对乳腺癌细胞涉及骨转移的这些分泌因子及表面受体表达的检测，有助于乳腺癌患者骨转移风险的预测及早期诊断。

2. 骨形成相关标志物

在乳腺癌骨转移的过程中，无论是成骨或溶骨性转移，成骨细胞都会受到影响，而由此引起一些特异性蛋白含量和酶活性的变化，这些蛋白及酶本身或激活产物都可作为诊断骨转移的参考标志物。骨特异性碱性磷酸酶（bone-specific alkaline phosphatase, BAP）由成骨细胞分泌，被认为是成骨细胞活性的重要标志物，其高表达也与骨再吸收过程有一定相关性。Ⅰ型胶原蛋白是骨基质的重要组成部分，它的成熟需要蛋白酶对其前体剪切，而成熟过程中产生的N端前肽（N-terminal propeptides of type Ⅰ procollagen, PINP）和C端前肽（C-terminal propeptides of type Ⅰ procollagen, PICP）是成骨的重要标志物。骨钙素（osteocalcin）作为骨基质中非胶原蛋白系的主要成分，骨钙素及其N端片段的含量也能在一定程度反映成骨情况。这些成骨相关的标志物含量变化均可在血清或血浆中被检测到，临床上可操作性强。

3. 骨吸收相关标志物

骨吸收过程中，破骨细胞发挥了关键作用，因此对影响破骨细胞活性的重要分子及骨吸收代谢产物的检测也可为患者的诊断提供参考。RANKL能够促进破骨细胞的分化成熟，护骨素（osteoprotegerin, OPG）通过与RANKL形成复合物阻断RANKL的作用，因此检测血清或血浆中RANKL/OPG水平的变化可反映骨转情况。骨唾液酸蛋白（bone sialoprotein 2, BSP）和OPN属于同一蛋白家族，是乳腺癌等癌症骨转移的重要因子，两者在血清或血浆中的含量可反映骨吸收情况。抗酒石酸酸性磷酸酶5b（tartrate-resistant acid phosphatase 5b, TRAP5b）在骨吸收过程中会释放到血液中，其含量的增高反映较高的破骨细胞活性及较多的破骨细胞数量。骨吸收的特异性代谢产物脱氧吡啶啉（deoxypyridinoline, DPD）、Ⅰ型胶原蛋白羧基末端和氨基交末端联端肽（type Ⅰ collagen carboxy-/amino-terminally cross-linked telopeptides, CTX/NTX）在血清、血浆及尿液中均可被检测。此外，破骨细胞分泌的CTSK和乳腺癌、成骨等细胞分泌的部分MMPs可降解骨基质，也可作为骨吸收标志物；而骨基质降解释放出的TGF-β等因子可促进癌细胞的生长，进而形成溶骨性转移的恶性循环，故也可作为乳腺癌溶骨性转移的参考标志物。

4. 骨成像技术

骨成像技术相比生物标志物在乳腺癌骨转移的早期诊断发挥作用较小，但仍可检测出无病症骨转移。放射性核素骨成像（skeletal scintigraphy）因其对骨转移的高灵敏度是目前首选的骨转移检测手段；X线拍照（radiography）、磁共振成像（nuclear magnetic resonance imaging, MRI）与计算机断层扫描（computed tomography, CT）的联用进一步增加了对骨转移病灶检测的准确性；而核医学中的正电子发射计算机断层成像（positron emission computerized tomography, PET-CT）具有高灵敏度和准确性，但昂贵的费用限制了该技术在患者诊断中的普及。

综上所述，在乳腺癌骨转移的诊断中，针对骨吸收和再生相关事件的标志物及检测方法较多，而这一阶段骨转移往往已经发生。因此，采用更为早期和精准的诊断标志物是预防乳腺癌骨转移的关键。

二、乳腺癌骨转移临床治疗的靶向药物

乳腺癌骨转移通常导致骨相关事件（skeletal related events, SRE）的发生，给患者带来极大痛苦。目前临床上已使用的针对乳腺癌骨转移治疗的靶向药物，主要是通过抑制骨吸收过程来减轻和抑制SRE的发展，减缓患者痛苦，从而提高患者生活质量，并延长患者生存时间。

1. 双膦酸盐类

在对乳腺癌骨转移的治疗中，双膦酸盐类（bisphosphonates, BPs）是治疗乳腺癌骨转移的药物之一，它会附着在矿化骨基质表面，通过诱导破骨细胞的凋亡抑制破骨细胞的分化和成熟，达到对溶骨过程的抑制，因此这类药物也可用做骨质疏松的治疗。双膦酸盐主要有含氮和不含氮两类，羟乙膦酸（etidronate）及氯膦酸盐（clodronate）均为不含氮膦酸盐，含氮类有帕米膦酸盐（pamidronate）、阿仑膦酸盐（alendronate）、伊班膦酸盐（ibandronate）及唑来膦酸（zoledronic acid, ZA）。含氮膦酸盐不仅与其他膦酸盐一样可导致破骨细胞中具有细胞毒性的异戊烯焦磷酸（isopentenyl pyrophosphate, IPP）的积累；还可以抑制法尼基焦磷酸合酶（farnesyl diphosphate synthase, FPS），而对FPS的抑

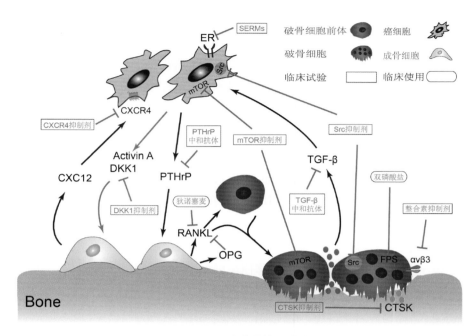

图 11-7-1　乳腺癌骨转移的诊断及治疗

制会影响一些小的GTPase（guanosine triphosphatase）的翻译后修饰，这些小的GTPase包括Ras、Rab、Rho和Rac，因此会进一步影响破骨细胞多种重要功能。其中ZA在许多国家已被批准用于恶性肿瘤骨转移的治疗，相比其他膦酸盐，ZA在抑制SRE发生中具有更好的效果。另外，有临床前研究发现BPs可能通过直接的抗肿瘤作用抑制癌细胞的骨转移（见图11-7-1）。

2. RANKL中和抗体

目前，已投入临床使用的RANKL单克隆中和抗体地舒单抗（denosumab，抗骨质疏松药），在抑制乳腺癌导致的骨相关疾病及SRE的发生方面有非常明显的效果。相比BPs，狄诺塞麦对人体的不良反应更小，但相应的治疗费用更昂贵。地舒单抗虽然可抑制乳腺癌SRE的发生，但不能确定其在临床上有抑制癌细胞向骨扩散的作用，且其并不适用于多发性骨髓瘤患者预防SRE发生（见图11-7-1）。

以上在乳腺癌骨转移中用于抑制SRE的药物均靶向骨吸收过程，可能会造成患者低血钙，因此，在治疗过程中患者需要注意补充钙和维生素D。

三、乳腺癌骨转移治疗药物的研究进展

乳腺癌骨转移的复杂性使得患者难以被治愈,而已经批准投入临床用于治疗乳腺癌骨转移的药物较少,且主要是针对骨吸收过程,在抑制SRE、减少患者痛苦方面发挥作用。乳腺癌骨转移是一种恶性循环,其中涉及多种细胞、分子和信号通路,而目前乳腺癌骨转移治疗药物的研发也主要靶向这些分子和细胞,如图11-7-1所示。目前,有一部分已通过批准用于临床治疗其他疾病的药物和一些新开发的小分子、蛋白类药物在乳腺癌骨转移的临床前及临床试验中显示出了效果。

1. TGF-β的中和抗体

OPG和PTHrP是恶性循环中重要的两个分子,两者的中和抗体已处于临床试验阶段。同时,TGF-β也是这一循环中的关键因子,影响骨转移的多个方面,因此阻断TGF-β信号通路在抑制乳腺癌骨转移治疗中可起到积极作用。目前,TGF-β的中和抗体1D11、GC1008及其受体激酶的抑制剂对于癌症骨转移的抑制效果处于临床前研究和临床试验。

2. 整合素αvβ3

研究发现整合素αvβ3不仅能抑制破骨细胞功能,还可增加乳腺癌细胞向骨转移的潜能,其抑制剂ATN-161的临床前研究发现该抑制剂显著减少了乳腺癌的骨转移。目前ATN-161已经完成了临床Ⅰ期、Ⅱ期试验;此外还有IMGN388、L-000845704两种抑制剂处于骨质疏松治疗的临床试验。

3. 选择性雌激素受体调节剂

选择性雌激素受体调节剂(selective estrogen receptor modulators, SERMs)是抗雌激素治疗的主要用药,主要有他莫昔芬(Tamoxifen)和芳香化酶抑制剂(aromatase inhibitors, AIs)。SERMs在各阶段乳腺癌的辅助治疗中均被使用。其中,AIs在临床试验中相比前者表现出更少的不良反应和更高的总生存率,因而被广泛使用。但AIs会造成过度的骨吸收,因此在治疗中AIs结合抗骨吸收药物可被考虑。

4. mTOR抑制剂

PI3K-Akt-mTOR信号通路在调节细胞的增殖、凋亡、迁移和血管生成中发挥重要作用,其中mTOR的抑制剂雷帕霉素(rapamycin)、依维莫司

（everolimus）和替西罗莫司（temsirolimus）在乳腺癌骨转移的辅助治疗相关研究中表现出了特异性。有研究发现依维莫司在乳腺癌模型研究中可刺激成骨细胞分化和减少骨吸收，在临床试验中也证明其对抑制骨吸收和乳腺癌骨转移进一步发展有效；雷帕霉素在抑制破骨细胞存活中发挥作用。

5. Src 抑制剂

Src家族是非受体酪氨酸激酶的一员，它在成骨、破骨细胞及肿瘤细胞中发挥重要作用，Src的抑制剂达沙替尼（dasatinib）和塞卡替尼（saracatinib）在骨骼及转移相关疾病的临床试验中均有治疗效果。

6. 蛋白酶抑制剂

有研究表明蛋白酶抑制剂在骨的合成代谢中发挥作用，其中美国食品药品监督管理局（US Food and Drug Administration, FDA）批准了两种蛋白酶抑制剂NR-171和硼替佐米（bortezomib）用于治疗多发性骨髓瘤，使用过这两种药物的多发性骨髓瘤患者表现出骨吸收标志物的减少及骨形成标志物的增加，提示这两种抑制剂可能的抗骨转作用；在临床试验中，硼替佐米在晚期乳腺癌的辅助治疗中也表现出效果，这些都指向其在乳腺癌骨转移治疗中的可能性。

7. Cathepsin K 抑制剂

Cathepsin K是破骨细胞主要的半胱氨酸蛋白酶，在骨基质的降解中发挥重要作用。其小分子抑制剂MK-0822在临床Ⅱ期试验中表现出了对骨吸收的抑制作用；而另一抑制剂AFG-495在临床前试验中抑制了乳腺癌骨转移的骨吸收过程。

8. CXCR4 抑制剂

CXCR4在骨转移乳腺癌等多种骨转移癌症细胞中高表达，它的合成多肽抑制剂CTCE-9908及小分子抑制剂AMD3100在抑制乳腺癌骨转移的临床前研究均有效，但造血细胞中CXCR4基因的破坏会促进破骨细胞活性，因此，增加相关抑制剂对肿瘤细胞的靶向性非常重要。

9. WNT 信号通路抑制因子

DKK1是WNT信号通路的抑制因子可作为乳腺癌骨转移的治疗靶标，目前DKK1中和抗体BHQ880在骨髓癌的治疗进入临床试验阶段，而在乳腺癌骨转移治疗方面还没有相关临床信息。另一WNT信号通路抑制因子硬骨素（sclerostin）在临床中表现出了对骨质疏松治疗的极强效果，但也没在乳腺癌等的骨转移中开展临床试验。临床试验证明,激活素A的可溶性诱骗受体 ACE-011在多发性骨髓瘤的溶骨抑制中发挥作用,但也没有相关在乳腺癌骨转移的临床试验开展。

10. 放射性药物

除以上药物,放射性药物也可被用于乳腺癌的骨转移治疗。^{223}Ra可靶向骨转移位点并呈递α粒子辐射的细胞毒性,主要用于难根除的前列腺癌成骨性转移的治疗,而临床Ⅱ期试验发现静脉注射^{223}Ra可显著减少乳腺癌溶骨病变代谢的应答速率。另外^{32}P、^{89}Sr、^{186}Re、^{188}Re及^{153}Sm表现了在弥散性骨转移中减少骨痛的可能性。

四、乳腺癌骨转移的治疗方向

骨转移的复杂性使其被认为几乎是不能治愈的,因此针对乳腺癌骨转移的治疗目的主要集中在抑制和延缓SRE的发生、减少患者痛苦和延长患者生存时间。目前,在乳腺癌骨转移的治疗中主要采用药物治疗、放疗和手术3种方式。

药物治疗目前着眼于阻断乳腺癌骨转移的恶性循环,在这一过程中涉及的各种重要分子和信号通路成为研究的重点。随着乳腺癌骨转移研究的不断深入,肿瘤靶向药物、骨合成代谢药物陆续投入治疗乳腺癌骨转移的临床研究,但仍未能找到高效、低毒、低能耗的特异性靶向药物。另外,阻止癌细胞向骨的特异性转移也是治疗策略,这需要在乳腺癌细胞侵袭、迁移等恶性发展及向骨归巢和定殖能力等方面开发和研究相关药物。姑息性放疗(palliative radiotherapy, RT)旨在减少骨转移带来的骨痛,80%的患者在接受RT后有痛苦减轻效果;另外RT还可达到缩小转移灶、减少肿瘤对骨组织的挤压和浸润,对破骨细胞的活性也有影响;还有一些研究者在寻找合适的RT频率和剂量,采用复合的RT技术以达到更好的治疗效果。减压手术是针对癌细胞转移到脊椎导致脊柱压迫、神经功能缺损及顽固性疼痛症状的减压手段,它与RT联用在减轻患者痛苦、恢复神经功能等方面有较好的效果;而乳腺癌在胸骨附近的转移也有一套相应的胸骨切除手术标准。

总而言之,对于乳腺癌骨转移的治疗仍有很大的发展空间,无论是在风险预测及早期诊断,还是在治疗药物和手段。目前除了对蛋白的研究,一些在骨转移中发挥重要作用的microRNA也不断被发现，且显示了在诊断和治疗中应用的可能。乳腺癌骨转移早期诊断方法、技术的发展是预防和阻止乳腺癌骨转移的重要环节；而针对更为早期和精确的诊断结果，患者可及早地得到相应的半个性化及个性化治疗，来预防和抑制骨转移，这将更符合对于乳腺癌骨转移这一复杂过程的治疗方向，而这些都依赖于研究者对乳腺癌骨转移机制的基础与转化研究的深入。

------------------------------ 参 考 文 献 ------------------------------

[1] Hess KR, Varadhachary GR, Taylor SH, et al. Metastatic patterns in adenocarcinoma [J]. Cancer, 2006, 106: 1624−1633.

[2] Lu X, Kang Y. Organotropism of breast cancer metastasis[J]. J Mammary Gland Biol Neoplasia, 2007, 12(2−3): 153−162.

[3] Hart IR. 'Seed and soil' revisited: mechanisms of site-specific metastasis[J]. Cancer Metastasis Rev, 1982, 1: 5−16.

[4] Maharajan P, Paino G, Rosato F, et al. Influence of mouse uterus on the metastatic patterns of tumour cells[J]. Cancer Lett, 1988, 43: 33−36.

[5] Kovacs KA, Hegedus B, Kenessey I, et al. Tumor type-specific and skin region-selective metastasis of human cancers: another example of the "seed and soil" hypothesis[J]. Cancer Metastasis Rev, 2013, 32: 493−499.

[6] Tarin D, Price JE, Kettlewell MG, et al. Mechanisms of human tumor metastasis studied in patients with peritoneovenous shunts[J]. Cancer Res, 1984, 44: 3584−3592.

[7] Fuji H, Mihich E. Selection for high immunogenicity in drug-resistant sublines of murine lymphomas demonstrated by plaque assay[J]. Cancer Res, 1975, 35: 946−952.

[8] Paget S. The distribution of secondary growths in cancer of the breast[J]. Cancer metastasis Rev, 1989, 8: 98−101.

[9] Hart IR, Fidler IJ. Role of organ selectivity in the determination of metastatic patterns of B16 melanoma[J]. Cancer Res, 1980, 40: 2281−2287.

[10] Kang Y, Siegel PM, Shu W, et al. A multigenic program mediating breast cancer metastasis to bone[J]. Cancer Cell, 2003, 3: 537−549.

[11] Minn AJ, Gupta GP, Siegel PM, et al. Genes that mediate breast cancer metastasis to lung[J]. Nature, 2005, 436: 518−524.

[12] Nguyen DX, Bos PD, Massague J. Metastasis: from dissemination to organ-specific

colonization[J]. Nat Rev Cancer, 2009, 9: 274-284.

[13] Gausemeier B. Genetics as a modernization program: biological research at the Kaiser Wilhelm Institutes and the political economy of the Nazi State[J]. Hist Stud Nat Sci, 2010, 40: 429-456.

[14] Cairns RA, Harris IS, Mak TW (2011). Regulation of cancer cell metabolism[J]. Nat Rev Cancer, 11: 85-95.

[15] Giancotti FG (2013). Mechanisms governing metastatic dormancy and reactivation [J]. Cell, 155: 750-764.

[16] Allard WJ, Matera J, Miller MC, et al. Tumor cells circulate in the peripheral blood of all major carcinomas but not in healthy subjects or patients with nonmalignant diseases[J].Clin Cancer Res, 2004, 10(20): 6897-6904.

[17] Pfitzenmaier J, Ellis WJ, Hawley S, et al. The detection and isolation of viable prostate-specific antigen positive epithelial cells by enrichment: a comparison to standard prostate-specific antigen reverse transcriptase polymerase chain reaction and its clinical relevance in prostate cancer[J]. Urol Oncol, 2007, 25: 214-220.

[18] Vessella RL, Pantel K, Mohla S. Tumor cell dormancy: an NCI workshop report [J]. Cancer Biol Ther, 2007, 6: 1496-1504.

[19] Zhang XH, Wang Q, Gerald W, et al. Latent bone metastasis in breast cancer tied to Src-dependent survival signals[J]. Cancer Cell, 2009, 16: 67-78.

[20] Chen Q, Zhang XH, Massague J. Macrophage binding to receptor VCAM -1 transmits survival signals in breast cancer cells that invade the lungs[J]. Cancer Cell, 2011, 20: 538-549.

[21] Nguyen DX, Chiang AC, Zhang XH, et al. WNT/TCF signaling through LEF1 and HOXB9 mediates lung adenocarcinoma metastasis[J]. Cell, 2009, 138: 51-62.

[22] Oskarsson T, Acharyya S, Zhang XH, et al. Breast cancer cells produce tenascin C as a metastatic niche component to colonize the lungs[J]. Nat Med, 2011, 17: 867-874.

[23] Gao H, Chakraborty G, Lee-Lim AP, et al. The BMP inhibitor Coco reactivates breast cancer cells at lung metastatic sites[J]. Cell, 2012, 150: 764-779.

[24] Kennecke H, Yerushalmi R, Woods R, et al. Metastatic behavior of breast cancer subtypes[J]. J Clin Oncol, 2010, 28(20): 3271-3277.

[25] Khosla S, Melton LJ 3rd, Achenbach SJ, et al. Hormonal and biochemical determinants of trabecular microstructure at the ultradistal radius in women and men [J]. J Clin Endocrinol Metab, 2006, 91(3): 885-891.

[26] Cheleuitte D, Mizuno S, Glowacki J. *In vitro* secretion of cytokines by human bone marrow: effects of age and estrogen status[J]. J Clin Endocrinol Metab, 1998,

83(6): 2043-2051.

[27] Bismar H, Diel I, Ziegler R, et al. Increased cytokine secretion by human bone marrow cells after menopause or discontinuation of estrogen replacement [J]. J Clin Endocrinol Metab, 1995, 80(11): 3351-3355.

[28] Kaplan RN, Riba RD, Zacharoulis S, et al. VEGFR1-positive haematopoietic bone marrow progenitors initiate the pre-metastatic niche [J]. Nature, 2005, 438: 820-827.

[29] Pfeilschifter J, Diel I, Scheppach B, et al. Concentration of transforming growth factor beta in human bone tissue: relationship to age, menopause, bone turnover, and bone volume. Journal of bone and mineral research [J]. J Bone Miner Res, 1998, 13(4): 716-730.

[30] Rosen CJ, Verault D, Steffens C, et al. Effects of age and estrogen status on the skeletal IGF regulatory system. Studies with human marrow [J]. Endocrine, 1997, 7(1): 77-80.

[31] Boyle WJ, Simonet WS, Lacey DL. Osteoclast differentiation and activation [J]. Nature, 2003, 423: 337-342.

[32] Chen YC, Sosnoski DM, Mastro AM. Breast cancer metastasis to the bone: mechanisms of bone loss [J]. Breast Cancer Res, 2010, 12(6): 215.

[33] Rosenberg N, Rosenberg O, Soudry M. Osteoblasts in bone physiology-mini review [J]. Rambam Maimonides Med J, 2012, 3(2): e0013.

[34] Suva LJ, Washam C, Nicholas RW, et al. Bone metastasis: mechanisms and therapeutic opportunities [J]. Nat Rev Endocrinol, 2011, 7(4): 208-218.

[35] Travlos GS. Normal structure, function, and histology of the bone marrow [J]. Toxicol Pathol, 2006, 34(5): 548-565.

[36] Coleman RE. Clinical features of metastatic bone disease and risk of skeletal morbidity [J]. Clin Cancer Res, 2006, 12(20 Pt 2): 6243s-6249s.

[37] Talmadge JE, Fidler IJ. AACR centennial series: the biology of cancer metastasis: historical perspective [J]. Cancer Res, 2010, 70: 5649-5669.

[38] Ell B, Kang Y. SnapShot: bone metastasis [J]. Cell, 2012, 151(3): 690-690.

[39] Balkwill F, Mantovani A (2001). Inflammation and cancer: back to Virchow? [J] Lancet, 2001, 357(9255): 539-545.

[40] Solinas G, Germano G, Mantovani A, et al. Tumor-associated macrophages (TAM) as major players of the cancer-related inflammation [J]. J Leukoc Biol, 2009, 86(5): 1065-1073.

[41] Qian BZ, Pollard JW. Macrophage diversity enhances tumor progression and metastasis [J]. Cell, 2010, 141: 39-51.

[42] Wei Q, Lei R, Hu G. Roles of miR -182 in sensory organ development and cancer

[J]. Thoracic Cancer, 2015, 6: 2-9.

[43] Condamine T, Ramachandran I, Youn JI, et al. Regulation of tumor metastasis by myeloid-derived suppressor cells[J]. Ann Rev Med, 2015, 66: 97-110.

[44] Diaz-Montero CM, Salem ML, Nishimura MI, et al. Increased circulating myeloid-derived suppressor cells correlate with clinical cancer stage, metastatic tumor burden, and doxorubicin-cyclophosphamide chemotherapy[J]. Cancer Immunol Immunother, 2009, 58(1): 49-59.

[45] Gabrilovich DI, Nagaraj S. Myeloid-derived suppressor cells as regulators of the immune system[J]. Nat Rev Immunol, 2009, 9: 162-174.

[46] Shojaei F, Wu X, Zhong C, et al. Bv8 regulates myeloid-cell-dependent tumour angiogenesis[J]. Nature, 2007, 450: 825-831.

[47] Wilson PW, Peterson WH, Fred EB. The Relationship between the Nitrogen and Carbon Metabolism of Clostridium acetobutylicum[J]. J Bacteriol, 1930, 19(4): 231-260.

[48] Park SI, Lee C, Sadler WD, et al. Parathyroid hormone-related protein drives a CD11b+Gr1+ cell-mediated positive feedback loop to support prostate cancer growth [J]. Cancer Res, 2013, 73: 6574-6583.

[49] Danilin S, Merkel AR, Johnson JR, et al. Myeloid-derived suppressor cells expand during breast cancer progression and promote tumor-induced bone destruction[J]. Oncoimmunology, 2012, 1: 1484-1494.

[50] Sawant A, Deshane J, Jules J, et al. Myeloid-derived suppressor cells function as novel osteoclast progenitors enhancing bone loss in breast cancer[J]. Cancer Res, 2013, 73: 672-682.

[51] Steger F. Neuropathological research at the "Deutsche Forschungsanstalt fuer Psychiatrie" (German Institute for Psychiatric Research) in Munich (Kaiser-Wilhelm-Institute). Scientific utilization of children's organs from the "Kinderfachabteilungen" (Children's Special Departments) at Bavarian State Hospitals[J]. J Hist Neurosci, 2006, 15(3): 173-185.

[52] Barthel SR, Hays DL, Yazawa EM, et al. Definition of molecular determinants of prostate cancer cell bone extravasation[J]. Cancer Res, 2013, 73: 942-952.

[53] Katayama Y, Hidalgo A, Furie BC, et al. PSGL-1 participates in E-selectin-mediated progenitor homing to bone marrow: evidence for cooperation between E-selectin ligands and alpha4 integrin[J]. Blood, 2003, 102: 2060-2067.

[54] Jaenicke L, Lichtenthaler FW. A Kaiser Wilhelm Institute for Cologne! Emil Fischer, Konrad Adenauer, and the Meirowsky endowment[J]. Angew Chem Int Ed Engl, 2003, 42(7): 722-726.

[55] Schneider JG, Amend SR, Weilbaecher KN. Integrins and bone metastasis: integrating tumor cell and stromal cell interactions[J]. Bone, 2011, 48: 54−65.

[56] Weber MM. [The history of the Kaiser Wilhelm Society during the Third Reich. Interim reports of the president's commission of the Max Planck Society]. Der Nervenarzt, 2002, 73(11): 1107−1111.

[57] Bandyopadhyay S, Zhan R, Chaudhuri A, et al. Interaction of KAI1 on tumor cells with DARC on vascular endothelium leads to metastasis suppression[J].Nature Med, 2006, 12: 933−938.

[58] Kobayashi A, Okuda H, Xing F, et al. Bone morphogenetic protein 7 in dormancy and metastasis of prostate cancer stem-like cells in bone[J]. J Exp Med, 2011, 208(13): 2641−2655.

[59] Ghajar CM, Peinado H, Mori H, et al. The perivascular niche regulates breast tumour dormancy[J]. Nat Cell Biol, 2013, 15(7): 807−817.

[60] Gay LJ, Felding-Habermann B. Contribution of platelets to tumour metastasis[J]. Nat Rev Cancer, 2011, 11: 123−134.

[61] T RH (1897). The 'Kaiser Wilhelm Der Grosse'[J]. Science, 1897, 6(146): 589−590.

[62] Bancroft WD, Bancroft G. Glycogen Metabolism[J]. Proc Natl Acad Sci U S A, 1930, 16(10): 651−657.

[63] Hayes FR. The metabolism of developing salmon eggs: Chemical changes during development[J]. Biochem J, 1930, 24(3): 735−745.

[64] Zobell CE, Meyer KF. The Metabolism of the Brucella Group in Synthetic Media [J]. Science, 1930, 72(1859): 176.

[65] Carmeliet P, Jain RK. Molecular mechanisms and clinical applications of angiogenesis[J]. Nature, 2011, 473: 298−307.

[66] Schumacher D, Strilic B, Sivaraj KK, et al. Platelet-derived nucleotides promote tumor-cell transendothelial migration and metastasis via P2Y2 receptor[J]. Cancer Cell, 2013, 24: 130−137.

[67] Labelle M, Begum S, Hynes RO. Direct signaling between platelets and cancer cells induces an epithelial-mesenchymal-like transition and promotes metastasis[J]. Cancer Cell, 2011, 20: 576−590.

[68] Li X, Koh AJ, Wang Z, et al. Inhibitory effects of megakaryocytic cells in prostate cancer skeletal metastasis[J]. J Bone Miner Res, 2011, 26(1): 125−134.

[69] Cook RP. Pyruvic acid in bacterial metabolism: With an account of the methods used for the detection and determination of pyruvic acid[J]. Biochem J, 1930, 24(5): 1526−1537.

［70］ Bord S, Frith E, Ireland DC, et al. Megakaryocytes modulate osteoblast synthesis of type-1 collagen, osteoprotegerin, and RANKL［J］. Bone, 2005, 36: 812−819.

［71］ Kacena MA, Gundberg CM, Horowitz MC. A reciprocal regulatory interaction between megakaryocytes, bone cells, and hematopoietic stem cells［J］. Bone, 2006, 39: 978−984.

［72］ Kacena MA, Nelson T, Clough ME, et al. Megakaryocyte-mediated inhibition of osteoclast development［J］. Bone, 2006, 39: 991−999.

［73］ Rada T, Reis RL, Gomes ME. Distinct stem cells subpopulations isolated from human adipose tissue exhibit different chondrogenic and osteogenic differentiation potential［J］. Stem Cell Rev, 2011, 7(1): 64−76.

［74］ Wang HS, Hung SC, Peng ST, et al. Mesenchymal stem cells in the Wharton's jelly of the human umbilical cord［J］. Stem Cells, 2004, 22: 1330−1337.

［75］ Goldstein RH, Reagan MR, Anderson K, et al. Human bone marrow-derived MSCs can home to orthotopic breast cancer tumors and promote bone metastasis［J］. Cancer Res, 2010, 70: 10044−10050.

［76］ Karnoub AE, Dash AB, Vo AP, et al. Mesenchymal stem cells within tumour stroma promote breast cancer metastasis［J］. Nature, 2007, 449: 557−563.

［77］ Mi Z, Bhattacharya SD, Kim VM, et al. Osteopontin promotes CCL5-mesenchymal stromal cell-mediated breast cancer metastasis［J］. Carcinogenesis, 2011, 32: 477−487.

［78］ Fernandez Vallone VB, Hofer EL, Choi H, et al. Behaviour of mesenchymal stem cells from bone marrow of untreated advanced breast and lung cancer patients without bone osteolytic metastasis［J］. Clin Exp Metastasis, 2013, 30(3): 317−332.

［79］ Koh BI, Kang Y. The pro-metastatic role of bone marrow-derived cells: a focus on MSCs and regulatory T cells［J］. EMBO Reports, 2012, 13(5): 412−422.

［80］ Kalluri R, Zeisberg M. Fibroblasts in cancer［J］. Nat Rev Cancer, 2006, 6(5): 392−401.

［81］ Zeisberg EM, Potenta S, Xie L, et al. Discovery of endothelial to mesenchymal transition as a source for carcinoma-associated fibroblasts［J］. Cancer Res, 2007, 67: 10123−10128.

［82］ Warburg O, Wind F, Negelein E. The metabolism of tumors in the body［J］. J Gen Physiol, 1927, 8(6): 519−530.

［83］ Mao Y, Keller ET, Garfield DH, et al. Stromal cells in tumor microenvironment and breast cancer［J］. Cancer Metastasis Rev, 2013, 32(1−2): 303−315.

［84］ Duda DG, Duyverman AM, Kohno M, et al. Malignant cells facilitate lung metastasis by bringing their own soil［J］. Proc Natl Acad Sci U S A, 2010, 107(50): 21677−21682.

［85］ Zhang XH, Jin X, Malladi S, et al. Selection of bone metastasis seeds by mesenchymal signals in the primary tumor stroma［J］. Cell, 2013, 154(5): 1060-1073.

［86］ Loeffler M, Kruger JA, Niethammer AG, et al. Targeting tumor-associated fibroblasts improves cancer chemotherapy by increasing intratumoral drug uptake ［J］. J Clin Invest, 2006, 116(7): 1955-1962.

［87］ Bates GJ, Fox SB, Han C, et al. Quantification of regulatory T cells enables the identification of high-risk breast cancer patients and those at risk of late relapse［J］. J Clin Oncol, 2006, 24(34): 5373-5380.

［88］ Campbell DJ, Koch MA. Phenotypical and functional specialization of FOXP3$^+$ regulatory T cells［J］. Nat Rev Immunol, 2011, 11(2): 119-130.

［89］ Olkhanud PB, Baatar D, Bodogai M, et al. Breast cancer lung metastasis requires expression of chemokine receptor CCR4 and regulatory T cells［J］. Cancer Res, 2009, 69: 5996-6004.

［90］ Tan W, Zhang W, Strasner A, et al. Tumour-infiltrating regulatory T cells stimulate mammary cancer metastasis through RANKL-RANK signalling［J］. Nature, 2011, 470: 548-553.

［91］ Brown MD, Hart CA, Gazi E, et al. Promotion of prostatic metastatic migration towards human bone marrow stoma by Omega 6 and its inhibition by Omega 3 PUFAs［J］. Br J Cancer, 2006, 94(6): 842-853.

［92］ Campbell JP, Karolak MR, Ma Y, et al. Stimulation of host bone marrow stromal cells by sympathetic nerves promotes breast cancer bone metastasis in mice［J］. PLoS Biology, 2012, 10: e1001363.

［93］ Esposito M, Kang Y. Targeting tumor-stromal interactions in bone metastasis［J］. Pharmacol Ther, 2014, 141(2): 222-233.

［94］ Harada S, Rodan GA. Control of osteoblast function and regulation of bone mass ［J］. Nature, 2003, 423: 349-355.

［95］ Mundy GR. Metastasis to bone: causes, consequences and therapeutic opportunities ［J］. Nat Rev Cancer, 2002, 2: 584-593.

［96］ Gupta GP, Massague J. Cancer metastasis: building a framework［J］. Cell, 2006, 127: 679-695.

［97］ Yin JJ, Selander K, Chirgwin JM, et al. TGF-beta signaling blockade inhibits PTHrP secretion by breast cancer cells and bone metastases development［J］. J Clin Invest, 1999, 103(2): 197-206.

［98］ Kang Y, Chen CR, Massague J. A self-enabling TGF beta response coupled to stress signaling: Smad engages stress response factor ATF3 for Id1 repression in epithelial cells［J］. Mol Cell, 2003, 11(4): 915-926.

［99］ Chiang AC, Massague J. Molecular basis of metastasis［J］. N Engl J Med, 2008, 359(26): 2814-2823.

［100］ Lynch CC, Hikosaka A, Acuff HB, et al. MMP-7 promotes prostate cancer-induced osteolysis via the solubilization of RANKL［J］. Cancer Cell, 2005, 7: 485-496.

［101］ Park BK, Zhang H, Zeng Q, et al. NF-kappaB in breast cancer cells promotes osteolytic bone metastasis by inducing osteoclastogenesis via GM-CSF［J］. Nat Med, 2007, 13: 62-69.

［102］ Massague J. TGF beta in cancer［J］. Cell, 2008, 134(2): 215-230.

［103］ Kingsley LA, Fournier PG, Chirgwin JM, et al. Molecular biology of bone metastasis ［J］. Mol Cancer Ther, 2007, 6(10): 2609-2617.

［104］ Wang Y, Lei R, Zhuang X, et al. DLC1-dependent parathyroid hormone-like hormone inhibition suppresses breast cancer bone metastasis［J］. J Clin Invest, 2014, 124(4): 1646-1659.

［105］ Kakonen SM, Selander KS, Chirgwin JM, et al. Transforming growth factor-beta stimulates parathyroid hormone-related protein and osteolytic metastases via Smad and mitogen-activated protein kinase signaling pathways［J］. J Biol Chem, 2002, 277(27): 24571-24578.

［106］ Kang Y, He W, Tulley S, et al. Breast cancer bone metastasis mediated by the Smad tumor suppressor pathway［J］. Proc Natl Acad Sci U S A, 2005, 102(39): 13909-13914.

［107］ Logothetis CJ, Lin SH (2005). Osteoblasts in prostate cancer metastasis to bone［J］. Nat Rev Cancer, 2005, 5(1): 21-28.

［108］ Ren G, Esposito M, Kang Y. Bone metastasis and the metastatic niche［J］. J Mol Med (Berl), 2015, 93(11): 1203-1212.

［109］ Shen Y, Nilsson SK. Bone, microenvironment and hematopoiesis［J］.Curr Opin Hematol, 2012, 19(4): 250-255.

［110］ Psaila B, Lyden D. The metastatic niche: adapting the foreign soil［J］. Nat Rev Cancer, 2009, 9(4): 285-293.

［111］ Frenette PS, Pinho S, Lucas D, et al. Mesenchymal stem cell: keystone of the hematopoietic stem cell niche and a stepping-stone for regenerative medicine［J］. Annu Rev Immunol, 2013, 31: 285-316.

［112］ Morrison SJ, Scadden DT. The bone marrow niche for haematopoietic stem cells ［J］. Nature, 2014, 505: 327-334.

［113］ Mendez-Ferrer S, Michurina TV, Ferraro F, et al. Mesenchymal and haematopoietic stem cells form a unique bone marrow niche［J］. Nature, 2012, 466: 829-834.

［114］ Ding L, Morrison SJ. Haematopoietic stem cells and early lymphoid progenitors occupy distinct bone marrow niches［J］. Nature, 2013, 495: 231−235.

［115］ Ding L, Saunders TL, Enikolopov G, et al. Endothelial and perivascular cells maintain haematopoietic stem cells［J］. Nature, 2012, 481: 457−462.

［116］ Greenbaum A, Hsu YM, Day RB, et al. CXCL12 in early mesenchymal progenitors is required for haematopoietic stem-cell maintenance［J］. Nature, 2013, 495: 227−230.

［117］ Morikawa S, Mabuchi Y, Kubota Y, et al. Prospective identification, isolation, and systemic transplantation of multipotent mesenchymal stem cells in murine bone marrow［J］. J Exp Med, 2009, 206(11): 2483−2496.

［118］ Pinho S, Lacombe J, Hanoun M, et al. PDGFRalpha and CD51 mark human nestin+ sphere-forming mesenchymal stem cells capable of hematopoietic progenitor cell expansion［J］.J Exp Med, 2013, 210(7): 1351−1367.

［119］ Park D, Spencer JA, Koh BI, et al. Endogenous bone marrow MSCs are dynamic, fate-restricted participants in bone maintenance and regeneration［J］. Cell Stem Cell, 2012, 10(3): 259−272.

［120］ Hess D, Li L, Martin M, et al. Bone marrow-derived stem cells initiate pancreatic regeneration［J］. Nat Biotechnol, 2003, 21(7): 763−770.

［121］ Orlic D, Kajstura J, Chimenti S, et al. Bone marrow cells regenerate infarcted myocardium［J］. Nature, 2001, 410: 701−705.

［122］ Mercier FE, Ragu C, Scadden DT. The bone marrow at the crossroads of blood and immunity［J］. Nat Rev Immunol, 2012, 12: 49−60.

［123］ Karsenty G, Ferron M. The contribution of bone to whole-organism physiology［J］. Nature, 2012, 481: 314−320.

［124］ Pitt LA, Tikhonova AN, Hu H, et al. CXCL12-producing vascular endothelial niches control acute T cell leukemia maintenance［J］. Cancer Cell, 2015, 27(6): 755−768.

［125］ Muller A, Homey B, Soto H, et al. Involvement of chemokine receptors in breast cancer metastasis［J］. Nature, 2001, 410: 50−56.

［126］ Teicher BA, Fricker SP. CXCL12 (SDF −1)/CXCR4 pathway in cancer［J］. Clin Cancer Res, 2010, 16(11): 2927−2931.

［127］ Wang H, Yu C, Gao X, et al. The osteogenic niche promotes early-stage bone colonization of disseminated breast cancer cells［J］. Cancer Cell, 2015, 27(2): 193−210.

［128］ Datta NS, Abou-Samra AB. PTH and PTHrP signaling in osteoblasts［J］. Cell Signal, 2009, 21(8): 1245−1254.

［129］ Li X, Loberg R, Liao J, et al. A destructive cascade mediated by CCL2 facilitates prostate cancer growth in bone［J］. Cancer Res, 2009, 69(4): 1685−1692.

［130］ Kelly T, Suva LJ, Huang Y, et al(2005). Expression of heparanase by primary breast tumors promotes bone resorption in the absence of detectable bone metastases［J］. Cancer Res, 2005, 65: 5778−5784.

［131］ McAllister SS, Gifford AM, Greiner AL, et al. Systemic endocrine instigation of indolent tumor growth requires osteopontin［J］. Cell, 2008, 133: 994−1005.

［132］ Saito K, Nakatomi M, Ida-Yonemochi H, et al. Osteopontin is essential for type Ⅰ collagen secretion in reparative dentin［J］. J Dent Res, 2016, pii: 0022034516645333.［Epub ahead of print］.

［133］ Weilbaecher KN, Guise TA, McCauley LK. Cancer to bone: a fatal attraction［J］. Nature Rev Cancer, 2011, 11: 411−425.

［134］ Tkach M, Thery C. Communication by extracellular vesicles: where we are and where we need to go［J］. Cell, 2016, 164(6): 1226−1232.

［135］ Peinado H, Aleckovic M, Lavotshkin S, et al. Melanoma exosomes educate bone marrow progenitor cells toward a pro-metastatic phenotype through MET［J］. Nat Med, 2012, 18: 883−891.

［136］ Zhou W, Fong MY, Min Y, et al. Cancer-secreted miR−105 destroys vascular endothelial barriers to promote metastasis［J］. Cancer Cell, 2014, 25: 501−515.

［137］ Hoshino A, Costa-Silva B, Shen TL, et al. Tumour exosome integrins determine organotropic metastasis［J］. Nature, 2015, 527: 329−335.

［138］ Fong MY, Zhou W, Liu L, et al. Breast-cancer-secreted miR −122 reprograms glucose metabolism in premetastatic niche to promote metastasis［J］. Nat Cell Biol, 2015, 17(2): 183−194.

［139］ Sung BH, Ketova T, Hoshino D, et al. Directional cell movement through tissues is controlled by exosome secretion［J］. Nat Commun, 2015, 6: 7164.

［140］ Costa-Silva B, Aiello NM, Ocean AJ, et al. Pancreatic cancer exosomes initiate pre-metastatic niche formation in the liver［J］. Nat Cell Biol, 2015, 17(6): 816−826.

［141］ Yue S, Mu W, Erb U, et al. The tetraspanins CD151 and Tspan8 are essential exosome components for the crosstalk between cancer initiating cells and their surrounding［J］. Oncotarget, 2015, 6: 2366−2384.

［142］ Luga V, Zhang L, Viloria-Petit AM, et al. Exosomes mediate stromal mobilization of autocrine Wnt-PCP signaling in breast cancer cell migration［J］. Cell, 2012, 151: 1542−1556.

［143］ Guo X, Wang XF. Signaling cross-talk between TGF-beta/BMP and other pathways ［J］. Cell Res, 2009, 19: 71−88.

［144］ Zhang YE. Non-Smad pathways in TGF-beta signaling［J］. Cell Res, 2009, 19: 128−139.

［145］ Massague J, Blain SW, Lo RS. TGF-beta signaling in growth control, cancer, and heritable disorders [J]. Cell, 2000, 103: 295-309.

[146] ten Dijke P, Arthur HM. Extracellular control of TGF-beta signalling in vascular development and disease [J]. Nat Rev Mol Cell Biol, 2007, 8(11): 857-869.

[147] Robertson IB, Horiguchi M, Zilberberg L, et al. Latent TGF-beta-binding proteins [J]. Matrix Biol, 2015, 47: 44-53.

[148] Klaus A, Birchmeier W. Wnt signalling and its impact on development and cancer [J]. Nat Rev Cancer, 2008, 8: 387-398.

[149] DiMeo TA, Anderson K, Phadke P, et al. A novel lung metastasis signature links Wnt signaling with cancer cell self-renewal and epithelial-mesenchymal transition in basal-like breast cancer [J]. Cancer Res, 2009, 69: 5364-5373.

[150] Bidwell BN, Slaney CY, Withana NP, et al. Silencing of Irf7 pathways in breast cancer cells promotes bone metastasis through immune escape [J]. Nat Med, 2012, 18: 1224-1231.

[151] Chellaiah MA, Hruska KA. The integrin alpha(v)beta(3) and CD44 regulate the actions of osteopontin on osteoclast motility [J]. Calcif Tissue Int, 2003, 72(3): 197-205.

[152] Kuchimaru T, Hoshino T, Aikawa T, et al. Bone resorption facilitates osteoblastic bone metastatic colonization by cooperation of insulin-like growth factor and hypoxia [J]. Cancer Sci, 2014, 105: 553-559.

[153] Hiraga T, Kizaka-Kondoh S, Hirota K, et al. Hypoxia and hypoxia-inducible factor-1 expression enhance osteolytic bone metastases of breast cancer [J]. Cancer Res, 2007, 67: 4157-4163.

[154] Kang Y, Siegel PM, Shu W, et al. A multigenic program mediating breast cancer metastasis to bone [J]. Cancer Cell, 2003, 3: 537-549.

[155] Pola C, Formenti SC, Schneider RJ. Vitronectin-alphavbeta3 integrin engagement directs hypoxia-resistant mTOR activity and sustained protein synthesis linked to invasion by breast cancer cells [J]. Cancer Res, 2013, 73: 4571-4578.

[156] Fidler IJ. Selection of successive tumour lines for metastasis [J]. Nat New Biol, 1973, 242(118): 148-149.

[157] Fidler IJ, Nicolson GL. Organ selectivity for implantation survival and growth of B16 melanoma variant tumor lines [J]. J Natl Cancer Inst, 1976, 57(5): 1199-1202.

[158] Shearman PJ, Longenecker BM. Selection for virulence and organ-specific metastasis of herpesvirus-transformed lymphoma cells [J]. Int J Cancer, 1980, 25(3): 363-369.

[159] Chen S, Sanjana NE, Zheng K, et al. Genome-wide CRISPR screen in a mouse model of tumor growth and metastasis [J]. Cell, 2015, 160: 1246-1260.

[160] Kleinman HK, McGarvey ML, Liotta LA, et al. Isolation and characterization of type IV procollagen, laminin, and heparan sulfate proteoglycan from the EHS sarcoma[J]. Biochemistry, 1982, 21: 6188-6193.

[161] Kramer N, Walzl A, Unger C, et al. *In vitro* cell migration and invasion assays[J]. Mutat Res, 2013, 752(1): 10-24.

[162] Bapu D, Khadim M, Brooks SA. Rocking adhesion assay system to study adhesion and transendothelial migration of cancer cells[J]. Methods Mol Biol, 2014, 1070: 37-45.

[163] Rosol TJ, Tannehill-Gregg SH, LeRoy BE, et al. Animal models of bone metastasis [J]. Cancer, 2003, 97: 748-757.

[164] Kocaturk B, Versteeg HH. Orthotopic injection of breast cancer cells into the mammary fat pad of mice to study tumor growth[J]. J Vis Exp, 2015,(96).

[165] Lelekakis M, Moseley JM, Martin TJ, et al. A novel orthotopic model of breast cancer metastasis to bone[J]. Clin Exp Metastasis, 1999, 17(2): 163-170.

[166] DeNardo DG, Coussens LM. Inflammation and breast cancer. Balancing immune response: crosstalk between adaptive and innate immune cells during breast cancer progression[J]. Breast Cancer Res, 2007, 9(4): 212.

[167] Kretschmann KL, Welm AL. Mouse models of breast cancer metastasis to bone[J]. Cancer Metastasis Rev, 2012, 31(3-4): 579-583.

[168] Mundy GR, Yoneda T, Hiraga T. Preclinical studies with zoledronic acid and other bisphosphonates: impact on the bone microenvironment[J]. Semin Oncol, 2001, 28(2 Suppl 6): 35-44.

[169] Kuperwasser C, Chavarria T, Wu M, et al. Reconstruction of functionally normal and malignant human breast tissues in mice[J]. Proc Natl Acad Sci U S A, 2004, 101(14): 4966-4971.

[170] Kuperwasser C, Dessain S, Bierbaum BE, et al. A mouse model of human breast cancer metastasis to human bone[J]. Cancer Res, 2005, 65: 6130-6138.

[171] Taubenberger AV. *In vitro* microenvironments to study breast cancer bone colonisation[J]. Adv Drug Deliv Rev, 2014, 79-80: 135-144.

[172] Marlow R, Dontu G. Modeling the breast cancer bone metastatic niche in complex three-dimensional cocultures[J].Methods Mol Biol, 2015, 1293: 213-220.

[173] Templeton ZS, Bachmann MH, Alluri RV, et al. Methods for culturing human femur tissue explants to study breast cancer cell colonization of the metastatic niche[J]. J Vis Exp, 2015,(97).

[174] Ritsma L, Steller EJ, Beerling E, et al. Intravital microscopy through an abdominal imaging window reveals a pre-micrometastasis stage during liver metastasis[J]. Sci

Transl Med, 2012, 4(158): 158ra145.

[175] Headley MB, Bins A, Nip A, et al. Visualization of immediate immune responses to pioneer metastatic cells in the lung[J]. Nature, 2016, 531: 513−517.

[176] Clezardin P. Therapeutic targets for bone metastases in breast cancer[J]. Breast Cancer Res, 2011, 13(2): 207.

[177] Roodman GD. Mechanisms of bone metastasis[J]. Discov Med, 2004, 4(22): 144−148.

[178] Leto G. Activin A and bone metastasis[J]. J Cell Physiol, 2010, 225: 302−309.

[179] Clezardin P, Teti A. Bone metastasis: pathogenesis and therapeutic implications[J]. Clin Exp Metastasis, 2007, 24: 599−608.

[180] Krzeszinski JY, Wan Y. New therapeutic targets for cancer bone metastasis[J]. Trends Pharmacol Sci, 2015, 36(6): 360−373.

[181] Sethi N, Dai X, Winter CG, et al. Tumor-derived JAGGED1 promotes osteolytic bone metastasis of breast cancer by engaging notch signaling in bone cells[J]. Cancer Cell, 2011, 19: 192−205.

[182] Gomez B, Ardakani S, Ju J, et al. Monoclonal-antibody assay for measuring bone-specific alkaline-phosphatase activity in serum[J]. Clin Chem, 1995, 41: 1560−1566.

[183] Seibel MJ (2005). Clinical use of markers of bone turnover in metastatic bone disease[J]. Nat Clin Pract Oncol, 2005, 2: 504−517.

[184] Koivula MK, Risteli L, Risteli J. Measurement of aminoterminal propeptide of type Ⅰ procollagen (PINP) in serum[J]. Clin Biochem, 2012, 45: 920−927.

[185] Marin L, Koivula MK, Jukkola-Vuorinen A, et al. Comparison of total and intact aminoterminal propeptide of type Ⅰ procollagen assays in patients with breast cancer with or without bone metastases[J].Ann Clin Biochem, 2011, 48(Pt 5): 447−451.

[186] Koivula MK, Ruotsalainen V, Bjorkman M, et al. Difference between total and intact assays for N-terminal propeptide of type Ⅰ procollagen reflects degradation of pN-collagen rather than denaturation of intact propeptide[J]. Ann Clin Biochem, 2010, 47(Pt 1): 67−71.

[187] Lee AJ, Hodges S, Eastell R. Measurement of osteocalcin[J]. Ann Clin Biochem, 2000, 37 (Pt 4): 432−446.

[188] Rosenquist C, Qvist P, Bjarnason N, et al. Measurement of a more stable region of osteocalcin in serum by ELISA with two monoclonal antibodies[J]. Clin Chem, 1995, 41: 1439−1445.

[189] Todenhofer T, Hennenlotter J, Schmiedel BJ, et al. Alterations of the RANKL pathway in blood and bone marrow samples of prostate cancer patients without bone

metastases［J］. Prostate, 2013, 73: 162−168.

［190］ Mountzios G, Dimopoulos MA, Bamias A, et al. Abnormal bone remodeling process is due to an imbalance in the receptor activator of nuclear factor-kappa B ligand (RANKL)/osteoprotegerin (OPG) axis in patients with solid tumors metastatic to the skeleton［J］. Acta Oncol, 2007, 46: 221−229.

［191］ Jung K, Stephan C, Semjonow A, et al. Serum osteoprotegerin and receptor activator of nuclear factor-kappa B ligand as indicators of disturbed osteoclastogenesis in patients with prostate cancer［J］. J Urology, 2003, 170: 2302−2305.

［192］ Zhang YZ, Liu HY, Zhang C, et al. Endochondral ossification pathway genes and postmenopausal osteoporosis: Association and specific allele related serum bone sialoprotein levels in Han Chinese［J］. Sci Rep, 2015, 5: 16783.

［193］ Kruger TE, Miller AH, Godwin AK, et al. Bone sialoprotein and osteopontin in bone metastasis of osteotropic cancers［J］. Crit Rev Oncol Hemat, 2014, 89: 330−341.

［194］ Uccello M, Malaguarnera G, Vacante M, et al. Serum bone sialoprotein levels and bone metastases［J］. J Cancer Res Ther, 2011, 7: 115−119.

［195］ Chao TY, Wu YY, Janckila AJ. Tartrate-resistant acid phosphatase isoform 5b (TRACP 5b) as a serum maker for cancer with bone metastasis［J］. Clin Chim Acta, 2010, 411(21−22): 1553−1564.

［196］ Robins SP. Collagen crosslinks in metabolic bone disease［J］. Acta Orthop Scand, 1995, 66: 171−175.

［197］ Kamel S, Brazier M, Neri V, et al. Multiple Molecular-forms of pyridinolines cross-links excreted in human urine evaluated by chromatographic and immunoassay methods［J］. J Bone Miner Res, 1995, 10(9): 1385−1392.

［198］ Chubb SAP. Measurement of C-terminal telopeptide of type I collagen (CTX) in serum［J］. Clin Biochem, 2012, 45: 928−935.

［199］ Herrmann M, Seibel MJ. The amino- and carboxyterminal cross-linked telopeptides of collagen type I, NTX-I and CTX-I: a comparative review［J］. Clin Chim Acta, 2008, 393(2): 57−75.

［200］ Leeming DJ, Delling G, Koizumi M, et al. Alpha CTX as a biomarker of skeletal invasion of breast cancer: Immunolocalization and the load dependency of urinary excretion［J］. Cancer Epidem Biomar, 2006, 15: 1392−1395.

［201］ Cook GJR, Azad GK, Goh V. Imaging bone metastases in breast cancer: staging and response assessment［J］. J Nucl Med, 2016, 57: 27s−33s.

［202］ Costelloe CM, Rohren EM, Madewell JE, et al. Imaging bone metastases in breast cancer: techniques and recommendations for diagnosis［J］. Lancet Oncol, 2009, 10: 606−614.

［203］ Li BT, Wong MH, Pavlakis N. Treatment and prevention of bone metastases from breast cancer: a comprehensive review of evidence for clinical practice[J]. J Clin Med, 2014, 3: 1-24.

[204] Gampenrieder SP, Rinnerthaler G, Greil R. Bone-targeted therapy in metastatic breast cancer — all well-established knowledge?[J]Breast Care, 2014, 9: 323-330.

[205] Drooger JC, van der Padt A, Sleijfer S, et al. Denosumab in breast cancer treatment [J]. Eur J Pharmacol, 2013, 717: 12-19.

[206] Casas A, Llombart A, Martin M. Denosumab for the treatment of bone metastases in advanced breast cancer[J]. Breast, 2013, 22: 585-592.

[207] Massague J. TGF beta in cancer[J]. Cell, 2008, 134: 215-230.

[208] Connolly EC, Freimuth J, Akhurst RJ. Complexities of TGF-beta targeted cancer therapy[J]. Int J Biol Sci, 2012, 8: 964-978.

[209] Buijs JT, Stayrook KR, Guise TA. TGF-beta in the bone microenvironment: role in breast cancer metastases[J]. Cancer Microenviron, 2011, 4: 261-281.

[210] Bauerle T, Komljenovic D, Merz M, et al. Cilengitide inhibits progression of experimental breast cancer bone metastases as imaged noninvasively using VCT, MRI and DCE-MRI in a longitudinal *in vivo* study. Int J Cancer, 2011, 128: 2453-2462.

[211] Desgrosellier JS, Cheresh DA. Integrins in cancer: biological implications and therapeutic opportunities. Nature reviews Cancer, 2010, 10: 9-22.

[212] Clezardin P. Integrins in bone metastasis formation and potential therapeutic implications[J]. Curr Cancer Drug Targets, 2009, 9: 801-806.

[213] Murphy MG, Cerchio K, Stoch SA, et al. Effect of L-000845704, an alphaVbeta3 integrin antagonist, on markers of bone turnover and bone mineral density in postmenopausal osteoporotic women[J]. J Clin Endocrinol Metab, 2005, 90: 2022-2028.

[214] Amir E, Seruga B, Niraula S, et al. Toxicity of adjuvant endocrine therapy in postmenopausal breast cancer patients: a systematic review and meta-analysis[J]. J Natl Cancer Inst, 2011, 103(17): 1299-1309.

[215] Haentjens P, Autier P, Barette M, et al. Survival and functional outcome according to hip fracture type: a one-year prospective cohort study in elderly women with an intertrochanteric or femoral neck fracture[J]. Bone, 2007, 41: 958-964.

[216] Suvannasankha A, Chirgwin JM. Role of bone-anabolic agents in the treatment of breast cancer bone metastases[J].Breast Cancer Res, 2014, 16(6): 484.

[217] Glantschnig H, Fisher JE, Wesolowski G, et al. M-CSF, TNFalpha and RANK ligand promote osteoclast survival by signaling through mTOR/S6 kinase[J]. Cell Death Differ, 2003, 10(10): 1165-1177.

[218] Gucalp A, Sparano JA, Caravelli J, et al. Phase Ⅱ trial of saracatinib (AZD0530), an oral SRC-inhibitor for the treatment of patients with hormone receptor-negative

metastatic breast cancer［J］. Clin Breast Cancer, 2011, 11(5): 306-311.

［219］Hannon RA, Clack G, Rimmer M, et al. Effects of the Src kinase inhibitor saracatinib (AZD0530) on bone turnover in healthy men: a randomized, double-blind, placebo-controlled, multiple-ascending-dose phase Ⅰ trial［J］. J Bone Miner Res, 2010, 25(3): 463-471.

［220］Jensen AB, Wynne C, Ramirez G, et al. The cathepsin K inhibitor odanacatib suppresses bone resorption in women with breast cancer and established bone metastases: results of a 4-week, double-blind, randomized, controlled trial［J］. Clin Breast Cancer, 2010, 10: 452-458.

［221］Le Gall C, Bellahcene A, Bonnelye E, et al. A cathepsin K inhibitor reduces breast cancer induced osteolysis and skeletal tumor burden［J］. Cancer Res, 2007, 67: 9894-9902.

［222］Richert MM, Vaidya KS, Mills CN, et al. Inhibition of CXCR4 by CTCE-9908 inhibits breast cancer metastasis to lung and bone［J］. Oncol Rep, 2009, 21: 761-767.

［223］Hirbe AC, Rubin J, Uluckan O, et al. Disruption of CXCR4 enhances osteoclastogenesis and tumor growth in bone［J］. P Natl Acad Sci USA, 2007, 104: 14062-14067.

［224］Smith MCP, Luker KE, Garbow JR, et al. CXCR4 regulates growth of both primary and metastatic breast cancer［J］. Cancer Res, 2004, 64: 8604-8612.

［225］Fulciniti M, Tassone P, Hideshima T, et al. Anti-DKK1 mAb (BHQ880) as a potential therapeutic agent for multiple myeloma［J］. Blood, 2009, 114: 371-379.

［226］Kawai M, Modder UI, Khosla S, et al. Emerging therapeutic opportunities for skeletal restoration［J］. Nat Rev Drug Discov, 2011, 10(2): 141-156.

［227］Abdulkadyrov KM, Salogub GN, Khuazheva NK, et al. Sotatercept in patients with osteolytic lesions of multiple myeloma［J］. Br J Haematol, 0 2014, 165(6): 814-823.

［228］Coleman R, Aksnes AK, Naume B, et al. A phase Ⅱ a, nonrandomized study of radium-223 dichloride in advanced breast cancer patients with bone-dominant disease ［J］. Breast Cancer Res Treat, 2014, 145: 411-418.

［229］Rubini G, Nicoletti A, Rubini D, et al. Radiometabolic treatment of bone-metastasizing cancer: from 186rhenium to 223radium［J］. Cancer Biother Radiopharm, 2014, 29(1): 1-11.

［230］Erdogan B, Cicin I. Medical treatment of breast cancer bone metastasis: from bisphosphonates to targeted drugs［J］. Asian Pac J Cancer Prev, 2014, 15: 1503-1510.

［231］Chow E, Zeng L, Salvo N, et al. Update on the systematic review of palliative radiotherapy trials for bone metastases［J］. Clin Oncol (R Coll Radiol), 2012, 24: 112-124.

［232］Chow E, Harris K, Fan G, et al. Palliative radiotherapy trials for bone metastases: a systematic review[J]. J Clin Oncol, 2007, 25: 1423−1436.

[233] Hoskin PJ, Stratford MR, Folkes LK, et al. Effect of local radiotherapy for bone pain on urinary markers of osteoclast activity[J]. Lancet, 2000, 355: 1428−1429.

[234] Fontanella C, Fanotto V, Rihawi K, et al. Skeletal metastases from breast cancer: pathogenesis of bone tropism and treatment strategy[J]. Clin Exp Metastas, 2015, 32: 819−833.

[235] Kagiya T. MicroRNAs and osteolytic bone metastasis: the roles of microRNAs in tumor-induced osteoclast differentiation[J]. J Clin Med, 2015, 4(9): 1741−1752.

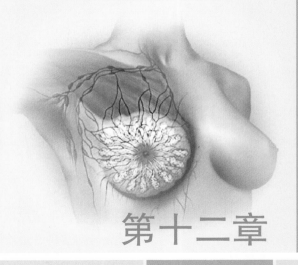

第十二章

乳腺癌的药物治疗

黄 敏

众所周知,在过去20年,肿瘤治疗的理念发生了划时代的变革,分子靶向药物代表着当前抗肿瘤药物研发的主流和发展方向。整个肿瘤领域的分子靶向治疗取得的巨大进步,也催生了乳腺癌治疗的跨越式发展。事实上,国际上首个上市的分子靶向抗肿瘤药物曲妥珠单抗就是用于乳腺癌的治疗。随后,先后有6个分子靶向药物上市,用于不同分型和基因背景的乳腺癌患者的治疗。更重要的是,近年来,随着乳腺癌分子分型认识的深入和分子靶向药物研发经验的不断积累,分子分型指导下的乳腺癌个性化治疗格局已经初见端倪。本章重点介绍了进入临床使用和仍处于临床研究的分子靶向药物和主要的研究方向,并对分子靶向药物治疗面临的挑战和发展方向进行了分析和展望。

作者单位:201203　中国科学院上海药物研究所
通信作者:黄敏,Email: mhuang@mail.shcnc.ac.cn

第一节　乳腺癌药物治疗概述

　　乳腺癌根据肿瘤的分期、生物学情况以及患者的特征，选择包括手术、放疗、激素治疗、化疗和生物治疗等多种方法治疗。通常是采用各种方案和顺序联合的多学科治疗方法。目前，除了 I 期患者趋向于保乳手术加放射治疗外，对于其他各期具有高危复发倾向的患者，均考虑术后辅助化疗，即手术治疗术后再根据病理和临床情况进行辅助化疗。而对于肿块较大、有保乳倾向的患者，也可开展新辅助化疗，即术前化疗以期实现肿瘤降期后再做手术治疗，术后再根据临床和病理情况做放疗、化疗。其中，乳腺癌的药物治疗主要包括化疗、激素和内分泌治疗以及分子靶向治疗。经典化疗和激素内分泌治疗在实际临床应用中占有不可替代的主导地位，但是近些年来未有突破性新进展，本节将简要概述化疗和激素内分泌治疗。

一、化疗

　　化疗是当前手术后辅助疗法中最常采用也是效果最好的一种方法。经典的乳腺癌化疗方案主要有4种，具体方法分别为 CMF 方案，用药为环磷酰胺、氨甲蝶呤和氟尿嘧啶；FAC 方案，具体用药为氟尿嘧啶、多柔比星（阿霉素）和环磷酰胺及 FEC 方案，用药方案为氟尿嘧啶、表柔比星和环磷酰胺和 AC 方案等。当前乳腺癌临床治疗中常用的化疗药物，根据其作用机制的不同，主要分为烷化剂和 DNA 交联剂、抗代谢药物、微管抑制剂和 DNA 拓扑酶抑制剂等。这些药物均属细胞毒类药物，在抑制肿瘤细胞的同时，对增生较快的正常细胞例如骨髓细胞，肠上皮细胞等有显著的细胞毒作用。因此大多具有较严重的不良反应，例如恶心、呕吐、骨髓抑制、脱发等。

　　在术后进行的化疗称为辅助化疗，其作用主要是杀灭原发病灶切除后的残余肿瘤瘤细胞。迄今为止，很多随机对照多中心随访资料已经证实术后辅助化疗在乳腺癌的治愈中具有一定的作用。新辅助化疗（neoadjuvant chemotherapy）

即术前化疗,较术后辅助化疗而言具有更多的作用优势,目前在临床上已较广泛的开展。临床数据表明,新辅助化疗可以缩小乳腺癌原发肿瘤的体积,使部分肿瘤患者从不可切除转化为可以切除,使更多的乳腺癌患者可以进行保留乳房的手术;对于较晚期的乳腺癌患者,新辅助化疗也可以通过降低其分期达到保乳手术的目的。此外,新辅助化疗在保留乳腺、乳腺再建和淋巴结清扫手术中也有很大益处。

1. 烷化剂和DNA交联剂

烷化剂是临床上较常用的细胞毒类药物,共同特点是含有一个或多个高度活跃的烷化基团,能与蛋白质或核酸相结合,从而实现细胞毒作用。烷化剂因生物效应与放射线照射作用相似,故又称为"拟放射线药物",为细胞周期非特异性药物,具有广谱抗肿瘤作用。历史上第一个抗肿瘤药物氮芥即属于这类药物。乳腺癌治疗最常用的烷化剂有环磷酰胺(Cyclophosphamide, CTX)。CTX在体外无抗肿瘤活性,进入体内后先在肝脏中经微粒体功能氧化酶转化成醛磷酰胺。而醛酰胺不稳定,在肿瘤细胞内分解成酰胺氮芥及丙烯醛,通过酰胺氮芥对肿瘤细胞的细胞毒实现抗肿瘤作用。在其基础上研发的异环磷酰胺结构略有变化,恶唑磷酰胺环上连接类一个氯乙基。该结构差异带来了理化性质的改变,如溶解度增加、使代谢活性亦增强等。异环磷酰胺的活化过程主要是第4位碳的水解,4-羟基异环磷酰胺自动形成醛异环磷酰胺,后者分解成磷酰胺氮芥及丙烯醛。与其他抗肿瘤药相比,烷化剂很少产生耐药性,包括烷化剂之间或是烷化剂与非烷化剂之间均较少发生交叉耐药,且程度较轻。

DNA交联剂顺铂(Cisplatin)、卡铂(Carboplatin)等类似于双功能烷化剂,主要作用部位在DNA的嘌呤和嘧啶碱基,是当前临床使用最广泛的细胞毒类药物。顺铂是第一代铂类抗肿瘤药物,具有抗癌谱广、作用机制独特、利于临床联合用药等特点。卡铂是为解决顺铂临床弊端而研发的第二代铂族抗癌药物,其引发的肾毒性和胃肠道毒性均低于顺铂,主要不良反应为骨髓抑制。

2. 抗代谢类

抗代谢类药物主要通过影响核酸生物合成的实现其抗肿瘤作用,作用机制主要分为:其一,影响酶与代谢物间的正常生化反应速率,减少或取消代谢物的生成;其二,以"伪"物质身份参与生化反应,生成无生物活性的产物,而阻断某一代谢,致使该合成路径受阻。

四氢叶酸是在体内合成嘌呤核苷酸和嘧啶脱氧核苷酸的重要辅酶。叶酸还原酶抑制剂甲氨蝶呤（methotrexate）主要抑制二氢叶酸还原酶，导致二氢叶酸无法被还原成具有生理活性的四氢叶酸，从而使嘌呤核苷酸和嘧啶核苷酸的生物合成过程中一碳基团的转移作用受阻，导致DNA的生物合成明显受到抑制。此外，甲氨蝶呤对胸腺核苷酸合成酶的亦有抑制作用，但抑制RNA与蛋白质合成的作用则较弱。甲氨蝶呤主要作用于细胞周期的S期，属细胞周期特异性药物，对G_1/S期的细胞也有延缓作用，对G_1期细胞的作用较弱。

核苷酸还原酶抑制剂吉西他滨Gemcitabine，为脱氧胞嘧啶核苷的类似物，其化学结构与阿糖胞苷相似，为核苷酸还原酶抑制剂。在细胞内通过脱氧胞嘧啶核苷激酶磷酸化，转化成具有活性的二磷酸核苷（dFdCDP）及三磷酸核苷（dFdCTP），发挥抗肿瘤作用。dFdCDP抑制核苷酸还原酶，致使细胞内合成DNA所需的三磷酸脱氧核苷（dCTP）产生减少，同时dFdCDP还与dCTP竞争结合DNA，从而抑制DNA合成。结合了dFdCTP的DNA链延长受阻，引起细胞程序化死亡，即凋亡。本品为细胞周期特异性药，作用于S期，可阻止G_1期向S期转化。

胸腺嘧啶核苷酸合成酶抑制剂氟尿嘧啶（5-FU）在体内先转变为5-氟-2-脱氧尿嘧啶核苷酸，后者抑制胸腺嘧啶核苷酸合成酶，阻断脱氧尿嘧啶核苷酸转变为脱氧胸腺嘧啶核苷酸，从而抑制DNA的生物合成。此外，氟尿嘧啶还能掺入RNA，通过阻止尿嘧啶和乳清酸掺入RNA而达到抑制RNA合成的作用。由于其代谢活化物氟尿嘧啶脱氧核苷酸干扰了脱氧尿嘧啶苷酸向脱氧胸腺嘧啶核苷酸转变，因而影响了DNA的合成，经过四十年的临床应用，成为临床上常用的抗肿瘤药物，成为治疗肺癌、乳腺癌、消化道癌症的基本药物。卡培他滨（Capecitabine）为氟尿嘧啶的前体物，口服后吸收迅速，并能以原形经肠黏膜进入肝脏，再在肝脏及肿瘤组织中经酶促转化为5-FU。单药化疗时，比5-FU静脉给药更为有效；与紫杉类药与联合治疗有协同作用，可以使肿瘤消退，且本品对5-FU敏感和耐药的细胞系有抗肿瘤活性。

3. 微管抑制剂

微管抑制剂是另外一类重要的细胞毒类药物，主要通过抑制微管合成或者微管解聚，从而使得细胞在有丝分裂时不能形成纺锤体和纺锤丝，由于缺失了细胞周期检验点，癌细胞不能进入细胞周期，停止在G_2期和M期，最终导致癌细胞的死亡。微管抑制剂包括紫杉醇(Paclitaxel)、多西他赛(多西紫杉醇, Docetaxel)、伊沙匹隆(Ixabepilone)、长春碱类等药物。紫杉醇可以促进微管蛋白聚合和微管装配,防止解聚从而使得细胞在有丝分裂时不能形成纺锤体和纺锤丝。不良反应有剂量限制性骨髓抑制、过敏反应、周围神经毒性等。

二、内分泌和激素疗法

乳腺的正常发育有赖于多种内分泌激素(如雌激素、孕激素、催乳素及雄激素等)的相互协调。激素可维持乳腺的生长、发育及泌乳功能,同时也与乳腺癌的发生密切相关。乳腺癌的内分泌治疗一般用于乳腺癌术后复发转移的预防(辅助治疗)以及复发转移后的缓解治疗。到目前为止,乳腺癌内分泌治疗经历了卵巢切除、肾上腺切除、垂体切除、雄激素、雌激素、抗雌激素、芳香化酶抑制剂等发展过程。目前,乳腺癌内分泌治疗主要指药物治疗,根据作用机制可分为抗雌激素药物(如他莫昔芬、氟维司群)、芳香化酶抑制剂(如来曲唑)、促黄体生成素释放激素类似物(如戈舍瑞林),以及雌雄激素和孕激素等。目前内分泌疗法主要适用于激素依赖性乳腺癌,对于雌激素受体(estrogen receptor, ER)阳性、孕激素受体(progesterone receptor, PgR)阳性的患者内分泌治疗有效率为70%左右;而ER、PgR阴性的患者有效率多在10%以下。内分泌治疗的特点是对正常细胞影响小、不良反应较轻、中位缓解期较长,无须升高白细胞计数、止吐等支持治疗;患者的病情较稳定、治疗费用较低。考虑到绝经前和绝经后女性雌激素生成的途径不同,因此乳腺癌患者术后起始内分泌治疗药物也会有所不同。一般绝经前激素受体(hormonal receptor, HR)阳性的早期乳腺癌患者,雌激素来源于卵巢,在接受辅助内分泌治疗时,优先选择抗雌激素药物或其联合卵巢功能抑制进行治疗,抑制卵巢产生雌激素。绝经后女性体内雌激素主要来源于脂肪、肌肉、肝脏及乳腺肿瘤中分泌的雄激素,经芳香化酶的作用转化成雌激素。因此,绝经后乳腺癌患者的术后起始治疗首选芳香化酶抑制剂,通过可以阻断雄激素向雌激素的转化,从而降低体内雌激素水平,起到抗肿瘤的作用。因此,抗雌激素和芳香化酶抑制剂在乳腺癌内分泌治疗中占有主导地位。

激素治疗是否与化疗联用尚有分歧,激素与化疗联用的理论是基于乳腺癌是ER阳性和ER阴性的肿瘤混合体,ER阳性对激素和化疗都有效,ER阴性仅对化疗有效，故联用能提高疗效，有医生则主张激素与化疗单独使用，主要理由是他莫昔芬抑制癌细胞分裂，联用使化疗减效，初始虽有见效，但不能提高生存期，不如保留一种手段作为二线治疗，待以后治疗失败后再用，作为乳腺癌术后辅助性治疗，认为最好先用化疗，包括围手术期化疗，待术后化疗疗程结后再长期服用他莫昔芬，但对化疗耐药的乳腺癌有一定的逆转和增敏作用。为了进一步明确化疗与激素治疗联合用药及先后次序问题，国际乳腺癌研究协作组正在比较和妥瑞咪芬同时或先后联合化疗对绝经期和绝经后乳腺癌的效果。

（一）抗雌激素

1. 他莫昔芬

他莫昔芬（Tamoxifen）又称三苯氧胺，为化学合成的非甾体抗雌激素类抗癌药，可通过与ER结合，阻断雌激素对其受体的作用。1971年首次应用于临床，1977年被美国FDA批准用于绝经后妇女转移性乳腺癌的治疗。随后的临床试验还发现，他莫昔芬可以抑制绝经前妇女ER阳性的乳腺癌生长，延长无病生存期，减少乳腺癌患者对侧乳腺癌的发病率。目前，他莫昔芬已被用作绝经前后妇女乳腺癌内分泌治疗的首选药物，而不考虑其分期因素。他莫昔芬的主要不良反应包括月经失调、闭经、阴道出血、外阴瘙痒、子宫内膜增生、子宫内膜息肉和子宫内膜癌；他莫昔芬也会引起血脂水平变化并潜在损害心血管系统。

2. 托瑞米芬

托瑞米芬（Toremifene citrate, TOR）是他莫昔芬的衍生物，选择性ER调节剂。TOR的抗肿瘤机理与他莫昔芬相似，治疗乳腺癌的疗效与他莫昔芬相近或略高，且由于该药不良反应小，可以替代不能耐受他莫昔芬的早、晚期乳腺癌患者的内分泌辅助治疗，还能用于术后复发和转移性乳腺癌的治疗，且高剂量时对部分ER阴性患者也有效。长期服用的安全性和耐受性都很好，但在肺栓塞、深静脉血栓、子宫息肉、早期子宫内膜癌的不良反应发生方面，TOR的作用与他莫昔芬相当。

3. 雷洛昔芬

雷洛昔芬（Raloxifene）选择性ER调节剂，因对骨及心血管系统、血脂代谢具有雌激素样保护作用及良好的组织选择性，但对乳腺和子宫具有抗雌激素作用，且对生殖系统组织影响小，故不增加乳腺癌发生危险性。未来有望替代他莫昔芬而成为绝经后妇女预防乳腺癌的首选药物。

4. 氟维司群

氟维司群(Faslodex)是一类新型的ER阻断剂,主要用于已接受抗雌激素药物(如他莫昔芬)但病情仍趋恶化的绝经后妇女,或第三代芳香化酶抑制剂(aromatase inhibitors)耐药的后续治疗。芳香化酶抑制剂和他莫昔芬都是治疗晚期乳腺癌的标准疗法,且耐受性良好,但是肿瘤细胞有时能够产生对香化酶抑制剂和他莫昔芬的耐药性。EFECT试验表明,氟维司群与阿那曲唑治疗效果相当,氟维司群由于不同的作用机制,可延迟获得性耐药的发生,从而使其疗效优于阿那曲唑,是阿那曲唑治疗失败后乳腺癌患者的又一新选择。氟维司群注射剂1个月1次,最常见的不良反应为胃肠道反应、头痛、背痛、潮红和咽炎。

(二)芳香化酶抑制剂

芳香化酶是存在于周围脂肪组织和乳腺癌细胞中的一种酶,是唯一使雄激素前体转化为雌酮和雌二醇的酶。芳香化酶抑制剂通过抑制芳香酶的活性,阻断卵巢以外组织中雄烯二酮和睾酮经芳香化作用转化成雌激素,由此达到抑制乳腺癌细胞生长、治疗肿瘤的目的。芳香化酶抑制剂仅适用于绝经后患者,根据化学结构可分为非甾体类和甾体类药物两类。第1、2代AIs药物不良反应大,疗效不确切,已较少使用。第3代芳香化酶抑制剂药物,对于内分泌敏感的早期绝经后乳腺癌患者的术后辅助治疗,芳香化酶抑制剂总体疗优于他莫昔芬。代表药物:非甾体类氟隆(来曲唑)、阿那曲唑(瑞宁得)和甾体类依西美坦等。

1. 非甾体类芳香化酶抑制剂

来曲唑通过与亚铁血红素中的铁原子结合,和内源性底物竞争芳香化酶的活性位点,从而可逆抑制酶的活性。对芳香酶具有选择性和竞争性的强力抑制活性,临床显示该药总体疗效优于他莫昔芬,且不良反应明显低于他莫昔芬。它是迄今唯一在乳腺癌辅助内分泌治疗临床试验中经意向治疗(intention to treat analysis, ITT)分析具有明确总生存期(overall survival, OS)获益的芳香化酶抑制剂。

另一非甾体类的芳香化酶抑制剂阿那曲唑为一种强效、选择性非甾体类芳香化酶抑制剂，可抑制绝经期后患者肾上腺中生成的雄烯二酮转化为雌酮，从而明显地降低血浆雌激素水平，产生抑制乳腺肿瘤生长的作用。另外，阿那曲唑对肾上腺皮质类固醇或醛固酮的生成没有明显影响。它适用于经他莫昔芬及其他抗雌激素疗法仍不能控制的绝经后妇女的晚期乳腺癌。对ER阴性的患者，若其对他莫昔芬呈现阳性的临床反应，可考虑使用阿那曲唑。此外，非甾体类的AIs（来曲唑和阿那曲唑）用于早期乳腺癌新辅助治疗可获得更高的临床有效率。ER阳性的患者进行AIs新辅助治疗，有效率和保乳率明显增高，疾病进展率明显降低。

2. 甾体类

依西美坦，为一种不可逆性甾体芳香酶灭活剂，与芳香化酶内源性底物雄烯二酮和睾酮结构相似，为芳香酶的伪底物，可通过不可逆地与该酶的活性位点结合而使其失活，从而明显降低绝经妇女血液循环中的雌激素水平，但对肾上腺中皮质类固醇和醛固醇的生物合成无明显影响。ASCO发布药物预防乳腺癌的更新指南指出，该药可降低绝经后妇女雌激素量及ER阳性乳腺癌的术后复发风险。

（三）卵巢功能抑制剂

促黄体激素释放激素类似物如诺雷得、曲普瑞林、戈舍瑞林和亮丙瑞林，克服了手术及放疗去势的缺点，相较手术及化疗而言，疗效好，不良反应小，停药后卵巢功能即可恢复，易为年轻患者所接受，尤其对于希望保留生育功能的患者，但其也有一定局限性，如最佳的给药疗程尚未确立，现认为2年左右。戈舍瑞林是目前促黄体激素释放激素类似物中研究较多，最为成熟的一种，长期使用可起到药物去势的作用，其疗效等同于手术或放疗去势，可作为疾病再次进展的患者，或HR阳性，年龄＜40岁的绝经前晚期乳腺癌患者的标准内分泌治疗方法。戈舍瑞林联合他莫昔芬比单用能延长肿瘤进展时间，戈舍瑞林联合阿那曲唑对绝经前晚期乳腺癌的疗效肯定，是乳腺癌内分泌治疗的一种有效方案；对于激素依赖型绝经前乳腺癌患者，可以推荐作为一线治疗方案。

（四）雄激素

代表药物氟他胺，为非甾体类雄激素药物拮抗剂，其代谢产物小羟基氟他胺可以在靶组织内阻断二氢睾丸素（雄激素的活性形式）与雄激素受体结合，抑制靶组织摄取睾丸素，从而发挥抗雄激素作用。主要用于用于前列腺癌或良性前列腺肥大。有文献报道，氟他胺对三阴性乳腺癌（triple-negative breast cancer, TNBC）有抑制作用，但具体机制尚不明确。

（五）孕激素

临床常用药物主要有甲羟孕酮、甲地孕酮，通常应用于：① 复发转移乳腺癌的解救治疗；② 与化疗合用以提高疗效，减轻化疗不良反应；③ 改善一般状况，治疗恶病质。目前，甲羟孕酮对治疗复发转移乳腺癌疗效肯定，当他莫昔芬治疗失败后改用甲羟孕酮仍有较高的有效率，对软组织和骨转移者效果较好，对内脏转移者效果较差。在标准内分泌治疗失败后，孕激素类药物可作为好的治疗选择。

第二节　分子靶向抗肿瘤药物的研究

自1998年曲妥珠单抗作为首个分子靶向抗肿瘤药物批准上市用于乳腺癌治疗，以分子靶向抗肿瘤药物为主体的肿瘤治疗理念已经发生了巨大的变化。回顾过去的20年，分子靶向抗肿瘤药物史上出现一系列改变肿瘤治疗格局的里程碑事件，反映了整个分子靶向治疗理念的发展和变迁。包括2001年靶向Bcr-Abl的甲磺酸伊马替尼（Imatinib）首个小分子抑制剂成功上市，开创了小分子靶向抗肿瘤药物研究的先河；2003年吉非替尼（Gefitinib）成功用于表皮生长因子受体（epidermal growth factor receptor, EGFR）突变非小细胞肺癌的优势人群，开启了基于生物标志物个体化治疗的新时代；2010年靶向ALK治疗非小细胞肺癌克唑替尼（Crizotinib）从发现到申请上市仅用了3年时间，生物标志物在加速药物研发进程中显得日渐重要；2011年至2014年，通过阻断肿瘤细胞或者T细胞上发挥免疫抑制作用的抗原抗体，抑制免疫反应的负调节，重新激活T细胞的杀伤效应发挥抗肿瘤作用的策略引起广泛关注。这其中靶向CTLA-4、PD-L1、PD-1的抗体类药物的兴起，将靶向肿瘤微环境的策略推向新的高潮。

本节就整个肿瘤领域分子靶向药物的最新进展做一简介，希望在整个领域有所把握的基础上，更好地理解乳腺癌的分子靶向治疗。

一、分子靶向药物研究历程

分子靶向药物的概念最先起始于靶向肿瘤细胞和正常细胞的不同之处，特异靶向肿瘤细胞，从而降低药物的不良反应这一朴素的目的。随着20世纪90年代，HER-2、VEGFR、EGFR等癌基因编码蛋白在肿瘤发生发展中的重要作用被逐步揭示，靶向此类靶点的抗肿瘤策略逐步成为可能，先后有数个分子靶向药物被批准上市，但是深入分子靶向治疗的理念还未形成。2002年Weinstein提出了癌基因依赖性概念，即尽管肿瘤中同时存在着多种、不同层面的基因异常，特定的肿瘤亚群往往高度依赖于一个或几个基因维持其快速增殖的生长优势。在肿瘤细胞中广泛存在的癌基因依赖性成为分子靶向抗肿瘤药物的坚实的理论基础。与此同时，分子靶向药物临床响应率低，疗效不尽如人意的事实引发了领域内深度的思考。随着基因组学、生物信息学和大数据的蓬勃发展，肿瘤高度异质性的本质特征逐渐引起人们重视，即相同的肿瘤表型往往起源于不同的分子异常。肿瘤在发生发展演进过程中，由于基因组的不稳定性，导致特定细胞亚群发生基因突变，或特定细胞亚群选择性的克隆形成，被认为可能是肿瘤细胞高度异质性的主要成因。肿瘤的高度异质性是公认的、肿瘤最重要的本质特征，随之诞生的是肿瘤个性化治疗的革命性理念。今天的肿瘤药物治疗已经进入了肿瘤分子分型和敏感标志物指导下"量体裁衣"的个体化精准治疗的新时代。

肿瘤治疗理念的革新，也伴随着领域内广泛关注的抗肿瘤靶点的发展变迁，反映了对肿瘤发生机制不断探索、认识逐步深入的过程，提示了肿瘤治疗的发展方向。过去十多年来，分子靶向药物的研发主要聚焦于蛋白激酶领域。蛋白激酶构成了当前可靶向的癌基因产物的主体，超过30个蛋白激酶抑制剂，包括BCR-Abl、EGFR、VEGFR、ALK、B-RAF抑制剂等，已经进入临床用于多种肿瘤的治疗，也是迄今被证明是最成功的靶点领域。在经典领域继续被广泛探索的同时，新兴领域也不断涌现，并且展现出改变整个肿瘤治疗格局的势头。当前，作为组成肿瘤微环境的肿瘤免疫被认为是最具前景抗肿瘤领域,拓展了长期以来聚焦肿瘤细胞自身的肿瘤治疗策略的局限,开辟了肿瘤治疗的新视角。随着新近靶向PD-1、CTL-A4、PD-L1的大分子药物相继在临床研究中取得巨大成功,并不断在多种实体瘤治疗中取得突破,多年来逆转肿瘤免疫逃逸功能,激活机体免疫监视系统,识别并杀死肿瘤细胞的治疗策略终于得以在临床成功转化。靶向关键的免疫检查点分子,被证明比现有的肿瘤治疗策略药效好、起效时间长,且不良反应较弱,显示出极大的发展潜力。除此之外,肿瘤表观遗传、肿瘤代谢也是新近受到广泛关注,被认为是极富潜力的新兴领域。与此同时,针对这些新兴领域的治疗潜力和合理的治疗策略,还有极大的研究空间,例如单药还是联合用药、敏感群体等,都需要更广泛和深入的探索。毋庸置疑的是,肿瘤是包含多种基因异常的复杂疾病,针对任何一个或几个"明星"靶点的药物研发布局将难以取得肿瘤治疗的全面突破。

二、分子靶向药物的主要分类

从已上市的药物种类来看,分子靶向抗肿瘤药物靶点包括细胞信号转导、肿瘤新生血管生成、细胞周期、细胞凋亡、DNA损伤修复系统、泛素化-蛋白酶体系统、表观遗传修饰系统、肿瘤免疫等几大类,其中70%以上分子靶向药物为蛋白酪氨酸激酶抑制剂(见表12-2-1)。

1. 蛋白激酶

蛋白酪氨酸激酶是一类具有酪氨酸激酶活性的蛋白质,它们能催化ATP上的磷酸基转移到许多重要蛋白的酪氨酸残基上,使其发生磷酸化。蛋白酪氨酸激酶在细胞内的信号转导通路中占据了十分重要的地位,调节着细胞体内生长、分化、死亡等一系列生理、生化过程。蛋白酪氨酸激酶分为受体酪氨酸激酶与非受体酪氨酸激酶两类。受体酪氨酸激酶包括胞外配体结合区、跨膜区和胞内激酶区;非受体酪氨酸激酶则包括结合区和激酶区。人类基因组测序完成后对蛋白激酶的分析研究发现,酪氨酸激酶共有90个,58个受体型酪氨酸激酶(分为20个家族)和32个非受体型酪氨酸激酶(分为10个家族)。其中EGFR、VEGFR、ALK、BRAF、HGF/c-Met与肿瘤发生发展密切相关的蛋白,是分子靶向药物研究中的"明星靶点"。

表 12-2-1　已经上市的分子靶向药物

分类	药物名称	靶点	研发公司	适应证	批准时间
受体酪氨酸激酶	Imatinib	Bcr-Abl、PDGFR、c-Kit	Novartis	Ph+CML	2001年
	Nilotinib	Bcr-Abl	Novartis	Imatinib 耐药的 CML	2007年
	Dasatinib	Src/Bcr-Abl	BMS	CML 和 Ph$^+$ ALL	2006年
	Ponatinib	Bcr-Abl	ARIAD Pharmaceuticals	CML 和 Ph$^+$ ALL	2012年
	Erlotinib	EGFR	Chugai, Genentech, OSI & Roche	NSCLC 和 胰腺癌	2004年
	Gefitinib	EGFR	AstraZeneca	NSCLC	2003年
	Icotinib	EGFR	Beta Pharma	EGFR$^+$ NSCLC	2011年
	Lapatinib	EGFR、HER-2	GlaxoSmithKline	HER-2$^+$ 乳腺癌	2007年
	Afatinib	EGFR、HER-2	Boehringer Ingelheim	EGFR$^+$ NSCLC	2013年
	Trastuzumab	HER-2	Genentech	HER-2$^+$ 乳腺癌	1998年
	Cetuximab	EGFR	BMS, Imclone	KRAS wt结肠癌和头颈部鳞状细胞癌	2004年
	Bevacizumab	VEGF	Roche	结肠癌、NSCLC、RCC	2004年
	Pazopanib	Kit、VEGFR、PDGFR	GlaxoSmithKline	RCC和进展期软组织肉瘤	2009年
	Sorafenib	VEGFR、Raf等	Bayer & Onyx	HCC 和 甲状腺癌	2005年
	Vandetanib	EGFR、RET、VEGFR2	AstraZeneca	甲状腺髓样癌	2011年
	Sunitinib	VEGFR2、PDGFRβ、Flt3、RET	Pfizer	RCC	2006年

（续表）

分类	药物名称	靶点	研发公司	适应证	批准时间
受体酪氨酸激酶	Axitinib	VEGFR、PDGFR、Kit	Pfizer	RCC	2012年
	Ramucirumab	VEGFR2	Eli Lilly	NSCLC和晚期胃腺癌	2014年
	Apatinib	VEGFR	Hengrui Medicine	胃癌	2014年
	Lenvatinib	VEGFR2/3	Eisai	进行性分化型甲状腺癌	2012年
	Crizotinib	ALK和c-Met	Pfizer	ALK+ NSCLC	2011年
	Ceritinib	ALK、ROS1等	Novartis	ALK+ NSCLC	2014年
	Alectinib	ALK	Chugai Pharma/Roche	ALK+ NSCLC	2014年
	Cabozantinib	RET、c-Met、VEGFR2	Exelixis	甲状腺髓样癌、进展期RCC	2012年
	Regorafenib	RET、VEGFR等	Bayer	转移性结直肠癌、进展期GIST	2012年
细胞内信号分子	Vemurafenib	B-Raf	Hexxikon Inc (Dallchi Sankyo)	晚期黑色素瘤	2011年
	Dabrafenib	B-Raf	GlaxoSmithKline	BRAF(V600)-突变的转移性黑色素瘤	2013年
	Trametinib	MEK1/2	GlaxoSmithKline	V600E突变的转移性黑色素瘤	2013年
	Idelaisib	PI3Kδ	Gilead Sciences	CLL、B细胞非霍奇金淋巴瘤、小淋巴细胞瘤	2014年
	Temsirolimus	mTOR	Wyeth, Pfizer	RCC	2007年

（续表）

分类	药物名称	靶点	研发公司	适应证	批准时间
细胞内信号分子	Everolimus	mTOR	Novartis	RCC、胰腺神经内分泌肿瘤、乳腺癌	2009年
	Ibrutinib	BTK	JNJ	套细胞淋巴瘤、CLL、原发性巨球蛋白血症	2013年
	Palbocinib	CDK4/6	Pfizer	ER$^+$乳腺癌	2015年
	Olaparib	PARP1/2/3	AstraZeneca	BRCA突变的晚期卵巢癌	2014年
	Vismodegib	smoothened	Genentech	BCC	2012年
	Erismodegib	smoothened	Novartis	BCC	2015年
表现遗传调控分子	Vorinostat	HDAC Ⅰ，Ⅱ，Ⅳ	Merck	CTCL	2006年
	Romidepsin	HDAC Ⅰ，Ⅱ	Celgene	CTCL	2009年
	Panobinostat	pan-HDAC	Novartis	多发性骨髓瘤	2015年
免疫检查点	Ipilimumab	CTLA4	BMS	黑色素瘤	2011年
	lambrolizumab	PD-1	Merk	黑色素瘤、NSCLC	2014年
	Nivolumab	PD-1	BMS	黑色素瘤、NSCLC、RCC	2014年
	Tecentriq	PD-L1	Roche	膀胱癌	2016年

注：BCC（基底细胞）；CLL（慢性淋巴细胞白血病）；CML（慢性粒细胞白血病）；CTCL（皮肤T细胞淋巴瘤）；GIST（胃肠道间质瘤）；HCC（肝细胞癌）；NSCLC（非小细胞肺癌）；RCC（肾细胞癌）；ALK（间变淋巴瘤激酶）

2. 肿瘤血管新生

肿瘤作为人体的缀生组织，其营养供给和基础代谢的维持均需要由宿主提供，肿瘤组织的新生血管是维持两者联系的重要纽带。通过抑制肿瘤新生血管达到抗肿瘤目的理念最早由 Judah Folkman 教授在20世纪70年代提出，当时作为外科医生的 Folkman 在临床中发现肿瘤组织多包裹在丰富的血管中。随后他发现的血管生成抑素（angiostatin）和内皮抑素（endostatin）通过影响肿瘤血供系统对肿瘤生长有相当重要的影响。由此，抑制肿瘤新生血管以及通过靶向肿瘤新生血管的抗肿瘤策略逐渐得到关注。

肿瘤血管新成是内皮细胞在一系列血管生成因子和血管生成抑制因子的调剂作用下异常增生形成新的血管结构的过程。其中包括促进作用的因子作用增强，如血管内皮细胞生长因子（VEGF）、成纤维细胞生长因子（bFGF）、血小板衍生生长因子（PDGF）、血管生成素（angiogenin）等，以及抑制作用的因子作用减弱，如血管抑素、内皮抑素（endostatin）、基质金属蛋白酶抑制剂（metalloproteinase inhibitor, TIMP）等。当肿瘤生长到一定程度，原有的通过渗透作用的营养供给方式已经不能满足肿瘤的生长，一系列的促血管生成因子如VEGF等表达增加，刺激内皮细胞活化并通过分泌基质金属蛋白酶（matrix metalloproteinase, MMP）等作用于微环境的因子破坏基膜和细胞外基质，为内皮细胞的运动和血管的新生提供空间，进而形成新的血管结构。针对血管新生的各个过程以及其中的参与因素进行靶向和抑制均可以延阻肿瘤血管新生进程，发挥抑制肿瘤生成的作用。靶向血管新生类的抗肿瘤药物主要包括：靶向VEGF的单抗Avastin；小分子酪氨酸激酶抑制剂Sorafenib、Sunitinib；以endostatin为代表的内源性的新生血管抑制剂；靶向MMP-TIMP以及靶向内皮细胞整合素αvβ3的单抗Vitaxin和小分子抑制剂EMD121947。

3. 表观遗传调控

肿瘤的发生和诸多基因特别是癌基因的异常表达密切相关，而染色体结构是调控基因表达的重要因素。通常情况下，凝缩的染色体会抑制基因的转录，而有转录活性的基因一般位于松散的染色体区域。染色体的基本单位核小体是由组蛋白（Histone）和DNA组成的，其中组蛋白的转录后修饰，包括乙酰化、磷酸化和甲基化，能够改变核小体的高级结构，进而影响着染色体的高级结构和基因的转录调控。细胞内一对功能相互拮抗的蛋白酶、组蛋白乙酰基转移酶（histone acetyl-transferases, HATs）和组蛋白去乙酰酶（Histone deacetylases, HDACs）共同决定着组蛋白的乙酰化和去乙酰化。HAT可乙酰化组蛋白末端碱性氨基酸的氨基，使核小体舒展，激活基因转录。而HDAC与之功能相反，抑制基因转录。

近些年的研究发现，HDAC作为调控基因转录的关键蛋白酶，其功能异常与肿瘤的发生和发展有直接关系。当HDAC过度表达并被转录因子募集时，会抑制某些基因的正常表达。这种因HDAC活性过高引起的异常转录抑制在肿瘤中非常普遍，因此，HDAC成为抗肿瘤药物最具潜力的靶点之一。抑制HDAC的活性，能引起组蛋白高度乙酰化，重新激活某些抑癌基因的转录并引起多项下游效应，包括促进肿瘤细胞分化、使肿瘤细胞阻滞于G_1或G_2期以及诱导肿瘤细胞凋亡，从而实现其抗肿瘤作用。HDAC抑制剂还能抑制缺氧诱导的VEGF表达，抑制新生血管生成。

2006年和2009年FDA已经批准Vorinostat、Romidepsin两个HDAC抑制剂用于皮肤T细胞淋巴瘤（cutaneous T cell lymphoma, CTCL）。2015年，美国食品和药物管理局（FDA）授权加速批准诺华广谱HDAC抑制剂Farydak（panobinostat, LBH589），该药用于治疗已进行至少两个优先疗法的多发性骨髓瘤患者（multiple myeloma, MM），可诱导癌细胞凋亡，而对健康细胞则几乎没有受影。这也是HDAC抑制剂在多发性骨髓瘤患者临床的首个药物。2015年1月，深圳微芯生物科技公司的西达本胺（Chidamide）获准上市。西达本胺是全球首个获准上市的亚型选择性组蛋白去乙酰化酶口服抑制剂，也是中国首个授权美国等发达国家专利使用的原创新药。西达本胺通过对HDAC的抑制发挥抑制淋巴及血液肿瘤的细胞周期并诱导肿瘤细胞凋亡；诱导和增强自然杀伤细胞（natural killer cells, NK）和抗原特异性细胞毒T细胞（cytotoxic T cell, CTL）介导的肿瘤杀伤作用及抑制肿瘤病理组织的炎症反应。其药理作用不仅能直接贡献于对T淋巴瘤中循环肿瘤细胞及局部病灶产生疗效作用，同时，也可能应用于诱导和增强针对其他类型肿瘤的抗肿瘤细胞免疫的整体调节活性。

4. 肿瘤糖代谢

早在1920年，德国生理学家Otto Warburg通过观察发现，肿瘤细胞即使在氧气充足的条件下，也会利用糖酵解途径分解葡萄糖获能而非氧化磷酸化途径。他认为，这一代谢的改变是肿瘤细胞线粒体功能缺陷的结果。随着研究的深入，Warburg效应背后的分子机制也被渐渐揭示，很多因素都可以促成这一代谢的改变，比如：低氧微环境、低氧诱导因子-1（hypoxia-inducible factor-1, HIF-1）、p53突变、线粒体功能缺陷以及致癌基因的激活等。肿瘤糖代谢方式的改变在分子水平上体现在一系列代谢酶和相关分子表达或者活性的改变。比如，葡萄糖转运体（glucose transporters, GLUT）表达的增加提高了细胞对葡萄糖的摄取量,糖酵解通路上代谢酶的表达增加激活了整条糖酵解通路,而丙酮酸脱氢酶激酶活性的提高则抑制了线粒体呼吸。这些变化在多个层面给肿瘤细胞提供了生长优势,抑制了细胞凋亡途径,并且为肿瘤微环境提供了大量的乳酸,为其侵袭和转移打好基础。根据肿瘤细胞和正常细胞的不同,靶向肿瘤代谢的抗肿瘤策略可以从两个方面出发。第一,抑制糖酵解途径中的关键酶,高度激活的糖酵解通路需要这些酶的支撑,当这些酶的活性受到抑制之后,肿瘤细胞中的能量和物质水平都受到冲击,进而增殖受到影响。第二,激活氧化磷酸化途径,激活在肿瘤细胞中原本下调的线粒体呼吸水平可能会通过增加活性氧造成细胞凋亡。

5. 肿瘤免疫

肿瘤的发生、发展与人体免疫系统和循环系统都息息相关。人体免疫系统是机体的防御和保护体系,发挥着清除异己、维持生命正常运转的重要作用。肿瘤细胞虽然源于患者自身,但是肿瘤细胞基因组的不稳定性,导致其从遗传学的角度而言是"异物",理应被免疫系统识别和清除。但是也正因为肿瘤细胞源于宿主,其所维持的原有的表面抗原往往会帮助它逃过免疫识别。加之肿瘤细胞基因组的高度可变性,使得肿瘤可能以更快的进化进程超越免疫识别的响应速度,从而逃脱被识别和清除的命运。任何调动和利用免疫系统的抗肿瘤治疗策略都可以称为肿瘤免疫疗法。

肿瘤免疫疗法是通过激发机体免疫系统或者外源导入免疫系统产物,发挥控制或抑制肿瘤细胞的作用。肿瘤免疫疗法可以分为主动免疫疗法和被动免疫疗法。在传统意义上,前者是以各种疫苗为主,通过激活机体免疫系统发挥抗肿瘤免疫应答,以达到治疗肿瘤的目的。疫苗的种类多样,包括以肿瘤特异蛋白为抗原的肿瘤特异抗原疫苗、病毒疫苗、DNA疫苗等。被动免疫疗法的应用手段更为广泛,各类免疫效应物质都可以用于被动免疫杀伤肿瘤。在被动免疫疗法中,新近兴起的靶向免疫检查点的治疗策略成果卓著。这种方法通过阻断肿瘤细胞或者T细胞上发挥免疫抑制作用的抗原抗体,抑制免疫反应的负调节,重新激活T细胞的杀伤效应(见图12-2-1)。这其中以CTLA-4、PD-L1和PD-1的抗体为典型,所对应的抗体类药物快速进入临床研究,对多种实体瘤表现出良好的疗效和有效率。数个大分子药物,包括2个PD-1抗体和1个PD-1抗体均已经被批准上市。

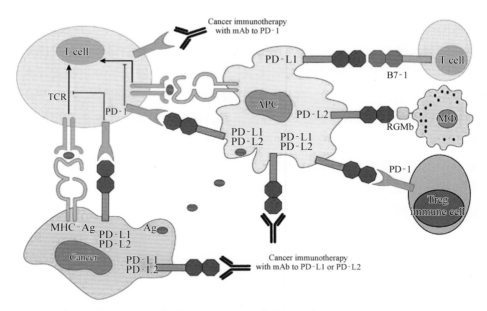

图 12-2-1　靶向 PD-1/PD-L1 免疫检查点的抗肿瘤策略

注：针对肿瘤细胞表面的 PD-L1 或 T 细胞表面的 PD-1 设计的单克隆抗体，通过阻断 PD-L1 和 PD-1 的功能，实现解除免疫抑制，激活肿瘤微环境 T 细胞免疫功能，实现杀伤肿瘤细胞的作用。

引自 "Ohaegbulam KC, Assal A, Lazar-Molnar E, et al. Human cancer immunotherapy with antibodies to the PD-1 and PD-L1 pathway Ohaegbulam.Trends Mol Med, 2015, 21(1): 24-33"。

第三节　乳腺癌临床使用的分子靶向药物

分子靶向抗肿瘤药物在过去 20 年中的蓬勃发展，也带来了乳腺癌临床治疗的突破。事实上，目前已经有 6 个分子靶向药物被批准上市，用于不同亚型的乳腺癌（见表 12-3-1），均属于激酶抑制剂。本节主要介绍已经进入乳腺癌临床使用的 6 个分子靶向药物，并结合领域发展方向和最新进展，对相同靶点的个别正处在临床研究的药物也进行简单的介绍。

一、人表皮生长因子受体 2 抑制剂

人表皮生长因子受体 2（Human epidermal growth factor receptor 2, HER-2）

表12-3-1　已上市的乳腺癌分子靶向药物

药物名称	靶　　点	首次上市时间	研发公司	适应证
Trastuzumab	HER-2（ERBB2/neu）	1998年	Genentech, Roche	乳腺癌（HER-2$^+$）
Lapatinib	HER-2（ERBB2/neu），EGFR（HER-1/ERBB1）	2007年	GlaxoSmithKline	乳腺癌（HER-2$^+$）
Everolimus	mTOR	2012年	Novartis	乳腺癌（HR+，HER-2$^-$）
Pertuzumab	HER-2（ERBB2/neu）	2012年	Genentech, Roche	乳腺癌（HER-2$^+$）
Ado-trastuzumab emtansine	HER-2（ERBB2/neu）	2013年	Genentech, Roche	乳腺癌（HER-2$^+$）
Palbociclib	CDK4、CDK6	2015年	Pfizer	乳腺癌（ER+，HER-2$^-$）

又称ErbB2，是EGFR家族的一员，其他3个成员分别为HER-1（ErbB1）、HER-3（ErbB3）、HER-4（Erb4）。与大多数受体酪氨酸激酶一样，HER家族蛋白的激活依赖于配体结合引发的受体二聚化（dimerization），特别是异二聚化（heterodimerization）。HER-2未发现可溶性的配体，又称"孤儿受体"（orphans receptor），但是通常以一种易形成二聚体的开放构象存在。而且，其他3个受体成员在受到配体刺激后，更易与HER-2共同形成异二聚体。HER-2同源或异源二聚体形成后，引起胞内激酶结构域（kinase domain）发生自身磷酸化，进而引起连锁反应，激活下游信号通路。丝裂原激活的蛋白激酶（mitogen-activated protein kinase, MAPK）和PI3K/AKT通路是肿瘤细胞中承接HER-2信号的最主要下游通路（见图12-3-1）。其中，激活MAPK通路主要调控肿瘤细胞的增殖、分化，而PI3K/AKT通路则在促进细胞增殖生长，进细胞运动侵袭，抑制细胞凋亡，促进血管生成和抵抗放化疗等方面起重要作用。HER-2是迄今发现的与乳腺癌关系最为密切的受体酪氨酸激酶，HER-2基因扩增发生在约20%～30%的早期乳腺癌患者中，HER-2基因扩增的结果是这些肿瘤细胞表面HER-2蛋白表达增加，导致HER-2活化。HER-2基因过表达与乳腺肿瘤的发生、发展、预后和转归密切相关。当前，HER-2已经成为乳腺癌重要的分子分

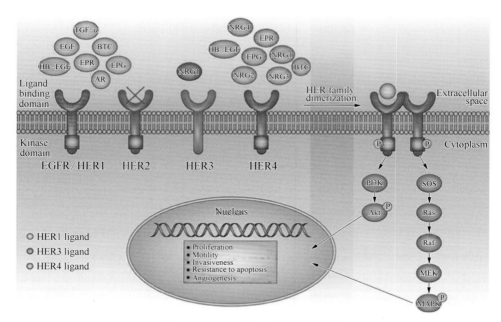

图 12-3-1 HER-2 家族信号通路

引自 "Arteaga CL, Sliwkowski MX, Osborne CK, et al. Treatment of HER2-positive breast cancer: current status and future perspectives.Nat Rev Clin Oncol, 2012, 9(1): 16-32"。

型,而 HER-2 抑制剂成了乳腺癌靶向治疗最重要的治疗策略。

目前已用于乳腺癌临床治疗的靶向 HER-2 的分子靶向药物包括 HER-2 单克隆抗体和小分子激酶抑制剂,此外还有多个小分子抑制剂处于临床研究。新近,新的靶向 HER-2 的治疗策略也取得了显著突破,包括新作用机制的小分子抑制剂和抗体药物偶联物(antibody drug conjugates, ADC)等,为 HER-2 阳性的乳腺癌患者,特别是已有 HER-2 抑制剂耐药患者的临床治疗带来了新的治疗契机。

（一）单克隆抗体

1. 曲妥珠单抗（Trastuzumab）

抗 HER-2 单克隆抗体曲妥珠单抗(商品名：Herceptin)是首个被批准上市的靶向治疗药物,代表着分子靶向治疗的策略最早在临床获得概念验证(proof-of-concept)。曲妥珠单抗可特异性地与 HER-2 结合,其抗肿瘤作用机制被认为有多个方面,主要包括抗体依赖细胞介导的细胞毒作用(antibody-dependent cell-mediated cytotoxicity, ADCC)，抑制对胞外段的切除形成持续激活形式，抑制配体非依赖的HER-2二聚化等。其中，ADCC指曲妥珠单抗可以刺激身体自身具有杀伤性的免疫细胞杀伤肿瘤细胞的机制。曲妥珠单抗主要刺激NK细胞通过其表达的Fc受体识别包被于靶抗原上的抗体Fc段，直接杀死靶细胞。有研究认为曲妥珠单抗能加速HER-2的内化、促进降解，但是说法不一。

自1998年FDA批准其用于晚期HER-2阳性乳腺癌的治疗以来，已证实该药无论是在辅助治疗还是晚期姑息治疗中都有较好的疗效。之前进行的临床试验证实，曲妥珠单抗联合化疗能延长HER-2阳性患者的无进展生存期（progression free survival, PFS）4.2个月，响应率38%，提高1年生存期12%。因而在1998年被美国食品及药物管理局（FDA）批准上市，用于与紫杉醇联用作为转移性HER-2阳性乳腺癌患者一线治疗方案，并确认前期治疗失败时且HER-2阳性时可作为单用药使用。在早期乳腺癌的几项大型临床研究已经证明曲妥珠单抗联合化疗能降低HER-2阳性早期乳腺癌患者的疾病复发和死亡风险，显著改善患者的预后。因此，《指南》推荐曲妥珠单抗联合化疗是HER-2阳性乳腺癌患者晚期一线以及辅助治疗的标准方案，作为单一药物治疗用于已接受过1个或多个化疗方案的转移性乳腺癌，或与紫杉类药物联合治疗未接受过化疗的转移性乳腺癌。曲妥珠单抗主要不良反应为心脏毒性，使用过程中应持续评估左心室功能，若表现显著的左室功能减退应考虑停用曲妥珠单抗。目前，有关赫赛汀联合化疗的Ⅲ期临床试验大多数都在进行之中。在晚期乳腺癌的治疗中，曲妥珠单克隆抗体联合多柔比星脂质体、希罗达及多西他赛等也进入Ⅲ期临床研究中。

罗氏/基因泰克（Roche/Genentech's）公司的曲妥珠单抗的欧洲专利已经于2014年过期，美国专利也将于2019年过期。当前，全球有超过20个制药公司正在研发曲妥珠单抗的生物仿制药（Biosimilar），特别是在发展中国家尤为活跃。俄罗斯和伊朗已经相继于2015年和2016年批准了首个曲妥珠单抗的生物仿制药，还有数个其生物仿制药正在进行临床研究。

2. 帕妥珠单抗（Pertuzumab）

曲妥珠单抗在乳腺癌治疗中的成功令人鼓舞，罗氏公司随即又开发了第二个靶向HER-2的单克隆抗体药物帕妥珠单抗（商品名Perjeta）。帕妥珠单抗与曲妥珠单抗的作用机制略有不同，是首个HER-2二聚化抑制剂。该药通过特异性结合HER-2，阻碍HER-2与其他HER受体的异源二聚化，实现抑制

HER-2信号通路的功能。之前一项纳入808例治疗前检测HER-2阳性的转移性乳腺癌患者的临床试验评估了帕妥珠单抗的安全性和有效性。患者被随机分为两组：接受帕妥珠单抗+曲妥珠单抗+多西他赛治疗组和曲妥珠单抗+多西他赛+安慰剂的对照组。研究评估了患者无进展生存期（PFS）。结果显示，联合帕妥珠单抗的治疗组中位PFS为18.5个月，安慰剂组PFS为12.4个月，帕妥珠单抗延长了患者PFS6.1个月。患者接受帕妥珠单抗+曲妥珠单抗+多西他赛治疗的最常见不良反应包括腹泻、脱发、白细胞计数减少、恶心、乏力、皮疹和神经损害（周围感觉神经病）。帕妥珠单抗于2012年被FDA批准上市，与紫杉醇和曲妥珠单抗联用治疗，用于未接受过抗HER-2治疗及接受过化疗的HER-2阳性的转移性乳腺癌。

（二）小分子抑制剂

抗体类药物的率先成功，大大激励并带动了靶向HER-2小分子抑制剂的研发，并不断探索新作用机制的新抑制剂，以期克服以往抑制剂相关的耐药。其中，ATP竞争型抑制剂拉帕替尼已经上市，而正处于临床研究的不可逆共价抑制剂也备受关注。

1. 拉帕替尼（Lapatinib）

拉帕替尼（商品名：Tykerb）是HER-2和EGFR的双靶抑制剂，能与HER-2和EGFR胞内的ATP结构域结合，阻碍ATP分子与位点的结合，从而抑制这两种受体的自磷酸化过程，进而阻止细胞内下游信号通路如PI3K/AKT和MAPK等信号通路的传递，实现对肿瘤细胞增殖抑制和促进凋亡作用等。拉帕替尼的双靶作用使得其抑制肿瘤细胞增殖和生长的生物学效应要远远优于单靶点抑制。在一项针对HER-2高表达且经蒽环类药物、紫杉醇和曲妥珠单抗治疗过的晚期或者转移性乳腺癌患者中进行的Ⅲ期临床试验中，拉帕替尼与卡培他滨联合治疗组与单用卡培他滨组相比，中位进展时间由4.4个月延长至8.8个月。该结果直接推动了2007年3月美国FDA批准拉帕替尼和卡培他滨（希罗达）联用治疗HER-2高表达且经蒽环类药物、紫杉醇和曲妥珠单抗治疗过的晚期或者转移性乳腺癌患者。后续的临床试验显示，拉帕替尼对于那些已对曲妥珠单抗产生耐药性的HER-2型乳癌患者，也有很好的临床效果。因其结构为小分子，与曲妥珠单抗不同，能够透过血脑屏障，拉帕替尼对脑转移的HER-2阳性乳腺癌患者显示出一定的抗肿瘤作用。2011年,拉帕替尼被快速审批用于绝经后HR阳性、HER-2阳性的乳腺癌患者。目前,拉帕替尼已经在包括美国、澳大利亚、韩国、日本、欧盟等10余个国家或地区上市,目前,多项关于拉帕替尼联合内分泌治疗或化疗的临床研究仍在进行中。

2. 阿法替尼和来那替尼

阿法替尼(Afatinib)(商品名:Gilotrif)和来那替尼(Neratinib)分别是勃林格殷格翰公司(Boehringer-Ingelheim)和惠氏制药有限公司(Wyeth Pharmaceuticals)开发的新型靶向HER-2和EGFR的不可逆共价抑制剂。与已经上市的诸多ATP竞争型酪氨酸激酶抑制剂不同,阿法替尼和来那替尼通过与激酶特定位点半胱氨酸(如EGFR 797位)的巯基形成共价连接,改变激酶构象,从而实现机制激酶活性的作用(见图12-3-2)。现有观点认为,共价抑制剂通常靶向高度保守的ATP结合域以外的区段,可能更易实现高度选择性;同时,共价抑制剂可以克服ATP结合口袋gate-keeper突变引起的ATP竞争抑制剂的耐药。例如,阿法替尼对T790M突变的EGFR仍有显著的抑制剂作用,对吉非替尼(Gefitinib)耐药的患者有效。另外,不可逆的共价抑制可能更持久。当然这也可能带来潜在的不良反应。无论如何,阿法替尼和来那替尼代表着新的HER-2靶向策略的尝试,为已有药物耐药的患者提供了更多的选择。

阿法替尼靶向EGFR的治疗潜力已经率先在临床获得证实,于2013年7月12日获FDA核准上市,作为一线治疗药物用于EGFR外显子19缺失突变或外显子21(L858R)突变的转移性非小细胞肺癌(NSCLC)患者,并随后在包括欧盟、日本、中国台湾地区以及加拿大等多个市场获批上市。针对另外一个靶点HER-2在乳腺癌中的治疗效果也一直备受关注。一项关于阿发替尼联合长春

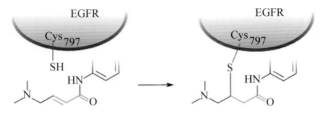

图12-3-2　阿法替尼的共价抑制模式

注:阿法替尼的活性基团(绿色部分)通过与EGFR蛋白797为半胱氨酸(Cys)的巯基(-SH)发生化学反应,实现对EGFR的共价修饰。

引自"https://en.wikipedia.org/wiki/File:Afatinib_mechanism.svg"。

瑞滨与曲妥珠单抗联合长春瑞滨治疗曲妥珠治疗进展的晚期乳腺癌的Ⅲ期临床试验正在进行中。来那替尼治疗晚期乳腺癌的Ⅱ期临床试验结果显示，对接受和未接受过曲妥珠单抗治疗的晚期乳腺癌患者都具有较好的疗效，目前关于紫杉醇联合来那替尼或曲妥珠单抗一线治疗HER-2阳性的晚期乳腺癌的Ⅲ期临床研究也在进行中。

（三）ADC

　　HER-2抑制剂在HER-2阳性乳腺癌的临床治疗中取得了重大突破。然而，临床治疗中也发现，HER-2抑制剂即使在HER-2阳性的患者中，仍有部分患者不响应，ADC的出现为该部分患者带来了希望。ADC是一类重要的生物靶向药，顾名思义就是抗体与细胞毒类药物的连接子（见图12-3-3）。具体到乳腺癌的治疗，ADC的抗体部分一般是针对HER-2以及Trop-2等乳腺癌特异性表达蛋白的抗体。抗体偶联药物与传统的化疗药相比，保证了对肿瘤细胞的靶向性；同时与一般的靶向药相比，它也具有更好的抗肿瘤活性。ADC药物的开发由于涉及药物靶点的筛选、重组抗体的制备、连接子的技术开发以及高细胞毒药物的优化等诸多环节，上述任何一个环节出现问题都会直接影响ADC药物的安全性和有效性。ADC药物开发的关键在于连接物的构建。ADC药物在进入靶细胞前，要保证抗体与化学药物的完整结合；而接近或进入靶细胞后，化学

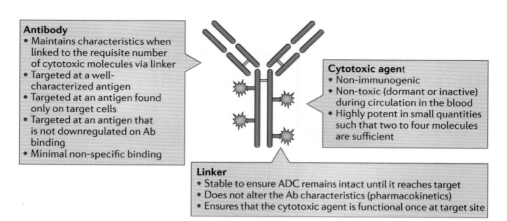

图12-3-3　ADC药物的构成

注：ADC药物由特异性抗体（Antibody）、毒素（Cytotoxic agent）和连接二者的连接子（Linker）三部分构成。
引自"Zolot RS, Basu S, Million RP.Antibody-drug conjugates.Nat Rev Drug Discov, 2013, 12(4): 259-260"。

药物又要准确释放。此过程取决于连接物的"稳定性"，成为当前ADC药物研发的主要技术瓶颈。早期ADC药物的研发失败，多是由于连接物技术的落后，后者直接影响了ADCs药物的安全性和有效性。此外，ADC药物中抗体负载的化学药物数量也取决于连接物。当前ADC的发展趋势是研究倾向于靶点特异性的抗体偶联药物（site-specific conjugation），使得偶联的化学药物数量更趋于可控。

1. Tratuzumab Emtansine

由于ADC的技术难点，这一类型的药物的研发进展缓慢。2013年，ADC药物在乳腺癌治疗中取得首个实体瘤治疗的突破，罗氏公司的Tratuzumab Emtansine，即T-DMA1（商品名：Kadcyla）被批准治疗HER-2阳性的乳腺癌。T-DMA1抗体部分是曲妥珠单抗。通过将细胞毒类化合物Emtansine偶联到曲妥珠单抗上，利用曲妥珠单抗对HER-2阳性细胞的高选择性，将细胞毒药物靶向带到HER-2阳性的乳腺癌细胞，并通过HER-2的内化，将细胞毒性极强的小分子药物带入细胞后释放。在通过细胞毒作用加强了药物的功效的同时，很大程度上避免了其毒性发生。EMILIA研究最早报道了针对接受过曲妥珠单抗和紫杉类治疗的HER-2阳性局部晚期或转移性乳腺癌患者采用T-DM1或卡培他滨联合拉帕替尼治疗的结果，T-DM1显著延长了患者的中位无疾病进展时间（median time to progression）（9.6个月 vs 6.4个月）。不仅如此，在患者接受治疗2年后，T-DM1组的中位生存率依然明显高于XL组（65.4% vs 47.5%）。中期分析中，T-DM1组的中位生存时间与XL组明显延长（30.9个月 vs 25.1个月）。如此大的生存获益也使T-DM1成为HER-2阳性转移性乳腺癌在曲妥珠单克隆抗体治疗失败后的最优选择。2013年美国临床肿瘤学会（American Society of Clinical Oncology, ASCO）将这一新型药物列为当年临床肿瘤领域的重大进展，该药随后于2013年被FDA批准上市，用于曲妥珠单克隆抗体治疗失败的患者。

2. Sacituzumabgovitecan

Sacituzumabgovitecan（IMMU-132）是另一个针对乳腺癌的ADC，是单克隆抗体RS7和伊利替康（Irinotecan, CPT-11）的活性代谢产物SN-38偶联物。RS7靶向人滋养细胞表面抗原Trop-2，该抗原在超过80%的TNBC中大量表达。RS7能携带SN-38，选择性结合乳腺癌细胞的Trop-2，进入细胞后释放SN-38，发挥细胞毒作用。抗Trop-2抗体RS7有一定间接抗肿瘤活性，可以激活免疫反应杀伤肿瘤细胞。因此，IMMU－132在提供细胞毒效应的同时，还具有潜在免疫抗肿瘤效应。2016年ASCO会议上，研究者公布了LBA509研究IMMU－132治疗复发或难治性TNBC的疗效和安全性的结果。所有入组乳腺癌患者中，大多数患者免疫组化检查Trop-2表达"++"或"+++"，其中有62例患者曾接受至少2种治疗，该群患者中位PFS为5.6个月，中位OS为14.3个月。研究中60%患者仍存活，约33%的患者肿瘤缩小30%以上，2例达到CR。对于出现ORR的患者，中位至疾病进展时间为12.6个月。最常见的不良反应是红细胞计数下降和腹泻，无患者因药物毒性停止治疗。研究认为IMMU－132在其他治疗无效、复发或难治性、转移三阴乳腺癌（mTNBC）中表现出良好、持续的肿瘤缓解，毒性可控。疾病缓解时间延长很有可能是IMMU－132诱导的免疫抗肿瘤反应在起作用。IMMU－132在2016年2月已经获得美国FDA的突破性疗法认定，将大大加速其在mTNBC中的应用进度。未来研究者们计划进行更大规模的国际Ⅲ期临床试验，目标对象是经过至少两种治疗无效的mTNBC患者，或许能够改变此类乳腺癌临床束手无策的困难处境。

二、mTOR抑制剂

哺乳动物雷帕霉素靶蛋白（mTOR）是PI3K/AKT通路下游重要的丝/苏氨酸蛋白激酶，对调控细胞增殖、存活和凋亡具有重要作用。当营养物、有丝分裂原及其他的胞外分子有丝分裂原（胰岛素、荷尔蒙、生长因子）激活mTOR通路中的重要分子PI3K。活化的PI3K促进磷脂酰肌醇－4,5－二磷酸（PIP2）转化为磷脂酰肌醇－3,4,5－三磷酸（PIP3），后者与Akt的PH结构域结合，同时还伴随着其他激酶对Akt的磷酸化，最终导致结节性硬化复合物1和2（TSC1/2）解聚和（或）磷酸化PRAS40来上调mTORC1。mTOR通路的另一关键步骤是通过蛋白磷酸酶（PTEN）来调节和抑制PIP2向PIP3的转化。能量的供应也是mTOR活性的重要调节因素。AMP活化的蛋白激酶（AMPK）可以作为mTORC1的"能量感应器"。当能量缺乏时，细胞内的AMP水平上升，与AMPK结合，通过上游激酶来活化AMPK。AMPK一旦激活后，可以磷酸化TSC2，增加产能的分解过程并降低耗能的合成过程，如蛋白质的合成等。

mTOR通路被上游信号过度激活在人类癌症中十分常见，其调节异常和乳腺癌发病、恶性转化及耐药性均具一定关系。在肿瘤发生时,具有促肿瘤形成的蛋白PI3K和AKT过度表达,使mTOR信号转导通路不断地被激活。另外,PTEN、TSC1/TSC2、LKB1这3种蛋白是mTOR的上游负性调节因子,这些蛋白功能的失调可能是肿瘤发生时mTOR信号通路被激活的原因之一。当PTEN发生缺失突变时,可使PI3K及产物增加,AKT活性增强,使细胞发生突变,引起前列腺癌、乳腺癌和子宫内膜癌等多种恶性肿瘤。mTOR的下游因子也参与肿瘤的发生。eIF4E和S6K1基因和蛋白的过度表达在许多癌症中存在。mTOR可以控制细胞周期素D1、阳离子脂质体转染原癌基因G-myc等蛋白的产生。在卵巢癌、前列腺癌细胞中,PI3K传递有丝分裂原信号,经Akt、mTOR、核糖体40同小亚基S6K蛋白激酶加快细胞周期素D1、细胞周期蛋白依赖性激酶4的磷酸化,促进G_1期的发展,雷帕霉素对细胞周期有抑制作用。另有研究发现,mTOR还可通过增强HIF的表达来间接影响与肿瘤密切相关的血管内皮生长因子的表达。因而靶向mTOR成了抗肿瘤治疗的重要策略之一。

1. 依维莫司

雷帕霉素(Rapamycin)是最早发现的mTOR抑制剂,先后被批准作为免疫抑制剂用于肾移植、作为抗冠状动脉再狭窄用于药物洗脱支架,其后在多种肿瘤组织培养和动物模型中发现雷帕霉素均能浓度依赖性地抑制肿瘤细胞生长。虽然雷帕霉素在临床中表现良好,但仍然存在生物利用度低、水溶性差等特点,人们陆续又研发了一些高效、特异的雷帕霉素衍生物。其中,率先取得突破的是依维莫司(Everolimus)(商品名:Afinitor)。依维莫司是新型的mTOR小分子抑制剂,2012年被FDA批准用于HR阳性、HER-2阴性乳腺癌的治疗。在临床试验中,依维莫司能够延长患者PFS 4.6个月。目前主要争对联用研究。例如,依维莫司联合依西美坦治疗晚期乳腺癌,结果显示依维莫司可明显延长患者的PFS。另一项针对HER-2阴性乳腺癌患者Ⅲ期临床研究中,对比新辅助化疗联合贝伐单克隆抗体与新辅助化疗联合依维莫司的治疗效果,结果显示在化疗基础上加入依维莫司,患者耐受性良好。同时,依维莫司还被批准用于舒尼替尼或索拉非尼无效的晚期肾癌,其针对非小细胞肺癌的临床实验也正在开展。类似作用的mTOR抑制剂Vistusertib和Apitolisib也正处于Ⅱ期临床研究中。

2. 其他抑制剂

坦西莫司(Temsirolimus)是最早研究的雷帕霉素衍生物,它几乎没有免疫抑制活性，而肿瘤抑制活性、生物利用度和不良反应均好于雷帕霉素。2007年，FDA已批准坦西莫司用于晚期肾癌的治疗，其应用于乳腺癌正在临床试验中。现有结果表明，坦西莫司单用于乳腺癌疗效不如肾癌，响应率不足10%（10/109）。现在正在开展坦西莫司与来曲唑及卡培他滨联合用药的临床研究。除上述几个抑制剂，还有Ridaforolimus、WYE-125132等mTOR抑制剂已经在临床前研究中展现出抗肿瘤活性，其中Ridaforolimus已经在骨癌中开展临床研究，针对乳腺癌的临床试验也在计划中。

三、CDK4/6抑制剂

细胞的有丝分裂周期是一个受到精密调控的过程，而多种不同的Cyclin-CDK复合物的周期性激活在此起到重要的作用。其中，Cyclin D（包括Cyclin D1、D2、D3）在细胞通过周期检查点由G_1期进入S期过程中扮演关键角色。Cyclin D的表达、转运等过程均受到上游诸如生长因子等促有丝分裂信号的调控。Cyclin D与CDK4/6形成复合物进而激活CDK4/6的丝/苏氨酸蛋白激酶活性，该复合物对下游RB1蛋白和RB1-like蛋白上的多个位点进行磷酸化修饰。低磷酸化状态下的RB1可与E2F转录因子家族蛋白的转录激活结构域结合抑制其转录激活活性，进而下调细胞周期推进所需基因的转录，阻止细胞由G_1期进入S期。而cyclin D-CDK4/6复合物提高RB1的磷酸化水平，使得其对下游E2F转录因子的抑制作用降低，进而推动细胞进入S期。CDK抑制因子p16INK4A可结合CDK4/6抑制其活性。CDK4/6抑制剂通过抑制cyclin D-CDK4/6复合物活性，降低RB1的磷酸化水平，恢复其对E2F转录因子的抑制作用，进而引起肿瘤细胞G_1-S期阻滞，产生抑瘤作用（见图12-3-4）。

CDK4/6通路的异常在肿瘤中普遍存在，主要表现为CDKN2A基因缺失、点突变或甲基化导致其编码的p16INK4A失活；CDK4基因扩增或点突变（R24C）、失去与p16INK4A的结合能力；Cyclin D因基因重排或基因扩增而过度表达。这条通路的改变，加速了G_1期进程，使得肿瘤细胞增殖加快而获得生存优势。研究发现Cyclin D的扩增和过表达普遍存在于乳腺癌；CDK4扩增也在黑素瘤、恶性胶质瘤中被发现，CDK6扩增则被报道存在于食管鳞癌和一部分B细胞淋巴组织增生失调患者当中；此外，各种原因造成的p16INK4A功能缺失也广泛

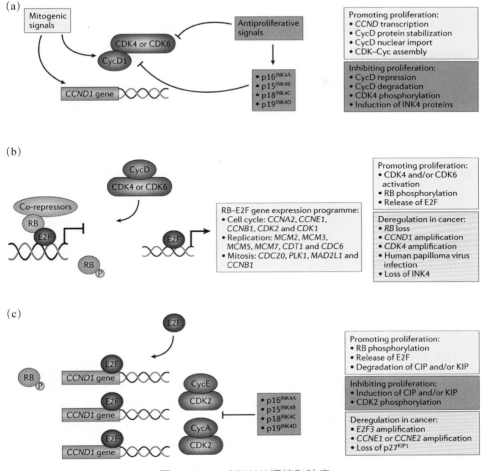

图 12-3-4　CDK4/6调控和肿瘤

注：(a) 细胞增殖信号通过上调cyclinD1基因（CCND1）表达、促进复合物形成等多种机制激活CDK4/6；(b) 激活的CDK4/6磷酸化RB，进而激活转录因子E2F，促进下游G1/S进程相关基因表达；(c) E2F进一步调控CDK2/CyclinE 和 CDK2/CyclinA 复合物，促进DNA复制。
引自"Asghar U, Witkiewicz AK, Turner NC, et al.The history and future of targeting cyclin-dependent kinases in cancer therapy. Nat Rev Drug Discov, 2015,14(2): 130−146"。

存在于胰腺癌、膀胱癌、乳腺癌、前列腺癌、恶性胶质瘤等肿瘤中。ER阳性乳腺癌占乳腺癌总数的约75%，ER信号可以激活Cyclin D1编码基因CCND1的启动子，在无CCND1基因扩增的ER阳性乳腺癌中也发现了Cyclin D1的高表达；同时，Cyclin D1还可通过一些非CDK依赖性途径促进乳腺癌的病理过程。因此，ER阳性乳腺癌是CDK4/6抑制剂的天然敏感群体，CDK4/6抑制剂联合内分泌治疗成为治疗ER阳性乳腺癌的重要策略。

1. Palbociclib

Palbociclib（商品名：Ibrance）是第一个被批准用于乳腺癌治疗的CDK4/6抑制剂。在众多CDK4/6抑制剂中，Palbociclib其与来曲唑（Letrozole）联合治疗ER阳性、HER-2阴性晚期乳腺癌患者时，将PFS延长了近一倍而于2013年获得FDA突破性治疗认定和优先审批，并于2015年2月获批上市，联合来曲唑作为ER阳性、HER-2晚期阴性乳腺癌的一线治疗方案。2016年，FDA扩大Palbociclib适应证为可联合Fulvestrant治疗在接受内分泌治疗后发生疾病进展的HR阳性、HER-2阴性晚期或转移性乳腺癌。此外，Palbociclib另有以早期乳腺癌、非小细胞肺癌、泌尿上皮肿瘤和头颈癌为适应症的研究处于Ⅲ期或Ⅱ/Ⅲ期临床实验阶段。

2. Abemaciclib 和 Ribociclib

礼来公司的Abemaciclib和诺华公司的Ribociclib是另外两个值得关注的CDK4/6抑制剂。其中，Abemaciclib与其他药物联合治疗绝经后患者的HR阳性、HER-2阴性局部晚期或转移性乳腺癌的研究，以及以顺铂治疗后病情进展的KRAS突变非小细胞肺癌为适应证的两项研究处于Ⅲ期临床实验阶段。2015年，Abemaciclib在美国获得以难治性HR阳性晚期或转移性乳腺癌为适应证的突破性治疗认定。目前，Abemaciclib治疗转移性乳腺癌和非小细胞肺癌的Ⅲ期临床项目已获得喜人数据。Ribociclib与来曲唑联合治疗未接受过前期治疗的绝经后患者的HR阳性、HER-2阴性晚期乳腺癌的研究处于Ⅲ期临床实验阶段。除上述三个进展最快的CDK4/6抑制剂外，另有辉瑞的Palbociclib isethionate、百时美施贵宝的FLX-925和江苏恒瑞的SHR-6390处于以肿瘤为适应证的Ⅰ期临床实验阶段。

第四节　临床在研的分子乳腺癌靶向药物

除上节介绍的已上市的乳腺癌分子靶向药物及处于临床研究的同类药物外，当前还有大量的靶向其他靶点的分子靶向药物正在进行临床研究。据

Thomson Reuters Integrity数据库统计,目前临床研究的治疗乳腺癌药物主要有442个,其中Ⅲ期临床有41个,Ⅱ期临床有112个。本节主要就当前的临床在研药物,关注重点领域,根据靶点分类进行介绍。

一、PARP抑制剂

聚腺苷二磷酸核糖聚合酶(poly-(ADP-ribose) polymerase, PARP)参与DNA碱基切除修复(base excision repair, BER),特异修单链DNA损伤。当DNA发生单链断裂(Single-strand break)时,PARP1能够快速识别并与受损位点结合,而后将ADP-核糖从底物烟酰胺腺嘌呤二核苷酸(NAD^+)转移至受体蛋白,形成ADP-核糖聚合物PAR。ADP-核糖聚合物的形成对于DNA损伤位点其他DNA修复酶的招募及发挥修复功能至关的重要。抑制PARP后,无法得到及时修复的DNA单链断裂会在DNA复制过程中转变为致死性的DNA双链断裂(double-strand break, DSB)。DSBs主要通过同源重组(homologous recombination)和非同源末端连接(non-homologous end joining, NHEJ)两种途径进行修复。其中,同源重组修复利用姐妹染色单体为模板,因而仅发生于S期和G_2期,能够最大限度地保留遗传信息的稳定性,是一种无错的修复方式。乳腺癌易感基因(BRCA)在同源重组修复过程中发挥关键作用。BRCA1/2突变的乳腺癌同源重组功能缺陷,无法对DSB进行有效的修复,因而对PARP1抑制剂具有高敏感性,这种效应被称为"协同致死"(synthetic lethality)(见图12-4-1)。事实上,大多数肿瘤细胞因为缺失一种或者几种DNA修复机制,更加依赖于幸存的DNA修复机制。如果能够抑制肿瘤细胞依赖的DNA修复机制,有望特异性杀死肿瘤细胞而不对而正常细胞造成显著影响。以PARP抑制剂为代表的"协同致死"的治疗理念成为当前抗肿瘤药物研发的重要方向。近期研究发现,除BRCA1/2以外,还存在其他分子与PARP抑制剂存在协同效应。这些分子包括与同源重组功能相关的RAD51、RAD54、RPA等,及其他DSB损伤应答的相关分子,如ATM、ATR、Chk1等。

目前处于临床研究阶段的PARP1抑制剂主要有Olaparib(AZD-2281)、Veliparib(ABT-888)、Niraparib(MK-4827)、E7016/GPI-21016、CEP-9722、Talazoparib(BMN-673)和Rucaparib(AG-014699)等。由阿斯利康公司研发

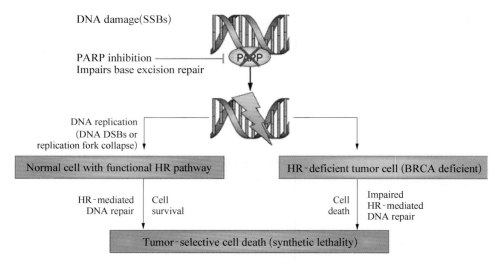

图12-4-1 PARP抑制剂的协同致死机制

注：PARP抑制剂阻断肿瘤细胞碱基切除修复通路（Base excision repair），导致肿瘤细胞内单链DNA损伤（SSBs）累积，并在DNA复制叉（DNA replication fork）处进一步转化成致死性的DNA双链断裂（DSBs）。BRCA缺陷的肿瘤细胞中，针对DSBs的同源重组修复（HR）通路失活，从而引起细胞死亡。
引自 "Banerjee S1, Kaye SB, Ashworth A.Making the best of PARP inhibitors in ovarian cancer.Nat Rev Clin Oncol, 2010, 7(9): 508-519"。

的奥拉帕尼（Olaparib，商品名Lynpaiza），其胶囊剂型已于2014年12月被FDA批准用于治疗BRCA缺陷的晚期卵巢癌患者，片剂正在全球进行Ⅲ期临床试验。Olaparib用于治疗乳腺癌也已进入临床Ⅲ试验阶段。一项Ⅱ期临床研究表明，54例接受过平均3个化疗方案的携带BRCA1/2基因突变的难治性乳腺癌患者，口服PARP抑制剂奥拉帕尼的ORR为38%，显示了一定的治疗前景。

二、组蛋白去乙酰化酶抑制剂

组蛋白脱乙酰基转移酶抑制剂（histonedeacetylases，HDACs）代表着肿瘤表观遗传领域的首个临床突破，自2006年首个HDAC抑制剂上市以来，已经有3个抑制剂被批准上市，分别是伏瑞斯特（Vorinostat, SAHA；商品名：Zolinza）、Panobinostat（商品名：Farydak）和西达本胺（商品名：Epidaza）。但是目前的适应证仅限于血液系统肿瘤，例如CTCL、多发性骨髓瘤（multiple myeloma）等，还未在实体瘤上获得突破。目前这类药物的抗肿瘤作用机制的认识还非常有限，主流观点认为，它们作用于基因组的特异性区域，改变数个特异性基因的转录，进而对细胞周期调控、细胞增生、细胞分化、细胞凋亡具有特异性作用。目前，在临床研究中针对乳腺癌研究的HDAC抑制剂主要有恩替诺特（Entinostat）、西达本胺（Chidamide）和伏瑞斯特等。

1. 恩替诺特

正在进行Ⅲ期临床研究的恩替诺特（Entinostat）是首个在乳腺癌Ⅱ期临床随机对照研究中得到阳性结果的HDAC抑制剂，主要抑制HDAC1、HDAC2。Ⅱ期临床试验结果显示，恩替诺特与依西美坦联合使用，治疗绝经后局部复发或ER阳性的转移性乳腺癌患者，PFS和OS均有显著延长。

2. 西达本胺

西达本胺（Chidamide）是深圳微星研发的首个我国自主研发的HDAC抑制剂，抑制HDAC1、HDAC2、HDAC3、HDAC10等特定HDAC亚型，由此产生的染色质重构与基因转录调控作用，抑制淋巴及血液肿瘤的细胞周期并诱导肿瘤细胞凋亡；还能直接贡献于对T淋巴瘤中循环肿瘤细胞及局部病灶产生疗效作用，同时也可能应用于诱导和增强针对其他类型肿瘤的抗肿瘤细胞免疫的整体调节活性。此外，研究提示，西达本胺在恢复耐药肿瘤细胞对诸如铂类、紫杉醇及拓扑异构酶Ⅱ抑制剂类药物的敏感性和抑制肿瘤转移、复发等方面发挥潜在抗肿瘤作用。目前西达本胺与化疗药物联合治疗乳腺癌的临床研究及其他多项肿瘤临床研究正在进行中。

三、PI3K/AKT/mTOR信号通路抑制剂

PI3K与其下游分子AKT、mTOR所组成的PI3K/AKT/mTOR信号通路是细胞内最重要的信号转导通路之一，接受上游信号刺激，调节肿瘤细胞的增殖和存活，并与肿瘤细胞的迁移、黏附、肿瘤血管生成以及细胞外基质的降解等密切相关。PI3K是由催化亚基p85和调节亚基p110所组成的异源二聚体蛋白，根据其结构分为Ⅰ、Ⅱ、Ⅲ三类，Ⅰ类PI3K又分为ⅠA和ⅠB两个亚型。其中，ⅠA型PI3K催化亚基包括p110α、β、δ三个亚型；ⅠB型PI3K催化亚基主要为p110γ。PI3K具有类脂激酶和蛋白激酶的双重活性，其激活很大程度上依赖于靠近其质膜内侧的底物，特别是多种生长因子和细胞因子激活的受体酪氨酸

激酶。活化的受体招募PI3K，起始多种PI中间体的磷酸化，转化PIP2为PIP3，PIP3与细胞内含有PH结构域的信号蛋白AKT和PDK1结合，促使PDK1磷酸化AKT蛋白的Ser308导致AKT活化，继续激活下游信号通路。PI3K/AKT/mTOR信号通路基因突变和扩增在包括乳腺癌在内的多种肿瘤细胞中频繁发生（见图12-4-2），成为重要的抗肿瘤靶标。

PI3K与其他脂质激酶和蛋白激酶的催化核心具有相似的结构特点，而大多数蛋白激酶抑制剂都靶向作用在ATP结合位点，因此，目前研究较多的是ATP竞争性激酶抑制剂。诺华公司的PI3K抑制剂Buparlisib为可逆的Ⅰ型PI3K抑制剂，抑制PI3K p110α/β/δ/γ的4个亚型，已经进入Ⅲ期临床阶段。Buparlisib在携带PIK3CA突变的内分泌治疗耐药的晚期乳腺癌患者中，具有一定的疗效，PFS延长了1倍多。临床研究中，对于内分泌治疗耐药的HR阳性/HER-2阴性的晚期乳腺癌患者，Buparlisib+氟维司群治疗比单用氟维司群治疗PFS延长了1.9个月。这也提示了抑制PI3K通路可能会是内分泌治疗耐药的乳腺癌患者的一种可能的新方案。Taselisib（GDC0032）是罗氏公司开发的高选择性PI3K抑制剂，作用于PI3Kα/δ/γ。研究目前处于Ⅲ期临床阶段，用于治疗绝经后HR阳性局部晚期或转移性乳腺癌患者。与此同时，基因泰克公司针对复发性ⅢB～Ⅳ非小细胞肺癌、复发性或转移性乳腺癌、局部晚期或转移性实体瘤的研究也已处于Ⅱ/Ⅲ临床阶段。诺华公司的Dactolisib（BEZ235）是另外一个ATP竞争性PI3K和mTOR双靶抑制剂，同时抑制PI3K的p110α/γ/δ/β和mTOR，目前处于Ⅰ期临床阶段，在包括晚期乳腺癌、肾细胞癌、实体瘤、前列腺癌及神经胶质瘤等多种肿瘤中探索安全性和初步的治疗效果。

四、FGFR抑制剂

FGFR属于受体型蛋白酪氨酸激酶，该家族主要包括FGFR1、FGFR2、FGFR3和FGFR4四位成员。其激活机制与大多数受体酪氨酸激酶类似，在配体刺激下形成二聚体，相互磷酸化对方碳端的多个酪氨酸残基，从而被激活，下游分子可通过MAPK、PI3K-AKT等经典信号通路促进细胞的增殖、迁移、抑制凋亡，在胚胎形成、内稳态维持、组织修复、炎症等生理过程中发挥重要作用。在肿瘤中，FGFR激活突变、配体过表达或受体基因扩增均能导致其持续激活，在肿

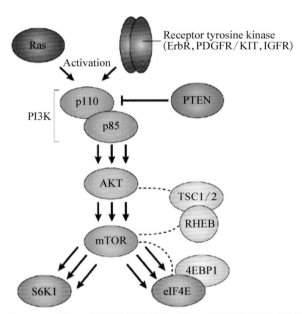

Protein	Dysfunction/effect	Tumour type
K-Ras	Mutation resulting in activation	Pancreatic, gastric, colon
Receptor tyrosine kinases	Receptor activation	Many turnour types
p110	Gene amplification Gene mutation	Head and neck, ovarian Gastrointestinal, brain
p85	Gene mutation	Colon, ovarian
PTEN	Gene mutation, deletion or promoter methylation (loss of function)	Endometrial, glioblastoma, thyroid, HCC, Cowden syndrome
AKT	Gene amplification Protein overexpression	Breast, ovarian, colon Ovarian, breast
TSC1/2	Gene mutation	TSC syndrome
4EBP1 and eIF4E	Gene amplification Protein overexpression	Breast Squamous cell, adenocarcinoma
S6K1	Gene amplification	Breast, ovarian

图 12-4-2 PI3K/AKT/mTOR 通路与肿瘤

注：多种原因导致 PI3K/AKT/mTOR 在肿瘤中的异常激活：包括上游 KRAS 突变、受体酪氨酸激酶激活、p110 基因扩增、p85 基因突变、PTEN 基因缺失、AKT 基因扩增、TSC1/2 突变，下游 4EBP1 和 eIF4E 基因扩增和蛋白过表达以及 S6K1 基因扩增等。

引自 "Faivre S1, Kroemer G, Raymond E. Current development of mTOR inhibitors as anticancer agents. Nat Rev Drug Discov, 2006, 5(8): 671-688"。

瘤新生血管生成、肿瘤的侵袭与转移等过程中发挥重要作用,与肿瘤的发生和发展、不良预后等密切相关(见图12-4-3)。FGFR基因的异常激活在多种肿瘤中广泛发生,如FGFR1扩增在鳞状非小细胞肺癌和乳腺癌中的发生率分别达到20%和10%;FGFR2扩增在胃癌和TNBC中的发生率分别为10%和4%;FGFR2突变见于12%的子宫内膜癌和5%的鳞状非小细胞肺癌中;FGFR3突变在不同类型膀胱癌中有着10%~60%的发生率;FGFR3易位见于15%~20%的骨髓瘤中;FGFR4突变见于7%~8%的横纹肌肉瘤。因此,FGFR被认为是既EGFR后可能最重要的受体酪氨酸激酶靶类抗肿瘤重要靶点,被诸多跨国制药供公司和生物公司竞相追逐。而FGFR1在约10%的乳腺癌中的扩增,特别是FGFR2在TNBC中的扩增,可能为TNBC的治疗带来新的契机。

目前,小分子FGFR抑制剂包括众多具有FGFR抑制活性的多靶点受体酪氨酸激酶抑制剂和针对FGFR的选择性FGFR抑制剂。其中勃林格殷格翰公司的FGFR、VEGFR和PDGFR三靶抑制剂Nintedanib作为前者的代表,

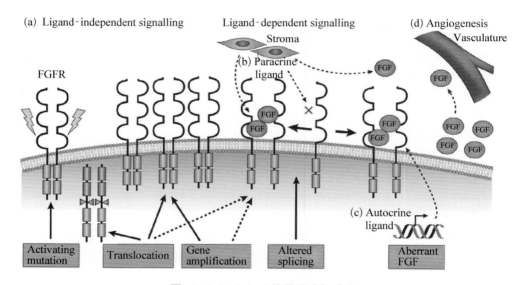

图12-4-3　FGFR信号通路与肿瘤

注:(a)肿瘤细胞中FGFR信号通路的激活,分为配体依赖(Ligand-dependent)和配体非依赖(Ligand-independent)形式;(b)血管内皮细胞FGFR通路激活主要依赖于肿瘤微环境中的FGF;(c)自分泌配体(autocrine ligand);(d)血管生成(angiogenesis)

引自"Turner N, Grose R, Fibroblast growth factor signalling: from development to cancer, Nat Rev Cancer, 2010, 10(2): 116-129"。

于2014年被欧盟批准用于治疗局部晚期、转移性或局部复发的非小细胞肺腺癌,并于2015年在英国上市。法国施维雅公司的FGFR、VEGFR和PDGFR三靶抑制剂Lucitanib在Ⅱ期临床试验中证实对FGFR1扩增的乳腺癌就较好的治疗效果。选择性FGFR抑制剂中,阿斯利康的AZD-4547以非小细胞肺癌和乳腺癌为适应证的研究分别处于Ⅱ期和Ⅰ/Ⅱ期临床试验阶段;诺华的BGJ398以胆管癌、胶质瘤、黑素瘤等肿瘤为适应证的研究均处于Ⅱ期临床试验阶段;礼来公司的LY2874455也有以肿瘤为适应证的研究处于Ⅱ期临床试验阶段。

五、其他靶点

1. RANKL抑制剂

核因子κB受体活化因子配体(receptor activator of nuclear factor-κB ligand, RANKL)即破骨细胞分化因子,是骨代谢中的关键因子。RANKL过表达可以激活破骨细胞,从而导致一系列骨疾病,如风湿性关节炎、银屑病性关节炎。2010年 *Nature* 同期2篇文章报道了性激素能够通过蛋白RANKL及其受体RANK触发乳腺癌产生,从而揭示了RANKL/RANK在关联性激素与乳腺癌发生的重要作用,引发了靶向RANKL/RANK在乳腺癌治疗和预防中的关注。2016年 *"Nature Medicine"* 和 *"Cell Research"* 同时发表最新研究成果进一步提示,RANKL是BRCA1突变驱动的乳腺癌的主要驱动因子,BRCA1发生突变的小鼠体内阻断RANKL/RANK系统降低乳腺癌的发生,提示阻断RANKL/RANK的药物可能被用来预防BRCA基因突变携带者患上乳腺癌。地诺单抗(Denosumab)是由安进公司(Amgen)研发的RANKL的单克隆抗体,能紧密地结合到RANKL上,因而抑制RANKL发挥作用。Denosumab的主要研究是HR阳性乳腺癌女性患者,可通过阻止肿瘤休眠细胞发生活跃增殖来降低乳腺癌复发风险。目前,Denosumab用于更年期妇女及接受药物治疗如芳香酶抑制剂导致的乳腺癌患者的研究正处于Ⅲ期临床研究。

2. 血管新生抑制剂

新生血管生成抑制剂在肿瘤中的探索已经由来已久,率先取得突破的是肾细胞癌和肝细胞癌,这与这两大组织血供相对丰富的认识也是一致的。VEGF受体是与乳腺癌转移及预后差有关,提示了新生血管在乳腺癌中的潜在治疗契机。

索拉非尼（Sorafenib；商品名：Nexavar）索拉非尼是一种多靶点小分子酪氨酸激酶抑制剂，其靶点包括血管内皮生长因子受体（vascular endothelial growth factor receptor, VEGFR）、血小板源性生长因子（platelet derived growth factor, PDGFR）、c-KIT等。目前该药在原发性肝癌及肾癌的治疗中已得到证实，在晚期乳腺癌治疗中，同样有一些针对该药的研究。一项关于索拉非尼联合阿那曲唑治疗内分泌治疗耐药的HR阳性绝经后晚期乳腺癌的Ⅱ期临床研究表明其具有联用效果。另一项关于索拉非尼联合卡培他滨治疗HER-2阴性的晚期乳腺癌的Ⅱ期临床研究显示，联合组显著延长了PFS，但在总有效率和总生存上无优势。这些研究显示索拉非尼在治疗晚期乳腺癌上似乎有一些作用，目前正在进行Ⅲ期临床研究以进一步证实。

Icrucumab（LY3012212）是一种靶向VEGFR1的全人源单克隆抗体。在乳腺癌中，VEGFR1介导的信号通路直接参与了肿瘤的活化和血管的生成，此药直接与VEGFR1结合并阻止其与配体VEGFα、VEGFβ及PIGF-1的结合，从而抑制随后的信号传导，达到抑制肿瘤生成的效果。针对乳腺癌的研究已完成Ⅱ期临床试验，达到了较好的效果。Ramucirumab是礼来公司开发的VEGF-2抗体，是一种全人免疫球蛋白G1单克隆抗体，通过与VEGF2型受体的胞外区域结合，阻断VEGF与VEGF2型受体结合。2014年4月FDA批准其上市，批准的适应证为化疗失败的胃癌、胃食管连接处腺癌。2013年针对转移性乳腺癌的治疗的Ⅲ期临床研究没有达到其最终延长PFS的目的，针对其他类型的乳腺癌还处于其Ⅲ期临床研究中。

3. 微管蛋白聚合抑制剂

Glembatumumab Vedotin（CDX-011）是Celldex Therapeutics公司研发的治疗TNBC的ADC，是将完全人源单克隆抗体Glembatumumab与一种有丝分裂抑制剂MMAE相连。该药物可以向肿瘤细胞中表达的跨膜糖蛋白NMB（GPNMB）靶向递药，共价键断裂后释放MMAE，通过细胞毒作用杀死肿瘤细胞。目前用于CDX-011治疗乳腺癌的Ⅱ期临床试验已完成，此药物在促使肿瘤缩小方面有一定的临床效果，尤其是针对表达GPNMB的患者，能延长其PFS。另外，此药物与卡培他滨联合使用的Ⅱ期临床试验已通过FDA的加速审批。

4. 拓扑异构酶抑制剂

Etirinotecan Pegol（EP）是一种改良的长效拓扑异构酶Ⅰ抑制剂，是作为结肠癌一线治疗的老药伊立替康改良后在乳腺癌治疗后新的尝试，该药可以提供持久水平的SN38血药浓度。在Ⅱ期临床试验中，EP作为晚期乳腺癌二线以后的治疗，有效率达到29%。另外，EP能够透过血脑屏障具有高效低毒性，在脑脊液浓度更高，因此在脑转移患者中可能更有优势。由于只是亚组分析结果，EP对乳腺癌脑转移治疗的优势还在临床证实中。

第五节　乳腺癌分子靶向治疗的挑战

一、分子分型与个性化治疗

当前，肿瘤异质性本质特征的认识日益深入，相同的肿瘤表型往往起源于不同的分子信号异常已成为领域内的共识。对肿瘤的认识已经突破了以往的组织学、病理学分型，进入了基于基因异常的分子分型新时代。在这一大背景下，肿瘤的药物治疗已经逐渐从传统化疗药基于"疾病表型"的治疗模式，逐渐转向以分子靶向药物为主体的、基于"疾病分子分型"的治疗模式。最具代表性的进展就是非小细胞肺癌的分子分型指导下的分子靶向治疗。包括EGFR突变、KRAS突变、ALK融合、MET基因扩增等分子分型的逐渐明晰，为非小细胞肺癌的靶向治疗奠定了理论基础，这也代表着肿瘤精准医疗（precision medicine）理念的成功实践。

早在2000年，Nature杂志报道了基于肿瘤组织基因芯片的将乳腺癌分为5型，即管腔上皮A型（Luminal A）、管腔上皮B型（Luminal B）、HER-2过表达型、基底样型和正常乳腺样型（这一类型被认为可能是组织污染产生的）。在这一分型的指导下，乳腺癌的药物治疗主要分为激素和内分泌治疗（ER阳性）、HER-2抑制剂（HER-2阳性）以及传统化疗三大类。近年来，随着系统组学、生物信息学和大数据的迅猛发展，基于大规模肿瘤样本的系统组学研究，将乳腺癌分型在现有分型的基础上进一步细化，为在不远的未来实现分子分型指导的乳腺癌精准治疗奠定了重要的基础。2012年发表在"Nature"杂志上的文章对The Cancer Genome Atlas（TCGA）的825例的乳腺癌肿瘤组织样本进行了基因、mRNA和表观遗传多层面的系统组学分析，整合了肿瘤基因拷贝数、DNA甲基化、外显子测序、mRNA芯片、microRNA测序数据。发现在现有分型基础上，提供了更为精细的基因突变和表达的信息，揭示了肿瘤亚型内部还存在着高度异质性，并依据基因突变或表达发现了新的特征的亚群。2015年"*Cell*"杂志发表的文章则更进一步对浸润性小叶癌的基因突变和表达情况为主的分子特征进行了系统分析。上述研究为乳腺癌在分子分型指导下的分子靶向治疗提示了相应的治疗策略，例如PI3K抑制剂对PTEN缺失亚型，PARP抑制剂针对BRCA突变肿瘤等（见图12-5-1）。尽管如此，当前对于乳腺癌分子分型的认识对分子靶向治疗的指导还非常有限。基因层面的异常可能并不能全面反映乳腺癌的特征。全面梳理乳腺癌的分子分型，目前正在大力开展的肿瘤蛋白质组学研究可能会带来进一步的突破。另外，目前的分子靶向药物还非常有限，针对不同的分子亚型，大力加强分子靶向药物的研发也是最终实现乳腺癌精准治疗的关键所在。

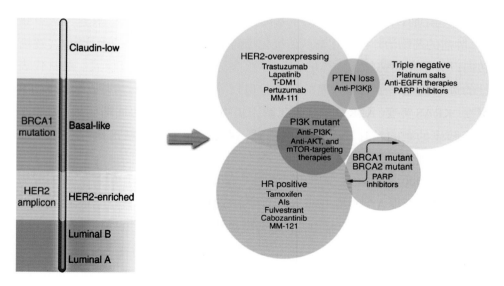

图12-5-1 乳腺癌分子分型和靶向治疗

注：乳腺癌的药物治疗主要分为激素和内分泌治疗（ER阳性），HER2抑制剂（HER2阳性）以及传统化疗三大类（TNBC）。随着乳腺癌分子分型认识的深入，这一治疗策略将被进一步充实，包括PI3K抑制剂针对PTEN缺失肿瘤、PARP抑制剂用于BRCA1/2突变肿瘤等一些列新策略将应运而生。

二、乳腺癌靶向治疗与耐药

与其他肿瘤一样，分子靶向药物的耐药问题是当前制约其临床获益的最重大挑战。分子靶向抗肿瘤药物一般针对单一靶点或者信号通路，而肿瘤细胞自身基因组的不稳定性以及信号通路的广泛代偿作用，极易造成因靶点突变或信号通路代偿导致的分子靶向药物治疗效果减弱，而肿瘤细胞的高度变异性更加加剧了这一效应，体现为广泛频发的耐药性。因此，伴随着分子靶向药物的诞生，对其耐药机制的研究和克服耐药策略的寻找一直都是不变的研究主题。分子靶向药物耐药分为获得性耐药（acquired resistance）和原发性耐药（de novo resistance）。目前的分子靶向药物使用6～12个月内，均会产生疗效丧失、疾病进展，被称为获得性耐药。发生获得性耐药的主要原因包括：① 基因突变导致药物失去对靶点的结合能力，其中最经典的范例是非小细胞肺癌中在EGFR激酶ATP结构域的790位点的酪氨酸的突变（T790M）是ATP竞争性EGFR抑制剂最重要的耐药机制之一，发生在约50%的非小细胞肺癌耐药的患者中。与之类似，乳腺癌中HER2 T798M的gate-keeper突变导致拉帕替尼耐药。② 其次是代偿机制导致的靶点相关通路激活。以PARP抑制剂为例，新近研究发现受体酪氨酸激酶c-Met能磷酸化PARP，从而提高其酶活功能，并阻滞抑制剂与靶点的结合，导致乳腺癌对PARP抑制剂的耐药。另外，HER2阳性的乳腺癌中，mTORC2及其结合分子Rictor能激活AKT，导致拉帕替尼耐药。针对上述两大方面的原因，开发克服耐药突变的二、三代抑制剂以及基于耐药机制的联合用药是当下的主要克服耐药方案。原发性耐药的发生也非常普遍，主要表现为在分子分型指征的敏感群体中，药物的临床响应率仍非常有限，仅为50%～70%。事实上，相当一部分HER-2阳性的转移性乳腺癌对HER2单克隆抗体并不响应。临床Ⅱ期结果显示，曲妥珠单抗在HER-2阳性患者中的临床响应率仅11%～26%，原发性耐药广泛存在。鉴于HER-2单克隆抗体自身作用机制的复杂性，目前机制认识还不清楚。基于这一认识，HER-2阳性可能并不是HER单克隆抗体敏感的唯一标志物。因此，原发性耐药的发生，究其本质，是对靶向药物的敏感群体和敏感机制的认识不足，进一步细化肿瘤的分子分型，认识药物敏感的真正机制，明确真正的敏感群体，开展联合用药，是提高临床响应率的发展方向。

三、展望

　　过去20年，包括乳腺癌在内的肿瘤分子靶向治疗取得了巨大的成就。然而，不容忽视的事实是，肿瘤的分子分型认识还非常有限，且大多数肿瘤类型仍缺乏有效的治疗药物，分子靶向药物仍面临着有效率低、易产生耐药等重大挑战，成为制约肿瘤患者临床受益的瓶颈。因此，深化肿瘤个性化治疗的理念、系统开展乳腺癌分子分型研究、全面诠释分子靶向药物的个性化特征、建立个性化药物研发的新模式，将是包括乳腺癌精准治疗不断追求的目标。诚然，肿瘤远比人们想象的要复杂得多，单一的治疗手段收效有限，未来应更加注重"转化医学"研究成果。以肿瘤发生、发展的自身规律为依据，加强多学科联合攻关，逐个突破肿瘤药物治疗的关键问题。

-------------------------------- **参 考 文 献** --------------------------------

[1] Bachelot T, Bourgier C, Cropet C, et al. Randomized phase II trial of everolimus in combination with tamoxifen in patients with hormone receptor-positive, human epidermal growth factor receptor 2-negative metastatic breast cancer with prior exposure to aromatase inhibitors: a GINECO study[J]. J Clin Oncol, 2012, 30(22): 2718-2724.

[2] Bajetta E, Zilembo N, Bichisao E et al. Steroidal aromatase inhibitors in elderly patients[J]. Crit Rev Oncol Hematol, 2000, 33(2): 137-142.

[3] Baselga J, Segalla JG, Roché H, et al. Sorafenib in combination with capecitabine: an oral regimen for patients with HER-2-negative locally advanced or metastatic breast cancer[J]. J Clin Oncol, 2012, 30(13): 1484-1491.

[4] Buzdar A. An overview of the use of non-steroidal aromatase inhibitors in the treatment of breast cancer[J]. Eur J Cancer, 2000, 36 (Suppl 4): S82-S84.

[5] Cancer Genome Atlas Network. Comprehensive molecular portraits of human breast tumours[J]. Nature, 2012, 490(7418): 61-70.

[6] Canonici A1, Gijsen M, Mullooly M, et al. Neratinib overcomes trastuzumab resistance in HER-2 amplified breast cancer[J]. Oncotarget, 2013, 4(10): 1592-1605.

[7] Chow LW1, Xu B, Gupta S, et al. Combination neratinib (HKI-272) and paclitaxel

therapy in patients with HER−2−positive metastatic breast cancer[J]. Brit J Cancer, 2013, 108(10): 1985−1993.

[8] Chuang HC1, Kapuriya N, Kulp SK, et al. Differential anti-proliferative activities of poly(ADP-ribose) polymerase (PARP) inhibitors in triple-negative breast cancer cells [J]. Breast Cancer Res Treat, 2012, 134(2): 649−659.

[9] Ciriello G, Gatza ML, Beck AH, et al. Comprehensive Molecular Portraits of Invasive Lobular Breast Cancer[J]. Cell, 2015, 163(2): 506−519.

[10] Clarke JM1, Hurwitz HI. Targeted inhibition of VEGF receptor 2: an update on ramucirumab[J]. Expert Opin Biol Th, 2013, 13(8): 1187−1196.

[11] Coates AS, Winer EP, Goldhirsch A, et al. Tailoring therapies-improving the management of early breast cancer: St Gallen International Expert Consensus on the Primary Therapy of Early Breast Cancer 2015[J]. Ann Oncol, 2015, 26(8): 1533−1546.

[12] Fauvel B, Yasri A. Antibodies directed against receptor tyrosine kinases: current and future strategies to fight cancer[J]. Mabs-Austin, 2014, 6(4): 838−851.

[13] Figueroa-Magalhães MC1, Jelovac D1, Connolly RM, et al. Treatment of HER−2−positive breast cancer[J]. Breast, 2014, 23(2): 128−136.

[14] Gajria D, Chandarlapaty S. HER−2−amplified breast cancer: mechanisms of trastuzumab resistance and novel targeted therapies[J]. Expert Rev Anticanc, 2011, 11(2): 263−275.

[15] Gonzalez-Suarez E, Jacob AP, Jones J, et al. RANK ligand mediates progestin-induced mammary epithelial proliferation and carcinogenesis[J]. Nature, 2010, 468(7320): 103−107.

[16] Hamilton A1, Piccart M. The third-generation non-steroidal aromatase inhibitors: A review of their clinical benefits in the second-line hormonal treatment of advanced breast cancer[J]. Ann Oncol, 1999, 10(4): 377−184.

[17] Howell A. Faslodex (ICI 182780). an oestrogen receptor downregulator[J]. Eur J Cancer, 2000, 36(Suppl 4): S87−S88.

[18] Hurvitz SA, Dalenc F, Campone M, et al. A phase 2 study of everolimus combined with trastuzumab and paclitaxel in patients with HER−2−overexpressing advanced breast cancer that progressed during prior trastuzumab and taxane therapy[J]. Breast Cancer Res Treat, 2013, 141(3): 437−446.

[19] Hurvitz SA, Kakkar R. Role of lapatinib alone or in combination in the treatment of HER−2−positive breast cancer[J]. Breast Cancer (Dove Med Press), 2012, 4: 35−51.

[20] Jandu H, Aluzaite K, Fogh L, et al. Molecular characterization of irinotecan (SN−38) resistant human breast cancer cell lines[J]. BMC Cancer, 2016, 16: 34.

[21] Klijn JG, Beex LV, Mauriac L, van Zijl JA, et al. Combined treatment with buserelin

and tamoxifen in premenopausal metastatic breast cancer: a randomized study[J]. J Natl Cancer Inst, 2000, 92(11): 903−911.

[22] Kristensen TB, Knutsson ML, Wehland M, et al. Anti-vascular endothelial growth factor therapy in breast cancer[J]. Int J Mol Sci, 2014, 15(12): 23024−23041.

[23] Kurebayashi J, Sonoo H, Inaji H, et al. Endocrine therapies for patients with recurrent breast cancer: predictive factors for responses to first- and second-line endocrine therapies[J]. Oncology, 2000, 59(Suppl 1): 31−37.

[24] Kurokawa H, Lenferink AE, Simpson JF, et al. Inhibition of HER−2/neu (erbB−2) and mitogen-activated protein kinases enhances tamoxifen action against HER−2 − ovorexpresessed tamoxifen-resistant breast cancer cells[J]. Cancer Res, 2000, 60(20): 5887−5894.

[25] Lee J, Bartholomeusz C, Mansour O, et al. A class I histone deacetylase inhibitor, entinostat, enhances lapatinib efficacy in HER−2−overexpressing breast cancer cells through FOXO3-mediated Bim1 expression[J].Breast Cancer Res Treat, 2014 Jul; 146(2): 259−272.

[26] Leung EY, Askarian-Amiri M1, Finlay GJ, et al. Potentiation of growth inhibitory responses of the mTOR inhibitor everolimus by dual mTORC1/2 inhibitors in cultured breast cancer cell lines[J]. PLoS One, 2015, 10(7): e0131400.

[27] Leung WY, Roxanis I, Sheldon H. Combining lapatinib and pertuzumab to overcome lapatinib resistance due to NRG1-mediated signalling in HER−2−amplified breast cancer [J]. Oncotarget, 2015, 6(8): 5678−5694.

[28] Lin NU, Winer EP, Wheatley D, et al. A phase II study of afatinib (BIBW 2992), an irreversible ErbB family blocker, in patients with HER−2−positive metastatic breast cancer progressing after trastuzumab[J]. Breast Cancer Res Treat, 2012, 133(3): 1057−1065.

[29] Lonning PE. Clinico-pharmacological aspects of different hormone treatments[J]. Eur J Cancer, 2000, 36(Suppl 4): S81−S82.

[30] Marty M, Cognetti F, Maraninchi D, et al. Randomized phase II trial of the efficacy and safety of trastuzumab combined with docetaxel in patients with human epidermal growth factor receptor 2−positive metastatic breast cancer administered as first-line treatment: the M77001 study group[J]. J Clin Oncol, 2005, 23(19): 4265−4274.

[31] Mayer IA1, Abramson VG, Isakoff SJ, et al. Stand up to cancer phase I b study of pan-phosphoinositide−3−kinase inhibitor buparlisib with letrozole in estrogen receptor-positive/human epidermal growth factor receptor 2−negative metastatic breast cancer [J].J Clin Oncol, 2014, 32(12): 1202−1209.

[32] Murphy CG, Dickler MN. The role of CDK4/6 inhibition in breast cancer[J].

Oncologist, 2015, 20(5): 483-490.

［33］ Nolan E, Vaillant F, Branstetter D, et al. RANK ligand as a potential target for breast cancer prevention in BRCA1-mutation carriers［J］. Nat Med, 2016 Jun 20.

［34］ Perou CM, Sorlie T, Eisen MB, et al. Molecular portraits of human breast tumours［J］. Nature, 2000, 406(6797): 747-752.

［35］ Rugo H, Brammer M, Zhang F, et al. Effect of trastuzumab on health-related quality of life in patients with HER-2-positive metastatic breast cancer: data from three clinical trials［J］. Clin Breast Cancer, 2010, 10(4): 288-293.

［36］ Schramek D, Leibbrandt A, Sigl V, et al. Osteoclast differentiation factor RANKL controls development of progestin-driven mammary cancer［J］. Nature, 2010, 468(7320): 98-102.

［37］ Schuler M, Awada A, Harter P, et al. A phase Ⅱ trial to assess efficacy and safety of afatinib in extensively pretreated patients with HER-2-negative metastatic breast cancer［J］. Breast Cancer Res Treat, 2012, 134(3): 1149-1159.

［38］ Sigl V, Owusu-Boaitey K, Joshi PA, et al. RANKL/RANK control Brca1 mutation-driven mammary tumors［J］. Cell Res, 2016, 26(7): 761-774.

［39］ Tutt A, Robson M, Garber JE, et al. Oral poly(ADP-ribose) polymerase inhibitor olaparib in patients with BRCA1 or BRCA2 mutations and advanced breast cancer: a proof-of-concept trial［J］. Lancet, 2010, 376(9737): 235-244.

［40］ Vogel C, Chan A, Gril B, et al. Management of ErbB2-positive breast cancer: insights from preclinical and clinical studies with lapatinib［J］. Jpn J Clin Oncol, 2010, 40(11): 999-1013.

［41］ Wang T, You Q, Huang FS, et al. Recent advances in selective estrogen receptor modulators for breast cancer［J］. Mini Rev Med Chem, 2009, 9(10): 1191-1201.

［42］ West AC, Johnstone RW. New and emerging HDAC inhibitors for cancer treatment［J］. J Clin Invest, 2014, 124(1): 30-39.

［43］ Yao Y, Zhou J, Wang L, et al. Increased PRAME-specific CTL killing of acute myeloid leukemia cells by either a novel histone deacetylase inhibitor chidamide alone or combined treatment with decitabine［J］. PLoS One, 2013, 8(8): e70522.

［44］ Zeichner SB, Terawaki H, Gogineni K. A review of systemic treatment in metastatic triple-negative breast cancer［J］. Breast Cancer (Auckl), 2016, 10: 25-36.

［45］ 丁健.精准医疗时代的肿瘤药理学研究［J］.药学进展,2015,39（10）: 721-722.

［46］ 刘鹏熙,唐利立.乳腺癌激素治疗研究进展［J］.国外医学: 生理、病理科学与临床分册,2002,22（3）: 305-307.

［47］ 车溧.乳腺癌的激素治疗［J］.中国当代医药,2009,16（9）: 187.

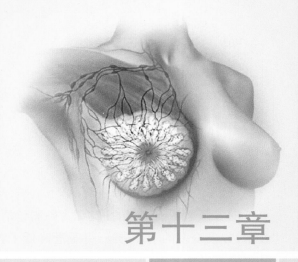

第十三章

乳腺癌的免疫治疗

胡维国

　　传统的肿瘤治疗主要以手术切除、化疗和放疗为主，由于基础研究的进步大大加速了肿瘤治疗的进展，包括免疫治疗在内的肿瘤生物治疗更被视为肿瘤的第四种疗法，而肿瘤的免疫治疗曾被 Science 杂志评为 2013 年的十大科学进展之首，为肿瘤治疗带来了巨大希望。就乳腺癌而言，在这些肿瘤免疫治疗方法中，以能激发主动免疫的特异性免疫疫苗研究最为广泛，而抗克隆抗体（除曲妥珠以外的抗 PD-1/PD-L1 等免疫检查点单抗）最具有发展前景。

作者单位：200032　上海，复旦大学肿瘤研究所
通信作者：胡维国，Email: weiguohu@fudan.edu.cn

第一节　概　述

随着医学基础研究的进步，为肿瘤包括乳腺癌提供了更多更早期的诊断技术，以及众多的治疗措施，并显著降低了乳腺癌患者的病死率，大大延长了乳腺癌患者的生存期，这些治疗方法主要包括分子靶向治疗、内分泌治疗和免疫治疗，尤其是曲妥珠（Trastuzumab，即赫赛汀，Herceptin）单抗的研发，为HER-2/neu表达阳性乳腺癌患者带来了福音，已是目前标准的一线用药，由于抑制信号通路是其重要机制之一，某种意义上可归入靶向治疗之列，在此不做阐述。另外，而可激发乳腺癌患者特异性主动免疫的治疗方法也是一种可供选择的治疗方案。正常情况下，机体免疫系统利用其多种效应组分，对潜在的、临床难以被检测到的新生肿瘤细胞过表达或异常表达的肿瘤相关抗原（tumor-associated antigens, TAAs）、肿瘤特异性抗原（tumor-specific antigens, TSAs）或新抗原（neoantigens）进行识别，并主要通过CD8+毒性T淋巴细胞（cytotoxic T lymphocytes, CTLs）和NK细胞对这类肿瘤细胞进行免疫清除，使这类肿瘤细胞在被清除和发生免疫逃避之间维持稳态，而一旦肿瘤的逃避机制占优势，则这些潜在的新生肿瘤细胞则迅速繁殖成临床可被检测到的肿瘤。这些肿瘤免疫逃避机制包括被机体免疫系统所忽视（缺少危险信号、缺少肿瘤抗原、在免疫特惠组织中生长、缺少黏附分子、高表达补体膜调控蛋白等）、抗原递呈受损（肿瘤抗原突变或下调、MHC基因突变或下调、抗原递呈过程缺陷）、免疫耐受被诱发（Tregs和/或MDSCs等调节性免疫细胞的产生与招募，IDO、PGE2、TGF-β、IL-6、IL-10、VEGF、RCAS1等免疫抑制性分子的分泌，肿瘤细胞不表达用于T细胞激活的B7共刺激分子，或者肿瘤细胞高表达针对T细胞激活的B7抑制性共刺激分子或T细胞高表达其配体如CTLA-4、PD-1/PD-L1和TIM-3等）、凋亡抵抗（抗凋亡分子的表达升高、促凋亡分子表达下调或突变）或凋亡反击（肿瘤细胞表达Fas或FasL，从而促使CTL细胞凋亡）等。因此，肿瘤免疫疗法也主要针对这些免疫逃避机制而进行设计和研发，包括能激活主动免疫的非特异性免疫（注射Bacillus Calmette-Gurin，卡介苗）和特异性免疫（如基于TAAs

的疫苗)疗法、单克隆抗体(如曲妥珠单抗,以及抗免疫检查点CTLA-4,PD-1/PD-L1单抗)疗法、免疫细胞过继(如LAK、TILs、CAR-T和TCR-T)疗法、细胞因子(如IFN-α、TNF-α、IL-2)疗法等。就乳腺癌而言,在这些肿瘤免疫治疗方法中,以能激发主动免疫的特异性免疫疫苗研究最为广泛,而抗克隆抗体(除曲妥珠以外的抗PD-1/PD-L1等免疫检查点单抗)最具有发展前景。

第二节　乳腺肿瘤相关抗原疫苗治疗

与通常意义上的疫苗预防感染性疾病不同,肿瘤疫苗针对的是已经存在的肿瘤组织,且前者主要激活B淋巴细胞免疫,而肿瘤疫苗主要激活T淋巴细胞免疫。肿瘤疫苗的研究也已经有数十年的历史,治疗潜力似乎更具有吸引力。但就乳腺癌治疗性疫苗而言,相对于长期的努力与付出,总体来说,除了一些令人鼓舞的前期结果,其临床效果极其有限。随着对肿瘤免疫逃避机制的理解加深和有效免疫策略的改善,人们对乳腺癌治疗性疫苗又重燃希望。

遗传学和表观遗传学上的改变是肿瘤发生、发展的基础,而免疫系统则可区分肿瘤细胞与正常组织,并把肿瘤细胞识别为外源物质而清除。肿瘤疫苗的一个前提条件是宿主免疫系统需要把免疫抗原与自身抗原区分,疫苗抗原能被识别为"异己"物质。这种识别基于该疫苗抗原在肿瘤细胞中过表达,而在正常细胞中低表达或表达缺失,故该抗原称为TAAs,或该疫苗抗原只在肿瘤细胞中特异性地表达,称为TSAs,如宫颈癌等病毒相关肿瘤中的病毒蛋白,或该疫苗抗原由非同义突变引起,称为所谓的新抗原。其实,许多用于乳腺癌免疫治疗的肿瘤抗原都表达于正常组织,但过表达或突变表达于肿瘤细胞,因此归类为TAAs。例如,黏蛋白1(mucin, MUC-1)、HER-2、癌胚抗原(carcinoembryonic antigen, CEA)、人类端粒酶反转录酶(human telomerase reverse transcriptase, hTERT)、p53和糖类抗原,以及所谓的肿瘤/睾丸抗原(cancer/testis antigens, C/T抗原)。其中有些TAAs广泛表达于大多数肿瘤,是共有的肿瘤抗原,如hTERT。这些TAAs根本意义上其实还是属于自体抗原,因此基于TAAs的疫苗策略面临的主要问题是如何克服中枢免疫耐受,即在免疫发育过程中清除胸腺中自身反应性T细胞，以及克服外周免疫耐受，此时成熟T细胞被多种因素所抑制，包括Tregs、MDSCs以及免疫检查点分子如CTLA-4和PD-1/PD-L1。与TAAs相反，TSAs和新抗原在胸腺中不易产生中枢耐受。研究证实，高突变频率与肿瘤浸润淋巴细胞（tumor-infiltrating lymphocytes, TILs）及良好预后呈正相关关系。同样，由于长期暴露于诱变剂如烟草和紫外线引起的肿瘤，如非小细胞肺癌（non-small cell lung cancer, NSCLC）和黑色素瘤也表现很高的非同义突变率。由错配修复基因缺失引起的肿瘤，如Lynch综合征相关肿瘤，或DNA校对多聚酶突变引起的肿瘤如POLE突变导致的子宫内膜癌，均与高频突变有关，也证实有关治疗的良好效果。这些新抗原必须满足多个条件才能被T细胞识别，包括突变蛋白必须表达并被充分地处理成小肽，同时与MHC分子具有很高的亲和力并形成稳定复合物，以利于抗原递呈。但是，广义的多数非同义突变新抗原并没有导致免疫原性，似乎更有利于为肿瘤提供预后或预测信息。大量能被T细胞识别的肿瘤抗原已被发现，如前所述的TAAs类抗原，以这些抗原为基础的肿瘤疫苗能建立起针对肿瘤抗原的免疫记忆，并激发强烈的免疫反应，从而防止肿瘤复发。

用于疫苗的抗原可以有不同的形式，包括多肽、蛋白、裸露DNA、病毒载体、同种或异种全细胞疫苗以及DC疫苗，它们各有优缺点。另外，抗原通常与佐剂同时给予，以增强免疫反应，也可利用抗原递呈细胞（antigen-presenting cells, APCs），通常是树突状细胞（dendritic cells, DCs）离体负载后再行注射。早期的疫苗临床试验主要利用MHC-Ⅰ限制性短肽，用于激活CD8⁺T细胞，但这种疫苗通常激活的CD8⁺T细胞反应较弱，而且持续时间较短。因此，后续临床试验利用长肽或混合多种短肽以同时激活CD4⁺和CD8⁺T细胞反应，便于优化CD8⁺T细胞反应，同时激活体液免疫反应。乳腺癌患者肿瘤组织可诱导CTLs增殖，并识别通过HLA-Ⅰ分子递呈的位于肿瘤细胞表面的TAAs表位而清除肿瘤细胞。但是，鉴于CD4⁺T细胞在调控免疫反应和诱导细胞毒作用时的关键作用，更理想的免疫治疗方法还应同时激活CD4⁺T细胞。多肽疫苗有诸多优点，易于生产，免疫反应易于监测，毒性较小。但是多肽疫苗为HLA-A2限制性，这就大大局限了接种患者的人群。疫苗的成功制备要求多项条件，包括表达于肿瘤细胞的可激活免疫反应的靶抗原，递呈疫苗抗原于免疫系统的平台，增强免疫激活的佐剂，以及合适的监控技术。研究证实，数种针对乳腺癌的疫苗尽管有可能激发抗肿瘤免疫反应并摧毁肿瘤细胞，但临床结果并不令人满意。可能的原因包括既往溶瘤（化疗和放疗）治疗措施对免疫系统的损伤、转移患者中荷瘤体积过大、大体积肿瘤逃避免疫反应，以及难以打破免疫耐受。目前的治疗性疫苗几乎都针对转移性乳腺癌患者，因此，未来治疗性疫苗可能针对较小乳腺肿瘤状态患者更为有效。

一、HER-2/neu 抗原疫苗

HER-2疫苗是乳腺癌治疗性疫苗临床试验中研究得最广泛深入的疫苗。HER-2，即人类上皮细胞生长因子受体2基因ERBB2编码具有酪氨酸激酶活性的相对分子量为185 000的跨膜糖蛋白。大约15%～20%的乳腺癌患者存在HER-2基因扩增，并与侵袭性表型和生存期缩短有关。HER-2过表达可导致更高的T细胞表位水平，从而激活T细胞反应。其实，在传统的佐剂处理前或处理过程中，部分肿瘤患者自身即可自动产生针对HER-2的特异性免疫反应。另外，早期乳腺癌患者血清中确实存在与HER-2结合的抗体，且这种HER-2特异性免疫反应与良好的预后有关。HER-2的胞外区（extracellular domain, ECD）可被抗体识别，这些抗体可直接阻断HER-2信号通路，抑制肿瘤增殖，和/或间接地通过免疫系统，例如激活抗体依赖性细胞毒性（antibody-dependent cellular cytotoxicity, ADCC）效应而发挥肿瘤杀伤效果。起源于胞外区和胞内区（intracellular domain, ICD）的抗原都能被HLA-Ⅰ/Ⅱ递呈给CD4+和CD8+T细胞。在HER-2阳性乳腺癌患者中也观察到自发的T-和B-细胞反应，证实了HER-2的免疫原性。因此，HER-2多肽疫苗可产生长期的免疫反应。目前，已有多种基于HER-2的肿瘤疫苗临床试验已经完成或正处于临床试验中。

起源HER-2的肿瘤疫苗安全性总体较好，也产生了一定的临床效果。疫苗试验中大多数多肽抗原都来源于HER-2的胞外和胞内段，但胞外段可循环于患者血清，因此具有更好的耐受性。HER-2多肽E75疫苗（nelipepimut-S; NeuVax™, Galena Biopharma, San Ramon, CA, USA）抗原为HER-2的氨基酸第369～377位序列，起源于ECD，多项临床试验证实它是最优化的免疫表位，应用最为广泛，但仅限于HLA-A2阳性患者。早期的临床试验证实了E75疫苗的安全性和有效性。在后来的一项Ⅰ期临床试验中，包含有64例乳腺癌、卵巢癌和NSCLC患者，结果证实疫苗没有明显的毒性，其中38例患者完成了6次免疫。另外，大多数患者都表现出HER-2多肽和蛋白特异性的T细胞反应，且免疫力可持续至主动免疫结束。总共60%的患者出现至少针对疫苗中一种多肽的HER-2多肽特异性IgG抗体反应，但是仅有少数受试者对整个HER-2反应。另一项临床试验中，对24名肿块阳性、无疾病进展证据但存在高风险患者给予E75 HER-2多肽联合GM-CSF免疫，结果证实该免疫疗法安全、低毒、有效。所有患者均出现E75特异性免疫反应，特异性CD8[+] T细胞克隆扩增，并可裂解HER-2阳性肿瘤细胞。HER-2特异性免疫反应显示可降低临床复发率（免疫组8%和对照组21%，$P < 0.19$），并改善无病生存期（disease-free survival, DFS）（免疫组85.7%和对照组59.8%，22个月的中位随访期）。一项临床 Ⅰ 期研究评估了一种偶联PLG的E75 HER-2多肽微球疫苗以GM-CSF或MPL-AF作为佐剂在进展期过表达HER-2乳腺癌患者中的安全性和免疫原性。每组6例，共24例HLA-A2阳性Ⅲ/Ⅳ期乳腺癌、卵巢癌或NSCLC患者接受剂量逐渐增加的疫苗接种，同时佐剂和接种途径也不同，即组1和组2接种0.5 mg多肽，组3和组4接种1.5 mg多肽；组1、组2、组3以GM-CSF为佐剂，组4以MPL-AF为佐剂；组1皮内注射，组2、组3、组4皮下注射。疫苗每28天注射1次，共6次。没有4级毒性反应发生。在24例受试者中，18例可检测到免疫反应，其中61%产生特异性的针对p369-377的特异性细胞毒免疫反应，且该免疫反应的产生没有组间差异。在最近的一项大型 Ⅰ/Ⅱ 期临床试验中，HER-2表达水平经免疫组化评分 ≥ 1 的195例早期乳腺癌患者为研究对象，其中HLA-A2/HLA-A3阴性的患者作为对照。疫苗接种组中的5年无病生存率为89.7%，高于对照组的80.2%，但无统计学差异（$P = 0.08$）。在53例接受增强免疫的患者中，5年无病生存率（95.2%）高于对照组（$P = 0.11$）。该结果似乎令人鼓舞，类似的大型Ⅲ期临床试验正在进行中（NCT01479244），而E75多肽疫苗联合曲妥珠单抗治疗的临床试验也还在进行中（NCT01570036）。

在另一项研究中，来源于HER-2的多肽GP2也展现了与E75类似的免疫原性。GP2多肽是一个起源于HER-2跨膜区的9肽，氨基酸序列为第654～662位，也属于HLA-A2限制性。一项随机性的 Ⅱ 期临床试验对GP2疫苗进行了评估（$n = 170$, NCT00524277）。早期的34个月中期随访数据表明，如果排除在初次疫苗接种后6个月内就复发的患者，疫苗使无病生存率有一定的提高(疫苗接种组94%和对照组85%, $P = 0.1$)。另外, AE37多肽是一种MHC-Ⅱ性表位, 起源于HER-2的第776~790位氨基酸, 经修饰后联合GM-CSF可激发CD4$^+$及CD8$^+$免疫反应, 目前正把GP2+GM-CSF疫苗组和对照组进行对比, 检测其治疗效果(NCT00524277)。

联合HER-2多个免疫表位并没有出现明显的毒性, 相对于单个抗原肽其临床有效性似乎并不引人注目。另外的临床试验中, 4种可产生特异性T细胞反应的Ⅱ型HER-2多肽被用于组成单一疫苗。该混合多肽疫苗与GM-CSF佐剂一起皮下注射于10例HER-2阳性的乳腺癌或肺癌患者。结果发现, 25%的受试者产生HER-2多肽特异性T细胞免疫力, 50%的受试者出现HER-2多肽特异性抗体反应。而没有受试者产生整个HER-2蛋白特异的T细胞或抗体免疫反应。该研究组还利用3种不同剂量(低剂量25 μg、中剂量150 μg、高剂量900 μg)的HER-2 ICD蛋白疫苗联合GM-CSF佐剂评价了疫苗的安全性和免疫原性。总计29例经标准治疗显示无疾病进展的乳腺癌或卵巢癌受试者接受每月一次疫苗处理, 共计6个月。受试者对所有剂量的疫苗均有良好的耐受性, 没有出现明显的不良反应, 大多数受试者(82%)均坚持完成了6次免疫。大部分受试者均产生HER-2 ICD特异性的T细胞免疫反应, 且疫苗的剂量并不能预测T细胞反应的程度。但是, 高剂量疫苗处理可更快地产生可检测的免疫反应($P = 0.003$)。不同疫苗剂量组之间免疫反应的持续时间之间没有区别。半数以上受试者在免疫结束后9~12个月仍然保留HER-2特异性的T细胞免疫反应。在另一个Ⅰ期临床试验中, 一种包含推测的HER-2辅助性多肽疫苗(氨基酸序列369~384、氨基酸序列688~703和氨基酸序列971~984)处理了9例HLA-A2阳性的乳腺癌或卵巢癌受试者共6个月, 每月接种一次, 该疫苗包含HLA-A2结合结构域(氨基酸序列369~377、氨基酸序列689~697和氨基酸序列971~979)。接种后, 对HLA-A2多肽产生多肽特异性T细胞前体的平均频率在大多数受试者中均有增加, 且该特异性T细胞也能溶解肿瘤细胞。另外, 末次接种后1年仍能检测到该特异性免疫反应。利用截断型HER-2蛋白(包含HER-2胞外段和部分胞内段)疫苗在15例Ⅱ或Ⅲ期乳腺癌患者中进行检测。患者在14周内接受6次疫苗接种, 共测试了3个蛋白疫苗的浓度梯度, 包括20 μg、100 μg和500 μg。初步结果显示该疫苗的安全性较好。另外, 临床前研究表明多肽与PLG(poly-lactide-co-glycolide)偶联成微球颗粒, 较可溶性多肽能更有效地激发细胞毒性免疫反应。在一项Ⅰ/Ⅱ期临床试验中，14例HLA-A2阳性HER-2过表达的Ⅳ期乳腺癌或卵巢癌患者接种HER-2多肽疫苗，并以GM-CSF为佐剂，隔月接种1次，同时接受曲妥珠单抗治疗，未发现有明显的毒性。该疫苗产生明显的免疫原性，在外周血中出现高效的HER-2特异性T细胞反应。

HER-2多肽疫苗治疗策略临床上获得了肯定的疗效，为经化疗联合单抗治疗后微量残存乳腺癌患者的免疫治疗提供了一个非常好的免疫治疗手段。未来HER-2疫苗的主要应用方向是与低剂量节律化疗联用以增强免疫反应，与单抗隆抗体如曲妥珠联用，或与酪氨酸激酶抑制剂如拉帕替尼联用。

二、MUC-1抗原疫苗

TAAs MUC-1为一种膜定位的糖蛋白，在多种腺癌中过表达或异常糖基化，且MUC-1表达或分泌增加与腺癌不良预后和高转移潜能密切相关，早期乳腺癌患者中MUC-1特异性抗体的存在与良好的预后有关。而糖基化形式证实具有免疫原性，能用于激活T细胞免疫反应。MUC-1的可溶性形式，称为CA15-3，其血清浓度用于监测肿瘤的疾病进展。MUC-1细胞毒性T细胞可识别MUC-1蛋白核心20个氨基酸大小的可变数目串联重复（variable number of tandem repeat, VNTR）区域。利用全肿瘤细胞或MUC提取物免疫宿主以产生相应抗体的研究发现，VNTR是MUC-1蛋白免疫原性最强的区域，可诱导MHC非限制性细胞毒反应和MUC-1特异性的抗体反应。其他区域的细胞毒免疫原性表位也得到了进一步鉴定。6个VNTR区域外的Ⅰ型MUC-1 HLA-A2表位获得鉴定。体外研究证实其中P-92多肽中的锚定氨基酸参加修饰后可增强与MHC分子的结合力，而P-93也具有更强的MHC分子结合力和细胞毒性T细胞激活力。临床前研究发现，利用表达MUC-1的肿瘤细胞或多肽抗原证实MUC-1可诱导体液免疫而不诱导细胞免疫。利用自体DCs联合MUC-1多肽疫苗免疫转移性乳腺癌和卵巢癌患者，发现不但可以产生MUC-1特异的细胞毒免疫反应，还可诱导针对CEA和黑色素瘤相关抗原3（melanoma-associated antigen 3, MAGE-3）的细胞毒免疫反应。基于MUC-1的疫苗有多重方法，既可采用多肽，也可采用重组病毒，还可采用转基因的DCs。

为了优化MUC-1从APCs的递呈效率，MUC-1多肽可与甘露糖，KLH等偶联并联合佐剂共同处理。在首个Ⅰ期临床试验中，具有五次重复免疫显性表位的105个氨基酸大小的MUC-1合成多肽与BCG混合后接种63例包含乳腺癌的腺癌患者，间隔3周接种1次，共接种3次。结果表明，该疫苗具有良好的耐受性，但仅有3例患者表现强烈的免疫反应性。在55个活检组织中发现37例患者表现广泛的T细胞浸润，7例患者中表现较弱的T细胞浸润程度，但22例检测的患者中仅有7例存在2～4倍的MUC特异的细胞毒免疫反应增加，但结果显示乳腺癌患者的病情并没有得到有效控制。疫苗体内无法有效地产生细胞毒效应可能与无法激活有效的针对MUC-1抗原的T细胞反应有关。16例转移性乳腺癌患者接种5 μg偶联有KLH的MUC-1 16氨基酸多肽疫苗，并以DETOXA为佐剂，共接种4次，首次接种前和第二次接种后给予低剂量环磷酰胺（300 mg/m²）。末次接种后4周，在7例接种者中检测到HLA-Ⅰ限制的MUC-1特异性细胞毒反应，其中5例还进一步检测到抗MUC-1抗体，但临床效果还有待证实。在8例转移性乳腺癌，16例转移性结肠癌和1例胃癌中，共15例肿瘤患者接种剂量（10～500 μg）逐渐增加的氧化性MUC-1融合蛋白，经4～8次免疫，发现在13例患者中存在高滴度抗MUC-1的IgG1抗体。同一疫苗接种8例转移性乳腺癌患者，可检测到高滴度抗MUC-1的IgM和IgG抗体，但未发现T细胞激活和临床改善的证据。

三、CEA抗原疫苗

CEA是一种相对分子量为180 000大小的膜糖蛋白，表达于特定组织和大多数肿瘤，如肠癌、乳腺癌、肺癌、胰腺癌和消化道肿瘤。CEA是一个黏附分子，可与促癌基因如BCL2和c-myc协同促进细胞转化，还可促进细胞进入G_0样状态，是一个公认的TAAs，也是一个良好的肿瘤免疫治疗靶点。CEA可被处理并递呈于不同的MHC-Ⅰ分子，大量的细胞毒性表位得到验证。但由于CEA也表达于正常细胞，免疫系统通常对CEA耐受，因此成功的CEA疫苗须首先打破这种免疫耐受。目前，多种CEA疫苗在临床中得到检测，这些疫苗利用CEA多肽联合DCs、CEA蛋白、抗CEA同型抗体和痘病毒等方法。

表达CEA的转移性恶性肿瘤，包括乳腺癌患者共21例，经剂量逐渐增加的CEA多肽疫苗联合自体DCs静脉接种，每周或隔周1次。受试者对该疫苗具有良好的耐受性,穿刺活检证实,在3例受检者中有免疫细胞浸润,2例患者存在新出现的针对CEA的延缓性过敏反应。但几乎没有临床反应,仅有一例患者病情稳定。另外,18例患者中皮下接种CEA疫苗,联合或不联合GM-CSF处理的患者各半。9例联合GM-CSF处理的受试者均产生IgG抗体反应,而未联合GM-CSF处理的9例受试者中仅有3例产生抗体反应。同时,T细胞增殖反应,IFN-γ和IL-4也仅在前一组受试者中观察到。另外,该疫苗安全性良好,未发现明显的不良反应。

牛痘病毒和金丝雀痘病毒变异体ALVAC均被制备基因工程疫苗,这些病毒接种于机体后,进入宿主细胞并诱导产生针对特定抗原的免疫反应。作为禽类病毒,ALVAC相对于其他病毒,无法在人体细胞中复制增殖,因而具有良好的安全性。ALVAC-CEA或牛痘CEA重组病毒均包含编码人类CEA的基因,而ALVAC-CEA/B7.1还编码共刺激分子B7.1。临床试验证实上述疫苗无论是否再联合GM-CSF均无明显的不良反应。18例乳腺癌肿瘤患者中,有2例接种了1次CEA牛痘病毒疫苗及随后3次ALVAC病毒疫苗(VAAA),或者先接种3次ALVAC病毒疫苗再接种1次牛痘病毒疫苗(AAAV),尽管未显示明显的临床反应,但18例患者中2例疾病分别稳定了20和21个月。VAAA法的细胞免疫反应要强于AAAV法,同时通过疾病稳定状态判断B7.1的共刺激效果优于GM-CSF。临床试验还发现,CEA抗原在多数患者中均能激活特异性T细胞反应,且可通过插入疫苗表达载体中的B7.1共刺激分子或在注射部位联用GM-CSF得到加强。但能在转移部位诱导被动免疫反应的化疗方案是否能与这些治疗性疫苗产生协同效果还有待于深入研究。化疗在某些特定条件可增强抗原递呈,但有些情况下却可抑制免疫反应。另外,不同的治疗性疫苗本身相互之间也可产生协同效应。

四、hTERT抗原疫苗

hTERT是一个在85%以上人类肿瘤中均有表达的肿瘤抗原,在肿瘤的增殖中发挥关键作用。部分hTERT中的多肽可被细胞毒性T细胞识别。临床试验证实,hTERT多肽或其DC疫苗可激发不同肿瘤的免疫反应。转染hTERT mRNA或负载hTERT多肽的自体DC可诱导hTERT特异的细胞毒免疫反应。多个临床试验证实,利用端粒酶作为抗原可刺激免疫反应,体外杀灭前列腺癌和肾癌细胞,体内抑制乳腺癌、黑色素瘤和膀胱癌的增殖。转染 hTERT RNA 的 DCs 疫苗也可诱导细胞毒免疫反应,识别并杀灭 hTERT 阳性肿瘤细胞。这些疫苗均未观察到明显的不良反应。

五、唾液酸化 Tn(sialyl-Tn, STn)抗原疫苗

Tn 抗原指具有低聚糖结构的乙酰半乳糖胺与丝氨酸或苏氨酸通过糖苷键相连而形成的 O-聚糖,通常存在于肿瘤细胞,而非正常细胞。肿瘤相关的 MUC 常不能糖基化不完全,这可能与这些肿瘤细胞缺少特定的糖基化转移酶有关。糖基化不完全可导致更短的糖基化侧链。Tn 抗原具有更短的糖基化侧链结构,并通过掺入半乳糖残基而形成 TF 抗原。STn 抗原是把 Tn 抗原进行唾液酸替换。Tn、TF 和 STn 抗原正常组织中由于唾液酸化和糖基化残基均被掩盖,它们在肿瘤细胞中均高表达,且与疾病进展与转移密切相关。化疗药物可导致淋巴细胞减少,所有的疫苗均在静脉内或低剂量口服环磷酰胺治疗前进行接种。在一项随机性的 II 期临床试验中,23 例转移性乳腺癌患者随机接种 100 μg 偶联 KLH 的 STn,并以 DETOX-B 为佐剂,同时给予或不给予低剂量的静脉或口服环磷酰胺治疗。所有患者均产生对 STn 的 IgG 和 IgM 抗体,另外 2 例患者存在较弱的临床反应,而 5 例患者疾病进展稳定。接种 Theratope STn-KLH 疫苗随后经高剂量化疗和干细胞处理的 40 例乳腺癌患者,其中 33 例为高风险或转移性乳腺癌患者,发现在 26 例可评估患者中,有 11 例患者可检测到 IFN-γ。该疫苗耐受性良好,产生最强特异性细胞毒免疫反应的患者相对于无特异性免疫性患者,其疾病的消退期也更长。在一个大型的前瞻性 III 期随机临床试验中,1 028 例经一线化疗治疗无进展的转移性乳腺癌患者,经 Theratope 疫苗(STn-KLH; Theratope™, Biomira, Inc. Edmonton, AB, Canada)或 KLH 对照处理,并同时给予内分泌治疗。结果表明,产生免疫反应的患者有益生存期的延长,Theratope 组患者的 DFS 有更好的改善(Theratope 组为 8.3 个月,对照组为 5.8 个月)。长期随访结果证实疾病进展时间(time-to-progression, TTP)或总生存期(overall survival, OS)并无改善,但在 ER 阳性对象中发现 OS 显著延长。

肿瘤细胞的 MUC-1 异常糖基化可激发 CTL 反应,早期乳腺癌患者血清中存在针对 Tn-MUC-1 的抗体往往预示着良好的预后。基于 MUC-1 合成的一

种模拟STn糖类表位抗原，以及一系列其他的肿瘤细胞糖蛋白与KLH偶联后也被用于制备疫苗。MUC-1胞外段的20氨基酸片段与氧化型甘露聚糖融合，用于改善抗原递呈效率，诱导细胞免疫和体液免疫。一项小型31例患者的随机临床试验发现，疫苗组的复发率明显下降（60.5% *vs* 12%，$P = 0.002$）。一种新的同时靶向MUC-1和CEA疫苗，PANVAC™利用病毒载体来运输上述抗原和3种人类T细胞共刺激分子，在早期临床试验中，发现在经过多次前期治疗的患者该疫苗具有一定的临床效果，包括完全缓解。

六、p53抗原疫苗

p53是人类肿瘤中最常见的突变基因，在20%的乳腺癌中发现突变，且其突变产物与肿瘤进展密切相关。抗p53抗体在多种组织类型，包括乳腺癌的肿瘤患者血清被发现。有研究证实，3例具有p53突变和p53蛋白积聚的乳腺癌患者存在特异性的体液免疫和T细胞免疫反应，表明研发针对p53疫苗的可行性。一项Ⅰ期临床试验中，负载3种野生型和3种修饰型p53多肽的自体DC疫苗在6例HLA-A2阳性进展期乳腺癌患者进行测试，发现具有良好的耐受性，且无毒性，其中2例患者病情稳定，3例出现特异的T细胞反应，这同时也证实了包含自体基因转染的DC疫苗的可行性和安全性。另一项临床试验中，26例进展期乳腺癌患者经p53-DC疫苗治疗，其中7例由于2～3周疫苗处理后出现快速的疾病进展或死亡外，其余19例患者均接受首次的6次疫苗注射治疗，其中8例获得病情稳定效果或轻微的肿瘤消退，11例疾病继续进展。

七、肿瘤/睾丸抗原疫苗

肿瘤/睾丸抗原（cancer/testis antigen, C/T抗原）正常选择性表达于成年男性睾丸的生殖细胞以及胚胎发育过程中，但异常过表达于不同的肿瘤。NY-ESO-1和MAGE-A3两种C/T抗原疫苗主要在黑色素瘤和肺癌中进行试验，而它们在乳腺癌中优先表达于三阴性乳腺癌（triple-negative breast cancer, TNBC）。NY-ESO-1和MAGE-A3具有高度的免疫原性，所产生的免疫反应与淋巴细胞浸润和良好预后密切相关。因此，这些抗原是良好的乳腺癌免疫治疗靶点。

八、DNA疫苗

DNA疫苗被APCs吞噬后,翻译DNA疫苗中所选定的TAA基因成蛋白质,再通过APC胞内的处理并递呈给MHC分子。DNA疫苗可以是裸露的DNA,也可与其他物质组成脂质体复合物,或包装成纳米颗粒。有证据表明DNA疫苗可激发体液免疫、细胞免疫以及固有免疫反应。这种免疫反应模拟生理状态下的免疫反应,目前认为是最有效的清除肿瘤的方法。DNA疫苗能大规模生产,但是,裸露DNA疫苗效果较差。因此,寻求合适的DNA载体是目前面临的困难。其中,通过电转的方式转化编码TAA基因的质粒获得了令人鼓舞的疗效。

九、病毒疫苗

由于抗原多肽存在HLA限制性,且重组蛋白或多肽的生产纯化价格较高,因此多种载体用来传递这些抗原,并同时表达共刺激因子,以进一步增强免疫反应。疫苗病毒载体包括痘病毒家族、麻疹病毒和腺病毒载体,比裸露DNA或多肽疫苗能产生更长和更广泛的免疫反应。病毒疫苗目前主要用于前列腺癌的治疗,包括表达PSA抗原的PANVAC™、PROSTVAC™以及同时表达3种共刺激因子(ICAM-1、B7.1、LFA-3)的TRICOM™疫苗,均处于治疗前列腺癌的临床Ⅲ期试验中。采用类似的设计方案,研制了包含编码MUC-1、CEA和TRICOM基因的重组痘病毒疫苗PANVAC用于治疗乳腺癌。在12例注册的转移性乳腺癌患者中,中位进展期为2.5个月,其中1例患者大于37个月,中位生存期为13.7个月。接种产生MUC-1和IL-2的牛痘病毒疫苗,治疗31例MUC-1表达阳性转移性乳腺癌患者,有2例患者出现部分的肿瘤消退(>50%),15例患者在免疫反应期内疾病无进展。

十、全肿瘤细胞疫苗

使用全肿瘤细胞疫苗的潜在优势是由于它含有单个肿瘤组织的完整抗原簇,可以激活多克隆免疫反应。辅助性的自体肿瘤细胞疫苗被证实在其他肿瘤,如肾癌中是有效的。但抗原特异性免疫反应由于T细胞激活需要另外的APC提供的非特异性共刺激信号,而大多数实体瘤并不表达共刺激因子,也不能传递T细胞激活信号,反而常诱导免疫耐受。因此,疫苗中需要导入编码共刺激因子的基因,如CD80或细胞因子。感染流感病毒A/PR8/34的培养卵巢癌细胞裂解物腹腔注射于40例进展期卵巢癌患者,包括31例晚期腹水和5例胸腔积液的患者。结果表明,7例患者腹水消失,其中5例肿瘤细胞计数显著减少,1例胸腔积液消失,3例肿瘤体积缩小。另外,2例无腹水的患者肿瘤体积也缩小。9例响应患者的耐受性持续了3～19个月,生存期达4～42个月。上述结果强烈支持肿瘤细胞联合病毒或免疫调控剂的主要免疫治疗可诱导有效的临床反应。利用Newcastle病毒感染的自体细胞处理58例肿瘤患者,其中27例为转移性乳腺癌患者,也观察到一定的临床效果。表达共刺激因子CD80的HLA-A2阳性和HER-2阳性MDA-MB-231细胞用于接种30例Ⅳ期乳腺癌患者,4例患者疾病稳定,但未观察到客观的肿瘤消退指标。15例患者中有9例产生细胞免疫反应,1例产生长期的免疫反应(末次接种后2年)。上述细胞疫苗联合BCG或GM-CSF也并未诱导明显的抗体反应。

针对晚期乳腺癌患者采用联合治疗方案可能更有效。13例炎症性乳腺癌患者,采用新辅助化疗、手术切除、术后化疗、胸部和局部淋巴结放疗,以及3种细胞株混合BCG共同处理,经10年的随访发现,4例(31%)仍然存活并痊愈。类似的治疗方案用于治疗1例经化疗和激素治疗后复发的转移性乳腺癌患者,导致迅速的肺部转移灶消失和乳腺多发肿瘤几乎全部消失。但3个月后患者乳腺、脑部和肺部又重新出现新发病灶,仅上述方案治疗后,脑部和乳腺病灶大部分消退,其他部位病灶改善,无新的病灶出现。该患者产生对疫苗肿瘤细胞的延缓性免疫反应和抗体反应。

十一、DC疫苗

DCs是最重要的一种APC。T细胞由DC等APC递呈/产生的MHC-Ⅰ和MHC-Ⅱ限制性抗原,共刺激因子和细胞因子激活,在此过程中,DC发挥关键作用。DCs高水平表达HLA复合物和共刺激蛋白,如B7.1/CD80、B7.2/CD86、CD40、ICAM 1和LFA-3,产生某些细胞因子,如IL-12,对激活T细胞都是必须的。非成熟DCs及其前体从血循环中迁移至外周组织,捕获并处理外源性抗原,并进一步迁移至淋巴结,终末分化为可激发幼稚T淋巴细胞的成熟APC。负载抗原的DC疫苗用于黑色素瘤、卵巢癌、乳腺癌、肾细胞癌、淋巴瘤和前列腺癌的治疗,证实可增强T细胞免疫力,部分患者存在临床获益。

基于HER-2的DC肿瘤疫苗在乳腺癌中研究较多。从肿瘤细胞中有效地递呈抗原不仅需要未成熟DCs吞噬凋亡细胞,还需要DSs通过接触死亡肿瘤细胞而被激活并成熟。相对于未改造DC疫苗和腺病毒感染DC疫苗,插入有HER-2基因的腺病毒感染DC疫苗可阻止或延缓BALB-neuT小鼠产生乳腺肿瘤。一项实验性HER-2-DC的Sipuleucel-T(Lapuleucel-T; Neuvenge™,Dendreon)也证实在乳腺癌中有一定程度的治疗效果。多项HER-2-DC疫苗在一系列乳腺癌包括原位导管癌中进行检测。13例过表达HER-2的乳腺导管腺癌患者在手术切除前,经HER-2多肽联合DC的疫苗1周内处理4次后,发现多数受试者的CD8$^+$ T细胞表达CD28水平升高,而表达CLTA-4水平下降,且对多肽特异的可分泌IFN-γ的相应乳腺癌细胞株的CD4$^+$和CD8$^+$ T细胞敏感性增加,同时乳腺局部T细胞和B细胞集聚,并诱导补体依赖的、可溶瘤的抗体产生。其中11例可评估患者中有7例手术标本中HER-2表达水平下降,残存的导管腺癌体积缩小,表明表达HER-2的肿瘤细胞经疫苗免疫后出现主动的免疫编辑。该临床试验为早期乳腺导管腺癌的治疗提供了新的免疫策略。表达HER-2和IL-12的重组腺病毒感染DC制备的疫苗也可部分抑制表达HER-2的肿瘤生长。

另外,针对MUC-1的DC疫苗也产生一定的临床效果,多项临床前和Ⅰ期临床试验证实MUC-1-DC疫苗可诱导免疫反应,且几乎无不良反应。在一项Ⅰ/Ⅱ期临床试验中,10例进展期乳腺癌,胰腺癌或乳头状癌患者接种MUC-1-DC疫苗,2～3次皮下注射,有3例患者出现疫苗特异性的延缓性免疫反应,4例患者中MUC特异的可分泌干扰素的CD8$^+$ T细胞增加2～10倍。分离自14例进展期或转移性乳腺癌或肺癌(9例MUC-1阳性,5例MUC-1阴性)的自体DC,并负载MUC-1抗原或肿瘤裂解物制备的DC疫苗,接种患者后,所有的MUC-1阳性患者均产生抗原特异性免疫反应,而MUC-1阴性患者中仅有1例产生特异性免疫反应。另外,有7例患者出现明显的临床效果,包括肿瘤体积缩小,肿瘤标记物水平下降,恶性胸腔积液消失,但MUC-1阴性患者对DC疫苗没有临床反应。另外，MUC-1阳性患者的生存期比MUC-1阴性患者明显延长（阳性患者16.75个月和阴性患者3.80个月，$P = 0.010\ 1$）。

DC疫苗主要优势在于它不是HLA限制性的，能同时激发 I 型和 II 型免疫反应。在临床应用中，可通过血浆分离置换法分离外周单核细胞而制备DCs，它们可负载蛋白，多肽和细胞裂解液，或转染TAA载体，这些载体也可同时表达从刺激因子。该疫苗已成功用于治疗激素治疗耐受的前列腺癌患者。如Sipuleucel-T（Provenge™, Dendreon, Seattle, WA, USA）是一个被FDA批准的T细胞疫苗，它包含自体APCs，与GM-CSF融合的PSA，然后再重输入患者体内。在一项随机 III 期临床试验中，它显著延长OS达4个月。但是，DC疫苗在大规模制备上还存在一些问题，包括体外扩增、成熟和激活。

十二、新抗原（neoantigens）疫苗的潜在应用

近年来，由于测序技术的进步，测序速度的加快和测序价格的快速下降，为大规模检测TSAs提供了尚有待进一步开拓的全新机会，这种由于单个氨基酸序列突变导致的非同义突变而形成的TSAs为肿瘤个体治疗策略提供了巨大的潜力。首个基于特定患者新抗原而制备的RNA联合个体TAA靶向性疫苗临床试验目前正针对初诊的TNBC患者进行临床试验（MERIT项目，NCT02316457）。

十三、其他疫苗

糖类抗原通常存在于肿瘤细胞，把Globo H糖类抗原与KLH偶联制备疫苗，以QS-21为佐剂，接种27例转移性乳腺癌，其中15例无疾病证据。结果表明，该疫苗具有良好的耐受性，在16例患者中可检测到特异性IgM免疫反应，但仅有3例检测到IgG免疫反应，9例患者的补体依赖的细胞毒性（complement-dependent cytotoxicity, CDC）效应明显增加。而七价抗原（GM-2、Globo H、Lewis-y、TF、sTn clustered 和 MUC-1）疫苗接种高危或进展期乳腺癌，证实该疫苗低等或中等毒性，但能诱导良好的免疫反应。另外，抗独特型抗体由于高度特异性，易于设计，以及潜在的抗体-抗体复合物扩增，使得它具有很大的治疗

潜力。在15例高风险乳腺癌患者中，模拟neu-glicolyl-GM3抗原的抗独特型单抗可激活有效的免疫反应。

尽管早期的乳腺癌肿瘤疫苗临床结果在一定程度上令人鼓舞，也无明显的不良反应，但应该意识到其临床效果还是非常有限的。随着疾病的进展，免疫逃避机制变得越来越复杂，这是限制主动免疫疗效的主要原因。当肿瘤体积大或出现广泛转移时，可以预计疫苗单独应用并不足以克服肿瘤的免疫耐受机制。正常情况下的促免疫耐受机制，例如Tregs和CTLA-4及PD-1/PD-L1免疫检查点分子，常被肿瘤细胞用来逃避免疫反应。尽量激活不同的免疫系统成分，激发更完的免疫反应，可导致更有效的抗肿瘤效应。因此，针对免疫检查点的抗体与清除Tregs的疫苗疗法联用也许可产生协同效应，临床应用具有很强的合理性。同时，针对进展期和肿瘤负荷较大的肿瘤患者，肿瘤疫苗联合传统的治疗方案可产生更安全而有效的临床效果。

第三节　肿瘤微环境的免疫治疗

肿瘤微环境通常为免疫抑制性，因此逆转或重建肿瘤免疫抑制微环境也许为一种有效的治疗策略。肿瘤相关巨噬细胞（tumor-associated macrophages, TAMs）对诱导肿瘤免疫抑制微环境发挥了重要作用，因此，诱导TAMs由M2型向M1型转变，或者抑制M2-TAMs向肿瘤部位招募，可提高放疗的疗效。在小鼠模型中，利用CSF1R抑制剂阻止肿瘤招募巨噬细胞，与紫杉醇联用可延缓肿瘤生长，减少肺转移，从而提高生存率。临床上两药联用治疗转移性乳腺癌患者正处于Ⅰb/Ⅱ期试验（NCT01596751）。而且针对TAMs产生毒性作用的药物曲贝替定（trabectedin）在治疗乳腺癌的临床Ⅱ期试验中也获得了令人鼓舞的疗效。另一个令人振奋的结果是肿瘤细胞过表达富含组氨酸糖蛋白可诱导TAMs由M2型向M1型转化，在小鼠模型中可抑制肿瘤增殖，减少肺转移。另外，在小鼠模型中应用阿霉素则可清除TAMs，并使髓性细胞浸润从免疫抑制性TAM向炎性单核细胞转变。一个针对TAMs有趣的应用是，由于TAM可自动在乳腺癌组织中浸润，因此以TAMs为载体来运输治疗药物至肿瘤部位。另外，髓性来源的免疫抑制细胞（myeloid-derived suppress cells, MDSCs）也多见于肿瘤微环境，又可分为粒细胞来源及单核细胞来源，均为未成熟的髓性来源细胞，可抑制固有免疫与获得性免疫。STAT3抑制剂，酪氨酸激酶抑制剂和亚甲基氨基二膦酸（aminobisphosphonates）可阻止MDSCs增殖，而一些细胞毒药物则可制剂降低MDSCs的集聚。Tregs在肿瘤免疫抑制微环境的形成过程中也发挥了重要作用。因此，清除Treg细胞策略也是一种潜在的乳腺癌治疗手段。由于Treg生存高度依赖Th2型细胞，因此特异性IL-2中和抗体可明显减少Treg细胞数目及其抑制活性。目前这一策略在进展期肿瘤包括乳腺癌中进行验证。CXCL12/CXCR4信号在乳腺癌的发展中发挥了重要作用，针对CXCL12/CXCR4信号轴的多种药物正处于测试阶段。AMD3100（Plerixafor ®）在动物模型中可降低不同肿瘤，包括乳腺癌的转移潜能。另一个CXCR4抑制剂MSX-122正处于临床 I 期检测阶段，但对正常干细胞的毒性可能是个不利因素。

第四节　过继T细胞治疗和抑制免疫检查点治疗

一、过继T细胞治疗

另外一种免疫治疗方法是过继T细胞输注，它在多种肿瘤的治疗中显示出明显的疗效。其基本原理是，从患者体内或肿瘤组织中分离T细胞，经激活（如肿瘤浸润性淋巴细胞，TILs）或基因工程改造以产生针对TAAs的靶向特异性嵌合抗原受体（chimeric antigen receptor, CAR）或T细胞受体（T-cell receptor, TCR）-T细胞后并扩增，再回输入患者体内。TILs主要在黑色素瘤以及转移性宫颈癌患者中显示出显著的临床效果。TCR-和CAR-T细胞疗法尤其在血液系统恶性肿瘤治疗中显示出卓越的疗效。第一例针对转移性乳腺癌和靶向多种抗原（如MUC-1、cMET、CEA、HER-2）的过继T细胞相关临床试验正在进行，由于基因工程T细胞由于修饰后能克服外周免疫逃避机制更值得期待。

二、抑制免疫检查点治疗

T细胞激活需要两种不同的信号。第一个信号通过抗原特异性的TCR与MHC/抗原复合物相互作用而转导。死亡中的肿瘤细胞释放TAAs或新抗原，并通过APCs尤其是DCs摄取进而进一步加工成小肽，通过MHC-Ⅰ和MHC-Ⅱ分子分别递呈给CD8$^+$或CD4$^+$T细胞，最终激发抗肿瘤免疫反应。第二个信号又分为激活性和抑制性两种。APCs膜表面的B7类分子与T细胞表面的CD28分子相互结合激发激活性信号，可激活抗原特异性的T细胞反应，是激活性信号；而其他一些分子，如CTLA-4，通过与B7类分子结合，转导抑制性信号给T细胞，是抑制信号，也是调控生理性T细胞活性的一种重要机制。在APCs与T细胞相互作用表面，一系列的共激活和共抑制性分子被鉴定，这些分子对调控T细胞活性发挥重要作用，其中的负性免疫检查点分子被成功用作设计靶向治疗药物，如抗CTLA-4抗体Ipilimumab，是第一个被FDA批准的免疫检查点抑制剂，用作转移性黑色素瘤的治疗。PD-1/PD-L1/PD-L2信号是另一种主要的负性免疫检查点信号分子，其中PD-1受体表达于T细胞表面，与表达于肿瘤细胞或肿瘤微环境中的免疫细胞表面的同源性配体PD-L1/PD-L2结合，导致T细胞免疫效应被阻断。

1. PD-1/PD-L1免疫检查点

通常来说，应用抗PD-1/PD-L1单抗治疗前需要检测其表达水平，用于PD-1/PD-L1靶向治疗的预测。针对PD-1表达水平的检测，主要集中于CD4$^+$、CD8$^+$T细胞、B细胞、Tregs细胞和NK细胞，但实际上其预测价值有限。而检测PD-L1的方法也不尽如人意。目前还没有检测PD-L1水平的通用标准方法，不同临床试验使用不同的抗体通过免疫组化方法来检测PD-L1水平，且判断阈值（cut-off value）也不一致。例如即使在同一亚型的乳腺癌组织中，即使采用相同的阈值标准，其阳性率差别也高达30%。其实同一组织中PD-L1的mRAN水平与免疫组化检测的蛋白水平也存在差异。更重要的是，尽管在多种类型肿瘤中发现PD-L1表达水平与免疫检查点抑制剂疗效之间存在一定关系，但是在PD-L1阴性患者中仍然观察到免疫检查点抑制剂有一定治疗效果，这说明了利用免疫组化方法检测PD-L1水平来决定是否采用其抑制剂进行治疗存在一定局限性。通常观察到PD-L1在浸润性免疫细胞而非肿瘤细胞中表达水平最高，并在预测中发挥了最重要的作用。因此，简单地认为PD-L1在肿瘤细胞中的表达水平决定了免疫逃避的程度还值得商榷。

靠向PD-1/PD-L1免疫检查点的抑制剂治疗转移性乳腺癌显示出一定程度的临床效果，根据亚型不同和PD-L1阳性率不同其临床反应率为5%～24%。抗PD-1单抗KEYTRUDA ®（pembrolizumab）和OPDIVO ®（nivolumab）被批准用于治疗一系列转移性实体瘤例如黑色素瘤和NSCLC，并获得非常满意的疗效，尤其是前期的临床试验结果还证实在治疗其他实体瘤和血液系统肿瘤时抗PD-1单抗也具有非常良好的疗效，使得利用这些单抗治疗其他肿瘤的临床试验也正在迅速开展。目前，已有5项Ⅰ期临床试验在检测PD-1/PD-L1抑制剂对乳腺癌的治疗效果。根据其公开摘要中的初步结果发现，抗PD-1抗体pembrolizumab单抗治疗TNBC的总体反应率（overall response rate, ORR）为18.5%，而治疗ER阳性或HER-2阴性乳腺癌的*ORR*为12%，两项试验中均检测了PD-L1的阳性率，且均高于1%。抗PD-L1单抗Atezolizumab治疗TNBC的*ORR*为24%，但其治疗患者中的PD-L1阳性率（5%）高于上述抗PD-1抗体Pembrolizumab单抗治疗TNBC的PD-L1阳性率（1%）。另一项未检测PD-L1阳性率即行抗PD-L1单抗Atezolizumab联合白蛋白结合性紫杉醇（nab-paclitaxel）治疗，其*ORR*达到41.7%。而单独应用另一种抗PD-L1单抗Avelumab治疗所有类型乳腺癌，且未区分PD-L1的表达水平，其整体ORR则较低（4.8%），根据分型来统计，则为TNBC的*ORR*为8.6%，ER阳性或HER-2阴性乳腺癌*ORR*为2.8%，HER阳性乳腺癌的*ORR*为3.8%；进一步若根据PD-L1表达阳性（免疫细胞表达阳性率≥10%）来区分，则所有乳腺癌类型的*ORR*为33.3%，而TNBC的*ORR*为44%。KEYNOTE-012Ⅰb临床试验检测了抗PD-1单抗pembrolizumab治疗转移性TNBC的安全性和有效性，这主要是考虑到TNBC可能具有更高的基因组不稳定性、更高的突变率，以及因此产生的更多新抗原；TNBC含有大量的浸润性淋巴细胞；以及TNBC的治疗手段较少。该临床试验入组患者的另一项条件为22C3抗体检测PD-L1的阳性率须不低于1%，其中111例检测患者中PD-L1阳性率为59%。Pembolizumab单抗每2周给药一次，给药量为10 mg/kg。首次报告中的27例被评价患者，客观响应率为18.5%，包括1例完全缓解，另有26%的患者病情稳定。治疗相关的不良反应绝大多数为中度且可控，但有1例患者死于治疗引起的弥散性血管内凝血，为典型的免疫相关治疗的不良反应。基于已有的这些结果，Ⅱ期KEYNOTE-086临床试验正招募转移性TNBC患者，且更大规模的Ⅲ期KEYNOTE-119正在准备中。

抗PD-L1单抗Atezolizumab（MPDL3280A）的安全性和有效性已在PD-L1阳性的转移性TNBC患者中进行了评估。一项临床试验报告了27例TNBC患者队列，利用SP142抗体检测PD-L1表达水平，免疫组化检测不低于5%的免疫细胞阳性定义为PD-L1阳性，其中69%的TNBC患者为PD-L1阳性。Atezolizumab的给药剂量为15 mg/kg或20 mg/kg或混合剂量1 200 mg/3周。这些27例患者以前均经多次治疗，其中85%的患者接收了四线的系统性治疗。初步结果表明，21例被评估患者中有24%的反应率，包括3例部分缓解和2例完全缓解。尚未有中位反应期的结果报告。

2. 抗CTLA-4单抗免疫检查点

抗CTLA-4单抗用于治疗乳腺癌的公开数据很少。一项包含26例ER阳性的转移性乳腺癌患者Ⅰ期临床试验中，患者经抗CTLA-4单抗Tremelimumab联合依西美坦（Exemestane）治疗，在11例患者中，疾病稳定期长达12周以上。另外数个临床试验正检测单用CTLA-4单抗治疗或联用抗PD-1/PD-L1单抗治疗。

免疫检查点抑制剂疗法早期的结果似乎令人鼓舞，但大多数患者对靶向PD-1信号途径的单药应用没有反应。同时，其他更有效的预测标记物对选择最佳患者十分重要。另外，合理的联合用药对达到疗效最大化也很重要，包括对肿瘤体积较大患者联用放化疗与PD-1/PD-L1抑制剂治疗，以及不同的免疫检查点抑制剂联用，如抗CTLA-4抑制剂与抗PD-L1抑制剂联用，这种联用方案相对于抗CTLA-4抗体单药治疗方案对转移性黑色素瘤的治疗获得非常显著的疗效。目前，有超过50项临床试验正在或将要进行，检测这些免疫抑制剂单用或与其他疗法联用在乳腺癌中的治疗效果。另外，过继T细胞疗法针对血液系统肿瘤获得了令人惊奇的疗效，但针对实体瘤的研究还处于起步阶段。最近的一项研究表明，靶向糖肽Tn-MUC1的CAT-T细胞可清除多种实体肿瘤和液体肿瘤（包括白血病、卵巢癌、乳腺癌和胰腺癌），而对正常细胞没有明显毒性。给白血病荷瘤小鼠和胰腺癌荷瘤小鼠注射该CAR-T细胞，可以显著地抑制肿瘤生长，改善小鼠的生存情况。未来乳腺癌免疫治疗的方向或许在于把上述免疫疗法联合应用，这些免疫疗法包括乳腺癌疫苗、免疫检查点抑制剂、过继T细胞治疗，以及能从肿瘤微环境中清除免疫抑制细胞或阻断其功能的治疗措施。

-------------------------- 参 考 文 献 --------------------------

[1] Schaefer NG, Pestalozzi BC, Knuth A, et al. Potential use of humanized antibodies in the treatment of breast cancer［J］. Expert Rev Anticancer Ther, 2006, 6(7): 1065−1074.

[2] Acres B, Limacher JM, Bonnefoy J. Discovery and development of therapeutic cancer vaccines［J］. Curr Opin Drug Discov Devel, 2007, 10(2): 185−192.

[3] Hacohen N, Fritsch EF, Carter TA, et al. Getting personal with neoantigen-based therapeutic cancer vaccines［J］. Cancer Immunol Res, 2013, 1(1): 11−15.

[4] Martin SD, Spinelli JJ, Nelson BH, et al. Neo-antigens predicted by tumor genome meta-analysis correlate with increased patient survival［J］. Genome Res, 2014, 24(5): 743−750.

[5] Haricharan S, Bainbridge MN, Scheet P. Somatic mutation load of estrogen receptor-positive breast tumors predicts overall survival: an analysis of genome sequence data ［J］. Breast Cancer Res Treat, 2014, 146(1): 211−220.

[6] Alexandrov LB, Nik-Zainal S, Wedge DC, et al. Signatures of mutational processes in human cancer［J］. Nature, 2013, 500(7463): 415−421.

[7] Rizvi NA, Hellmann MD, Snyder A, et al. Cancer immunology. Mutational landscape determines sensitivity to PD−1 blockade in non-small cell lung cancer ［J］. Science, 2015, 348(6230): 124−128.

[8] Le DT, Uram JN, Wang H, et al. PD−1 blockade in tumors with mismatch-repair deficiency［J］. N Engl J Med, 2015, 372(26): 2509−2520.

[9] Fritsch EF, Hacohen N, Wu CJ, Personal neoantigen cancer vaccines: The momentum builds［J］. Oncoimmunology, 2014, 3: e29311.

[10] Schumacher TN, Schreiber RD. Neoantigens in cancer immunotherapy［J］. Science, 2015, 348(6230): 69−74.

[11] Nencioni A, Grüenbach F, Patrone F, et al. Anticancer vaccination strategies［J］. Ann Oncol, 2004, 15(Suppl 4): iv153−iv160.

[12] Ernst B, Anderson KS. Anderson, Immunotherapy for the treatment of breast cancer ［J］. Curr Oncol Rep, 2015, 17(2): 5.

[13] Milani A, Sangiolo D, Aglietta M, et al. Recent advances in the development of breast cancer vaccines［J］. Breast Cancer (Dove Med Press), 2014, 6: 159−168.

[14] Lyerly HK. Quantitating cellular immune responses to cancer vaccines［J］. Semin Oncol, 2003, 30(3 Suppl 8): 9−16.

[15] Emens LA, Reilly RT, Jaffee EM. Augmenting the potency of breast cancer vaccines:

combined modality immunotherapy［J］. Breast Dis, 2004, 20: 13-24.

［16］ Pegram M, Hsu S, Lewis G, et al. Inhibitory effects of combinations of HER-2/neu antibody and chemotherapeutic agents used for treatment of human breast cancers ［J］. Oncogene, 1999, 18(13): 2241-2251.

［17］ Ioannides CG, Ioannides MG, O'Brian CA. T-cell recognition of oncogene products: a new strategy for immunotherapy［J］. Mol Carcinog, 1992, 6(2): 77-82.

［18］ Disis ML, Pupa SM, Gralow JR, et al. High-titer HER-2/neu protein-specific antibody can be detected in patients with early-stage breast cancer［J］. J Clin Oncol, 1997, 15(11): 3363-3367.

［19］ Baxevanis CN, Sotiropoulou PA, Sotiriadou NN, et al. Immunobiology of HER-2/neu oncoprotein and its potential application in cancer immunotherapy［J］. Cancer Immunol Immunother, 2004, 53(3): 166-175.

［20］ Disis ML, Cheever MA. Cheever, HER-2/neu oncogenic protein: issues in vaccine development［J］. Crit Rev Immunol, 1998, 18(1-2): 37-45.

［21］ Zaks TZ, Rosenberg SA. Immunization with a peptide epitope (p369-377) from HER-2/neu leads to peptide-specific cytotoxic T lymphocytes that fail to recognize HER-2/neu$^+$ tumors［J］. Cancer Res, 1998, 58(21): 4902-4908.

［22］ Knutson KL, Schiffman K, Cheever MA, et al. Immunization of cancer patients with a HER-2/neu, HLA-A2 peptide, p369-377, results in short-lived peptide-specific immunity［J］. Clin Cancer Res, 2002, 8(5): 1014-1018.

［23］ Murray JL, Gillogly ME, Przepiorka D, et al. Toxicity, immunogenicity, and induction of E75-specific tumor-lytic CTLs by HER-2 peptide E75 (369-377) combined with granulocyte macrophage colony-stimulating factor in HLA-A2$^+$ patients with metastatic breast and ovarian cancer［J］. Clin Cancer Res, 2002, 8(11): 3407-3418.

［24］ Disis ML, Schiffman K, Guthrie K, et al. Effect of dose on immune response in patients vaccinated with an her-2/neu intracellular domain protein—based vaccine ［J］. J Clin Oncol, 2004, 22(10): 1916-1925.

［25］ Peoples GE, Gurney JM, Hueman MT, et al. Clinical trial results of a HER-2/neu (E75) vaccine to prevent recurrence in high-risk breast cancer patients［J］. J Clin Oncol, 2005, 23(30): 7536-7545.

［26］ Mittendorf EA, Clifton GT, Holmes JP, et al. Final report of the phase Ⅰ/Ⅱ clinical trial of the E75 (nelipepimut-S) vaccine with booster inoculations to prevent disease recurrence in high-risk breast cancer patients［J］. Ann Oncol, 2014, 25(9): 1735-1742.

［27］ Mittendorf EA, Storrer CE, Foley RJ, et al. Evaluation of the HER-2/neu-derived peptide GP2 for use in a peptide-based breast cancer vaccine trial［J］. Cancer, 2006,

106(11): 2309-2317.

[28] Salazar LG, Fikes J, Southwood S, et al. Immunization of cancer patients with HER-2/neu-derived peptides demonstrating high-affinity binding to multiple class II alleles [J]. Clin Cancer Res, 2003, 9(15): 5559-5565.

[29] Knutson KL, Schiffman K, Disis ML. Immunization with a HER-2/neu helper peptide vaccine generates HER -2/neu CD8 T-cell immunity in cancer patients [J]. J Clin Invest, 2001, 107(4): 477-484.

[30] Limentani SA, Asher A, Heafner M, et al. A phase I trial of surgery, Gliadel wafer implantation, and immediate postoperative carboplatin in combination with radiation therapy for primary anaplastic astrocytoma or glioblastoma multiforme [J]. J Neurooncol, 2005, 72(3): 241-244.

[31] Blixt O, Bueti D, Burford B, et al. Autoantibodies to aberrantly glycosylated MUC1 in early stage breast cancer are associated with a better prognosis [J]. Breast Cancer Res, 2011, 13(2): R25.

[32] McGuckin MA, Walsh MD, Hohn BG, et al. Prognostic significance of MUC1 epithelial mucin expression in breast cancer [J]. Hum Pathol, 1995, 26(4): 432-439.

[33] Apostolopoulos V, Loveland BE, Pietersz GA, et al. CTL in mice immunized with human mucin 1 are MHC-restricted [J]. J Immunol, 1995, 155(11): 5089-5094.

[34] Heukamp LC, van der Burg SH, Drijfhout JW, et al. Identification of three non-VNTR MUC1-derived HLA-A*0201-restricted T-cell epitopes that induce protective anti-tumor immunity in HLA-A2/K(b)-transgenic mice [J]. Int J Cancer, 2001, 91(3): 385-392.

[35] Tsang KY, Palena C, Gulley J, et al. A human cytotoxic T-lymphocyte epitope and its agonist epitope from the nonvariable number of tandem repeat sequence of MUC-1 [J]. Clin Cancer Res, 2004, 10(6): 2139-2149.

[36] Chen D, Xia J, Tanaka Y, et al. Immunotherapy of spontaneous mammary carcinoma with fusions of dendritic cells and mucin 1-positive carcinoma cells [J]. Immunology, 2003, 109(2): 300-307.

[37] Kohlgraf KG, Gawron AJ, Higashi M, et al. Tumor-specific immunity in MUC1. Tg mice induced by immunization with peptide vaccines from the cytoplasmic tail of CD227 (MUC1) [J]. Cancer Immunol Immunother, 2004, 53(12): 1068-1084.

[38] Brossart P, Wirths S, Stuhler G, et al. Induction of cytotoxic T-lymphocyte responses in vivo after vaccinations with peptide-pulsed dendritic cells [J]. Blood, 2000, 96(9): 3102-3108.

[39] Apostolopoulos V, Pietersz GA, Loveland BE, et al. Oxidative/reductive conjugation of mannan to antigen selects for T1 or T2 immune responses [J]. Proc Natl Acad

Sci U S A, 1995, 92(22): 10128-10132.

[40] Apostolopoulos V, Xing PX, McKenzie IF. Murine immune response to cells transfected with human MUC1: immunization with cellular and synthetic antigens [J]. Cancer Res, 1994, 54(19): 5186-5193.

[41] Karanikas V, Hwang LA, Pearson J, et al. Antibody and T cell responses of patients with adenocarcinoma immunized with mannan-MUC1 fusion protein[J]. J Clin Invest, 1997, 100(11): 2783-2792.

[42] Musselli C, Ragupathi G, Gilewski T, et al. Reevaluation of the cellular immune response in breast cancer patients vaccinated with MUC1[J]. Int J Cancer, 2002, 97(5): 660-667.

[43] Berinstein NL, Berinstein NL. Carcinoembryonic antigen as a target for therapeutic anticancer vaccines: a review[J]. J Clin Oncol, 2002, 20(8): 2197-2207.

[44] Tsang KY, Zaremba S, Nieroda CA, et al. Generation of human cytotoxic T cells specific for human carcinoembryonic antigen epitopes from patients immunized with recombinant vaccinia-CEA vaccine[J]. J Natl Cancer Inst, 1995, 87(13): 982-990.

[45] Morse MA, Deng Y, Coleman D, et al. A Phase I study of active immunotherapy with carcinoembryonic antigen peptide (CAP-1)-pulsed, autologous human cultured dendritic cells in patients with metastatic malignancies expressing carcinoembryonic antigen[J]. Clin Cancer Res, 1999, 5(6): 1331-1338.

[46] Samanci A, Yi Q, Fagerberg J, et al. Pharmacological administration of granulocyte/macrophage-colony-stimulating factor is of significant importance for the induction of a strong humoral and cellular response in patients immunized with recombinant carcinoembryonic antigen[J]. Cancer Immunol Immunother, 1998, 47(3): 131-142.

[47] Hodge JW, McLaughlin JP, Kantor JA, et al. Diversified prime and boost protocols using recombinant vaccinia virus and recombinant non-replicating avian pox virus to enhance T-cell immunity and antitumor responses[J]. Vaccine, 1997, 15(6-7): 759-768.

[48] Marshall JL, Hoyer RJ, Toomey MA, et al. Phase I study in advanced cancer patients of a diversified prime-and-boost vaccination protocol using recombinant vaccinia virus and recombinant nonreplicating avipox virus to elicit anti-carcinoembryonic antigen immune responses[J]. J Clin Oncol, 2000, 18(23): 3964-3973.

[49] von Mehren M, Arlen P, Gulley J, et al. The influence of granulocyte macrophage colony-stimulating factor and prior chemotherapy on the immunological response to a vaccine (ALVAC-CEA B7. 1) in patients with metastatic carcinoma[J]. Clin Cancer Res, 2001, 7(5): 1181-1191.

[50] Aarts WM, Schlom J, Hodge JW. Vector-based vaccine/cytokine combination therapy to enhance induction of immune responses to a self-antigen and antitumor activity[J]. Cancer Res, 2002, 62(20): 5770-5777.

[51] Marshall JL, Gulley JL, Arlen PM, et al. Phase Ⅰ study of sequential vaccinations with fowlpox-CEA(6D)-TRICOM alone and sequentially with vaccinia-CEA(6D)-TRICOM, with and without granulocyte-macrophage colony-stimulating factor, in patients with carcinoembryonic antigen-expressing carcinomas[J]. J Clin Oncol, 2005, 23(4): 720-731.

[52] Vonderheide RH, Hahn WC, Schultze JL, et al. The telomerase catalytic subunit is a widely expressed tumor-associated antigen recognized by cytotoxic T lymphocytes [J]. Immunity, 1999, 10(6): 673-679.

[53] Arai J, Yasukawa M, Ohminami H, et al. Identification of human telomerase reverse transcriptase-derived peptides that induce HLA-A24-restricted antileukemia cytotoxic T lymphocytes[J]. Blood, 2001, 97(9): 2903-2907.

[54] Nair SK, Heiser A, Boczkowski D, et al. Induction of cytotoxic T cell responses and tumor immunity against unrelated tumors using telomerase reverse transcriptase RNA transfected dendritic cells[J]. Nat Med, 2000, 6(9): 1011-1017.

[55] Vonderheide RH. Telomerase as a universal tumor-associated antigen for cancer immunotherapy[J]. Oncogene, 2002, 21(4): 674-679.

[56] Julien S, Picco G, Sewell R, et al. Sialyl-Tn vaccine induces antibody-mediated tumour protection in a relevant murine model[J]. Br J Cancer, 2009, 100(11): 1746-1754.

[57] Sandmaier BM, Oparin DV, Holmberg LA, et al. Evidence of a cellular immune response against sialyl-Tn in breast and ovarian cancer patients after high-dose chemotherapy, stem cell rescue, and immunization with Theratope STn-KLH cancer vaccine[J]. J Immunother, 1999, 22(1): 54-66.

[58] Holmberg LA, Oparin DV, Gooley T, et al. Clinical outcome of breast and ovarian cancer patients treated with high-dose chemotherapy, autologous stem cell rescue and THERATOPE STn-KLH cancer vaccine[J]. Bone Marrow Transplant, 2000, 25(12): 1233-1241.

[59] Miles D, Roché H, Martin M, et al. Phase Ⅲ multicenter clinical trial of the sialyl-TN (STn)-keyhole limpet hemocyanin (KLH) vaccine for metastatic breast cancer. Oncologist, 2011, 16(8): 1092-1100.

[60] Apostolopoulos V, Pietersz GA, Tsibanis A, et al. Pilot phase Ⅲ immunotherapy study in early-stage breast cancer patients using oxidized mannan-MUC1 [ISRCTN71711835][J]. Breast Cancer Res, 2006, 8(3): R27.

[61] Vassilaros S, Tsibanis A, Tsikkinis A, et al. Up to 15-year clinical follow-up of a

pilot Phase III immunotherapy study in stage II breast cancer patients using oxidized mannan-MUC1[J]. Immunotherapy, 2013, 5(11): 1177−1182.

[62] Parkhurst MR, Riley JP, Igarashi T, et al. Immunization of patients with the hTERT: 540−548 peptide induces peptide-reactive T lymphocytes that do not recognize tumors endogenously expressing telomerase[J]. Clin Cancer Res, 2004, 10(14): 4688−4698.

[63] Gulley JL, Arlen PM, Tsang KY, et al. Pilot study of vaccination with recombinant CEA−MUC−1−TRICOM poxviral-based vaccines in patients with metastatic carcinoma [J]. Clin Cancer Res, 2008, 14(10): 3060−3069.

[64] Mohebtash M, Tsang KY, Madan RA, et al. A pilot study of MUC−1/CEA/TRICOM poxviral-based vaccine in patients with metastatic breast and ovarian cancer[J]. Clin Cancer Res, 2011, 17(22): 7164−7173.

[65] Pharoah PD, Day NE, Caldas C. Somatic mutations in the p53 gene and prognosis in breast cancer: a meta-analysis[J]. Br J Cancer, 1999, 80(12): 1968−1773.

[66] Tilkin AF, Lubin R, Soussi T, et al. Primary proliferative T cell response to wild-type p53 protein in patients with breast cancer[J]. Eur J Immunol, 1995, 25(6): 1765−1769.

[67] Svane IM, Pedersen AE, Johnsen HE, et al. Vaccination with p53-peptide-pulsed dendritic cells, of patients with advanced breast cancer: report from a phase I study [J]. Cancer Immunol Immunother, 2004, 53(7): 633−641.

[68] Svane IM, Soot ML, Buus S, et al. Clinical application of dendritic cells in cancer vaccination therapy[J]. APMIS, 2003, 111(7−8): 818−834.

[69] Caballero OL, Chen YT. Cancer/testis (CT) antigens: potential targets for immunotherapy[J]. Cancer Sci, 2009, 100(11): 2014−2021.

[70] Ademuyiwa FO, Bshara W, Attwood K, et al. NY−ESO−1 cancer testis antigen demonstrates high immunogenicity in triple negative breast cancer[J]. PLoS One, 2012, 7(6): e38783.

[71] Lee HJ, Kim JY, Song IH, et al. Expression of NY−ESO−1 in triple-negative breast cancer is associated with tumor-infiltrating lymphocytes and a good prognosis[J]. Oncology, 2015, 89(6): 337−344.

[72] Curigliano G, Viale G, Ghioni M, et al. Cancer-testis antigen expression in triple-negative breast cancer[J]. Ann Oncol, 2011, 22(1): 98−103.

[73] Theurillat JP, Ingold F, Frei C, et al. NY−ESO−1 protein expression in primary breast carcinoma and metastases: correlation with CD8[+] T-cell and CD79a[+] plasmacytic/B-cell infiltration[J]. Int J Cancer, 2007, 120(11): 2411−2417.

[74] Ferraro B, Cisper NJ, Talbott KT, et al. Co-delivery of PSA and PSMA DNA

vaccines with electroporation induces potent immune responses[J]. Hum Vaccin, 2011, 7(Suppl): 120−127.

[75] Trimble CL, Morrow MP, Kraynyak KA, et al. Safety, efficacy, and immunogenicity of VGX−3100, a therapeutic synthetic DNA vaccine targeting human papillomavirus 16 and 18 E6 and E7 proteins for cervical intraepithelial neoplasia 2/3: a randomised, double-blind, placebo-controlled phase 2b trial[J]. Lancet, 2015, 386(10008): 2078−2088.

[76] Yan J, Pankhong P, Shin TH, et al. Highly optimized DNA vaccine targeting human telomerase reverse transcriptase stimulates potent antitumor immunity[J]. Cancer Immunol Res, 2013, 1(3): 179−189.

[77] Scholl S, Squiban P, Bizouarne N, et al. Metastatic breast tumour regression following treatment by a gene-modified vaccinia virus expressing MUC1 and IL −2[J]. J Biomed Biotechnol, 2003, 2003(3): 194−201.

[78] Jocham D, Richter A, Hoffmann L, et al. Adjuvant autologous renal tumour cell vaccine and risk of tumour progression in patients with renal-cell carcinoma after radical nephrectomy: phase Ⅲ , randomised controlled trial[J]. Lancet, 2004, 363(9409): 594−599.

[79] Freedman RS, Lenzi R, Kudelka AP, et al. Intraperitoneal immunotherapy of peritoneal carcinomatosis[J]. Cytokines Cell Mol Ther, 1998, 4(2): 121−140.

[80] Freedman RS, Lenzi R, Kudelka AP, et al. Randomized comparison of viral oncolysate plus radiation and radiation alone in uterine cervix carcinoma[J]. Am J Clin Oncol, 1989, 12(3): 244−250.

[81] Ahlert T, Sauerbrei W, Bastert G, et al. Tumor-cell number and viability as quality and efficacy parameters of autologous virus-modified cancer vaccines in patients with breast or ovarian cancer[J]. J Clin Oncol, 1997, 15(4): 1354−1366.

[82] Dols A, Smith JW 2nd, Meijer SL, et al. Vaccination of women with metastatic breast cancer, using a costimulatory gene (CD80)-modified, HLA−A2-matched, allogeneic, breast cancer cell line: clinical and immunological results[J]. Hum Gene Ther, 2003, 14(11): 1117−1123.

[83] Dols A, Meijer SL, Hu HM, et al. Identification of tumor-specific antibodies in patients with breast cancer vaccinated with gene-modified allogeneic tumor cells[J]. J Immunother, 2003, 26(2): 163−170.

[84] Wiseman CL. Inflammatory breast cancer: 10−year follow-up of a trial of surgery, chemotherapy, and allogeneic tumor cell/BCG immunotherapy[J]. Cancer Invest, 1995, 13(3): 267−271.

[85] Wiseman CL, Kharazi A. Objective clinical regression of metastatic breast cancer

in disparate sites after use of whole-cell vaccine genetically modified to release sargramostim[J]. Breast J, 2006, 12(5): 475-480.

[86] Jiang XP, Yang DC, Elliott RL, et al. Vaccination with a mixed vaccine of autogenous and allogeneic breast cancer cells and tumor associated antigens CA15-3, CEA and CA125 -results in immune and clinical responses in breast cancer patients[J]. Cancer Biother Radiopharm, 2000, 15(5): 495-505.

[87] Hernando JJ, Park TW, Kuhn WC. Dendritic cell-based vaccines in breast and gynaecologic cancer[J]. Anticancer Res, 2003, 23(5b): 4293-303.

[88] Sakai Y, Morrison BJ, Burke JD, et al. Vaccination by genetically modified dendritic cells expressing a truncated neu oncogene prevents development of breast cancer in transgenic mice[J]. Cancer Res, 2004, 64(21): 8022-8028.

[89] Baek S, Kim CS, Kim SB, et al. Combination therapy of renal cell carcinoma or breast cancer patients with dendritic cell vaccine and IL-2: results from a phase I / II trial [J]. J Transl Med, 2011, 9: 178.

[90] Koski GK, Koldovsky U, Xu S, et al. A novel dendritic cell-based immunization approach for the induction of durable Th1-polarized anti-HER-2/neu responses in women with early breast cancer[J]. J Immunother, 2012, 35(1): 54-65.

[91] Sharma A, Koldovsky U, Xu S, et al. HER-2 pulsed dendritic cell vaccine can eliminate HER-2 expression and impact ductal carcinoma in situ[J]. Cancer, 2012, 118(17): 4354-4362.

[92] Fracol M, Xu S, Mick R, et al. Response to HER-2 pulsed DC1 vaccines is predicted by both HER-2 and estrogen receptor expression in DCIS[J]. Ann Surg Oncol, 2013, 20(10): 3233-3239.

[93] Czerniecki BJ, Koski GK, Koldovsky U, et al. Targeting HER-2/neu in early breast cancer development using dendritic cells with staged interleukin-12 burst secretion [J]. Cancer Res, 2007, 67(4): 1842-1852.

[94] Chen Y, Emtage P, Zhu Q, et al. Induction of ErbB-2/neu-specific protective and therapeutic antitumor immunity using genetically modified dendritic cells: enhanced efficacy by cotransduction of gene encoding IL-12[J]. Gene Ther, 2001, 8(4): 316-323.

[95] Chen Z, Huang H, Chang T, et al. Enhanced HER-2/neu-specific antitumor immunity by cotransduction of mouse dendritic cells with two genes encoding HER-2/neu and alpha tumor necrosis factor[J]. Cancer Gene Ther, 2002, 9(9): 778-786.

[96] Brossart P, Heinrich KS, Stuhler G, et al. Identification of HLA-A2-restricted T-cell epitopes derived from the MUC1 tumor antigen for broadly applicable vaccine therapies[J]. Blood, 1999, 93(12): 4309-4317.

[97] Pecher G, Häring A, Kaiser L, et al. Mucin gene (MUC1) transfected dendritic cells as vaccine: results of a phase I / II clinical trial[J]. Cancer Immunol Immunother, 2002, 51(11−12): 669−673.

[98] Ojima T, Iwahashi M, Nakamura M, et al. Successful cancer vaccine therapy for carcinoembryonic antigen (CEA)-expressing colon cancer using genetically modified dendritic cells that express CEA and T helper-type 1 cytokines in CEA transgenic mice[J]. Int J Cancer, 2007, 120(3): 585−593.

[99] Kontani K, Taguchi O, Ozaki Y, et al. Dendritic cell vaccine immunotherapy of cancer targeting MUC1 mucin[J]. Int J Mol Med, 2003, 12(4): 493−502.

[100] Kantoff PW, Higano CS, Shore ND, et al. Sipuleucel-T immunotherapy for castration-resistant prostate cancer[J]. N Engl J Med, 2010, 363(5): 411−422.

[101] Gilewski T, Ragupathi G, Bhuta S, et al. Immunization of metastatic breast cancer patients with a fully synthetic globo H conjugate: a phase I trial[J]. Proc Natl Acad Sci U S A, 2001, 98(6): 3270−3275.

[102] Bitton RJ. Cancer vaccines: a critical review on clinical impact[J]. Curr Opin Mol Ther, 2004, 6(1): 17−26.

[103] Rolny C, Mazzone M, Tugues S, et al. HRG inhibits tumor growth and metastasis by inducing macrophage polarization and vessel normalization through downregulation of PlGF[J]. Cancer Cell, 2011, 19(1): 31−44.

[104] Hagemann T, Lawrence T, McNeish I, et al. "Re-educating" tumor-associated macrophages by targeting NF-kappaB[J]. J Exp Med, 2008, 205(6): 1261−1268.

[105] Hannesdóttir L, Tymoszuk P, Parajuli N, et al. Lapatinib and doxorubicin enhance the Stat1-dependent antitumor immune response[J]. Eur J Immunol, 2013, 43(10): 2718−2729.

[106] Solinas G, Germano G, Mantovani A, et al. Tumor-associated macrophages (TAM) as major players of the cancer-related inflammation[J]. J Leukoc Biol, 2009, 86(5): 1065−1073.

[107] Markowitz J, Wesolowski R, Papenfuss T, et al. Myeloid-derived suppressor cells in breast cancer[J]. Breast Cancer Res Treat, 2013, 140(1): 13−21.

[108] Iclozan C, Antonia S, Chiappori A, et al. Therapeutic regulation of myeloid-derived suppressor cells and immune response to cancer vaccine in patients with extensive stage small cell lung cancer[J]. Cancer Immunol Immunother, 2013, 62(5): 909−918.

[109] Jiang X. Harnessing the immune system for the treatment of breast cancer[J]. J Zhejiang Univ Sci B, 2014, 15(1): 1−15.

[110] Cojoc M, Peitzsch C, Trautmann F, et al. Emerging targets in cancer management:

role of the CXCL12/CXCR4 axis［J］. Onco Targets Ther, 2013, 6: 1347-1361.

［111］ Smith MC, Luker KE, Garbow JR, et al. CXCR4 regulates growth of both primary and metastatic breast cancer［J］. Cancer Res, 2004, 64(23): 8604-8612.

［112］ Rosenberg SA, Yang JC, Sherry RM, et al. Durable complete responses in heavily pretreated patients with metastatic melanoma using T-cell transfer immunotherapy ［J］. Clin Cancer Res, 2011, 17(13): 4550-4557.

［113］ Stevanović S, Draper LM, Langhan MM, et al. Complete regression of metastatic cervical cancer after treatment with human papillomavirus-targeted tumor-infiltrating T cells［J］. J Clin Oncol, 2015, 33(14): 1543-1550.

［114］ Pusztai L, Karn T, Safonov A, et al. New strategies in breast cancer: immunotherapy ［J］. Clin Cancer Res, 2016, 22(9): 2105-2110.

［115］ Nanda R, Chow LQ, Dees EC, et al. Abstract S1-09: a phase I b study of pembrolizumab (MK-3475) in patients with advanced triple-negative breast cancer［J］. Cancer Res, 2015, 75: S1-S9.

［116］ Vonderheide RH, LoRusso PM, Khalil M, et al. Tremelimumab in combination with exemestane in patients with advanced breast cancer and treatment-associated modulation of inducible costimulator expression on patient T cells［J］. Clin Cancer Res, 2010, 16(13): 3485-3494.

［117］ Postow MA, Chesney J, Pavlick AC, et al. Nivolumab and ipilimumab versus ipilimumab in untreated melanoma［J］. N Engl J Med, 2015, 372(21): 2006-2017.

［118］ Larkin J, Chiarion-Sileni V, Gonzalez R, et al. Combined nivolumab and ipilimumab or monotherapy in untreated melanoma［J］. N Engl J Med, 2015, 373(1): 23-34.

［119］ Posey AD Jr, Schwab RD, Boesteanu AC. Engineered CAR T cells targeting the cancer-associated Tn-glycoform of the membrane mucin MUC1 control adenocarcinoma［J］. Immunity, 2016, 44: 1444-1454.

"十三五"国家重点图书出版规划项目

主 编　邵志敏　沈镇宙

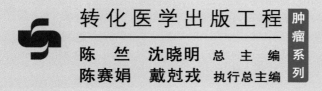

转化医学出版工程　肿瘤系列

陈 竺　沈晓明　总 主 编
陈赛娟　戴尅戎　执行总主编

Breast Cancer: Basic and Clinical Translation

乳腺癌：基础与临床的转化

（下册）

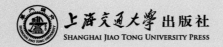

上海交通大学出版社
SHANGHAI JIAO TONG UNIVERSITY PRESS

乳腺癌：
基础与临床的转化
Breast Cancer: Basics and
Clinical Translation

内容提要

本书是"转化医学出版工程·肿瘤系列"之一。书中涵盖了国内外对乳腺癌基础与临床相关领域的多方面研究。主要内容包括乳腺癌的基础研究，如二代测序、干细胞、低氧代谢、分子通路、microRNA等；临床研究，如乳腺癌分子亚型的分型分治、治疗方式、康复护理等。尤其着重于基础与临床的转化型研究，如基因诊断、干细胞研究，以及手术、药物、辅助和新辅助治疗方法在乳腺癌精准诊断和治疗中的应用，探讨了乳腺癌治疗从循证医学到精准医学的转变。本书适合对象包括乳腺诊疗和研究领域相关的医务工作者、教师、研究生以及其他感兴趣的人群等。

图书在版编目（CIP）数据

乳腺癌：基础与临床的转化. 下册/邵志敏，沈镇宙主编.
—上海：上海交通大学出版社，2016
（转化医学出版工程）
ISBN 978-7-313-15780-5

Ⅰ.①乳… Ⅱ.①邵… ②沈… Ⅲ.①乳腺癌—诊疗
—研究 Ⅳ.①R737.9

中国版本图书馆CIP数据核字（2016）第221618号

乳腺癌：基础与临床的转化（下册）

主　　编：邵志敏　沈镇宙
出版发行：上海交通大学出版社　　　　　　　地　　址：上海市番禺路951号
邮政编码：200030　　　　　　　　　　　　　电　　话：021-64071208
出 版 人：韩建民
印　　制：上海锦佳印刷有限公司　　　　　　经　　销：全国新华书店
开　　本：710 mm×1000 mm　1/16　　　　　总 印 张：55.25
总 字 数：816千字
版　　次：2016年9月第1版　　　　　　　　印　　次：2016年9月第1次印刷
书　　号：ISBN 978-7-313-15780-5/R
定价（上、下册）：268.00元

下册目录

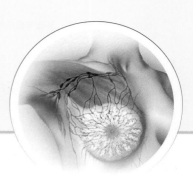

第二十六章　乳腺癌辅助和新辅助治疗的优化
李俊杰

第二十七章　乳腺癌患者的术后康复
裘佳佳　黄嘉玲

索引

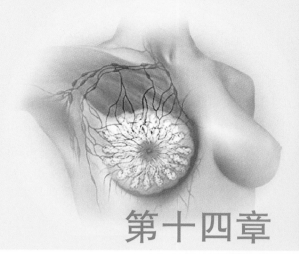

第十四章

乳腺癌的影像学诊断

汤 伟 姜婷婷 顾雅佳 周世崇 陈艳琼 尤 超 肖 勤

乳腺癌肿块大小的准确评估对患者预后及手术方式的选择具有重要意义。因此，除了正确诊断病变性质以外，准确地评估肿块大小对每一例患者的个体化治疗尤为重要。本章从数字乳腺影像、超声和磁共振（MRI）检查入手，探讨了乳腺癌的诊断新技术。经过国际乳腺影像专家组的多年努力，2013年由美国放射学会（ACR）颁布了第5版乳腺影像报告与数据系统（BI-RADS），新版BI-RADS不仅继承了之前版本的实用性与指导性，同时增加了大量内容及多处更新。本章着重对新版BI-RADS的更新点进行了总结和归纳，为乳腺癌的精确诊断提供帮助。

作者单位：200032　上海，复旦大学附属肿瘤医院
通信作者：顾雅佳，Email: cjr.guyajia@vip.163.com

第一节　数字乳腺影像新技术

一、乳腺断层融合成像

乳腺X线摄影具有方便、快捷等优点，软组织分辨率及空间分辨率均较高，对细小钙化敏感，已成为乳腺癌的筛选方法。尤其全数字化乳腺X线成像（full-field digital mammography, FFDM）的应用大大提高乳腺癌检出的敏感性。脂肪型乳腺中的绝大多数乳腺病灶能够被检出，但在致密型及多量腺体组成的乳腺中，正常的纤维腺体与瘤体间对比差，常掩盖瘤体，约有一半的乳腺病灶难以清晰显示。数字乳腺断层合成X线成像（digital breast tomosynthesis, DBT）在一定程度上解决了上述问题，成为目前研究的热点。

DBT成像方法是一项基于平板探测器技术的高级应用，通过一系列不同角度对乳腺进行连续快速采集，获取不同投影角度下的小剂量投影数据，再重建出与探测器平面平行的乳腺任意层面X线密度影像。这种方法获得的图像有助于显示在二维扫描中可能因结构重叠而显示不清的肿瘤。在常规乳腺X线成像中每个乳房一般由两个位置X射线视图构成（CC位和MLO位），而在使用DBT技术时，每个乳房的透视图由一系列图像组成，这些视图是分别从位于一条弧线上不同位置上拍摄的。X线球管在特定度数（不同厂家角度不同）范围内旋转，每旋转一定角度，低剂量曝光1次，然后三维重建出一系列平行于皮肤的图像，使病灶显示更加清晰（**见图14-1-1、图14-1-2**），目前为止对DBT的解读认为一系列断层图像（3D）结合常规2D图像可显著提高病灶显示率、诊断准确率并减少假阳性率。

我院一项关于DBT（3D）与常规乳腺X线摄影（2D）及磁共振成像（MRI）随机对比临床研究结果也证实DBT较超声、FFDM检查可显著提高乳腺良恶性病灶的诊断效能（90.4%、83.6%和84.2%）；3D+2D与MRI检查对病灶诊断效能相当（92.9%和94.3%）。

乳腺癌肿块大小的准确评估对患者预后及手术方式的选择有重要意义。

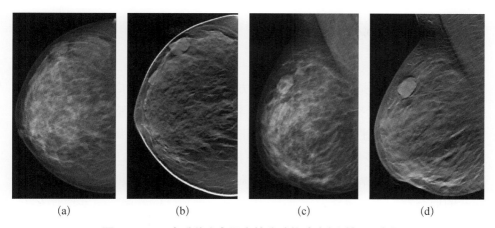

(a) (b) (c) (d)

图14-1-1　右乳外上象限良性分叶状肿瘤（女性，46岁）

注：（a）（c）为右乳FFDM（CC位和MLO位），示外上象限肿块境界尚清，倾向良性；（b）（d）为DBT（CC位和MLO位），示肿块显示清楚，边缘光整，良性征象明显。

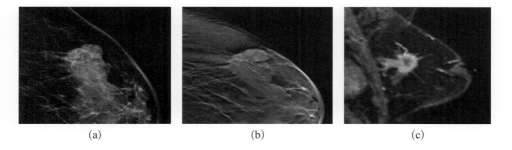

(a) (b) (c)

图14-1-2　左乳浸润性导管癌伴导管原位癌（女性，58岁）

注：（a）（b）分别为左乳FFDM及DBT（CC位），示肿块境界尚清，边缘不规则伴明显多形性钙化，两者钙化显示相仿；但DBT显示肿块形态及毛刺征象较FFDM好，恶性诊断更明确；（c）MR矢状位，示肿块边缘不规则及毛刺征象与DBT相似。

因此，除了正确诊断病变性质以外，准确的评估肿块大小对每一例患者的个体化治疗尤为重要。目前，MRI被认为是术前诊断乳腺癌和肿块侵袭范围的最佳影像学手段，DBT技术可通过不同原理减少周围腺体对病灶的遮掩，将病灶显示清晰，文献及我们的研究均显示DBT可提高术前评估肿块大小准确性，所测病灶大小与MRI相似，接近病理大小，显著优于FFDM。

综上所述，尽管DBT较常规FFDM成像时间延长、剂量略增加，但是DBT较FFDM显著提高乳腺病灶的诊断效能，与MRI的诊断效能接近，同时DBT操作简单易行，较MRI扫描时间更短、价格便宜，具有良好的应用前景。

二、对比增强能谱乳腺X线摄影

乳腺X线摄影是乳腺检查的首选方法，尤其是FFDM广泛应用后，乳腺癌的发病率和病死率明显降低。但是乳腺X线摄影的敏感度报道不一，约75%～85%，因其为平面投影成像，周围正常腺体组织对乳腺病变的遮盖和重叠无法避免，因此在多量腺体型和致密腺体型患者中病灶的检出率、灵敏度和特异度明显降低。乳腺MR动态增强检查对乳腺癌的敏感度很高，同时可以显示病变的形态特征和血流动力学情况，因此是目前最佳的乳腺影像学检查方法。但MRI也有一些不足之处，比如成本较高、耗时、存在相对禁忌证及特异度较低等。随着乳腺X线摄影新技术的发展，对比增强能谱乳腺X线摄影（contrast-enhanced spectral mammography，CESM）应运而生，它是一项基于含碘造影剂在33.2 keV时K边缘效应（K-edge）而出现显著吸收衰减差异现象的高级应用，一次注射造影剂后拍摄双乳MLO位和CC位高低能量图像，将增强前后低能和高能图像相减获得双能减影图像。得到的减影图像可去除周围正常腺体，使病灶清晰显示，同时可得知病灶摄取含碘造影剂的能力。

注射完碘造影剂约2 min后，压迫患侧乳腺拍摄内外斜位和头尾位，进行高低能量曝光，再以同样方法拍摄对侧乳腺内外斜位及头尾位图像，整个摄片过程在7 min内完成。每个投照位置摄片时，在一次压迫下1 s内连续获得一次低能（low energy，LE）和一次高能（high energy，HE）曝光。每个摄片体位在工作站上均可获得一套2张图像：LE图像和经过特定算法处理的高能减去低能的减影图像。CESM摄片时为每个位置采集高低能量图2张图像，相对于FFDM，患者在接受CESM检查时所受辐射剂量较FFDM增加了20%，但均在MQSA提出的标准之下。CESM较FFDM具有较高的诊断准确性，使得患者召回率降低，从一定程度上来说，CESM一次检查所增加的曝光剂量远远小于多次传统FFDM检查时因重复摄片而累积的辐射剂量。

CESM是在数字化乳腺X线摄影的基础上使用碘对比剂进行检查的一种新成像技术，它在一定程度上反映乳腺病灶摄取含碘造影剂的能力，间接反映其血供情，另一方面CESM通过增强前后高、低能图像的减影，得到的减影图像可去除周围正常重叠腺体，使病灶清晰显示。因为CESM同时兼顾有如常规X线摄影的低能图和反应病灶血供的减影图,所以极大地提高了乳腺X线摄影所能带来的信息量。我们的研究表明,低能图(代表了常规乳腺X线摄影)判读准确率83.66%,而综合低能图和减影图信息的CESM判读准确率提升至94.77%,敏感度和特异度也显著提高,接近MRI。我们发现恶性病灶在减影图上常有强化(见图14-1-3),而良性病灶往往无强化(见图14-1-4),根据病灶是否强化及病灶的形态,CESM较低能图判读更准确。但亦有一些比较特殊的恶性病灶如黏液腺癌在减影图上并不强化(见图14-1-5),而部分良性病灶如炎症和纤维腺瘤在减影图上也见强化(见图14-1-6),对强化病灶的形态分析是鉴别良恶性的主要依据。

　　乳腺癌肿块大小的准确评估对患者预后及术前手术方式的选择有重要意义。因此,除了正确诊断病变性质以外,准确的评估肿块大小对每一个病人个体化治疗尤为重要。目前,MRI被认为是术前诊断乳腺癌和肿块侵袭范围的最佳影像学手段,文献及我们的研究均显示CESM可提高术前评估肿块大小准确性,所测病灶大小与MRI相似,接近病理检查大小,显著优于FFDM。

　　综上所述,尽管CESM应用碘对比剂增强摄影,存在碘过敏反应的风险,但是CESM较FFDM显著提高乳腺病灶的诊断效能,与MRI的诊断效能接近,同时CESM操作简单易行,较MRI扫描时间更短,具有良好的应用前景。

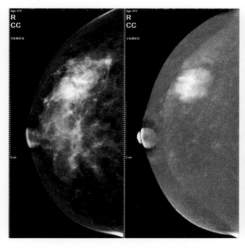

图14-1-3　乳腺X线摄影低能图(女性,41岁)
注:右乳外上象限高密度肿块,边缘浸润,减影图上肿块强化明显,考虑MT,BI-RADS 5,病理检查为浸润性导管癌。

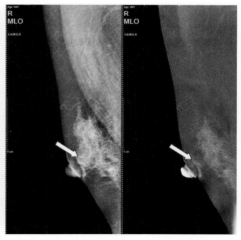

图14-1-4　乳腺X线摄影低能图(女性,49岁)
注:右乳晕后区等密度肿块(箭头),边缘遮蔽,减影图上肿块未见强化(箭头),考虑良性,BI-RADS 4A,病理检查为右侧乳腺病。

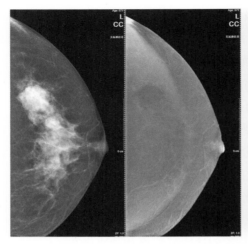

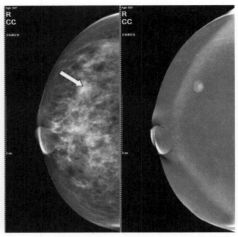

图14-1-5　乳腺X线摄影低能图（女性,57岁）
注：左乳外上象限高密度肿块,边缘不清,减影图
上肿块未见明显强化,倾向良性,BI-RADS 4A,病
理检查为左乳黏液腺癌。

图14-1-6　乳腺X线摄影低能图（女性,50岁）
注：右乳外上象限高密度肿块,边缘不清晰,减
影图上肿块可见强化,但边缘清楚,考虑良性,
BI-RADS 4A。病理检查为右乳纤维腺瘤。

第二节　超声检查新技术

一、超声造影

　　超声造影（contrast enhanced ultrasound, CEUS）主要通过血池内的造影剂
微泡散射作用,增强超声后散射回声,以求更好的显示感兴趣区域的微血管形
态和组织血流灌注情况,考察局部区域血流动力学指标。在乳腺方面的探索,
最早见报道是在20世纪90年代中期,通过注射微泡来达到增强乳腺病灶血管
显影的目的。在2000年前后,伴随着第一代造影剂Levovist的问世,医学界开
始尝试使用CEUS技术鉴别诊断乳腺的良恶性病灶,尽管在效果方面存在争
议,但是整体而言的结果是值得鼓舞的。随着第二代造影剂Sonovue开始普遍
应用于欧洲和中国的乳腺诊断领域,同时期超声谐波、空间复合成像、三维重建
等全新超声技术的加入,以及新一代高频探头频幅的加宽,CEUS在乳腺肿瘤的
临床应用愈加广泛。虽然有学者Sorelli等认为CEUS与常规超声在乳腺疾病的

诊断中没有统计学差异；但是更多的学者，如姜玉新、Balleyguier 和 Caproni 等均认为乳腺的 CEUS 的诊断价值优于传统超声，并且提出了肿瘤周边粗大给养血管灌注、肿瘤形态造影前后变化等特异的观察点，认为在鉴别诊断良恶性的乳腺肿瘤中 CEUS 有着较大的临床价值。

在前哨淋巴结的领域，CEUS 显示出了潜在的价值。根据北美学者 Goldberg 等和日本学者 Omoto 等报道，实验性造影剂如 Sonazoid 等，可以通过肿瘤旁注射清晰显示淋巴引流通路，提示前哨淋巴结的位置；然而遗憾的是该类药品尚未通过中国 CFDA 认证，不能用于临床。而 Sonovue 无论在血池内或者淋巴系统内对于前哨淋巴结的探查效果尚未得到一致的认可。

CEUS 更多的应用价值体现出了精准医疗的概念：针对不同个体的乳腺肿瘤和不同的治疗方案，通过超声评估，来研究肿瘤对于治疗的应变，进而指导临床治疗策略。这一系列概念首先建立在 CEUS 的微循环特点之上。肿瘤的生长、退缩和灭活都与其循环系统有着密不可分的关系，而 CEUS 作为纯粹的血池内造影剂，具有准确表现循环系统的优越性。现有的造影剂，以 Sonovue 为例，平均微泡内径 2.5 μm，而毛细血管平均内径 6～9 μm，理论上微泡在合适的条件下可以显示出微血管层面的情况。早在 21 世纪初期，就有学者提出在乳腺疾病中，CEUS 显像的特点和肿瘤微循环体系之间存在关联，并进行了一系列的研究。目前比较公认的观点是，CEUS 在不同性质、不同类型的乳腺肿瘤之间，在微血管层面的灌注模式存在显著差异，多种 CEUS 参数和肿瘤微血管密度存在相关性。现在常见于报道的 CEUS 监测性研究包括抗血管生成药物和化疗药物。根据学者 Lassau 等经过近十年在欧洲的多中心研究所得到的结果，CEUS 在判断肝脏的抗血管生成药物效果方面具有明确的指标和良好的效果；在乳腺肿瘤方面，学者 Forsberg 等同样认为，抗血管生成药物在动物肿瘤模型中的使用，伴随着肿瘤微循环指标的降低，CEUS 参数出现不同程度的改变，CEUS 参数和抗血管疗效有相关性。关于化疗药物研究的报道目前多见于动物试验，学者李安华等认为伴随化疗药物使用，肿瘤有微循环的指标的改变，并且 CEUS 参数伴有显著变化，肿瘤的微循环参数会因为肿瘤细胞的凋亡而出现改变并且可以为 CEUS 发现。这些都说明了 CEUS 研究监测乳腺肿瘤治疗疗效的可行性，并且为后续的研究提供了基础。

CEUS 在乳腺领域未来的一个方向是，由微泡携带药物，通过靶向机制引导至肿瘤的特定部位，进而超声爆破微泡释放药物，达到局部治疗的目的。该技术属于近年的研究热点，但是尚处于实验室阶段，其内容涉及了生物材料学、结构化学、药物动力学和超声医学等多方面的协作。

二、弹性超声

弹性超声（elastography, EG）是基于正常生物组织具有各自不同的弹性或硬度这一属性，根据各种不同组织的弹性系数不同，在施加外力或交变振动后产生不同的应变，以彩色编码显示，进而通过弹性信息来评价组织间的差异。超声弹性成像的概念由学者Ophir等在1991首次提出。最初应用于乳腺疾病诊断的弹性成像技术是应力式弹性成像，通过超声探头外源性加压，然后对组织受压前后的变化进行比较，得到相关压力差异图，然而该技术的操作者依赖性较大，引起的应变效应可因探头施压的频率以及压力的大小而存在差异。近年出现的剪切波弹性成像技术利用短时程、聚焦声脉冲作用于感兴趣区域，使其产生瞬时、微米级位移，同时发射声脉冲序列探测组织位移及速度（或应变力），该技术对操作者依赖较低，操作者熟练程度对结果影响也较低，大大地提高了操作的重复性。

超声弹性作为描述用语被收入2013年最新版的乳腺影像报告与数据系统（breast imaging reporting data system, BI-RADS）。现在已知乳腺内不同组织的弹性系数各不相同，各种组织硬度从大到小的顺序为浸润性导管癌组织、非浸润性导管癌组织、乳腺纤维化组织、乳腺组织和脂肪组织。

在乳腺疾病精准医学方面，EG可以个体化的诊断肿瘤，多项研究表明乳腺肿块的硬度与其组织学类型，分级分期，淋巴结转移和肿瘤预后有一定的关系。同时EG也可以用来评价新辅助化疗的效果。在Hayashi等的报道中，病灶弹性值较低的患者有较高的完全缓解率，提示弹性值和新辅助化疗的预后有潜在联系。随后陆续有研究证实，在不同程度上，EG弹性系数值或者弹性系数比率与新辅助化疗的缓解率有潜在的联系，能够评估和预测新辅助化疗的效果。

三、超声光散射

超声光散射（diffused optical tomography, DOT）是近十年提出的一项技术。

利用组织中血红蛋白和脱氧血红蛋白对710 mm波段的光粒子吸收显著的特点,通过超声定位,由探头发射光粒子被目标区域血红蛋白吸收,测量目标区域的血红蛋白总量变化,评估目标区域组织内血管分布和氧合状态,提供组织缺氧和新血管形成程度的指标。

　　DOT技术问世后主要用于乳腺疾病的诊断和鉴别诊断。然而作为一种可以反映组织内生物化学信息的监测新手段,DOT的应用不仅仅局限于此,在个体化诊断方面,有研究表明乳腺癌病灶内血红蛋白浓度,不仅与病灶大小密切相关,同时也与病灶的组织学分级、ER、PgR、HER-2等指标相关,并且是腋下淋巴结是否转移的独立预测危险因素,可以预测乳腺肿瘤的生物学行为和生物活性。最新的报道显示,DOT技术具有早期预测新辅助化疗结果的潜力,并得到了临床病理证实;化疗前后肿瘤直径和HbT在CR组与PgR组差异均有统计学意义,且较肿瘤直径变化而言,HbT的变化和化疗疗效更具有相关性。

第三节　磁共振检查研究热点

一、乳腺MRI参数成像

1. 动态增强MRI

　　乳腺肿瘤的通透性和富血供新生血管微环境是动态增强MRI检查的基础。根据影像上信号强度的变化,可以挖掘丰富的信息。半定量的分析方法有时间-信号强度曲线。普遍较为统一的结论为恶性肿瘤的强化程度更高,药代动力学上表现为造影剂快速填充和延迟洗脱。良性病变则通常表现为中等程度的填充和延迟期持续强化。进一步与组织病理对照后,有研究发现分级越高,相对信号强度也越高。还有研究发现,MRI形态学表现为环形强化的乳腺癌,与外周-中央微血管密度(MVD)比值正相关,与外周-中央纤维化比值负相关,而中央-外周纤维化比值则与延迟环形强化正相关。此外,还有研究尝试从曲线上进一步挖掘出如最大差异函数(MDF)、血管容量(Vb)、外流率(out-flux rate）等，并与病理结果对照，但由于所得出的结果差异性显著性不高或没有显著性，并没有深入的研究。半定量研究方法虽有一定价值，但由于良恶性病变之间有较多重叠，参考价值有限。随着动态增强MRI检查技术发展，更高的时间空间分辨率为定量分析奠定基础。常用的定量分析方法有Tofts开发的药代动力学模型（1）。该模型主要包括三个参数：Ktrans、Ve和Kep，分别代表对比剂从血浆分布到血管细胞外间隙（extravascular extracellular space, EES）的容积转移常数、单位容积组织内EES的容积、血管细胞外间隙内对比剂返回到血浆的速率。在肿瘤诊断方面，目前研究普遍认为Ktrans、Kep值越高，恶性可能性越高，但由于不同的扫描参数，包括扫描时间分辨率及后处理方法，各研究得出的良恶性肿瘤的参数值差异较大。Tofts模型参数在新辅助化疗疗效评估方面也有意义。在抗血管药物使用后，应答患者肿瘤血管形成的变化理论上更先于肿瘤体积的变化，能更早地判断患者是否对抗血管药物产生应答。相关研究显示，对于使用一疗程贝伐单抗的患者，肿瘤感兴趣区域的Ktrans、Kep和Ve值显著性降低。研究发现肿瘤感兴趣区域Ktrans、Ve、Kep值在治疗后较治疗前有明显下降，这与病理学治疗后肿瘤的血管密度明显下降是一致的。还有一些研究探讨乳腺癌的分子亚型，比较Luminal A、Luminal B、HER-2过表达及TNBC的动态增强药代动力学参数是否存在差异，初步的结论为Luminal A乳腺癌Ktrans和Kep值较低，而TNBC的Ktrans和Kep值较高，这与目前认为Lumina A乳腺癌血供较其他亚型低是符合的，但尚缺少较好的预测模型能精准地预测这四种分子亚型。

2. 弥散加权MRI

弥散加权MRI检测组织中水分子的微观布朗运动。在两个等大但相隔180度射频脉冲的梯度场中，水分子根据其运动状态逐渐失去一致性，静止的水分子产生高信号，而运动的水分子则产生低信号。所加梯度场的强度由磁敏感度b值决定，根据不同b值下组织的弥漫加权信号，可以计算出组织的表观扩散系数（apparent diffusion coefficient, ADC）。直观的定性分析可以看到，乳腺癌在弥散加权像上多表现为高信号，而ADC低信号。但是，部分含黏液较多的乳腺肿瘤，可表现为弥散加权低信号而ADC较高。单纯的囊肿，因其内部为静止水，在弥散加权上呈低信号，ADC则为高亮信号。定量的弥散加权分析多从ADC展开，可在图像上直接绘制病变感兴趣区域，计算感兴趣区域的平均值,或用直方图法等分析。随着序列的改良,采用分段读出的高清弥散加权(RS-DWI)采集图像,可大大提高图像的质量,减少几何变形和伪影,提升病变检出的显著性(PMID: 22438442)。目前,乳腺癌弥散加权的研究可得到的ADC值波动于(0.89~1.61)×10^{-3} mm²/s,良性乳腺病变的ADC值波动于(1.35~2.05)×10^{-3} mm²/s。可以看到,良恶性乳腺肿瘤ADC值之间仍存在一定重叠,原因可能在于乳腺癌病理类型复杂,单靠评价水分子的运动,不能完全涵盖肿瘤整体的信息。在评价药物疗效方面,由于治疗后肿瘤细胞的坏死以及肿瘤细胞密度的变化,理论上ADC值是上升的。实践证明确实如此,而且肿瘤感兴趣区域的ADC值下降常先于肿瘤体积的变化。借此,后续的研究还发现,ADC值对于新辅助化疗后判断患者是否对药物应答也有提示。

3. 弥散峰度成像

在活体生物组织中,水分子的扩散受到各种因素的影响,如细胞膜、细胞器、细胞内外的间隔等,这些屏障的存在,使水分子的扩散偏离了原来的高斯模型,呈非高斯扩散。弥散加权成像是基于高斯模型,因而与实际活体组织内的水分子运动状态有一定偏差。弥散峰度成像就是基于非高斯扩散的理论模型。弥散峰度成像可得到一系列图像参数,代表性的参数有平均扩散峰度(mean kurtosis, MK),代表峰度在所有方向的平均值,被认为是组织微结构复杂程度的指标,是一个反映扩散受限程度的无量纲参数,其大小取决于感兴趣区内组织的结构复杂程度。结构越复杂,非正态分布扩散受限越显著,MK越大。在乳腺肿瘤弥散峰度成像研究中,恶性肿瘤的MK值显著高于良性肿瘤。

4. 影像组学发展

单一的成像参数难以涵盖全面的肿瘤信息,因此结合多个参数分析,是今后研究热点。早期的尝试多从定性出发,结合动态增强和弥散加权图像,在BI-RADS的基础上,做出诊断。随着生物信息学的发展,可供选择的定量分析方法也越来越多。利用软件自动识别或半自动绘制肿瘤的感兴趣区域,进一步提取肿瘤的影像学特征参数,如形态学的体积、边缘,动态增强的达峰时间、强化程度、药代动力学参数,弥散加权的ADC值,然后建立模型,将上述参数与肿瘤的良恶性鉴别,恶性肿瘤的复发风险、疗效分析和预后等相关联。直方图分析是一种方法,可分析感兴趣区域的参数分布特征,并与乳腺癌的特点关联。

已有研究指出，ADC的最小值和第10位数对乳腺肿瘤的良恶性鉴别准确度更高，且与乳腺癌的分子亚型可能相关，Ki-67%更高的乳腺癌，其ADC最小值更低。纹理分析也是一种分析参数的方法，其基于动态增强，提取整个肿瘤的体素作为感兴趣区域，利用灰阶共生矩阵等模型，分析肿瘤的空间多样性。现有研究指出，乳腺癌的空间纹理变异度更大。在这些方法和所得出结论的基础上，影像组学的概念逐渐被提出，大意是指利用高通量计算机运算，快速提取影像特征，将图像转换成可挖掘的高维数据的过程。

二、乳腺MRI背景实质强化及研究热点

乳腺MRI背景实质强化（background parenchymal enhancement, BPE）的定义是注射造影剂后，乳腺MRI上正常纤维腺体的强化。美国放射学院2013年新版乳腺影像报告和数据系统（breast imaging and reporting data system, BI-RADS）提出BPE应当在报告中独立描述。依据纤维腺体组织强化范围可划分为4类（见图14-3-1）：极少（<25%纤维腺体组织强化）、轻度（25%~50%纤维腺体组织强化）、中度（50%~75%纤维腺体组织强化）和重度（>75%纤维腺体组织强化）。与乳腺纤维腺体组织量（fibrograndular tissue, FGT）会影响乳腺X线摄片的诊断一样，BPE的存在与否、强化程度以及分布范围同样影响MRI诊断判读的准确性。典型BPE主要表现为双侧对称性、多发、弥漫分布强化，呈早期缓慢强化和延迟期持续强化，呈"镜面征"表现，可能与乳腺血供分布有关。而不典型BPE表现为不对称、局灶或区域性，甚至节段性分布，可呈中-重度明显强化，可为平台型或流出型曲线，而该表现与部分恶性病变存在重叠，造成困难。因此，放射科医师在乳腺MRI阅片时应熟悉BPE的相应表现及其相关影响因素。

目前已有大量文献报道显示BPE呈动态变化过程，受乳腺血供分布、激素变化水平以及内分泌治疗等影响。

1. 乳腺血供影响BPE分布

乳腺动脉血供的3个主要来源为：内乳动脉穿支、胸肩缝动脉和胸廓外侧动脉的分支及肋间动脉的穿支。乳腺的引流静脉与其动脉伴行，主要向腋窝引流。由于动脉血从外周向乳腺中央区供血，因此BPE常最先出现在乳腺组

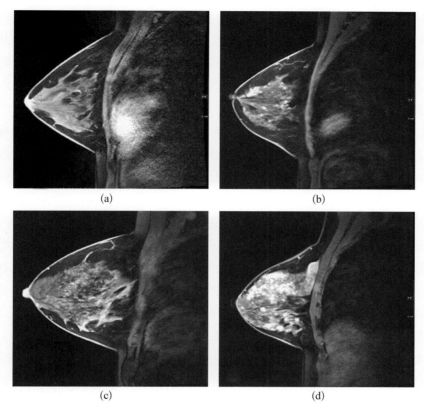

图 14-3-1 依据纤维腺体组织强化范围划分为四类

注:(a)无或极少;(b)轻度;(c)中度;(d)重度

织的周边,逐渐过渡到乳腺中央区域,乳晕后区最后强化,呈"相框征"或"镜面征"。

2. 激素变化对腺体组织作用

首先,正常乳腺组织的强化受体内激素环境影响,包括月经周期、绝经状态以及哺乳期状态。有文献表明对于周期性激素变化的绝经前人群,乳腺腺体组织在第1和第4周强化最明显,在第2周(7~14 d,即卵泡期)强化最弱,因此建议在经期7~14 d行MRI检查以降低月经周期对BPE影响;而对月经不规律者,可行黄体酮水平测试确定卵泡期行MRI检查。这可能与激素介导的乳腺血管舒张程度及血管通透性、乳腺腺上皮细胞增生程度随月经周期变化相关。有学者进一步研究发现,良性病变者的BPE在月经期第2周最低,而恶性病变者的BPE不随月经周期变化，故认为BPE并不会影响恶性病变的检出。另外，绝经后女性BPE明显低于绝经前，从生理学角度分析，绝经前女性乳腺BPE程度较高可能与雌激素组胺样作用诱导血管舒张，增加微血管的通透性，以及孕激素促进有丝分裂可能促进新陈代谢活性而导致血流灌注的增加有关，而绝经后女性由于内源性雌激素和孕激素水平均下降导致BPE的降低。再者哺乳期亦可能对BPE产生影响。有研究报道哺乳期患者明显的BPE表现为流入型或平台型曲线。虽然因泌乳期血供及血管通透性增加，导致哺乳期BPE的明显增高可能在一定程度上夸大病变的范围，但对于病变的发现率无显著降低。

其次，外源性激素亦会影响BPE变化。研究发现绝经前妇女口服避孕药后BPE降低，这可能因口服避孕药内雌激素含量低，孕激素对雌激素介导的增加微血管通透性有逆转作用相关。而绝经后妇女接受激素替代疗法后，乳腺BPE数量、程度及分布上会有所增加，该现象可以解释为接受HRT女性乳腺在外源性激素作用下，乳腺组织血管舒张、血管通透性增加、血流灌注增加。

3. 内分泌治疗的抗雌激素作用能降低BPE

有文献报道接受他莫昔芬治疗乳腺癌的患者，在治疗初期（<90 d）BPE降低明显，而在结束治疗后由于他莫昔芬反弹现象，可表现为整体BPE增加，此时可能引起诊断困难；而接受芳香化酶抑制剂也会导致降低。

除了上述乳腺血供和激素对BPE的影响外，研究发现胸部放疗后乳腺局部血管减少也会造成BPE的降低，且该过程可逆的。因此，了解患者经期状态、用药和治疗史，以及对非紧急患者选择最适宜的检查时机，可以更合理的解释乳腺BPE（见图14-3-2和图14-3-3）。此外在结合患者病史的同时，还应与乳腺X线、超声和临床情况结合协同评估，达到最佳的诊断准确性。当MRI上所见的不对称和X线、超声发现相关联，应提升可疑度，建议穿刺活检，若不对称更支持BPE而非病理过程时，行6个月后适宜检查时机的MRI随访则是替代活检的一种选择。

近年来，越来越多的学者进一步关注BPE与临床应用的相关性。首先，BPE与乳腺癌是否有关。有文献报道认为BPE对乳腺上皮血供评估是一个与乳腺癌风险相联系的风险预测因子，即背景强化越显著，患乳腺癌可能性越高。但也有学者认为BPE是一种影像特征而非乳腺癌风险预测因子。目前，BPE

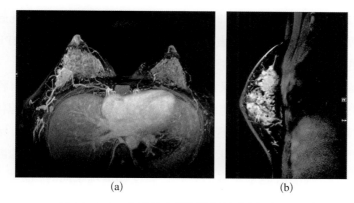

图 14-3-2 右乳外上浸润性导管癌（女性，30岁）

注：患者在月经周期第4周行MRI检查，显示双乳背景实质重度强化，强化的背景一定程度上影响病变范围的准确评估。(a) 增强第一期最大强度投影；(b) 增强矢状位。

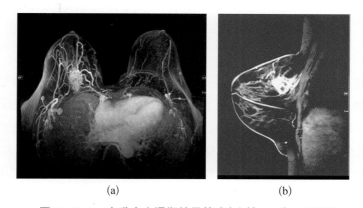

图 14-3-3 右乳内上浸润性导管癌（女性，51岁，已绝经）

注：术前MRI检查两乳腺体背景无强化，可准确评估病变范围。(a) 增强第一期最大强度投影；(b) 增强矢状位。

与乳腺癌发病率是否相关存有争议，仍需进一步研究。再者，BPE对保乳手术及预后有一定指导意义。有研究显示术前明显的BPE及术后病理提示肿瘤含广泛导管内成分是术后阳性切缘的独立影响因子，因此对术前MR上存在明显BPE的患者，保乳手术应结合X线、超声综合评估病变范围而确定手术范围。另外有文献认为术前MRI上导管原位癌（ductal carcinoma in situ，DCIS）周围正常腺体BPE越明显，肿瘤体积越大，其保乳术后同侧复发率越高。另外，BPE的变化可作为新辅助治疗疗效评估的预测因子。研究发现在绝经前乳腺癌患者中，在新辅助治疗前MRI评估上表现为明显BPE，且新辅助治疗后BPE显著降低的患者，更易在新辅助治疗中达到pCR。

总之，新版BI-RADS将乳腺背景实质强化独立描述，提示放射科医生在MRI评估BPE时，应考虑到乳腺组织强化的正常血供特征及激素对腺体组织作用对BPE的影响，熟悉BPE的表现，能够选择适宜的MRI检查时机，结合患者病史并联合乳腺X线、超声和临床解释不典型BPE，以期达到最佳诊断效果以更好地指导临床。此外，越来越多的学者在关注BPE现象同时，也进一步探索BPE在乳腺癌风险预测、保乳术后切缘评估以及新辅助治疗疗效等临床应用上的意义，同时也亟待今后进一步深入探索研究。

第四节　2013年新版BI-RADS的更新点

2013年由美国放射学会（American College of Radiology, ACR）颁布的第5版乳腺影像报告与数据系统（Breast Imaging-Report and Data System, BI-RADS）是2003年第4版的延伸，适用于乳腺X线摄影的部分为第5版，适用于超声与乳腺磁共振的部分为第2版。经过国际乳腺影像专家组的多年努力，新版BI-RADS不仅继承了之前版本的实用性与指导性，同时增加了大量内容及多处更新，并注重在不同的检查方法中术语的统一。

新版中主要的改动内容包括：示例图片的更新及补充；病变类型、征象描述、最终评估等概念的更新；增加了涉及随访及结果监测的内容；增加了常见问题的释疑。

一、乳腺X线部分主要改动内容

（一）乳腺实质构成分类

乳腺实质构成分类由以腺体量所占比例划分改为由腺体组织密度高低以及分布范围划分，并以小写英文字母a～d予以表述（见表14-4-1和图14-4-1）。

表14-4-1　新版BI-RADS对乳腺实质构成分类的更新

2003年第4版	2013年第5版
1. 脂肪型（腺体量<25%）	a. 脂肪型
2. 少量型（腺体量25%～50%）	b. 散在纤维腺体型
3. 多量型（腺体量51%～75%），可能会遮蔽小肿块	c. 纤维腺体不均匀致密型，可能会遮蔽小肿块
4. 致密型（腺体量>75%），乳腺X线敏感度下降	d. 致密型，乳腺X线敏感度下降

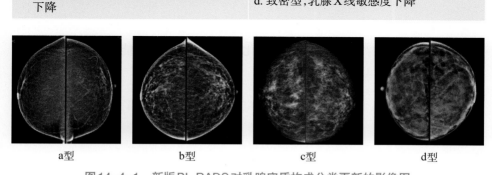

a型　　　　　　b型　　　　　　c型　　　　　　d型

图14-4-1　新版BI-RADS对乳腺实质构成分类更新的影像图

（二）乳腺X线征象的改动

1. 肿块

（1）肿块形状：肿块形态中"分叶形"被剔除，将具有2～3个分叶的肿块归为"卵圆形"，超过3个分叶的肿块归为"不规则形"（见表14-4-2）。

表14-4-2　新版BI-RADS对肿块形状的新分型

2003年第4版	2013年第5版
圆形	圆形
卵圆形	卵圆形（包括2～3个分叶）
分叶形	不规则形（非圆形或卵圆形）
不规则形	

（2）肿块边缘：为避免"浸润"仅指向恶性病变，将其改为"模糊"，同时简化了对边缘的描写（见表14-4-3）。

表 14-4-3　新版 BI-RADS 对肿块边缘的新描写

2003年第4版	2013年第5版
清楚/锐利	清楚
遮蔽/模糊	遮蔽
小分叶	小分叶
浸润	模糊
毛刺	毛刺

2. 钙化

（1）钙化分类："高度恶性可能钙化"与"中度恶性可能钙化"合并为"可疑钙化"（见表14-4-4）。

表 14-4-4　新版 BI-RADS 对钙化分类的新描写

2003年第4版	2013年第5版
典型良性	典型良性
中度恶性可能	可疑钙化
无定形钙化	无定形钙化
粗糙不均质钙化	粗糙不均质钙化
高度恶性可能	细小多形性钙化
细小多形性钙化	细线/细线分支样钙化
细线/细线分支样钙化	

（2）典型良性钙化："中空钙化"与"蛋壳样钙化"被剔除，新增"环形钙化"（见表14-4-5）。

表 14-4-5　新版 BI-RADS 对典型良性钙化的新描写

2003年第4版	2013年第5版
皮肤钙化	皮肤钙化
粗糙、爆米花样钙化	粗糙、爆米花样钙化
血管钙化	血管钙化

（续表）

2003年第4版	2013年第5版
大杆状钙化	大杆状钙化
中空钙化	环形钙化
蛋壳样钙化	圆形钙化（点样钙化）
圆形钙化（点样钙化）	营养不良性钙化
营养不良性钙化	缝线钙化
缝线钙化	钙乳
钙乳	

（3）钙化分布："散在"分布改为"弥漫"分布，"簇状"分布改为"群样"分布（见表14-4-6）。

表14-4-6　新版BI-RADS对钙化分布的新描写

2003年第4版	2013年第5版
散在分布	弥漫分布
区域分布	区域分布
簇状分布	群样分布
线样分布	线样分布
段样分布	段样分布

（4）不对称：新增"不对称"与"进展性不对称"，共分四型。同时"不对称"不再归属为特殊征象而作为主要病变类型在独立章节进行描述（见表14-4-7）。

表14-4-7　新版BI-RADS对"不对称"的新描写

2003年第4版	2013年第5版
大团状不对称	不对称
局灶性不对称	大团状不对称
	局灶性不对称
	进展性不对称

（5）其他病变类型分类改动："乳内淋巴结""单根扩张导管"和"皮肤病变"在新版中作为独立章节进行描述。

（三）病变定位和病变深度

MLO位深度的定义从与胸大肌平行三等分改为与水平面垂直三等分。

（四）评估分类与处理建议

2013年新版对BI-RADS 1～5分别给予具体的恶性可能性界值。允许评估分类与处理意见分离，结论中的处理意见可根据患者的临床具体情况做出决定与修改（见表14-4-8）。

表14-4-8　新版BI-RADS对恶性可能性界值的界定

评估分类	处理建议	恶性可能性
0类：结合其他检查/对比前片	召回	N/A
1类：阴性	常规随访	0
2类：良性	常规随访	0
3类：良性可能	6个月后随访+后续随访	0～2%
4类：可疑	组织学检查	2%～95%
4A：恶性可能性（低）		2%～10%
4B：恶性可能性（中）		10%～50%
4C：恶性可能性（高）		50%～95%
5类：恶性可能性（极高）	外科干预/组织学检查	≥95%
6类：组织学已证实为恶性	外科干预/其他	N/A

（五）其他更新

增加对穿刺活检后手术区放置金属标志物的指南；补充投照体位、立体定向活检的英文缩写。

二、乳腺MRI部分的主要改动内容

（一）影像术语

1. BPE

BPE为新版中新增的重要内容，根据强化程度与范围，共分为四种类型：a. 轻微型；b. 轻度型；c. 中度型；d. 显著型（见图14-4-2）。

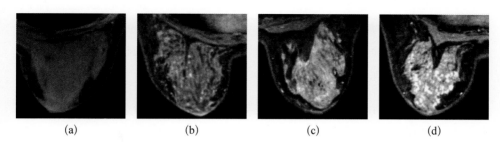

    （a）   （b）   （c）   （d）

图14-4-2　新版BI-RADS新增的背景实质强化

注：（a）轻微型；（b）轻度型；（c）中度型；（d）显著型

2. 纤维腺体组织量

纤维腺体组织量（amount of fibroglandular tissue, FGT）根据纤维腺体的范围及分布共分为四种类型：a. 脂肪型；b. 散在纤维腺体组织；c. 不均质纤维腺体组织；d. 致密纤维腺体组织（见图14-4-3）。

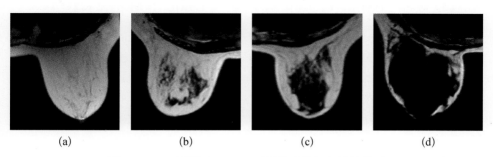

    （a）   （b）   （c）   （d）

图14-4-3　新版BI-RADS对纤维腺体组织量的分型

注：（a）脂肪型；（b）散在纤维腺体组织；（c）不均质纤维腺体组织；（d）致密纤维腺体组织

3. 点状强化

多点强化（foci）被剔除，保留点状强化（foucus）。

4. 肿块

（1）肿块形态：与乳腺X线、超声保持一致，将"分叶形"剔除，将含有2～3个分叶的肿块纳入"卵圆形"，多个分叶的肿块纳入"不规则形"（见表14-4-9）。

表14-4-9 新版BI-RADS对肿块形态的定义

2003年第4版	2013年第5版
圆形	圆形
卵圆形	卵圆形（包括2～3个分叶）
分叶形	不规则形（非圆形或卵圆形）
不规则形	

（2）肿块边缘：对肿块边缘的描述与超声达成一致，分为"光整"与"不光整"，后者包括"不规则"与"毛刺"两种（见表14-4-10）。

表14-4-10 新版BI-RADS对肿块边缘的定义

2003年第4版	2013年第5版
边缘光滑	边缘光整
边缘不规则	边缘不光整（不规则、毛刺）
边缘毛刺	

（3）肿块内部强化特征："强化分隔"与"中心强化"被剔除（见表14-4-11）。

表14-4-11 新版BI-RADS对肿块内部强化特征的描述

2003年第4版	2013年第5版
肿块强化	肿块内部强化
均匀强化	均匀强化
不均匀强化	不均匀强化
环形强化	环形强化
低信号分隔	低信号分隔
强化分隔	
中心强化	

5. 非肿块强化

（1）分布："导管样分布"被剔除（见表14-4-12）。

表14-4-12　新版BI-RADS对肿块内部强化特征的描述

2003年第4版	2013年第5版
局灶分布	局灶分布
线样分布	线样分布
导管样分布	段样分布
段样分布	区域分布
区域分布	多区域分布
多区域分布	弥漫分布
弥漫分布	

（2）内部强化模式："斑点状/点状"、"网状/树枝样"强化被剔除，新增"成簇环形"强化（见表14-4-13）。

表14-4-13　新版BI-RADS对肿块内部强化模式的描述

2003年第4版	2013年第5版
均匀强化	均匀强化
不均匀强化	不均匀强化
斑点状/点状强化	卵石样强化
卵石样强化	成簇环形强化
网状/树枝样强化	

6. 不强化的表现

不强化的表现（non-enhancing findings）为新版的新增内容，旧版中归属于伴随征象：① 增强前导管高信号；② 囊肿；③ 血肿/出血。新版中纳入不强化的表现，分别为：① T1WI增强前导管高信号；② 囊肿；③ 术后积液（血肿/血清肿）；④ 治疗后皮肤增厚与小梁增粗；⑤ 不强化肿块；⑥ 结构扭曲；⑦ 异物、夹子所致伪影。

7. 含脂肪病变（fat-containing lesions）

含脂肪病变为新版的新增内容,包括:① 淋巴结(正常／异常);② 脂肪坏死;③ 错构瘤;④ 术后血肿或血清肿伴脂肪。

8. 伴随征象（associated features）

新版中"乳头回缩"和"水肿"被剔除;"皮肤受侵"被分为"直接侵犯"和"炎性乳癌"两个亚型;部分征象被纳入不强化的表现;新增"胸壁受侵"和"结构扭曲"(见表14-4-14)。

表14-4-14　新版BI-RADS对伴随征象的描述

2003年第4版	2013年第5版
乳头回缩或凹陷	乳头凹陷
增强前导管高信号	乳头受侵
皮肤凹陷	皮肤凹陷
皮肤增厚	皮肤增厚
皮肤受侵	皮肤受侵(直接侵犯／炎性乳癌)
水肿	腋窝肿大淋巴结
肿大淋巴结	胸肌受侵
胸肌受侵	胸壁受侵
血肿／出血	结构扭曲
异常信号缺失	
囊肿	

9. 其他关于征象的修改

新版中"乳内淋巴结"和"皮肤病变"作为独立章节列出。

（二）植入物

植入物为新版中新增的重要内容(见表14-4-15)。

表14-4-15　新版BI-RADS对新增植入物的描述

1. 植入物材料与腔型	a. 盐水 b. 硅胶 　Ⅰ. 完整 　Ⅱ. 破裂 a. 其他植入物材料 b. 腔型
2. 植入物位置	a. 腺体后方 b. 胸肌后方
3. 植入物轮廓异常	a. 局部凸起
4. 硅胶囊内异常	a. 放射状褶皱 b. 包膜下线 c. 锁孔征（泪滴、套索） d. 面条征
5. 硅胶囊外异常	a. 乳房 b. 淋巴结
6. 水滴	
7. 植入物周围液体	

（三）评估分类与处理建议

与乳腺X线相同,2013年新版的BI-RADS MRI对各评估分类均提供了具体的恶性可能性界值（见表14-4-16）。BI-RADS4类由于尚未完成数据验证,因此仍未进行亚分类。

表14-4-16　新版BI-RADSMRI对各评估分类提供的恶性可能性界值

评估分类	处理建议	恶性可能性
0类: 不完全-需要进一步影像学评估	建议: 乳腺X线或靶向超声	N/A
1类: 阴性	若终生累及风险≥20%则进行常规MRI筛查	0
2类: 良性	若终生累及风险≥20%则进行常规MRI筛查	0
3类: 良性可能	短期随访（间隔6个月）	0~2%

（续表）

评估分类	处理建议	恶性可能性
4类：可疑	组织学诊断	2%～95%
5类：高度怀疑恶性	组织学诊断	≥95%
6类：活检证实的恶性	合适时机外科切除	N/A

三、乳腺超声部分的主要改动内容

1. 乳腺图像关于肿块的描述

在乳腺图像关于肿块的描述用语中，取消了"边界"这个第1版的定义词条，既往边界相关的清晰和模糊这两个定义也取消了，边界的概念并入边缘这一概念中，避免了一直以来的可能存在的困惑。

2. 乳腺图像关于相关征象的描述

在乳腺图像关于相关征象的描述用语中，增加了"超声弹性评估"的词条，并且给出了"软""中""硬"描述，虽然没有涉及具体的标准和数值，但是肯定了EG在乳腺疾病诊断中的价值，同时应用的标准也建议参照不同的仪器和技术而定。

3. 乳腺疾病关于特别情况的描述

在乳腺疾病关于特别情况的描述用语中，对于"淋巴结"增加了详细的描述，具体分为这几方面：大小、形状、皮质增厚是否均匀、边缘光整与否、淋巴门结构是消失还是受挤压。相较第1版，这次的描述更加具体而且准确。

4. BI-RADS4类的划分

在BI-RADS评估分类中，4类的划分比第1版出现了较大改变，目前是4A类的恶性可能≤10%，4B类的恶性可能≤50%，4C类的恶性可能小于95%，虽然总的来说4类的恶性可能依然在2%～95%之间，但是新版本第一次明确划分了A、B、C三类的恶性可能范围，并且不同于以往大多数国内使用的版本范围。

2013年第5版的BI-RADS超声，针对不同的乳腺疾病，做出了如下的分类和推荐：

0类：未完成的报告，需要其他影像检查或者更多的影像资料比较。0类表示需要额外的影像检查,或者需要与原先的检查结果进行比较,目前尚无法得到最终的结论。但是0类不能用来表示需要进行磁共振检查,在进行MRI检查之前应该有超声的诊断结论。0类患者推荐结合其他影像检查或者与既往的检查图像进行比对,然后完成报告。

1类:阴性。检查为正常的情况。推荐1类进行常规的符合患者年龄的合理检查方案,超声一般每年检查一次。

2类:良性。不同于1类的正常情况,2类通常包含了超声发现的良性可能很大且没有恶性证据的情况,诸如:单纯性囊肿、乳腺内淋巴结、术后积液、乳腺假体、复杂性囊肿,经过随访2~3年稳定不变的纤维腺瘤等。1类不同于2类之处就是在没有恶性证据的前提下,也没有2类包含的这些情况。通常对于2类,推荐常规的符合患者年龄的影像检查方案,一般认为超声应当每年一次。

3类:良性可能。3类的良性可能,并不是指2类的良性和4类的可疑恶性之间不能确定的部分,而是专门指向恶性可能0~2%的那部分疾病。一些情况被明确的证实归于此类:椭圆形、边缘光整、平行于皮表、后方回声不变或者稍增强的低回声实质结节(纤维腺瘤);单独的、均匀的弱回声复杂性囊肿。一些情况被一定程度上证明可以归于此类:具有微分叶或者椭圆形的簇状囊肿。还有一些依赖于操作者主观判断的情况:伴有周边水肿,表现为中央低回声或无回声周边高回声的脂肪坏死结节;在多个切面下伴有边缘声影的脂肪结节;术后瘢痕引起的组织结构扭曲。这些通常可以因为恶性可能≤2%而归于3类。通常建议结合超声和的乳腺X线影像结果再给出3类的诊断。对于3类的患者,我们推荐短期间隔的常规影像随访,一般是6个月1次。在连续几次的短期间隔随访后,如果病灶保持稳定,可以将间隔时间延长到1年1次,并且适当地可以考虑将诊断类别降为2类。

4类:可疑恶性。4类主要用于不具备典型恶性特征的病灶,恶性可能的范围非常宽泛,从2%~95%,因此通常被分为A、B、C三类,恶性可能范围分别为:2%<4A≤10%,10%<4B≤50%,50%<4C<95%。4类诊断推荐临床医师做出合理的后续行动,诸如进一步的影像检查,或者穿刺活检。

5类:高度恶性可能。5类意味着恶性的可能≥95%。随着现今乳腺穿刺活检在临床应用的标准化和普及化,推荐5类患者在没有穿刺禁忌证的情况下直接进行空芯针穿刺或者麦默通活检。

6类：已证实恶性的病灶。6类适用于病灶已穿刺获得恶性证据，但是尚未接受手术治疗时进行的影像学检查。

---------------------------- 参 考 文 献 ----------------------------

[1] Alakhras M, Bourne R, Rickard M, et al. Digital tomosynthesis: a new future for breast imaging[J].Clin Radiol, 2013, 68(5): e225-236.

[2] Rose SL, Tidwell AL, Bujnoch LJ, et al. Implementation of breast tomosynthesis in a routine screening practice: an observational study[J].AJR Am J Roentgenol, 2013, 200(6): 1401-1408.

[3] Thomassin-Naggara I, Perrot N, Dechoux S, et al. Added value of one-view breast tomosynthesis combined with digital mammography according to reader experience [J].Eur J Radiol, 2015, 84(2): 235-241.

[4] Elizalde A, Pina L, Etxano J, et al. Additional US or DBT after digital mammography: which one is the best combination[J].Acta Radiol, 2016, 57(1): 13-18.

[5] Ciatto S, Houssami N, Bernardi D, et al. Integration of 3D digital mammography with tomosynthesis for population breast-cancer screening (STORM): a prospective comparison study[J].Lancet Oncol, 2013, 14(7): 583-589.

[6] Thibault F, Dromain C, Breucq C, et al. Digital breast tomosynthesis versus mammography and breast ultrasound: a multireader performance study[J].Eur Radiol, 2013, 23(9): 2441-2449.

[7] Lalji UC, Jeukens CR, Houben I, et al. Evaluation of low-energy contrast-enhanced spectral mammography images by comparing them to full-field digital mammography using EUREF image quality criteria[J]. Eur Radiol, 2015, 25(10): 2813-2820.

[8] Daniaux M, De Zordo T, Santner W, et al. Dual-energy contrast-enhanced spectral mammography (CESM)[J]. Arch Gynecol Obstet, 2015, 292(4): 739-747.

[9] Mohamed KR, Hussien HM, Wessam R, et al. Contrast-enhanced spectral mammography: Impact of the qualitative morphology descriptors on the diagnosis of breast lesions [J]. Eur J Radiol, 2015, 84(6): 1049-1055.

[10] Lobbes MB, Lalji U, Houwers J, et al. Contrast-enhanced spectral mammography in patients referred from the breast cancer screening programme[J]. Eur Radiol, 2014, 24(7): 1668-1676.

[11] Jochelson MS, Dershaw DD, Sung JS, et al. Bilateral contrast-enhanced dual-energy digital mammography: feasibility and comparison with conventional digital

mammography and MR imaging in women with known breast carcinoma[J]. Radiology, 2013, 266(3): 743-751.

[12] Sorelli PG, Cosgrove DO, Svensson WE, et al. Can contrast-enhanced sonography distinguish benign from malignant breast masses?[J] J Clin Ultrasound, 2010, 38(4): 177-181.

[13] Liu H, Jiang YX, Liu JB, et al. Evaluation of breast lesions with contrast-enhanced ultrasound using the microvascular imaging technique: initial observations [J]. Breast, 2008, 17(5): 532-539.

[14] Balleyguier C, Opolon P, Mathieu MC, et al. New potential and applications of contrast-enhanced ultrasound of the breast: Own investigations and review of the literature[J]. Eur J Radiol, 2009, 69(1): 14-23.

[15] Caproni N, Marchisio F, Pecchi A, et al. Contrast-enhanced ultrasound in the characterisation of breast masses: utility of quantitative analysis in comparison with MRI[J]. Eur Radiol, 2010, 20(6): 1384-1395.

[16] Goldberg BB, Merton DA, Liu JB, Thakur M, Murphy GF, Needleman L, Tornes A, Forsberg F. Sentinel lymph nodes in a swine model with melanoma: contrast-enhanced lymphatic US[J]. Radiology, 2004, 230(3): 727-734.

[17] Omoto K, Mizunuma H, Ogura S, et al. New method of sentinel node identification with ultrasonography using albumin as contrast agent: a study in pigs[J]. Ultrasound Med Biol, 2002, 28(9): 1115-1122.

[18] Lassau N, Chami L, Benatsou B, et al. Dynamic contrast-enhanced ultrasonography (DCE-US) with quantification of tumor perfusion: a new diagnostic tool to evaluate the early effects of antiangiogenic treatment[J]. Eur Radiol, 2007, 17 (Suppl 6): F89-F98.

[19] Forsberg F, Kuruvilla B, Pascua MB, et al. Comparing contrast-enhanced color flow imaging and pathological measures of breast lesion vascularity[J]. Ultrasound Med Biol, 2008, 34(9): 1365-1372.

[20] Wang JW, Cao LH, Han F, et al. Contrast-enhanced US quantitatively detects changes of tumor perfusion in a murine breast cancer model during adriamycin chemotherapy [J]. Acta Radiol, 2013, 54(8): 882-888.

[21] Ophir J, Céspedes I, Ponnekanti H, et al. Elastography: a quantitative method for imaging the elasticity of biological tissues[J]. Ultrason Imaging, 1991, 13(2): 111-134.

[22] Hayashi M, Yamamoto Y, Ibusuki M, et al. Evaluation of tumor stiffness by elastography is predictive for pathologic complete response to neoadjuvant chemotherapy in patients with breast cancer[J]. Ann Surg Oncol, 2012, 19(9): 3042-3049.

［23］ Zhu Q, Kurtzma SH, Hegde P, et al. Utilizing optical tomography with ultrasound localization to image heterogeneous hemoglobin distribution in large breast cancers ［J］. Neoplasia, 2005, 7(3): 263–270.

［24］ Pakalniskis MG, Wells WA, Schwab MC, et al. Tumor angiogenesis change estimated by using diffuse optical spectroscopic tomography: demonstrated correlation in women undergoing neoadjuvant chemotherapy for invasive breast cancer? ［J］ Radiology, 2011, 259(2): 365–374.

［25］ Xu C, Vavadi H, Merkulov A, et al.Ultrasound-guided diffuse optical tomography for predicting and monitoring neoadjuvant chemotherapy of breast cancers: recent progress［J］. Ultrason Imaging, 2016, 38(1): 5–18.

［26］ Dong Y, Qiang JW, Chang C, et al. Ultrasonography guided diffuse optical tomography for noninvasive monitoring of breast cancer during neoadjuvant chemotherapy［J］. Int J Clin Exp Med, 2016, 9(2): 1648–1656.

［27］ Hulka CA, Edmister WB, Smith BL, et al. Dynamic echo-planar imaging of the breast: experience in diagnosing breast carcinoma and correlation with tumor angiogenesis ［J］.Radiology, 1997, 205(3): 837–842.

［28］ Matsubayashi R, Matsuo Y, Edakuni G, et al. Breast masses with peripheral rim enhancement on dynamic contrast-enhanced MR images: correlation of MR findings with histologic features and expression of growth factors［J］.Radiology, 2000, 217(3): 841–848.

［29］ Thukral A1, Thomasson DM, Chow CK et al. Inflammatory breast cancer: dynamic contrast-enhanced MR in patients receiving bevacizumab—initial experience［J］. Radiology, 2007, 244(3): 727–735.

［30］ Sharma U, Danishad KK, Seenu V, et al. Longitudinal study of the assessment by MRI and diffusion-weighted imaging of tumor response in patients with locally advanced breast cancer undergoing neoadjuvant chemotherapy［J］.NMR Biomed, 2009, 22(1): 104–113.

［31］ Pickles MD, Gibbs P, Lowry M, et al. Diffusion changes precede size reduction in neoadjuvant treatment of breast cancer［J］. Magn Reson Imaging, 2006, 24(7): 843–847.

［32］ Sun K, Chen X, Chai W, et al. Breast cancer: diffusion kurtosis MR imaging-diagnostic accuracy and correlation with clinical-pathologic factors［J］.Radiology, 2015, 277(1): 46–55.

［33］ Li H, Zhu Y, Burnside ES, et al. MR Imaging Radiomics Signatures for Predicting the Risk of Breast Cancer Recurrence as Given by Research Versions of Mamma Print, Oncotype DX, and PAM50 Gene Assays［J］. Radiology, 2016, 5: 152110.

［34］Morris EA, Comstock C, Lee C, et al. BI-RADS: magnetic resonance imaging 2013 ［R］// D'Orsi CJ, Sickles EA, Mendelson EB, et al. Breast Imaging Reporting and Data System: ACR BI-RADS, breast imaging atlas, Reston, Va: American College of Radiology, 2013.

［35］Giess CS, Yeh ED, Raza S, et al. Background parenchymal enhancement at breast MR imaging: normal patterns, diagnostic challenges, and potential for false-positive and false-negative interpretation［J］. Radiographics, 2014, 34(1): 234-247.

［36］Kuhl C. The current status of breast MR imaging. Part Ⅰ. Choice of technique, image interpretation, diagnostic accuracy, and transfer to clinical practice［J］. Radiology, 2007, 244(2): 356-378.

［37］King V, Brooks JD, Bernstein JL, et al. Background parenchymal enhancement at breast MR imaging and breast cancer risk［J］. Radiology, 2011, 260(1): 50-60.

［38］Dontchos BN, Rahbar H, Partridge SC, et al. Greater BPE was associated with a higher probability of developing breast cancer in women at high risk for cancer［J］. Radiology, 2015, 276(2): 371-380.

［39］Chen JH, Yu HJ, Hsu C, et al. Background Parenchymal Enhancement of the Contralateral Normal Breast: Association with Tumor Response in Breast Cancer Patients Receiving Neoadjuvant Chemotherapy［J］. Transl Onco, 2015, 8(3): 204-209.

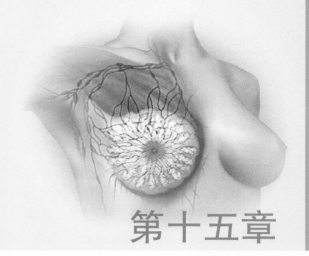

第十五章

进展期乳腺癌的
外科治疗

邬思雨　柳光宇

进展期乳腺癌主要是指转移性乳腺癌和部分局部晚期(不能手术完全切除)的乳腺癌。在新发乳腺癌中,会有6%~7%的患者初次诊断即为进展期乳腺癌;而在最初诊断为早期乳腺癌并接受系统性辅助治疗的患者中,接近30%~40%的患者会发生肿瘤的复发以及转移,最终发展为进展期乳腺癌。临床研究显示手术治疗在一定程度上也能够改善这类患者的生存质量,但相比于其他治疗手段,其真正的临床应用价值也是目前学界争议性最大的一个问题。本章主要就当前进展期乳腺癌的外科治疗相关问题进行探讨。

作者单位:200032　上海,复旦大学附属肿瘤医院
通信作者:柳光宇, Email: liugy123@yahoo.com

第一节　概　述

进展期乳腺癌主要是指转移性乳腺癌和部分局部晚期(不能手术完全切除)的乳腺癌。尽管随着筛查的普及以及影像技术的不断发展,早期乳腺癌的检出率也在不断地增长,但是在新发乳腺癌患者中,仍然会有6%～7%的患者初次诊断即为进展期乳腺癌。而在那些最初诊断为早期乳腺癌并接受系统性辅助治疗的患者中,又会有接近30%～40%的患者发生肿瘤的复发以及转移,最终发展为进展期乳腺癌。因此在当前的临床工作中,进展期乳腺癌患者占据了相当的比例。同时由于进展期乳腺癌预后差且治疗周期长,占据大量的医疗资源和社会资源,给当前乳腺癌诊治工作造成极大的挑战。

随着过去25年治疗理念的更新,现代化疗、内分泌治疗以及靶向治疗等全身治疗方案的不断推陈出新,进展期乳腺癌的3年生存率已经从10多年前的27%提高到了44%,部分患者甚至可以生存超过5年或者更长时间。当然,其中不同分期、不同亚型及不同转移部位的进展期乳腺癌患者之间的生存期也会存在很大的差异。一般认为,进展期乳腺癌一旦确诊,便是一种全身性疾病,癌细胞已经转移,不能被治愈但可以治疗,而治疗是以改善生活质量、延缓疾病进展、延长生存时间为主要目的。所以在治疗原则上,学界力主以全身综合治疗为主,而放疗等局部治疗在进展期乳腺癌的治疗中仅仅起到姑息减负和缓解疼痛等不适症状的作用。近些年的一些临床研究却显示手术治疗在一定程度上也能够改善这类患者的生存质量,但相比于其他治疗手段,其真正的临床应用价值也是目前学界争议性最大的一个问题,因此,有必要对当前进展期乳腺癌的外科治疗相关问题进行深入探讨。

第二节 进展期乳腺癌原发肿瘤部位的外科治疗

一、进展期乳腺癌中外科处理乳腺原发灶的依据

关于手术对于进展期乳腺癌治疗意义的争议很早就已经存在,但是根据Fisher教授关于乳腺癌经典的"乳腺癌一开始就是一个全身性疾病"理论,外科治疗进展期乳腺癌一开始并不被学者们所重视,其治疗地位低于全身治疗。然而,外科手术在进展期乳腺癌的治疗其实是有一定理论基础和现实意义的。

其实,进展期乳腺癌是否能够从手术切除原发灶获益这个问题在很早之前就引起了大量基础医学研究学者的兴趣,许多前期的动物实验也都证实了手术切除等局部治疗对恶性肿瘤的获益:① 通过降低机体肿瘤负荷,手术可以切除原发肿瘤中促进转移灶形成的因素如循环肿瘤细胞的播散、分泌的细胞因子等;② 切除原发灶能够杀死具有高度转移潜能的肿瘤间质干细胞;③ 原发灶的切除还有利于解除肿瘤的免疫抑制效应;④ 原发灶切除对降低肿瘤负荷有着直接的作用,使后续的系统治疗更加有效。

值得注意的是,以上理论在其他恶性肿瘤上已经得到了证实,而在过去15年肿瘤外科的发展中,在转移性肾细胞癌、卵巢癌、直肠癌以及胃癌中已经证明了该理论的合理性。尽管缺少相关方面的临床试验数据,但是在以上进展期恶性肿瘤的治疗过程中,在可行的情况下,全身治疗前针对恶性肿瘤进行减瘤手术已经成为治疗的标准。不仅以上的基础实验提供了理论依据,同时现在不断发展的靶向药物和化疗使得进展期乳腺癌的疗效也在不断提高,患者也获得了较长的无病生存期(progression free survival, PFS),疾病控制率也相应地升高,而且越来越精确的影像设备使得转移的单发的、可切除的小病灶发现率越来越高,最有效、迅速的手术切除即可达到R0切除(显微镜下癌无残留),有时即使无法达到,也可以改善患者的生存治疗。以上这些现实条件都给外科治疗进展期乳腺癌提供了很好的机会。

当然也有研究者提出了反对手术切除原发灶的观点及相关原因:① 手术

会改变乳腺癌转移的生长动力学，同时使原发肿瘤产生的血管生成抑制因子减少，导致血管形成增加，以上两者都有利于乳腺癌微转移灶的转移，增加复发机会；② 手术将会导致生长因子及免疫抑制因子的反应性释放。

二、不同类型进展期乳腺癌原发部位外科治疗的临床研究

（一）初诊不可手术的局部晚期乳腺癌

初诊不可手术的局部晚期乳腺癌包括临床分期Ⅲ A（除T3N1M0）、Ⅲ B、Ⅲ C期的非炎性局部晚期乳腺癌以及炎性乳腺癌，是目前临床上面临的一个难题。虽然这些患者在初诊时并没有发生远处的器官转移，但是因为本身极大的肿瘤负荷（炎症或广泛皮肤浸润、腋窝淋巴结固定融合、锁骨上下或内乳淋巴结转移）而无手术机会，5年和10年的生存率一般仅达到40%～60%和25%的水平，患者预后因初诊时不同的肿瘤负荷而有所差异；而炎性乳腺癌的预后更差，大部分患者接受积极的综合治疗后仍然会出现复发和死亡，预后较差，其5年生存率仅为20%～40%。目前的临床指南已经对不可手术局部晚期乳腺癌的综合治疗策略达成共识，即化疗、靶向、手术及放疗等治疗方法的综合应用，具体的治疗方案优先推荐先进行全身治疗（蒽环联合或联合紫杉类，HER-2阳性则联合相应的靶向治疗）和（或）放疗等有效的初始治疗之后，对那些经过治疗后肿瘤降期并且得到手术机会的患者才会考虑进行手术。部分患者不仅能够在全身治疗后获得手术机会，手术也会给这类患者带来生存获益，对这部分患者仅进行化疗和放疗等非手术治疗，其局部区域复发的风险要明显高于手术组，无疑也将严重影响患者的生活质量。在以前的临床实践中，即使患者之前的全身治疗效果较好，考虑到这类患者本身就是术后局部区域复发的高危群体，外科医师依然会选择进行全乳切除术联合腋窝淋巴结清扫术，而现在随着化疗及靶向治疗等疗效的提高和影像技术的发展，在影像评估充分的前提下，小部分疗效较好的患者依然可以考虑实施更为保守的保乳手术，相关的前瞻性研究也已经证明了这部分患者行保乳术的安全性，而且由于一般手术并不倾向于将范围扩大到锁骨上下及内乳淋巴结，因此这类患者在术后一定需要结合放疗对未行外科处理部位进行相应的补充性局部治疗。

炎性乳腺癌的治疗方案主要是基于观察性研究结果或从局部进展期非炎

性乳腺癌的治疗方案外推而来，高级别的循证医学证据较缺乏。手术治疗的主要目的是提高疾病局部控制和患者生存率，不同于不可手术非炎性的局部晚期乳腺癌，全乳切除术是唯一广泛被外科医师接受的炎性乳腺癌外科处理方式，因为保乳术与局部复发率增加显著相关。另外，对于炎性乳腺癌，现有的临床指南不推荐保留皮肤的全乳切除术，全乳切除术是唯一的标准治疗。即时乳房重建术也不被推荐，因为普遍的看法认为，覆盖于重建乳房上的皮肤局部复发风险极高。无论系统治疗前的淋巴结临床分级如何，淋巴结清扫术同样是腋窝淋巴结的标准治疗。

总的来讲，不可手术的局部晚期乳腺癌是一种定义宽泛的异质性肿瘤。对这类肿瘤初治的关键是制定包括多学科的综合治疗方案，不仅可以提高可手术率，并且能够延长这类患者的生存时间，而外科处理方面则推荐可以确保切缘阴性的广泛切除术或者乳腺癌改良根治术，原则上并不推荐乳房整形手术。

（二）乳腺癌术后局部区域复发性乳腺癌

多项研究均表明，尽管如今早期乳腺癌术后包括放疗、化疗等的辅助治疗方式已经十分成熟，但是仍然有35%左右的乳腺癌患者在术后会出现复发转移，这主要包括肿瘤的局部复发、区域复发以及远处转移。

局部区域复发是指乳腺癌手术后在乳房、胸壁、术区皮肤、同侧腋窝、锁骨上及内乳区淋巴结等区域出现的肿瘤复发，比例约占患者总数的10%左右。那些可切除的孤立性区域复发是可以通过现有的手术、化疗、放疗等综合治疗方法得到治愈的，其5年的无病生存率以及总生存率分别能够达到69%和88%。

1. 保乳术后出现的局部复发

预后最好的一类复发为保乳术后出现的局部复发，复发的常见位置为同侧乳房内复发，局部复发往往预示着远处转移风险的增加和不良的预后。在外科处理方面，目前标准治疗就是全乳切除术。总体来说，实施补救性乳房切除术的效果较好，患者行补救性乳房全切后依然可以获得不超过85%的局部控制率，以及70%和65%的5年和10年的总生存率，生存不劣于未出现术后局部复发的保乳患者。而对于那些复发灶为浸润性癌的患者，复发灶大小以及是否侵犯皮肤、原发灶的淋巴结状态及肿瘤分级均为乳房内局部复发后发生肿瘤远处转移的高危因素。然而，目前仍没有明确的循证医学证据表明，相比较二次保乳术，保乳术后局部复发患者更能够从补救性全切术生存获益。但是考虑到患者重新行二次保乳术后所承受的经济和心理压力，大部分患者及外科医生依然会选择补救性乳房全切术。在少部分研究对补救性全切术联合术后胸壁放疗随访数据的报道中，也显示患者依然取得了良好的局部控制和生存，但同时也需要注意产生可控性放疗的相关并发症。

对于保乳术后的局部复发，也可以采取二次保乳。考虑到大多数复发患者在初次治疗的时候就接受了术后全乳放疗，部分患者在乳房局部复发后仅接受了再次保乳术而没有进行术后放疗，这时就需要在保证良好局部控制及长期生存的基础上选择合适的患者进行再次保乳，因此，必须严格把握手术指征。总体来看，大多数研究都倾向于单灶、更小（2～3 cm）、复发间隔时间长（≥4年）且复发灶激素受体阳性的患者进行二次保乳，并且需要严格控制保证术后的阴性切缘，以保证更好的局部区域控制。另外，考虑到年轻患者在保乳术后有更高的局部复发率，还有其他研究也推荐将年龄大于50岁放入二次保乳的标准之中。意大利有一项纳入161例行二次保乳术的局部复发患者的回顾性研究显示，二次保乳术后5年累积局部复发率为29%，其中复发灶≤2 cm且复发时间≥48个月的患者5年局部复发率仅为15.2%。术后还可以联合二次放疗技术，这类患者的5年和10年二次局部复发率分别为5.6%和7.2%，总生存率则分别为88.7%和76.4%。

相比于补救性的乳房全切术，多项比较性的回顾性研究均显示，虽然二次保乳术有较低的肿瘤局控率，但在生存时间上似乎并没有显示出明显的劣势。另外，也有部分研究报道二次保乳术劣于全切术。这可能是因为不同研究纳入研究对象基线情况的差异，但这也说明对于部分患者来说，二次保乳的确能够取得与全切术相同的生存率甚至局部复发率。而目前在临床工作中最亟待解决的关键问题就在于如何有效选择患者实施二次保乳术，则有赖于以后相关临床试验的开展。

2. 乳房全切术后出现的远处转移

来自早期乳腺癌合作试验合作组织的一项Meta分析结果显示，转移1～3枚以及≥4枚腋窝淋巴结的乳房全切术患者术后发生孤立性局部区域复发的比例分别达到20.3%和32.1%，而术后放疗能够将这种风险分别降至3.8%和13%，而其中复发的最常见部位是位于胸壁和锁骨上淋巴结。尽管如此，我们仍然需要重视这些乳房全切术后出现肿瘤局部区域复发的患者。对于那些能够手术切除的病灶，首选的外科治疗是扩大切除复发灶，必要时可能需要切除肋骨及肋间肌，术后还需要联合胸壁和锁骨上区域的放疗。这种处理有着较好的局部控制作用，是否存在生存上的获益仍不确定，各项研究的结论也并不一致。有研究报道，这种标准治疗结合必要的内分泌治疗能使这类患者最后取得77%的局部区域控制率和55%的总生存率。而对于那些不可切除的病灶，则建议先行放疗或者有效的系统治疗，等病灶缩小获得手术切除机会再对其进行外科治疗，同时需要考虑皮瓣修补和术口愈合等问题，研究表明部分患者仍然能够达到长期的生存。令人遗憾的是，以上的处理方式至今并没有一项严格意义上的随机对照临床试验来支持，其对于提高总体生存率的意义，全部来自证据级别较低的回顾性研究。

在术后局部区域复发患者腋窝淋巴结处理的问题上，如果局部复发灶为浸润性癌，理论上就有评估腋窝情况的必要，但现实的情况是，保乳术后局部复发的患者很有可能因为初次进行前哨淋巴结活检或者术后放化疗导致淋巴管道破坏，从而改变再次前哨活检时示踪剂在淋巴管中的流向，从而降低再次前哨淋巴结活检的准确性。有研究表明，再次前哨淋巴结活检的成功率与初次淋巴处理方式以及取出的数目、示踪剂的使用等因素均显著相关。大部分研究也对保乳癌术后局部复发后再行前哨淋巴结进行可行性评估，其主要评价指标在于再次前哨淋巴结活检的检出率和准确率。一项2011年的Meta分析汇总了25项相关研究，分析了692名术后局部复发后行二次前哨淋巴结活检术患者，再次前哨淋巴结检出率为66%。初次仅行前哨淋巴结活检的二次前哨活检的成功率明显比初次行淋巴结清扫高（81.0% *vs* 52.2%）。其中共有43.2%的患者原来的前哨淋巴管走向发生了改变，而这种改变也是在初次行腋窝淋巴结清扫术的患者中更加常见，共有17.6%的患者因为进行了再次前哨淋巴结活检而改变了原本的治疗方案。与之对应的是一项名为SNABR的临床研究，纳入150名乳腺癌术后局部复发的患者（包括123例保乳术患者），前哨淋巴结活检成功率为63.3%，而淋巴管改变的患者比例则为58.9%，与Meta分析数据大致吻合。综合各项相关研究的结果来看，二次前哨淋巴结活检的准确性还是处于可接受范围内，而患者是否能够从再次前哨淋巴结活检而有生存上的远期获益这个问题也并没有循证医学证据支持，但是从前面的相关研究来看，再次前哨淋巴结活检后局部及区域的复发率还是较低的，2年的无区域复发率均在1%左右，可能是因为研究随访时间不够的问题，仍然需要等待更长随访时间的报道以及相关随机对照临床试验的开展。

3. 补救性乳房全切术与局部复发

对于那些行补救性乳房全切术而又有美观要求的局部区域复发患者，同样在严格控制手术适应证的前提下也能够通过乳房重建的方法来达到兼顾治疗和美容的目的，重建手术的方式主要包括自体皮瓣重建和假体植入。目前常用的自体组织有带蒂/游离横向腹直肌肌皮瓣（transverse rectus abdominis myocutaneous flap, TRAM）、带蒂背阔肌肌皮瓣、腹壁下动脉穿支（deep inferior epigastric perferator, DIEP）皮瓣等。有研究表明，运用保留皮肤的乳房全切术联合自体皮瓣重建术达到了与补救性乳房切除术相近的10%左右的累计局部区域复发率，其入选标准包括复发灶<3 cm且未侵及皮肤及胸壁，距离初始手术的间隔时间大于3年并且不伴有远处转移。而有数据也表明假体重建术也是具有可供选择的乳房重建方式之一。

（三）初诊Ⅳ期乳腺癌

相对于前两种类型的进展期乳腺癌，转移性Ⅳ期乳腺癌无疑是最致命和凶险的一种进展期乳腺癌。不同肿瘤分期及亚型和不同转移部位患者之间的生存结局有着很大差异。有相关研究就报道分析了544例进展期乳腺癌患者，中位总生存期（overall survival, OS）为33个月，最长达到53.4个月，最短则仅有13.6个月，三阴性乳腺癌更容易转移到肺，而HER-2阳性的Luminal型乳腺癌更多转移到肝，神经系统的转移则更多地发生于HER-2阳性乳腺癌，而在仅有骨转移的乳腺癌患者中，所有亚型的比例都较低。软组织转移的5年生存率为41%，骨转移为23%，而内脏转移仅为13%。另外，也有文献报道了单纯骨转移根据不同乳腺癌亚型作为分层因素而得到的生存数据：激素受体阳性为65个月，HER-2阳性和三阴性为40个月，这一结果同时也可能会因为接受不同的治疗而改变。

令人欣喜的是，在过去几十年中，各种全身治疗方式的快速发展使得肿瘤学家在转移性乳腺癌患者的治疗领域中已经取得了巨大进步，患者的生存时间得到不断延长。一项单中心研究报道，Ⅳ期乳腺癌患者的中位OS从1974—

1979年的15个月提高到1995—2000年的58个月。在临床工作中,此类型的乳腺癌主要包括两种情况,一种是初诊的IV期远处转移性乳腺癌,另一种则是经乳腺癌手术以及辅助治疗后的一段无病生存期而发生的复发远处转移。前者未经过任何治疗,许多药物均可选择,外科处理包括原发病灶和转移灶切除;而后者经过治疗通常已对某些药物耐药,分子分型也可能发生改变,治疗更为困难,其外科治疗只是针对复发转移灶的手术切除。

　　初始晚期乳腺癌患者的预后好于复发转移性乳腺癌,前者的中位生存时间显著优于后者,而相关的原因可能是因为初始晚期乳腺癌未经过任何治疗,许多药物均可选择,更有可能对系统治疗敏感,而复发转移性乳腺癌往往已经完成手术和辅助治疗,更容易对某些药物产生耐药,因此治疗上更为棘手;两者预后之间的差异也可能与复发转移中复发灶受体状态变化而形成与原发灶不同的生物学特性及分子分型有关。

　　根据美国的乳腺癌流行病学数据,初诊即诊断为远处转移的IV期乳腺癌患者约占新发乳腺癌患者的5%～10%,而在诸如中国这样的发展中国家,因为筛查及地区间医疗资源不平衡等客观原因,初诊即诊断为晚期乳腺癌的比例则更高,有研究称其比例能够达到20%左右。一般认为,转移性乳腺癌是不能治愈的,一旦患者体内的乳腺癌细胞发生转移,体内可能同时存在不能通过常规检查检出的亚临床病灶,再加上如今在内科治疗上新靶点及新药的不断发现,IV期乳腺癌的治疗更加注重“慢性病式”的全程管理理念,治疗原则上以系统治疗为主。尽管如此,转移性乳腺癌仍然是全世界范围内的难题,其5年的总生存率仅仅只有24%。相关统计数据显示,在美国每年新诊断的转移性乳腺癌患者中,可对其原发灶进行手术(T1～T3)的比例达到了50%,而这类患者是否能够直接手术或者不可手术者在全身治疗显效后,在可能完整切除的情况下进行外科手术,不仅达到之前传统概念中认为的提高局部控制并提高生活质量而且能够延长生存时间的目的呢? 毫无疑问,这一直都是转移性乳腺癌治疗领域中一个充满争议的话题。支持这一观点的重要原因就是原发灶的完整切除即所谓的“减瘤手术”能够大大降低肿瘤负荷从而提高系统治疗疗效,改善患者生存质量。在如卵巢癌、直肠癌、肾癌、黑色素瘤等实体肿瘤中,减瘤手术已经证明有效并且其治疗价值也普遍为外科医师接受。

　　与之对应,近几十年大部分的回顾性研究以及Meta分析的数据似乎都证明，原发灶的完整手术联合有效的系统治疗能在一定程度上给转移性乳腺癌患者带来生存获益，即意味着手术在某些Ⅳ期的乳腺癌患者依然可行。这些回顾性研究中既有来自单中心，也有来自大型数据库的数据。目前样本量最大的两项研究均来自大型数据库的回顾性分析，一个来自NCDB数据库，另一个则来自SEER数据库，分别纳入了两个数据库16 203和21 732例Ⅳ期乳腺癌患者，比较了手术组和非手术组患者生存的差异。两项研究都表明，对原发灶进行手术能够改善Ⅳ期乳腺癌患者的生存。在两项研究中，手术组的转移性乳腺癌患者分别获得了35%的3年生存率和接近10%的10年生存率。当然也有部分小样本的单中心回顾性研究也支持手术能够改善生存。而这些研究普遍存在的问题就是本身存在着各种选择性偏倚，因为在大多数研究中，外科医师在选择那些手术组的Ⅳ期乳腺癌患者时需要考虑很多因素，导致手术组的患者更加年轻、原发灶和转移灶的肿瘤负荷更小（肿瘤更小、更少淋巴结转移、更少内脏转移）、激素受体和HER-2阳性并且能得到更有效的治疗，且以上这些因素无法在研究中调整，因此，手术组患者获得更好的生存究竟是因为手术还是仅仅因为这些患者本来预后就较好而只是被提前筛选出来这个问题无法解答，无疑大大降低了结论的可信性，因此临床医师在临床工作中需要谨慎地解读这些结果。此外，由于这些研究在很多方面都存在着很大的异质性，如手术指征（诊断性、姑息性、治疗性）、手术患者比例、手术方式（原发灶、转移灶、淋巴结处理方式、手术时机、是否联合放化疗）不同，导致这些数据并不能进行二次分析。不仅如此，在现代的生物-心理-社会医学模式中，手术的一系列并发症可能造成全身治疗延误，给患者带来的经济负担以及生活质量的影响都是我们在现实的临床工作中选择外科治疗需要综合考虑的因素。

手术能够改善晚期乳腺癌生存这一挑战传统的观点能否成立，我们仍然需要等待相关的严格设计的前瞻性随机对照临床试验。令人欣喜的是，在近些年，研究者克服入组困难等各方面问题，也陆续进行了相关的一系列临床试验。目前为止，已有1个临床试验的结果发表，2个临床试验已经得到初步结果，1个已经完成入组（美国和加拿大合作），2个正在入组（日本和奥地利），而剩下的2个（荷兰和泰国）则因为入组问题已经关闭。这些临床试验对于临床医师的意义在于不仅能够阐明外科手术能够为转移性乳腺癌患者带来生存获益，还能够提示如何选择合适的患者进行外科治疗，同时也能为以后相关的临床试验设计提供一定的思路。

第一个揭示结果并发表在"*Lancet Oncology*"杂志上的随机对照临床试验是来自印度的一项随机对照研究，这也是最早开展的临床试验，于2005年开始入组。在这个开放标签的随机对照试验中，共入组了350名年龄≤65岁且预计至少有1年寿命的初诊Ⅳ期乳腺癌患者，所有患者对包含蒽环类的化疗方案都有一定反应（疗效评价达到疾病部分或者完全缓解），在接受一线化疗后随机分配到手术组和非手术组，匹配因素包括远处转移部位、转移部位数量以及激素受体状态。根据试验结果，尽管手术组局部无进展生存事件的风险更低，但在23个月的中位随访时间内共观察到中235例死亡事件中，研究组和对照组分别为118和117例；在中位生存时间上，两组分别为19.2和20.5个月，而两组人群的2年生存率分为41.9%和43.0%，差异均无统计学意义，未达到试验的主要终点，同时预设的各个亚组分析也显示，手术组并没有为患者带来生存上的优势，但在无局部区域复发以及无远处进展生存率上，手术组患者较非手术组显示出了显著的优势。因此，这项临床试验得出的最终结论是，对于那些一线治疗反应较好的初始Ⅳ期转移性乳腺癌患者，作为局部治疗主要方式之一的外科手术并不能起到改善生存的作用。

在2016年的ASCO会议上，美国的研究者也口头汇报了TBCRC 013这样一项主要目的为评价手术治疗对Ⅳ期乳腺癌患者生存影响的多中心前瞻性研究的初步结果。该研究在2009年7月到2012年4月期间纳入了127名病灶可供评价的患者，并且分为2个队列：A队列为112名原发肿瘤伴转移患者，B队列为15名原发肿瘤手术治疗后3个月内出现转移的患者。同时所有患者均已接受第一次化疗方案，在A队列中，对化疗有反应者（包括部分缓解、完全缓解、远处转移病灶稳定）则可考虑择期手术。3年的生存分析显示，A队列3年总生存率为70%，其中有94例对化疗有反应，3年总生存率为78%，而无反应者3年的总生存率仅为24%；在94例应答者中，39例接受手术治疗，3年的总生存率无明显变化。而在化疗有效者中，无论肿瘤属于哪种分型，手术并不能提高总生存率。根据初步结果，该试验的主要研究者认为，化疗后手术治疗并不能改善患者生存期，因此在治疗中应当慎重考虑选择外科治疗。有意思的是，我们可以看到这项在美国开展的临床试验生存数据远远好于印度的研究，原因可能是由于印度和美国人群的生物和环境差异所导致。

　　此外，两项相似试验设计的日本JCOG1017试验和由美国、加拿大合作开展的东部肿瘤合作组织临床试验（EA2108）分别正在入组以及已经在2015年入组完成。日本的JCOG1017试验和美国东部肿瘤协作组（Eastern Cooperative Oncology Group, ECOG）进行的EA2108研究还在进行中。这两项研究实验设计十分相似。JCOG1017试验计划入组410例初诊进展期乳腺癌患者，比较原发灶切除联合系统治疗与单独系统治疗的有效性，经3个月系统治疗后，对系统治疗有反应的患者随机分为手术组和继续系统治疗组（无须放疗）。E2108研究（NCT01242800）则计划招募368名进展期乳腺癌患者，所有入组患者根据指南选择相应的一线系统治疗，治疗16～32周后无疾病进展的患者随机分为包括手术或放疗的局部治疗组和继续系统治疗组。两项研究的主要研究终点均为总生存率；至于次要研究终点，前者是局部复发率、局部控制率和原发灶切除后对转移灶的作用，后者则包括生活质量等。

　　综上所述，四项前瞻性研究的共同点是在有效的诱导治疗前提下再随机分为手术组和非手术组，从而回答外科治疗对远期生存是否存在意义。然而还有另外3项与上述设计并不相同的随机对照临床试验正在进行中，其中一项已经汇报了初步的结果，该研究是在土耳其开展的评估原发Ⅳ期乳腺癌切除的多中心Ⅲ期随机对照临床试验（MF07-01）。该试验一共纳入了274例原发肿瘤可以被完全切除且身体情况可以耐受相应治疗方案的新发转移性乳腺癌患者，与前面的几项研究不同，所有患者均是在系统治疗前进行随机分组，即手术后才开始一线的全身治疗，比较了局部区域外科治疗联合全身治疗和单用全身治疗方法治疗初诊Ⅳ期乳腺癌患者的生存结局，两组在年龄、体重指数、HER-2、肿瘤类型、大小、组织学分级及骨内脏转移方面匹配。同样在2016年的ASCO会议上，相关研究者也更新了该临床试验的相关生存数据，尽管在中位随访36个月的时候，两组生存率相似（研究组60%，对照组为51%），但有意思的是，在中位随访40个月时，手术组患者的中位生存时间在统计学上却有了显著提高（46个月 *vs* 37个月），另外手术组的局部区域复发进展率要远远低于对照组患者。该研究的亚组分析也显示，ER阳性、HER-2阴性、单灶骨转移及小于55岁的转移性乳腺癌患者，选择手术后进行全身治疗有着显著的生存优势。设计与此项研究相类似的一项荷兰POSITIVE研究（NCT01392586）因为入组问题而关闭；而另外一个在奥地利进行的SUBMIT研究入组工作还没有结束，其结果也十分值得期待。

可以看到,对于转移性乳腺癌是否手术切除原发灶以及是否可从手术中获益,仍然是目前充满争议却很有价值的问题。这需要大量高质量的随机对照临床试验来为我们解答转移性乳腺癌患者接受外科治疗后相关的风险和生存获益问题。表15-2-1中罗列并总结了目前已经报告的三项前瞻性研究结果。

表15-2-1　进展期乳腺癌原发灶手术治疗的三项前瞻性临床研究结果对比

试验名称	TBCRC 013	MF 07-01	Tata Memorial
国家	美国	土耳其	印度
样本量	112	274	350
研究类型	前瞻性注册	前瞻性随机对照	前瞻性随机对照
手术的时间	全身治疗后	全身治疗前	全身治疗后
中位年龄	51	52	48
HR阳性	84%	79%	60%
HER-2阳性	29%	31%	30%
仅骨转移	37%	46%	28%
单器官转移	57%	70%	未知(25%患者转移灶≤3个)
化疗	47%	100%	96%

三、进展期乳腺癌乳腺原发部位外科治疗的适应证及术式选择

综上所述,目前进展期乳腺癌外科治疗的适应证尚未有公认的统一标准,更多是依据外科医师本身对患者基础状况和病情缓解程度等的综合判断。几乎所有研究都表明,年龄为外科治疗获益的重要因素之一。一项来自日本的研究表明,年龄＜50岁的转移性乳腺癌患者接受手术治疗后获益最大。一些研究在对种族进行分析后发现,与亚非洲人群相比,白种人在接受手术治疗后可能有更多的生存获益。另外,激素受体表达状态及其相应的系统治疗接受情况也与手术获益相关。Neuman等的研究表明,生存的改善和局部手术相关,但这仅局限于激素受体阳性或HER-2过表达的患者;而在三阴性乳腺癌患者中手术的干预则与改善生存无关。基于这些结果,学者们假定手术对于接受内分泌治

疗和曲妥珠单抗等全身治疗的患者有益。一般而言，在一线化疗后肿块退缩明显的患者，手术切除原发肿瘤后更可能达到长期生存；而反之，外科治疗给患者带来的生存获益并不明显。因此，我们可以发现，对于Ⅳ期乳腺癌的外科处理都是在系统治疗产生疗效的前提下进行。此外，肿瘤转移部位越少，尤其是内脏转移部位越少，越应该进行局部治疗。仅一个转移灶的患者预后明显优于多个转移灶者，而内脏转移者预后明显差于骨或软组织转移者。因此，单个转移灶或非内脏转移是原发灶切除的指征，该部分内容会在下个章节具体讨论。

因为以往对于Ⅳ期乳腺癌患者选择进行手术的主要目的在于改善患者生活质量，因此并不一定要求手术后的切缘达到阴性。但大部分回顾性研究分析都显示，手术切缘是这类患者生存重要的独立预后因素。一篇关于初诊转移性乳腺癌的系统评价结果就表明，手术切除原发灶，特别是切缘阴性，是患者预后好最重要的独立影响因子。另外于2006年发表在"*JCO*"杂志上，一项共纳入300例转移性乳腺癌的瑞士回顾性研究结果再次验证了这个结论，相比于手术后切缘阳性的患者，切缘阴性使得死亡风险下降了40%左右（5年生存率：27% *vs* 16%），而那些术后切缘阳性的患者与未行手术患者（12%）的预后相似，即生存率的差异完全由手术切缘的病理状态决定，且与手术方式（全切或者保乳手术）无关，这可能是由于术后难以保证阴性切缘的患者肿瘤负荷本身就较大，而残留的肿瘤病灶可能因为部分切除的病灶而影响微转移灶的生长动力学，进一步导致加速生长和转移的形成，生物学行为更加恶性和具有侵袭性。当然，我们同样也需要在已经开展的几项随机对照临床试验中对该结论的可靠性进一步证实。

初诊即有远处转移的患者中，约有24%～77%的手术患者接受了腋窝淋巴结清扫术。理论上来说，术后肿瘤的复发转移很有可能就是因此腋窝淋巴结未清扫或者未清扫完全而导致，即残留的腋窝淋巴结中有肿瘤细胞，成为以后复发转移的根源。如果说，切除原发灶能够给患者带来生存获益，那腋窝淋巴结也应该进行清扫，才可能使获益进一步增大，但是现有的相关研究数量较少，证据级别也较低。Kahn的研究就表明原发灶切除联合腋窝淋巴结清扫能够显著提高患者生存率。之前所提到的瑞士研究中共有24%患者行腋窝淋巴结清扫术，其结果也同样表明，乳房切除的同时行腋窝淋巴结清扫，切缘阴性且进行腋窝淋巴结清扫的亚组患者生存获益最大（*HR* = 0.2）。

第三节　进展期乳腺癌远处转移部位的外科治疗

　　肿瘤的远处转移毫无疑问是癌症患者死亡的首要原因。在传统观念中，实体肿瘤远处转移部位及转移灶的数量通常多而广泛，同时，在发现肿瘤远处转移的时候，其他不易被发现的微转移灶可能已经存在，成为手术切除治疗后肿瘤转移复发的来源，因此局部治疗对转移性疾病无效，全身性的化疗及内分泌治疗为标准治疗。

　　很早就有研究者提出了局限性转移的概念，局限性转移不同于传统意义上的远处转移，这个概念的提出对指导存在局限性转移患者的治疗有重要意义，即全身治疗的基础上加用局部治疗可能使这部分患者获益，这一理念已经在部分消化道恶性肿瘤中得到证实。Pawlik等报道了557例接受转移灶切除术的结直肠癌肝转移患者，其5年生存率可提高至58%。而其他治疗损伤比手术小的局部治疗方法，如立体定向放射治疗、射频消融、MRI引导下聚焦超声等的提出及成熟，为局限性转移的治疗提供了新选择。

　　在转移性乳腺癌中同样存在一群以仅存在单个或少量转移灶为特征的患者，被定义为局限性转移，占乳腺癌人群的1%～10%。局限性转移的乳腺癌患者生存期较长，明显优于存在广泛转移的乳腺癌患者，并且有临床治愈的可能性。前者的10年无复发生存率为27%～42%，而后者仅为1.9%～3.4%。对于局限性转移患者而言，转移灶是能够被彻底消除并获得长期生存的，可采用更加积极的综合治疗手段，而这是否意味着手术治疗也能对这类患者发挥改善生存的作用呢？这个问题在近些年一直是研究者们关注的重点，遗憾的是，学者们现在并没有取得较为一致的意见，原因就在于缺乏相关的前瞻性临床试验。相较于前面提到的原发灶切除，转移灶切除的临床试验除了患者入组等伦理学问题外，如何选择合适的入组患者这个问题似乎显得更加棘手。因此，我们也只能够结合相关回顾性研究的结果对特定转移灶的外科处理作一系统描述。目前可采用手术治疗的乳腺癌转移灶包括肝、肺、骨、脑。

一、肝转移

乳腺癌初诊即有远处转移的患者约占15%，其中约1/3患者仅有肝脏上的孤立性转移。目前在临床上，肝转移灶的切除已被推荐用于能够手术的转移性直肠癌和神经内分泌肿瘤患者上，因为肝转移灶切除能够明显延长上述两类患者的生存期并同时达到治疗的目的。在其他转移性恶性肿瘤中，切除肝转移灶一般使患者的5年中位生存率达到27%～49%的水平。就目前乳腺癌肝转移治疗的整体情况而言，对这些Ⅳ期患者采用化疗、内分泌等全身治疗的总体效果较差，且尚无随机对照临床试验的数据证明肝转移病灶的局部外科治疗能够延长Ⅳ期乳腺癌患者的生存时间。目前急需前瞻性、随机对照临床试验来评价乳腺癌肝转移外科治疗的意义。但是考虑到孤立性肝转移较低的发生率和其发展相对缓慢的病程特点，以及现在的临床实践普遍接受初始选择系统治疗，在未来开展这样一项临床试验似乎也并没有很大的可能性。

第一例切除肝转移灶的转移性乳腺癌病例来自美国纪念斯隆凯特琳癌症中心。一般而言，外科治疗的患者一般都是考虑那些身体状况好、转移部位局限于肝脏且无肝外转移、同时全身治疗控制效果良好的患者。这类患者肿瘤的转移潜能一般处于较低的水平，并且生物学特性相对比较惰性，对系统治疗比较敏感，系统治疗的缩小效应比较明显，因此残留下来的病灶更可能具有全身治疗耐药的特性或者其激素状态在肿瘤细胞的克隆过程中发生了明显的变化，手术切除便成为更可行、更有效的治疗选择。在乳腺癌肝转移中，各项回顾性研究并没有得到一致的结论，原因可能包括各种选择性偏倚和其他除手术外的混杂因素的存在。相关许多文献的结论也都支持外科手术切除肝转移灶能够延长此类患者的长期生存。而关于手术切除乳腺癌肝转移灶的一篇系统评价也报道，在肝脏转移灶切除后的癌症患者可以获得40个月的中位生存期以及接近40%的5年生存率。

而目前关于评估手术切除乳腺癌孤立性肝转移灶的唯一一项病例对照的回顾性研究也是来自纪念斯隆凯特琳癌症中心。研究中的患者是从1991—2014年2 150例在该中心治疗过的乳腺癌肝转移患者中纳入了一共167例孤立肝转移的Ⅳ期乳腺癌患者，其中行手术切除肝转移灶的研究组共有69例，而仅进行内科治疗的对照组为98例。在中位随访73个月后，结果显示，尽管两组之间的总生存率之间并没有显著性差异（手术组 vs 非手术组：50个月 vs 45个月），但是手术组在某些特定的亚组分析中却显示出能够明显延缓化疗开始时间的效果。而在之前报道的一篇多中心的大型研究中，460名乳腺癌孤立性肝转移患者在接受肝转移灶切除手术后的中位生存时间为45个月，而5年和10年的生存率分别达到了41%和22%。

尽管大部分的回顾性研究都显示肝转移灶切除后能够改善Ⅳ期乳腺癌患者的预后，但是仍有一部分患者在切除肝转移灶后出现了复发，并且大部分位于肝内。一般情况下，这种切除术后出现的病灶为多灶且进展较快，不会选择再次进行手术。然而，有一项研究则报道了再次切除仍然在部分患者中取得较好的效果，但是研究者仍然强调选择预后较好的患者进行二次手术，并且需要谨慎选择二次手术。

对一部分高度选择的乳腺癌肝转移患者，如无病间隔较长、激素受体阳性等，肝转移灶切除术是有效且安全的。对可手术的乳腺癌肝转移患者，实施根治性切除术能够较大程度地延长患者生存期，取得比常规治疗更好的效果，且并发症发生率较低。但目前研究结果大部分是基于回顾性的临床研究分析，存在一定的偏移，且不同研究的入组标准和排除标准差异不尽相同，对手术切除的适宜人群也并无明确统一的标准。因此，手术治疗在乳腺癌肝转移患者中的应用仍有局限性和争议性。

二、肺转移

乳腺癌肺及胸膜转移的发生率为20%～40%，在肺转移中又有约20%为孤立性病灶，而在另外一个方面，新发的孤立性肺结节在大多数乳腺癌患者中并不意味着一定是来源于乳腺癌的肺转移，真正的肺转移病灶比例占其中的33%～40%，更多的可能是原发性肺癌或者良性病灶。因此，随着近年来腔镜技术的普遍应用使得孤立性肺病灶的诊断性活检频率增加，孤立性肺转移灶外科切除的治疗性手术数量自然也会不断增加，这部分患者的中位生存据报道也仅仅只有13～25个月。在近十年来，共有9篇回顾性研究报道了在乳腺癌转移患者中切除肺转移灶的相关数据，其中大部分研究均为单中心，且多数研究并没有设置对照组。总的来说，肺转移灶切除后报道的5年生存率为31%～54%，另外有一篇报道了高达82%的4年生存率，而10年的生存率约为18%～40%。

其中入组患者最多的研究为一项肺转移国际注册研究，报告了467例乳腺癌肺转移手术病例，能够完全切除（R0）者390例（占84%），这些患者中位OS为37个月，5年、10年和15年的存活率分别为38%、22%和20%。而在另一项90例患者的回顾性研究中，完全切除率为89%，5年和10年累计生存率分别为54%和40%，中位存活时间达6.3年；另外该研究还发现，选择乳腺癌肺转移的某些亚组进行手术，比单纯标准全身药物治疗可以进一步延长患者的生存时间。如果可能，大多数情况下，手术切除肺转移瘤灶是一个优先考虑的治疗选择。

一般来说，外科切除肺转移灶的指征与前面肝转移灶大致相同，需要综合考虑患者的年龄、转移瘤的数目、原发肿瘤分期、激素受体状态、是否能够完全切除、淋巴道播散、淋巴结或壁层胸膜是否受累等因素。其中值得注意的是，有一项研究专门报道了肺转移灶切除术后的独立预后因子，包括无病间期≥3年、转移灶R0切除在内的因素都与较好的预后相关，而采取不同的手术切除方式并没有影响手术患者的总体生存。随着现代外科技术的微创化，胸腔镜下切除目前已经成为孤立性肺转移的标准外科治疗方法，而对于已经确诊的多发肺转移，则有必要进行开放手术切除整个肺或肺叶。

三、骨转移

骨转移作为乳腺癌转移中最常见并且预后最好的一种类型，约65%～75%的Ⅳ期乳腺癌患者会发生骨转移。而单纯骨转移的常见部位是股骨及椎骨，单纯骨转移患者的中位生存时间一般能够达到5年左右的水平，如果激素受体阳性则生存时间可能更长，但是单纯骨转移的患者在临床工作中的比例其实并不高。一般来说，在骨转移患者的治疗过程中，外科治疗似乎并没有占据重要的地位，只有当骨转移灶引发患者严重的病理性骨折、脊髓压迫导致出现固定部位持续疼痛或者神经系统症状和体征时，需要进行全面的影像学检查或者体格检查以明确病理性骨折和可能导致的神经症状，并通过手术进行相关的外科干预以减压固定。如果病理性骨折位于长骨，可予以外科固定及后续放疗，在可能的情况下可以进行整形外科的评估。而在仅有骨痛症状的患者则通过单纯放疗就可取得较好的治疗效果,其中33%～50%的患者疼痛感可以在放疗后消失。症状更加严重的病理性溶骨性骨折及骨髓压迫的患者则需要立即予以外科处理联合术后放疗。有研究也证实,联合治疗比单纯放疗更有利于骨功能的恢复。

在骨病灶进展的患者中,手术的主要目的也可以是预防性的,即防止或者延缓病理性骨折或者脊髓压迫的发生,例如患者在承重部位存在较大范围的溶骨性病变,必要时则需要行手术预防。而如果病理性骨折已经发生,手术就只能起到稳定并促进骨质愈合过程的作用。一项大规模的人群研究显示,手术治疗能够减少77%乳腺癌骨转移患者的骨痛感,以及改善65%患者的行动功能。另一项研究也表明,88名接受脊髓手术的乳腺癌椎骨转移疼痛感减轻,其中75%本来行动受限的患者在术后恢复了一定的活动能力;在手术并发症方面,共有26%的患者发生了术后并发症。

四、脑转移

乳腺癌患者脑转移发生率为5%～16%,在脑转移瘤常见的原因中,乳腺癌来源位于第二位。而随着人口的老年化,以及检测手段的发展和疗效的改善,乳腺癌脑转移的发生率仍在增加,且不同亚型乳腺癌脑转移的发生率不同,三阴性乳腺癌和HER-2阳性乳腺癌脑转移的发生率较高。不同于以上三种部位的乳腺癌转移,血脑屏障的存在使得许多大分子药物难以进入病灶部位发挥全身治疗的作用,乳腺癌脑转移药物的疗效十分有限,所以包括放射治疗及外科治疗在内的局部治疗均被目前的指南所推荐。而目前的指南推荐,对于Karnofsky评分＞70、1～3个病灶、有切除可能的特定脑转移灶,考虑进行外科治疗并联合术后放疗能够对脑转移灶的治疗起到协同治疗的效果;而对于不可手术者,可选择放射切除。有研究报道,手术联合放疗能够显著延长乳腺癌孤立性脑转移患者的OS,一些情况下单纯的定向放疗也能对乳腺癌脑转移起到一定的控制效果。

有研究显示,手术切除患者比单纯放疗患者的复发率明显降低(20% *vs* 52%),中位OS明显延长(40周 *vs* 15周)。同样,孤立性脑转移的患者均能够从外科治疗中获益,同时伴有多个脑转移灶不能切除者可选全脑放疗。而全身治疗的方案则需要根据肿瘤的分子分型、先前的系统治疗和全身状态综合决定。

总的来看，对于乳腺癌伴有肝、肺转移的患者来说，很多回顾性研究都显示，只有某些高度选择性的患者才能从转移灶的手术治疗中生存获益，而对骨转移灶的外科处理更多的是为了防止或治疗骨折以及脊髓压迫，提高患者的生活质量。脑转移作为进展最快、最为凶险的一种转移部位，手术对于提高患者生存的意义尚未明确，相关的研究也较少。但是我们可以看到，关于乳腺癌脑转移灶切除的研究数量非常有限，且都是证据级别比较低的回顾性研究，如何高度选择适合手术的特定患者这个最关键的问题也没有给出一个明确的定义，更多地依靠外科医师主观性较强的个人经验等。但是笔者相信，对于转移性乳腺癌患者，有效的手术治疗都是建立在全身治疗对患者有着良好的全身控制的基础上的，两者相辅相成。而这也正是在现代系统治疗手段不断发展的背景下，越来越多的研究者希望能够通过外科手术来进一步提高进展期乳腺癌生存最根本的原因，但由于存在患者入组等问题很难开展相应的临床试验，这条路似乎任重道远，但我们仍然期待在未来能够出现高级别的证据。

第四节　进展期乳腺癌外科治疗若干问题

一、外科手术干预的最佳时机问题

虽然手术是否能使进展期乳腺癌患者生存获益尚未统一，应在何时进行外科干预才能使患者获得最大的生存获益，似乎也是很多外科医师普遍关心并且争议较多的一个问题。但从很多研究的研究设计中，我们可以看到，大多数研究都是选择在所谓"出现疗效并且具有手术机会"的时候进行外科治疗，其原因在于两个方面：第一，不管是原发灶还是转移灶，在全身治疗的某个时间点必然会出现耐药的发生，从而导致新的转移灶产生。而这部分耐药的癌细胞正是经过前面有效的全身治疗筛选出来或者在治疗过程中克隆演变而出现，目前的系统治疗有很大可能已经无法杀死这部分细胞，而只有通过手术切除才能够达到进一步"巩固疗效"的目的。第二，在疗效最佳的时候进行手术可以降低手术的难度，更有利于获得手术的阴性切缘，同时最大限度地减少术后可能出现的并发症。但是也有少数研究选择先手术再进行相应的系统治疗,其理由在于:转移灶可能在全身治疗的过程中就出现耐药而丧失手术机会,手术切除原发灶能够有助于提高后续系统治疗的疗效。

但矛盾的是,在临床工作中,我们很多时候并不能提前预判患者在何时出现最大的疗效,一般只能在病灶疗效评价达到缓解且具备手术条件的情况下进行手术治疗,这就牵涉到手术治疗最佳时机的问题,当然也有很多研究者对这个问题进行了研究。Rao等研究了75例在接受化疗或内分泌治疗的进展期乳腺癌患者,通过外科手术到确诊的时间来研究局部外科治疗的最佳时机。结果表明,3个月之后进行手术治疗的患者转移灶的5年无进展生存率要显著好于3个月之内进行手术治疗的患者。这可能得益于充分诱导化疗后肿瘤分期降低,使原发病灶更容易完整切除。Cady等的研究也证实,化疗后疾病得到缓解的患者再进行外科手术可以取得明显的生存获益;病灶无缓解者直接接受手术治疗或先手术后序贯化疗的患者没有生存获益。

需要特别指出的是,手术时机问题的相关研究结论并不明确,是化疗显效后马上手术,还是先手术再化疗,目前来说,大多数的学者普遍倾向于认同第一种观点,即对于进展期乳腺癌患者进行手术治疗的时机选择尤为重要,应尽可能在充分有效的系统治疗的基础上再进行。

二、局部控制和生存质量的问题

现代的医疗模式在治疗过程中对外科医师提出了更加严格的要求,需要让患者在尽可能延长的生存时间内享受尽可能好的生存质量。而选择对转移性乳腺癌患者进行手术治疗则更加需要外科医师在患者生存质量与生存时间上权衡好手术治疗的利弊。如果患者经历一个较大的手术创伤并且很有可能发生术后并发症,而没有任何的生存优势,显然这个手术就没有必要,因为手术反而增加患者痛苦;一些乳腺癌的晚期患者,身体的基础状况已经差到难以耐受手术,甚至连化疗也应谨慎选择,这时候手术治疗既不能延长患者的生存时间,又严重降低了患者的生存质量,少数患者还可能因为不适当的手术和化疗直接致死。

尽管从现有证据来看,外科手术能否为转移性乳腺癌患者带来生存获益的争议似乎需要等待更多高级别证据随机对照临床试验、更长期的随访结果出来才能得到停息。但是我们必须注意到，相对于对其他实体肿瘤而言，乳腺癌化疗、内分泌治疗以及靶向治疗等系统治疗的效果较好，Ⅳ期乳腺癌的中位OS相对较长，手术并发症也较少。在现实状况中，如果不对这些病灶尤其是原发灶进行处理，随着肿瘤的生长，经常会出现皮肤溃疡、出血、感染、疼痛等严重的局部并发症，对患者的生理和心理都将是双重打击。对于这些出现严重局部并发症的晚期患者来说，就算手术并不能让这些患者生存获益，但是外科手术带来的局部控制也能够极大改善患者的生活质量，同时在大多数情况下还能够延缓患者进行下次系统治疗的时间，经历更长的PFS。而Hazard报道的一项回顾性研究表明，相比于手术组，早期切除原发灶能够将胸壁疾病的症状减少86%。在这项研究中有意思的是，原发灶有效的局部控制往往与较好的生存相关。这意味着，只要原发灶能够得到局部控制，就有利于总体的疾病控制，其中也包括转移灶。这项研究让我们重新思考是否需要将生活质量算入临床试验的主要评估指标，即主要研究终点。因为转移性乳腺癌治疗的最终目标就是在延长患者生命的同时能够保证其良好的生活质量，而这一点也是早期乳腺癌管理需要区别对待的一个重要方面。

第五节　前景和展望

在目前精准医学的大背景中，研究者或许会将今后的研究重点更多地放在如何通过肿瘤分子生物学而并非传统临床特征的层面来准确选择能够从外科治疗中生存获益的患者，并通过相应的临床试验进一步证明手术的生存获益。目前液体活检的快速发展使得循环肿瘤细胞（circulating tumor cell, CTC）和循环肿瘤DNA（circulating tumor DNA, ctDNA）等技术能够准确检测肿瘤负荷、残余病灶或者肿瘤细胞突变情况等，这类技术有着准确、无创及简便等特点，更加适合用于晚期转移性肿瘤的诊断治疗，有希望在未来帮助研究者选择适合外科治疗的进展期乳腺癌患者和相应最佳外科干预时机以达到最佳的治疗效果。

在可以预见的未来，尚无有效的化疗、内分泌治疗、生物治疗或者放疗能够比手术切除更有效地消除乳腺癌的原发病灶及区域淋巴结转移，因此目前乳腺癌治疗策略仍然是以外科手术为主的综合治疗,无论从提高患者生存率还是改善生活质量方面来看,外科手术在乳腺癌的多学科治疗中仍占有核心地位。对于进展期乳腺癌而言,现代检查技术的发展使我们能在早期发现转移病灶,有效的全身治疗为患者延长了疾病稳定的时间,也使我们获得了更多的对局部病灶进行外科手术切除的机会,包括原发灶和转移灶在内的手术治疗也的确存在一定的合理性,很多回顾性研究都表明手术能够改善患者的生存质量。目前,局部晚期及术后局部区域复发的进展期乳腺癌的外科治疗意义以及方式似乎并没有太多争议,研究者的大部分兴趣目前还是在于外科手术在Ⅳ期乳腺癌治疗中的作用。随着以后前瞻性临床试验的不断开展,相关数据和结论也许能够改变现在转移性乳腺癌只强调系统治疗的观点。或许在不久的将来,外科治疗在进展期乳腺癌的治疗中能够发挥重要的作用,并进一步丰富转移性乳腺癌多学科综合治疗的内涵。

------------------------------ **参 考 文 献** ------------------------------

[1] Khodari W, Sedrati A, Naisse I, et al. Impact of loco-regional treatment on metastatic breast cancer outcome: a review[J]. Crit Rev Oncol Hematol, 2013, 87(1): 69−79.

[2] Kennecke H, Yerushalmi R, Woods R, et al. Metastatic behavior of breast cancer subtypes[J]. J Clin Oncol, 2010, 28(20): 3271−3277.

[3] Berman AT, Thukral AD, Hwang WT, et al. Incidence and patterns of distant metastases for patients with early-stage breast cancer after breast conservation treatment[J]. Clin Breast Cancer, 2013, 13(2): 88−94.

[4] Andre F, Slimane K, Bachelot T, et al. Breast cancer with synchronous metastases: trends in survival during a 14−year period[J]. J Clin Oncol, 2004, 22(16): 3302−3308.

[5] Leung AM, Vu HN, Nguyen KA, et al. Effects of surgical excision on survival of patients with stage Ⅳ breast cancer[J]. J Surg Res, 2010, 161(1): 83−88.

[6] Li X, Lewis MT, Huang J, et al. Intrinsic resistance of tumorigenic breast cancer cells to chemotherapy[J]. J Natl Cancer Inst, 2008, 100(9): 672−679.

[7] Danna EA, Sinha P, Gilbert M, et al. Surgical removal of primary tumor reverses tumor-induced immunosuppression despite the presence of metastatic disease[J]. Cancer Res, 2004, 64(6): 2205−2211.

[8] Sinha P, Clements VK, Miller S, et al. Tumor immunity: a balancing act between T

cell activation, macrophage activation and tumor-induced immune suppression[J]. Cancer Immunol Immunother, 2005, 54(11): 1137-1142.

[9] Demicheli R, Valagussa P, Bonadonna G. Does surgery modify growth kinetics of breast cancer micrometastases?[J]Br J Cancer, 2001, 85(4): 490-492.

[10] Retsky M, Bonadonna G, Demicheli R, et al. Hypothesis: Induced angiogenesis after surgery in premenopausal node-positive breast cancer patients is a major underlying reason why adjuvant chemotherapy works particularly well for those patients[J]. Breast Cancer Res, 2004, 6(4): R372-R374.

[11] Yang CH, Cristofanilli M. Systemic treatments for inflammatory breast cancer[J]. Breast Dis, 2005, 22: 55-65.

[12] De Boer RH, Allum WH, Ebbs SR, et al. Multimodality therapy in inflammatory breast cancer: is there a place for surgery?[J]. Ann Oncol, 2000, 11(9): 1147-1153.

[13] Kesson EM, Allardice GM, George WD, et al. Effects of multidisciplinary team working on breast cancer survival: retrospective, comparative, interventional cohort study of 13722 women[J]. BMJ, 2012, 344: e2718.

[14] Mamounas EP, Anderson SJ, Dignam JJ, et al. Predictors of locoregional recurrence after neoadjuvant chemotherapy: results from combined analysis of National Surgical Adjuvant Breast and Bowel Project B-18 and B-27[J]. J Clin Oncol, 2012, 30(32): 3960-3966.

[15] Rueth NM, Lin HY, Bedrosian I, et al. Underuse of trimodality treatment affects survival for patients with inflammatory breast cancer: an analysis of treatment and survival trends from the National Cancer Database[J]. J Clin Oncol, 2014, 32(19): 2018-2024.

[16] Darby S, Mcgale P, Correa C, et al. Effect of radiotherapy after breast-conserving surgery on 10-year recurrence and 15-year breast cancer death: meta-analysis of individual patient data for 10, 801 women in 17 randomised trials[J]. Lancet, 2011, 378(9804): 1707-1716.

[17] Mcgale P, Taylor C, Correa C, et al. Effect of radiotherapy after mastectomy and axillary surgery on 10-year recurrence and 20-year breast cancer mortality: meta-analysis of individual patient data for 8135 women in 22 randomised trials[J]. Lancet, 2014, 383(9935): 2127-2135.

[18] Harms W, Geretschlager A, Cescato C, et al. Current Treatment of Isolated Locoregional Breast Cancer Recurrences[J]. Breast Care (Basel), 2015, 10(4): 265-271.

[19] van Tienhoven G, Voogd AC, Peterse JL, et al. Prognosis after treatment for loco-regional recurrence after mastectomy or breast conserving therapy in two randomised trials (EORTC 10801 and DBCG-82TM). EORTC Breast Cancer Cooperative Group

and the Danish Breast Cancer Cooperative Group[J]. Eur J Cancer, 1999, 35(1): 32-38.

[20] Alpert TE, Kuerer HM, Arthur DW, et al. Ipsilateral breast tumor recurrence after breast conservation therapy: outcomes of salvage mastectomy vs. salvage breast-conserving surgery and prognostic factors for salvage breast preservation[J]. Int J Radiat Oncol Biol Phys, 2005, 63(3): 845-851.

[21] Kirchheiner K, Czajka A, Ponocny-Seliger E, et al. Validation and practical implementation of a multidisciplinary cancer distress screening questionnaire[J]. Strahlenther Onkol, 2013, 189(7): 573-578.

[22] Wahl AO, Rademaker A, Kiel KD, et al. Multi-institutional review of repeat irradiation of chest wall and breast for recurrent breast cancer[J]. Int J Radiat Oncol Biol Phys, 2008, 70(2): 477-484.

[23] Salvadori B, Marubini E, Miceli R, et al. Reoperation for locally recurrent breast cancer in patients previously treated with conservative surgery[J]. Br J Surg, 1999, 86(1): 84-87.

[24] Gentilini O, Botteri E, Veronesi P, et al. Repeating conservative surgery after ipsilateral breast tumor reappearance: criteria for selecting the best candidates[J]. Ann Surg Oncol, 2012, 19(12): 3771-3776.

[25] Shenouda MN, Sadek BT, Goldberg SI, et al. Clinical outcome of isolated locoregional recurrence in patients with breast cancer according to their primary local treatment [J]. Clin Breast Cancer, 2014, 14(3): 198-204.

[26] Katz A, Strom EA, Buchholz TA, et al. Locoregional recurrence patterns after mastectomy and doxorubicin-based chemotherapy: implications for postoperative irradiation[J]. J Clin Oncol, 2000, 18(15): 2817-2827.

[27] Liao Z, Strom EA, Buzdar AU, et al. Locoregional irradiation for inflammatory breast cancer: effectiveness of dose escalation in decreasing recurrence[J]. Int J Radiat Oncol Biol Phys, 2000, 47(5): 1191-1200.

[28] Chagpar A, Kuerer HM, Hunt KK, et al. Outcome of treatment for breast cancer patients with chest wall recurrence according to initial stage: implications for post-mastectomy radiation therapy[J]. Int J Radiat Oncol Biol Phys, 2003, 57(1): 128-135.

[29] Schrenk P, Tausch C, Wayand W. Lymphatic mapping in patients with primary or recurrent breast cancer following previous axillary surgery[J]. Eur J Surg Oncol, 2008, 34(8): 851-856.

[30] Maaskant-Braat AJ, Voogd AC, Roumen RM, et al. Repeat sentinel node biopsy in patients with locally recurrent breast cancer: a systematic review and meta-analysis of

the literature[J]. Breast Cancer Res Treat, 2013, 138(1): 13-20.

[31] Maaskant-Braat AJ, Roumen RM, Voogd AC, et al. Sentinel Node and Recurrent Breast Cancer (SNARB): results of a nationwide registration study[J]. Ann Surg Oncol, 2013, 20(2): 620-626.

[32] Lindford AJ, Meretoja TJ, von Smitten KA, et al. Skin-sparing mastectomy and immediate breast reconstruction in the management of locally recurrent breast cancer [J]. Ann Surg Oncol, 2010, 17(6): 1669-1674.

[33] Okishiro M, Egawa C, Mukai Y, et al. Analysis of breast reconstruction with a tissue expander and implant after ipsilateral breast tumor recurrence in patients undergoing breast-conserving surgery[J]. Gan To Kagaku Ryoho, 2012, 39(12): 2030-2032.

[34] Gerratana L, Fanotto V, Bonotto M, et al. Pattern of metastasis and outcome in patients with breast cancer[J]. Clin Exp Metastasis, 2015, 32(2): 125-133.

[35] Senkus E, Cardoso F, Pagani O. Time for more optimism in metastatic breast cancer? [J]. Cancer Treat Rev, 2014, 40(2): 220-228.

[36] Lee SJ, Park S, Ahn HK, et al. Implications of bone-only metastases in breast cancer: favorable preference with excellent outcomes of hormone receptor positive breast cancer[J]. Cancer Res Treat, 2011, 43(2): 89-95.

[37] Desantis CE, Lin CC, Mariotto AB, et al. Cancer treatment and survivorship statistics, 2014[J]. CA Cancer J Clin, 2014, 64(4): 252-271.

[38] Khan SA, Stewart AK, Morrow M. Does aggressive local therapy improve survival in metastatic breast cancer?[J]. Surgery, 2002, 132(4): 620-626, 626-627.

[39] Thomas A, Khan SA, Chrischilles EA, et al. Initial Surgery and Survival in Stage IV Breast Cancer in the United States, 1988-2011[J]. JAMA Surg, 2016, 151(5): 424-431.

[40] Badwe R, Hawaldar R, Nair N, et al. Locoregional treatment versus no treatment of the primary tumour in metastatic breast cancer: an open-label randomised controlled trial[J]. Lancet Oncol, 2015, 16(13): 1380-1388.

[41] Shien T, Kinoshita T, Shimizu C, et al. Primary tumor resection improves the survival of younger patients with metastatic breast cancer[J]. Oncol Rep, 2009, 21(3): 827-832.

[42] Rapiti E, Verkooijen HM, Vlastos G, et al. Complete excision of primary breast tumor improves survival of patients with metastatic breast cancer at diagnosis[J]. J Clin Oncol, 2006, 24(18): 2743-2749.

[43] Hellman S, Weichselbaum RR. Oligometastases[J]. J Clin Oncol, 1995, 13(1): 8-10.

[44] Weichselbaum RR, Hellman S. Oligometastases revisited[J]. Nat Rev Clin Oncol, 2011, 8(6): 378-382.

[45] Pawlik TM, Scoggins CR, Zorzi D, et al. Effect of surgical margin status on survival and site of recurrence after hepatic resection for colorectal metastases[J]. Ann Surg,

2005, 241(5): 715−722, 722−724.

[46] Hortobagyi GN. Can we cure limited metastatic breast cancer?[J]. J Clin Oncol, 2002, 20(3): 620−623.

[47] Kobayashi T, Ichiba T, Sakuyama T, et al. Possible clinical cure of metastatic breast cancer: lessons from our 30−year experience with oligometastatic breast cancer patients and literature review[J]. Breast Cancer, 2012, 19(3): 218−237.

[48] Pagani O, Senkus E, Wood W, et al. International guidelines for management of metastatic breast cancer: can metastatic breast cancer be cured?[J]. J Natl Cancer Inst, 2010, 102(7): 456−463.

[49] Frankel TL, D'Angelica MI. Hepatic resection for colorectal metastases[J]. J Surg Oncol, 2014, 109(1): 2−7.

[50] Lee SY, Cheow PC, Teo JY, et al. Surgical treatment of neuroendocrine liver metastases[J]. Int J Hepatol, 2012, 2012: 146590.

[51] Brunschwig A. Hepatic lobectomy for metastatic cancer[J]. Cancer, 1963, 16: 277−282.

[52] Chua TC, Saxena A, Liauw W, et al. Hepatic resection for metastatic breast cancer: a systematic review[J]. Eur J Cancer, 2011, 47(15): 2282−2290.

[53] Sadot E, Lee SY, Sofocleous CT, et al. Hepatic Resection or Ablation for Isolated Breast Cancer Liver Metastasis: A Case-control Study With Comparison to Medically Treated Patients[J]. Ann Surg, 2016, 264(1): 147−154.

[54] Adam R, Chiche L, Aloia T, et al. Hepatic resection for noncolorectal nonendocrine liver metastases: analysis of 1, 452 patients and development of a prognostic model [J]. Ann Surg, 2006, 244(4): 524−535.

[55] Adam R, Aloia T, Krissat J, et al. Is liver resection justified for patients with hepatic metastases from breast cancer?[J]. Ann Surg, 2006, 244(6): 897−907, 907−908.

[56] Ruiterkamp J, Ernst MF. The role of surgery in metastatic breast cancer[J]. Eur J Cancer, 2011, 47 Suppl 3: S6−S22.

[57] Yhim HY, Han SW, Oh DY, et al. Prognostic factors for recurrent breast cancer patients with an isolated, limited number of lung metastases and implications for pulmonary metastasectomy[J]. Cancer, 2010, 116(12): 2890−2901.

[58] Friedel G, Pastorino U, Ginsberg RJ, et al. Results of lung metastasectomy from breast cancer: prognostic criteria on the basis of 467 cases of the International Registry of Lung Metastases[J]. Eur J Cardiothorac Surg, 2002, 22(3): 335−344.

[59] Yoshimoto M, Tada K, Nishimura S, et al. Favourable long-term results after surgical removal of lung metastases of breast cancer[J]. Breast Cancer Res Treat, 2008, 110(3): 485−491.

[60] Azim HA, Kamal NS, Azim H J. Bone metastasis in breast cancer: the story of

RANK-ligand[J]. J Egypt Natl Canc Inst, 2012, 24(3): 107−114.

[61] Wedin R, Bauer HC, Rutqvist LE. Surgical treatment for skeletal breast cancer metastases: a population-based study of 641 patients[J]. Cancer, 2001, 92(2): 257−262.

[62] Agarawal JP, Swangsilpa T, van der Linden Y, et al. The role of external beam radiotherapy in the management of bone metastases[J]. Clin Oncol (R Coll Radiol), 2006, 18(10): 747−760.

[63] van der Linden YM, Lok JJ, Steenland E, et al. Single fraction radiotherapy is efficacious: a further analysis of the Dutch Bone Metastasis Study controlling for the influence of retreatment[J]. Int J Radiat Oncol Biol Phys, 2004, 59(2): 528−537.

[64] Patchell RA, Tibbs PA, Regine WF, et al. Direct decompressive surgical resection in the treatment of spinal cord compression caused by metastatic cancer: a randomised trial[J]. Lancet, 2005, 366(9486): 643−648.

[65] Shehadi JA, Sciubba DM, Suk I, et al. Surgical treatment strategies and outcome in patients with breast cancer metastatic to the spine: a review of 87 patients[J]. Eur Spine J, 2007, 16(8): 1179−1192.

[66] Wronski M, Arbit E, Mccormick B. Surgical treatment of 70 patients with brain metastases from breast carcinoma[J]. Cancer, 1997, 80(9): 1746−1754.

[67] Akyurek S, Chang EL, Mahajan A, et al. Stereotactic radiosurgical treatment of cerebral metastases arising from breast cancer[J]. Am J Clin Oncol, 2007, 30(3): 310−314.

[68] Rades D, Bohlen G, Pluemer A, et al. Stereotactic radiosurgery alone versus resection plus whole-brain radiotherapy for 1 or 2 brain metastases in recursive partitioning analysis class 1 and 2 patients[J]. Cancer, 2007, 109(12): 2515−2521.

[69] Frisk G, Svensson T, Backlund LM, et al. Incidence and time trends of brain metastases admissions among breast cancer patients in Sweden[J]. Br J Cancer, 2012, 106(11): 1850−1853.

[70] Tabouret E, Metellus P, Tallet-Richard A, et al. Surgical resection of brain metastases from breast cancer in the modern era: clinical outcome and prognostic factors[J]. Anticancer Res, 2013, 33(5): 2159−2167.

[71] Rao R, Feng L, Kuerer HM, et al. Timing of surgical intervention for the intact primary in stage IV breast cancer patients[J]. Ann Surg Oncol, 2008, 15(6): 1696−1702.

[72] Cady B, Nathan NR, Michaelson JS, et al. Matched pair analyses of stage IV breast cancer with or without resection of primary breast site[J]. Ann Surg Oncol, 2008, 15(12): 3384−3395.

[73] Hazard HW, Gorla SR, Scholtens D, et al. Surgical resection of the primary tumor, chest wall control, and survival in women with metastatic breast cancer[J]. Cancer, 2008, 113(8): 2011−2019.

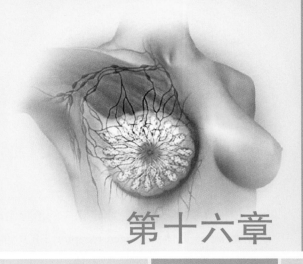

第十六章

乳腺癌的延长内分泌治疗

余科达

　　既往大量的循证医学证据表明,腔面型乳腺癌患者使用标准内分泌治疗能够有效地控制病情,然而该类患者在接受5年内分泌治疗后仍存有较高的复发转移和死亡风险。本章将结合已有的循证医学证据,就延长内分泌治疗的必要性展开了分析,并对不同月经状态下腔面型乳腺癌患者延长内分泌治疗的策略选择及优劣点进行了细致探讨。同时,具体到为延长内分泌治疗策略的实施、受益患者的筛选、远期复发风险的评估方法等提供了切实有效的参考建议。

作者单位: 200032　上海,复旦大学附属肿瘤医院

通信作者:余科达,Email: yukeda@163.com

第一节　延长内分泌治疗的必要性

依据乳腺癌不同亚型制定相应的治疗策略已成为乳腺癌治疗的基本共识。根据雌激素受体(estrogen receptor, ER)、孕激素受体(progesterone receptor, PgR)、人表皮生长因子受体2(human epidermal growth factor receptor-2, HER-2)及Ki67增殖指数的免疫组化检测结果，临床实践中可将乳腺癌划分为四个不同的亚型：腔面A型，腔面B型，HER-2过表达型及三阴性乳腺癌(triple negative breast cancer, TNBC)。其中腔面A和B型乳腺癌其HR(ER和PgR)表达均呈阳性，统称为腔面型乳腺癌。既往大量的循证医学证据表明，内分泌治疗可以很好地改善腔面型乳腺癌患者的预后；各大临床实践指南均推荐5年内分泌治疗为腔面型乳腺癌患者术后辅助治疗的标准治疗。

然而腔面型乳腺癌患者在接受5年的内分泌治疗后仍存有较高的复发转移和死亡风险。早在1996年，Gray团队联合分析了7项ECOG(eastern cooperative oncology group)研究，研究者总共纳入了3 585例乳腺癌患者，中位随访时间在8年左右。其中1 986例患者接受了化疗(以CMF方案为主)联合他莫昔芬治疗，且他莫昔芬使用年限为2~5年；结果显示，在总人群年复发风险随时间推移逐渐降低的背景下，不同ER状态患者其术后复发风险模式存在明显的差别：相较于ER阴性患者，ER阳性患者术后前3年复发风险较低，而在约3.5年后其保持着稳定且高于ER阴性患者的年复发风险(见图16-1-1、表16-1-1)。通过分析美国SEER(surveillance, epidemiology, and end results program)数据库1990—2003年间乳腺癌患者数据可以得到类似的结论，即ER阳性患者在术后5年后依旧保持着稳定且高于ER阴性患者的乳腺癌年特异病死率(见图16-1-2)。进一步的证据来源于2005年欧洲早期乳腺癌临床试验协作组(early breast cancer trialists' collaborative group, EBCTCG)对1985—2000年间针对早期乳腺癌多项临床试验的荟萃分析；结果表明ER阳性患者术后5年复发和死亡风险并未大幅下降，其中约有1/2的复发事件和2/3的死亡事件发生于辅助治疗开始后的5~15年间；2011年EBCTCG再次整合分析了20项针对早

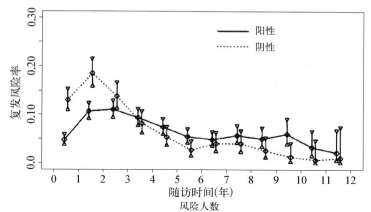

图16-1-1　不同ER状态乳腺癌患者术后每年复发风险变化

注：ER阳性和阴性患者中位随访时间分别为8.1和8.0年

表16-1-1　不同ER状态乳腺癌患者术后每年复发风险率（%）

ER 状态	距手术后时间（年）											
	0~1	1~2	2~3	3~4	4~5	5~6	6~7	7~8	8~9	9~10	10~11	11~12
阳性	4.8	10.7	11.0	9.3	7.3	5.4	4.8	5.6	4.9	5.9	3.1	2.1
阴性	13.0	18.5	13.7	8.2	5.3	2.6	3.9	3.9	2.2	1.2	0.6	1.0

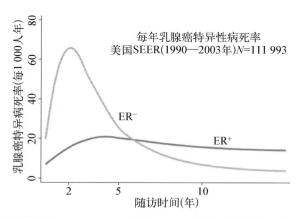

图16-1-2　SEER数据库1990—2003年间111 993例乳腺癌患者不同ER状态下乳腺癌年特异病死率差别

注：原始数据来源于http：//seer.cancer.gov/seerstat

期乳腺癌内分泌治疗疗效的临床研究，结果提示相较于对照组患者，使用他莫昔芬内分泌治疗后5～9年仍可使患者获得32%的无复发生存获益，而大于10年以上则基本不再有明显获益（见图16-1-3）。故而，对于腔面型乳腺癌，尤其是早期ER阳性乳腺癌患者，其术后5年依旧存有较高的复发和死亡风险；同时随着时间的推移，5年后内分泌治疗的效果逐渐减弱，术后9年便不再有新的获益增加，这些都进一步提示对于该类患者，延长内分泌治疗至术后10年或许是切实有效的治疗措施。

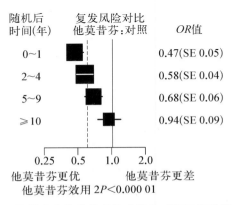

图16-1-3　对比ER阳性患者他莫昔芬治疗组与对照组复发风险随时间变化关系

注：ER阳性患者使用他莫昔芬治疗后9年内均可以获益，但是10年以上不再有新增获益。

第二节　延长内分泌治疗的策略

　　腔面型乳腺癌患者标准5年内分泌治疗后延长内分泌治疗策略选择依据月经状态的不同而有所差异。理论上，对于换药时处于绝经前的患者，其后续的内分泌治疗可选择继续使用他莫昔芬或者换用卵巢功能抑制联合芳香化酶抑制剂或卵巢功能抑制联合他莫昔芬；对于换药时已绝经患者，后续内分泌治疗可选择他莫昔芬或芳香化酶抑制剂。然而这些都只是基于理论层面的推论，所有临床上决策都需要循证证据的支持；具体到各延长内分泌治疗策略而言，当下已有的大宗临床试验数据并不完整，以下就已有的循证证据进行梳理。

一、绝经前患者延长内分泌治疗策略选择

早在20世纪90年代,研究者就对延长内分泌治疗开展了研究,其中一个关键的研究便是NSABP B-14临床试验。该试验第一阶段主要探究5年他莫昔芬在治疗ER阳性、淋巴结阴性乳腺癌患者中的疗效。从1987年起,研究者将试验组中已接受5年他莫昔芬治疗的患者进一步随机至接受或不接受延长5年他莫昔芬治疗,以评价他莫昔芬使用10年是否能进一步延长患者无病生存期(disease free survival, DFS)及总生存期(overall survival, OS)。在后一阶段试验中,共有1 172例ER阳性、淋巴结阴性患者纳入试验,对照组和试验组中常规临床病理指标均基本均衡。距第二次随机7年后的随访结果于2001年公布(中位随访时间为81个月),结果显示延长内分泌治疗并不能进一步降低患者复发风险和总死亡风险:安慰剂组对比延长治疗组无病生存率分别为82%,78%;总生存率分别为94%,91%,均未达到显著的统计学差异(见图16-2-1)。这可能

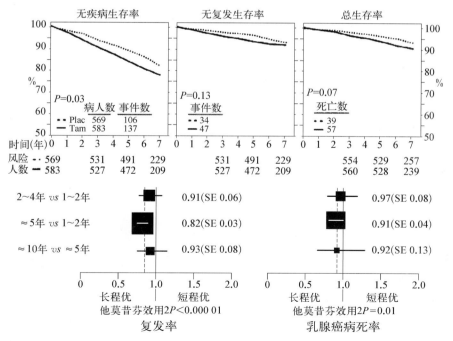

图16-2-1 NSABP B-14临床试验第二阶段结果(上)及EBCTCG荟萃分析结果(下)
注:对比他莫昔芬使用5年,早期的数据(2005年EBCTCG分析)并不支持延长他莫昔芬至10年

与入组人群为低危的淋巴结阴性患者有关。由于早期延长内分泌治疗临床试验有限，B-14具有重要的现实临床实践影响。EBCTCG 2005年针对早期乳腺癌进行的荟萃分析结果显示，相比于5年他莫昔芬治疗，10年的他莫昔芬治疗并不能带来更多的生存获益（见图16-2-1）。这些早期的探索均否定了延长内分泌治疗的必要性。但是这些研究存在不足：第一，总体样本量依然较小；第二，主导性临床试验是B-14入组了低危人群，不能代表全部乳腺癌人群。由此，从2005年开始，5年他莫昔芬治疗时间成为公认的内分泌治疗期限金标准沿用至今。

近年来，两项重要的延长他莫昔芬临床试验结果浮出水面。ATLAS和aTTom临床试验是针对延长内分泌治疗疗效进行探究的随机多中心临床试验。ATLAS试验直接对比了延长他莫昔芬治疗至10年与标准治疗5年的疗效与安全性。从1996—2005年间，ATLAS共随机收集了12 894例已接受5年内分泌治疗的早期乳腺癌患者，继续接受或停止5年他莫昔芬治疗；两组基线临床病理信息基本均衡（见表16-2-1和图16-2-2）；其中ER阳性患者共6 846例，占总人群的53%。针对ER阳性人群分析结果显示，延长他莫昔芬治疗能够显著的降低乳腺癌的复发率、特异病死率及总病死率，并且生存获益随着时间的推移越发的显著，即术后10年两组间的预后差异较术后5～10年更加明显，复发率（risk ratio, RR）值在5～10年和术后10年分别为0.90（95% CI：0.79～1.02）和0.75（95% CI：0.62～0.90），乳腺癌特异病死率RR值分别为0.97（95% CI：0.79～1.18）和0.71（95% CI：0.58～0.88）。术后5～14年，对照组和试验组累计复发率分别为25.1%和21.4%，差异具有统计学意义（见图16-2-2）。在试验组和对照组中，术后5～14年累积子宫内膜癌发病率分别为3.1%和1.6%，病

表16-2-1　ATLAS临床试验患者基本临床病理信息

ATLAS	10年他莫昔芬（%） （$n = 6\ 454$）	5年他莫昔芬（%） （$n = 6\ 440$）
ER阳性/ER阴性/未知	53/10/37	53/10/37
淋巴结阳性/淋巴结阴性/未知	41/52/7	40/52/8
T1/T2-3/未知	38/53/9	38/52/10
绝经前/绝经后/未知	8/90/2	8/90/2

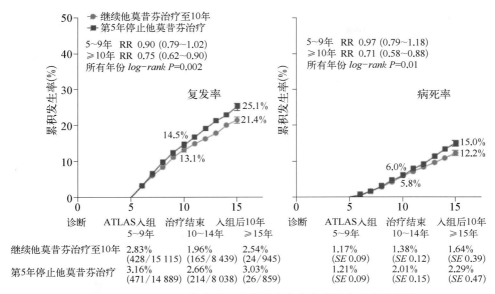

图16-2-2 ATLAS临床试验患者基本临床病理信息分布及结果

死率分别为0.4%和0.2%,即绝对死亡风险增加0.2%。基于此,研究者推荐对于ER阳性患者可考虑将内分泌治疗年限延长至10年。

aTTom临床试验由英国伯明翰大学发起,研究目的与ATLAS临床试验一致。从1991—2005年,aTTom共招募了6 953例早期浸润性乳腺癌患者,其中ER阳性患者2 755例,占总人群的39%。2008年ASCO上公布的中位随访4.2年数据显示,10年他莫昔芬治疗组复发事件更少(415 *vs* 442, *RR* = 0.94, 95% *CI*: 0.81~1.09, *P* = 0.4),乳腺癌特异病死率更低,但未达到统计学差异。2013年ASCO公布数据进一步证实了这一结果:相较于5年他莫昔芬治疗,10年他莫昔芬治疗能够降低患者的复发风险(*P* = 0.003)和总病死率(*P* = 0.05),且该保护作用随着时间的延长愈加明显。就不良反应而言,在试验组和对照组中发生子宫内膜癌患者人数分别为102例和45例(*RR* = 2.20, 95% *CI*: 1.31~2.34, *P* < 0.001),因子宫内膜癌死亡人数分别为37例和20例(绝对风险增加0.5%)。

鉴于ATLAS和aTTom试验设计的相似性,研究者联合两者数据分析发现,延长内分泌治疗可以显著降低患者的复发率(*P* < 0.001)、乳腺癌特异病死率(*P* = 0.002)及总病死率(*P* = 0.005)(见表16-2-2),进一步确认了延长他莫昔芬治疗至术后10年确实可以给ER阳性患者带来获益。

表 16-2-2 2013 年 ATLAS 和 aTTom 临床试验中 ER 阳性乳腺癌特异病死率（BCSM）及联合分析结果

BCSM（10年 *vs* 5年）	ATLAS	aTTom	联合分析
5～9年	0.92（0.77～1.09）	1.08（0.85～1.38）	0.97（0.84～1.15）
≥10年	0.75（0.63～0.90）	0.75（0.63～0.90）	0.75（0.65～0.86）
所有年份	0.83（0.73～0.94）	0.88（0.74～1.03）	0.85（0.77～0.94）

ATLAS 和 aTTom 为延长内分泌治疗提供了新证据。2014年一项荟萃分析整合了 ATLAS、aTTom、ECOG4181/5181、NSABP B－14 和 Scottish trial 5项临床试验数据，针对延长他莫昔芬治疗的有效性进行了整合分析。在 21 554 例总患者人群中，延长他莫昔芬治疗并不能显著降低患者的复发和死亡风险（复发：$OR = 0.89$，95% CI：$0.76～1.05$，$P = 0.17$；死亡：$OR = 0.99$，95% CI：$0.84～1.16$，$P = 0.88$）；以 ER 为分层因素的亚组分析中，针对 ER 阳性患者，延长他莫昔芬治疗对于预后的改善虽然尚未达到显著统计学差异（$OR = 0.85$，95% CI：$0.72～1.00$）；但在淋巴结阳性亚组人群中，延长治疗则可显著降低患者的复发风险（$OR = 0.76$，95% CI：$0.63～0.92$）。考虑到该研究纳入5项临床试验数据间的异质性及部分临床试验 ER 数据的不完整，虽然大部分为阴性结果，但依旧证实了延长他莫昔芬治疗在特定亚组人群中的保护作用，尤其是淋巴结阳性患者可能获益最大。基于以上证据，NCCN乳腺癌治疗指南推荐对于 ER 阳性患者可考虑延长他莫昔芬治疗至10年。

SOFT 和 TEXT 临床试验结果证实，在绝经前患者中使用芳香化酶抑制剂联合卵巢功能抑制可以显著降低患者的复发风险，这也确立了芳香化酶抑制剂联合卵巢功能抑制在辅助内分泌治疗中的重要地位。对于他莫昔芬标准治疗5年后，依旧处于绝经前的患者，是否能继续使用芳香化酶抑制剂联合卵巢功能抑制作为延长内分泌治疗的方案？ Partridge牵头发起一项旨在评价长期他莫昔芬治疗后，联合卵巢功能抑制与芳香化酶抑制剂可行性的临床试验中，预期入组50例患者；在入组16例患者后，4例患者在短期内出现明显的不良反应而停药出组，从而使得试验提前终止。目前针对该问题的证据尚不足。

综上所述，针对标准他莫昔芬治疗5年后，ER 阳性患者继续使用5年他莫昔芬治疗可以显著改善患者的 DFS 及 OS。荟萃分析进一步提示我们，淋巴结阳性患者可能是高获益人群。考虑到ATLAS临床试验中，90%患者处于绝经后状态，故而对于绝经后患者延长5年的他莫昔芬治疗也是适用的。另外，决策时不能忽略延长他莫昔芬治疗所带来的不良反应，比如增加子宫内膜癌风险等，需要个体化权衡利弊谨慎选择。而延长治疗的另一方案，5年他莫昔芬后继续使用芳香化酶抑制剂联合卵巢功能抑制，目前缺乏有力的循证证据支持；初步可行性研究提示该方案患者的接受度较低，具体需要等大宗临床试验数据进一步验证。

二、绝经后患者延长内分泌治疗策略选择

对于绝经后HR阳性乳腺癌患者，其辅助内分泌治疗可以使用他莫昔芬或芳香化酶抑制剂药物；依此推论，对于已经完成5年标准内分泌治疗且已绝经的患者，延长内分泌治疗可以选择使用他莫昔芬或者芳香化酶抑制剂。前文已提及，ATLAS临床试验支持延长5年他莫昔芬治疗对于绝经后患者仍然有效；而延长内分泌治疗是否可使用芳香化酶抑制剂？早在20世纪末便有学者对该问题进行了探索，其中有多项针对该问题进行了研究，以MA.17、NSABP B-33和ABCSG-6a三项临床试验纳入患者数量最大、影响最深。三项试验皆证实，5年他莫昔芬治疗后延长使用芳香化酶抑制剂能够显著地改善患者的预后。

MA.17试验是其中最重要的一项研究。该随机、安慰剂对照、双盲Ⅲ期临床试验，纳入已接受约5年他莫昔芬治疗且停药少于3个月的绝经后患者，随机至来曲唑组继续治疗5年或安慰剂组。试验设计的首要研究终点是DFS（定义为从随机日至同侧乳腺、胸壁的复发、淋巴结转移、远处转移或对侧乳腺原发乳腺癌）；预设安慰剂组与来曲唑组4年DFS差异为2.5%（88% vs 90.5%）。共有5 187名受试者纳入试验，其中2 593例患者随机至来曲唑治疗组，2 594例患者随机至安慰剂组。2003年9月进行的中期分析中，共有5 157例患者纳入（来曲唑组2 575例，安慰剂组2 582例），两组患者中位年龄均为62岁，其中淋巴结阳性比例和接受辅助化疗患者比例在两组中均为46%；中位随访2.4年的分析结果显示，来曲唑组和安慰剂组复发事件数分别为75例和132例，基于此预估4年无病生存率分别为93%和87%（$P < 0.001$）；死亡事件分别为31例和42例（$P = 0.25$）。鉴于中期分析结果已很好证明延长来曲唑治疗的有效性，

试验数据与安全监测委员会建议停止试验，并告知所有受试者，给予安慰组患者选择使用来曲唑的权利。2005年9月，MA.17公布了中位随访30个月的数据；以意向治疗原则进行分析提示，来曲唑组患者具有显著的DFS和远处无病生存（distant disease free survival, DDFS）获益（DFS：$HR = 0.58$，95% CI：$0.45 \sim 0.76$，$P < 0.001$；DDFS：$HR = 0.60$，95% CI：$0.43 \sim 0.84$，$P = 0.002$）；两组的总生存情况基本一致。进一步的亚组分析提示，在淋巴结阳性患者中，来曲唑组患者获得了明显的OS获益（$HR = 0.61$，95% CI：$0.38 \sim 0.98$，$P = 0.04$）。考虑到从中期分析到最后随访截止期间内，有61.0%的安慰剂组患者使用了来曲唑治疗（中位换药时间为2.7年），随后的研究利用逆概率删失加权法对交叉换药进行了校正，结果证实延长来曲唑治疗不仅可以获得显著的DFS和DDFS获益（DFS：$HR = 0.52$，95% CI：$0.45 \sim 0.61$，$P < 0.001$；DDFS：$HR = 0.51$，95% CI：$0.42 \sim 0.61$，$P < 0.001$），同时也可以明显地改善患者的OS（$HR = 0.61$，95% CI：$0.52 \sim 0.71$，$P < 0.001$）（见图16-2-3）。

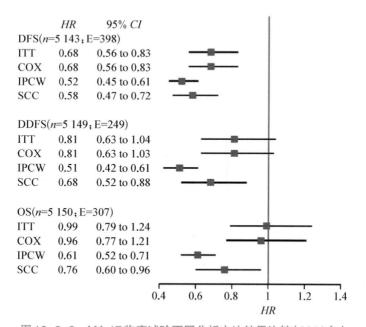

图16-2-3　MA.17临床试验不同分析方法结果比较（2012年）

注：ITT（意向治疗分析）；COX（COX比例风险回归模型分析）；IPCW（逆概率删失加权法，其可矫正由于交叉换药对试验后果的影响）；SCC（Shao分析方法）；DFS（无病生存率）；DDFS（远处无病生存率）；OS（总生存率）。

　　MA.17临床试验中,安慰剂治疗患者出现更多的阴道出血症状,而来曲唑治疗患者出现更多的潮热、食欲减退、关节痛、肌痛、脱发症状;同时来曲唑组有更多的骨折、骨质疏松等骨不良事件及新发心血管疾病。基于MA.17临床试验,研究者主导设计了MA.17B临床试验,旨在评估来曲唑治疗患者骨密度改变及相关转换标志;共纳入226例MA.17试验患者,其中122例接受来曲唑治疗,104例患者接受了安慰剂治疗。进一步根据基线髋部或者腰部骨密度T评分进行亚组分析提示,在髋/腰部基线骨密度T值<−1的患者人群中,延长5年来曲唑治疗将明显降低患者的髋/腰部骨密度,增加骨不良事件发生。故而,在该人群中使用延长来曲唑治疗需要更加细致地权衡收益与风险。

　　由此,对于绝经后患者,使用5年他莫昔芬治疗后既可继续使用他莫昔芬治疗至10年或改用芳香化酶抑制剂至术后10年,那么两种延长内分泌治疗方式间是否存在明显的疗效差异? 目前尚无头对头的前瞻性临床研究能够解释该问题,但通过对比ATLAS和MA.17两个临床试验中,试验组患者的总生存改善程度可以间接得到一些提示:MA.17试验中,来曲唑组患者OS获益为39%($HR = 0.61$, 95% CI: $0.38\sim0.98$);ATLAS试验中,他莫昔芬组患者OS获益为13%($HR = 0.87$, 95% CI: $0.78\sim0.97$)。虽然不同临床试验间数据并不具有可比性,但患者在延长内分泌治疗中使用芳香化酶抑制剂可能会有更多的获益。

　　以上讨论均为他莫昔芬标准治疗5年后,延长内分泌治疗的策略选择;而对于绝经后使用芳香化酶抑制剂进行辅助内分泌治疗5年后的患者,继续延长内分泌治疗策略目前缺乏循证数据支持。对于接受了2～3年他莫昔芬后改用芳香化酶抑制剂满5年的患者,2014年ASCO更新指南建议可使用芳香化酶抑制剂满5年,总内分泌治疗时间达到7～8年。

　　因而,对于绝经后患者,接受5年他莫昔芬治疗后可继续应用5年芳香化酶抑制剂,已有多项临床试验证实其可带来显著的DFS获益;进一步的亚组分析提示淋巴结阳性患者是潜在的OS获益人群。进行治疗选择时,需考虑延长使用芳香化酶抑制剂可能带来的不良反应;尤其对于基线骨密度减少患者,芳香化酶抑制剂使用可进一步降低其骨密度,需谨慎权衡。同绝经前患者一致,绝经后患者在使用5年他莫昔芬治疗后延长至10年也可获益。对于5年芳香化酶抑制剂辅助治疗后的患者,目前缺乏直接证据支持延长使用他莫昔芬或者芳香化酶抑制剂,应纳入相应临床试验或综合各方面因素评估后进行个体化治疗。

第三节 延长内分泌治疗的实施

大量循证证据已证实延长内分泌治疗确实可以给HR阳性患者带来良好的生存获益。但当下医学治疗的维度主要从宏观角度关注患者总人群的获益，未来我们应更关注单个患者的精准治疗策略，寻找针对个体特异有效的治疗方式或评估特定的治疗获益程度。这不仅需要循证医学证据支持特定治疗方式的有效性，同时也需要有精准判定单个患者对于特定治疗方式的敏感性。就HR阳性患者延长内分泌治疗而言，其必要性在于患者具有较高的远期(5～10年)复发风险，具有进一步医疗干预的需求；其有效性在于患者对于内分泌治疗具有较高的敏感性。并非所有HR阳性患者都需要延长内分泌治疗，评价治疗的必要性和有效性，对制定决策至关重要。

一、远期复发风险评估

1. 经典临床病理指标评估

经典的临床病理指标在评估HR阳性患者远期复发风险中有一定的作用。2013年，Ivana等分析了ATAC临床试验中940例ER阳性患者的资料，寻找与远期复发转移相关的临床病理指标；多因素分析中，只有淋巴结状态(阳性 *vs* 阴性)和肿瘤直径(≤2 cm *vs* >2 cm)与5～10年的远处复发事件相关；淋巴结阳性并且肿瘤直径>2 cm的患者人群在术后5年后年复发风险进一步升高，直至在约7年时达到平台后开始下降。其他一些研究也都进一步验证或提出了一些可预测ER阳性患者远期复发的临床病理指标，如肿瘤大小、淋巴结状态、PgR状态、肿瘤分级等。这些研究均证实，使用单个临床病例指标可以对ER阳性患者远期复发风险进行简单的预判。

但是总体上，单个临床病理指标不够准确，需要整合多个指标形成多元评价体系。Adjuvant! Online是其中应用较广的评价体系之一。它基于全美SEER数据库1988年至1992年间34 252例乳腺癌患者数据，通过整合患者年龄、月经状态、并发症、肿瘤大小、阳性淋巴结个数以及ER状态6个指标建立基础预后预测模型,可以准确地预测患者的预后,他莫昔芬治疗及化疗疗效等。之后,Adjuvant! Online在北美洲、亚洲以及欧洲等其他人群中进一步验证了其预测效用。临床医生或患者通过Adjuvant! Online网站(https://www.adjuvantonline.com/)提交上述6个基本信息后,可以获得相应的预后预测信息。

另一个可用的预测工具是PREDICT,它同时可以对患者的预后及特定治疗(内分泌治疗、化疗、曲妥珠单抗靶向治疗)的获益进行预测。该模型最初是基于英国ECRIC(Eastern Cancer Registration and Information Centre)数据库中1999—2003年间5 694例患者临床随访数据而获得,并在WMCIU(West Midlands Cancer Intelligence Unit)数据库中5 468例乳腺癌患者中得到了验证。之后研究者在3 140例英国与加拿大乳腺癌人群中进一步对比了PREDICT模型与Adjuvant! Online在预测乳腺癌患者预后的效用,结果显示其对于乳腺癌总生存率及特异性生存率的预测准确性并不低于Adjuvant! Online;这进一步巩固了PREDICT对于早期乳腺癌患者术后生存转归的预测价值。随后的研究中,研究者在原有模型因子的基础上,加入了HER-2状态和Ki67指数,将模型的适用性及准确性进一步提高。通过PREDICT官方网站(www.predict.nhs.uk),临床医生将乳腺癌患者的年龄、肿瘤大小、肿瘤分级、阳性淋巴结个数、ER状态、HER-2状态、Ki67状态及肿块发现方式输入提交后,可以获得该患者术后5、10年的生存率(无辅助治疗)及辅助治疗的获益程度。就ER阳性患者而言,通过该网站可对比患者5年和10年的生存率差异,从而判断其5～10年间是否存有较高的复发风险。

2. 多基因模型预测工具

基于常规临床病理指标的评价系统确实可以为临床乳腺癌患者生存预测提供一定的参考,然而其预测的准确性及精确性依旧存有较大的提升空间。尤其在现今高通量检测技术日趋完善,成本效益不断提升的背景下,新的多基因预测工具可行性愈发成熟。

乳腺癌指数(breast cancer index, BCI)预测模型包含分子级指数(molecular grade index, MGI)和H/I(HoxB13/IL17BR, H/I)指数,共纳入7个基因,其既可预测早期乳腺癌5～10年远期复发风险,也可预判ER阳性乳腺癌患者从延长内分泌治疗中获益。2004年,Sgroi团队通过对60例ER阳性早期乳腺癌表达谱分析发现，H/I比值与他莫昔芬治疗耐药相关；进而在852例早期乳腺癌组织中，研究者确认了H/I为ER阳性患者无复发生存的独立预测因素，尤其在淋巴结阴性患者中，其预测价值更大；2013年Goss团队基于MA.17临床试验人群，设计了巢式病例对照研究，将83例复发患者与166例无复发患者1∶2匹配后，发现高H/I比值患者接受5年他莫昔芬治疗后具有较高的远期复发风险；同时高H/I比值也可用于预测患者对于延长来曲唑治疗的获益，即延长5年来曲唑治疗能够显著降低该人群的远期复发风险，由此确立了H/I指数在预测内分泌治疗获益中的作用。2008年，Sgroi团队在前期研究纳入的肿瘤分级及肿瘤分期相关的基因集中进一步筛选出5个与细胞周期相关的基因（BUB1B、CENPA、NEK2、RACGAP1和RRM2），构建了MGI模型；并与H/I结合形成BCI多基因预后预测模型；结果显示BCI模型可以很好地预测ER阳性早期乳腺癌患者复发风险，且效能优于MGI和H/I指数。随后的研究中，BCI在早期ER阳性乳腺癌中的预后预测价值得到不断的验证；尤其在ER阳性患者远期复发风险的评估上，BCI有着更好的预测价值。2013年Erlander团队在包含317例早期绝经后乳腺癌患者的Stockholm TAM试验队列和358例乳腺癌多中心队列中，验证BCI模型可以将患者划分为危险度不同的三个人群；且其可以对患者10年的远期复发风险进行很好的预测。Sgroi团队于2013年对比了BCI、Oncotype DX、IHC4在预测ER阳性乳腺癌患者远期复发的效用；在665例来自ATAC临床试验早期ER阳性、淋巴结阴性乳腺癌人群中，BCI可以更好地预测0～10年的远处复发事件；而Oncotype DX和IHC4的预测效用相对较弱；同时在预测晚期复发事件的多因素分析中，只有BCI达到了统计学差异。

另一个可用于预测HR阳性乳腺癌患者远期复发风险的分子工具是PAM50。PAM50是基于乳腺癌固有分子分型系统进一步简化而得到的50个基因集合。利用PAM50中的50个基因信息对乳腺癌进行分子分型可以取得与原有全集因分型基本一致的结果；同时，通过PAM50所建立的特定公式可以计算得出ROR值，并根据该值将患者划分为高、中、低分组后可以很好地预测患者的预后转归。基于ATAC临床试验940名早期ER阳性乳腺癌人群数据，Cuzick团队对比了PAM50、Oncotype DX、IHC4在预测内分泌治疗后远处转移事件的差异，结果显示在ER阳性淋巴结阴性患者接受内分泌治疗后，ROR值可以提供更多的预测信息并更好地区分中高危患者；在预测ER阳性患者接受内分泌治疗晚期复发事件中（5～10年），PAM50 ROR值预测的准确性优于Oncotype DX RS值和IHC4，提示其可用于筛选可能从延长内分泌治疗受益的患者。

对于广大中国患者，基因工具目前尚未广泛应用。基因工具的应用需要重视以下几个问题：① 继续西方人群开发的国外产品对中国人群预测的一致性和准确性是否过关？② 国内有些机构选择检测相关基因来"山寨"原研产品，不管是检测技术还是结果分数转化，都缺乏与原研产品的一致性质控。③ 最新研究显示，多种基因工具检测的结果之间的吻合度仍然较差，到底那一款基因是最优的，不得而知。

二、内分泌治疗的敏感性

HR状态对于内分泌治疗的选择十分重要，然而目前对于受体阳性状态的界定依旧存有争议。2010年美国临床肿瘤协会（ASCO）和美国病理医师协会联合推荐以免疫组化（immunohistochemistry, IHC）1%细胞核阳性细胞作为ER阳性的判断标准；而在这之前，公认ER阳性的判定标准为IHC ≥ 10%以上的细胞核阳性。对于ER细胞核阳性率在1%～9%的肿瘤而言，其基因表达与阳性率＞10%的肿瘤是否存有内分泌获益差别？研究显示，有些号称HR阳性的乳腺癌可能更接近于HR阴性的肿瘤特征，不值得延长内分泌治疗。

Pusztai等对比了465例早期乳腺癌患者ESR1基因及ER相关基因集的表达情况，其中IHC检测ER细胞核阳性率1%～9%、10%和10%以上人群中，ESR1基因表达阳性率分别为24%、67%和92%；ER相关基因集评分在ER阴性和1%～9%阳性肿瘤人群中相类似；在25例ER 1%～9%阳性患者人群中，只有16%为PAM50分型中的Luminal型，42%为Basal-like型；生存分析提示，1%～9%阳性人群其总体预后介于 ≥ 10%阳性和阴性患者人群。同样，对于ER阴性/PgR阳性/HER-2阴性患者而言，其是否对于内分泌治疗敏感也有待证实。笔者对比了复旦大学附属肿瘤医院及其他公共数据库中ER阴性/PgR阳性人群与其他状态人群，发现ER阴性/PgR阳性患者人群的临床病理特征及预后均介于ER阳性/PgR阳性和ER阴性/PgR阴性患者人群之间；在53例ER阴性/PgR阳性/HER-2阴性患者中，PAM50分型为Luminal的占30%，Basal-like的占59%。

另外，ER基因表达量的高低也可能与患者的预后相关。2015年Cuzick团队研究了ATAC临床试验中1 125例早期绝经后ER阳性乳腺癌患者术后早期（0～5年）与晚期（5～10年）复发率的差别；结果显示以ER中位表达量为界将ER表达情况分为高低表达后，ER高表达人群早期复发率维持在较低水平（1.5%），而晚期复发率明显升高（＞3%）；而在ER低表达人群中，年复发率基本保持稳定状态。这些均提示我们在选择内分泌治疗，尤其是延长内分泌治疗时，需要对HR状态有更多的考量。

综上所述，对于HR阳性/HER-2阴性患者人群的辅助内分泌治疗的策略选择，2015年St.Gallen共识达成以下原则（见表16-3-1）：对于低复发风险患者，无论其初始状态为绝经前后，均可以使用5年的他莫昔芬治疗；对于初始为绝经前但非低危患者，可使用5～10年他莫昔芬治疗或他莫昔芬联合卵巢功能抑制或芳香化酶抑制剂联合卵巢功能抑制，且考虑延长他莫昔芬或芳香化酶抑制剂（内分泌治疗5年后绝经患者）内分泌治疗至术后10年；对于初始状态为绝经后且非低危患者，首选治疗为5年芳香化酶抑制剂；对于使用芳香化酶抑制剂的患者，目前没有确切的证据支持其使用超过5年，相关临床试验正在进行中。而具体的延长内分泌治疗人群选择，临床医生需要预估患者延长内分泌治疗的获益和风险。评估患者从延长内分泌治疗中获益及其程度，一方面需要确保患者确实存有继续内分泌治疗的必要，即其远期（5～10年）复发转移风险较高；同时需预计患者对内分泌治疗敏感。只有在患者预期疗效获益远高于不良反应的风险时，延长内分泌治疗方为合适的治疗策略。

表16-3-1　2015 St. Gallen共识：现行激素受体阳性患者延长内分泌治疗策略选择

状　　态	治　疗　方　案
绝经前低危	5年他莫昔芬
绝经前非低危	5～10年他莫昔芬
	他莫昔芬联合卵巢功能抑制
	芳香化酶抑制剂联合卵巢功能抑制
绝经后低危	5年他莫昔芬
绝经后非低危	5年芳香化酶抑制剂
	5年他莫昔芬序贯5年芳香化酶抑制剂

参 考 文 献

[1] Coates AS, Winer EP, Goldhirsch A, et al. Tailoring therapies improving the management of early breast cancer: St Gallen International Expert Consensus on the Primary Therapy of Early Breast Cancer 2015[J]. Ann Oncol, 2015, 26(8): 1533-1546.

[2] Gradishar WJ, Anderson BO, Balassanian R, et al. Breast Cancer Version 2. 2015[J]. J Natl Compr Canc Netw, 2015, 13(4): 448-475.

[3] Burstein HJ, Temin S, Anderson H, et al. Adjuvant endocrine therapy for women with hormone receptor-positive breast cancer: american society of clinical oncology clinical practice guideline focused update[J]. J Clin Oncol, 2014, 32(21): 2255-2269.

[4] Thomas Saphner DCT, Robert Gray. Annual hazard rates of recurrence for breast cancer after primary therapy[J]. J Clin Oncol, 1996, 14(10): 2738-2746.

[5] Group EBCTC. Effects of chemotherapy and hormonal therapy for early breast cancer on recurrence and 15 -year survival: an overview of the randomised trials[J]. The Lancet, 2005, 365(9472): 1687-1717.

[6] Group EBCTC. Relevance of breast cancer hormone receptors and other factors to the efficacy of adjuvant tamoxifen: patient-level meta-analysis of randomised trials[J]. The Lancet, 2011, 378(9793): 771-784.

[7] Fisher B, Dignam J, Bryant J, et al. Five versus more than five years of tamoxifen for lymph node-negative breast cancer: updated findings from the National Surgical Adjuvant Breast and Bowel Project B-14 randomized trial[J]. J Natl Cancer Inst, 2001, 93(9): 684-690.

[8] Davies C, Pan H, Godwin J, et al. Long-term effects of continuing adjuvant tamoxifen to 10 years versus stopping at 5 years after diagnosis of oestrogen receptor-positive breast cancer: ATLAS, a randomised trial[J]. The Lancet, 2013, 381(9869): 805-816.

[9] Gray RG, Rea D, Handley K, et al. aTTom: Long-term effects of continuing adjuvant tamoxifen to 10 years versus stopping at 5 years in 6, 953 women with early breast cancer[J]. ASCO Meeting Abstracts, 2013, 31(15_suppl): 5.

[10] Al-Mubarak M, Tibau A, Templeton A J, et al. Extended adjuvant tamoxifen for early breast cancer: a meta-analysis[J]. PLoS One, 2014, 9(2): e88238.

[11] Francis PA, Regan MM, Fleming G F, et al. Adjuvant Ovarian Suppression in Premenopausal Breast Cancer[J]. N Engl J Med, 2015, 372(5): 436-446.

[12] Regan MM, Francis PA, Pagani O, et al. Absolute Benefit of Adjuvant Endocrine

Therapies for Premenopausal Women With Hormone Receptor-Positive, Human Epidermal Growth Factor Receptor 2-Negative Early Breast Cancer: TEXT and SOFT Trials[J]. J Clin Oncol, 2016, 34(19): 2221-2231.

[13] Ruddy KJ, Desantis SD, Barry W, et al. Extended therapy with letrozole and ovarian suppression in premenopausal patients with breast cancer after tamoxifen[J]. Clin Breast Cancer, 2014, 14(6): 413-416.

[14] Goss PE, Ingle JN, Martino S, et al. Randomized trial of letrozole following tamoxifen as extended adjuvant therapy in receptor-positive breast cancer: updated findings from NCIC CTG MA. 17[J]. J Natl Cancer Inst, 2005, 97(17): 1262-1271.

[15] Goss PE, Ingle JN, Martino S, et al. A randomized trial of letrozole in postmenopausal women after five years of tamoxifen therapy for early-stage breast cancer[J]. N Engl J Med, 2003, 349(19): 1793-1802.

[16] Jin H, Tu D, Zhao N, et al. Longer-Term Outcomes of Letrozole Versus Placebo After 5 Years of Tamoxifen in the NCIC CTG MA. 17 Trial: Analyses Adjusting for Treatment Crossover[J]. J Clin Oncol, 2012, 30(7): 718-721.

[17] Perez EA, Josse RG, Pritchard KI, et al. Effect of Letrozole Versus Placebo on Bone Mineral Density in Women With Primary Breast Cancer Completing 5 or More Years of Adjuvant Tamoxifen: A Companion Study to NCIC CTG MA. 17[J]. J Clin Oncol, 2006, 24(22): 3629-3635.

[18] Sestak I, Dowsett M, Zabaglo L, et al. Factors predicting late recurrence for estrogen receptor-positive breast cancer[J]. J Natl Cancer Inst, 2013, 105(19): 1504-1511.

[19] Ravdin PM, Siminoff LA, Davis GJ, et al. Computer program to assist in making decisions about adjuvant therapy for women with early breast cancer[J]. J Clin Oncol, 2001, 19(4): 980-991.

[20] Wishart GC, Azzato EM, Greenberg DC, et al. PREDICT: a new UK prognostic model that predicts survival following surgery for invasive breast cancer[J]. Breast Cancer Res, 2010, 12(1): R1.

[21] Wishart GC, Bajdik CD, Azzato EM, et al. A population-based validation of the prognostic model PREDICT for early breast cancer[J]. Eur J Surg Oncol, 2011, 37(5): 411-417.

[22] Sgroi DC, Carney E, Zarrella E, et al. Prediction of late disease recurrence and extended adjuvant letrozole benefit by the HOXB13/IL17BR biomarker[J]. J Natl Cancer Inst, 2013, 105(14): 1036-1042.

[23] Sgroi DC, Chapman JA, Badovinac-Crnjevic T, et al. Assessment of the prognostic and predictive utility of the Breast Cancer Index (BCI): an NCIC CTG MA. 14 study [J]. Breast Cancer Res, 2016, 18(1): 1.

［24］ Ma XJ, Wang Z, Ryan PD, et al. A two-gene expression ratio predicts clinical outcome in breast cancer patients treated with tamoxifen［J］. Cancer Cell, 2004, 5(6): 607−616.

［25］ Ma XJ, Hilsenbeck SG, Wang W, et al. The HOXB13: IL17BR expression index is a prognostic factor in early-stage breast cancer［J］. J Clin Oncol, 2006, 24(28): 4611−4619.

［26］ Ma XJ, Salunga R, Dahiya S, et al. A five-gene molecular grade index and HOXB13: IL17BR are complementary prognostic factors in early stage breast cancer［J］. Clin Cancer Res, 2008, 14(9): 2601−2608.

［27］ Jankowitz RC, Cooper K, Erlander MG, et al. Prognostic utility of the breast cancer index and comparison to Adjuvant! Online in a clinical case series of early breast cancer［J］. Breast Cancer Res, 2011, 13(5): R98.

［28］ Iwamoto T, Booser D, Valero V, et al. Estrogen receptor (ER) mRNA and ER-related gene expression in breast cancers that are 1% to 10% ER-positive by immunohistochemistry［J］. J Clin Oncol, 2012, 30(7): 729−734.

［29］ Yu KD, Jiang YZ, Hao S, et al. Molecular essence and endocrine responsiveness of estrogen receptor-negative, progesterone receptor-positive, and HER−2−negative breast cancer［J］. BMC Med, 2015, 13: 254.

［30］ Dowsett M, Sestak I, Buus R, et al. Estrogen Receptor Expression in 21−Gene Recurrence Score Predicts Increased Late Recurrence for Estrogen-Positive/HER−2−Negative Breast Cancer［J］. Clin Cancer Res, 2015, 21(12): 2763−2770.

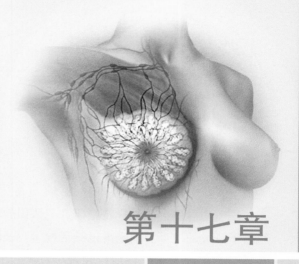

第十七章

前哨淋巴结活检的
临床应用

李剑伟　柳光宇

对于乳腺癌需要行前哨淋巴结活检术（SLNB）的患者，需根据不同前哨淋巴结（SLN）状态处理后决定进一步术式，其中SLN阴性的处理已经得到公认，可以替代腋窝淋巴结清扫术（ALND）；对于SLN微转移，越来越多的循证医学证据推荐可以不做ALND；而对于SLN低肿瘤负荷的处理目前仍有诸多争议，避免ALND需要高选择性患者；对于新辅助治疗的患者，如何降低SLNB的假阴性率、何时行SLNB、是否有更有效的方法避免行ALND则需要更多的探索；导管内癌的腋窝处理需要根据原发灶的术式决定。乳腺癌SLNB作为一种诊断与治疗兼具的活检技术，已成为外科治疗领域中的热点，同时也是乳腺癌临床治疗的主要方法之一。

作者单位：200032　上海，复旦大学附属肿瘤医院
通信作者：柳光宇，Email：liugy123@yahoo.com

第一节　概　述

随着对乳腺癌生物学特征研究与认识的不断深入，乳腺癌的外科治疗策略经历了巨大的变革。前哨淋巴结活检术（sentinel lymph node biopsy, SLNB）便是近二十年来乳腺外科治疗领域里程碑式的进展之一。前哨淋巴结（sentinel lymph node, SLN）是指某器官、区域组织淋巴液回流时首先到达的第一站淋巴结，也是大部分肿瘤发生淋巴结转移时最先受侵犯的淋巴结，通过对该淋巴结的细致病理状态评估，可以推测整个区域淋巴结的病理状况，即若 SLN 未被癌细胞侵犯，则推测整个区域淋巴结未受累，如果 SLN 有侵犯，则认为该区域淋巴结可能受累。

乳腺的淋巴引流大部分至腋窝淋巴结，少数引流至内乳区淋巴结（internal mammary lymph nodes, IMLNs）、锁骨下淋巴结、锁骨上淋巴结、颈部淋巴结以及其他远处淋巴结。解剖学研究显示，有约75%淋巴管引流至腋窝淋巴结。乳腺癌区域淋巴结转移的重要预测指标包括：肿瘤大小、肿瘤组织学分级、脉管侵犯、年龄、组织学类型、受体状况及肿瘤的位置等。肿瘤大小与淋巴结状况是乳腺癌独立的预后指标，对于乳腺癌腋窝淋巴结的处理，既往根据 Halsted 理论认为无论原发灶情况均应该行腋窝淋巴结清扫术（axillary lymph node dissection, ALND），ALND 会造成患侧上肢水肿、疼痛、麻木、僵硬、肩关节活动受限及肌力减退等术后并发症。随着社会生活水平的不断提高，大众对自身健康越来越重视，而且影像学检查手段也在不断更新，新发病例中早期乳腺癌占的比例越来越高。目前腋窝淋巴结阴性乳腺癌已占新发病例的50%以上，这部分患者可不必行 ALND，SLNB 从20世纪90年代出现至今发展迅速，一系列大样本、前瞻性临床试验证实了 SLNB 的安全性，SLNB 可以提供准确的腋窝淋巴结分期，对乳腺癌治疗及预后具有与 ALND 类似的价值，而对于 SLN 阴性患者 SLNB 可以替代 ALND，并且具有创伤更小、术后并发症发生率更低的优点。

第二节 示 踪 剂

SLNB需要在术前注射示踪剂,术中依靠示踪剂的导引找到SLN的位置,目前乳腺癌SLNB最常用的示踪剂包括有机染料和核素标记物,联合使用有机染料和核素示踪剂可使SLN检出的成功率提高1.3%,假阴性率降低2.5%。随着技术的不断进步,也发明了越来越多的示踪剂试用于临床。

一、有机染料

目前使用最多的有机染料主要是蓝染料,国外较多使用专利蓝和异硫蓝(双硫化三苯甲烷单钠盐),国内由于专利及技术限制,目前使用较多的是亚甲蓝。专利蓝的主要优点是染料与组织蛋白结合力弱,进入淋巴管快,向周围扩散少,显示较清晰,便于定位,成功率达65%～93%;异硫蓝由于注射后弥散的范围较广,易引起局部组织代谢反应,保乳手术患者注射部位术后可触及硬结,引起患者对疾病复发的担忧,所以应在术前告知患者相关不良反应,同时对于保乳手术患者可适当减量并避免乳晕区注射。另外,在临床实践中需掌握亚甲蓝的注射时间,距离手术时间过短可能会导致SLN来不及显影,而距离时间过长则会引起亚甲蓝进一步弥散至非前哨淋巴结。

二、核素示踪剂

1. ^{99}mTc

常用的临床实践是在术前一天患者进行核素注射,^{99}mTc标记的硫胶体是目前国内较多采用的示踪剂,需要核医学科的协助,标记核素强度0.5～1.0 mCi/0.5～2.0 ml。核素示踪剂的注射时间一般要求在术前3～18 h,如果采用皮内注射则可以缩短到术前30 min,但这会增加医护人员的核辐射风险,因此目前术中在切开皮肤前用γ-计数器在腋窝的相应部位找到核素浓聚的"热点"并行体表标记，术中在γ-计数器的指引下直接切取前哨淋巴结，而不必对其他组织做过多地分离。核素示踪剂的放射安全性已得到认可，依据我国卫生部确定的放射卫生防护基本标准，术者每年完成约1 000台SLNB手术在放射性方面是安全的，不需要特别防护。

2. I^{125}粒子

术前数天通过超声造影定位SLN位置，在可视超声下把I^{125}粒子埋植在SLN及其附近，术中通过专用探测装置探测I^{125}粒子的位置，并切取活检，其优点是半衰期为59.4 d，对于计划性手术可以更从容地安排手术时间，目前关于该技术的研究仍处于小样本探索性阶段，成功率不一，需更多随机大样本试验验证。

三、超声造影

该技术主要为避免开放性SLNB，在确诊乳腺癌后，在外上象限的乳晕周围皮内注射超声造影剂，并按摩10～30 s，通过可视化对比脉冲序列跟踪淋巴管至腋下超声浓聚的位置，并在灰度图像实时图像的双重确认下确定SLN的位置，并对其细针穿刺或者空心针穿刺。该技术的前哨淋巴结检出率为89%～96%，其是否可有效避免开放性SLNB及假阴性率仍有待标准SLNB和ALND验证。

四、吲哚菁绿荧光染色法

吲哚菁绿荧光染色法（ICG）是目前研究较多的一项新技术。其主要方法是术前在乳晕或者肿块周围皮下注射吲哚菁绿荧光染色，5 min后用荧光探头直接探照病灶及腋窝区域，并将图像传达到屏幕上，在可视条件下将前哨淋巴结显影处定为前哨淋巴结活检切口切取前哨淋巴结。ICG的SLN识别率为93.1%～100%，平均SLN检出个数为1.5～5.4 个。目前临床上常用的方法是ICG联合蓝染料法以提高SLN的检出率。

五、示踪剂注射部位

各种示踪剂的注射部位类似，基于乳腺组织中淋巴管的解剖，一般注射于肿瘤周围组织或者乳晕附近,又有皮内注射和皮下注射之分,其中皮内注射弥散速度较快,可以缩短注射至手术开始的时间。乳晕下注射可用于临床未及明显肿块、多中心或多灶性乳腺癌患者。各种注射方式的成功率和假阴性率类似。

第三节　前哨淋巴结活检术替代腋窝淋巴结清扫术的研究

中国抗癌协会乳腺癌诊治指南与规范(2015版)已明确指出,根据循证医学 I 级证据证实,乳腺癌SLNB是一项可以使腋窝准确分期的活检技术。SLNB可准确评估腋窝淋巴结病理学状态,对于腋窝淋巴结阴性的患者,可安全有效地替代ALND,从而显著降低手术的并发症,改善患者的生活质量。同时指出SLN阴性者不需进行腋窝处理。目前国内外已有大量的试验数据及荟萃分析提示 SLNB 替代 ALND 的准确性、可靠性和安全性。

一、NSABP B-32试验

迄今为止,入组人数最多的一项 III 期、多中心、前瞻性随机对照试验,所有入组患者均行SLNB,SLNB阴性患者随机分成两组,一组行ALND,另一组不行ALND,研究终点主要有局部控制率、无病生存率及总生存率。研究共纳入 5 611 例患者,3 989 例患者(71.1%)SLNB阴性,SLNB的准确率97.1%,假阴性率9.8%,阴性预测值为96.1%,61.4%的腋窝阳性患者仅有SLN转移。近期该研究公布了其10年随访数据,结果显示:两组局部事件、无病生存率和总生存率差异均无统计学意义,其中局部事件累计发生率SLNB组4.0%,SLNB+ALND组4.3%($HR = 0.95$, $P = 0.77$);10年无病生存率在两组中均为76.9%($HR = 1.01$, $P = 0.92$),10年OS在SLNB组为87.8%,在SLNB+ALND组为88.9%($HR = 1.11$, $P = 0.27$);该临床试验的长期随访进一步确立了SLNB阴性患者可以避免进一步行ALND。

二、ALMANAC临床试验

该多中心随机研究共有1 031例临床腋窝阴性患者入组，所有患者随机分成两组，一组行SLNB，另一组行标准组腋窝治疗，两组患者腋窝阳性率分别为24.8%和23.8%，SLNB成功率为98%、假阴性率为8.8%。5年腋窝复发率SLNB组1.03%，标准治疗组0.54%，两组的无病生存率（$HR = 1.17$，95% CI：$0.93 \sim 1.51$，$P = 0.18$）和总生存率（$HR = 1.17$，95% CI：$0.85 \sim 1.62$，$P = 0.34$）比较差异均无统计学意义。

三、意大利米兰SLNB185试验

该临床研究共有516例临床分期T1N0M0患者入组，随机分成SLNB和ALND两组，两组患者腋窝阳性率分别为35.5%和35.4%，SLNB成功率96%，假阴性率为8.8%，阴性预测值为95.4%。

第四节　前哨淋巴结1~2枚的处理及联合放疗

既往指南及临床实践均推荐如果SLN阳性，腋窝就应该行淋巴结清扫术。而有研究提示在T1-2期乳腺癌中有40%～70%的SLN阳性患者，SLN是其唯一转移的淋巴结，最新公布的ACOSOG Z0011试验结果对上述治疗模式提出了挑战。该试验是目前为止对于SLN阳性乳腺癌比较ALND和SLNB两种手术方式的局部控制率和OS最大的前瞻性、随机对照研究，试验结果显示对于临床T1-2期、SLN有1或2枚淋巴结阳性的患者，如果接受保乳手术和术后全乳放疗及全身辅助治疗，则SLNB和ALND在局部控制率和OS率没有差别，而SLNB组患者术后上肢并发症的发生率显著低于ALND组。该试验中位随访6.3年。2011年公布结果：SLNB组（$n = 420$）与 SLNB+ALND 组（$n = 436$）5年局部复发率（4.1%和2.8%）、5年无病生存率（91.8%和92.5%）及5年总生存率

（82.2%和83.9%）相比差异均无统计学意义（$P = 0.11$）。同时该研究还分析了主要的相关危险因素，包括年龄 50 岁以下、组织学分级Ⅲ级、HR 阴性，对于这部分患者该试验建议进一步行 ALND。该临床试验颠覆了既有的临床实践，美国 2013 版 NCCN 指南将 Z0011 试验成果纳入其中，但必须满足以下所有条件才能避免行 ALND：原发灶为 T1 或 T2 期（≤ 5 cm）、1 或 2 枚前哨淋巴结阳性、接受保乳手术、接受全乳放疗及未接受新辅助化疗。许多研究者也纷纷对该试验进行验证和解读，如 Dengel 等的研究结果显示，应用 Z0011 标准可以有 84% 的患者不用做 ALND；Delpech 等的研究结果显示，在 SLN 阳性的患者中有 69.6% 的患者符合 Z0011 不做 ALND 的标准。

　　Z0011 研究不仅对外科提出了新的挑战，同时也对放射治疗提出了新的探索，近期 Z0011 又分析了入组患者的放疗方案，纳入了入组试验后 18 个月内完成的病例报告表。605 例有完整病例报告的患者中，540 例（89.3%）接受了全乳放疗，其中 89 例（14.7%）还接受了锁骨上区域放疗。228 例有详细放疗记录的患者中，185 例（81.1%）仅接受了切线野放疗。142 例有详细切线高度记录的患者中，ALND 组共有 66 例，其中 33 例（50%）接受了高切线野（颅骨切线边界与肱骨头距离≤ 2 cm）放疗；SLNB 组 76 例，其中 40 例（52.6%）接受了高切线野放疗。单因素和多因素分析均提示治疗组与高切线野放疗均不相关。有详细记录的 228 例患者中，43 例（18.9%）接受了至少 3 野的定向区域淋巴结放疗，其中 ALND 组 22 例，SLNB 组 21 例。接受淋巴结定向放疗的患者与未放疗者相比淋巴结累及程度更高（$P < 0.001$）。3 例无淋巴结转移的患者均为 SLNB 组，其中 1 例接受了淋巴结定向放疗。140 例有 1 枚淋巴结转移的患者中，13 例（9.3%）接受了淋巴结定向放疗，其中 ALND 组 55 例中有 4 例（7.3%），SLNB 组 85 例中有 9 例（10.6%）。44 例有 2 枚或 2 枚以上淋巴结转移的患者中，9 例（10.6%）接受了淋巴结定向放疗，其中 ALND 组 19 例中有 3 例（15.8%），SLNB 组 25 例中有 6 例（24.0%）。研究者认为 Z0011 研究中治疗的大部分患者仅接受了切线野放疗，部分则完全没有接受放疗。一些患者则通过第三野接受了淋巴结定向放疗。有必要开展进一步的研究用于明确仅行 SLN 清扫术、有少数腋窝淋巴结累及的患者中的最佳放疗方法。

　　ALND 会引起上肢水肿、上肢活动障碍等一系列术后并发症，有研究者即提出腋窝区域放疗（axillary region radiotherapy, ART）也可以作为除了外科手术外的一种治疗选择。近期公布的EORTC AMAROS 10981 试验（AMAROS试验）结果提示该方法具有可行性，AMAROS 试验是一项多中心、开放性、随机对照、3期非劣效性试验，该试验将SLNB阳性的早期乳腺癌患者随机分为两组，一组行ART，另一组行标准的ALND 治疗，共纳入了 4 806 名临床分期为T1—2N0M0期患者，SLN 阳性的阳性率为29.3%，中位随访时间为6.1年。ALND 组和 ART 组总体 5 年腋窝淋巴结复发率分别为0.54%和1.03%，5年总生存率分别为92.5%和93.3%，5年的无病生存率分别为82.6%和86.9%，以上结果两组间差异均无统计学意义，但是两组发生淋巴水肿比例却存在显著差异。治疗后 1 年内，ALND 组 和 ART 组患者淋巴水肿的发生率分别为40%和22%。治疗后第 5 年，两组患者淋巴水肿的发生率分别为28%和14%。ALND 的淋巴水肿率是 ART 的 2 倍。本 研究结果表明：对于需腋窝淋巴结治疗的患者来说，ART 是 ALND 较好的替代方案，可以显著降低淋巴水肿的发生率。另外 Rao 等在"*JAMA*"上发表了一篇综述，该综述系统性总结了1994—2013年相关文献，也同样显示对于T1—2期临床无明显腋窝淋巴结转移证据的患者，其ALND 与腋窝放疗疗效相当，15年的总生存率分别为75%和74%；对于ALND 的患者，其腋窝淋巴结阳性率为21%，腋窝淋巴结的复发转移率ALND组为1%，放疗组为3%（$P = 0.04$），尽管放疗组腋窝淋巴结转移率较高，但临床可触及的腋窝淋巴结转移率较低。该综述同时认为，如有以下之一则需要行ALND：① 可扪及或者可疑腋窝淋巴结转移（即使新辅助化疗疗效很好）；② SLN 一个以上阳性同时行全乳切除；③ SLN 阳性不能接受放疗；④ SLN 阳性不能接受全身治疗；⑤ 不符合 ACOSOG Z0011 入组标准者。

第五节　前哨淋巴结微转移的临床处理

根据前哨淋巴结转移灶的直径大小，美国癌症联合委员会（AJCC）将其分为三种。① 宏转移：淋巴结内存在一个以上大于 2 mm 肿瘤病灶、其他阳性的转移淋巴结至少微转移；仅有ITC的淋巴结不作为pN 分期阳性淋巴结，但应另外记录为ITC。② 微转移：肿瘤病灶最大径为0.2~2.0 mm，或单张组织切片不连续，或接近连续的细胞簇 > 200 个细胞，标记为 pN1mi，多个转移灶时测量最大转移灶的最大径，不能累计。③ ITC：单个细胞或最大径 ≤ 0.2 mm 的小细胞簇单张组织切片不连续或接近连续的细胞簇 ≤ 200 个细胞，淋巴结不同纵/横切片或不同组织块不能累计计数，标记为 pN0(i+)。对于 SLN 微转移或 ITC 的患者是否需要进一步腋窝处理目前存在争议。

一、需进一步腋窝处理

有研究认为 SLN 存在微转移和孤立肿瘤细胞患者的非 SLN 转移发生率明显高于无 SLN 微转移患者。Bulte 等研究结果显示乳腺癌 SLNB 阴性患者腋窝复发率为 0.6%，其中约 11% SLN 微转移患者出现腋窝复发，SLN 微转移的乳腺癌特异性 10 年生存期和总生存期与 pN0 期相比明显降低，乳腺癌特异性生存期分别为 82.3% 和 91.9%，有统计学差异；10 年总生存率分别为 68.1% 和 75.7%，差异有统计学意义。也有研究提示存在局部 SLN 微转移和 ITC 的早期乳腺癌患者中，未接受辅助治疗的患者 5 年无病生存率较接受辅助治疗的患者明显下降。上述研究均表明 SLN 微转移是乳腺癌患者生存的预后指标，是指导腋窝处理的重要指标。2015 年中国抗癌协会乳腺癌专业委员会指南指出：SLN 微转移的患者约 20% 腋窝存在非 SLN 阳性，进一步行 ALND 可使 15% 的患者分期提高，7% 的患者辅助治疗策略改变。单个 SLN 微转移患者如接受保乳治疗时，可不施行 ALND，其他情况下则需要行 ALND。对于 pN0(i+) 患者，腋窝非 SLN 转移的概率 < 8%，ALND 可使 4% 的患者分期提高。目前认为 ITC 对患者预后有不良影响，与微转移患者一样可以自辅助全身治疗获益，但 ITC 患者不接受腋窝治疗，其腋窝复发率并无显著升高，不推荐常规施行 ALND。

二、不需要进一步腋窝处理

有专家认为，即使是 SLN 阴性的患者，其假阴性率仍有将近 10%，对 SLN 微转移患者进一步行 ALND 或者放化疗等辅助治疗可能会造成过度治疗。ACOSOG Z0010 的亚组分析中提示，pN1mi（占患者总数 10.5%）与 pN0 患者的总生存率分别为 95.1% 和 95.8%，差异无统计学意义。NSABP B-32 的亚组分析中提示pN1mi（占患者总数15.9%）与pN0患者的无病生存率（86.4%和89.2%）、无远处转移生存率（89.7%和92.5%）及OS无病生存率（94.6%和95.8%），差异也均无统计学意义。IBCSG 23-01是一项双臂、多中心、随机、非劣效性、Ⅲ期临床试验，旨在确定对于存在一个或多个SLN微转移（≤2 mm）、肿瘤最大径<5 cm的乳腺癌患者而言，不进行ALND的疗效是否不劣于ALND的疗效。该试验共入组931例SLN微转移患者，随机分为两组，单纯SLNB组（467例）和ALND组（464例），中位随访5.0年后，DFS期间发生事件数在ALND组为69例，SLNB组为55例；发生的与乳腺癌相关的事件数在ALND组为48例，SLNB组为47例，其中局部复发两组分别为10例和8例、对侧乳腺癌分别为3例和9例、区域复发分别为1例和9例、远处复发转移分别为34例和25例。ALND组与SLNB组的5年无病生存率（87.8% vs 88.4%，P=0.16）和总生存率（97.6% vs 98.0%）差异均无统计学意义。同样，有研究者回顾性随访了美国 SEER 数据库中3 240例仅进行了SLNB的乳腺癌患者，其中有1 767例患者为SLN微转移（中位随访50个月），SLNB阴性组与微转移组在腋窝复发率（ARR=0.1%）和OS率均无显著性差异。另外，对美国国家癌症数据库中1 988例仅行 SLNB的乳腺癌患者进行预后研究发现，中位随访 64个月，530例SLN微转移患者的腋窝复发率ARR为0.6%，以上研究结论均提示对于仅有前哨淋巴结微转移的早期乳腺癌患者，避免行ALND并没有对远期预后产生不利影响，在不影响患者生存的同时还可消除手术引起的并发症，进一步提高了患者的生存质量。

第六节　前哨淋巴结活检在新辅助化疗中的应用

新辅助治疗在乳腺癌的综合治疗中的运用越来越广泛，它不仅可以使原发灶降期，也可以使腋窝淋巴结降期，既往认为局部晚期乳腺癌患者、新辅助化疗前腋窝淋巴结阳性的患者，新辅助化疗后无论腋窝临床完全缓解或者SLNB阴性都必须行ALND。然而，随着新辅助治疗研究的不断深入，在新辅助化疗后可以保乳的同时是否也可以保留腋窝也越来越得到重视，因此对新辅助治疗患者如何以及何时评估腋窝的状态成为当前的一个研究热门。其中SLNB何时介入尤为让临床医生感兴趣。目前，对于SLNB介入的讨论热点主要集中在究竟是在新辅助化疗前还是新辅助化疗后进行，以及SLNB在新辅助化疗中的假阴性率问题。

　　一些研究认为，新辅助化疗前腋窝淋巴结状态是乳腺癌患者的独立预后指标，而且对化疗方案和局部放疗的选择有指导意义，故对于临床阴性的腋窝应在新辅助化疗前行SLNB以便更好地评估淋巴结状态，而且在新辅助化疗后行SLNB会增加假阴性率的发生，原因是新辅助化疗可使癌细胞坏死、纤维化，破坏、阻塞淋巴回流网，导致淋巴引流途径改变，所发现的SLN并非真正解剖意义上的SLN，以及腋窝转移淋巴结对化疗药物的不均一性反应，即化疗后SLN变为阴性而非SLN内还残存肿瘤细胞，这也可能导致新辅助化疗后产生SLN假阴性。也有专家认为，新辅助化疗可以使一部分患者腋窝淋巴结达到pCR，这类患者预后较好，不需要行彻底的ALND，因为淋巴结局限于先前切除的SLN的患者占30%～50%，且新辅助化疗使25%～30%的患者降至淋巴结阴性。近年大量的研究表明乳腺癌患者接受新辅助化疗后行SLNB仍具有较高的可行性和准确性。

一、SENTINA试验

　　SENTINA试验是一项前瞻性、多中心队列研究，旨在探索临床腋窝淋巴结阴性、接受新辅助化疗患者接受SLNB的最佳时间问题。共1 737例患者入组，依据临床影像腋窝淋巴结评估及其对新辅助化疗疗效评价分为4组，分别为A组：临床腋窝淋巴结阴性，新辅助化疗前SLNB阴性，新辅助化疗后不再进行SLNB；B组：临床腋窝淋巴结阴性，新辅助化疗前SLNB阳性，新辅助化疗后再次进行SLNB；C组：临床腋窝淋巴结阳性，新辅助化疗后腋窝临床影像转阴进行SLNB；D组：临床腋窝淋巴结阳性，新辅助化疗后腋窝仍然阳性，直接ALND。结果表明，新辅助化疗前SLNB具有极高的成功率（99.1%）；而新辅助化疗前SLN阳性，患者经新辅助化疗后再次SLNB的成功率只有60.8%，但假阴性率却高达51.6%。新辅助化疗后由cN1降期为cN0的患者SLNB成功率和总体假阴性率分别为80.1%和14.2%，其假阴性率明显高于现在普遍接受的5%的阈值。

二、ACOSOG Z1071试验

该试验旨在探索病理活检证实腋窝淋巴结阳性的乳腺癌患者新辅助化疗后SLNB的假阴性率问题。研究者以10%作为可以接受的上限，共756例临床分期为T0-4N1-2M0的患者入组，649例患者经新辅助化疗后接受SLNB和ALND手术，46位（7.1%）患者前哨淋巴结无法评估，78位（12%）患者只检出一枚SLN，腋窝pCR为41.0%，其余525位患者检出2枚或2枚以上SLN，总体假阴性率为12.6%。该试验最终假阴性率超过了预设值。近期该临床试验公布了新辅助化疗后SLN联合B超检查的假阴性率数据，B超提示腋窝淋巴结阳性的符合率为71.8%，B超提示腋窝淋巴结阴性的符合率为56.5%，两组的符合率有统计学差异，但两组的SLN假阴性率没有显著差异；而如果B超提示腋窝阴性患者再行SLNB，其假阴性率为9.8%，提示新辅助化疗后B超可能可以作为降低SLNB假阴性率的一种手段。

三、SNFNAC试验

在SNFNAC这项前瞻性研究中，定义安全性（检出率）＞90%及有效性（假阴性率）＜10%为可接受水准，共入组了153例临床分期为T0-3N1-2M0的乳腺癌患者，所有患者腋窝淋巴结转移情况均经组织学验证，最终对141例患者的临床数据进行了统计分析。结果显示新辅助化疗后SLN的检出率为87.6%（127/145），总体假阴性率为8.4%（7/83）。如果把SLN为ITC定义为阴性时，则假阴性率升高至13.3%。

外科医生的SLNB学习曲线、示踪剂的联合运用以及SLN的检出个数对降低SLNB的假阴性率至关重要，新辅助化疗患者的SLNB比常规SLNB更需要技术熟练、经验丰富的外科医生执行。术中采用染料标记和放射性核素探测双重示踪法也能相应降低SLNB的假阴性率，以上三个临床如果采用染料标记和放射性核素探测双重示踪法，假阴性率分别为ACOSOG Z1071 10.8%、SENTINA 8.6%和SNFNAC 5.2%。同样的，随着SLN检出数量的增多，假阴性率相应下降，如果新辅助化疗后仅检出1枚SLN，则假阴性率普遍偏高，分别是SENTINA 24.3%、ACOSOG Z1071 31.5%和SNFNAC 18.2%；如果检出2枚SLN，假阴性率为SENTINA 18.5%、ACOSOG Z1071 21.2%，SNFNAC 2枚及2枚以上4.9%；而检出3枚以上SLN，假阴性率为ACOSOG Z1071 9.1%、SENTINA 7.3%。

综上所述，一方面，在临床应用中，仍无确凿证据证实新辅助化疗后SLNB的可靠性，此项技术往往易造成对新辅助化疗后腋窝分期的低估，从而为高危患者埋下隐患；另一方面，对于经新辅助化疗后腋窝临床转阴的患者，在能保证SLN检出个数≥2枚的情况下，SLNB仍值得一试，或许能为部分患者免去ALND，减少ALND的术后并发症，而对其局部复发率及总生存期并无太大影响；而对于新辅助化疗前腋窝分期较晚或化疗结束后临床评价腋窝淋巴结未转阴的患者，这一手术并不适宜。三项临床试验并未对入组患者进行进一步的亚组分析，即根据现有的病理分子分型对入组患者进行进一步分析，以找到新辅助化疗后开展SLNB的最佳人群。对于临床上pCR较高的患者，如经赫赛汀治疗后HER-2过表达患者或对化疗敏感的TNBC患者可能是新辅助化疗后SLNB的备选人群，其仍需进一步研究证实。此外，新辅助化疗后行SLNB是否应该作为患者的治疗选择，尚需进一步对新辅助化疗后SLNB阴性且未行ALND的患者进行长期随访。

第七节　内乳前哨淋巴结

乳腺的淋巴引流大部分至腋窝淋巴结，少数引流至IMLNs、锁骨下淋巴结、锁骨上淋巴结、颈部淋巴结以及其他远处淋巴结。有荟萃分析显示，全部患者IMLNs转移率为22.4%，而腋窝淋巴结阴性患者IMLNs转移率仅为9.9%。作为仅次于腋窝淋巴结重要转移途径，IMLNs转移状况是确定乳腺癌临床和病理分期、判断预后和制定辅助治疗方案的重要依据，《NCCN乳腺癌临床实践指南》将IMLNs的病理状态作为乳腺癌分期和确定辅助治疗方案的依据之一。目前对IMLNs的最佳治疗方案尚存在争议。内乳区放疗是目前针对乳腺癌IMLNs转移的主要治疗手段，对IMLNs高危转移风险患者行内乳区和内侧锁骨上区放疗能显著提高无病生存率和无转移生存率，亦可提高总生存率，但内乳区照射的心脏毒性、其是否可以改善长期预后尚缺乏足够的证据，且缺乏准确的预测指标，常导致治疗过度或不足。因此，选择能从辅助放疗中获益的患者是十分重要的，而依靠IMLNs的组织学诊断显然要比单纯选择高危患者要更加合理有效。

随着SLNB的发展，内乳区前哨淋巴结活检术（internal mammary-SLNB，IM-SLNB）提供了一个比IMLNs清扫术创伤小的IMLNs分期技术。目前多采用经肋间行IM-SLNB技术，国内外的各项研究报道显示，在术前淋巴显像的基础上，IM-SLNB的成功率为63%～100%（平均86.7%）。胸膜损伤和乳腺内部血管出血是IM-SLNB最常见的并发症，发生率约为5%，而发生术后严重并发症（如气胸等）的概率极小。在成功接受IM-SLNB的患者中，有2%～11%导致辅助治疗策略的改变。但是由于内乳区显像率较低，使得IM-SLNB一直未能在乳腺癌患者中广泛开展。IM-SLNB的注射部位如为浅表位置（皮内、皮下和乳晕区）几乎不能使内乳区显像，而腺体内注射（瘤周、瘤内和瘤下）可以使内乳区显像。

IMLNs转移的高危因素（IMLNs转移率＞20%）包括：≥4枚腋窝淋巴结转移、肿瘤位于内侧并且腋窝淋巴结阳性、T3肿瘤合并年龄＜35岁、T2肿瘤合并腋窝淋巴结阳性或位于内侧象限。行新辅助化疗的大部分患者为局部晚期，是IMLNs转移的高危患者，《NCCN乳腺癌临床实践指南》推荐对新辅助化疗后IMLNs阳性者行内乳区放疗，对于新辅助化疗后降期且行全乳切除＋Ⅰ/Ⅱ级腋窝清扫＋胸壁和锁骨上/下淋巴引流区域放疗者，即使临床未发现IMLNs转移也强烈建议行内乳区放疗。而在未行新辅助化疗的患者中IM-SLNB可以为内乳区提供准确的放疗指征，对病理诊断IM-SLNB阳性者应行内乳区放疗，对阴性者无须行内乳区放疗。

第八节　导管内癌前哨淋巴结

乳腺导管内癌（ductal carcinoma *in situ*, DCIS）指乳腺导管内上皮细胞异常增生，但未超出周围基膜的病变，理论上此类型乳腺癌不向周围组织浸润，也不发生淋巴结转移,不需要施行SLNB,但临床实践中仍有少数DCIS出现腋窝淋巴结转移。有文献提示约3.5%～8%的乳腺DCIS存在腋窝淋巴结转移。对DCIS行SLNB的荟萃分析显示,术前诊断为DCIS的SLN转移的发生率为6.3%～6.6%,术后诊断为DCIS的SLN转移的发生率为2.1%～3.9%。

1. 影响DCIS淋巴结转移的主要因素

(1)术前穿刺为DCIS而对原发灶低估,有研究提示通过空心针穿刺活检检出的DCIS有10%～33%术后最终病理诊断为DCIS伴微转移。

(2)DCIS的组织学分级,其中低级别2.9%,中级别5.0%,高级别6.1%。

(3)原发灶大小:≤2 cm的占1.7%,>2 cm的占10%。

2. 对DCIS是否行SLNB的共识

(1)乳房全切及即刻重建的患者在术中行SLNB。

(2)出现可触摸到的肿块以及 MRI 提示肿块直径≥2 cm是DCIS可能同时隐匿有浸润性导管癌的高危因素等。

(3)如拟行保乳手术,则无须即刻行SLNB。

随着乳腺癌筛查的发展,早期乳腺癌的检出率越来越高,DCIS在乳腺恶性肿瘤中的比例也逐步增加,进一步明确并制定DCIS行SLNB的标准将使更多患者获益,而这有赖于大样本、多中心、前瞻性的临床研究所提供的循证医学证据。

第九节　前哨淋巴结阳性患者
非前哨淋巴结转移因素

对于SLN阳性患者,目前推荐需要进一步行ALND。但国内外临床发现,尽管SLN宏转移的非SLN转移率达40%～58%,但仍有一半甚至更多非SLN阴性,这部分患者行ALND为过度治疗,特别是对于T1-2的乳腺癌患者,SLN阳性且是其唯一转移的淋巴结可达到40%～70%,因此ALND并未使这部分患者得到进一步的临床获益,相反地带来了一系列的相关并发症。Bilimoria等回顾性分析了美国国家肿瘤数据中心1998—2005年97 314例临床腋窝阴性而

SLN阳性的乳腺癌患者，约20.8%只行SLNB未行ALND。Yi等回顾性分析了美国国立癌症研究所SEER数据库（surveillance, epidemiology, and end results）1998—2004年26 986例SLN活检阳性的乳腺癌，16.4%只进行SLNB。因此，有必要进一步研究SLN阳性乳腺癌发生非SLN转移的影响因素，有助于筛选出不必要行ALND的病例，对减少手术创伤、提高患者生活质量具有重要意义。

1. 非SLN转移预测模型

国外多个研究中心先后设计了以多个临床病理因素为变量的非SLN转移预测模型：

（1）MSKCC模型：MSKCC模型是第一个非SLN转移预测模型，共纳入了9个参数，分别为肿瘤大小、肿瘤类型、核分级、淋巴管浸润、多灶性、ER状态、SLN阳性数、SLN阴性数及SLN检测方法，AUC=0.77，但不同中心的验证结果也有所不同，AUC介于0.53～0.86之间。

（2）Mayo模型：纳入参数包括肿瘤大小、肿瘤类型和分级、淋巴管浸润、SLN转移灶大小、包膜外侵犯情况、实质转移情况、SLN阳性数和阴性数、组织学检测方法。

（3）Cambridge模型：纳入参数包括组织学分级、SLN转移灶大小、阳性SLN占全部切除SLN的比例，公式为：可预测性 = $1/[\,1 + \exp(4.19 - 0.62 \times$ 分级$) - 0.11 \times$ SLN转移灶大小 $- 2.15 \times$ SLN阳性率$\,]$，AUC = 0.80。

（4）Stanford模型：纳入参数包括肿瘤大小、肿瘤T分期、脉管侵犯、肿瘤分级、ER状态、PgR状态、SLN转移灶大小、SLN检测方法，AUC = 0.74。

以上各个模型所含预测因素不尽相同。一个预测模型的建立往往是基于一组特定人群的临床病理资料，但是在不同国家或区域之间往往存在较大的差异，因此，会影响预测模型的预测准确度。此外，不同地区对于SLN检查方法、病理评估方法和肿瘤生物学特性的差异也是导致预测准确性改变的重要因素。因而，以上预测模型需要结合国内相关临床资料进行研究总结。

2. 手术方式

SLNB和ALND是目前腋窝处理的两种标准术式，但两种手术方式各有优缺点。目前一种介于这两种术式之间的保留腋窝的区域切除术（conservation axillary regional excision, CARE）正在被临床实践检验。在Cowher等的报道中，CARE术式使用蓝染法，切除SLN以及周边可触及的淋巴结，不行术中冰冻病理，即使术后病理提示淋巴结阳性也不再行进一步的ALND。中位切除淋巴结数目为8枚，切除淋巴结数量约是传统ALND的50%；中位随访5.1年后，入组的587例病例中7例发生局部复发，其中3例为腋窝复发。75%的患者接受了新辅助化疗，术后淋巴水肿的发生率降低（3.4%），主要与切除的淋巴结数目和是否接受放疗有关，该研究由此推断，并非所有的淋巴结阳性、行全乳切除术的病例均需要接受传统的ALND，该术式仍需要更大规模的多中心的临床研究以及长期的随访去验证。

3. 综合治疗

乳腺癌的治疗模式已经进入精准治疗时代，更强调个体化的综合治疗。针对不同的个体选择合适的治疗方案，在保证疗效的同时尽可能减少不必要的损伤以及相应的并发症，以改善患者的生活质量。乳腺癌SLNB作为一种诊断与治疗兼具的活检技术，已成为外科治疗领域中的热点，同时也是乳腺癌临床治疗的重要方法之一。SLNB技术提供了更准确的腋窝淋巴结分期方法及较低的假阴性率，对于SLN阴性的患者免于ALND已成为标准术式选择，随着SLNB的广泛开展，适应证的不断扩大，更多的争议也随之而来，如何进一步规范SLNB操作、降低假阴性率及有争议的适应证等问题还有待继续研究。

-------------------------------- 参 考 文 献 --------------------------------

［ 1 ］ Donker M, et al. Radiotherapy or surgery of the axilla after a positive sentinel node in breast cancer (EORTC 10981−22023 AMAROS): a randomised, multicentre, open-label, phase 3 non-inferiority trial［J］. Lancet Oncol, 2014, 15(12): 1303−1310.

［ 2 ］ 黄晓燕，吴炅，徐维萍，等.乳腺癌前哨淋巴结术中印片细胞学评估［J］.中华肿瘤杂志,2007,29（8）: 596−599.

［ 3 ］ Galimberti V, et al. Axillary dissection versus no axillary dissection in patients with sentinel-node micrometastases (IBCSG 23−01): a phase 3 randomised controlled trial ［J］. Lancet Oncol, 2013, 14(4): 297−305.

［ 4 ］ Julian TB, Anderson SJ, Krag DN, et al. 10−yr follow-up results of NSABP B−32, a randomized phase III clinical trial to compare sentinel node resection (SNR) to conventional axillary dissection (AD) in clinically node-negative breast cancer patients［J］. J Clin Oncol, 2013, 31: 1000−1003.

［ 5 ］ Fleissig A, Fallowfield LJ, Langridge CI, et al. Post-operative arm morbidity and quality of life. Results of the ALMANAC randomised trial comparing sentinel node biopsy with standard axillary treatment in the management of patients with early breast cancer［ J ］. Breast Cancer Res Treat, 2006, 95: 279−293.

［ 6 ］ Boughey JC, Sumanv J, Mittendorf EA, et al. Sentinel lymph node surgery after neoadjuvant chemotherapy in patients with node-positive breast cancer: the ACOSOG Z1071 (Alliance) clinical trial［ J ］. JAMA, 2013, 310(14): 1455−1461.

［ 7 ］ Boileau JF, Poirier B, Basik M, et al. Sentinel node biopsy following neoadjuvant chemotherapy in biopsy proven node positive breast cancer: the SN FNAC study［ J ］. 2015, 33(3): 258−264.

［ 8 ］ 王永胜, 欧阳涛, 王启堂, 等. 中国前哨淋巴结活检多中心协作研究(CBCSG−001)最新资料报告［ J ］. 中华乳腺病杂志, 2009, 3（3）: 265−272.

［ 9 ］ Boughey JC, Suman VJ, Mittendorf EA, et al. Sentinel lymph node surgery after neoadjuvant chemotherapy in patients with node-positive breast cancer: the ACOSOG Z1071 (Alliance) clinical trial［ J ］. JAMA, 2013, 310(14): 1455−1461.

［ 10 ］ Ahmed M, Purushotham AD, Douek M. Novel techniques for sentinel lymph node biopsy in breast cancer: a systematic review［ J ］. Lancet Oncol, 2014, 15: e351−e362.

［ 11 ］ Rao R, Euhus D, Mayo HG, Balch C. Axillary node interventions in breast cancer: A systematic review［ J ］. JAMA2013310(13): 1385−1394.

［ 12 ］ Dengel LT, Vanzee KJ, King TA, et al. Axillary dissection can be avoided in the majority of clinically node-negative patients undergoing breast-conserving therapy ［ J ］. Ann Surg Oncol, 2014 21(1): 22−27.

［ 13 ］ 王永胜, 刘艳辉, 欧阳涛, 等. 乳腺癌前哨淋巴结术中分子诊断的研究［ J ］. 中华医学杂志, 2011, 91（2）: 81−85.

［ 14 ］ Giuliano AE, Hunt KK, Ballman KV, et al. Axillary dissection vs no axillary dissection in women with invasive breast cancer and sentinel node metastasis: a randomized clinical trial［ J ］. JAMA, 2011, 305: 569−575.

［ 15 ］ Kuehn T, Bauerfeind I, Fehm T, et al. Sentinel-lymph-node biopsy in patients with breast cancer before and after neoadjuvant chemotherapy (SENTINA): a prospective, multicentre cohort study［ J ］. Lancet Oncol, 2013, 14(7): 609−618.

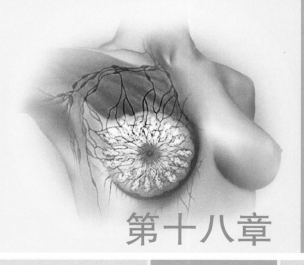

第十八章

复发转移乳腺癌内分泌治疗策略

李惠平

目前认为HR阳性乳腺癌是一种慢性疾病,生存期长、预后好,这类患者大部分对内分泌治疗敏感、获益大,因此推荐首选内分泌治疗。在目前的治疗理念中,患者出现复发转移后,用来判断是否首选内分泌治疗的两个主要因素是:HR阳性和没有内脏危象。几十年来,这样"一刀切(one size fits all)"的理论一直存在,但并不能完全成为指导临床实践的依据。例如在实际工作中,对于存在内脏危象的患者,通常都不能耐受化疗,也会选择内分泌治疗;或者患者在内分泌治疗阶段出现复发转移或进展,或者患者一线内分泌治疗后快速进展,或者患者HR表达较低,通常都会选择化疗。因此,怎样在充分理解肿瘤分子生物学特征的基础上,辩证地考虑患者从治疗中获益,同时经历更少的不良反应,保持良好的生活质量,是选择治疗方案的基本原则。

作者单位:100142　北京大学肿瘤医院暨北京市肿瘤防治研究所,肿瘤发病机制及转化研究教育部重点实验室

通信作者:李惠平,Email: huipingli2012@hotmail.com

第一节　激素受体阳性乳腺癌的基本特征

一、激素受体阳性乳腺癌的基本特征

乳腺癌病例中约60%～80%是激素受体（hormone receptor, HR）阳性，内分泌治疗成为这类患者治疗的中流砥柱。最近的证据表明，HR阳性乳腺癌患者的比例可能在增加，特别是在绝经前患者。

考虑到全球该疾病的患病率，在所有可用的肿瘤治疗方法中，内分泌治疗较其他抗癌药物在乳腺癌的治疗中有更大的全球影响力。尤其是目前与内分泌治疗联合的靶向治疗将使这一治疗费用居高不下。

尽管大多数早期HR阳性患者接受内分泌辅助治疗以达到治愈目的，但其中约30%将最终经历复发转移。此外，5%～10%的乳腺癌在初治就诊断为Ⅳ期，进展期乳腺癌是目前无法治愈的，其治疗的主要目标是减轻症状、延长生存期，同时保持良好的生活质量。

在过去的10年中，芳香酶抑制剂（aromatase inhibitors, AI）阿那曲唑、来曲唑和依西美坦已经基本优先他莫昔芬作为辅助治疗绝经后早期乳腺癌的药物。但不是所有的患者同样受益，也会出现AI耐药，因此，克服耐药是目前的重要方向。寻找可以预测治疗反应的生物标志物，逆转耐药，是必不可少新的治疗方向。HR阳性转移性乳腺癌的优化治疗策略和这个领域未来的发展方向成为科研和临床研究的重点。

二、HR阳性乳腺癌的治疗

对ER表达型乳腺癌的治疗进展已有50多年，作为肿瘤靶向治疗的典范，已成为最伟大的临床研究进展之一。一直为大众所知的激素、卵巢、垂体或肾上腺皮质功能的消退可能导致部分乳腺癌患者的治疗反应，在20世纪60年代末和70年代初，HR（ER和PgR）的肿瘤表达被确定开创性的生物标志物预测从抗雌激素的治疗中获得好处。抗雌激素疗法对HR表达乳腺癌的强大冲击力，在之后的随机对照临床研究中陆续证明这一治疗几乎横跨了乳腺癌治疗的所有领域，包括导管原位癌、早期浸润癌、晚期乳腺癌，甚至到乳腺癌的预防。而HR表达是临床获益的必要条件。

第二节　乳腺癌治疗常用的内分泌药物

一、选择性雌激素受体调节剂

雌激素受体调节剂（selective estrogen receptor modulators, SERMs）包括他莫昔芬（Tamoxifen）和托瑞米芬。他莫昔芬是最早临床使用的选择性SERMs，首次治疗乳腺癌于1971年。几十年来，他莫昔芬一直是ER阳性的乳腺癌标准治疗，得益于其一定的疗效和可耐受的不良反应。86项临床试验的回顾，涉及了5 000多例他莫昔芬治疗的患者，总反应率（ORR）为34%，并且19%的患者达到病情稳定期至少为6个月。

二、芳香化酶抑制剂

AI包括依西美坦、来曲唑和阿那曲唑。绝经后妇女其雌激素合成主要发生在外围组织，第三代的AI（阿那曲唑、来曲唑和依西美坦）已经证明其疗效，同时降低循环雌激素水平。依西美坦是一种类固醇AI，不可逆转结合到芳香化酶，而非甾体类阿那曲唑和来曲唑都表现出可逆结合到芳香化酶。虽然该机制仍不清楚，类固醇和非类固醇类认为是不完全交叉耐药的。虽然没有临床证据表明哪一个是更好的AI，在一个大的荟萃分析中，包括8 504例患者，证明相比他莫昔芬AI具有生存优势（$HR = 0.89, 95\% CI: 0.80 \sim 0.99$）。

三、氟维司群

氟维司群（Fulvestrant）是第三类可用的治疗药物，是针对ER本身并能下调ER的药物氟维司群（选择性SERDs）。氟维司群为竞争性的ER拮抗剂，其亲和力与雌二醇相似，其作用机制与下调ER蛋白水平有关。氟维司群（250 mg）证明它在他莫昔芬和阿那曲唑治疗失败的患者也能获得疗效。最近的数据表明，治疗用高剂量的氟维司群比较阿那曲唑提高疾病控制并具有生存优势。氟维司群500 mg与阿那曲唑相比，在第二阶段的第一次试验（$n = 205$），改进了肿瘤进展时间（time to progress, TTP）和总生存期（overall survival, OS）。氟维司群中位数TTP为23.4个月，阿那曲唑为13.1个月（$HR = 0.66$，95% CI：$0.47\sim0.92$，$P = 0.01$）；氟维司群中位OS为54个月，阿那曲唑为48个月（$HR = 0.70$）。

第三节　逆转内分泌耐药或联合内分泌治疗的靶向药物

一、逆转内分泌耐药或联合内分泌治疗的靶向药物

逆转内分泌耐药或联合内分泌治疗的靶向药物包括依维莫司、CDK4/6和PIK3CA抑制剂等。靶向治疗和内分泌治疗的组合是一个不断发展的领域。临床前证据表明靶向内分泌治疗联合的机制，如作为PIK3CA/AKT/mTOR通路、细胞周期素，及其他生长因子受体信号转导通路的串扰，可能会增加或恢复内分泌敏感性。最近随机临床试验证实这些方法有显著的好处。抗人表皮生长因子受体2型（抗HER-2）剂，雷帕霉素［哺乳动物雷帕霉素靶蛋白（mammalian target of rapamycin, mTOR）的抑制剂］和细胞周期蛋白依赖性激酶（CDK4/6）抑制剂，已经被纳入临床治疗HR阳性的乳腺癌患者，作为一线和（或）二线及以上药物使用。试验PIK3CA抑制剂和抗血管内皮生长因子（vascular endothelial growth factor, VEGF）抑制剂也已呈现一定疗效。表18-3-1选择了治疗有效的试验，表18-3-2选择了正在进行的试验来论证靶向联合内分泌治疗逆转内分泌耐药的策略。

表18-3-1 适合内分泌治疗的患者状况

患者状况	年龄
	绝经状态
	并发症
	一般状态
	预期与偏好
	既往治疗的毒性
	依从性
肿瘤	组织学亚型
	HR表达
	HER-2扩增情况
	内部亚型
	预后因子*
疾病	转移部位
	肿瘤负荷
	症状和（或）显著疗效的需求
	既往内分泌治疗
	辅助治疗的DFS
	对于既往内分泌治疗的反应
	既往内分泌治疗的有效期
药物	药理
	预期不良反应
	药物互作
	药物有效性
	成本
	给药途径
其他问题	可用的临床研究
	可供参考的指南
	经济困扰
	社会支持

注：*对于HR阳性的晚期乳腺癌内分泌治疗中，预测因子目前尚不明确，相关研究应当优先积极开展。
HER-2（人表皮生长因子受体2）；HR（激素受体阳性）。
引自 "Reinert T，Barrios CH. Optimal management of hormone receptor positive metastatic breast cancer in 2016 [J]. Ther Adv Med Oncol, 2015, 7(6): 304-320"。

表18-3-2　不同内分泌治疗方法的效果汇总

研究/臂	N	ORR（%）	CBR（%）	中位TTP或PFS（月）	中位OS（月）
Nabholtz等（2000年）	353				
阿那曲唑		21	59	11	33
他莫昔芬		17	46	5.6*	32
Mouridsen等（2001年）	907				
来曲唑		32	50	9.4	34
他莫昔芬		21*	38*	6.0*	32
Paridaens等（2008年）	391				
依西美坦		46	—	9.9	37
他莫昔芬				5.8*	43
Howell等（2004年）	578				
氟维司群 250 ml		31.6	54.3	6.8	36.9
他莫昔芬		33.9	62	8.3	38.7
Osborne等（2003年）	400				
氟维司群 250 mg		17.5	42.2	5.4	—
阿那曲唑		17.5	36.1	3.4	
FACT研究（Bergh等，2012年）	514				
氟维司群 LD + 阿那曲唑		31.8	55.0	10.8	37.8
阿那曲唑		33.6	55.1	10.2	38.2
SWOG研究（Mehta等，2012年）	707				
氟维司群 LD + 阿那曲唑		—	—	15	47.7
阿那曲唑				13.5*	41.3*
FIRST研究**（Robertson等，2009、2014年）	205				
氟维司群 HD		36	72.5	23.4	54.1
阿那曲唑		35.5	67	13.1*	48.4*

（续表）

研究/臂	N	ORR（%）	CBR（%）	中位TTP或PFS（月）	中位OS（月）
PALOMA-01#（Finn等，2015年）	165				
来曲唑+Palbociclib		43	81	20.2	—
来曲唑		33	47*		

注：* 差异有统计学意义；# 随机Ⅱ期

二、依维莫司联合内分泌治疗

依维莫司为mTOR抑制剂，基础研究显示，依维莫司能够逆转内分泌治疗耐药。2012年7月20日，美国食品与药物管理局（FDA）批准了依维莫司+依西美坦治疗非甾体类芳香化酶抑制剂治疗失败的绝经后HR阳性、HER-2阴性的晚期乳腺癌患者。该项批准是基于随机、双盲、安慰剂对照Ⅲ期BOLERO-2试验的结果，该试验纳入了724例上述新适应证的绝经后女性患者。中位随访期18个月，研究结果显示中位PFS在依维莫司联合依西美坦组比安慰剂联合依西美坦组显著延长（研究者评估：7.8个月 vs 3.2个月，$HR = 0.45$，95% CI：$0.38 \sim 0.54$，$P < 0.000\ 1$；中心评估：11.0个月 vs 4.1个月，$HR = 0.38$，95% CI：$0.31 \sim 0.48$，$P < 0.000\ 1$）。无论是对于整体人群还是前瞻定义的各个亚组（包括内脏转移的患者，在辅助治疗完成后12个月内复发的患者）都得出同样的结果。但加用mTOR抑制剂在增强疗效的同时，也伴随着口炎、贫血和呼吸困难等不良事件的增加。最常见的3或4级不良事件为口炎（联合治疗组 vs 依西美坦单药组：8% vs 1%）、贫血（6% vs < 1%）、呼吸困难（4% vs 1%）、高血糖（4% vs < 1%）、疲乏（4% vs 1%）和肺炎（3% vs 0）。因此，患者选择依维莫司联合芳香化酶抑制剂治疗要权衡疗效和不良反应，根据具体情况进行个体化治疗。

三、CDK4/6抑制剂（Palbociclib）

CDK4/6抑制剂是细胞周期依赖性激酶抑制剂（cyclin-dependent kinase,

CDK），是一类丝氨酸/苏氨酸激酶，作为细胞内重要的信号转导分子和细胞周期素形成CDK-cyclin复合物，共同参与细胞的生长、增殖、休眠或进入凋亡。分析癌症基因组图谱（the Cancer Genome Atlas, TCGA）证明，细胞周期蛋白D（cyclin D1、D2、D3）家族在G1期开始表达，结合并激活CDK4/6，形成CDK4/6-cyclin D复合物，使包括视网膜母细胞瘤蛋白（retinoblastoma protein, Rb）在内的一系列底物磷酸化。形成cyclin D-CDK4/6-Rb通路。这条通路的改变，加速了G1期进程，使得肿瘤细胞增殖加快而获得生存，而约80%的人类肿瘤有Rb，因此对这一通路的干涉成为一种治疗策略。CDK4/6也就成了抗肿瘤的靶点。同时这一通路的激活，使细胞快速进入S期，并与内分泌治疗耐药相关。因此，CDK4/6抑制剂的应用提高了内分泌治疗的效果。Palbociclib（PD-0332991）是一种口服的CDK4/6的小分子抑制剂，PALOMA-1试验（Finn等，2015年），是一个随机Ⅱ期研究，其中包括绝经后妇女进展为HR阳性和HER-2阴性肿瘤以前未进行系统性治疗的乳腺癌。患者必须完成AI辅助治疗大于12个月（仅32%患者接受过辅助内分泌治疗）。患者被随机分成Palbociclib联合来曲唑组与单纯来曲唑组。Palbociclib联合来曲唑组显著改善了PFS（20.2个月），而来曲唑单纯组为10.2个月（$HR = 0.48$, 95% CI：$0.31 \sim 0.74$, $P = 0.000\ 4$）。此外，Palbociclib表现出良好的耐受性和安全性，唯一频繁的不良事件是中性粒细胞减少，54%接受Palbociclib的患者出现了中性粒细胞减少。无发热性中性粒细胞减少的报道，并且停药比例也非常低。该Palbociclib加来曲唑的组合获得美国食品和药物管理局（FDA）的加速批准，2015年3月2日，FDA批准了Ibrance（Palbociclib）联合来曲唑作为ER阳性或HER-2阴性绝经后晚期乳腺癌初始治疗方案。

进一步的PALOMA 3临床试验证实，在绝经后晚期HR阳性、HER-2阴性的乳腺癌患者，Palbociclib联合氟维司群疗法较预氟维司群单一疗法更有效，Palbociclib在之前应用过内分泌治疗进展的患者，在Palbociclib联合氟维司群组PFS为9.2个月，在氟维司群单药治疗组PFS为3.8个月（$ORR = 0.422$, 95% CI：$0.318 \sim 0.560$, $P < 0.000\ 001$）。这些发现导致了FDA批准Palbociclib和氟维司群为晚期HR阳性、HER-2阴性之前内分泌治疗进展的乳腺癌的治疗方案。另外的CDK4/6抑制剂Abemaciclib（LY2853219）和Ribociclib（LEE011）也被陆续报道。

四、Abemaciclib（LY2835219）

Abemaciclib 也是高度特异性的小分子 CDK4/6 抑制剂，是在稍后阶段发展起来的。在临床前模型，Abemaciclib 单药治疗抑制 Rb 的磷酸化，导致 G_1 期阻滞和细胞增殖的抑制。此外，Abemaciclib 能穿过血－脑屏障（blood-brain barrier, BBB）并抑制颅内肿瘤生长，无论是作为单一疗法或与烷化剂替莫唑胺联合。从最近的 MONARCH1 报道来看，Abemaciclib 单药治疗 ER 阳性、HER－2 阴性的转移性乳腺癌患者的 II 期临床试验结果显示，这些患者至少接受过二线化疗，Abemaciclib 单药在这组多线治疗的患者中，显示 ORR 为 19.7%（95% CI：13.3～27.5，15% 不排除）；中位反应时间为 8.6 个月，中位 PFS 为 6.0 个月，中位 OS 为 17.7 个月。

五、Ribociclib（LEE011）

Ribociclib 是一种口服生物可利用的，具有高度选择性的 CDK4/6 抑制剂，这也是在后期阶段研发的新药。在临床前研究中，Ribociclib 单药治疗抑制肿瘤生长和细胞周期阻滞在几个细胞系被观察到，并且是剂量依赖性的。Ribociclib 联合来曲唑的临床研究显示，可以降低肿瘤 ki67 的表达，不良反应可耐受。

六、抗肿瘤血管生成与内分泌治疗结合

乳腺肿瘤高水平的 VEGF 与内分泌治疗反应下降有关，抗 VEGF 单克隆抗体贝伐珠单抗已经被广泛地应用于 HR 阳性和阴性的乳腺癌。最近评估了 14 个 III 期临床试验，包括 4 400 例患者，贝伐株单抗在乳腺癌患者显示了在 PFS 上的获益，尽管目前还没有 OS 的改进。最近，有两个 III 期随机试验评估是否贝伐珠单抗可能延迟内分泌治疗耐药。试验是在来曲唑和氟维司群的基础上加贝伐珠单抗，一线治疗 HR 阳性、HER－2 阴性的绝经后乳腺癌，尽管改进了 ORR，但无论是 TTF 还是 OS，均未显示有差异。在类似设计 CALGB40503 试验中，发现 PFS 有统计学显著改善，贝伐珠单抗和来曲唑的联合与单独来曲唑比较分别为 20 个月和

16个月（$HR=0.74$，95% CI：$0.58\sim0.95$，$P=0.016$）。同样，仍未显示OS有差异。在这两个试验中，有分别提高3级和4级毒性。此外，抗血管生成剂中，最常见的是高血压和蛋白尿。尽管有这些结果，但贝伐单抗的作用仍然不确定，因此，不应该在临床试验外建议患者联合应用贝伐单抗与内分泌药物治疗。

七、曲妥珠单抗和拉帕替尼

令人信服的证据表明，内分泌信号转导通路和一些生长因子途径之间存在显著串扰信号。有研究表明，内分泌治疗和抗HER-2（曲妥珠单抗和拉帕替尼）治疗的组合是可行、有效的，比较单一内分泌治疗方法，临床获益率（clinical benefit rate, CBR）和TTP增加。因此认为，内分泌治疗结合抗HER-2治疗对ER阳性、HER-2阳性乳腺癌的治疗有效。

第四节　乳腺癌内分泌治疗的策略

目前认为HR阳性乳腺癌是一种慢性疾病，生存期长、预后好。这类患者大部分对内分泌治疗敏感、获益大，因此推荐首选内分泌治疗。但是，对于存在内脏危象、症状严重、明确存在内分泌治疗耐药的患者，如在内分泌治疗阶段出现疾病进展，可以考虑首选化疗以便快速减轻或缓解临床症状，控制肿瘤发展，改善患者生活质量。也有部分专家认为，即使是HR阳性的患者，也可以优先选择化疗，之后序贯内分泌治疗，维持治疗效果，可能也会使患者获益。所以辩证地考虑患者从治疗中获益同时经历更少的不良反应，是我们选择治疗的基本原则。

一、绝经状态与内分泌治疗

内分泌治疗选择时应考虑患者是否绝经：虽然目前乳腺癌临床试验对绝经的定义各异，但通常绝经是指月经永久性终止，也用于描述乳腺癌治疗过程中卵巢合成的雌激素持续性减少。

　　关于绝经NCCN指南有几条明确的定义：① 双侧卵巢切除术后；② 年龄≥60岁；③ 年龄<60岁，停经≤12个月，没有接受化疗、他莫昔芬、托瑞米芬或抑制卵巢功能治疗，且FSH及雌二醇水平在绝经后的范围内；④ 年龄<60岁，正在服他莫昔芬或托瑞米芬，FSH及雌二醇水平应在绝经后范围内；⑤ 正在接受LH-RH激动剂或拮抗剂治疗的患者无法判定是否绝经；⑥ 正在接受辅助化疗的绝经前妇女，停经不能作为判断绝经的依据；⑦ 因为尽管患者在化疗后会停止排卵或出现停经，但卵巢功能仍可能正常或有恢复可能。对于化疗引起停经的妇女，如果考虑以AI作为内分泌治疗药物，则需要进行卵巢切除或连续多次监测FSH和（或）雌二醇水平，以确保患者处于绝经后状态。化疗导致的闭经不是真正意义上的绝经，应用AI也要慎重，尤其是年轻患者，因为年轻患者化疗后月经恢复的可能性要较年龄大的患者比例高。根据是否需要快速控制疾病或者症状来选择如何进行治疗，同时还应考虑社会经济因素、心理因素，以及目前可采取的治疗措施和患者本人的意愿。

二、选择内分泌治疗的一般状况

　　如果没有内分泌耐药的证据或需要快速减轻肿瘤负荷的需要，即使患者存在内脏转移，内分泌治疗也是HR阳性［ER和（或）PgR阳性］进展期乳腺癌患者的首选治疗。根据治疗反应和患者情况，可以进行二线或三线的内分泌治疗。进展期乳腺癌患者在选择内分泌治疗的药物时，一定要考虑患者在辅助内分泌治疗阶段使用内分泌药物的时间和耐药情况（见表18-3-2）。

三、内分泌治疗和化疗的联合应用

　　化疗同时联合内分泌治疗目前尚无生存获益的报道，不建议内分泌治疗和化疗联合应用。

四、绝经后患者

　　绝经后患者的一线内分泌治疗可以选择AI、氟维司群、他莫昔芬或托瑞米芬的治疗。通常会优先选择AI,存在AI治疗禁忌证、曾行AI辅助内分泌治疗且DFS短,或因经济原因不能行AI治疗的患者,如表18-3-2所示,内分泌治疗疗效汇总可考虑选择他莫昔芬或托瑞米芬的治疗。

氟维司群是ER下调剂,有两种给药方式,低剂量氟维司群(250 mg/4周)和高剂量氟维司群(500 mg/4周),高剂量氟维司群能显著延长PFS(中位PFS:23.4个月 vs 13.1个月),且耐受性良好。因此,高剂量氟维司群(500 mg/4周)目前也推荐作为绝经后患者的一线内分泌治疗药物。

五、CDK4/6(Palbociclib)

2015年3月2日,FDA批准了IBRANCE(Palbociclib)联合来曲唑作为ER阳性、HER-2阴性绝经后晚期乳腺癌初始治疗方案,这一单药治疗将既往的PFS延长了一倍,从10.2个月延长到20.2个月。

六、绝经前患者

绝经前患者通常采用他莫昔芬,如果患者辅助阶段应用过他莫昔芬,也可以考虑完全卵巢功能抑制(包括药物性卵巢功能抑制),去势后加AI。这里要强调对于年龄在45岁以下未绝经的患者,在选择药物性卵巢功能抑制加AI时要慎重,要检测激素水平(E_2和FSH),因为如果不能完全抑制卵巢功能,治疗效果不佳。

第五节　内分泌治疗进展

一、内分泌治疗耐药

1. 原发性内分泌治疗耐药

术后辅助内分泌治疗2年内出现复发转移,或转移性乳腺癌一线内分泌治疗6个月内出现疾病进展。

2. 继发性内分泌治疗耐药

术后辅助内分泌治疗过程中,但治疗超过2年后出现复发转移,辅助内分泌治疗结束后12月内出现复发转移,或转移性乳腺癌线内分泌治疗≥6个月出现疾病进展。做这样的定义是在治疗患者的过程中需要,如果患者是内分泌治疗耐药,可以考虑加上靶向治疗来逆转耐药(见表18-5-1)。

表18-5-1　内分泌治疗近期临床研究汇总

研究/臂	N	ORR（%）	中位TTP或PFS（个月）	中位OS（个月）
Confirm（Di Leo等,2010、2014年）	736	9.1	6.5	25.2
高剂量氟维司群 *vs* 低剂量氟维司群		10.2	5.5*	22.8
EFECT（Chia等,2008年）	693	7.4	3.7	—
低剂量氟维司群 *vs* 依西美坦		6.7	3.7	
SOFEA（Johnston等,2013年）	703	7.4	4.4	20.2
低剂量氟维司群联合阿那曲唑 *vs* 低剂量氟维司群		6.9	4.8	19.4
低剂量氟维司群联合阿那曲唑 *vs* 依西美坦		3.6	3.4	21.6
BOLERO-2（Baselga等,2012年）	724	9.5	7.8	31.0
依维莫司联合依西美坦 *vs* 依西美坦		0.4*	3.2*	26.6
PALOMA-3（Turner等,2015年）	521	10.4	9.2	—
高剂量氟维司群+Palboc *vs* 高剂量氟维司群		6.3	3.8*	

注: *表示两组间比较 *P* < 0.05

二、绝经后AI治疗进展的患者

AI治疗后进展的乳腺癌患者可以根据实际情况,考虑以下几种治疗。

（1）非甾体类芳香化酶抑制剂（来曲唑、阿那曲唑）治疗失败后,依维莫司+

依西美坦是有效的治疗方式；同时在内分泌治疗失败的患者，依维莫司也可以联合他莫昔芬、来曲唑和氟维司群。

2012年7月20日，FDA批准了依维莫司+依西美坦治疗非甾体类AI治疗失败的绝经后HR阳性、HER-2阴性的晚期乳腺癌患者。该项批准是基于随机、双盲、安慰剂对照Ⅲ期BOLERO-2试验的结果，是用于非甾体类AI（来曲唑、阿那曲唑）治疗失败后，选择依维莫司+依西美坦。在应用依维莫司治疗时要权衡疗效和不良反应，主要的不良反应是口腔溃疡和肺间质纤维化。对于口腔溃疡在用药时就要预防，包括口腔淡盐水漱口，治疗口腔溃疡的药物等。总之根据具体情况进行个体化治疗。

（2）高剂量氟维司群（500 mg/4周）。

（3）可以换用另一类AI。如非甾体类芳香化酶抑制剂（来曲唑、阿那曲唑）治疗失败后，可以考虑换为甾体类AI依西美坦治疗，反之亦然。

（4）他莫昔芬或托瑞米芬。

（5）孕激素也可以考虑作为一种治疗选择。

（6）雄激素受体拮抗剂：恩杂鲁胺是雄激素受体抑制剂，Ⅱ期临床研究MDV3100-11的结果显示恩杂鲁胺用于晚期AR+TNBC有一定疗效。

三、进展期乳腺患者化疗后的内分泌维持治疗

进展期乳腺患者化疗后的内分泌维持治疗在临床实践中被广泛应用，是一个合理的选择。

四、HR和HER-2双阳性患者

对于HR和HER-2双阳性患者可以选择内分泌治疗联合抗HER-2治疗，如曲妥珠单抗、拉帕替尼等。ER阳性或HER-2阳性的乳腺癌，可以选择内分泌治疗联合抗HER-2的治疗，且无论曲妥珠单抗或拉帕替尼联合内分泌治疗都显示出PFS获益，特别是无化疗时间延长。TAnDEM研究的证据表明，曲妥珠单抗联合阿那曲唑组和阿那曲唑单药组的中位PFS分别为4.8和2.4个月（$HR = 0.63, P = 0.002$）；OS分别为28.5和23.9个月（$P = 0.33$）。

五、依维莫司联合内分泌治疗

在一线内分泌治疗进展的患者,可以选用依维莫司联合内分泌治疗,为mTOR抑制剂(见表18-5-2)。基础研究显示依维莫司能够逆转内分泌治疗耐药。2012年7月20日,美国FDA批准了依维莫司+依西美坦治疗非甾体类AI治疗失败的绝经后HR阳性、HER-2阴性的晚期乳腺癌患者。该项批准是基于随机、双盲、安慰剂对照Ⅲ期BOLERO-2试验的结果,该试验纳入了724例上述新适应证的绝经后女性患者,中位随访期18个月。研究结果显示中位PFS在依维莫司联合依西美坦组比安慰剂联合依西美坦组显著延长。

表18-5-2 内分泌治疗药物汇总

耐药相关靶点及通路	药物(研发阶段)	针对ER的内分泌药物	PFS(月)	研究者
CDK4/6	Palbociclib Ⅱ期	一线:来曲唑	20.2 vs 10.2	Finn等,2015年
CDK4/6	Palbociclib Ⅲ期	二线:氟维司群	9.2 vs 3.8	Turner等,2015年
HER-2	Trastuzumab Ⅲ期	一线:阿那曲唑	4.8 vs 2.4	Kaufmann等,2009年
HER-2	Lapatinib Ⅲ期	一线:来曲唑	8.3 vs 3.0	Johnston等,2009年
mTOR	Everolimus Ⅲ期	二线:依西美坦	7.8 vs 3.2	Baselga等,2012年
mTOR	Everolimus Ⅱ期	二线:他莫昔芬	8.6 vs 4.5	Bachelot等,2012年
PI3K	Pictisilib Ⅱ期	二线:氟维司群	6.6 vs 5.1	Krop等,2015年
VEGF	Bevacizumab Ⅲ期	一线:来曲唑	20 vs 16	Dickler等,2015年
Proteasome	Bortezomib Ⅲ期	二线:氟维司群	PFS 12个月 28% vs 14%	Adelson等,2014年
组蛋白去乙酰化酶	内分泌治疗 Ⅱ期	二线:依西美坦	4.3 vs 2.3	Yardley等,2013年
Src	Dasatinib Ⅱ期	一线:来曲唑	20.1 vs 9.9	Paul等,2013年

六、CDK4/6(Palbociclib)

2015年3月2日,美国FDA批准了IBRANCE(Palbociclib)联合来曲唑作为

ER阳性或HER-2阴性绝经后晚期乳腺癌初始治疗方案，这一单药治疗将既往的PFS延长了1倍，从10.2个月延长到20.2个月，也可以用于一线内分泌药物治疗耐药的患者（见表18-5-2）。

综上所述，内分泌药物治疗的基本流程如图18-5-1所示。

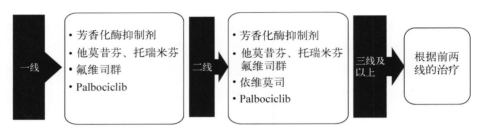

图18-5-1　内分泌治疗基本流程图

参 考 文 献

[1] Huang HJ, Neven P, Drijkoningen M, et al. Association between tumor characteristics and HER-2/neu by immunohistochemestry in 1362 women withprimary operable breast cancer[J]. J Clin Pathol, 2005, 58(6): 611-616.

[2] Anderson W, Katki H and Rosenberg P. Incidence of breast cancer in the United States: T Reinert and CH Barrios http://tam. sagepub. com 315current and future trends[J]. J Natl Cancer Inst, 2011, 103: 1397-1402.

[3] Sledge G, Mamounas E, Hortobagyi G, et al. present and future challenges in breast cancer treatment[J]. J Clin Oncol, 2015, 22: 1979-1986.

[4] The Early Breast Cancer Trialists' Collaborative Group Effects of chemotherapy and hormonal therapy for early breast cancer on recurrence and 15 -year survival: an overview of the randomised trials[J]. Lancet, 2005, 365: 1687-1717.

[5] SEER*Stat DatabaseIncidence-SEER 17 Regs Limited-Use, N. S. -V. S., Epidemiology, and End Results (SEER) Program. Bethseda, MD: National Cancer Institute[EB/OL]. http://www. seer. cancer. gov, 2014.

[6] 李惠平, Rugo HS, 张瑾, 等. 中国进展期乳腺癌共识指南[J]. 癌症进展, 2013, 11(6): 500-505.

[7] Coombes RC, Hall E, Gibson LJ, et al. A randomized trial of exemestane after two to three years of tamoxifen therapy in postmenopausal women with primary breast

cancer［J］. N Engl J Med, 2004, 350(11): 1081-1092.

［ 8 ］ Dowsett M, Cuzick J, Ingle J, et al. Meta-analysis of breast cancer outcomes in adjuvant trials of aromatase inhibitors versus tamoxifen［J］. J Clin Oncol, 2010, 28(3): 509-518.

［ 9 ］ Reinert T, Barrios CH. Optimal management of hormone receptor positive metastatic breast cancer in 2016［J］. Ther Adv Med Oncol, 2015, 7(6): 304-320.

［ 10 ］ Allred DC, Anderson SJ, Paik S, et al. Adjuvant tamoxifen reduces subsequent breast cancer in women with estrogen receptor-positive ductal carcinoma in situ: a study based on NSABP protocol B-24［J］. J Clin Oncol, 2013, 30: 1268-1273.

［ 11 ］ Early Breast Cancer Trialists' Collaborative Group: Relevance of breast cancer hormone receptors and other factors to the efficacy of adjuvant tamoxifen: Patient-level meta-analysis of randomised trials［J］. Lancet, 2011, 378: 771-784.

［ 12 ］ 李惠平, 等. 芳香化酶抑制剂治疗晚期乳腺癌的临床研究［J］. 北京大学学报: 医学版, 2007, 39(2): 193-196.

［ 13 ］ Fisher B, Costantino JP, Wickerham DL, et al. Tamoxifen for prevention of breast cancer: Report of the National Surgical Adjuvant Breast and Bowel Project P-1 Study ［J］. J Natl Cancer Inst, 1998, 90: 1371-1388.

［ 14 ］ Cole MP, Jones CT, Todd ID. A new anti-oestrogenic agent in late breast cancer. An early clinical appraisal of ICI46474［J］. Br J Cancer, 1971, 25(2): 270-275.

［ 15 ］ Litherland S, Jackson IM. Antioestrogens in the management of hormone-dependent cancer［J］. Cancer Treat Rev, 1988, 15(3): 183-194.

［ 16 ］ Lønning PE, Eikesdal HP. Aromatase inhibition 2013: clinical state of the art and questions that remain to be solved［J］. Endocr Relat Cancer, 2013, 20(4): R183-R201.

［ 17 ］ Smith IE, Dowsett M. Aromatase inhibitors in breast cancer［J］. N Engl J Med, 2003, 348(24): 2431-2442.

［ 18 ］ Buzdar AU, Robertson JF, Eiermann W, et al. An overview of the pharmacology and pharmacokinetics of the newer generation aromatase inhibitors anastrozole, letrozole, and exemestane［J］. Cancer, 2002, 95(9): 2006-2016.

［ 19 ］ Miller WR, Bartlett J, Brodie AM, et al. Aromatase inhibitors: are there differences between steroidal and nonsteroidal aromatase inhibitors and do they matter?［J］ Oncologist, 2008, 13(8): 829-837.

［ 20 ］ Mauri D, Pavlidis N, Polyzos NP, et al. Survival with aromatase inhibitors and inactivators versus standard hormonal therapy in advanced breast cancer: meta-analysis［J］. J Natl Cancer Inst, 2006, 98(18): 1285-1291.

［ 21 ］ Robertson JF, Osborne CK, Howell A, et al. Fulvestrant versus anastrozole for the treatment of advanced breast carcinoma in postmenopausal women: a prospective combined analysis of two multicenter trials［J］. Cancer, 2003, 98(2): 229-238.

［22］ Robertson J, Lombart-Cussac A, Feltl D, et al. Fulvestrant 500 mg *versus* anastrozole as first-line treatment for advanced breast cancer: overall survival from the phase Ⅱ 'FIRST' study［C］. 2014 San Antonio Breast Cancer Symposium, abstract S6-04.

［23］ Robertson JF, Llombart-Cussac A, Rolski J, et al. Activity of fulvestrant 500 mg versus anastrozole 1 mg as first-line treatment for advanced breast cancer: results from the FIRST study［J］. J Clin Oncol, 2009, 27(27): 4530-4535.

［24］ Yardley DA, Noguchi S, Pritchard KI, et al. Everolimus plus exemestane in postmenopausal patients with HR+ breast cancer: BOLERO-2 final progression free survival analysis［J］. Adv Ther, 2013, 30: 870-884.

［25］ 马珂.CDK4/6抑制剂抗肿瘤作用研究进展［J］.国外医药：抗生素分册, 2013, 34 (5): 197-206.

［26］ Ma CX, Ellis MJ. The Cancer Genome Atlas: clinical applications for breast cancer ［J］. Oncology (Williston Park), 2013, 27(12): 1263-1269, 1274-1279.

［27］ Finn RS, Crown JP, Lang I, et al. The cyclin-dependent kinase 4/6 inhibitor palbociclib in combination with letrozole versus letrozole alone as first-line treatment of oestrogen receptor-positive, HER-2-negative, advanced breast cancer (PALOMA-1/TRIO-18): a randomised phase 2 study［J］. Lancet Oncol, 2015, 16(1): 25-35.

［28］ FDA approval of palbociclib and letrozole for first line treatment in postmenopausal women with HR-positive, HER-2-negative advanced breast cancer［EB/OL］. http:// www. fda. gov/Drugs/InformationOnDrugs/ApprovedDrugs/ucm432886. htm.

［29］ FDA approval palbociclib and fulvestrant in women with HR-positive, 11. HER-2-negative metastatic breast cancer［EB/OL］. http://www. fda. gov/Drugs/InformationOnDrugs/ ApprovedDrugs/ucm487080. htm.

［30］ Dempsey JA, Chan EM, Burke TF, et al. LY2835219, a selective inhibitor of CDK4 and CDK6, inhibits growth in preclinical models of human cancer［J］. Cancer Res, 2013, 73 (suppl): LB-122a.

［31］ Dickler MN, Tolaney SM, Rugo HS, et al. MONARCH1: Results from a phase Ⅱ study of abemaciclib, a CDK4 and CDK6 inhibitor, as monotherapy, in patients with HR+/ HER-2-breast cancer, after chemotherapy for advanced disease［J］. J Clin Oncol, 2016, 34(suppl): abstr 510.

［32］ Kim S, Loo A, Chopra R, et al. Abstract PR02: LEE011: An orally bioavailable, selective, small molecule inhibitor of CDK4/6 -Reactivating Rb in cancer［J］. Mol Cancer Ther, 2013, 12: PR02.

［33］ Curigliano G, Gómez Pardo P, Meric-Bernstam F, et al. Ribociclib plus letrozole in early breast cancer: a presurgical, window-of-opportunity study［J］. Breast, 2016, 28:

191-198.

[34] Kümler I, Christiansen OG, Nielsen DL. A systematic review of bevacizumab efficacy in breast cancer[J]. Cancer Treat Rev, 2014, 40(8): 960-973.

[35] Martín M, Loibl S, von Minckwitz G, et al. Phase Ⅲ trial evaluating the addition of bevacizumab to endocrine therapy as first-line treatment for advanced breast cancer: the letrozole/fulvestrant and avastin (LEA) study[J]. J Clin Oncol, 2015, 33(9): 1045-1052.

[36] Dickler MN, Barry WT, Cirrincione CT, et al. Phase Ⅲ trial evaluating letrozole as first-line endocrine therapy with or without bevacizumab for the treatment of postmenopausal women with hormone receptor-positive advanced-stage breast cancer: CALGB 40503 (Alliance)[J]. J Clin Oncol, 2016, 34(22): 2602-2609.

[37] Johnston S, Pippen J Jr, Pivot X, et al. Lapatinib combined with letrozole versus letrozole and placebo as first-line therapy for postmenopausal hormone receptor-positive metastatic breast cancer[J]. J Clin Oncol, 2009, 27(33): 5538-5546.

[38] Kaufman B, Mackey JR, Clemens MR, et al. Trastuzumab plus anastrozole versus anastrozole alone for the treatment of postmenopausal women with human epidermal growth factor receptor 2-positive, hormone receptor-positive metastatic breast cancer: results from the randomized phase Ⅲ TAnDEM study[J]. J Clin Oncol, 2009, 27(33): 5529-5537.

[39] National Comprehensive Cancer Network: NCCN Clinical Practice Guidelines in Oncology (version 3. 2014) for Breast Cancer[EB/OL]. http://www. nccn. org/ professionals/physiciangls/fguidelines.

[40] 李惠平, 等.绝经前乳腺癌化疗致闭经的观察及临床意义[J].中华肿瘤杂志, 2006,11（28）: 848-851.

[41] Higgins MJ, Wolff AC. Therapeutic options in the management of metastatic breast cancer[J]. Oncology (Williston Park), 2008, 22(6): 614-623.

[42] Nabholtz JM, Buzdar A, Pollak M, et al. Anastrozole is superior to tamoxifen as first-line therapy for advanced breast cancer in postmenopausal women: results of a North American multicenter randomized trial. Arimidex Study Group[J]. J Clin Oncol, 2000, 18(22): 3758-3767.

[43] Paridaens RJ, Dirix LY, Beex LV, et al. Phase Ⅲ study comparing exemestane with tamoxifen as first-line hormonal treatment of metastatic breast cancer in postmenopausal women: the European Organisation for Research and Treatment of Cancer Breast Cancer Cooperative Group[J]. J Clin Oncol, 2008, 26(30): 4883-4890.

[44] Di Leo A, Jerusalem G, Petruzelka L, et al. Results of the CONFIRM phase Ⅲ trial comparing fulvestrant 250 mg with fulvestrant 500 mg in postmenopausal women

with estrogen receptor-positive advanced breast cancer［J］. J Clin Oncol, 2010, 28(30): 4594−4600.

［45］ Robertson JF, Lindemann JP, Llombart-Cussac A, et al. Fulvestrant 500 mg *versus* anastrozole 1 mg for the first-line treatment of advanced breast cancer: follow-up analysis from the randomized 'FIRST' study［J］. Breast Cancer Res Treat, 2012, 136(2): 503−511.

［46］ Di Leo A, Jerusalem G, Petruzelka L, et al. Final overall survival: fulvestrant 500 mg *vs* 250 mg in the randomized confirm trial［J］. J Natl Cancer Inst, 2014, 106(1): djt337.

［47］ 刘芋, 王涛, 江泽飞, 等. 药物性卵巢去势联合阿那曲唑治疗绝经前转移性乳腺癌患者的临床研究［J］. 肿瘤研究与临床, 2012, 6(24): 392−394.

［48］ Baselga J, Campone M, Piccart M, et al. Everolimus in postmenopausal hormone-receptor-positive advanced breast cancer［J］. N Engl J Med, 2012, 366(6): 520−529.

［49］ Yardley DA, Noguchi S, Pritchard KI et al. Everolimus plus exemestane in postmenopausal patients with HR+ breast cancer: BOLERO−2 final progression free survival analysis［J］. Adv Ther, 2013, 30: 870−884.

［50］ Massarweh S, Romond E, Black EP, et al. A phase Ⅱ study of combined fulvestrant and everolimus in patients with metastatic estrogen receptor (ER)-positive breast cancer after aromatase inhibitor (AI) failure［J］. Breast Cancer Res Treat, 2014, 143(2): 325−332.

［51］ Martin LA, Pancholi S, Farmer I, et al. Effectiveness and molecular interactions of the clinically active mTORC1 inhibitor everolimus in combination with tamoxifen or letrozole in vitro and *in vivo*［J］. Breast Cancer Res, 2012, 14(5): R132.

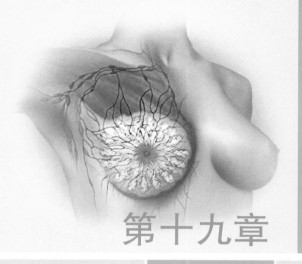

第十九章

遗传性
乳腺癌的研究

朱信屹　胡　震

乳腺癌发病的两大重要原因为环境和遗传，虽然环境因素扮演着主要角色，但仍有5%～10%乳腺癌的发病与高显性乳腺癌易感基因的缺陷直接相关，其中最多见的易感基因为BRCA1/2。遗传性乳腺癌表现为家族聚集性、发病早、双侧和多中心病灶等特点，另外还可能与卵巢癌、大肠癌、前列腺癌、胰腺癌、子宫内膜癌、软组织肉瘤和男性乳腺癌聚集出现于同一家系。本章对遗传性乳腺癌综合征的特点、发病风险、基因突变预测模型、筛选以及预后进行探讨。

作者单位：200032　上海，复旦大学附属肿瘤医院
通信作者：胡震，Email: 125492845@qq.com

第一节 遗传性乳腺癌综合征

一、定义

1990年，King发现，大约有20%～25%的乳腺癌患者至少有一个亲属患有乳腺癌，他将这部分乳腺癌定义为家族性乳腺癌。也就是说，在一个家族中有两个具有血缘关系的成员患有乳腺癌，就可以叫作家族性乳腺癌。具有明确遗传因子的乳腺癌称作遗传性乳腺癌。这部分乳腺癌占整个乳腺癌人群的5%～10%。如图19-1-1所示：大部分遗传性乳腺癌都具有家族聚集性，属于家族性乳腺癌；但有一小部分遗传性乳腺癌在流行病学分布上表现为散发性而没有家族史，这可能是因为与乳腺癌相关的突变基因由男性家族成员携带，而无法形成乳腺癌表型。大部分的遗传性乳腺癌与BRCA1/2有关，此外，乳腺癌易感基因还有p53和PTEN等，因此，与这些基因突变相关的乳腺癌都被归为遗传性乳腺癌。遗传性乳腺癌的发生与明确的基因突变有关，其中最多见的为BRCA1/2相关性乳腺癌，还有Li-Fraumeni综合征等。

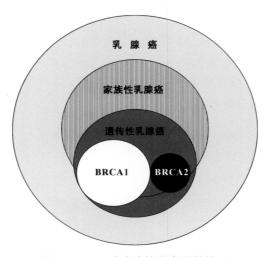

图19-1-1　乳腺癌的分类及其关系

二、BRCA1/2 相关性乳腺癌

1. BRCA1/2 突变的流行病学分布

1990年，有研究发现人类染色体17q21带上存在与早发性乳腺癌发病有关的基因，后来被命名为BRCA1基因。最初估计BRCA1的突变与45%的家族性乳腺癌患者有关；而在发病年龄早的家族性乳腺癌患者中，这一比例大大升高——在发病年龄＜45岁的家族性乳腺癌患者中，BRCA1的突变高达70%。

1994年，在22个早发性女性乳腺癌合并至少一例男性乳腺癌的家系中进行的连锁分析显示，在人类染色体13q12-13带上存在与乳腺癌发病相关的基因，就是通常所说的BRCA2基因。

通过直接检测基因突变的方法，研究者发现在整个乳腺癌人群中BRCA1/2基因突变的发生率为2%～3%。在合并乳腺癌和卵巢癌的家系中，BRCA1/2基因的突变率最高可达55%，而在同时患有乳腺癌和卵巢癌的个体中则高达75%。

2. BRCA1/2 基因结构和突变的种类

BRCA1基因具有24个外显子，编码一个具有1 863个氨基酸的蛋白质。BRCA1基因序列全长100 kb，包含了很多Alu重复序列，这使BRCA1基因很容易发生大片段碱基（包括整个外显子）的缺失。这种缺失用传统的DNA测序的方法无法检出，所以往往漏检。在美国的一项研究中，在合并卵巢癌和乳腺癌并且BRCA1/2全基因序列测定突变阴性的家系中，大片段缺失的比例高达12%。目前已发现的BRCA1编码区序列改变超过500种，这些突变都罗列在BIC网站上（Breast Cancer Information Core）。

BRCA2基因具有26个外显子，编码区长度为11.2 kb，大约为BRCA1基因的2倍。BRCA2基因不像BRCA1基因那样具有很多的重复序列，所以大片段缺失并不多见。迄今为止，已有超过250种BRCA2基因突变被发现，同样罗列在BIC网站上。

BRCA1/2具有一些共同的特点：两者都具有很多种类的突变，且突变位点遍布整条基因，找不到固定的突变"热点"，这给基因的筛查带来很大的困难。两者的突变都罕见于散发性乳腺癌病例，提示对散发性乳腺癌的形成作用不大。

3. BRCA1/2基因突变的种族差异性

BRCA1/2基因突变的种类具有明显的种族差异性，在不同的种族中，存在着不同的"始祖突变"。有一篇综述描述了不同人群中突变发生率、外显率和突变的特点，在白色人种中，根据不同的种族，"始祖突变"至少被分为九类，包括冰岛、芬兰、匈牙利、俄罗斯、法兰西、荷兰、比利时、以色列、瑞典、丹麦和挪威。同时，BRCA1/2在家族性乳腺癌中的基因突变频率，也因不同种族而改变。例如：BRCA1在家族性乳腺癌的基因突变频率：俄罗斯为79%、以色列为47%、意大利为29%。同时，俄罗斯人和以色列人的BRCA1基因突变种类较少，而意大利人携带有更多种类的BRCA1基因突变。在冰岛人群中，BRCA2基因突变检出率要远高于BRCA1基因突变。

但也存在着相同的BRCA1/2基因突变相对集中于同一人群的现象。Ashkenazi的犹太人群中，BRCA1基因中的185delAG及5382insC突变和BRCA2基因中的6174delT突变很常见，185delAG及5382insC各占所有突变的10%。在整个Ashkenazi犹太人群中，BRCA1基因上两个突变的发生率为1%，而在整个白种人群中的突变频率小于0.1%。该研究扩展到整个犹太人群，发现在乳腺癌发病年龄小于40岁的犹太妇女中，185delAG突变的出现频率达20%。更值得注意的是，30%～60%的Ashkenazi犹太妇女卵巢癌患者携带有BRCA1或BRCA2基因的常见突变。另外，在冰岛妇女中，8.5%发病年龄＜65岁的乳腺癌患者都具有BRCA2基因的999del5突变。

在亚洲，日本和高加索人种的BRCA1/2的流行情况已有报道。居住在新加坡及香港的中国人中的流行情况也有报道。

2000年至2007年，我们开展的一项多中心研究对来自复旦大学附属肿瘤医院、辽宁省肿瘤医院、山东省肿瘤医院、中山大学附属第二医院和青岛大学医学院附属医院五所医院的中国早发性/家族性乳腺癌患者进行了一项研究（后期加入湖南湘雅医院资料，但未进行统一分析），研究完成了489例家族性/早发性乳腺癌的BRCA1/2检测，共发现23例BRCA1突变和21例BRCA2突变，发现在早发性乳腺癌患者（发病年龄≤35岁）中，BRCA1/2基因突变的检出率为8.2%，而家族性乳腺癌患者中则为12.2%。研究同时发现在中国人群中，BRCA1基因上具有两个频发突变位点——1100delAT和5589del8，各占4例。为验证这两个突变是否是中国人群的"始祖突变"，我们在426例散发性乳腺癌患者和564例健康者对照中进行这两个位点的检测,结果在426例散发性乳腺癌患者中发现2例5589del8突变,在564例健康者对照中发现1例1100delAT突变。在6例携带5589del8突变的患者中,有1例来自辽宁,3例来自上海,2例来自浙江;在5例1100delAT中,辽宁1例,山东2例,上海1例,广东1例。所以这些重复突变并没有明显的地域聚集性。单倍型分析同样显示,重复位点具有相同或相似的单倍型。通过对已经发表的文献和BIC数据库的综述发现,1100delAT主要分布于白色人种中,唯一的亚洲报道为马来西亚的华人;而5589del8则集中分布于亚洲黄色人种中,其中有北京的2个报道、上海散发性乳腺癌中的1个报道和myriad公司在1个旅美亚裔家系中的发现,更有趣的是,在韩国乳腺癌患者中也发现了这个位点的突变(见表19-1-1)。所以,1100delAT和5589del8,特别是5589del8,很有可能是中国人群特有的"始祖突变"。

表19-1-1 "始祖突变"的文献报道

突 变	例数	疾病	早发性	家族性	种族来源	研究者
BRCA1 1100delAT	1/418	乳腺癌	是	是	非犹太白种人	BIC
	1	—	—	—	近东、西班牙犹太人	BIC
	1	—	—	—	英国白种人	BIC
	1	乳腺癌	是	—	意大利	De Benedetti 等
	1	乳腺癌	是	是	犹太-利比亚混血	Gal 等
	1/187	乳腺癌	是	是	马来西亚华人	Thirthagiri 等
BRCA1 5589del8	1	—	—	—	亚洲	Myriad公司
	2/645	乳腺癌	—	—	中国(上海)	Suter 等
	1	乳腺癌	是	是	韩国	Choi 等
	1/20	乳腺癌/卵巢癌	—	是	中国(北京)	Li 等
	1/139	乳腺癌	是	是	中国(北京)	Chen 等

注:"—"表示未报道。

4. BRCA1/2 相关性乳腺癌的病理学特点

BRCA1/2突变相关性乳腺癌的病理学特点有很大的不同，与散发性乳腺癌相比也有差别。BRCA1相关性乳腺癌中雌激素受体（estrogen receptor, ER）阴性者最高可达90%，同时还有组织分化差的特点。另外BRCA1相关性乳腺癌中p53基因的突变率或p53的免疫检测阳性率高于散发性乳腺癌，HER-2/neu高表达的比例则低于散发性乳腺癌。还有研究显示，BRCA1相关性乳腺癌中髓样癌的比例高于BRCA2相关性乳腺癌散发性乳腺癌。BRCA2突变相关性乳腺癌的病理学特点与散发性乳腺癌相比差别没有这样大，有研究发现，BRCA2突变相关性乳腺癌的高肿瘤分级的比例高于散发性乳腺癌，而ER阳性的比例则高于BRCA1相关性乳腺癌。

我们对中国遗传性乳腺癌研究中筛查出的18例BRCA1基因突变携带者与210例非携带者的肿瘤组织病理学和免疫组化特点也进行了比较。比较发现两者的病理学类型没有显著的差别。在文献报道中，BRCA1突变携带者的髓样癌比例显著高于非携带者，而在我们的研究中，采用2003年版的WHO乳腺肿瘤病理诊断标准后发现典型性乳腺癌的比例在突变阳性和阴性人群中髓样癌的比例为分别为5.6%和2.4%，没有显著的差别。免疫组化特点的比较发现，与突变阴性者相比，突变阳性者具有肿瘤组织学分级为Ⅲ级的比例高和肿瘤三阴性（ER、PR和C-erbB-2三者都为阴性）的比例高等特点，这与文献报道一致。

5. BRCA1/2 的生物学功能

BRCA1/2都是抑癌基因，它们编码的蛋白有可能在多条细胞通路中发挥作用，包括转录和细胞周期调控等，但是它们的主要作用是DNA损伤修复，从而维持基因组的稳定。BRCA1/2蛋白在DNA双链损伤的修复中发挥重要的作用，其中BRCA1的作用要更广泛，主要是识别并标记损伤的DNA并帮助其修复。在正常细胞中，BRCA1蛋白在细胞周期中增强其他重要基因的转录，调控S、G_1期和G_2M期的"检查点"，确保已经损伤的DNA不参与复制，在DNA损伤部位改变染色体和核小体的结构，并使"修复复合体"可以进入，从而启动DNA的修复。

BRCA2蛋白在维持基因组稳定性方面的功能比较有限，主要是调控RAD51蛋白的活性，这是修复DNA双链损伤的重要途径同源性重组（homologous recombination）的关键成分。BRCA2和RAD51的结合对无差错的DNA双链损伤修复是非常重要的。RAD51与DNA损伤区域的结合必须依靠BRCA2蛋白，从而能形成核蛋白长丝而进行DNA重组并完成修复。

细胞DNA损伤的修复通路分两条，一条是无差错的修复途径——同源性重组，另一条是非同源性末端连接（nonhomologous end joining），后者是更容易出错的修复过程。而同源性重组又有两条不同的通路，一条是不容易出错的基因转换（gene conversion, GC），另一条是容易出错的单链退火（single-strand annealing, SSA）。在正常的细胞中，DNA损伤修复依靠同源性重组通路而无差错；但在BRCA1/2突变的细胞中，正常的修复通路被抑制，因此DNA修复更多地应用SSA通路和非同源性末端连接通路，从而更容易出错。

在BRCA1或BRCA2突变的细胞中，由于DNA损伤无法正常的进行而导致基因组的不稳定，包括染色体的异常和断裂。这些DNA的差错在细胞内不断地积累，如果应用对DNA具有损伤作用药物，特别是导致DNA交联的药物时，这些差错会加重从而更容易导致细胞的死亡。

6. BRCA1/2基因突变状态对治疗敏感性的影响

一些研究发现BRCA1/2基因突变的乳腺癌细胞对导致DNA交联的药物更敏感，这些药物包括卡铂、顺铂和丝裂霉素。由于这些药物对DNA的损伤需要DNA的同源性重组来修复，而BRCA1/2基因的缺陷使这种修复功能也受到损伤，从而使细胞对药物更敏感。另外，有研究显示紫杉醇诱导的细胞死亡需要正常功能的BRCA1蛋白参与，而BRCA1基因突变导致这类药物的耐药，这一理论同样在临床研究中得到证实。

由于BRCA1/2基因是DNA损伤修复基因，所以基因突变的乳腺癌理论上应该对放疗更敏感。一个在BRCA1/2基因突变乳腺癌患者中进行的保乳手术的研究显示，在接受了双侧卵巢切除术的突变阳性的患者中，保乳手术加放疗后中位随访时间为6～8年，同侧乳腺肿瘤复发率与基因突变阴性的患者相同，而对侧乳腺癌的发生率则远高于基因突变阴性者。而基因突变携带者的正常乳腺组织放射性损伤要高于基因突变阴性者。

7. BRCA1/2基因突变乳腺癌的新药

为了研究新辅助化疗的病理完全缓解率在BRCA1基因突变阳性的年期乳腺癌患者的情况，波兰的一项研究检测了6 903名乳腺癌患者的血液样本，其中有400人携带有BRCA1基因突变，然后根据医疗记录发现其中有102人接受了新辅助化疗，在这些接受不同新辅助化疗方案的BRCA1基因突变乳腺癌的患者中，使用顺铂方案的病理完全缓解率（pCR）达到了85%，这为遗传性乳腺癌的治疗提供了一条全新的思路，对于存在BRCA1/2基因突变的乳腺癌患者，铂类与某些促进DNA损伤的药物合并使用可能会得到更好的疗效。说到DNA损伤相关的药物就不得不提近期最热门的PARP抑制剂。人体内，聚二磷酸腺苷核糖聚合酶［Poly（ADP-ribose）polymease, PARP］家族有17个成员，其中PARP-1在DNA单链损伤的修复中发挥重要的作用。当PARP-1受到抑制时，细胞DNA单链损伤的修复无法完成，最终容易形成DNA双链损伤。前面已详细说明，同源性重组是DNA双链损伤修复中重要的环节，而此环节主要由BRCA1/2蛋白参与完成。所以，在BRCA1/2蛋白功能缺陷（基因突变）的细胞中对PARP-1进行抑制时，细胞的DNA损伤修复将无法正常完成从而导致细胞死亡。因此，PARP-1抑制剂作为一种新药而进行临床试验。由于基因突变阳性乳腺癌与三阴性乳腺癌的相关性，这类药被认为在这类难治性乳腺癌中具有广阔的前景。但是，虽然PARP-1抑制剂Iniparib在BRCA1/2基因突变乳腺癌中以及三阴性乳腺癌的Ⅱ期临床试验中获得了令人振奋的效果，但是在三阴性乳腺癌的Ⅲ期临床试验显示在意向性治疗（intention to treat analysis, ITT）人群中，Iniparib能够延长患者的无进展生存期（progression-free-survival, FPS），但是对于总生存期（overall survival, OS）并没有影响，因此试验并没取得令人满意的结果。但是从DNA损伤修复的机制来看，存在BRCA1/2的基因突变是PARP-1抑制剂引起肿瘤细胞DNA损伤的必要条件，所以在这个理论支持之下，我们并不能就此停止探索PARP-1抑制剂在BRCA1/2基因突变的癌症患者中的应用。果不其然，在最近的一项针对铂类敏感的复发性浆液性卵巢癌的临床试验中，PRAP抑制剂Olaparib对于携带有BRCA1/2基因突变卵巢癌患者的作用得到了研究人员的肯定。随后该药物就在欧洲和美国被批准上市和使用。目前，Olaparib用于治疗BRCA1/2基因突变和HER-2阴性的乳腺癌患者的临床试验正在进行当中。

三、Li-Fraumeni综合征

Li-Fraumeni综合征最早于1969年报道，它是一种具有家族聚集性的恶性肿瘤综合征,包括乳腺癌、软组织肉瘤、骨肉瘤、脑瘤、白血病和肾上腺皮质恶性肿瘤等。家族聚集分析证实该病为常染色体显性遗传性疾病,该病携带者的外显率在70岁时为90%。

Li-Fraumeni综合征中乳腺癌所占的比例非常高。有一项研究显示,在24个Li-Fraumeni综合征家族中(包括200名家族成员),45名妇女患有乳腺癌,其中77%的妇女在45岁前发病,双侧乳腺癌的比例为5%,另有11%的乳腺癌患者还伴有其他恶性肿瘤。而该家族中的男性因不会患乳腺癌而发生其他恶性肿瘤的年龄往往较晚。

1990年,研究者们发现抑癌基因p53的突变与该综合征密切相关。有50%～70%的Li-Fraumeni综合征家族携带有p53基因的突变,而在发病年龄＜40岁的乳腺癌患者中,p53的阳性率为1%。

我们的一个针对81个肿瘤高危家系、BRCA1/2基因突变阴性的乳腺癌先证者的研究发现,其中有9.1%的Li-Fraumeni综合征家族携带有p53基因的突变,而且在年龄＜30岁的患者中,p53的阳性率为11.8%。

四、运动失调性毛细血管扩张症

运动失调性毛细血管扩张症是一种常染色体隐性遗传性疾病,这类患者表现为眼皮毛细血管扩张、小脑共济失调、免疫缺陷及白血病、淋巴瘤等疾病的易感性。该病的易感基因为ATM,位于人类染色体11q,该基因在人群中的突变率为1%。该病与乳腺癌同样密切相关。有研究显示,ATM突变基因杂合体的携带者患乳腺癌的危险性是非携带者的4倍。另外有研究认为,ATM突变基因杂合体的携带者接受放射线照射后,患乳腺癌的危险性会增加。但也有人认为ATM杂合体携带者的乳腺癌危险性没有增加。所以,ATM的临床指导作用仍需进一步研究。

五、Cowden综合征

Cowden综合征是一种罕见的常染色体显性遗传性疾病,临床表现包括多发性的错构瘤样病变、早发性乳腺癌和甲状腺癌。错构瘤样病变常见于皮肤、口腔黏膜、乳腺和肠，包括嘴唇及口腔黏膜的乳头状瘤、四肢的角质疣等。大部分Cowden综合征患者在20岁时出现皮肤病变，25%～50%的女性患者患有乳腺癌，大部分患者在绝经前发病，且往往没有乳腺癌家族史。同时，75%的Cowden综合征女性患者伴发有乳腺良性疾病，例如：导管增生、管内乳头状瘤、乳腺病、纤维腺瘤和囊性纤维样改变。另外，10%的Cowden综合征患者伴发有甲状腺癌。PTEN/MMAC1/TEP1基因是Cowden综合征的易感基因，它位于人类染色体10q22-23上，该基因于1997年被成功克隆。

六、Peutz-Jeghers综合征

Peutz-Jeghers综合征是一种常染色体显性遗传的疾病，常见病变包括胃肠道的错构瘤样息肉、皮肤黏膜黑色素的沉着，常见的部位有口腔黏膜、唇、指和趾。有研究发现，有相当一部分Peutz-Jeghers综合征患者同时伴发乳腺癌，且发病的平均年龄为39岁。人类染色体19p13.3上的STK11基因与该病的发生密切相关。

七、Muir-Torre综合征

Muir-Torre综合征是遗传性非息肉病性大肠癌的一种异变体（也称作Lynch综合征Ⅱ型），它是一种常染色体显性遗传的疾病，表现为多发性皮脂腺和皮肤肿瘤，包括角化棘皮病和基底细胞癌，同时伴有小肠、大肠、喉、胃、子宫内膜、肾、膀胱、卵巢和乳腺的肿瘤。患有该病的女性乳腺癌危险度增高，且发病往往在绝经后，但危险度尚未被计算出。MLH1和MSH2基因与该病的发病有关。

八、其他基因

目前已知的遗传性乳腺癌相关性基因有10余个，这10余个基因大多作用于对基因组完整性具有重要保护作用的通路上。BRCA1/2基因的突变能大大增加乳腺癌和卵巢癌的患癌危险性。p53和PTEN等基因的突变会导致某些与乳腺癌相关的恶性肿瘤综合征。与以上具有高外显性突变的基因不同的是，

CHEK2、ATM、NBS1、RAD50、BRIP1和PALB2等基因的突变仅具有低到中外显性——携带者的乳腺癌危险性是非携带者的2倍左右。另外，BRCA2、BRIP2和PALB2基因的双等位基因的突变还会导致Fanconi贫血。

这10余个基因具有两个重要的共同特点：① 这10余个基因中的任何一个基因的致病性突变就能显著地增加乳腺癌的患癌危险性；② 每个基因的致病性突变都有很多种类，每种突变在人群中的发生率都较低。这就是说，致病作用较小的常见基因缺陷通过多重作用的方式致病的解释并不能应用于这10余个基因。

这10余个遗传性乳腺癌相关的已知基因通过共同的通路来维持基因组的稳定，但是仍然有50%的家族性乳腺癌的病因仍未知。

第二节　恶性肿瘤发病风险和突变预测模型

一、BRCA1/2基因突变携带者的恶性肿瘤发病危险度

BRCA1/2基因突变与乳腺癌和卵巢癌的发生密切相关，目前在白种人群中已有广泛地报道。目前最大的Meta分析汇总了22个国际性研究的8 139例乳腺癌和卵巢癌病例，其中500例为BRCA1或BRCA2基因突变携带者。结果显示到70岁时，BRCA1/2基因突变携带者的累积乳腺癌发病风险分别为65%（95% CI：51%～75%）和45%（95% CI：31%～56%），卵巢癌发病风险分别为39%（95% CI：18%～54%）和11%（95% CI：2.4%～19%）。另一个比较新的Meta分析汇总了10个国际性研究，结果显示到70岁时，BRCA1/2基因突变携带者的累积乳腺癌发病风险分别为57%（95% CI：47%～66%）和49%（95% CI：40%～57%），卵巢癌发病风险分别为40%（95% CI：35%～46%）和18%（95% CI：13%～23%）。这两个研究获得了比较一致的结果，在第二个研究中，还根据不同的年龄阶段对患癌风险进行了评估，以30岁时还未患癌的BRCA1基因突变携带者为例，她们的累积乳腺癌风险在40、50、60和70岁时分别为10%、28%、44%和54%，而卵巢癌风险在40、50、60和70岁时分别为2.2%、8.7%、22%和39%。根据这些数据，就有可能选择在哪个年龄阶段进行干预措

施,例如预防性手术。

　　遗传性乳腺癌的一个重要特点是多原发性肿瘤,BRCA1基因突变乳腺癌患者的累积对侧乳腺癌发生率为40%～65%,而BRCA2大约为52%。大部分对侧乳腺癌在术后10年内发生,其中BRCA1/2基因突变携带者分别为43%和35%。基因突变阳性乳腺癌患者再次罹患卵巢癌也成为这些患者的重要死亡原因之一。

　　BRCA1/2基因突变同样也会增加输卵管癌的发病风险。有研究显示BRCA2基因突变能够增加胰腺癌的发病风险,而在BRCA1基因突变携带者中未发现此现象。还有研究发现BRCA1/2基因突变会增加结肠癌、黑色素瘤和胃癌的发病风险,但仍需要进一步研究以证实。

　　目前有研究显示,基因突变携带者前列腺癌的风险会显示提高,其中BRCA2基因突变携带者的风险比BRCA1基因突变更高。另外,在一项有1 939个家系的回顾性研究中,包括了97例男性乳腺癌患者,结果显示到70岁时,BRCA1/2基因突变携带者的男性乳腺癌发病风险分别为1.2%和6.8%(见表19-2-1)。

表19-2-1　BRCA1/2基因突变携带者和一般人群在70岁时的患癌危险度

肿　瘤	BRCA1基因突变携带者	BRCA2基因突变携带者	一般人群	研　究　者
乳腺癌	50%～75%	33～54%	7%	Antoniou和Chen等
卵巢癌	22%～51%	4%～21%	＜1%	Antoniou和Chen等
对侧乳腺癌	40%～65%	40%～65%	每年0.5～1%	Brose、Easton、Marcus、Breast Cancer Linkage Consortium等
结肠癌	估计为2倍的风险	估计为2倍的风险	2%	Brose和Breast Cancer Linkage Consortium等
前列腺癌	发病年龄提前	发病年龄提前	8%	Breast Cancer Linkage Consortium等
男性乳腺癌	1.2%	6.8%	0.1%	Tai等
胰腺癌	＜5%	＜5%	0.5%	Brose和Breast Cancer Linkage Consortium等

而在我们的研究中，中国汉族人群BRCA1/2基因突变携带者70岁时单侧乳腺癌的累积发病风险分别为67.2%和76.8%。与BRCA1不同的是，BRCA2基因突变携带者70岁后乳腺癌累积发病率继续增加，到80岁时达93.1%。BRCA1/2基因突变携带者对侧乳腺癌10年和20年的累积发病率分别为19.4%和50.3%，可以发现中国汉族人群中BRCA1/2基因突变携带者也具有很高的乳腺癌发病风险。

二、BRCA1/2基因突变的预测模型

BRCA1/2基因的突变率在一般人群中较低，且BRCA1/2基因突变的检测费用比较高，所以，找到一个合适的评价携带BRCA1/2基因突变可能性的模型是非常必要的。在提高基因突变检出效率的工作进行了相当长的时间后，研究发现了一些相关的因素，为了使基因突变的预测更加科学、方便和直观，研究者们建立了基因突变的预测模型。目前在西方人群中已经有很多基因突变预测模型，例如：Penn、Myraid和BRCApro等。

1. Couch模型

Couch模型建立于1997年，当时模型只有169个乳腺癌家系，而且只分析了BRCA1的基因突变可能性，而没有BRCA2。最近这个模型得到了更新，新的模型也叫作Penn Ⅱ模型，是从美国和英国的4个乳腺癌高危人群筛查门诊收集到的966个经过基因突变检测的乳腺癌或卵巢癌家系。该模型用logistic回归分析的方法对个人或者家系的BRCA1/2基因突变可能性进行预测，并包括了三级亲属和其他恶性肿瘤（胰腺癌、前列腺癌和男性乳腺癌）的风险评估。

2. Myriad遗传实验室建立的预测模型

Myriad遗传实验室是一个积累了大量BRCA1/2基因突变检测信息的商业实验室，它应用10 000例基因突变检测的资料（包括乳腺癌或卵巢癌的发病年龄、家族史以及是否具有Ashkenazi犹太血统等）建立了携带基因突变可能性的预测模型。这个模型强调了家系中的卵巢癌会大大增加基因突变携带的可能，同时具有家族史和犹太血统的妇女也更有可能携带突变的基因。这个模型以表格的形式公布在Myriad公司的网站上，同时根据样本量的扩大定期进行更新。

3. BRCAPRO模型

BRCAPRO是一个预测携带BRCA1/2基因突变可能性的计算机模型，它建立在贝叶斯理论和家族史信息［例如家系中乳腺癌和（或）卵巢癌患病情况、患癌家属的发病年龄］上。这个模型根据已发表的文献，一直在进行更新，同时还合并有BRCA1/2基因突变的外显率。有研究验证了这个模型的可行性，它在高危人群和低危人群中都能合理地预测BRCA1/2基因突变的可能性。

这些模型为BRCA1/2基因突变的预测提供了方便。根据美国临床肿瘤学会（American Society of Clinical Oncology, ASCO）提出的方案，有乳腺癌家族史且至少有10%的可能性携带乳腺癌易感基因的个体被列为乳腺癌的高度危险者，这部分人需行基因检查；至少有一个一级亲属患乳腺癌、但易感基因携带可能性＜10%的个体，或者根据Gail模型5年内患乳腺癌的危险度＞1.66%的个体，被视作乳腺癌的中度危险者。重要的是，在基因检查前，家族史仅是需考虑的一个问题，其他还有基因检测的局限性及带来的社会影响等问题都需仔细考虑。

但是这些模型在中国人群中的预测能力尚不明。为了验证这些模型在中国人群中的突变预测价值，我们利用多中心研究中的212例接受BRCA1/2基因突变检测的乳腺癌患者资料对以上3个西方人群中的预测模型进行验证，结果发现这个模型的预测能力相似，当分别用受试者工作特征曲线（receiver operator characteristic curve, ROC）进行计算时，曲线下面积（area under the cure, AUC）都为0.7左右。

由于西方人群预测模型在中国人群中的表现不尽人意，所以我们希望能够建立适合中国人群的突变预测模型。在建模样本中的非参数分析的结果显示卵巢癌家族史、胃癌家族史和家系中乳腺癌患者的发病年龄等因素与携带突变有关。根据这些相关因素我们建立了中国人群的预测模型，利用另外一个队列的样本病例来对这个模型进行验证，同时应用西方人群中的模型来进行比较。比较后发现，应用我们自己的模型绘制ROC曲线时，AUC超过了0.8，而BRCApro模型的AUC与之前的研究相仿，为0.7左右。研究证明我们建立了适合中国人群的预测模型，但是该模型并不完美，只有获得更精确的信息，才能进一步优化该模型的预测能力。

第三节　遗传性乳腺癌的筛查

筛查是乳腺癌早期诊断和早期治疗的基础,对于具有乳腺癌家族史的高危妇女尤为重要。常用的筛查方法有乳腺自我检查、临床乳腺检查和钼靶摄片,其中最有效的方法为钼靶摄片,但开始进行钼靶摄片的年龄和钼靶检查的间隔时间仍是有争议的问题。一般认为,普通人群中的钼靶检查可以从40岁后开始,间隔时间为一年一次,因为随着年龄的增长,乳腺癌的发病危险度提高,而乳腺组织对放射线的致癌敏感度降低。有研究显示,40岁后每年一次的钼靶检查能使乳腺癌的病死率降低18%,50岁后则能降低33%。但是在遗传性乳腺癌中,特别是BRCA1/2基因突变携带者,乳腺癌的发病年龄往往较早,年轻妇女的乳腺组织增生活跃,在钼靶上表现为高密度,这给诊断带来了困难。

一、遗传性乳腺癌筛查研究

荷兰进行了一项研究,有1 198名健康妇女参加了这一研究,她们都具有乳腺癌家族史,且终生患乳腺癌危险度因此高于15%。根据患乳腺癌危险度的高低,这些妇女被分为三组,第一组为BRCA1或BRCA2基因突变携带者($n=128$),她们的患癌危险度高达60%～85%。另两组为高度危险组($n=621$)和中度危险组($n=449$),她们的终生患癌危险度分别为30%～50%和15%～30%。所有参加者都接受乳腺癌的定期筛查,筛查方法包括每月一次的乳腺自我检查(breast self-examination, BSE)、每半年一次的乳腺临床检查(clinical breast examination, CBE)和每年一次的钼靶检查。在经过平均时间为3年的随访期后,共发现31例浸润性乳腺癌(另有4例导管内癌),在基因突变携带组、高度危险组和中度危险组中分别为9、18和4例,BRCA1/2基因突变携带者组的检出率是33‰,为三组中最高,其次为高度危险组(8.4‰)和中度危险组最低(3.3‰)。在所有的35例乳腺癌中,筛查发现了其中的26例(简称为筛查期癌),而有9例在钼靶检查的间歇期被发现(简称为间歇期癌),其中4例为突变携带者,其余5例都在高度危险组中。所以，筛查灵敏度（筛查期癌/筛查期癌＋间歇期癌）在三组中分别为56%、78%和100%，以突变携带组为最低。

另有一项研究由美国纽约Sloan-Kettering纪念医院进行，共有194名携带BRCA1或BRCA2基因突变且具有乳腺癌患病危险性的健康妇女参与了该项研究。所有参与者都接受了每月一次的乳腺自我检查、每年2～4次的乳腺临床检查和每年一次的钼靶检查。194名妇女有29名接受了预防性双侧乳腺切除术。其余165名妇女在经过平均为24.8月的随访后，发现了12例乳腺癌患者，其中6例在常规的钼靶检查中被发现，另外6例为间歇期癌。因此，筛查灵敏度只有50%。在6例间歇期癌中，有5例（83%）通过患者的乳腺自我检查发现，只有4例在随后的钼靶检查中表现为异常。5例间歇期癌患者，6～10个月前筛查时的钼靶片被重新读片，都没有明显的乳腺癌迹象。

从这些研究中我们能得出一些结论。荷兰研究结果显示，筛查检出率与筛查人群患癌危险度的高低具有密切的关系，BRCA1/2基因突变携带者组的筛查检出率为中度危险组的10倍。这一结论再次验证了筛查在高危人群中最有效的观点，同时也说明了在BRCA1/2基因突变携带者中进行早期筛查是非常必要的。

二、遗传性乳腺癌筛查中存在的问题

但是这些研究同样也反映了一些问题，并给我们带来了一些经验和教训。目前有多项研究显示，在一般人群中，每月一次的BSE无法提高乳腺癌的检出率，反而使不必要的活检次数增加。但是BSE在基因突变携带者的筛查中却起了非常大的作用，在Sloan-Kettering纪念医院的研究中，有5例乳腺癌是通过该方法发现的。这可能因为基因突变携带者中的乳腺癌发病率远高于一般人群，从而使假阳性率降低，所以在基因突变携带者中，如果用钼靶进行筛查时，BSE仍具有非常重要的辅助作用。

另外，在这两个研究发现的乳腺癌中，间歇期癌都占了很高的比例。这可能由于以下原因造成：钼靶检查时无法发现已存在的乳腺病变，这与乳腺组织致密有关；另外，肿瘤的生长速度很快，在筛查的间歇期也会由钼靶亚临床病灶发展为临床可扪及的肿块。这些原因都与BRCA1/2基因突变相关性乳腺癌具有发病早、生长快的特征有关。这些现象引发了一些疑问：每年一次的钼靶筛查频率是否合理？钼靶检查是否是基因突变携带者筛查的最佳方法？很多研究者建议，对于基因突变携带者的钼靶检查应该提前到25～30岁开始，同时应改为每年两次，但更重要的是，能找到一种比钼靶更有效的筛查方法。

直到最近，BRCA1/2基因突变携带者的乳腺癌筛查并没有包括MRI。在过去的10年间，有一些前瞻性的临床研究证实在基因突变携带者中应用乳腺MRI进行筛查，其敏感度显著高于钼靶。这一发现推动了乳腺癌筛查原则的改变——在BRCA1/2基因突变携带者的筛查中加入MRI。在欧洲和北美多个国家进行的研究显示，MRI的敏感度为71%～100%，而特异度也高达81%～97%，而钼靶在同类人群中的敏感度只有33%～59%，特异度为93%～99.8%（见表19-3-1）。但是这些研究也发现MRI的假阳性率非常高，高达7%～63%。乳腺MRI的筛查具有一定的要求，这限制了它的普及。理想的乳腺MRI需要有专用的乳腺线圈、有效的成像系统、专业的放射诊断医师，以及MRI引导的乳腺活检系统。另外，为了能够尽量减少假阳性，绝经前妇女最佳的MRI检查时间应为月经周期的第7～14天。

表19-3-1　BRCA1/2基因突变携带者中应用乳腺MRI或
钼靶进行筛查的前瞻性对照研究

研　究　者	BRCA1/2基因突变携带者[n(%)]	乳腺癌例数	MRI检查		钼靶检查	
			敏感度(%)	特异度(%)	敏感度(%)	特异度(%)
Tilanus-Linthorst等	109(11)	3	100	94	—	—
Kriege等	1909(18.5)	51	71	90	40	95
Warner等	236(100)	22	77	95	36	99.8
Leach等	649(18)	35	77	81	40	93
Kuhl等	529(8.1)	43	91	97	33	97
Sardanelli等	278(60)	18	94	—	59	—

注："—"表示未报道。

乳腺MRI筛查还存在其他问题。首先，虽然乳腺MRI能发现更早期的乳腺癌，但目前仍没有证实它能降低乳腺癌的病死率。其次，乳腺MRI对导管内癌的诊断能力仍存在争议，很多BRCA1/2基因突变携带者的研究中显示MRI对导管内癌的诊断并没有钼靶敏感。但在一个单中心的入组了7 000余例未经过遗传高危筛选的妇女的研究中发现，乳腺MRI能发现92%的导管内癌，而钼靶只能发现53%的导管内癌（$P < 0.000\ 1$）。B超在高危人群中筛查的价值也得到了评估，但在绝大多数研究中，它的敏感度比钼靶和乳腺MRI都要低。

三、遗传性乳腺癌的筛查原则

根据临床研究中获得的证据，美国国立综合癌症网络（National Comprehensive Cancer Network, NCCN）对遗传性乳腺癌的筛查原则做出了以下规定：

（1）乳腺自检的训练和教育，推荐从18岁时开始每月一次的乳腺自检。

（2）从25岁开始，每半年一次的临床乳腺体格检查。

（3）从25岁开始，每年一次的乳腺X线检查和乳腺MRI，或者视家系中最早的发病年龄来决定检查开始的年龄。

第四节　乳腺癌的预防

如果患者一旦检测出存在相关的高危易感基因，那么对于乳腺癌的预防和早期诊断就会变得尤为重要，其中应该包括乳腺癌的筛查和不同的预防方式。而对于未做基因检测或基因检测阴性的患者，如果存在乳腺癌和其他相关高危癌症家族史，也可以针对乳腺癌进行相应的预防和早期筛查，对于乳腺癌的预防主要有预防性卵巢切除术、预防性乳腺切除术和化学预防这3种选择。

一、预防性卵巢切除术

目前的研究显示，在年龄＜50岁的基因突变携带者中进行预防性双侧卵巢+输卵管切除术能够显著降低乳腺癌的风险,因此这种预防性手术能够同时降低乳腺癌和卵巢癌的风险。

　　早期在美国进行的一项多中心研究中入组了122名携带BRCA1基因突变的健康妇女,其中43名接受过预防性卵巢切除术的妇女为手术组,另外79名未接受手术的妇女则为对照组,两组根据所属的医学中心和年龄进行了组间匹配。手术组和对照组的平均随访时间分别为9.6和8.1年,研究结果显示预防性卵巢切除术显著地降低了罹患乳腺癌的危险度($HR = 0.53$)。但该实验并未检测乳腺癌的激素受体情况,所以无法了解预防性卵巢切除术究竟降低了哪一类乳腺癌的发病率。

　　一个MSKCC的前瞻性研究对170例BRCA1/2基因突变携带者进行了2年的随访,发现98例接受预防性卵巢+输卵管切除的携带者中有3例发生乳腺癌,而72例未接受预防性手术的携带者中则发生了8例乳腺癌($P = 0.07$)。一个PROSE的多中心研究入组了241例突变携带者,8年的随访资料显示接受预防性卵巢+输卵管切除术者中有21%发生了乳腺癌,而未接受预防性手术者则为42%($HR = 0.47$)。

　　最近的研究显示,预防性卵巢+输卵管切除术在BRCA1/2突变携带者中的保护作用是不同的。在一个入组了368例BRCA1突变携带者和229例BRCA2突变携带者的前瞻性研究中,预防性卵巢+输卵管切除术能降低72%的BRCA2相关性乳腺癌($HR = 0.28$, $P = 0.036$),而BRCA1相关性乳腺癌则只能降低39%($HR = 0.61$, $P = 0.16$)。但是,在另一个回顾性研究却得出了完全不同的结果,该病例对照研究比较了1 439例BRCA1/2基因突变相关性乳腺癌患者和1 866例健康的基因突变携带者,结果发现既往的卵巢切除术病史能减少56%的BRCA1基因相关性乳腺癌和46%的BRCA2基因相关性乳腺癌。因此,该预防手术在不同基因突变携带者中的保护作用仍需要进一步研究。

　　最近一个大型的多中心研究入组了来自22个北美和欧洲的临床或科研中心的2 482例BRCA1/2基因突变携带者,研究对预防性卵巢+输卵管切除术给基因突变携带者带来的生存获益进行了分析。结果发现接受预防性手术的基因突变携带者与不接受预防性手术者相比,可以降低总病死率(10% vs 3%)、乳腺癌病死率(6% vs 2%)和卵巢癌病死率(3% vs 0.4%),而且预防性卵巢+输卵管切除术对于BRCA1基因突变($HR = 0.63$)和BRCA2基因突变($HR = 0.36$)的携带者均有降低乳腺癌风险的作用。

二、预防性乳腺切除术

预防性乳腺切除术主要分为针对健康高危妇女的双侧预防性乳房切除术和针对单侧乳腺癌患者的对侧预防性乳房切除术。

（一）预防性乳腺切除术相关研究

1. 对侧预防性乳房切除术研究

为了调查预防性乳腺切除术在健康高危妇女和患有单侧乳腺癌女性中的施行情况，纽约的一项研究调查了6 275名女性，显示在健康高危妇女当中，选择双侧预防性乳腺切除的人数变化并不大，但是对于已经患有单侧乳腺癌的患者，越来越多的人选择对侧乳房的预防性切除，这一人数从1995年的295人上升到2005年的683人。另一项研究把预防性对侧乳腺切除作为乳腺癌治疗和乳房切除手术的一部分，回顾了从1998—2003年诊断为单侧乳腺癌的患者的治疗情况，研究显示，接受对侧预防性乳腺切除手术的患者从1998年的4.2%上升到了2013年的11.0%，美国对侧预防性乳腺切除的人数在6年内增加了1倍多。另一个研究发现，1998—2011年加利福尼亚州的单侧乳腺癌患者中，包含对侧预防性乳房切除的双侧乳腺切除术的治疗比例从2.0%上升到了12.3%，而且在年龄＜40岁的女性中这一比例上升的更加明显，从1998年的3.6%上升到了2011年的33%，但是进行对侧预防性乳房切除的双侧乳房切除术的患者与进行单侧保乳手术加放疗的患者在10年病死率上并没有显著区别。由此可以发现随着时代的发展，对侧预防性乳腺切除不断被人们所接受。

对于遗传性乳腺癌的患者，特别是存在BRCA1/2基因突变的单侧乳腺癌患者，对侧预防性乳房切除术的情况是如何的呢？有一项研究显示从全世界范围来看，北美接受对侧预防性乳腺切除的患者要远高于欧洲。在美国，选择对侧预防性乳腺切除术患者人数最多，这一比例高达49.3%，加拿大为28.0%，而北欧国家挪威没有人选择这一手术，以色列和波兰的比例也很低，仅有1.9%和4.4%。

对侧预防性乳腺切除术对于单侧乳腺癌患者的生存和预后是否存在积

极的影响呢，多个研究针对这点进行了分析，Brekelmans等将BRCA1相关的乳腺癌与散发乳腺癌中可能影响预后和生存情况的因素进行了对比，发现在BRCA1相关的单侧乳腺癌患者中对侧乳腺癌预防性手术对患者的预后生存并没有显著影响。之后该研究者为了充分研究预防性手术在遗传性乳腺癌中的影响，又将BRCA2基因突变相关的乳腺癌加入了研究，结果发现，无论是对于BRCA1/2相关的乳腺癌还是散发性乳腺癌，预防性乳腺切除术（包括双侧预防性乳房切除和单侧预防性乳房切除）并没有显示出对于乳腺癌预后和生存相关的影响。但这些研究的样本量都非常小，所以还需要大样本的研究来验证初步结果的准确性。

但是，在一般性乳腺癌中的研究却有不同的发现，另一个美国的回顾性研究调查了5 000例被诊断为单侧乳腺癌的女性，其中有1 073例女性进行了对侧预防性乳房切除术，利用多因素相关性分析，他们对接受对侧预防性乳房切除术的患者与未行该手术的患者进行了比较，发现行对侧预防性乳腺切除术的患者中对侧乳腺癌的发生率为0.5%，而未行该手术患者的对策乳腺癌发生率为2.7%，而且两组患者中乳腺癌病死率分别为8%和11.7%，经过对乳腺癌预后相关因素的一些调整，行预防性对侧乳腺切除的患者对侧乳腺癌发生率的HR为0.03，所以该研究认为，对侧预防性乳腺切除可以有效防止对侧乳腺癌的发生，并且虽然行对侧预防性乳腺切除的患者所有因素相关的病死率都相对较低，但是对侧预防性乳腺切除术仍然能够有效减少乳腺癌的病死率。Bedrosian等的研究也发现，对侧预防性乳腺切除确实与提高乳腺癌相关的生存率相关，经过危险分层分析，他们发现这种相关性是由于对侧预防性乳腺切除术能够明显降低患有Ⅰ～Ⅱ期ER阴性的18～49岁乳腺癌患者的癌症相关病死率（$HR = 0.63$，$P < 0.001$）。研究者认为ER阴性的对侧预防性乳腺切除的患者乳腺癌相关风险的提升可能与ER阴性乳腺癌患者对侧乳腺癌较高的发生风险有关。

2. 双侧预防性乳腺切除术研究

接下来，我们讨论一下双侧预防性乳腺切除术对于乳腺癌的影响，一个前瞻性研究对139名携带有BRCA1/2基因突变的正常女性进行随访。其中有76名女性进行了预防性乳腺切除术，在之后的随访过程中，该组女性没有出现乳腺癌病例，而未行双侧预防性乳腺切除的患者则在筛查中发现8例乳腺癌，所有研究认为对于携带有BRC1/2基因的妇女，双侧预防性乳腺切除能够降低

3年随访时间的乳腺癌发生率。另一个PROSE研究组发现在携带有BRCA1/2基因突变的女性中，先行双侧卵巢切除术，之后再行双侧预防性乳腺切除术的女性乳腺癌发生的风险降低了95%，而未行卵巢切除术的双侧预防性乳腺切除术的女性该风险下降了90%，所以双侧预防性乳腺切除能够明显减少携带有BRCA1/2基因突变的女性的乳腺癌风险。因此，多个研究均认为，在对于存在BRCA1/2基因突变的高危女性，双侧预防性乳腺切除术均能减少后续乳腺癌的发生。

（二）预防性乳腺癌切除术相关指南

1. 美国的癌症手术协会（Society of Surgical Oncology）发布的指南

以上讨论的主要是一些研究结果，与临床实际操作之间还是存在一定的距离，那么作为临床建议和指导的一些权威指南和协会对于预防性乳腺切除术的态度有是如何的呢？首先是美国的癌症手术协会在2007年发表了关于预防性乳腺切除的立场，认为对于未患有乳腺癌的患者行双侧预防性乳腺切除术的指征包括：① 存在BRCA基因突变或者其他强烈提示乳腺癌的易感基因；② 没有可显示基因突变但是有很强癌症家族史，即多个一级亲属或者多个连续世代出现卵巢癌或乳腺癌（家族性癌症综合征）；③ 存在组织学上的高危因素：乳腺组织活检显示非典型性导管或小叶上皮增生，或小叶原位癌。

而对于之前已经诊断为乳腺癌的患者，行对侧预防性乳腺切除的患者则有以下指征：① 为了降低患者对侧乳腺的再发风险；② 对于那些对侧乳腺乳腺癌筛查困难的患者，这包括临床上和钼靶图像上对侧乳腺组织致密或者有弥漫钙化难以定性的患者；③ 为了解决乳腺癌术后重建的双侧乳房对称性的问题。

2. NCCN委员会发布的指南

同时，NCCN委员会也发布了相关指南。除非是NCCN的相关指南中（Genetic/Familial High-Risk Assessment: Breast and Ovarian 和 Breast Cancer Risk Reduction）明确指出的携带有乳腺癌高危易感基因突变的患者，委员会并不推荐患有单侧乳腺癌的患者进行对侧乳腺的预防性切除，并且强烈不推荐一侧行保乳手术治疗的患者行对侧乳腺的预防性切除。而对于携带有BRCA1/2基因的健康妇女，委员会认为双侧预防性乳腺切除术的选择应该建立在每一个病历情况讨论分析之后的基础上，而且应该在咨询有关保护、重建选择和风险的相关信息之后决定是否进行手术。但是，NCCN推荐行双侧预防性卵巢切除术，年龄最好是35～40岁之间完成生育后的妇女，或者根据家族中最早出现卵巢癌的年龄决定。由此可见，相比于预防性乳腺切除术，NCCN指南认为BRCA1/2基因突变携带者更应该接受预防性卵巢切除术。

那么对于BRCA1/2基因突变的携带者，是否一定需要进行预防性的乳腺切除呢？一项研究通过建立模型对BRCA1/2基因突变的携带者进行不同干预方式之后的生存概率进行预估，25岁时行预防性乳腺切除和40岁时行预防性卵巢切除得到的生存概率的获益大于任何一种单一干预。但该研究同时也认为如果在40岁时行预防性卵巢切除，同时应用钼靶加上MRI的筛查代替预防性乳腺切除能够获得相似的生存概率。这能够帮助携带有BRCA1/2基因突变的女性患者选择有效的预防性手术或者乳腺筛查。

三、化学预防

乳腺癌化学预防的研究对象重点集中在高危人群。家族性乳腺癌的健康亲属作为高危因素之一，同样受到人们的关注。乳腺癌的常见化学预防方法有饮食成分的改变及内分泌药物的应用等。近年来，一些大型的临床试验已经开展，但大部分工作仍停留在实验室阶段。

1. 降低体内雌激素水平

目前已获得结果的大规模乳腺癌化学预防的前瞻性临床试验有NSABP P-1试验、IBIS-1试验和STAR试验，这些试验都显示使用5年的ER调节剂（SERM，包括他莫昔芬和雷洛昔芬）能够在乳腺癌高危人群中降低30%～50%的乳腺癌发病危险性，这些高危因素包括家族史、年龄以及小叶原位癌和非典型性增生等。但是在基因突变携带者中的相关数据仍比较少。由于SERM只能降低激素受体阳性乳腺癌的发病风险，由此推测它应该能更有效地降低BRCA2基因突变携带者中的乳腺癌，而不是BRCA1基因突变携带者，因为BRCA1基因突变相关性乳腺癌大多为激素受体阴性，而BRCA2基因突变相关性乳腺癌则与一般乳腺癌相似。这一推测在研究中得到证实，研究者对NSABP P-1试验中288例乳腺癌患者进行了BRCA1/2基因突变的检测，发现19例（6.6%）基因突变携带者，结果显示他莫昔芬能够降低BRCA2基因突变携带者的乳腺癌风险（$RR = 0.32$），对BRCA1基因突变携带者则无效（$RR = 1.67$）。但是由于这个研究的样本量非常小（8例BRCA1基因突变携带者和11例BRCA2基因突变携带者），所以没有足够的把握度来证实他莫昔芬在基因突变携带者中的化学预防作用。还有另外一项回顾性研究，将携带有BRCA1/2基因突变的双侧乳腺癌患者与单侧乳腺癌患者的治疗情况进行了对比，其中他莫昔芬的使用情况就是重要的一个因素，研究发现单侧乳腺癌患者他莫昔芬的使用要多于双侧乳腺癌的患者，并且他莫昔芬能够降低对侧乳腺癌的发生风险。

另外，有研究也证实了降低体内雌激素水平能够减少BRCA1/2基因突变携带者的乳腺癌风险。在前文中已经提到的，基因突变携带者50岁之前接受双侧卵巢＋输卵管预防性切除术能减少50%的乳腺癌。还有研究发现他莫昔芬能够显著降低BRCA1/2基因突变相关性乳腺癌术后对侧乳腺癌的发生，以及接受保乳治疗后同侧乳腺癌的发生。一个入组了491例携带基因突变的乳腺癌患者的研究发现，接受他莫昔芬治疗的患者与不接受他莫昔芬治疗的患者相比，能减少41%的对侧乳腺癌的发生，而且这种风险的减少在BRCA1/2基因突变携带者中是相似的。另一个病例对照研究入组了285例双侧乳腺癌患者和751例单侧乳腺癌患者，所有患者都是基因突变携带者。结果显示服用他莫昔芬能使对侧乳腺癌的风险减少55%，同样的，这种获益在BRCA1/2基因突变携带者中是相似的（BRCA1：$OR = 0.48$；BRCA2：$OR = 0.39$）。另外，在一个携带基因突变乳腺癌患者接受保乳治疗的研究中显示，他莫昔芬能够显著降低对侧乳腺癌的发生（$HR = 0.31$，$P = 0.05$）。

2. 预防性卵巢切除术和他莫昔芬叠加作用

目前还有研究探讨了预防性卵巢切除术和他莫昔芬在携带基因突变乳腺癌患者中的叠加作用。有研究显示，如果两种方法同时应用，可以使对侧乳腺癌的风险降低91%，而单用他莫昔芬和预防性卵巢切除术则分别降低41%和59%。但在另一个研究中，小样本（$n = 26$）分析显示在既往接受过双侧卵巢切除术的患者中，应用他莫昔芬并不能再降低乳腺癌的风险。因此，这两种方法同时使用是否存在相加作用仍需要进一步研究以证实。在与基因突变携带者沟通应用他莫昔芬进行化学预防时，需要告知对方此类数据仍不够充分。

最近一项研究显示，他莫昔芬能够同时减少BRCA1/2基因突变的乳腺癌患者发生对侧乳腺癌的风险，并且在作用上没有显著差异，虽然BRCA1基因突变的乳腺癌大多数为ER阴性，但是一些研究显示雌激素仍然与BRCA1基因突变的乳腺癌的发生有关，而且BRCA1基因突变的携带者的乳腺癌中会广泛表达ER β受体，并可以作为他莫昔芬的作用位点。目前仍没有证据能够证实雷洛西芬和芳香化酶抑制剂在基因突变携带者中的化学预防作用。

　　癌症的早期诊断和早期治疗一直是抗癌研究中的首要问题，在遗传性乳腺癌中也不例外。在今后的研究中，我们仍将致力于这两方面的研究，力争提高家族性乳腺癌的生存率。

-------------------------------- 参 考 文 献 --------------------------------

［ 1 ］ Verhoog LC, Berns EM, Brekelmans CT, et al. Prognostic significance of germline BRCA2 mutations in hereditary breast cancer patients［J］. J Clin Oncol, 2000, 18(21 Suppl): 119S-124S.

［ 2 ］ Hall JM, Lee MK, Newman B, et al. Linkage of early-onset familial breast cancer to chromosome 17q21［J］. Science, 1990, 250(4988): 1684-1689.

［ 3 ］ Wooster R, Neuhausen SL, Mangion J, et al. Localization of a breast cancer susceptibility gene, BRCA2, to chromosome 13q12-13［J］. Science, 1994, 265(5181): 2088-2090.

［ 4 ］ Martin AM, Blackwood MA, Antin-Ozerkis D, et al. Germline mutations in BRCA1 and BRCA2 in breast-ovarian families from a breast cancer risk evaluation clinic［J］. J Clin Oncol, 2001, 19(8): 2247-2253.

［ 5 ］ Szabo CI, King MC. Population genetics of BRCA1 and BRCA2［J］. Am J Hum Genet, 1997, 60(5): 1013-1120.

［ 6 ］ Struewing JP, Abeliovich D, Peretz T, et al. The carrier frequency of the BRCA1 185delAG mutation is approximately 1 percent in Ashkenazi Jewish individuals［J］. Nat Genet, 1995, 11(2): 198-200.

［ 7 ］ Oddoux C, Struewing JP, Clayton CM, et al. The carrier frequency of the BRCA2 6174delT mutation among Ashkenazi Jewish individuals is approximately 1%［J］. Nat Genet, 1996, 14(2): 188-190.

［ 8 ］ Roa BB, Boyd AA, Volcik K, et al. Ashkenazi Jewish population frequencies for common mutations in BRCA1 and BRCA2［J］. Nat Genet, 1996, 14(2): 185-187.

［ 9 ］ Yokozaki H, Tahara E. Allele frequency of D17S855 microsatellite locus in Japanese people［J］. Hum Hered, 1999, 49(1): 61-62.

［10］ Ho GH, Phang BH, Ng IS, et al. Novel germline BRCA1 mutations detected in women in singapore who developed breast carcinoma before the age of 36 years［J］. Cancer, 2000, 89(4): 811−816.

［11］ Sng JH, Chang J, Feroze F, et al. The prevalence of BRCA1 mutations in Chinese patients with early onset breast cancer and affected relatives［J］. Br J Cancer, 2000, 82(3): 538−542.

［12］ Tang NL, Pang CP, Yeo W, et al. Prevalence of mutations in the BRCA1 gene among Chinese patients with breast cancer［J］. J Natl Cancer Inst, 1999, 91(10): 882−885.

［13］ Khoo US, Ozcelik H, Cheung AN, et al. Somatic mutations in the BRCA1 gene in Chinese sporadic breast and ovarian cancer［J］. Oncogene, 1999, 18(32): 4643−4646.

［14］ Li WF, Hu Z, Rao NY, et al. The prevalence of BRCA1 and BRCA2 germline mutations in high-risk breast cancer patients of Chinese Han nationality: two recurrent mutations were identified［J］. Breast Cancer Res Treat, 2008, 110(1): 99−109.

［15］ Rozzo C, Fossarello M, Galleri G, et al. Characterization of ten novel and 13 recurring BRCA1 and BRCA2 germline mutations in Italian breast and/or ovarian carcinoma patients. Mutations in brief no. 178. Online［J］. Hum Mutat, 1998, 12(3): 215−216.

［16］ Gal I, Gershoni Baruch R, Haber D, et al. The 1100delAT BRCA1 and the 8765delAG BRCA2 mutations: occurrence in high-risk non-Ashkenazi Jews and haplotype comparison of Jewish and non-Jewish carriers［J］. Fam Cancer, 2004, 3(1): 11−14.

［17］ Thirthagiri E, Lee SY, Kang P, et al. Evaluation of BRCA1 and BRCA2 mutations and risk-prediction models in a typical Asian country (Malaysia) with a relatively low incidence of breast cancer［J］. Breast Cancer Res, 2008, 10(4): R59.

［18］ Suter NM, Ray RM, Hu YW, et al. BRCA1 and BRCA2 mutations in women from Shanghai China［J］. Cancer Epidemiol Biomarkers Prev, 2004, 13(2): 181−189.

［19］ Choi DH, Lee MH, Bale AE, et al. Incidence of BRCA1 and BRCA2 mutations in young Korean breast cancer patients［J］. J Clin Oncol, 2004, 22(9): 1638−1645.

［20］ Li N, Zhang X, Cai Y, et al. BRCA1 germline mutations in Chinese patients with hereditary breast and ovarian cancer［J］. Int J Gynecol Cancer, 2006, 16(Suppl 1): 172−178.

［21］ Chen W, Pan K, Ouyang T, et al. BRCA1 germline mutations and tumor characteristics in Chinese women with familial or early-onset breast cancer［J］. Breast Cancer Res Treat, 2009, 117(1): 55−60.

［22］ 胡震,李文凤,柳晓义,等.中国BRCA1基因突变相关性乳腺癌和散发性乳腺癌的比较研究［J］.中华外科杂志,2007,45(7): 489−490.

［23］ Venkitaraman AR. Cancer susceptibility and the functions of BRCA1 and BRCA2［J］. Cell, 2002, 108(2): 171−182.

[24] Gudmundsdottir K, Ashworth A. The roles of BRCA1 and BRCA2 and associated proteins in the maintenance of genomic stability[J]. Oncogene, 2006, 25(43): 5864-5874.

[25] Tutt AN, Lord CJ, McCabe N, et al. Exploiting the DNA repair defect in BRCA mutant cells in the design of new therapeutic strategies for cancer[J]. Cold Spring Harb Symp Quant Biol, 2005, 70: 139-148.

[26] Patel KJ, Yu VP, Lee H, et al. Involvement of Brca2 in DNA repair[J]. Mol Cell, 1998, 1(3): 347-357.

[27] Tutt A, Bertwistle D, Valentine J, et al. Mutation in Brca2 stimulates error-prone homology-directed repair of DNA double-strand breaks occurring between repeated sequences[J]. EMBO J, 2001, 20(17): 4704-4716.

[28] Moynahan ME, Cui TY, Jasin M, et al. Jasin, Homology-directed dna repair, mitomycin-c resistance, and chromosome stability is restored with correction of a Brca1 mutation[J]. Cancer Res, 2001, 61(12): 4842-4850.

[29] Bhattacharyya A, Ear US, Koller BH, et al. The breast cancer susceptibility gene BRCA1 is required for subnuclear assembly of Rad51 and survival following treatment with the DNA cross-linking agent cisplatin[J]. J Biol Chem, 2000, 275(31): 23899-23903.

[30] Kennedy RD, Quinn JE, Mullan PB, et al. The role of BRCA1 in the cellular response to chemotherapy[J]. J Natl Cancer Inst, 2004, 96(22): 1659-1668.

[31] Byrski T, Gronwald J, Huzarski T, et al. Response to neo-adjuvant chemotherapy in women with BRCA1-positive breast cancers[J]. Breast Cancer Res Treat, 2008, 108(2): 289-296.

[32] Pierce LJ, Levin AM, Rebbeck TR, et al. Ten-year multi-institutional results of breast-conserving surgery and radiotherapy in BRCA1/2-associated stage I/II breast cancer [J]. J Clin Oncol, 2006, 24(16): 2437-2443.

[33] Byrski T, Gronwald J, Huzarski T, et al. Pathologic complete response rates in young women with BRCA1-positive breast cancers after neoadjuvant chemotherapy[J]. J Clin Oncol, 2010, 28(3): 375-379.

[34] Tutt A, Robson M, Garber JE, et al. Oral poly(ADP-ribose) polymerase inhibitor olaparib in patients with BRCA1 or BRCA2 mutations and advanced breast cancer: a proof-of-concept trial[J]. Lancet, 2010, 376(9737): 235-244.

[35] Fong PC, Boss DS, Yap TA, et al. Inhibition of poly(ADP -ribose) polymerase in tumors from BRCA mutation carriers[J]. N Engl J Med, 2009, 361(2): 123-134.

[36] O'Shaughnessy J, Osborne C, Pippen JE, et al. Iniparib plus chemotherapy in metastatic triple-negative breast cancer[J]. N Engl J Med, 2011, 364(3): 205-214.

［37］ O'Shaughnessy J, Schwartzberg L, Danso MA, et al. Phase Ⅲ study of iniparib plus gemcitabine and carboplatin versus gemcitabine and carboplatin in patients with metastatic triple-negative breast cancer［J］. J Clin Oncol, 2014, 32(34): 3840−3847.

［38］ Ledermann J, Harter P, Gourley C, et al. Olaparib maintenance therapy in patients with platinum-sensitive relapsed serous ovarian cancer: a preplanned retrospective analysis of outcomes by BRCA status in a randomised phase 2 trial［J］. Lancet Oncol, 2014, 15(8): 852−861.

［39］ Li FP, Fraumeni JF Jr. Fraumeni, Soft-tissue sarcomas, breast cancer, and other neoplasms. A familial syndrome?［J］Ann Intern Med, 1969, 71(4): 747−752.

［40］ 杨晓晨,胡震,吴炅.中国乳腺癌高风险人群中p53基因胚系突变的研究［J］.中华医学遗传学杂志,2015,32(6): 761−765.

［41］ Ahmed M, Rahman N. ATM and breast cancer susceptibility［J］. Oncogene, 2006, 25(43): 5906−5911.

［42］ Eng C. Genetics of Cowden syndrome: through the looking glass of oncology［J］. Int J Oncol, 1998, 12(3): 701−710.

［43］ Antoniou A, Pharoah PD, Narod S, et al. Average risks of breast and ovarian cancer associated with BRCA1 or BRCA2 mutations detected in case Series unselected for family history: a combined analysis of 22 studies［J］. Am J Hum Genet, 2003, 72(5): 1117−1130.

［44］ Chen S, Parmigiani G. Parmigiani, Meta-analysis of BRCA1 and BRCA2 penetrance ［J］. J Clin Oncol, 2007, 25(11): 1329−1333.

［45］ Brose MS, Rebbeck TR, Calzone KA, et al. Cancer risk estimates for BRCA1 mutation carriers identified in a risk evaluation program［J］. J Natl Cancer Inst, 2002, 94(18): 1365−1372.

［46］ Easton DF, Ford D, Bishop DT. Bishop, Breast and ovarian cancer incidence in BRCA1−mutation carriers. Breast Cancer Linkage Consortium［J］. Am J Hum Genet, 1995, 56(1): 265−271.

［47］ Marcus JN, Watson P, Page DL, et al. Hereditary breast cancer: pathobiology, prognosis, and BRCA1 and BRCA2 gene linkage［J］. Cancer, 1996, 77(4): 697−709.

［48］ Breast Cancer Linkage Consortium. Cancer risks in BRCA2 mutation carriers［J］. J Natl Cancer Inst, 1999, 91(15): 1310−1316.

［49］ Metcalfe K, Lynch HT, Ghadirian P, et al. Contralateral breast cancer in BRCA1 and BRCA2 mutation carriers［J］. J Clin Oncol, 2004, 22(12): 2328−2335.

［50］ Tai YC, Domchek S, Parmigiani G, et al. Breast cancer risk among male BRCA1 and BRCA2 mutation carriers［J］. J Natl Cancer Inst, 2007, 99(23): 1811−1814.

［51］ 杨晓晨,胡震,吴炅,等.中国汉族人群中BRCA1/2基因突变携带者患乳腺癌风险

的研究[J].中国癌症杂志,2015(4): 247-252.

[52] Couch FJ, DeShano ML, Blackwood MA, et al. BRCA1 mutations in women attending clinics that evaluate the risk of breast cancer[J]. N Engl J Med, 1997, 336(20): 1409-1415.

[53] Frank TS, Deffenbaugh AM, Reid JE, et al. Clinical characteristics of individuals with germline mutations in BRCA1 and BRCA2: analysis of 10, 000 individuals[J]. J Clin Oncol, 2002, 20(6): 1480-1490.

[54] Berry DA, Iversen ES Jr, Gudbjartsson DF, et al. BRCAPRO validation, sensitivity of genetic testing of BRCA1/2, and prevalence of other breast cancer susceptibility genes [J]. J Clin Oncol, 2002. 20(11): 2701-2712.

[55] Rao NY, Hu Z, Yu JM, et al. Evaluating the performance of models for predicting the BRCA germline mutations in Han Chinese familial breast cancer patients[J]. Breast Cancer Res Treat, 2009, 116(3): 563-570.

[56] Rao NY, Hu Z, Li WF, Huang J, et al. Models for predicting BRCA1 and BRCA2 mutations in Han Chinese familial breast and/or ovarian cancer patients[J]. Breast Cancer Res Treat, 2009, 113(3): 467-477.

[57] Brekelmans CT, Seynaeve C, Bartels CC, et al. Effectiveness of breast cancer surveillance in BRCA1/2 gene mutation carriers and women with high familial risk [J]. J Clin Oncol, 2001, 19(4): 924-930.

[58] Scheuer L, Kauff N, Robson M, et al. Outcome of preventive surgery and screening for breast and ovarian cancer in BRCA mutation carriers[J]. J Clin Oncol, 2002, 20(5): 1260-1268.

[59] Kriege M, Brekelmans CT, Boetes C, et al. Efficacy of MRI and mammography for breast-cancer screening in women with a familial or genetic predisposition[J]. N Engl J Med, 2004, 351(5): 427-437.

[60] Leach MO, Boggis CR, Dixon AK, et al. Screening with magnetic resonance imaging and mammography of a UK population at high familial risk of breast cancer: a prospective multicentre cohort study (MARIBS)[J]. Lancet, 2005, 365(9473): 1769-1778.

[61] Warner E, Plewes DB, Hill KA, et al. Surveillance of BRCA1 and BRCA2 mutation carriers with magnetic resonance imaging, ultrasound, mammography, and clinical breast examination[J]. JAMA, 2004, 292(11): 1317-1325.

[62] Kuhl CK, Schrading S, Bieling HB, et al. MRI for diagnosis of pure ductal carcinoma in situ: a prospective observational study[J]. Lancet, 2007, 370(9586): 485-492.

[63] Sardanelli F, Podo F, D'Agnolo G, et al. Multicenter comparative multimodality surveillance of women at genetic-familial high risk for breast cancer (HIBCRIT

study): interim results[J]. Radiology, 2007, 242(3): 698−715.

[64] Tilanus-Linthorst MM, Obdeijn IM, Bartels KC, et al. First experiences in screening women at high risk for breast cancer with MR imaging[J]. Breast Cancer Res Treat, 2000, 63(1): 53−60.

[65] Kuhl CK, Schrading S, Leutner CC, et al. Mammography, breast ultrasound, and magnetic resonance imaging for surveillance of women at high familial risk for breast cancer[J]. J Clin Oncol, 2005, 23(33): 8469−8476.

[66] Rebbeck TR, Levin AM, Eisen A, et al. Breast cancer risk after bilateral prophylactic oophorectomy in BRCA1 mutation carriers[J]. J Natl Cancer Inst, 1999, 91(17): 1475−1479.

[67] Rebbeck TR. Prophylactic oophorectomy in BRCA1 and BRCA2 mutation carriers [J]. J Clin Oncol, 2000, 18(21 Suppl): 100S−103S.

[68] Kauff ND, Satagopan JM, Robson ME, et al. Risk-reducing salpingo-oophorectomy in women with a BRCA1 or BRCA2 mutation[J]. N Engl J Med, 2002, 346(21): 1609−1615.

[69] Rebbeck TR, Lynch HT, Neuhausen SL, et al. Prophylactic oophorectomy in carriers of BRCA1 or BRCA2 mutations[J]. N Engl J Med, 2002, 346(21): 1616−1622.

[70] Kauff ND, Domchek SM, Friebel TM, et al. Risk-reducing salpingo-oophorectomy for the prevention of BRCA1−and BRCA2−associated breast and gynecologic cancer: a multicenter, prospective study[J]. J Clin Oncol, 2008, 26(8): 1331−1337.

[71] Eisen A, Lubinski J, Klijn J, et al. Breast cancer risk following bilateral oophorectomy in BRCA1 and BRCA2 mutation carriers: an international case-control study[J]. J Clin Oncol, 2005, 23(30): 7491−7496.

[72] Domchek SM, Friebel TM, Singer CF, et al. Association of risk-reducing surgery in BRCA1 or BRCA2 mutation carriers with cancer risk and mortality[J]. JAMA, 2010, 304(9): 967−975.

[73] McLaughlin CC, Lillquist PP, Edge SB. Edge, Surveillance of prophylactic mastectomy: trends in use from 1995 through 2005[J]. Cancer, 2009, 115(23): 5404−5412.

[74] Tuttle TM, Habermann EB, Grund EH, et al. Increasing use of contralateral prophylactic mastectomy for breast cancer patients: a trend toward more aggressive surgical treatment[J]. J Clin Oncol, 2007, 25(33): 5203−5239.

[75] Kurian AW, Lichtensztajn DY, Keegan TH, et al. Use of and mortality after bilateral mastectomy compared with other surgical treatments for breast cancer in California, 1998−2011[J]. JAMA, 2014, 312(9): 902−914.

[76] Metcalfe KA, Lubinski J, Ghadirian P, et al. Predictors of contralateral prophylactic mastectomy in women with a BRCA1 or BRCA2 mutation: the Hereditary Breast

Cancer Clinical Study Group［J］. J Clin Oncol, 2008, 26(7): 1093−1097.

［77］ Brekelmans CT, Seynaeve C, Menke-Pluymers M, et al. Survival and prognostic factors in BRCA1−associated breast cancer［J］. Ann Oncol, 2006, 17(3): 391−400.

［78］ Brekelmans CT, Tilanus-Linthorst MM, Seynaeve C, et al. Tumour characteristics, survival and prognostic factors of hereditary breast cancer from BRCA2−, BRCA1−and non−BRCA1/2 families as compared to sporadic breast cancer cases［J］. Eur J Cancer, 2007, 43(5): 867−876.

［79］ Herrinton LJ, Barlow WE, Yu O, et al. Efficacy of prophylactic mastectomy in women with unilateral breast cancer: a cancer research network project［J］. J Clin Oncol, 2005, 23(19): 4275−4286.

［80］ Bedrosian I, Hu CY, Chang GJ. Population-based study of contralateral prophylactic mastectomy and survival outcomes of breast cancer patients［J］. J Natl Cancer Inst, 2010, 102(6): 401−409.

［81］ Meijers-Heijboer H, van Geel B, van Putten WL, et al. Breast cancer after prophylactic bilateral mastectomy in women with a BRCA1 or BRCA2 mutation［J］. N Engl J Med, 2001, 345(3): 159−164.

［82］ Rebbeck TR, Friebel T, Lynch HT, et al. Bilateral prophylactic mastectomy reduces breast cancer risk in BRCA1 and BRCA2 mutation carriers: the PROSE Study Group ［J］. J Clin Oncol, 2004, 22(6): 1055−1062.

［83］ Giuliano AE, Boolbol S, Degnim A, et al. Society of Surgical Oncology: position statement on prophylactic mastectomy. Approved by the Society of Surgical Oncology Executive Council, March 2007［J］. Ann Surg Oncol, 2007, 14(9): 2425−2427.

［84］ Kurian AW, Sigal BM, Plevritis SK. Plevritis, Survival analysis of cancer risk reduction strategies for BRCA1/2 mutation carriers［J］. J Clin Oncol, 2010, 28(2): 222−231.

［85］ Fisher B, Costantino JP, Wickerham DL, et al. Tamoxifen for prevention of breast cancer: report of the National Surgical Adjuvant Breast and Bowel Project P−1 Study ［J］. J Natl Cancer Inst, 1998, 90(18): 1371−1388.

［86］ Cuzick J, Forbes JF, Sestak I, et al. Long-term results of tamoxifen prophylaxis for breast cancer−96−month follow-up of the randomized IBIS−I trial［J］. J Natl Cancer Inst, 2007, 99(4): 272−282.

［87］ Vogel VG, Costantino JP, Wickerham DL, et al. Effects of tamoxifen vs raloxifene on the risk of developing invasive breast cancer and other disease outcomes: the NSABP Study of Tamoxifen and Raloxifene (STAR) P−2 trial［J］. JAMA, 2006, 295(23): 2727−2741.

［88］ King MC, Wieand S, Hale K, et al. Tamoxifen and breast cancer incidence among women with inherited mutations in BRCA1 and BRCA2: National Surgical Adjuvant Breast and Bowel Project (NSABP-P1) Breast Cancer Prevention Trial[J]. JAMA, 2001, 286(18): 2251-2256.

[89] Narod SA, Brunet JS, Ghadirian P, et al. Tamoxifen and risk of contralateral breast cancer in BRCA1 and BRCA2 mutation carriers: a case-control study. Hereditary Breast Cancer Clinical Study Group[J]. Lancet, 2000, 356(9245): 1876-1881.

[90] Gronwald J, Tung N, Foulkes WD, et al. Tamoxifen and contralateral breast cancer in BRCA1 and BRCA2 carriers: an update[J]. Int J Cancer, 2006, 118(9): 2281-2284.

[91] Metcalfe K, Lynch HT, Ghadirian P, et al. Contralateral breast cancer in BRCA1 and BRCA2 mutation carriers[J]. J Clin Oncol, 2004, 22(12): 2328-2335.

[92] Phillips KA, Milne RL, Rookus MA, et al. Tamoxifen and risk of contralateral breast cancer for BRCA1 and BRCA2 mutation carriers[J]. J Clin Oncol, 2013, 31(25): 3091-3099.

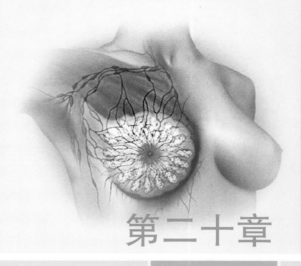

第二十章

早期乳腺癌保乳手术的
争议及中国经验

史钱枫　刘　强

自20世纪70年代起,关于早期乳腺癌保乳手术的多中心前瞻性随机对照研究均得出了相同的结论:早期乳腺癌保乳手术加放疗的无疾病生存期和总生存期与全乳房切除术相比并无统计学差异,这些研究结果极大地推动了保乳手术的开展。本章介绍了2013年版NCCN指南和中国抗癌协会乳腺癌诊治指南与规范(2015版),就国内外对于保乳手术与全乳切除术、保乳术的边缘判断及最佳距离、保乳术阳性边缘的再次切除及其对预后影响的争议进行了分析,并介绍了保乳术的中国经验。相比欧美等国家,中国的乳腺癌从发病情况到疾病的特征等都具有自身的特点,近年来国内开展了多项研究,探索更加适合中国乳腺癌患者的保乳术切缘判断方法。

作者单位:510120　广州,中山大学孙逸仙纪念医院
通信作者:刘强,victorlq@hotmail.com

第一节　保乳手术与全乳切除术的争议

一、乳腺癌手术的发展过程

当今乳腺癌的治疗模式是以外科手术为基础，结合化疗、放疗、内分泌治疗及靶向治疗等综合治疗。纵观乳腺癌的手术发展历史，乳腺癌的手术方式经历了"从小到大，再从大到小"的变化过程。

19世纪中后期，美国著名的外科医生Halsted在大量的临床和病理解剖研究的基础上，提出了乳腺癌转移扩散途径的理论。他认为乳腺癌在一定时间内是局部的病变，肿瘤是有序播散的，遵循特定的时间和解剖学规律，通常先出现局部浸润，再沿着淋巴道转移，最后出现血行播散。在乳腺癌病程的早期阶段，如果能完整地切除肿瘤及其引流区域的淋巴结，就能治愈乳腺癌。于是在此理论基础上提出来乳腺癌的手术应当是"最大可耐受治疗"，包括经典根治术和扩大根治术。1882年，Halsted提出的乳腺癌经典根治术需要完整切除包括肿瘤在内的全部乳腺、一定范围内的乳腺皮肤和周围组织，及胸大肌和腋窝淋巴结。在系统治疗匮乏的当时，此术式使乳腺癌的复发率明显降低，生存率明显提高，成为乳腺癌外科治疗的经典术式。到了20世纪50年代，学者们提出乳腺癌转移除了腋窝淋巴结途径外，还可以通过内乳淋巴结转移到锁骨上和纵隔淋巴结。随后即出现了切除内乳淋巴结的乳腺癌扩大根治术。但是由于扩大根治术的手术创伤巨大，患者生存质量低，扩大根治术并没有得到广泛的开展。20世纪60年代逐渐兴起的乳腺癌改良根治术则对经典根治术进行了改进，在Halsted经典根治术的基础上保留胸大肌和切除胸小肌的Patey改良根治术，后来发展为同时保留胸大肌、胸小肌的Auchincloss改良根治术，即目前临床上广泛使用的乳腺癌改良根治术。

随着生活水平的提高，人们更加注重对外形美和生活质量的追求，然而经典根治术导致的乳房缺失和上肢水肿，让很多患者难以接受，学者们开始探索缩小局部治疗范围的手术方式。同时，系统治疗和放疗技术不断发展，也使得乳腺癌手术范围可以安全地缩小。

在 Halsted 的肿瘤有序播散为主导理论时期，美国匹兹堡大学的外科医生 Fisher 开始了一些研究，并提出了乳腺癌生物学行为的新理论，该理论认为乳腺癌不是一个局部的病变，肿瘤的播散是无序的，淋巴系统的局部播散不是唯一的途径，血行播散在肿瘤转移中也非常重要。根据此理论，乳腺癌在早期就可发生远处转移。早期可手术的乳腺癌已经是一种系统性疾病，局部治疗的差别并不会对生存有实质性的影响。影响早期乳腺癌术后生存的主要影响因素是远处转移和复发，因此全身治疗对预后非常重要。保留乳房手术加前哨淋巴结活检（sentinel lymph node biopsy, SLNB）术即在此理论基础上发展起来的"最小有效的治疗"手术方式。

Fisher 为了验证该理论，开展了一系列的临床研究，其中著名的 NSABP-B06（National Surgical Adjuvant Breast Project）研究更是标志着保乳时代的到来。该研究纳入了 1976—1984 年间 1 851 例 Ⅰ～Ⅱ 期的乳腺癌患者，患者随机分配到 Halsted 根治术组、乳腺肿物切除术组、乳腺肿物切除术加术后同侧乳腺放疗组，主要观察指标为无病生存率（disease free survival, DFS）、无远处疾病生存（distant disease free survival, D-DFS）和总生存期（overall survival, OS）。长达 20 年的研究结果表明保乳手术和切乳手术患者的 OS、DFS 和 D-DFS 没有差别。保乳术加术后放疗较单纯保乳术来说，可以降低同侧乳腺癌复发率（$P<0.001$）及病死率（$P=0.04$）。随后开展的 Milan 临床研究、NCI 临床研究和 EORTC 10801 研究等多项临床研究也表明，早期乳腺癌保乳术加放疗与根治性乳房切除术相比有较高的局部复发率，但是对于 DFS 和 OS 来说并没有明显的影响。在这些临床研究的基础上，保乳手术从 20 世纪 80 年代开始逐渐为乳腺外科医生和乳腺癌患者所接受，全球保乳率稳步上升，直至 2008 年左右达到高峰，此后保乳率趋于平稳。

二、保乳手术的外科技术

目前普遍接受的早期乳腺癌保乳手术的基本原则是：① 获得阴性切缘；② 获得良好的美容效果。这和肿瘤治疗的原则也是相一致的，即最大限度地切除肿瘤，最大限度地保留正常组织。

（一）开展保乳手术的条件

近年来，一些指南或共识中也明确指出了保乳手术开展的基本要求。中国抗癌协会乳腺癌诊治指南与规范（2015版）中指出，开展保乳治疗的必要条件如下。

（1）开展保乳治疗的医疗单位应该具备相关的技术和设备条件以及外科、病理科、影像诊断科、放疗科和内科的密切合作（上述各科也可以分布在不同的医疗单位）。

（2）患者在充分了解乳腺切除治疗与保乳治疗的特点和区别之后，了解保乳后可能的局部复发风险，具有明确的保乳意愿。

（3）患者客观上有条件接受保乳手术后的放疗以及相关的影像学随访，如乳腺X线、B超或MRI检查等（必须充分考虑患者的经济条件、居住地的就医条件及全身健康状况等）。

在众多共识和指南中对早期乳腺癌保乳手术的确切适应证并没有明确规定，但为了促进保乳手术的规范化，减少由于不恰当采用保乳手术带来的不良临床后果，各大指南中对保乳手术的禁忌证都有规定，这些规定的具体内容有一定的差异，并且随着乳腺癌治疗的临床和科研进展予以及时修改。了解这些内容对于乳腺外科医生来说，可以更加准确地选择适合行保乳治疗的患者，并予以规范化治疗，以期获得更高的保乳率和保乳成功率。

（二）乳腺癌诊疗指南

1. 中国抗癌协会乳腺癌诊治指南与规范（2015版）

（1）保乳治疗的适应证：主要针对具有保乳意愿且无保乳禁忌证的患者。① 临床Ⅰ、Ⅱ期的早期乳腺癌：肿瘤大小属于T1和T2分期，尤其适合肿瘤最大径≤3 cm，且乳房有适当体积，肿瘤与乳房体积比例适当，术后能够保持良好的乳房外形的早期乳腺癌患者。② Ⅲ期患者（炎性乳腺癌除外）：经术前化疗或术前内分泌治疗降期后达到保乳手术标准时也可以慎重考虑。

（2）保乳治疗的绝对禁忌证：① 妊娠期间放疗者；② 病变广泛或确认为多中心病灶，广泛或弥漫分布的可疑恶性微钙化灶，且难以达到切缘阴性或理想外形；③ 肿瘤经局部广泛切除后切缘阳性，再次切除后仍不能保证病理切缘阴性者；④　患者拒绝行保留乳房手术；⑤　炎性乳腺癌。

（3）保乳治疗的相对禁忌证：①　活动性结缔组织病，尤其硬皮病和系统性红斑狼疮或胶原血管疾病者，对放疗耐受性差；②　同侧乳房既往接受过乳腺或胸壁放疗者，需获知放疗剂量及放疗野范围；③　肿瘤直径＞5 cm者；④　靠近或侵犯乳头（如乳头Paget病）；⑤　影像学提示多中心病灶；⑥　已知乳腺癌遗传易感性强（如BRCA1突变），保乳后同侧乳房复发风险增加的患者。

2. 2013年版NCCN指南

2013年版美国国立综合癌症网络（National Comprehensive Cancer Network，NCCN）指南（2013 NCCN Guideline Version）如下：

（1）绝对禁忌证：①　既往做过乳腺或者胸壁放疗；②　妊娠期间放疗；③　弥漫可疑的癌性微钙化灶；④　病变广泛，不可能通过单一切口的局部切除就达到阴性切缘且不至影响美观；⑤　阳性病理切缘。

（2）相对禁忌证：①　累及皮肤的活动性结缔组织病（尤其是硬皮病和狼疮）；②　肿瘤＞5 cm（2B类）；③　灶性阳性边缘；④　已知存在或可疑家族遗传倾向的绝经前妇女。

三、保乳术与切乳术的争议

自20世纪70年代起，关于早期乳腺癌保乳手术的多中心前瞻性随机对照研究开展，如NSABP-06、Milan、NCI、EORTC 10801等，都得出了相同的结论：早期乳腺癌保乳手术加放疗的DFS及OS与全乳房切除术相比并无统计学差异。这些研究结果极大地推动了保乳手术的开展。

在欧美国家，保乳率曾在20世纪末稳步增长，但近年来开始趋于稳定并有轻微下降趋势。美国国家癌症数据库（National Cancer Data Base, NCDB）的资料显示，早期乳腺癌的保乳率在1998—2003年间约为67%，而在2011年时则降至61.9%。研究认为出现保乳率的下降的原因，主要有以下几方面：①　基因检测技术的普及，提高了BRCA1/2基因突变的发现率，对家族遗传性乳腺癌的高危患者，采用预防性双侧乳房切除术增多；②　乳腺单侧切乳重建手术增多，能够控制局部复发，并能获得良好的美容效果；③　外科医生更加严格地把握保乳手术的指证，患者更多地参与医疗决策。此外，患者的年龄、种族、婚姻状态、病理类型、激素受体、经济状况和文化水平等因素都可能影响保乳手术的选择。有研究显示，医院的规模和医生的因素也影响着保乳和切乳的选择。同时，保乳率的高低则能在一定程度上反映一家医院乳腺科的实力。欧洲的 EUSOMA 乳腺专科建设指南就规定，作为 EUSOMA 认定的高水平乳腺专科，对于肿瘤直径＜3 cm 的 Ⅰ、Ⅱ 期乳腺癌患者，保乳率至少应达到 70%。为了达到这一标准，国内外的大型乳腺专科更加注重选择合适的乳腺癌患者，提升保乳率。同时，为了观察保乳手术的确切疗效及临床获益，关于保乳术和全乳房切除术的一些大型临床研究也不断开展。

既往的多个研究证实保乳手术联合全乳放疗的疗效至少与全乳切除术相当，例如 EORTC 10801 随机对照研究就发现，保乳术和全乳切除术在 OS 和 D-DFS 上无统计学差异。该研究纳入的 868 例患者（肿瘤直径＜5 cm），随机分为保乳术加放疗组（448 例）和改良根治术组（420 例），中位随访时间长达 22.1 年，发现保乳组有 207 例（46%）发生了远处转移，改良根治术组则为 175 例（42%）；随访期间，总共有 506 例（58%）患者死亡，保乳组有 274 例（61%），改良根治术组则为 232 例（55%）；保乳组的远处转移 20 年累积发病率为 46.9%（42.2%～51.6%），而改良根治术组为 42.6%（95% CI：37.8～47.5）。保乳组的 20 年总生存率为 39.1%（34.4%～43.9%），而改良根治术组为 44.5%（95% CI：39.3～49.5）。两组的远处转移时间（$HR = 1.13$，95% CI：0.52～1.38，$P = 0.23$）和死亡时间（$HR = 1.11$，95% CI：0.94～1.33，$P = 0.23$）都无显著差异。对年龄进行分层分析，两组的不同年龄段的远处转移时间和 OS 也并无显著的差异，远处转移时间：＜50 岁组（$HR = 1.09$，95% CI：0.79～1.51）vs ≥50 岁组（$HR = 1.16$，95% CI：0.90～1.50]；总生存率：＜50 岁组（$HR = 1.17$，95% CI：0.86～1.59）vs ≥50 岁组（$HR = 1.10$，95% CI：0.89～1.37）。该研究的前期结果表明保乳术组较改良根治术组有较高的局部复发率，尤其是在年龄小于 35 岁的年轻患者中。有荟萃分析研究表明，局部复发率升高可以导致更差的生存获益，但是在这项研究中并未观察到局部复发率的升高对 OS 有显著的影响，这可能与该项研究的样本数量不够大以及对局部复发者进行补救性乳房切除有关。

近年来的几项大规模人群调查研究则提出了保乳手术的预后可能优于切乳术。2013 年，*Cancer* 杂志上发表了一项对美国加利福尼亚州乳腺癌患者的研究，该研究入组了112 154例1990—2004年间加州诊断为早期乳腺癌的患者，其中61 771例患者（55%）行保乳术加放疗，50 383例患者行（45%）全乳房切除乳术且术后不加放疗，中位随访时间为110.6个月，中位肿瘤大小为1.5 cm。相对保乳组来说，切乳组入组患者的肿瘤较大，淋巴结转移者较多。总体上，保乳率从1990—1992年的37%增加到了2002—2004年的62%。研究期间共31 416例死亡，5年总生存率为89.3%（95% CI：89.2%～89.5%）；5年疾病特异性生存率（disease-specific survival, DSS）为94.4%（95% CI：94.2%～94.5%）；保乳术比切乳术在OS上有显著优势（HR = 0.81，95% CI：0.80～0.83）；不论年龄和激素状态，保乳术的OS和DSS相对切乳术的优势在T1肿瘤比T2肿瘤更显著，即使在T2肿瘤OS也显著倾向于保乳术；保乳术在乳腺癌诊断时年龄大于50岁且HR阳性的患者中，OS的优势最显著（HR = 0.81，95% CI：0.79～0.84），而诊断时年龄小于50岁且HR阳性的患者中获益最小（HR = 0.93，95% CI：0.86～0.99）；保乳术在乳腺癌诊断时年龄大于50岁且HR阳性的患者中DSS的获益最显著（HR=0.87，95% CI：0.82～0.92），在其他组的获益则较小。综合来看，保乳术在绝经后、ER阳性的T1期患者中较切乳术具有更大的优势。

　　与以往研究认为保乳术与切乳术疗效相当不同，该研究出人意料地得出了保乳术在OS和乳腺癌相关生存均比切乳术更优的结论，即使分层分析调整了肿瘤级别、阳性淋巴结数、种族、肿瘤大小、乳腺癌诊断年龄等因素后，该结论仍然有效。在这项研究中，影响患者选择保乳术或切乳术的主要因素如下。① 种族和社会经济状况：非西班牙裔白人和社会经济状况较好的人更多选择保乳术。② 肿瘤病理分型、大小、分期及HER-2状态：在各年龄组中，保乳率与肿瘤大小呈负相关；小叶癌比导管癌有更高的切乳率（53% vs 44%）；Ⅰ期乳腺癌的患者更倾向于选择保乳术，Ⅲ期并HER-2阴性的患者更倾向于选择切乳术。③ 其他因素：医疗保险的保障度、离最近放疗设施的距离、是否具备乳房整形医生、有无其他疾病、有无胸壁放疗史等。

　　其实不仅是这项研究中，在实际临床工作中，上述几点也是影响选择适合的保乳对象的主要因素。该项研究不仅表明保乳术加放疗的生存率优于全乳切除术，还说明了保乳术的优势不依赖于发病年龄和HR情况，在50岁以上且HR阳性的患者中，保乳术的优势尤其突出；尽管年轻而HR阴性的患者通常被认为局部复发风险较高，但保乳术在该人群中仍非常安全，其预后优于或至少不亚于切乳术。这对于年轻乳腺癌患者选择保乳术提供了有力的数据支持。

以上两项大规模人群研究的结果显示，乳腺癌手术方式对预后影响明显，保乳术较切乳术在生存获益方面可能具有一定的优势。这些研究基于大规模长期随访的人群数据，能更好地反映手术方式对整体人群的影响，而非特定研究机构和模式下的作用，但是这些大规模回顾性研究也存在一些难以避免的缺点，比如数据不够全面（缺少2006年之前HER-2状态的数据）、缺少一些可能影响决定手术方式的因素统计等，回顾性研究可能出现的偏移会影响结果。虽然这些研究调整年龄、种族和社会经济状况后仍得出相同的结论，但有其他不可统计的因素可能影响了实验结果。因此，只能说其结论充分证明了保乳术加放疗是符合保乳适应证的乳腺癌患者手术的安全选择，而不能说保乳术加放疗一定优于全乳切除术。

第二节　保乳术的边缘判断及最佳距离争议

一、保乳术边缘判断方法

乳腺癌保乳手术中，确保切缘阴性是开展手术的主要前提之一，也是保乳手术获得成功的重要条件。正确的边缘评估、保证切缘阴性能够最大限度地减少局部复发率，提高患者的生存获益。对于阴性切缘的定义及其评估方法一直以来争议不断，国内外的不同乳腺专科及研究机构都有着自己的理论及方法，并进行不断的探索与总结。近些年来，对保乳阴性切缘的定义及其病理判断有了很大的研究进展。2015年NCCN乳腺癌指南中指出，对保乳手术的所有手术标本均应进行切缘评估，最佳切缘评估的要求包括：手术标本定位；对切缘状况的肉眼和显微镜下描述；报告肿瘤与切缘最近的距离、方位及肿瘤类型[浸润性癌，还是导管原位癌（ductal carcinoma *in situ*, DCIS）]。

目前国际上常用的评估保乳切缘的病理方法有两种：肿物垂直边缘法和残腔边缘法，前者直接评估切取的肿物组织的边缘状态，后者在切除肿物组织后对残腔边缘的组织进行评估，两种评估方法各有优缺点。

1. 肿物垂直边缘法

该方法出现较早，在20世纪80年代开展的NSABP B06试验中就已经提出，目前在国内外的应用最为广泛。将广泛切取的肿瘤标本进行定位，然后对肿物不同切面采用不同颜色的墨汁进行染色，随后再进行固定和石蜡包埋，最后垂直于六个染色面分别切取边缘组织送病理检查，在最终的石蜡病理切片中通过判断肿瘤和墨汁染色切缘的距离来确定保乳手术的安全切缘宽度。具体操作方法如下：在肿物中央部位以垂直于身体纵轴方向横断切取1～3片组织，然后对每片组织分别切取外侧、内侧、前方、后方共4个方向的组织标本；从剩余的两块半球形肿物上纵向切取2～4片组织，总共获得12～24块组织，全部予以石蜡固定，每个蜡块切取两张及以上的切片进行观察，记录是否发现肿瘤细胞及其所在的方位，并测量到染色面的距离。

目前欧美广泛采用该方法进行手术切缘的评估，准确率很高，但对病理科医生要求较高。由于这种方法不做冰冻，会有15%～25%的患者在术后病理发现肿瘤残留而需要再次手术。

2. 残腔边缘法

残腔边缘法在手术切取肿瘤组织后，在残腔周围的不同方位再补充切除一定的腺体组织进行病理切缘的评估。目前主要使用的是分段腔周边缘评估法，也即瘤床活检法。该方法在切除肿瘤组织后，在残腔边缘系统性地切取一定数量的边缘组织送检。根据腔周取材数目的不同，可以分为四段法（上、下、内、外侧）、五段法（上、下、内、外、后侧）、六段法（上、下、内、外、前、后侧）和八段法（绕腔周一圈取八段），目前较常用的是四段或五段法。具体采用何种方法与患者乳房大小及肿物位置等有关。有研究表明，同时检测4～6个腔周边缘要比1～3个更好地降低二次手术再切率，但并未证实对生存的影响。

该方法较肿物边缘法切除的组织少，需要病理科的配合进行冰冻切片评估，但病理科的工作量较肿物垂直边缘法明显降低。由于要等待冰冻结果，手术耗时较长，但是若冰冻结果为边缘阳性可及时在手术中再次切除，因此大大降低了再次手术的比例，目前我国大多数保乳手术都是采用这种方法。

以上两种都是可行的保乳手术边缘评估方法，乳腺外科需要和病理科进行很好的沟通交流和协商，采取合适的病理评估方法，以确保保乳手术的成功实施。

二、保乳术阴性切缘的争议

国际上关于阴性切缘的定义主要有两种。① Ink-Free:染色边缘没有肿瘤细胞为边缘阴性,这个定义早在20世纪80年代的NSABP-06中就已经使用。② Adequate width:染色边缘以内一定宽度(1、2、5、10 mm等)范围内没有肿瘤细胞。乳腺外科医生们对此争议不断,开展了许多研究对两者进行了比较,近年来关于保乳手术阴性切缘的定义,也有较大改变,更多的医生认为Ink-Free也许就已经足够筛选出高危复发患者,因为不必要地切除更多正常的乳腺组织,必然影响手术后乳房外形的美观,却没有证据提示更宽的切缘能够带来更好的生存获益。

来自2015年SABCS会议上的一项大会报道,丹麦的学者对11 900单侧乳腺癌接受保乳的患者进行了随访,发现5年和9年的累计同侧乳腺肿瘤复发率(ipsilateral breast tumor recurrence, IBTR)分别为2.4%和5.9%。即使阴性切缘的宽度＜1 mm,也比阳性切缘有较低的局部复发率。无论手术切缘离肿瘤有多近,只要切缘阴性,患者之间的IBTR无显著差异。因此,在保证切缘阴性的情况下,扩大切缘(＞1 mm、＞3 mm、＞5 mm等)并不会进一步降低IBTR。但是只要是手术切缘阳性,IBTR风险就会明显增加。该研究还指出年龄＜50岁、组织学分级＞2级、需要再次切除以及淋巴结阳性数≥4个这些危险因素会导致局部复发风险的增加。

1. Ⅰ～Ⅱ期乳腺癌保乳手术切缘指南建议

外科肿瘤学会(Society of Surgical Oncology, SSO)和美国放射肿瘤学会(American Society for Therapeutic Radiology Oncology, ASTRO)于2014年3月共同制定发布了Ⅰ～Ⅱ期乳腺癌保乳手术切缘指南。该指南建议如下:

(1)阳性切缘是指墨水染色区有浸润性癌或DCIS累及,而阳性切缘可使IBTR风险至少增加2倍。IBTR风险的增加无法被瘤床加量放疗、全身治疗(内分泌治疗、化疗、生物治疗)或预后良好的生物学特征所抵消。

(2)阴性切缘(染色区无肿瘤)可减少IBTR,但是扩大切缘并不显著降低其风险。目前并不推荐采用比无瘤切缘更广泛的阴性切缘。

(3)全身治疗可降低IBTR发生率,但对于没有接受全身辅助治疗的患者是否需要采用比无瘤切缘更广泛的手术切缘,目前尚无相关证据。

（4）目前不建议根据生物学亚型采用比无瘤切缘更广泛的手术切缘。

（5）目前不建议根据切缘宽度来选择全乳照射（whole breast radiotherapy, WBRT）技术、分割和瘤床加量剂量。

（6）对于浸润性小叶癌无须采用比无瘤切缘更广泛的阴性切缘。切缘处存在小叶原位癌（lobular carcinoma *in situ*, LCIS）并不是再切除手术的指征。切缘处出现多形性LCIS的意义尚不明确。

（7）年轻（年龄≤40岁）患者保乳治疗后,IBTR和乳房切除术后胸壁局部复发风险均显著增加,同时年轻患者中的不良生物学和病理学特征更为多见。目前尚无证据表明,扩大阴性切缘可抵消年轻患者较高的IBTR发生率。

（8）广泛导管内癌成分（extensive intraductal component, EIC）提示患者行保乳术后有较大DCIS负荷残留的可能。目前尚无证据表明,切缘阴性时IBTR风险增加与EIC相关。

在临床实践中,并不能简单地将指南中定义的切缘无肿瘤累及理解为安全切缘,从而在手术过程中紧贴病灶边缘切除,因为如此操作极易造成阳性切缘。其实制定该指南的目的并不在于减少原先认为的病灶切除范围,而是在于让医师和患者明确何时可以放弃再切除术。

2. NCCN乳腺癌指南对于DCIS手术切缘的处理意见

目前关于乳腺DCIS手术阴性切缘的定义亦存在较大分歧。争议的焦点在于该疾病的异质性、如何区分原位癌和增殖性疾病、切缘位置的解剖考虑以及缺乏DCIS预后因素相关的前瞻性数据。2015年第3版NCCN乳腺癌指南对于DCIS手术切缘的处理意见如下:

（1）切缘＞10 mm被广泛认为是切缘阴性,但可能导致切除范围过大,从而影响乳房美容效果。

（2）切缘＜1 mm考虑为切缘不够充分。

（3）病理切缘介于1～10 mm,扩大手术切缘可降低局部复发率。若乳房的纤维－腺体分界部位（胸壁或皮肤）的手术切缘较近（＜1 mm）,不建议再次手术切除,但可能具有较高剂量瘤床加量照射的指征（2B证据）。

随着乳腺癌保乳手术研究的进展,保乳术中切缘检测、评估方法也有了一些新的进展,比如新型射频探针（margin probe）技术,是一种使用电磁波实时检测切缘是否有肿瘤累及的方法，该方法尚处于临床试验阶段。这些新兴技术将有助于更好地判断保乳术中的切缘情况，以减少二次手术，提高保乳成功率。

第三节　保乳术阳性边缘再切除及其预后

保乳手术需要选择合适的评估方法来判断切缘情况，以达到切缘阴性。当术中冰冻、术后病理切片结果为切缘阳性时，需不需要二次切除？行二次切除术后是否会对患者的预后产生不良影响？对于这些问题一直存在较大的争议。尤其是保乳手术中边缘报告为不典型增生时，是否视为切缘阳性？是否需要再切？目前大多数外科医生更倾向于在排除DCIS后，对于轻到中度不典型增生不予再切，术中冰冻评估边缘为重度不典型增生时予以再切，术后病理评估为重度不典型增生时不予再切。

为了规范乳腺癌保乳手术的操作，给乳腺外科医生们提供参考，一些国内外的指南对保乳术切缘阳性时是否需要二次切除也有相关的规定。例如2015年NCCCN乳腺癌指南中指出，保乳手术的应用是以能达到病理阴性切缘为前提的。

1. 对于切缘阳性的处理意见

（1）切缘阳性者一般都需要进一步手术治疗，或再次进行切除以达到阴性切缘，或接受全乳切除手术。

（2）如果再次切除在技术上可做到保乳，则可切除初次切除标本提示的阳性切缘，或再次切除整个原先的手术腔隙。

（3）如果多次切缘仍为阳性，可能需要全乳切除以达到最佳的局部控制效果。

（4）对显微镜下有局灶性阳性切缘但不伴有广泛导管内癌成分的病例，选择性施行保乳手术是合理的。对这部分患者应考虑给予更高剂量的瘤床推量照射。

2. 二次手术的选择

2015年SABCS会议报道，丹麦研究中保乳术二次手术率从2000年的27%下降到2009年的16%。在20%切缘阳性而需要再次补充手术的患者中，发现23%存在浸润性导管癌，63% DCIS，14%两者都有残留。再次手术的患者只要存在肿瘤残留均提示增高局部复发的风险,残留浸润性导管癌的患者同侧乳腺癌复发风险比值为2.97,而DCIS为2.58,但是否存在肿瘤残留不影响患者的OS。

该研究对于保乳术阴性切缘的定义及切缘阳性的处理进行了说明,证明了墨汁染色切缘无肿瘤(ink-free)即可确认为切缘阴性,在实际进行保乳手术操作时,应避免不必要地扩大保乳手术切缘,因为这样不会获得更好的疗效,同时又影响术后美观;对切缘阳性患者再次手术以保证切缘阴性是必要的,即使二次手术时发现肿瘤残留的患者局部复发率会升高,但不影响OS。

第四节　保乳术的中国经验

目前,我国乳腺癌的保乳率与欧美发达国家相比较低,来自北京和上海等乳腺中心的研究显示我国保乳率约为5%～20%,而在欧美或亚洲的日韩等国家,保乳率通常在50%～60%。中山大学孙逸仙纪念医院乳腺肿瘤医学部是国内开展保乳手术最早的中心之一,近年的保乳比例为50%左右,与国际同行相近。

随着经济的发展和生活水平的提高,我国乳腺癌患者采用的手术方式发生了较大的变化,保乳术所占比例也在不断提高,但在不同经济发展水平的地区之间仍存在一定的差异。近年来国内也开展了多项研究,显示了国内保乳术的现状及其发展变化。一项来自国内不同经济发展水平地区的长达10年的多中心回顾性研究,分析了1999年至2008年期间各地区乳腺癌手术方式的变化情况。在这10年期间,总体来看,全乳房切除术比例减少了11%,保乳术增加了11%。经济发达地区全乳房切除术比例减少了15%,保乳术增加15%;经济欠发达地区的全乳房切除术减少了6%,保乳术则从0增加到6%。进一步分析各类型乳房切除术所占比例的变化,经济发展水平高的地区,Halsted根治术从50.4%减少到4.1%,改良根治术则从47.2%增加到94.4%,单纯乳房切除术没有明显变化;经济发展水平低的地区,Halsted根治术也从14.6%降到了7.2%。该研究数据表明,保乳术目前在中国的使用并不广泛,但是无论经济发展水平的高低,各个地区的保乳率整体上都呈上升趋势。切乳术是国内乳腺癌目前主要的手术方式,但呈逐步下降的趋势。切乳术以改良根治术为主,Halsted根治术的使用逐渐减少。

一项荟萃分析综合了国内近年来多个关于保乳术和切乳术的研究,说明了国内保乳术和切乳术对患者生存和预后的影响情况。该荟萃分析包含来自25个研究的2 943例患者,其中保乳组1 242例,切乳组1 701例。对于中国的Ⅰ期和Ⅱ期乳腺癌患者来说,保乳术和切乳术具有同等的总生存率,保乳组和切乳组的3年总生存率(94.96% vs 96.27%;$OR = 0.87$, 95% CI: $0.51 \sim 1.51$, $P = 0.63$)、5年总生存率(91.21% vs 90.85%,$OR = 1.15$, 95% CI: $0.80 \sim 1.65$, $P = 0.44$)、局部复发率(7.09% vs 5.22%,$OR = 1.24$, 95% CI: $0.84 \sim 1.82$, $P = 0.29$)、转移率(5.96% vs 5.94%,$OR = 1.00$, 95% CI: $0.57 \sim 1.76$, $P = 1.00$)均无统计学差异,但是保乳组的并发症(10.97%)发生率要比切乳组(31.47%)显著降低($OR = 0.26$, 95% CI: $0.19 \sim 0.34$, $P < 0.05$)。保乳术较小的切除范围可能是其并发症较小的一个原因。在25项研究中,保乳术切缘范围≥2 cm的占76.77%(909/1 184),切缘范围≥1 cm的占10.47%(124/1 184)。与其他国家报道的切缘范围相比,中国的切缘范围更宽,该荟萃分析纳入的一项研究(Gage's研究)显示保乳术中≥1 mm的切缘视为安全切缘。很多临床研究表明,更宽的阴性切缘并不能带来更多的临床获益。因此,保证保乳术切缘阴性的前提下,可以适当缩小切缘范围。该项分析的结果也表明在保乳术中使用SLNB,可以避免不必要的腋窝淋巴结清扫(axillary lymph node dissection, ALND),从而减少肢体肿胀的发生;同时缩小外科伤口,加快术后的恢复和提高生存质量。

如前所述,国内外各个乳腺专科关于保乳术切缘的判断方法及阴性切缘的定义争议不断,相比欧美等国家,中国的乳腺癌从发病情况到疾病的特征等都具有自身的特点,那么对于保乳手术来说,切缘判断也应该符合中国患者的实际情况,为此,近年来国内开展了多项研究,探索更加适合中国乳腺癌患者的保乳术切缘判断方法。

目前我国整体上乳腺癌保乳手术比例明显低于国际同行,其可能的原因包括:① 患者确诊时分期较晚,肿瘤偏大;② 与欧美相比,中国女性乳房偏小,更不容易保乳;③ 患者或医师担心保乳后复发;④ 外科医师缺乏病理科的大力支持;⑤ 缺乏保乳所需的放疗设施和经费等。因此,我们有必要共同努力,来提高我国乳腺癌患者的保乳率和保乳成功率,在不影响治愈机会的情况下,尽量减少手术的创伤,为她们带来更多的选择、更好的临床获益。

---------------------------- 参 考 文 献 ----------------------------

［ 1 ］ Saskia Litière, Gustavo Werutsky, Ian S Fentiman, et al. Breast conserving therapy versus mastectomy for stage II-II breast cancer: 20 year follow-up of the EORTC 10801 phase 3 randomised trial［J］. Lancet Oncol, 2012, 13: 412-419.

［ 2 ］ Cairns L, Curigliano G. Highlights from the 38th SABCS annual meeting, 8th-12th December 2015, San Antonio, USA［J］. Ecancermedicalscience, 2016, 10: 618.

［ 3 ］ Zhang B, Song Q, Zhang B, et al. A 10-year (1999-2008) retrospective multi-center study of breast cancer surgical management in various geographic areas of China［J］. Breast, 2013, 22(5): 676-681.

［ 4 ］ Hwang ES, Lichtensztajn DY, Gomez SL, et al. Survival after lumpectomy and mastectomy for early stage invasive breast cancer: the effect of age and hormone receptor status［J］. Cancer, 2013, 119(7): 1402-1411.

［ 5 ］ Cai X, Liu X, Yu H, et al. Breast-conserving therapy for early-stage breast cancer in Chinese women: a meta-analysis of case-control studies［J］. Onkologie, 2012, 35(3): 133-139.

［ 6 ］ Povoski SP, Jimenez RE, Wang WP, et al. Standardized and reproducible methodology for the comprehensive and systematic assessment of surgical resection margins during breast-conserving surgery for invasive breast cancer［J］. BMC Cancer, 2009, 9: 254.

［ 7 ］ Yang H, Jia W, Chen K, et al. Cavity margins and lumpectomy margins for pathological assessment: Which is superior in breast-conserving surgery?［J］J Surg Res, 2012, 178(2): 751-757.

［ 8 ］ Chen K, Zeng Y, Jia H, et al. Clinical Outcomes of Breast-Conserving Surgery in Patients Using a Modified Method for Cavity Margin Assessment［J］. Ann Surg Oncol, 2012, 19(11): 3386-3394.

［ 9 ］ NCCN乳腺癌专家成员组.2013年乳腺癌临床实践指南(中国版).

［10］ NCCN乳腺癌专家成员组.2015年乳腺癌临床实践指南(中国版).

［11］ 中国抗癌协会乳腺癌专业委员会.2015年中国抗癌协会乳腺癌诊治指南与规范.

［12］ 外科肿瘤学会(SSO),美国放射肿瘤学会(ASTRO)专家组.2014年 I ～ II 期乳腺癌保乳手术切缘指南.

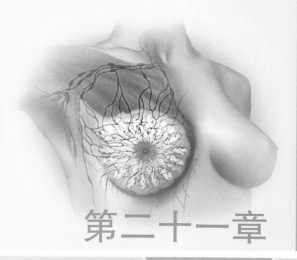

第二十一章

乳腺癌的放射治疗

马金利　俞晓立

对于初发导管原位癌（DICS）的治疗目前推荐肿块切除的保乳手术联合全乳放疗，推荐放疗剂量50 Gy/25 Fx。DCIS保乳手术后经谨慎评估认为局部复发风险极低的情况下或可免除术后全乳放疗。对于绝大多数早期乳腺癌患者来说放疗是局部手术后必要的后续局部治疗，能提高保乳手术的成功率。放疗对复发高危患者的局部及区域淋巴结有显著的控制疗效，能降低近2/3的局部复发可能，并且这种局部控制作用并不能被其他全身治疗如化疗和内分泌治疗所替代，良好的局部控制会给乳腺癌患者带来长期的生存获益。对于IMN放疗决策的制定同样需要考虑患者的复发风险，特别是原发肿瘤位于中央区或内侧区和腋下淋巴结阳性的患者。对于局部晚期患者而言，无论原发肿瘤或腋窝淋巴结反应如何，都应该考虑辅助放疗。同时，本章还探讨了放疗在保留乳头乳晕复合物乳腺癌切除术（NSM）中的可能地位。

作者单位：200032　上海,复旦大学附属肿瘤医院
通信作者：俞晓立,stephanieyxl@hotmail.com

第一节 导管原位癌保乳术后辅助放疗

一、导管原位癌的生物学背景

导管原位癌（ductal carcinoma *in situ*, DCIS）被普遍认为是浸润性导管癌的前驱病变，虽被冠以细胞学形态上恶性之名，但实属非浸润性癌，是局限于乳腺导管内的原位癌。同其他肿瘤细胞一样，DCIS是一系列病理学形态、生物学行为存在异质性的肿瘤，基于这些病理和生物学的共同点和差异性，对于不同风险级别的DCIS的治疗也有所区别，尤其是在提倡精准医疗和大数据的背景下，放疗在DCIS中的作用已达成共识，但也存在个性化治疗的争议和需求。

在病理学形态方面，多数采用以核分级为基础，兼顾坏死、核分裂象以及组织构型等方法，将DCIS分为三级，即低级别、中级别和高级别。高级别DCIS组织学表现大多为粉刺样癌，当然也可表现为其他类型；低级别DCIS肿瘤细胞有很好的边界；中级别DCIS结构表现多样，介于高级别和低级别DCIS之间，三种不同级别DCIS的病理特征是DCIS疾病进展和复发的一个重要影响因素。

DCIS不经过治疗的自然病程转归最终可能会发展为浸润性导管癌。Sander等的研究发现，经过30年随访，28例低级别非粉刺样DCIS中有39%的患者进展为浸润性乳腺癌，此部分患者中45%因乳腺癌死亡。DCIS进展为浸润性癌的危险因素与患者年龄、肿瘤体积、切缘状况及组织病理学分级有关。同前所述，O'Flynn等报道低级别DCIS进展为浸润性癌的风险是13%，高级别DCIS的风险是36%。

总体而言，不管采用何种方式治疗，DCIS的病死率很低，文献报道的10年累积死于由DCIS进展而来的浸润性癌的病死率仅为1.0%～2.6%。由于DCIS患者的死亡风险非常低，因而其治疗原则既要考虑尽量降低其复发进展为浸润性癌的风险，又要考虑到治疗对患者长期生活质量的影响，同时由于绝大多数复发于局部乳腺，而区域淋巴结和远处转移发生较少，因此，对不同患者谨慎选择不同的局部治疗方案至关重要。

二、DICS 的局部治疗

DICS 初诊的治疗以局部治疗为主,包括全乳切除术及局部肿块扩大切除术联合放疗。全乳切除术对绝大多数的 DCIS 患者是一种治愈性处理方法,Cutuli 等报道了一组法国的调查数据显示,在病灶直径 < 10 mm 的患者中,行全乳切除术的约占 10%,而 > 20 mm 的患者中约占 72%;并且在低级别和高级别 DCIS 中,分别有约 11% 和约 54% 的患者行全乳切除术。对于在影像学诊断(包括钼靶、磁共振等)以及体检、活检显示的多中心病灶、多象限病灶,全乳切除是合适的推荐治疗手段(NCCN 指南 2A 类推荐)。

随着肿块切除的保乳手术在浸润性癌中的尝试以及 NSABP B06 研究和米兰研究的开展,自 20 世纪 80 年代起,全球共有四项大型多中心随机临床研究评估在 DCIS 患者中肿块切除联合放疗的疗效。这四项研究分别为 NSABP B-17、EORTC 10853、Swe DCIS 和 UK/ANZ DCIS,相比于最晚开始入组的 UK/ANZ DCIS 研究,前三项研究设计相对比较简单,入组患者的标准均为可接受保乳手术、腋窝淋巴结阴性的 DCIS 患者,随机分为单纯肿块切除和肿块切除联合全乳放疗组,放疗剂量均推荐为全乳 50 Gy/25 Fx,不推荐瘤床区加量。UK/ANZ DCIS 研究则采用了 2×2 析因分析法,将患者随机分为四组:单纯肿块切除、肿块切除+放疗、肿块切除+他莫昔芬(Tamxifen, TAM)、肿块切除+放疗+TAM 治疗。UK/ANZ DCIS 研究中的放疗剂量同前三项研究,为 50 Gy/25 Fx。表 21-1-1 总结了 DCIS 肿块切除对比联合放疗后的局部控制率

表 21-1-1　DCIS 保乳术后全乳放疗组和观察组的前瞻性随机研究

研究项目	年　限	病例数	随访时间（年）	局部复发率（%）		OS 率（%）	
				放疗组	观察组	放疗组	观察组
NSABP B-17	1985—1990 年	813	17	19.8	35	79.1	80.6
EORTC 10853	1986—1996 年	1 010	15.8	18	31	88	90
SweDCIS	1987—1999 年	1 046	20	20	32	77.2	73
UK/ANZ DCIS	1990—1998 年	1 694	12.7	7.1	19.4	90	90

和长期生存率，总体而言，上述四项研究的长期随访结果（＞12年）是一致的，均表明DCIS患者接受保乳手术后联合全乳放疗的治疗策略，可显著降低同侧乳腺癌的复发风险，包括同侧浸润性癌的复发和DCIS的复发，但并不改善患者的总生存（overall survival, OS）率和无远处转移生存率。

虽然DCIS保乳手术后行全乳放疗可以降低约50%的同侧复发风险，但目前对于临床评估为"低"复发风险患者的治疗决策仍有争议，根据NCCN指南推荐可仅接受手术切除治疗（NCCN指南2B类推荐）。目前仅有回顾性研究证实，部分低复发风险DCIS患者可仅行保乳手术而不行术后放疗，然而长期随访结果显示，按危险度分组可能仅筛选出部分复发时间点延迟的患者，而非低复发风险患者。RTOG 9804研究对部分DCIS复发低危患者进行了保乳术后放疗对比观察的研究，入组患者为钼靶片显示单病灶，术后DCIS病理诊断为低或中级别，肿瘤小于2.5 cm，术后切缘离墨染至少3 mm，放疗组推荐50 Gy/25 Fx的全乳放疗，无瘤床加量。共636例患者随机参加此研究，经过7年的中位随访，放疗组局部复发率仅为0.9%，而观察组为6.7%。RTOG 9804的结果提示即便是部分中危或低危的患者，放疗后的局部复发率显著低于未放疗的患者。

基于以上的研究和证据，对于初发DCIS的治疗目前推荐肿块切除的保乳手术联合全乳放疗，推荐放疗剂量50 Gy/25 Fx。全乳切除术可作为保乳手术联合放疗的替代治疗，但需要提供患者切除术后乳腺重建的条件和可能。DCIS保乳手术后经多学科治疗团队谨慎评估后认为局部复发风险极低危的情况下或可免除术后全乳放疗。

第二节　早期乳腺癌保乳术后辅助放疗

一、早期乳腺癌保乳手术和放疗参与的背景

在乳腺癌保乳手术尝试的早期，由于局部放疗在根治术后患者中显示出提高肿瘤局部控制的作用，但由于随访时间不够，至20世纪80年代中期尚未显示出放疗后的总生存获益。同时，随着内分泌治疗和全身化疗药物的研发和进

展,自20世纪80年代起,很多研究者探讨了放疗在早期乳腺癌广切保乳手术后的地位和意义,此类研究设计基本一致,将保乳术后患者随机分为全乳放疗组及术后观察组,表21-2-1总结了此类相关文献结果。以下研究入组的患者除了在Ford的研究中纳入了15%～20%腋下淋巴结转移数≥4枚的复发转移高危患者,其余病患的临床及病理特点基本相似,要求肿瘤最大径≤4 cm,腋下淋巴结清扫阴性为主,Clark的研究中特别提到除了肿瘤最大径≤4 cm以外,患者的雌激素受体(estrogen receptor, ER)阳性,肿瘤细胞分级G1或G2,Ki-67表达量<10%,以上病理学指标预测患者为复发风险相对低的亚组。不管入组患者的腋淋巴结是否阳性,以下8项临床研究的结果是一致的,全乳放疗组较术后观察组降低了50%～75%的局部复发率,因此,对于绝大多数早期乳腺癌患者来说放疗是局部手术后必要的后续局部治疗,能提高保乳手术的成功率。

　　20世纪七八十年代,浸润性乳腺癌的主要治疗策略是乳腺癌根治术或改良根治术。保乳治疗是否有效可行需与根治术的疗效比较,在此基础上,20世纪70年代开展了6项大规模的保乳治疗对比根治术的临床前瞻性随机研究,时至今日,均已有长达10年甚至20年的随访结果,如表21-2-2所示。最早开展研究的法国Gustave-Roussy研究所(1972年)和WHO米兰研究(1973年)的患者入组标准相对比较谨慎,为肿瘤最大径≤2 cm。1976年开展的美国NSABP B-06研究的入组标准为肿瘤最大径≤4 cm,伴或不伴临床腋下淋巴结肿大,TNM分期Ⅰ期或Ⅱ期。相对后期开展的研究入组标准更为宽松。1979年开展的美国NCI研究和1980年开展的EORTC 10801研究的患者入组标准均为临床分期Ⅰ期或Ⅱ期,肿瘤最大径≤5 cm,N0或N1、M0。1983年开始的DBCG-82TM研究更是将入组标准放宽至排除TNM分期Ⅲb期及Ⅳ期、年龄<70岁、无放疗禁忌证的患者均可参加。

　　此6项研究的治疗方案大同小异,在全乳切除的治疗中,米兰研究和NSABP B-06研究采用的是根治术,其余4项均采用的是改良根治术;在保乳手术切除的治疗中,除了米兰研究采用的是象限切除术,其余5项均采用肿块切除术。局部放疗要求全乳加或不加区域淋巴结,放疗剂量为(45～50)Gy/(18～25)次,除了NSABP B06以外,其余5项研究均要求原瘤床加量至60 Gy左右,采用外照射或铱源近距离放疗。

6项研究的长期随访结果十分一致，乳房保留治疗与根治术或改良根治术相比，局部复发率、远处转移率和长期总生存率基本无差异，证实了保乳治疗的安全性，从而使早期浸润性乳腺癌的治疗策略从乳腺癌根治性手术向乳房保留治疗转变，并形成主流和共识。

表21-2-1　乳腺癌保乳术后全乳放疗组和观察组的前瞻性随机研究

研究者	年　限	病例数	随访时间（年）	局部复发率（%）		总生存率（%）	
				放疗	肿瘤切除	放疗	肿瘤切除
Liljegren G	1981—1988年	381	10	8.5	24	77.5	78
Veronesi U	1987—1989年	579	10	5.8	23.5	82.4	76.9
Holli K	1990—1999年	264	12.1	11.6	27.2	91	85
Ford HT	1981—1990年	400	20	28.6	49.8	60.5	56.7
Clark RM	1984—1989年	837	7.6	6.3	18.8	79	76
Forrest AP	1985—1991年	585	5.7	6	24	88	85
Spooner D	1985—1992年	707	16.9	13	31	53	50
Malmstrom P	1991—1997年	1 187	5	4	14	94	93

表21-2-2　乳腺癌保乳治疗对比根治术或改良根治术的前瞻性随机研究

研究项目	年限	病例数	随访时间（年）	局部复发率（%）		总生存率（%）	
				保乳	根治	保乳	根治
IGR	1972—1979年	179	15	9	14	73	65
WHO Milan	1973—1980年	701	20	8.8	2.3	58.3	58.8
NSABP B06	1976—1984年	1 217	20	8.1	14.8	46	47
NCI	1979—1987年	237	10	5	10	77	75
EORTC 10801	1980—1986年	902	20	20*	12*	39.1	44.5
DBCG-82TM	1983—1989年	793	20	13	21	53.7	49.1

注：*10年随访结果

二、保乳术后局部管理进展

早期乳腺癌保乳术后局部管理的标准模式是给予全乳常规分割放疗45～50 Gy，瘤床加量10～16 Gy，然而，这种模式也面临着一些挑战，主要表现为：① 常规分割放疗总疗程长达5～6.5周，这意味着治疗费用和护理成本高，会造成医疗资源特别是加速器资源的紧张；② 对放疗引起的正常组织损伤特别是缺血性心脏损伤的担忧；③ 对早期乳腺癌保乳术后复发模式的认识，其中大约80%的乳房内复发位于瘤床及其周围，全乳房照射是以牺牲瘤床周围的正常乳腺组织为代价；④ 以往认为，乳腺癌组织的α/β比值为10 Gy，与正常乳腺组织相比，对分割剂量不敏感，然而实际上，乳腺癌组织和正常乳腺组织对分割剂量效应的差异较小；⑤ 年龄是影响局部－区域复发的重要因素，与年轻乳腺癌患者相比，老年患者有其特殊性，表现为ER阳性的比例高，对内分泌治疗敏感。有鉴于此，探索全乳常规分割放疗替代模式的研究一直在进行，从而促进了保乳术后局部管理模式的个体化。具体体现为：豁免瘤床加量、全乳大分割照射（whole-breast irradiation, WBI）、部分乳腺照射（partial breast irradiation, PBI）以及豁免放疗。

1. 豁免瘤床加量

迄今，有三个前瞻性随机研究比较了全乳照射50 Gy以后的瘤床加量与否并发表了研究结果。这些研究一致发现，与单纯全乳照射相比，全乳照射后瘤床加量照射能够进一步降低局部复发率，但并不改善总生存率。样本量大且切缘一致阴性的EORTC 22881研究还发现，加量照射组与对照组间局部复发率的差别随着年龄增加而减少，绝经前患者加量组与对照组的局部复发率分别为6.8%和10.3%，绝经后则为2.8%和4.6%。10年随访结果显示，<40岁的患者未加量组和加量组的局部复发率分别为23.9%和13.5%，而>60岁的患者局部复发率分别为7.3%和3.8%。年龄<50岁的患者给予66 Gy照射后，局部复发率降低了50%。更新后的20年随访发现，患者年龄仍然与同侧乳房内复发的绝对风险强相关。20年累积复发风险从≤35岁年龄组的34.5%降低至>60岁年龄组的11.1%。瘤床加量照射带来的相对获益对于≤40岁和41～50岁年龄组有显著意义，对于年龄较大亚组（51～60岁亚组和>60岁亚组）则无显著意义。瘤床加量照射的绝对获益在最年轻亚组最大：≤40岁亚组的20年绝对复发风险从对照组的36%降低至加量组的24.4%，41～50岁亚组从19.4%降低至13.5%，51～60岁亚组从13.2%降低至10.3%，>60岁亚组则从12.7%降低至9.7%。这些数据说明不同年龄亚组从瘤床加量照射中的获益存在差异，瘤床加量照射在年龄≤50岁患者中意义更大。

除年龄因素外，影响瘤床加量照射组与对照组局部复发率差异的因素还包括腋窝淋巴结状态、脉管状态以及组织学级别。其中，腋窝淋巴结阳性、脉管阳性或组织学高级别者能够从瘤床加量照射中显著获益。

因此，尽管瘤床加量照射能够给所有保乳术后人群带来局部控制的改善，但是，不同亚群的相对或绝对获益差异较大。年轻（≤50岁）、腋窝淋巴结阳性、脉管阳性或组织学高级别患者获益较大，是瘤床加量照射的指征，可作为保乳术后标准治疗模式的一部分；反之，不含有这些高危因素患者的相对或绝对获益较小，可在临床实践中考虑豁免瘤床加量照射。

2. WBI

常规保乳术后放疗最常用的放疗剂量分割方式为患侧全乳放疗，每次1.8～2 Gy，总剂量为45～50 Gy，总疗程5周左右，并给予后期瘤床加量至60 Gy左右。然而在过去的20余年间，随着对某些肿瘤的生物学行为了解的日渐加深，临床和基础肿瘤学家们发现多数软组织肿瘤和某些乳腺癌和前列腺癌肿瘤细胞增殖比较缓慢。在放疗生物学理论L-Q模型中，以α/β值对不同增殖特征的正常和肿瘤组织进行区分，通常细胞增殖较快的早反应组织α/β值较高，头颈部肿瘤中细胞生长较为快速，其α/β值通常超过10 Gy；而多数晚反应组织如软组织肿瘤的α/β值都小于3 Gy，增殖缓慢的肿瘤细胞对单次放疗剂量比增殖快的肿瘤更为敏感。因此，在α/β值比较小的肿瘤中，应用非常规分割的大分割放疗（hypofractionation）可能会提高肿瘤控制率。大分割放疗是指提高分次剂量并用较短疗程完成放疗。

乳腺癌中的大分割放疗的研究主要集中于以欧洲为主开展的WBI和以美国RTOG为主开展的部分乳腺加速放疗（accelerated partial breast irradiation, APBI）两个方面，欧美开展乳腺大分割放疗有其重要的临床操作的优势和充分的生物学基础。大分割放疗缩短了放疗时间，降低了放疗费用，使欧美患者对保乳手术后放疗的依从性大大增加，其生物学基础为1986年英国RMH开展的

START pilot研究,该研究的主要目的为探索乳腺正常组织后期反应对放疗剂量的敏感性。在这个以Yarnold教授领衔的研究中,共入组1 410例早期乳腺癌患者,随机分为三个不同的放疗剂量组:50 Gy/25次/5周(2 Gy/次),42.9 Gy/13次/5周(3.3 Gy/次),39 Gy/13次/5周(3 Gy/次),经过8.1年的中位随访时间,发现关于乳腺外形后期改变的α/β值为3.6 Gy,乳腺组织硬化的α/β值为3.1 Gy,而后续的肿瘤局部控制的α/β值为4 Gy。因此,这项研究结果支持乳腺癌细胞的α/β值可能与乳腺正常组织的α/β值相近或类似,采用大分割放疗理论上可达到与常规50 Gy/25次相当的治疗效果。

关于WBI和常规放疗的比较有三项前瞻性随机临床研究。第一项研究由加拿大安大略省临床肿瘤协作组(Ontario Clinical Oncology Group, OCOG)发起,共入组1 234例切缘阴性,腋下淋巴结清扫阴性的保乳术后患者,大分割放疗组的治疗方案为42.5 Gy/16次/22 d,常规放疗组为50 Gy/25次/35 d,2010年研究组发表在新英格兰医学杂志的随访12年的研究结果显示,常规放疗组10年局部复发率为6.7%,大分割组为6.2%,且两组10年的美容效果无统计学差异。

另外两项研究都是由英国马斯登皇家医院(Royal Marsden Hospital)牵头发起的多中心临床研究,分别被命名为START A研究和START B研究。START A研究共入组了2 236例保乳术后及改良根治术患者,其中改良根治术患者约占10%左右,腋下淋巴结清扫阴性或阳性,比较大分割治疗方案41.6 Gy/13次/5周(3.2 Gy/次)、39 Gy/13次/5周(3 Gy/次)与常规放疗50 Gy/25次/5周的疗效,中位随访时间10年后结果显示:常规放疗组10年局部复发率为7.4%,41.6 Gy/13次/5周组局部复发率为6.3%,而39 Gy/13次/5周组疗效略差,局部复发率为8.8%。START B研究共入组2 215例患者,患者构成基本同START A研究,90%为保乳术后患者,20%患者腋下淋巴结阳性,与START A方案所不同的是采用了加速放疗的大分割:40 Gy/15次/3周与常规放疗进行比较,中位随访期10年后的局部控制显示,常规放疗的局部复发率为5.5%,而大分割组为4.3%,且乳腺外形改变大分割组略好于常规放疗组。

鉴于以上三项大型多中心前瞻性临床研究的结果与其他较小样本的随机研究,美国放射治疗及肿瘤学会(American Society for Radiation Oncology, ASTRO)于2011年发表了关于WBI的指导性意见(Smith),全文综合了1990—

2009年间发表的11个随机临床研究和34个非随机临床研究，推荐可接受大分割放疗的患者人群为：诊断乳腺癌时年龄＞50岁、病理分期为pT1－2N0、接受保乳手术治疗、不接受全身化疗、放疗的剂量学要求为二维计划中心轴平面、$D_{min} \geq$ 处方剂量93%、$D_{max} \leq$ 处方剂量107%。对于保乳术后的后续瘤床加量，目前存在争议，推荐如有瘤床加量指征仍需加量，但与大分割全乳放疗结合方式尚不统一，可同期、可续贯，无明确推荐。目前WBI方案推荐随访时间最长的加拿大研究模式，即42.5 Gy/16次/22 d。

3. PBI

仅限于瘤床的PBI是近年来挑战传统全乳放疗模式的另一趋势，其主要理论基础在于：保乳术后复发模式以瘤床及其周围为主，而瘤床以外部位的复发较为少见。PBI将术区和周边1～2 cm边界的范围定义为临床靶体积（clinical target volume, CTV），给予根治性剂量，以替代传统的全乳放疗。无论采用哪种照射方法，整个疗程均在1周左右完成，而不是常规的6周左右。其潜在优势包括：疗程较标准模式大幅缩短，因而有可能使更多的保乳手术患者接受术后照射；减少急、慢性损伤，并提高生存质量；况且，PBI后即使发生局部复发仍有可能接受保守治疗。

目前关于PBI的主要争议是哪些患者可接受PBI，但仍然能够保持跟全乳照射相似的局部控制。总体而言，与成熟的全乳照射相比，PBI所对应的复发风险仍然稍高。目前，关于PBI的指征目前可以参考北美或欧洲对低危患者群的定义。北美ASTRO关于部分乳腺加速照射的共识是在分析了4个随机研究、38个前瞻性研究的基础上推出的，这些共识对临床试验以外开展APBI的患者选择给出了指导性意见。适合部分乳腺加速照射的人群具有复发风险低危的特征，目前认为，最具代表性的部分乳腺加速照射的病例的特征是Luminal A样的乳腺癌亚群，具体表现为：T1、N0、Luminal A样；不适合的人群具有影响复发的高危因素。介于两者之间是需要慎重考虑的，具有影响复发中危因素的患者也可能是未来扩大指证的潜在人群。

PBI从实施技术角度来讲，可分两大类：一类是APBI，通过分次照射来完成；另一类是术中放疗实施的PBI，在手术进行中单次照射完成。就部分乳腺加速照射的技术而言，包括近距离治疗技术和外照射技术，近距离治疗技术又分为组织间插植技术和球囊技术，通常采用高剂量率照射，每次340 cGy，每日

2次,总剂量3 400 cGy;外照射技术以三维适形技术为主,每次385 cGy,每日2次,总剂量3 850 cGy;曾经被视为PBI技术禁区的调强放疗,近年来也得到愈来愈多的关注。术中放疗技术有X线或电子线照射等多项技术可供选择。技术上依据运用的广泛性,大致顺序为三维适形外照射,近距离照射和术中放疗。近几年,关于这些PBI技术均有临床Ⅲ期研究在进行,目的是验证PBI与全乳照射在局部控制方面的等效性。

　　关于部分乳腺加速照射的临床Ⅲ期研究以NSABP B-39/RTOG 0413,RAPID-OCOG,和意大利研究为代表。其中,规模最大的是RTOG 0413研究,共入组了4 216例18岁以上的Ⅰ～Ⅱ期(阳性淋巴结数目<3个)患者,PBI技术包括三维适形外照射,导管插值技术或球囊技术,该研究已于2013年关闭,研究结果尚未报道。RAPID研究共入组了2 315例40岁以上0～Ⅱ期乳腺癌患者,PBI技术以三维适形外照射为主,目前只有3年不良反应结果。与全乳照射组相比,部分乳腺加速照射组的毛细血管扩张,乳房纤维化和脂肪坏死等更为常见;不良美容效果所占的比例更高,无论是患者本人评价,还是医护人员评价,结果都是如此。意大利研究入组的患者数目最少,仅520例40岁以上、原发病灶<2.5 cm的患者,PBI技术采用调强适形放疗,分次剂量为6 Gy,共5次,总剂量30 Gy,2周内完成,目前报道了5年研究结果。部分乳腺加速照射组与全乳常规分割组在局部控制和生存方面,均无统计学差异。按年龄、脉管状态、T分期、N分期、受体状态等因素分层,进行亚组分析,也未找到高复发风险的亚组存在,因此该研究并不能回答,将部分乳腺加速照射的人群扩大到含有中、高危复发因素者以后,肿瘤控制的安全性问题。主要原因在于复发例数和总例数均较少。在不良反应方面,包括急性皮肤反应和晚期皮肤反应,与全乳照射组相比,APBI组的不良反应更少;医生评价的美容效果方面,也是APBI组好,差异均有统计学意义。因此,从不良反应的角度来看,对调强放疗技术实施的部分乳腺加速照射更为有利。造成这种差异的可能原因包括:三维适形放疗技术中受到50%处方剂量照射的乳房体积大;剂量均匀性较调强放疗差;每日两次照射有更大的生物效应,两次照射间正常组织修复不完全。

　　关于术中放疗实现的PBI的临床Ⅲ期研究以意大利术中电子线放疗(intraoperative radiotherapy with electron, ELIOT)和TARGIT-A为代表。ELIOT采用移动式直线加速器Mobetron产生的高能电子线在术中单次照射瘤床21 Gy,

特点是有自屏蔽、剂量率高、治疗时间短，通常 2 min 左右即可完成。在入选的患者中包括了部分含有 ASTRO 定义的中、高危因素的个体（T1 以上占 15%，ER 阴性占 10%，N1 占 21%），那么在 5 年的研究结果中观察到，术中放疗组的同侧乳房内复发高于对照组（4.4% *vs* 0.4%，*P* < 0.000 1），区域复发亦高于对照组（1.0% *vs* 0.3%，*P* = 0.03），但尚未影响总生存率（96.8% *vs* 96.9%，*P* > 0.05）。多因素分析显示，增加局部复发的因素包括 T2、G3、ER 阴性以及 TNBC。因此，将 PBI 的人群扩大到 ASTRO 定义的中高危人群仍然需要慎重。

TARGIT-A 研究的术中放疗组和全乳照射组分别入组了 1 113 例和 1 119 例 T1-2、0～3 个腋窝淋巴结阳性、接受保乳手术、切缘阴性的患者。研究中采用 Intrabeam 产生的低能（50 Kv）X 线术中单次照射瘤床 20 Gy，其特点是剂量跌落快，这对于正常组织保护而言是优点，但对肿瘤控制而言可能是潜在的不足。该研究的 5 年随访结果显示，术中放疗组的同侧乳房内复发率高于对照组（3.3% *vs* 1.3%，*P* < 0.042），但尚未影响乳腺癌患者的病死率（2.6% *vs* 1.9%，*P* = 0.51）和 OS（96.1% *vs* 94.5%，*P* = 0.099）。因此，术中放疗实施的 PBI 只能用于经过筛选的患者。

总之，临床实践中部分乳腺加速照射的指征应限于 ASTRO 共识限定的低危人群，适宜人群能否扩大有待 Ⅲ 期研究的结果进一步确认；不良反应和美容效果的优劣可能取决于采用的 PBI 技术；术中放疗实施 PBI 的证据在增加，但目前的 Ⅲ 期研究提示，术中放疗实施的 PBI 患者局部复发率较高，因此需要进一步随访和筛选术中 PBI 的适宜人群。

4. 豁免放疗

虽然 PBI 和 WBI 在某种程度上减少了正常组织损伤、患者负担和花费，但并不能消除。这也是我们为什么考虑豁免放疗的原因。那么，哪些患者能够省略放疗呢？理论上，只有局部复发风险极低、放疗绝对获益较小的患者才能考虑省略放疗。基于临床-病理特征，筛选低复发风险人群的研究一直在进行。其中，改变或有可能改变临床实践的临床研究主要有 CALGB-9343 研究和 PRIME Ⅱ 研究。

首先看 CALGB-9343 研究，其入选标准包括年龄 ≥ 70 岁、临床分期 T1N0M0、ER 阳性或未知。符合标准的患者保乳术后按是否给予全乳放疗随机分组，研究组给予单纯 TAM 治疗，对照组给予全乳放疗 45 Gy/25F+TAM 治疗。

共有 636 例患者入选。从 5 年随访结果来看,两组在 OS、远处转移或因局部复发接受乳房切除的比例上均无显著差异,唯一有统计学差异的是 5 年局部或区域复发率(1% vs 4%)。尽管未放疗患者的复发率略高,但是因复发接受乳房切除的比例未增加,远处转移和 OS 未受影响。可见,放疗的获益有限。10 年后的更新结果显示,单纯 TAM 组的 10 年复发率为 10%,放疗组为 2%,仍有统计学差异,但依然没有影响到乳腺癌患者的病死率和 OS。该研究结果改变了临床实践,因此被 NCCN 指南引用。根据指南,年龄 ≥ 70 岁、临床分期 T1N0M0、ER 阳性者,可以免予放疗,给予单纯 TAM 治疗。

　　PRIME Ⅱ 研究是一项 Ⅲ 期临床试验,目的是评价低危乳腺癌患者保乳术后放疗的价值。入选标准:年龄 ≥ 65 岁,保乳术后切缘阴性,组织病理提示原发肿块 ≤ 3 cm、腋窝淋巴结阴性,并且 ER/PgR 阳性。符合条件的患者随机分组,对照组接受全乳放疗 40～50 Gy 及内分泌治疗,试验组给予单纯内分泌治疗。2003—2009 年共有 1 326 例患者入选,中位随访时间 4.8 年。试验组和对照组的 5 年 IBTR 分别是 4.1% 和 1.3%,其中,对于 ER 评分 ≥ 7 的患者,5 年 IBTR 分别是 3.2% 和 0.8%,差异均有统计学意义。然而,换个角度讲,即使不放疗,实际的 IBTR 很低,同时由于绝对获益很小,这种差异究竟有多少临床意义值得怀疑。从次要终点来看,除无癌生存外,其他终点均无统计学差异,无癌生存率从 96.4% 提高到 98.5%,主要归因于 IBTR 的降低。那么,对于每 100 例符合入选条件并接受放疗的患者,尽管有 3 例复发被避免,但仍有 1 例会复发,另外 96 例患者的放疗是没有意义的,因此 >95% 的患者接受了不必要的照射。因此,该研究有可能像 CALGB-9343 一样改变临床实践。

　　毫无疑问,放疗仍然是多数保乳术后患者的标准治疗,但在选择放疗患者时有必要确保患者有净获益。根据目前的研究结果,能够豁免放疗的人群是:年龄 ≥ 70 岁、T1 和 ER 阳性者。根据 PRIME-Ⅱ 的研究结果,未来豁免放疗的人群年龄有可能降低到 65 岁。

　　综上所述,早期乳腺癌保乳术后局部管理的标准模式是全乳常规分割照射 45～50 Gy,然后瘤床加量 10～16 Gy,这种模式适用于接受保乳手术的大多数人群;可供选择的替代模式有四种,其一是豁免瘤床加量,主要适用于年龄 ≥ 50 岁,组织学低、中级别,以及切缘阴性者;其二是 WBI,主要适用于年龄 ≥ 50 岁、接受了保乳手术、病理分期为 T1-2N0M0、术后未行辅助化疗,并且靶区剂量相对均匀者；其三是PBI，主要适用于局部复发风险较低的人群，其标准可参考ASTRO共识提出的定义；其四，对于年龄≥70岁、原发肿瘤分期T1、ER阳性者还可以考虑省略放疗。这种局部管理模式的变化，体现了卫生经济方面的需要，反映了生物学的原理和规律，以及个体化治疗的需求。在临床实践中，要不断适应这种治疗模式的变化，以便于给患者提供个体化的治疗。

第三节　乳腺癌根治术后辅助放疗

一、复发高危患者根治术后辅助放疗共识

20世纪70年代后期，全身化疗成为绝经前高危患者术后的标准治疗方案，但在高危患者中放疗的意义尚不明确。虽然更早期的术后辅助放疗的研究显示放疗明显降低局部复发，但并没有改善总生存率。

1978年，加拿大British Clumbia乳腺癌研究组开始尝试在高危患者中进行术后化疗联合放疗的研究。临床分期为Ⅰ～Ⅱ期的绝经前患者接受改良根治术后淋巴结阳性者随机分为化疗联合局部放疗组和单独化疗组。化疗方案：CMF，放疗在第4和第5个化疗疗程之间进行，放疗范围：胸壁＋锁骨上＋腋下＋内乳区淋巴结引流区，剂量：37.5 Gy/16 Fx。20年的随访结果显示辅助放疗组不仅显著降低了局部复发率，且总生存率也有明显获益，术后化疗联合放疗组的乳腺癌专病病死率和总生存率分别为53%和47%，而单独化疗组的乳腺癌专病病死率和总生存率分别为38%和37%。无独有偶，丹麦乳腺癌研究组（DBCG）于1982年起进行术后高危患者的辅助放疗研究，82b研究入组了绝经前的高危患者，包括腋下淋巴结阳性、肿瘤直径＞5 cm及肿瘤侵犯皮肤及胸肌间隙。放疗范围为胸壁＋锁骨上/下＋腋下＋内乳区淋巴结引流区，剂量：50 Gy/25 Fx。化疗方案CMF，放疗在第1个化疗疗程后进行。放疗组和对照组10年无病生存率分别为48%和38%，总生存率分别为54%和45%，差异均有统计学意义。82c研究入组了绝经后的高危患者，包括腋下淋巴结阳性、肿瘤直径＞5 cm及肿瘤侵

犯皮肤及胸肌间隙。随机分为放疗+TAM、TAM+CMF和单纯TAM治疗三组。放疗+TAM组对比TAM单独治疗组，总生存率分别为45%和36%，同82b一样，10年后放疗组生存获益达到9%，差异有明显统计学意义。自1997年British Clumbia和DBCG82b研究结果在新英格兰医学杂志发表后，术后辅助放疗在淋巴结阳性及T3的复发高危患者中的意义便确立了：在应用化疗和内分泌治疗等全身辅助治疗的前提下，局部辅助放疗可明显降低局部和区域淋巴结病灶的复发，进而提高乳腺癌患者的生存率。

EBCTCG 2014年发表了乳腺癌患者根治术后辅助放疗后10年的局部复发率和20年的长期生存率Meta分析，共选取了1964年至1986年间共22项针对根治术后辅助放疗的临床研究。研究显示在淋巴结阳性数≥4枚的患者中，10年局部复发率在放疗组和未放疗组分别为13%和32.1%，术后放疗使局部复发率降低近2/3；20年的乳腺癌专病病死率在放疗组和未放疗组分别为70.7%和80%（$P = 0.04$）。

以上的荟萃分析及前瞻性临床研究表明，放疗作为局部治疗，对复发高危患者的局部及区域淋巴结有显著的控制效果，能降低近2/3的局部复发可能，并且这种局部控制作用并不能被其他全身治疗如化疗和内分泌治疗所替代，良好的局部控制会给乳腺癌患者带来长期的生存获益。基于以上和其他的研究和荟萃分析，ASCO/ASTRO均推荐术后辅助放疗的明确指征为病理分期为Ⅲ期以上，或腋下转移淋巴结≥4枚，或术后切缘阳性患者。

二、根治术后1~3枚淋巴结阳性的中危患者术后辅助放疗

术后辅助放疗在根治术或改良根治术后复发高危患者中的意义和地位明确，但在根治术后腋下淋巴结1～3枚阳性的患者中的治疗意义并不肯定。EBCTCG 2014年根治术后辅助放疗的Meta分析，主要目的是为了评估根治术后腋下淋巴结1～3枚阳性患者术后辅助放疗对局部控制和长期生存的意义。总共22项研究8 135例患者中，共有1 314例患者接受根治术或改良根治术及腋下淋巴结清扫后被评估为1～3枚淋巴结转移。在这些患者中，10年的局部复发率在放疗组和未放疗组分别为3.8%和20.3%（$P < 0.000\ 01$）；20年的乳腺癌专病病死率在放疗组和未放疗组分别为42.3%和50.2%（$P = 0.01$）。研究结

果显示虽然1~3枚淋巴结阳性的复发中危组的局部复发率为15%~20%，但局部放疗仍能降低近一半的复发风险，长期的生存分析显示放疗组总生存率有明显获益。

丹麦DBCG研究组对前瞻性研究 82b和82c研究进行了回顾性亚组分析，在腋下淋巴结清扫数≥8枚且淋巴结阳性的1 152例患者中，552例为1~3枚淋巴结转移患者，随访15年后的局部复发率在放疗组和未放疗组分别为4%和27%（$P < 0.000\ 01$）；15年的总生存率在放疗组和未放疗组分别为48%和57%（$P = 0.03$）。该研究显示在淋巴结阳性数≥4枚的患者中15年总生存率获益为9%，等同于1~3枚淋巴结阳性的中危组，因此认为1~3枚淋巴结阳性的患者同样有辅助放疗的指征。

随机对照前瞻性研究EORTC 22922研究探讨了内乳淋巴结局部放疗的意义，对于肿瘤位于中央区及内侧区的术后Ⅰ、Ⅱ、Ⅲ期乳腺癌患者随机分为区域放疗组（内乳＋锁骨上区淋巴结）及无区域放疗组，共入组4 004例患者，随访10年后放疗组和对照组的无病生存率分别为72.1%和69.1%（$P = 0.044$），无远处转移生存率为78%和75%（$P = 0.02$），总生存率为82.3%和80.7%（$P = 0.056$）。EORTC 22922研究中44.4%的患者为1~3枚淋巴结转移的中危患者，虽然研究的主要目的是探讨内乳淋巴结放疗的价值，但研究结果提示局部区域淋巴结放疗特别是内乳淋巴结区域放疗可能对长期生存有正面作用。真正意义上探讨1~3枚淋巴结阳性中危复发患者的随机临床研究SUPREMO项目仍在入组中，目前尚未有研究报道。

除此以外，有很多回顾性研究分析了1~3枚淋巴结阳性患者复发高危的协同风险因素，包括脉管癌栓阳性、T≥4、年轻患者（年龄＜40岁）、手术切缘近、淋巴结阳性比例≥20%、淋巴结清扫不彻底（≤10枚）等。综合以上荟萃分析、前瞻性研究及回顾性分析，1~3枚淋巴结阳性的中危患者辅助放疗是否获益仍需要评估患者的局部复发风险，根据EBCTCG 2011年发表的关于保乳术后放疗的局部控制和长期生存的荟萃分析显示，放疗后10年局部控制获益＜10%的患者反映到15年的乳腺癌专病死亡无获益，由此推断，对于预计复发风险≥20%的1~3枚淋巴结阳性的中危患者合并其他高危因素，即高危的Ⅱ期患者，强烈推荐术后辅助放疗，其他患者则需要谨慎评估放疗的风险和获益后决定。

第四节　区域淋巴照射放疗

理论上来讲,对于相当比例的患者,未手术的锁骨上下区、内乳区,甚至包括腋窝是隐匿的肿瘤残留部位;手术有困难,全身治疗可能也不足以控制或杀灭癌细胞,需要靠区域淋巴照射来解决。从循证医学证据方面来讲,随机研究和EBCTCG荟萃分析提示,区域淋巴照射不仅降低复发率,还可以降低乳腺癌病死率,因而有生存获益。对于保乳术后患者,放疗后10年每避免4次复发,就能在放疗后15年时避免1例乳腺癌患者死亡(即4:1);对于乳房切除术后腋结阳性患者,放疗后10年每避免1.5次复发,就能在放疗后20年时避免1例乳腺癌患者死亡(即1.5:1)。

对于可手术的乳腺癌,通常根据腋窝淋巴结状态决定是否给予区域照射。在过去的十几年中,腋窝手术方式和全身治疗均取得了显著进展。从腋窝手术方式来讲,由于上肢水肿等并发症方面的原因,腋窝清扫的应用显著减少,而前哨淋巴结活检的应用不断增加;从全身治疗来讲,新辅助治疗的应用不仅降低原发灶的分期,也降低了腋窝淋巴结的分期。那么在腋窝手术趋势发生变化、新辅助化疗不断取得进展的背景下,如何对区域淋巴照射进行取舍是放疗医生必须面对的问题。

一、腋窝清扫时代的区域淋巴照射

根据目前的NCCN指南,对于接受了保乳手术+腋窝清扫术后,腋窝淋巴结4枚以上阳性者,毫无疑问,有确定的区域淋巴照射指征;对于1~3枚阳性的患者,也强烈建议给予锁骨上、下区和内乳区的照射,其主要循证医学依据有MA.20和EORTC 22922等临床Ⅲ期随机研究。其中MA.20研究具有代表性,探讨了区域淋巴结照射是否改善区域控制或生存。研究中,保乳术后腋窝淋巴结阳性或腋窝淋巴结阴性但合并高危特征(原发肿瘤≥5 cm,或原发肿瘤≥2 cm但腋窝淋巴结清扫数目<10枚,并且含有至少一项以下因素:组织学Ⅲ级、ER阴性或脉

管阳性）者随机分成全乳+区域照射组和单纯全乳照射组。区域淋巴照射的靶区包括内乳区和锁骨上、下区，采用分野照射技术。2000年3月至2007年2月，共1832例患者入组，从入组患者的病理特征来看，80%为腋窝淋巴结1～3枚阳性，5%为4枚以上阳性，腋窝淋巴结阴性但高危者占10%。中位随访9.5年，随访结果证实，区域淋巴照射降低了区域复发和远处转移，改善了10年无病生存率（82.0% vs 77.0%，P = 0.01），但不影响总生存率（82.8% vs 81.8%，P = 0.38）。然而，区域淋巴照射增加了Ⅱ级以上放射性肺炎（1.2% vs 0.2%，P = 0.01）和上肢淋巴水肿（8.4% vs 4.5%，P = 0.001）。与区域控制和生存方面的获益相比，适度增加的不良反应并非不可接受。该研究因此确认了腋窝清扫术后1～3枚淋巴结阳性患者区域淋巴照射的价值。

二、前哨淋巴结活检时代的区域淋巴照射

近年来，有关保乳手术+前哨淋巴结活检以后，前哨阳性者的后续区域管理方面的研究主要有IBCSG 23-01、ACOSOG Z0011，以及EORTC 10981-22023 AMAROS等研究。其中，IBCSG 23-01和Z0011研究试图回答前哨淋巴结1或2枚阳性者要不要进一步腋窝淋巴结清扫？而AMAROS研究试图用腋窝淋巴结照射代替腋窝清扫，看能否在维持相似的区域控制和生存的前提下减少上肢淋巴水肿等并发症。这些研究结果都已正式发表，其中IBCSG 23-01和两个Z0011研究都报道了5年结果，局部区域复发（locoregional recurrence, LRR）、疾病无进展生存期（progression-free survival, PFS）和OS均无显著差异。其结论是，单纯前哨淋巴结活检并不劣于腋窝淋巴结清扫。因此，在2015年更新的前哨淋巴结活检指南当中明确指出，对于早期乳腺癌1或2个前哨阳性，并将接受保乳术和全乳常规分割放疗者，不应推荐腋窝淋巴结清扫。需要注意的是，指南中提到的放疗范围是指全乳房，什么情况下需要区域淋巴照射在指南中并没有明确说明。因此，有必要对以上涉及区域管理研究的患者特征和放疗技术进行梳理，讨论有限个数的阳性前哨患者区域淋巴照射的指征。

首先看IBCSG 23-01研究，属Ⅲ期临床试验，其研究目的是明确对于原发肿瘤直径≤5 cm，并且有一个或多个前哨淋巴结微转移（肿瘤直径≤2 mm）者未进一步腋窝清扫是否不劣于腋窝清扫。2001—2010年，共934例患者随机入

组，其中931例可评估。中位随访5年，腋窝清扫组和无腋窝清扫组5年无病生存率分别为84.4%和87.8%，差异无统计学意义（P = 0.16）；腋窝清扫组的3～4级与手术相关的远期事件包括感觉神经病变1例、淋巴水肿3例、运动神经病变3例，而无腋窝清扫组仅1例出现3级运动神经病变。此外，腋窝清扫组还有1例发生严重不良事件，即术后腋窝感染。因此，对于仅有有限个数前哨淋巴结微转移的早期乳腺癌患者，应避免腋窝清扫，从而在不影响生存的前提下避免腋窝手术并发症。

从IBCSG 23-01研究入组患者的特征来看，92%的原发病灶直径＜3 cm，ER阳性者占90%，95%为1个前哨微转移，可以说多数患者肿瘤负荷小、预后好。从治疗角度来讲，91%的患者接受了保乳手术，腋窝清扫组和无腋窝清扫组分别有98%和97%的患者接受辅助放疗，96%的患者接受某种全身治疗；就辅助放疗的策略而言，两组均有19%的患者接受术中放疗，70%的患者接受术后放疗，接受术中＋术后放疗者分别占9%和8%。在腋窝清扫组，除阳性前哨淋巴结外，仅13%的患者有非前哨淋巴结受累及，可以理解为辅助治疗前单纯前哨活检组，还有13%的患者腋窝有亚临床肿瘤残留。但治疗后5年，区域复发的比例＜1%。区域复发率低可能得益于入组患者的腋窝肿瘤负荷较小，预后很好；全身治疗尤其是内分泌治疗的贡献；以及全乳照射对低位腋窝偶然照射的贡献。既然早期乳腺癌保乳术后前哨1个微转移者辅助全身治疗及全乳放疗后区域复发率低，不给予区域淋巴照射是合理的。

再看Z0011研究，也是Ⅲ期非劣效性临床试验，其目的是明确腋窝清扫对前哨淋巴结阳性患者生存的影响，计划入组1 900例，但因病死率低，试验提前终止。1999年5月—2005年12月实际入组891例，中位随访6.3年，腋窝清扫组和单纯前哨活检组5年总生存率分别为91.8%和92.5%，5年无病生存率分别为82.2%和83.9%。因此，对于接受了保乳手术和辅助全身治疗、腋窝有限个数前哨淋巴结转移的患者，就生存而言，单纯前哨淋巴结活检并不劣于腋窝清扫。

从Z0011研究入组患者的特征来看，80%为受体阳性者，80%以上有1或2个阳性淋巴结，其中41%为微转移，因此腋窝肿瘤负荷较小，即多数患者的相对预后较好。在腋窝清扫组，除阳性前哨外，有高达27%的患者还有其他阳性淋巴结，也可理解为辅助治疗前，单纯前哨组约30%的患者腋窝有亚临床病变残留。但治疗后5年出现区域复发的比例不超过2%。与IBCSG 23−01研究相似，导致区域复发率低的原因包括多数患者的预后较好、腋窝肿瘤负荷较小，以及全身治疗的贡献。

此外，放疗对区域控制的贡献也不容忽视。Jagsi等分析了Z0011研究的放疗照射野设置，以及区域淋巴结的覆盖情况。有完整病例报告表的患者共605例，其中89%的患者接受了全乳放疗，15%的患者还接受了锁骨上区照射。在有详细放疗记录的228例患者中，81%的患者接受了单纯乳房切线，对腋窝部分Ⅰ/Ⅱ区形成了偶然照射；有43例（18.9%）患者违反研究方案的规定，接受了直接区域照射（照射野数目≥3个），腋窝清扫组和前哨活检组分别有22例和21例，相比之下，这些接受直接区域照射的患者有更多的腋窝淋巴结受累，因而主要是针对区域复发风险较高者。此外，有142例切线野上界可评估，腋窝清扫组和前哨活检组分别有50%（33/66）和52.6%（40/76）的患者接受了高切线野（切线野上界距离肱骨头≤2 cm），因此有更多的腋窝Ⅰ/Ⅱ区、部分腋窝Ⅲ区受到了照射。由此可见，乳房切线野、高切线野以及直接区域照射均在某种程度上增加了区域控制。对于区域复发风险较高的患者，比如阳性前哨淋巴结≥3枚者，增设包括腋窝和锁骨上、下区的直接区域照射野是必要的；对于阳性前哨淋巴结1或2枚者，可在全身治疗的基础上给予乳房切线或高切线野，是否需要增设直接区域照射野有必要结合患者的临床病理特征来判断。

最后看AMAROS研究对区域照射的启示。AMAROS研究也是Ⅲ期非劣效性临床试验，其研究目的是评估对于1枚前哨淋巴结阳性者腋窝放疗能否取得跟腋窝清扫类似的区域控制，并减少上肢淋巴水肿等不良反应。2001年2月至2010年4月，将原发肿瘤分期T1−2，有1枚前哨淋巴结阳性者随机分成腋窝清扫组（n = 744）和腋窝放疗组（n = 681），这些患者构成了意向性治疗人群。前哨阳性者中位随访时间6.1年。在腋窝清扫组，33%的患者腋窝还有其他阳性淋巴结；腋窝清扫组有4例出现腋窝复发，而腋窝放疗组有7例出现腋窝复发。腋窝清扫后和腋窝放疗后5年腋窝复发率分别为0.43%和1.19%。

将AMAROS研究与Z0011研究进行比较，不难发现，AMAROS研究中患者的腋窝肿瘤负荷略小，仅1枚前哨淋巴结阳性；腋窝清扫组患者有其他阳性腋窝淋巴结者所占比例相似，均为30%左右；5年腋窝复发率相似，均不超过2%。但是，放疗的差别在于AMAROS研究中腋窝放疗组针对腋窝设置了直接照射野，包括了全腋窝，甚至部分锁骨上区；况且与Z0011中未做腋窝清扫的患者相比，全腋窝放疗增加了上肢水肿发生率，并且影响患者的生活质量。因此，AMAROS研究中针对腋窝的直接照射野在某种程度上有过度治疗的嫌疑。换个角度来说，对于仅1个前哨淋巴结阳性者，无论是微转移，还是宏转移，可能并不需要广泛的区域照射。

实践中是否可以参考MA.20的结果指导前哨1～3个阳性者的区域照射呢？显然，有一定的挑战。首先，MA.20是为腋窝清扫以后1～3枚阳性患者量身定制的；其次，MA.20的研究人群混杂，既有腋窝淋巴结阳性者，还部分腋窝淋巴结阴性但合并高危因素者；第三，MA.20研究中多数腋窝淋巴结阳性患者术前临床或影像学检查腋窝淋巴结肿大，并非前哨淋巴结活检的适宜人群，相比之下，腋窝肿瘤负荷偏大。因此，我们不能将MA.20研究的结果简单外推到接受前哨淋巴结活检的患者。

毫无疑问，Z0011等有关前哨淋巴结阳性者后续管理的研究还不能直接回答是否给予区域淋巴照射的问题。临床实践中，当面对有限个数的前哨淋巴结转移患者时，需要综合分析患者的临床-病理特征，包括原发病灶的大小、前哨活检淋巴结总数、阳性个数及转移灶大小，从而估计腋窝其他淋巴结受累及的概率，以及腋窝4个以上淋巴结受累的概率，进而判断多大程度上需要给予区域照射，并确定合适的照射野。

三、内乳淋巴结引流区放疗的争议和进展

原发性乳腺癌中，内乳和腋下淋巴结引流区被认为同为第一站淋巴结引流区，然而对于内乳淋巴结引流区的治疗一直存有争议。外科手术方面，随机临床研究证实了内乳淋巴结扩大切除术对总生存无获益，早期的一些回顾性数据分析也显示手术及全身化疗后内乳淋巴结局部复发比较罕见，一般不超过3%。从放疗角度，新近对内乳淋巴结放疗的兴趣和争议的产生主要是基于最近更新的几个重要放疗相关的临床研究结果，特别强调了乳腺癌局部区域控制对长期生存的重要性。

如上文所示，2005年的EBCTCG荟萃分析提示，对于保乳术后的患者，放疗后10年每避免4次复发，就能在放疗后15年时避免1例乳腺癌患者死亡

（即4：1），而2014年的EBCTCG荟萃分析提示乳腺切除术后腋下淋巴结阳性患者局部控制和长期生存的关系。此外，随机对照前瞻性研究EORTC 22922研究探讨了内乳淋巴结局部放疗的意义，对于肿瘤位于中央区及内侧区的术后Ⅰ、Ⅱ、Ⅲ期乳腺癌患者随机分为区域放疗组（内乳＋锁骨上区淋巴结）及无区域放疗组，共入组4 004例患者，随访10年后放疗组和对照组的无病生存率分别为72.1%和69.1%（$P = 0.044$），无远处转移生存率为78%和75%（$P = 0.02$），总生存率为82.3%和80.7%（$P = 0.056$），研究结果提示局部区域淋巴结放疗特别是内乳淋巴结区域放疗可能对长期生存有积极作用。

与EORTC 22922相仿的研究是加拿大的MA20研究，虽然该研究的初衷是研究保乳术后整个区域淋巴结放疗对于长期生存的影响，而并非专门探讨内乳淋巴结放疗的意义。从2000—2007年共入组了1 832例保乳手术后患者，入组标准为腋下淋巴结阳性或腋下淋巴结阴性的复发高危患者，包括原发肿瘤直径≥5 cm，腋下淋巴结清扫数＜10枚，或病理分级3级、ER阴性及脉管癌栓阳性患者。随机分组为保乳术后仅乳腺放疗组及保乳术后乳腺＋区域淋巴结放疗组，区域淋巴结放疗定义为内乳区＋腋下＋锁骨上区。随访10年后，放疗组和对照组的无病生存率分别为82%和77%（$P = 0.01$），总生存率为82.8%和81.8%，差异未达到统计学意义。虽然MA20显示包含内乳区的区域淋巴结放疗有益于患者的无病生存，但值得注意的是MA20中的局部复发，超过60%的区域复发患者的复发部位为腋下，27%的患者为锁骨上区，这样的数据不得不让我们思考MA20腋下淋巴结清扫的标准和质量，因为腋窝清扫完全的手术腋下复发率通常小于5%。从总体结果而言，MA20虽然未能证明保乳术后患者中的局部区域淋巴结放疗对总生存的获益，但放疗确实降低了局部区域的复发，长期生存的获益是否能在更长时间的随访后出现有待进一步的随访和更新。

与以上两个研究结论相反，法国Hennequin等在1991年开展的关于内乳区放疗的多中心随机临床研究未能证实内乳区的放疗对局部控制和长期生存有获益。研究入组标准是腋下淋巴结阳性的Ⅰ、Ⅱ期乳腺癌及原发肿瘤位于中央和内乳区的患者。所有患者均接受胸壁、锁骨上放疗，如腋淋巴结阳性者联合腋顶区放疗，在此基础上，患者随机分为内乳区放疗组与不放疗组。该研究的主要研究终点为总生存率，因此随访10年后，放疗组和对照组的无病生存率分别为53.2%和49.9%，总生存率为62.6%和59.3%，两组比较差异均无统计学意义。将此项法国研究与EORTC 22922、MA20研究对比，不难发现其研究结果相悖，更值得注意的是同为10年左右的随访期，法国研究的OS显著低于其他两项研究，可能的原因是研究开始较早导致全身治疗的差异，但这样的OS是否会影响到研究结果不得而知。

　　丹麦最近发表了关于内乳淋巴结放疗的大型队列研究，有别于以上三项研究，该研究并非随机对照设计，入组患者均为淋巴结阳性的保乳及改良根治术后患者，根据丹麦研究组长期实践沿用的放疗方式，所有患者的放疗范围为乳腺/胸壁，锁骨上/下，腋下Ⅱ/Ⅲ站淋巴结引流区，为避免心脏放疗毒性，右侧病灶患者进行内乳区放疗，采用电子线放疗1～4肋间隙，左侧病灶患者不行IMN放疗。主要研究终点为总生存率，共有3 377例患者纳入此项研究，在中位随访期8.9年后，IMN放疗组和对照组的总生存率为75.9%和72.2%（$P=0.005$），在亚组分析中，IMN放疗对原发灶位于中央/内侧区和（或）腋下淋巴结阳性≥4枚的患者中总生存率有明显获益。

　　表21-4-1汇总了以上四项研究的概况，综述以上的研究及其他一些小样本的前瞻性和回顾性研究，对于IMN放疗决策的制定同样需要考虑患者的复发风险，特别是原发肿瘤位于中央区/内侧区和腋下淋巴结阳性的患者，基于以上大样本的随机研究结果，建议考虑IMN的放疗。

表21-4-1　内乳淋巴结放疗的大型相关研究

研究项目	年限	病例数	随访时间（年）	随机	局部复发率（%）		无病生存率（%）		总生存率（%）	
					放疗	不放疗	放疗	不放疗	放疗	不放疗
EORTC 22922	1996—2004年	4 004	10.9	是	8.4	9.5	72.1*	69.1	82.3	80.7
MA20	2000—2007年	1 832	9.5	是	4.8*	7.8	82*	77	82.8	81.8
French study	1991—1997年	1 334	10	是	—	—	53.2	49.9	62.6	59.3
DBCG-IMN	2003—2007年	3 089	8.9	否	—	—	—	—	75.9*	72.2

注：*P值有统计学意义

第五节　新辅助治疗后放疗

在没有新辅助化疗对病理分期影响的情况下，保乳术后区域淋巴照射的指征前面已经讨论，不再赘述；乳房切除术后区域淋巴照射的指征主要依据术后的临床-病理特征，比如原发肿瘤T3-4，或腋窝淋巴结阳性数≥4枚有绝对放疗指征；原发肿瘤T1-2，腋窝淋巴结1～3枚，但合并组高危因素（如组织学Ⅲ级、受体阴性等）者，也建议局部-区域放疗。

新辅助治疗，尤其是化疗（联合或不联合靶向治疗）的应用，降低了乳腺原发灶和腋窝淋巴结的分期，因而改善了乳腺癌患者的预后。由于新辅助化疗的降期作用，术后病理对于辅助放疗的指征意义降低。那么，关于新辅助化疗背景下区域淋巴照射的指征需要考虑的核心问题是：究竟是依据化疗前的临床特征？还是化疗后的病理特征？

来自MD Anderson的Huang等回顾分析了共542例接受了新辅助化疗、乳房切除术和术后放疗患者的结果，并与134例接受了相似治疗但不包括放疗的患者比较。结果显示，接受放疗患者的10年LRR较低（11% vs 22%，$P = 0.000\ 1$）。局部-区域控制的获益人群包括原发肿瘤T3或T4、≥ⅡB期（AJCC 1988）、术后病理残留肿瘤直径>2 cm，或腋窝阳性淋巴结≥4枚。新辅助化疗前临床分期Ⅲ期或Ⅳ期，化疗后达到病理完全缓解（pathological complete remission, pCR）者10年LRR仍较高，通过放疗可使其复发率显著降低（33% vs 3%，$P = 0.006$）。此外，放疗还改善了以下亚群的病因特异性生存：化疗前临床分期≥ⅢB期、原发肿瘤T4，或腋窝阳性淋巴结数≥4枚。多因素分析结果显示，因未行放疗局部-区域复发和病因特异性死亡的风险比分别为4.7（$P < 0.000\ 1$）和2.0（$P < 0.000\ 1$）。显然，临床分期为T3-4、Ⅲ～Ⅳ（同侧锁骨上区淋巴结转移）期，或腋窝阳性淋巴结数≥4枚者接受了新辅助化疗和乳房切除术后，辅助放疗能够改善局部-区域控制和生存。不管新辅助化疗的效果如何，具有这些临床-病理特征的人群应该考虑辅助放疗。换句话说，局部晚期乳腺癌的放疗指征不受新辅助化疗影响。

MD Anderson的McGuire等还分析了辅助放疗在新辅助化疗后达到pCR患者中的作用。回顾性确认226例患者接受了新辅助化疗,并且术后病理证实达到pCR,其中有106例接受乳房切除术的非炎性乳腺癌患者纳入分析。这些患者诊断时的临床分期(AJCC 2003分期)分布为:Ⅰ期占2%,Ⅱ期占31%,ⅢA期占30%,ⅢB期占35%,ⅢC期占11%。新辅助化疗的方案包括:92%以蒽环类为基础,38%还接受了紫杉类。72例接受了辅助放疗,另外34例未放疗。随访结果显示,放疗不影响Ⅰ~Ⅱ期患者的10年LRR(放疗组和未放疗组的10年LRR均为0);然而,由于放疗,Ⅲ期患者的10年LRR从(33.3 ± 15.7)%降低至(7.3 ± 3.5)%$(P = 0.040)$;此外,Ⅲ期患者的无病生存率和总生存率也因放疗而改善。因此,乳房切除术后放疗给临床Ⅲ期但新辅助化疗后达到pCR的患者带来了临床获益,也就是说,临床Ⅲ期的患者在新辅助化疗后即使达到pCR,辅助放疗仍不可或缺。

Mamounas对NSABP B-18和B-27两个关于新辅助化疗的试验进行了联合分析,调查了新辅助化疗后LRR的预测因素。B-18和B-27研究分别随机入选1 523例和2 411例细针或空心针穿刺证实的可手术乳腺癌患者(临床分期T1-3N0-1M0)。应用的新辅助化疗方案包括单纯AC,或AC序贯新辅助/辅助多西他赛;保乳术后的患者只给予乳房照射,乳房切除术后的患者不给予放疗。这两个研究共涉及新辅助化疗患者3 088例,其中接受乳房切除术的患者1 071例,接受保乳治疗的患者1 890例。10年随访中共有355例患者出现LRR。乳房切除术后10年LRR为12.3%(局部复发占8.9%,区域复发占3.4%);保乳治疗后10年LRR为10.3%(局部复发占8.1%,区域复发为2.2%)。多因素分析结果显示,保乳治疗后LRR的独立预测因素包括年龄($\geqslant 50$ *vs* < 50岁)、新辅助化疗前临床腋窝淋巴结状态(cN阳性 *vs* cN阴性)、病理淋巴结状态及乳房肿瘤反应(ypN阴性或乳房肿瘤未达pCR *vs* ypN阴性或乳房肿瘤达pCR;ypN阳性 *vs* ypN阴性或乳房肿瘤达pCR);乳房切除术后LRR的独立预测因素则包括新辅助化疗前乳房肿瘤直径(> 5 cm *vs* $\leqslant 5$ cm)、临床腋窝淋巴结状态(cN阳性 *vs* cN阴性)、病理淋巴结状态及乳房肿瘤反应(ypN阴性或乳房肿瘤未达pCR *vs* ypN阴性或乳房肿瘤达pCR;ypN阳性 *vs* ypN阴性或乳房肿瘤达pCR)。依据这些独立预测因素,可评估临床分期为T1-3N0-1M0的可手术乳腺癌患者新辅助化疗后的LRR风险,并可能有助于术后放疗的决策。显然,新辅助化疗前临床评估腋窝淋巴结阳性(即cN阳性),新辅助化后腋窝未达到ypN阴性者10年LRR风险高达20%,对于接受了保乳手术的患者,尤其是年龄50岁以下者,乳房照射的基础上应该另加区域照射,对于接受了乳房切除术的患者,尤其是新辅助化疗前乳房原发肿瘤直径5 cm以上者,应该考虑胸壁+区域照射。相比之下,新辅助化疗前临床评估腋窝淋巴结阴性(即cN阴性),新辅助化后腋窝淋巴结仍然阴性(即ypN阴性)者10年LRR风险较低,保乳术后不给予区域照射,乳房切除术后不给予辅助放疗可能是合理的选择。然而,新辅助化疗前临床评估腋窝淋巴结阳性(即cN阳性),但新辅助化后腋窝达到ypN阴性者10年LRR风险中等,保乳术后是否应该给予区域照射、乳房切除术后是否考虑辅助放疗,目前仍存在争议。2013年启动的NSABP B51/RTOG 1304研究试图评估区域淋巴照射是否改善新辅助化疗后腋窝淋巴结达到pN0患者的DFS。该研究结果将有助于明确新辅助化疗前分期为cT1-3N1M0,化疗后达pN0患者的LRR风险和区域淋巴照射的价值。

综上所述,新辅助化疗背景下区域淋巴照射的指征取决于化疗前或化疗后的最差临床病理特征。对于局部晚期的患者而言,无论原发肿瘤或腋窝淋巴结的反应如何,都应该考虑辅助放疗;对于化疗前评估为cT1-3N1M0、化疗后腋窝淋巴结阳性者,仍需要考虑区域照射;对于化疗前评估为cT1-3N1M0、化疗后腋窝淋巴结达pN0者,是否需要区域照射尚有争议,有待临床试验解决,临床实践中应个体化考虑。

第六节　保留乳头乳晕复合物乳腺癌切除术中的放疗

在乳腺癌切除术式不断演进的百年间,可以清楚触摸到乳腺癌治疗从注重肿瘤切除到关心病患心理及后期人文生活质量的转变。对于肿瘤相对局限的早期患者,从前期外科先驱者们追求以肿瘤完全切除为目的的扩大根治术,到20世纪70年代开始的局部肿瘤切除后全乳及原瘤床的辅助放疗,经过几十年的探索,保留乳腺的治疗方案已被证实疗效和安全性等同于改良根治术,但是在30%~40%的肿瘤复发风险相对高或有家族性遗传性乳腺癌倾向如BRCA1/2基因突变的病患群体中,改良根治手术仍然是标准手术治疗术式。虽然改良根治术保留了胸肌,使病患的长期生活质量如肺功能等较传统根治手术有所改善,但美容外观上的缺失可能殃及病患长期的心理健康。1991年,Toth和Lappert率先报道了改良了的根治术-保留皮肤的乳腺切除术(skin-sparing mastectomy, SSM),为后期的乳腺重建储备了足够的皮肤组织,从而使后期的重建成为可能。而对于SSM手术的肿瘤安全性,多个研究已显示SSM的后续局部复发概率与改良根治手术相似。保留乳头乳晕复合物乳腺切除术(nipple-sparing mastectomy, NSM)是对于SSM的进一步改良,基于SSM术后约80%的病患报告了重建的乳头乳晕复合物(nipple areola complex, NAC)的各种不被接受的并发症,相反,NSM术后患者的评价和满意度均有积极报道。目前在NSM治疗中,有几个关键问题尚未达成统一共识,如患者适应证的选择,NSM术中或术后是否加用或联合局部放疗,NSM本身术式是否有进一步改进空间等,而这些问题最终指向的是保留NAC后的肿瘤复发的安全性即术后局部复发率问题,以下就放疗在NSM中的可能地位做阐述和探讨。

一、放疗在NSM中的研究实践

NSM术式肿瘤安全性的基础是NAC无隐匿性的肿瘤累及,然而既往文献中所报道的NAC肿瘤的累及率为0~58%,肿瘤累及率的差异与原发肿瘤大小、部位、腋淋巴结是否阳性等相关。对于NSM病例选择的不肯定和对病患NAC是否肿瘤累及的不确定使一些研究探讨NSM联合术中和术后放疗的可能。

(一)外照射研究

外照射在NSM手术后的应用并不常见,文献报道的结合外照射的病患例数少,其中瑞典Karolinska研究所的Benediktsson等在1988年至1994年前瞻性地入组了216例患者行NSM手术治疗,73.6%多发病灶,64.8% T1病灶,33.8% T2病灶,40%患者淋巴结阳性。

1. 肿瘤控制效果

经过中位随访13年后，研究显示10年的总生存率达80.5%，中位局部复发时间为2.9年，其中局部复发时间≤3年的早期复发患者的总生存率明显低于复发时间＞3年的晚期复发患者。该研究中有47例患者接受了术后辅助放疗，研究最终显示接受放疗的患者中局部复发率为8.5%，而未接受放疗的患者局部复发率高达28.4%，该研究结果显示局部放疗能降低局部复发率。

2. 美容效果

瑞典研究中对于美容结果的讨论有限，所有病患均接受假体重建，作者指出在年龄相对大的患者中双侧乳腺的对称性比年轻患者好。

（二）ELIOT

在NSM与放疗的结合中，除了传统的外照射，意大利欧洲肿瘤研究所（IEO）报道了针对NSM的特殊术中放疗技术，这个研究也是迄今为止报道病例数最多的NSM。

1. 手术放疗技术

该研究自2002年起入组病例，接受NSM的指征为无乳头回缩及溢血，冰冻病理提示NAC下无肿瘤累及，肿瘤距离乳头3 cm以上，腋下淋巴结阴性。采用的手术技术为皮下腺体切除的乳腺切除手术，保留3～5 mm皮肤厚度及皮下血管，同时单独取乳头后方组织进行冰冻病理检查。如冰冻病理显示阳性，则切除NAC；如冰冻病理显示阴性，则开始ELIOT的步骤。具体放疗的靶区为NAC及外扩1 cm范围为计划放疗靶区，放疗剂量为单次电子线16 Gy。基于Yarnold等的START-pilot研究，乳腺癌复发的放射生物学参数α/β值为4，因此，单次16 Gy的剂量相当于常规放疗每次2 Gy的总剂量40～45 Gy，该剂量也是乳腺癌术后辅助放疗的标准剂量。

2. 肿瘤控制效果

2012年，研究者报道了中位随访期50个月的局部控制率等疗效，在772例浸润性肿瘤患者中，乳腺内复发3.6%，NAC复发率为0.8%；在162例原位肿瘤患者中，乳腺其他部位复发率4.9%，NAC复发率2.9%。总共934例患者中有861例接受放疗，其中只有1.3%的患者出现NAC部位的复发。根据对复发高危因素的分析，研究认为在浸润性肿瘤患者中的高危因素是肿瘤分级及

HER-2状态,但对于NAC复发高危因素则是EIC及ER状态等。

3. 美容效果和并发症

75%～85%的患者对术后的美容效果评价为"好"或"满意"。该研究中感染和坏死的发生率为2%～10%,IEO中心分析了另外1 001例接受NSM及术中放疗患者的NAC坏死率,NAC全部坏死率为3.5%($n=35$),部分坏死率为5.5%($n=55$),最终NAC因并发症而切除的患者为50例(5.5%)。

二、对于NSM联合放疗临床研究的再思考

以上两个临床研究是在NSM中为数不多的前瞻性探索研究,尤其是IEO的研究设计可圈可点,并且两个研究结果都提示了无论是术后放疗(瑞典研究)还是术中放疗(意大利研究)联合NSM都能降低局部复发率,但值得关注的是瑞典研究中术后患者入组放疗的指征并不很明确,因此评价该研究中放疗是否能降低局部复发率仍需谨慎,反而在对整组患者的局部复发部位的分析中,显示77%的患者复发部位为同侧象限,此结果也提示了加强原病灶瘤床区局部治疗的必要性。

对于IEO系列研究的解读就更需谨慎。Petit等在随访26个月时对部分NAC术后石蜡标本阳性或切缘较近的患者进行了分析,统计发现有79例患者NAC冰冻病理阴性,而后期石蜡标本阳性,另外有81例患者术中切缘近,需二次手术切除才达到阴性,总共160例患者在接受手术及放疗随访26个月后,无一例出现局部复发。虽然此结果支持了术中放疗可能会杀灭手术中残留的亚临床病灶可能,但整个NSM联合术中放疗的系列研究中的患者是高度选择的,以临床复发低危患者为主。在IEO同一研究中心针对保乳术后患者瘤床区术中电子线加量的前瞻性临床研究中,术中放疗组局部复发率并不理想。自2001年起IEO进行保乳术后同期ELIOT的研究,共入组1 305例患者,肿瘤直径均小于2.5 cm,保乳术后随机分为术中电子线单次21 Gy放疗及术后全乳放疗及后期瘤床加量至60 Gy,其中T1期患者占84%,腋下淋巴结阴性患者占73%,ER阳性患者占90%。中位随访期5.8年后,在原瘤床区域发生的"true recurrence"术中放疗组(2.4%)显著大于术后全乳+瘤床放疗组(0.4%)。对比此研究和NSM术中放疗的研究,不难发现首先是患者的入组标准有差异,其次术中的放疗技

术在目前是非主流的。另外一项来自欧洲的术中放疗研究Targit，由于其入组流程的复杂和合理性，其最终疗效仍为大家争议和讨论。总之，即使在保乳治疗中，ELIOT的复发率也比常规放疗高，而用ELIOT取代整个胸壁的照射及区域淋巴结的照射，也是值得商榷的。

三、NSM治疗联合放疗与不放疗的疗效对比

放疗能否降低NSM局部复发率还需对比其他未联合放疗的NSM研究，表21-6-1综述了不同NSM研究的患者入组标准及局部复发情况。对比不同的研究可以发现多数研究对入组肿瘤直径要求在3 cm以下，肿瘤距乳头距离至少1 cm。Monhoz等的研究要求肿瘤距乳头至少5 cm，另外需要排除其他可能的NAC侵犯及皮肤侵犯的高危因素，如无溢血或乳头回缩、非炎性乳癌等。类似的患者入组标准都是为了确保NSM手术后局部复发的安全性，同时涉及放疗的研究对比于未放疗的研究，局部复发率相似，在这样的背景下，局部放疗在NSM中还有多大存在的价值值得探讨。

表21-6-1　不同NSM的研究的患者入组标准及局部复发情况

研究者	病例数	放疗病例数	放疗方式	中位随访时间	肿瘤大小、淋巴结或分期	LR（%）
Petit等（2012年）	934	900	ELIOT（n=875） EBRT+/−ELIOT（n=25）	50个月	pTis～T3 N阳性（n=422）	5.1
Benediktsson等（2008年）	216	47	EBRT	13年	pTis-T3 N阳性（n=87）	非RT/RT 20.8/8.5
Gerber等（2009年）	60	16	EBRT	101个月	0～ⅢB N阳性（n=32）	11.7
Sacchini等（2006年）	68	No	/	24.6个月	pTis-T1 N阳性（n=7）	3
Boneti等*（2011年）	293	22	EBRT	25.3～38.2个月	/	LRR：4.7

（续表）

研究者	病例数	放疗病例数	放疗方式	中位随访时间	肿瘤大小、淋巴结或分期	LR（%）
Crowe 等（2008年）	58	N/A	/	41 个月	N 阳性（$n = 10$）	1.7
Wijayanayagam 等（2008年）	35	N/A	/	—	Tis 或 I ～ II 期	—
Monhoz 等（2013年）	106/158	N/A		65.6 个月		3.7
Poruk 等（2015年）	130	36	EBRT	25.8 个月	0～IV 期	0.8

注：*包含皮肤保留乳房切除术；ELIOT（术中电子线放疗）；EBRT（直肠和会阴区外的放射治疗）

四、未来放疗与NSM整合的可能方式

从整个NSM的治疗原则的根本出发，患者的选择和手术质量控制是整个治疗的关键。从本质上分析NSM这种术式，其实是为了后期重建而改良的乳腺全切除术，探讨放疗在NSM中的地位还需回归到乳腺癌切除术后辅助放疗的目的层面。

丹麦研究和加拿大温哥华研究在20世纪末已确立了在复发高危的乳腺癌患者中给予局部胸壁及区域淋巴结放疗后不仅能降低近2/3的局部复发率，还能提高约10%的OS率。因此，在复发高危患者如淋巴结转移数目较多及原发肿瘤病灶较大的患者中，根治术后推荐局部胸壁及区域淋巴结放疗。在这个前提下，结合表21-6-1中放疗和不放疗的研究结果比较，如果NSM挑选的患者肿瘤足够小、距离乳头距离足够远、术中冰冻乳头下方组织无肿瘤累及、术中前哨腋下淋巴结阴性，换言之，复发低危的患者可能不需要术中放疗及术后放疗的参与；如果是复发高危的患者接受了NSM，如腋下淋巴结阳性数≥4枚，肿瘤直径>5 cm，则需要在相应的术后行局部胸壁、NAC及区域淋巴结的辅助放疗；在复发风险中危的患者中是否要联合放疗、以何种放疗方式介入、放疗的剂量确定等则需要更多的临床研究和数据来说明，有待后期更多的临床实践和探讨。

————————————————— 参 考 文 献 —————————————————

[1] Sanders ME, Schuyler PA, Dupont WD, et al. The natural history of low-grade ductal carcinoma in situ of the breast in women treated by biopsy only revealed over 30 years of long-term follow-up[J]. Cancer, 2005, 103: 2481-2484.

[2] O'Flynn EA, Morel JC, Gonzalez J, et al. Prediction of the presence of invasive disease from the measurement of extent of malignant microcalcification on mammography and ductal carcinoma *in situ* grade at core biopsy[J]. Clin Radiol, 2009, 64(2): 178-183.

[3] Ernster VL, Barclay J, Kerlikowske K, et al. Mortality among women with ductal carcinoma in situ of the breast in the population-based Surveillance, Epidemiology, and End Results program[J]. Arch Intern Med, 2000, 160: 953-958.

[4] Fisher B, Dignam J, Wolmark N, et al. Lumpectomy and radiation therapy for the treatment of intraductal breast cancer: Findings from National Surgical Adjuvant Breast and Bowel Project B-17[J]. J Clin Oncol, 1998, 16: 441-452.

[5] Kerlikowske K, Molinaro A, Cha I, et al. Characteristics associated with recurrence among women with ductal carcinoma in situ treated by lumpectomy[J]. J Natl Cancer Inst, 2003, 95: 1692-1702.

[6] Cutuli B, Lemanski C, Fourquet A, et al. Breast-conserving surgery with or without radiotherapy vs mastectomy for ductal carcinoma in situ: French survey experience [J]. Br J Cancer, 2009, 100(7): 1048-1054.

[7] Wapnir IL, Dignam JJ, Fisher B, et al. Long term outcomes of invasive ipsilateral breast tumor recurrences after lumpectomy in NSABP B-17 and B-24 randomized clinical trials for DCIS[J]. J Natl Cancer Inst, 2011, 103: 478-488.

[8] Cuzick J, Sestak I, Pinder SE, et al. Effect of tamoxifen and radiotherapy in women with locally excised ductal carcinoma in situ: Long-term results from the UK/ANZ DCIS trial[J]. Lancet Oncol, 2011, 12: 21-29.

[9] Donker M, Litière S, Werutsky G, et al. Breast conserving treatment with or without radiotherapy in ductal carcinoma in situ: 15-year recurrence rates and outcome after a recurrence, from the EORTC 10853 randomized phase III trial[J]. J Clin Oncol, 2013, 10: 4054-4059.

[10] Wärnberg F, Garmo H, Emdin S, et al. Effect of radiotherapy after breast-conserving surgery for ductal carcinoma *in situ*: 20 years follow-up in the randomized SweDCIS Trial[J]. J Clin Oncol, 2014, 32(32): 3613-3618.

[11] Di Saverio S, Catena F, Santini D, et al. 259 Patients with DCIS of the breast applying USC/Van Nuys prognostic index: a retrospective review with long term follow up

[J]. Breast Cancer Res Treat, 2008, 109(3): 405-416.

[12] Hughes LL, Wang M, Page DL, et al. Local excision alone without irradiation for ductal carcinoma in situ of the breast: a trial of the Eastern Cooperative Oncology Group[J]. J Clin Oncol, 2009, 27(32): 5319-5324.

[13] McCormick B, Winter K, Hudis C, et al. RTOG 9804: a prospective randomized trial for good-risk ductal carcinoma in situ comparing radiotherapy with observation[J]. J Clin Oncol, 2015, 33(7): 709-715.

[14] Forrest AP, Stewart HJ, Everington D, et al. Randomised controlled trial of conservation therapy for breast cancer: 6-year analysis of the Scottish trial. Scottish Cancer Trials Breast Group[J]. Lancet, 1996, 348(9029): 708-713.

[15] Spooner D, Stocken DD, West Midlands Oncology Breast Cancer Group. A randomised controlled trial to evaluate both the role and the optimal fractionation of radiotherapy in the conservative management of early breast cancer[J]. Clin Oncol (R Coll Radiol), 2012, 24(10): 697-706.

[16] Liljegren G, Holmberg L, Bergh J, et al. 10-Year results after sector resection with or without postoperative radiotherapy for stage I breast cancer: a randomized trial[J]. J Clin Oncol, 1999, 17(8): 2326-2333.

[17] Malmström P, Holmberg L, Anderson H, et al. Swedisj Breast Cancer Group. Breast conservation surgery, with and without radiotherapy, in women with lymph node-negative breast cancer: a randomised clinical trial in a population with access to public mammography screening[J]. Eur J Cancer, 2003, 39(12): 1690-1697.

[18] Veronesi U, Marubini E, Mariani L, et al. Radiotherapy after breast-conserving surgery in small breast carcinoma: long-term results of a randomized trial[J]. Ann Oncol, 2001, 12(7): 997-1003.

[19] Ford HT, Coombes RC, Gazet JC, et al. Long-term follow-up of a randomised trial designed to determine the need for irradiation following conservative surgery for the treatment of invasive breast cancer[J]. Ann Oncol, 2006, 17(3): 401-408.

[20] Holli K, Hietanen P, Saaristo R, et al. Radiotherapy after segmental resection of breast cancer with favorable prognostic features: 12-year follow-up results of a randomized trial[J]. J Clin Oncol, 2009, 27(6): 927-932.

[21] Clark RM, Whelan T, Levine M, et al. Randomized clinical trial of breast irradiation following lumpectomy and axillary dissection for node-negative breast cancer: an update. Ontario Clinical Oncology Group[J]. J Natl Cancer Inst, 1996, 88(22): 1659-1664.

[22] Arriagada R, Lê MG, Rochard F, et al. Conservative treatment versus mastectomy in early breast cancer: patterns of failure with 15 years of follow-up data. Institut

Gustave-Roussy Breast Cancer Group[J]. J Clin Oncol, 1996, 14(5): 1558−1564.

[23] Jacobson JA, Danforth DN, Cowan KH, et al. Ten-year results of a comparison of conservation with mastectomy in the treatment of stage I and II breast cancer[J]. N Engl J Med, 1995, 332(14): 907−911.

[24] Veronesi U, Cascinelli N, Mariani L, et al. Twenty-year follow-up of a randomized study comparing breast-conserving surgery with radical mastectomy for early breast cancer[J]. N Engl J Med, 2002, 347(16): 1227−1232.

[25] Fisher B, Anderson S, Bryant J, et al. Twenty-year follow-up of randomized trial comparing total mastectomy, lumpectomy, and lumpectomy plusirradiation for the treatment of invasive breast cancer[J]. N Engl J Med, 2002, 347(16): 1233−1241.

[26] Blichert-Toft M, Nielsen M, Düring M, et al. Long-term results of breast conserving surgery vs. mastectomy for early stage invasive breast cancer: 20−yearfollow-up of the Danish randomized DBCG−82TM protocol[J]. Acta Oncol, 2008, 47(4): 672−681.

[27] Litière S, Werutsky G, Fentiman IS, et al. Breast conserving therapy versus mastectomy for stage I−II breast cancer: 20 year follow-up of the EORTC 10801 phase 3 randomised trial[J]. Lancet Oncol, 2012, 13(4): 412−419.

[28] Yarnold J, Ashton A, Bliss J, et al. Fractionation sensitivity and dose response of late adverse effects in the breast after radiotherapy for early breast cancer: long-term results of a randomized trial[J]. Radiother Oncol, 2005, 75(1): 9−17.

[29] Whelan TJ, Pignol JP, Levine MN, et al. Long-term results of hypofractionated radiation therapy for breast cancer[J]. N Engl J Med, 2010, 362(6): 513−520.

[30] Haviland JS, Owen JR, Dewar JA, et al. The UK Standardisation of Breast Radiotherapy (START) trials of radiotherapy hypofractionation for treatment of early breast cancer: 10 −year follow-up results of two randomised controlled trials[J]. Lancet Oncol, 2013, 14(11): 1086−1094.

[31] Smith BD, Bentzen SM, Correa CR, et al. Fractionation for whole breast irradiation: an American Society for Radiation Oncology (ASTRO) evidence-based guideline [J]. Int J Radiat Oncol Biol Phys, 2011, 81(1): 59−68.

[32] Olivotto IA, Whelan TJ, Parpia S, et al. Interim cosmetic and toxicity results from RAPID: a randomized trial of accelerated partial breast irradiation using three-dimensional conformal external beam radiation therapy[J]. J Clin Oncol, 2013, 31(32): 4038−4045.

[33] Bartelink H, Maingon P, Poortmans P, et al. Whole-breast irradiation with or without a boost for patients treated with breast-conserving surgery for early breast cancer: 20−year follow-up of a randomised phase 3 trial[J]. Lancet Oncol, 2015, 16(1): 47−56.

[34] Owen JR, Ashton A, Bliss JM, et al. Effect of radiotherapy fraction size on tumour

control in patients with early-stage breast cancer after local tumour excision: Long-term results of a randomised trial[J]. Lancet Oncol, 2006, 7(6): 467−471.

[35] Bentzen SM, Agrawal RK, Aird EG, et al. The uk standardisation of breast radiotherapy (start) trial a of radiotherapy hypofractionation for treatment of early breast cancer: A randomised trial[J]. Lancet Oncol, 2008, 9(4): 331−341.

[36] Bentzen SM, Agrawal RK, Aird EG, et al. The uk standardisation of breast radiotherapy (start) trial b of radiotherapy hypofractionation for treatment of early breast cancer: A randomised trial[J]. Lancet, 2008, 371(9618): 1098−1107.

[37] Whelan TJ, Pignol JP, Levine MN, et al. Long-term results of hypofractionated radiation therapy for breast cancer[J]. N Engl J Med, 2010, 362(6): 513−520.

[38] Smith BD, Bentzen SM, Correa CR, et al. Fractionation for whole breast irradiation: An american society for radiation oncology (astro) evidence-based guideline[J]. Int J Radiat Oncol Biol Phys, 2011, 81(1): 59−68.

[39] Smith BD, Arthur DW, Buchholz TA, et al. Accelerated partial breast irradiation consensus statement from the american society for radiation oncology (astro)[J]. Int J Radiat Oncol Biol Phys, 2009, 74(4): 987−1001.

[40] Veronesi U, Orecchia R, Maisonneuve P, et al. Intraoperative radiotherapy versus external radiotherapy for early breast cancer (eliot): A randomised controlled equivalence trial[J]. Lancet Oncol, 2013, 14(13): 1269−1277.

[41] Vaidya JS, Wenz F, Bulsara M, et al. Risk-adapted targeted intraoperative radiotherapy versus whole-breast radiotherapy for breast cancer: 5 −year results for local control and overall survival from the targit-a randomised trial[J]. Lancet, 2014, 383(9917): 603−613.

[42] Hughes KS, Schnaper LA, Bellon JR, et al. Lumpectomy plus tamoxifen with or without irradiation in women age 70 years or older with early breast cancer: Long-term follow-up of calgb 9343[J]. J Clin Oncol, 2013, 31(19): 2382−2387.

[43] Kunkler IH, Williams LJ, Jack WJ, et al. Breast-conserving surgery with or without irradiation in women aged 65 years or older with early breast cancer (prime ii): A randomised controlled trial[J]. Lancet Oncol, 2015, 16(3): 266−273.

[44] Whelan TJ, Olivotto IA, Parulekar WR, et al. Regional nodal irradiation in early-stage breast cancer[J]. N Engl J Med, 2015, 373(4): 307−316.

[45] Poortmans PM, Collette S, Kirkove C, et al. Internal mammary and medial supraclavicular irradiation in breast cancer[J]. N Engl J Med, 2015, 373(4): 317−327.

[46] Galimberti V, Cole BF, Zurrida S, et al. Axillary dissection versus no axillary dissection in patients with sentinel-node micrometastases (ibcsg 23−01): a phase 3 randomised controlled trial[J]. Lancet Oncol, 2013, 14(4): 297−305.

［47］ Giuliano AE, Hunt KK, Ballman KV, et al. Axillary dissection vs no axillary dissection in women with invasive breast cancer and sentinel node metastasis: A randomized clinical trial［J］. JAMA, 2011, 305(6): 569-575.

［48］ Jagsi R, Chadha M, Moni J, et al. Radiation field design in the acosog z0011 (alliance) trial［J］. J Clin Oncol, 2014, 32(32): 3600-3606.

［49］ Donker M, van Tienhoven G, Straver ME, et al. Radiotherapy or surgery of the axilla after a positive sentinel node in breast cancer (eortc 10981-22023 amaros): A randomised, multicentre, open-label, phase 3 non-inferiority trial［J］. Lancet Oncol, 2014, 15(12): 1303-1310.

［50］ Huang EH, Tucker SL, Strom EA, et al. Postmastectomy radiation improves local-regional control and survival for selected patients with locally advanced breast cancer treated with neoadjuvant chemotherapy and mastectomy［J］. J Clin Oncol, 2004, 22(23): 4691-4699.

［51］ McGuire SE, Gonzalez-Angulo AM, Huang EH, et al. Postmastectomy radiation improves the outcome of patients with locally advanced breast cancer who achieve a pathologic complete response to neoadjuvant chemotherapy［J］. Int J Radiat Oncol Biol Phys, 2007, 68(4): 1004-1009.

［52］ Mamounas EP, Anderson SJ, Dignam JJ, et al. Predictors of locoregional recurrence after neoadjuvant chemotherapy: Results from combined analysis of national surgical adjuvant breast and bowel project b-18 and b-27［J］. J Clin Oncol, 2012, 30(32): 3960-3966.

［53］ Fisher B, Anderson S, Bryant J, et al. Twenty-year follow-up of a randomized trial comparing total mastectomy, lumpectomy, and lumpectomy plus irradiation for the treatment of invasive breast cancer［J］. N Engl J Med, 2002, 347: 1233-1241.

［54］ Toth BA, Lappert P. Modified skin incisions for mastectomy: the need for plastic surgical input in preoperative planning［J］. Plast Reconstr Surg, 1991, 87(6): 1048-1053.

［55］ Kroll SS, Khoo A, Singletary SE, et al. Local recurrence risk after skin-sparing and conventional mastectomy: a 6-year follow-up［J］. Plast Reconstr Surg, 1999, 104(2): 421-425.

［56］ Medina-Franco H, Vasconez LO, Fix RJ, et al. Factors associated with local recurrence after skin-sparing mastectomy and immediate breast reconstruction for invasive breast cancer［J］. Ann Surg, 2002, 235: 814-819.

［57］ Spiegel AJ, Butler CE. Recurrence following treatment of ductal carcinoma in situ with skin-sparing mastectomy and immediate breast reconstruction［J］. Plast Reconstr Surg, 2003, 111(2): 706-711.

[58] Didier F, Radice D, Gandini S, et al. Does nipple preservation in mastectomy improve satisfaction with cosmetic results, psychological adjustment, body image and sexuality?[J] Breast Cancer Res Treat, 2009, 118: 623-633.

[59] Djohan R, Gage E, Gatherwright J, et al. Patient satisfaction following nipple-sparing mastectomy and immediate breast reconstruction: an 8-year outcome study[J]. Plast Reconstr Surg, 2010, 25: 818-829.

[60] Chuang AP, Sacchini V. Nipple sparing mastectomy: where are we now?[J] Surg Oncol, 2008, 17: 261-266.

[61] Benediktsson KP, Perbeck L. Survival in breast cancer after nipple-sparing subcutaneous mastectomy and immediate reconstruction with implants: a prospective trial with thirteen years median follow-up in 216 patients[J]. Eur J Surg Oncol, 2008, 34(2): 143-148.

[62] Yarnold J, Ashton A, Bliss J, et al. Fractionation sensitivity and dose response of late adverse effects in the breast after radiotherapy for early breast cancer: long-term results of a randomised trial[J]. Radio Oncol, 2005, 75: 9-17.

[63] Petit JY, Veronesi U, Orecchia R, et al. Risk factors associated with recurrence after nipple-sparing mastectomy for invasive and intraepithelial neoplasia[J]. Ann Oncol, 2012, 23(8): 2053-2058.

[64] Petit JY, Veronesi U, Orecchia R, et al. Nipple sparing mastectomy with nipple areola intraoperative radiotherapy: one thousand and one cases of a five years experience at the European Institute of Oncology of Milan (EIO)[J]. Breast Cancer Res Treat, 2009, 117: 333-338.

[65] Veronesi U, Orecchia R, Maisonneuve P, et al. Intraoperative radiotherapy versus external radiotherapy for early breast cancer (ELIOT): a randomised controlled equivalence trial[J]. Lancet Oncol, 2013, 14(13): 1269-1277.

[66] Gerber B, Krause A, Dieterich M, et al. The oncological safety of skin sparing mastectomy with conservation of the nipple-areola complex and autologous reconstruction: an extended follow-up study[J]. Ann Surg, 2009, 249(3): 461-468.

[67] Sacchini V, Pinotti JA, Barros AC, et al. Nipple-sparing mastectomy for breast cancer and risk reduction: oncologic or technical problem?[J] J Am Coll Surg, 2006, 203(5): 704-714.

[68] Boneti C, Yuen J, Santiago C, et al. Oncologic safety of nipple skin-sparing or total skin-sparing mastectomies with immediate reconstruction[J]. J Am Coll Surg, 2011, 212(4): 686-693.

[69] Crowe JP, Patrick RJ, Yetman RJ, et al. Nipple-sparing mastectomy update: one hundred forty-nine procedures and clinical outcomes[J]. Arch Surg, 2008, 143(11):

1106−1110.

[70] Wijayanayagam A, Kumar AS, Foster RD, et al. Optimizing the total skin-sparing mastectomy[J]. Arch Surg, 2008, 143(1): 38−45.

[71] Munhoz AM, Montag E, Gemperli R. Oncoplastic breast surgery: indications, techniques and perspectives[J]. Gland Surg, 2013, 2(3): 143−157.

[72] Poruk KE, Ying J, Chidester JR, et al. Breast cancer recurrence after nipple-sparing mastectomy: one institution's experience[J]. Am J Surg, 2015, 209(1): 212−217.

[73] Overgaard M, Jensen MB, Overgaard J, et al. Postoperative radiotherapy in high-risk postmenopausal breast-cancer patients given adjuvant tamoxifen: Danish Breast Cancer Cooperative Group DBCG 82c randomised trial[J]. Lancet, 1999, 353(9165): 1641−1648.

[74] Overgaard M, Hansen PS, Overgaard J, et al. Postoperative radiotherapy in high-risk premenopausal women with breast cancer who receive adjuvant chemotherapy. Danish Breast Cancer Cooperative Group 82b Trial[J]. N Engl J Med, 1997, 337(14): 949−955.

[75] Ragaz J, Olivotto IA, Spinelli JJ, et al. Locoregional radiation therapy in patients with high-risk breast cancer receiving adjuvant chemotherapy: 20−year results of the British Columbia randomized trial[J]. J Natl Cancer Inst, 2005, 97(2): 116−126.

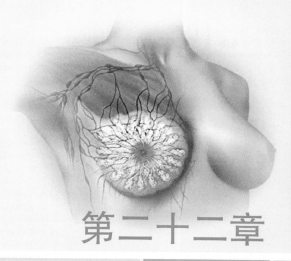

第二十二章

HER-2 阳性乳腺癌的研究

解 婕 胡夕春

　　乳腺癌是一种具有显著异质性的疾病，依据8 102种人类基因和相应克隆的cDNA微阵列与乳腺癌对照组织基因表型比较，乳腺癌分为腔面型、正常乳腺样型、HER-2过表达型和基底细胞样型。由于基因芯片检测昂贵且临床应用不便，2011年St. Gallen国际乳腺癌大会上的多数专家认为，可以根据免疫组化方法检测雌激素受体、孕激素受体（PgR）、HER-2和Ki67的表达，以近似地替代上述4种分型应用于临床，即腔面型、HER-2过表达型和三阴性乳腺癌，腔面型又分为腔面A型（Luminal A）和腔面B型（Luminal B）。乳腺癌不同的分子分型具有不同的临床特征、病理特点、治疗反应、病情转归以及预后等生物学行为，HER-2是一个为乳腺癌患者提供预后信息、指导治疗方案的分子标志物。HER-2阳性乳腺癌可分为两个分子亚型，即激素受体阳性的HER-2过表达型乳腺癌（Luminal B）和激素受体阴性的HER-2过表达型乳腺癌（HER-2过表达型）。

作者单位：200032　上海，复旦大学附属肿瘤医院
通信作者：胡夕春，Email: xchu2009@hotmail.com

第一节　HER-2基因与乳腺癌

一、HER-2分子特征及信号通路

人表皮生长因子受体2（human epithelial growth factor receptor 2, HER-2）也称为neu、ErbB-2、CD340、p185，属于表皮生长因子受体（epidermal growth factor receptor, EGFR/ErbB）基因家族成员，是ErbB-2基因编码的跨膜糖蛋白，其结构包含一个N末端的胞外结构域（extracellular domain, ECD）、一个跨膜结构域、一个酪氨酸激酶活性结构域（TK domain）和一个相对不太保守的C末端尾。目前为止，暂未发现它的天然配体，任何其他ErbB家族的受体如HER-1、HER-3和HER-4在配体刺激下与HER-2形成异二聚体，进而放大整个信号通路激活的效应，由此可知，HER-2在HER/ErbB家族信号通路中处于核心地位。另外，HER-2基因过表达可以激活HER-2介导信号通路及胞内下游信号通路，该过程与配体有无及数量无关，可能是由HER-2形成的同二聚体介导。

HER/ErbB受体家族形成二聚体，主要激活PI3K/Akt、Ras/Raf/MEK/MAPK、PLC-OKC及STAT 4条信号转导通路，并与其他信号通路形成"分子交谈"（cross-talk），参与细胞增殖、迁移、浸润、抗凋亡和促进血管生成等生物学功能。HER-2在多种类型上皮细胞或组织中低表达，包括正常乳腺导管上皮，而在人类肿瘤细胞系和肿瘤组织中扩增，其中约20%的乳腺癌HER-2过表达。

二、HER-2检测及结果判定

HER-2蛋白表达或基因扩增的检测包括IHC、荧光原位杂交法（FISH）、色素原位杂交法（CISH或SISH）等。

1. IHC

使用相关机构批准的抗体试剂盒，严格按照标准程序进行染色，结果判读标准（按每张切片计）如下：

0：无着色。

+：任何比例的浸润性癌细胞呈现微弱、不完整的细胞膜着色。

++：＞10%的浸润性癌细胞呈现弱至中等强度、完整但不均匀的细胞膜棕黄着色；或＜30%的浸润性癌细胞呈现强且完整的细胞膜棕褐着色。

+++：＞30%的浸润性癌细胞呈现强且完整的细胞膜棕褐着色。

"+++"提示HER-2蛋白过表达，0或"+"提示HER-2蛋白无过表达，对于"++"的病例，应该用FISH、CISH或重复IHC进一步检测明确HER-2状态，也可以选取不同的组织块重新检测或送其他有质量保证的实验室进行检测。如仍不能确定，则需要与临床医师沟通，合理制定治疗方案。

2. FISH

使用相关机构批准的抗体试剂盒，目前使用的探针绝大部分是同时含有HER-2基因（标记为橘红色荧光）和该基因所在的17号染色体着丝粒（CEP17，标记为绿色荧光）的混合探针。

双探针检测HER-2/CEP17比值＞2.2，提示HER-2基因扩增；比值≤2.2，需要结合单探针检测的每个细胞核HER-2基因拷贝数，若拷贝数＞6.0则判断为扩增，＜4.0则判断为无扩增，若拷贝数在4.0～6.0之间则无法判断HER-2状态。

3. HER-2检测的"金标准"

IHC与FISH等检测结果显著相关，但并非完全一致。Cuadros等文献显示，HER-2的IHC"+++"病例中FISH阳性率为83.5%，HER-2的IHC"+"和0病例中FISH阳性率为9.3%。近年来的研究显示，乳腺癌FISH法检测结果准确、重复性好、稳定性高、影响因素较小，与曲妥珠单抗治疗反应相关性好。

4. 乳腺癌复发转移灶与原发灶的HER-2状态

Houssami等对26项研究中2 520例乳腺癌患者进行复发转移灶与原发灶的HER-2状态比对，结果显示其不一致率达5.5%，从阳性变阴性与从阴性变阳性的概率相似，远处转移又较淋巴结转移的不一致率为高，分别为9.6%和4.2%。复发转移灶与原发灶的HER-2状态出现不一致的原因可能是肿瘤异质性，在肿瘤发生、发展以及复发转移过程中通过克隆选择而导致，也有可能因检测的条件等多种因素影响前后的一致性。

5. 乳腺癌新辅助化疗对HER-2检测的影响

新辅助化疗前后HER-2状态是否发生变化，对于该问题，目前研究报道并不一致。Arens等通过FISH及RT-PCR方法比较25例患者新辅助化疗前后HER-2状态,结果提示相对一致。德国学者研究发现,接受新辅助化疗后,13%的乳腺癌患者HER-2蛋白表达由"++"或"+++"变成阴性,2%的乳腺癌患者HER-2阴性变为阳性,导致这一现象的原因可能是肿瘤细胞治疗后遗传学上发生改变,也可能因肿瘤细胞HER-2扩增异质性、前后取材不同等导致检测结果差异。

6. 乳腺导管原位癌的HER-2检测

目前的检测指南中HER-2状态评价应仅在浸润成分中进行,导管原位癌中HER-2阳性与靶向治疗无关。

导管原位癌中检测HER-2状态并非完全无意义,其一,可以预示导管原位癌的转归和预后。低级别导管原位癌往往激素受体阳性、HER-2阴性、Ki-67增殖指数低,高级别导管原位癌则相反,其中60%~70%的高级别导管原位癌中有HER-2过表达。其二,可以提示导管原位癌伴有浸润灶的概率,HER-2阳性导管原位癌中35.8%伴有浸润现象,而HER-2阴性导管原位癌中12.2%伴有浸润现象,观察伴有浸润灶的导管原位癌,结果显示17例中有5例导管原位癌与其浸润部分HER-2状态并不一致。

三、乳腺癌HER-2过表达的预后价值

1. HER-2过表达与乳腺癌复发转移

1987年Slamon等随访189例乳腺癌患者的结果发表在"*Science*"上,提示HER-2扩增患者无病生存时间和总生存期均显著缩短,首次建立了HER-2过表达和乳腺癌预后的关系。

多因素生存分析显示,HER-2是乳腺癌复发和总生存期的独立预后因素,HER-2过表达乳腺癌具有恶性程度高、易复发、易转移等特点。2005年St. Gallen国际乳腺癌治疗专家共识将HER-2列为重要的单项风险因素,只要HER-2阳性,乳腺癌的复发转移风险即升高为中危或高危,因此HER-2蛋白表达及基因扩增情况是评估患者预后的重要因素。

2. 乳腺癌HER-2过表达与脑转移

早期乳腺癌的一项回顾性研究随访了9 524例患者,比较HER-2阳性与阴

性患者中10年脑转移的累积发生率,结果提示HER-2阳性患者发生率为7%,阴性患者发生率为3.5%。ASCO会议上,Abdulkarim等报道HER-2阳性患者中脑转移发生率为8%,HER-2阴性患者中脑转移发生率仅1.7%,两组具有显著统计学差异($P = 0.000\ 1$),提示HER-2阳性乳腺癌患者比HER-2阴性患者发生脑转移的危险性明显增高。

3. 乳腺癌抗HER-2治疗的预后

Dawood等报道2 091例乳腺癌患者,其中85.3%为HER-2阴性乳腺癌患者,其余HER-2阳性乳腺癌患者分为两部分,一部分不接受抗HER-2治疗,即118例(5.6%)不接受曲妥珠单抗治疗,另一部分接受抗HER-2治疗,即191例(9.1%)接受曲妥珠单抗治疗,三组中位随访时间为16.9个月,1年生存率分别为75.1%、70.2%和86.6%,该结果提示抗HER-2治疗明显改变了HER-2阳性乳腺癌病程,改善了这部分患者的预后,并较HER-2阴性乳腺癌预后更好,*HR*为0.56,降低了44%的死亡风险($P < 0.000\ 1$),*HR*的改善在24个月以前有统计学意义,24个月以后则不再有统计学差异。

4. 抗HER-2治疗乳腺癌与脑转移

几项非随机的回顾性研究提示,HER-2阳性转移性乳腺癌接受曲妥珠单抗,脑转移发生率高达30%~50%。Park等回顾性分析251例HER-2阳性乳腺癌患者,患者分为两组,即接受和不接受曲妥珠单抗治疗,观察脑转移发生率分别为37.8%和25.0%,发生脑转移的中位时间分别为15个月和10个月,从脑转移到死亡的中位时间分别为14.9个月和4.0个月。

HER-2阳性转移性乳腺癌接受曲妥珠单抗脑转移发生率高,可能原因包括HER-2阳性乳腺癌易发生脑转移,接受曲妥珠单抗治疗后患者生存期延长,发生脑转移机会多,而曲妥珠单抗通过血脑屏障较少,脑脊液药物浓度低。具体机制尚不肯定,有待大规模临床样本或前瞻性研究进一步明确。

四、HER-2预测乳腺癌治疗疗效

1. 预测乳腺癌靶向治疗疗效

HER-2阳性乳腺癌患者接受抗HER-2治疗能明显改善预后,且与HER-2表达水平有关,H0648g和H0649g临床试验证明IHC(+++)患者接受曲妥珠单抗治疗较IHC(++)患者疗效更好。另一抗HER-2靶向药物帕妥珠单抗,其疗效亦与HER-2状态有关,Neosphere新辅助临床试验提示帕妥珠单抗的疗效与HER-2 IHC的H评分正相关。

对于HER-2阴性乳腺癌患者,临床试验EGF30008试验入组952例HER-2阴性患者接受拉帕替尼+来曲唑疗效与单用来曲唑治疗,结果提示差异无统计学意义。

2. 预测乳腺癌化疗疗效

HER-2表达是第一个用于预测化疗疗效的因子。其一,HER-2阳性乳腺癌患者对于含蒽环类化疗方案疗效更好,蒽环类药物疗效与TOP-2基因扩增相关,该基因和HER-2基因同在17号染色体相邻位点,HER-2阳性乳腺癌中有25%~35%的患者同时伴有TOP-2基因扩增。其二,NSABP-11研究提示,对于HER-2阳性患者,含多西他赛的化疗能够提高无疾病生存期和总生存期,尚待进一步证实。其三,HER-2阳性患者CMF方案疗效不佳。

3. 预测乳腺癌内分泌治疗疗效

HER-2对内分泌治疗效果的预测作用存在一定争议。相比于HER-2阴性乳腺癌,HER-2阳性乳腺癌选择性ER调节剂治疗效果可能较差,对于芳香化酶抑制剂疗效可能相近或好,Wrightd等研究表明,HER-2过表达可使乳腺癌对他莫昔芬的反应性下降,其中对激素受体阳性乳腺癌而言,反应性从48%下降到20%;对于激素受体阴性者,反应性从27%下降至0,提示HER-2过表达可能与他莫昔芬耐药有关。HER-2过表达可能导致激素受体结构或功能出现某种缺陷,抑制乳腺癌细胞激素依赖生长的特性,不能对内分泌治疗产生良好反应。

第二节　HER-2阳性早期乳腺癌治疗

HER-2与乳腺癌预后密切,抗HER-2的靶向治疗显著改善了HER-2阳性乳腺癌的预后。目前已有曲妥珠单抗(Trastuzumab, Herceptin)、拉帕替尼(Lapatinib)、帕妥珠单抗(Pertuzumab, Perjeta)、T-DM1 4种靶向HER-2药物被批准用于HER-2阳性乳腺癌的治疗,目前中国上市药物仅前面两种。这4种药物中,曲妥珠单抗辅助治疗适应证明确,其他仍在临床研究中。另外还有多个靶向HER-2药物正处于临床前和临床研究阶段。

曲妥珠单抗最初被批准用于HER-2阳性晚期乳腺癌的治疗,后来由多个临床研究证实曲妥珠单抗对HER-2阳性早期乳腺癌的价值,随后曲妥珠单抗被批准用于HER-2阳性早期乳腺癌的辅助治疗。

一、曲妥珠单抗辅助治疗HER-2阳性早期乳腺癌的证据

北美两项临床试验规定辅助化疗方案,AC(多柔比星和环磷酰胺)×4个疗程,序贯单药紫杉醇×4个疗程,其中NSABP B-31比较了联合使用或不用曲妥珠单抗的效果,NCCTG N9831比较联合、序贯与不用曲妥珠单抗的效果。HERA试验允许HER-2阳性乳腺癌术后采用任何化疗方案,序贯使用或不用曲妥珠单抗,比较两组疗效,同时探讨曲妥珠单抗辅助治疗1年和2年的疗效。BCIRG 006探讨了曲妥珠单抗联合不同化疗方案的疗效,验证了不含蒽环类药物的化疗方案联合曲妥珠单抗的效果。

以下立足于循证,阐述曲妥珠单抗辅助治疗乳腺癌中的几个问题。

(一)曲妥珠单抗辅助治疗乳腺癌的相关临床证据

1. NSABP B-31和NCCTG N9831临床研究

NSABP B-31和NCCTG N9831两项临床研究均启动于2002年,研究基本相同,针对HER-2阳性乳腺癌人群,最初要求入组淋巴结阳性,后允许入组淋巴结阴性的高危患者(单个肿瘤最大径>2 cm,ER或PgR阳性;单个肿瘤最大径>1 cm,ER和PgR阴性)。

NSABP B-31临床研究将患者分为两组,第一组,AC序贯PTX;第二组,AC序贯PTX+曲妥珠单抗。该试验中,AC方案为多柔比星60 mg/m^2,环磷酰胺600 mg/m^2,每21天为1个疗程,共计4个疗程;PTX方案为紫杉醇175 mg/m^2,每21天1次为1个疗程,共计4个疗程。第二组中曲妥珠单抗与紫杉醇联合使用,即首剂紫杉醇的同时给予负荷剂量的曲妥珠单抗(4 mg/kg),随后每周2 mg/kg维持治疗共51周。

NCCTG N9831分为3组，第一组：AC序贯每周PTX；第二组：AC序贯每周PTX，化疗结束后序贯曲妥珠单抗52周；第三组：AC序贯每周PTX+曲妥珠单抗，曲妥珠单抗共52周。该试验中，AC方案与NSABP B-31临床研究同，每周PTX方案剂量为80 mg/m²，每周1次，共计12周。

2005年中期报告发表在新英格兰医学杂志上，B-31入组2 043例患者，N9831入组1 636例患者，各组基线特征均相似，比较了AC序贯PTX（或每周PTX）与AC序贯PTX（或每周PTX）+曲妥珠单抗，联合分析显示，394个事件（包括局部复发、远处转移、第二原发肿瘤或复发前死亡）其中133个发生在曲妥珠单抗治疗组，261个发生在对照组（$HR=0.48$，95% CI：0.39～0.59，$P<0.001$），其中死亡病例曲妥珠单抗治疗组62例，对照组92例（$HR=0.67$，95% CI：0.48～0.93，$P=0.015$）。无疾病生存方面，曲妥珠治疗组相比于对照组，3年DFS分别为87.1%和75.4%，4年DFS分别为85.3%和67.1%；远处转移情况，3年无远处转移率分别为90.4%和81.5%，4年无远处转移率分别为89.7%和73.7%。

上述中期报告联合分析小结，AC方案后使用紫杉醇联合曲妥珠单抗治疗可给HER-2阳性早期乳腺癌患者明显获益，显著降低复发风险和死亡风险，复发风险可降低一半，死亡风险可降低1/3，3年远处转移率降低8.8%，4年远处转移率降低15.9%。

2012年San Antonio会议上报道NSABP B-31和NCCTG N9831试验综合分析的最终结果，入组4 045例患者，中位随访时间8.4年，ITT人群分析［包括102例曲妥珠单抗组中因心血管系统症状或左心射血分数（left ventricular ejection fraction, LVEF）下降未使用曲妥珠单抗，以及413例对照组患者根据2005年结果而接受曲妥珠单抗治疗］，主要研究终点DFS的$HR=0.60$（95% CI：0.53～0.68，$P<0.000\ 1$），对比曲妥珠单抗组和对照组，6年DFS分别为81.4% vs 69.5%，8年DFS分别为76.8% vs 64.9%，10年DFS分别为73.7% vs 62.2%，10年DFS绝对差达11.5%。总生存方面，OS的$HR=0.63$（95% CI：0.54～0.73，$P<0.000\ 1$），对比曲妥珠单抗组和对照组，6年OS分别为89.8% vs 84.3%，8年OS分别为87.0% vs 79.4%，10年OS分别为84.0% vs 75.2%，10年OS绝对差值达8.8%。关于远处转移和局部或区域复发情况，曲妥珠单抗组均低于对照组。该试验进一步行亚组分析显示，无论年龄、激素受体情况、淋巴结转移情况、肿瘤大小、组织学分级，

均能从曲妥珠单抗治疗中获益。

上述最终报告联合分析小结,与中期报告基本一致,曲妥珠单抗使HER-2阳性早期乳腺癌明显获益,显著降低复发风险(40%)和死亡风险(37%),并能提高患者的总生存。

2. HERA临床研究

该研究启动于2001年,是一项国际开放性Ⅲ期随机试验,该研究特点是曲妥珠单抗均在化疗结束后序贯使用,且患者使用的化疗方案不完全相同(含蒽环类或不含蒽环类),入组患者包括淋巴结阳性(不考虑肿瘤大小)和淋巴结阴性(肿瘤最大径>1 cm)。

患者完成局部治疗(手术治疗后,伴或不伴放疗)和4个疗程化疗[辅助或(和)新辅助],随机分配至3个组,即观察组、曲妥珠单抗辅助治疗1年组、曲妥珠单抗辅助治疗2年组。

该试验中曲妥珠辅助治疗用法为每3周1次,首剂8 mg/kg,维持剂量为6 mg/kg。主要研究终点为DFS,次要研究终点包括心脏安全性、OS、首次无病生存事件发生部位、远处转移时间等。

2005年该试验在新英格兰医学杂志发表中位随访1年的研究结果,观察无疾病生存事件、远处转移例数、死亡例数等,分析比较了1 694例曲妥珠治疗1年组与1 693例对照组,人群特征为中位年龄49岁,其中1/3为淋巴结阴性,48%为激素受体阴性,94%接受了以蒽环为基础的化疗,26%接受了紫杉类治疗,从确诊乳腺癌至开始使用曲妥珠单抗的治疗时间为8.4个月(7.1~9.6个月)。1年随访研究结果显示,曲妥珠治疗1年组与对照组比较,无病生存事件为127例(7.5%)vs 220例(13.0%),$HR = 0.54$(95% CI: 0.43~0.67,$P < 0.000\ 1$);其中2/3首次无病生存事件为远处转移,85例(5.0%)vs 154例(9.1%),$HR = 0.49$(95% CI: 0.38~0.63,$P < 0.000\ 1$);死亡病例方面,两组分别为29例(1.7%)vs 37例(2.2%),HR无显著性差异。心脏安全性方面,对照组观察到1例发生心源性死亡,曲妥珠单抗治疗1年组有9例(0.54%)出现严重充血性心力衰竭;症状性充血性心力衰竭(包括9例严重充血性心力衰竭)在曲妥珠单抗治疗1年组中发生率为1.7%,对照组为0.06%;LVEF下降方面,曲妥珠治疗1年组发生率为7.1%,对照组发生率为2.2%。

HERA研究中位随访1年结果显示,与B-31、N9831结果相似,曲妥珠单抗辅助治疗使HER-2阳性早期乳腺癌患者明显获益,减少46%复发风险,减少51%远处转移风险。

2005年上述3个研究结果公布,欧盟EMA以及美国FDA在2006年先后批准了曲妥珠单抗用于HER-2阳性早期乳腺癌辅助治疗。同年,美国《NCCN乳腺癌临床实践指南》推荐AC方案序贯紫杉醇同期使用曲妥珠单抗作为HER-2阳性早期乳腺癌的标准辅助治疗方案之一,并且将1年作为曲妥珠单抗治疗时间。

随后,HERA研究公布了随访2年、4年以及8年的结果,观察曲妥珠单抗治疗1年组与对照组的无疾病生存事件,HR分别为0.64、0.76和0.76(均$P < 0.001$);观察总生存事件,HR分别为0.66($P = 0.0115$)、0.85($P = 0.1087$)和0.76($P = 0.000\ 5$)。DFS方面,对比观察曲妥珠单抗治疗1年组与对照组,中位随访1、2、4以及8年,HR分别为0.54、0.64、0.76和0.76,均$P < 0.000\ 1$;OS方面,HR分别为0.76、0.66、0.85、0.76。ITT人群分析显示曲妥珠单抗治疗1年组较对照组有显著持续的DFS和OS获益。

2012年ESMO会议上公布了曲妥珠单抗治疗1年与2年对比结果,两者结果相当,激素受体阴性亚组短期内DFS有所提高,2年曲妥珠单抗治疗组中继发心脏事件和其他不良事件增加。

2015年SABCS会议上公布了HERA随访11年的结果,ITT人群分析显示对照组、曲妥珠单抗治疗1年组和治疗2年组10年DFS分别为62.5%、69.3%和68.5%,与对照组比较,曲妥珠单抗治疗1年组$HR = 0.76$(95% CI: 0.69~0.87,$P < 0.000\ 1$),曲妥珠单抗治疗2年组$HR = 0.77$(95% CI: 0.68~0.86,$P < 0.000\ 1$);10年OS分别为75.0%、80.7%和81.0%,与对照组比较,曲妥珠单抗治疗1年组$HR = 0.72$(95% CI: 0.62~0.83,$P < 0.000\ 1$),曲妥珠单抗治疗2年组$HR = 0.74$(95% CI: 0.64~0.86,$P < 0.000\ 1$)。该结果虽然受到患者交叉影响,随访11年的DFS、OS数据仍有统计学差异,提示曲妥珠单抗治疗可使HER-2阳性早期乳腺癌患者持续获益,亚组分析显示无论激素受体状态,均能从中获益。

3. BCIRG 006临床研究

该研究与上述3个临床试验最大不同在于其3个分组中有1组未使用蒽环类药物,3组分别为:第一组为AC-T组,未使用曲妥珠单抗;第二组为AC-TH组,曲妥珠单抗首剂自多西他赛首剂开始使用;第三组为TCH组,即多西他赛+卡铂+曲妥珠单抗。

　　该试验中，AC方案同B-31、N9831临床试验，共计4个疗程，多西他赛用药剂量为100 mg/m²，每3周给药1次为1个疗程，共计4个疗程，TCH方案中多西他赛为75 mg/m²，每3周给药1次，卡铂AUC=6，每3周给药1次，共计6个疗程。曲妥珠单抗与化疗联合使用时为每周给药方案，首剂4 mg/kg，以后2 mg/kg维持，化疗结束后继续使用，按照每3周方案给药，维持剂量为6 mg/kg，总共用满1年。该研究入组患者与HERA相似，针对HER-2阳性的乳腺癌患者，包含淋巴结阳性以及高危的淋巴结阴性，主要终点为DFS，次要终点包括OS和安全性。

　　2005年报道中期分析结果显示，含有曲妥珠单抗治疗组（包括AC-TH和TCH）其DFS明显优于不含曲妥珠单抗治疗组（AC-T组），含曲妥珠单抗的两个治疗组之间则无明显的DFS差异。2011年公布的第3次分析结果显示，中位随访时间为65个月，对比AC-T、AC-TH和TCH各组，5年DFS分别为75%、84%和81%，以AC-T组为对照，AC-TH组的 $HR=0.64$（$P<0.001$），TCH组的 $HR=0.75$（$P=0.04$）；5年OS分别为87%、92%和91%，同样以AC-T组为对照，AC-TH组的 $HR=0.63$（$P<0.001$），TCH组的 $HR=0.77$（$P=0.04$）。对比AC-TH和TCH两组，DFS和OS无显著差异。进一步行亚组分析，无论淋巴结状态、肿瘤大小，使用含曲妥珠单抗均较未使用曲妥珠单抗5年DFS为高。另外，还对TOP-2A与HER-2共扩增情况进行了分析，无TOP-2A扩增人群获益更高，同时伴有TOP-2A扩增的人群并未从曲妥珠单抗治疗中获益，即AC-T组与AC-TH、TCH两组在DFS方面并无显著差异。

　　2015年SABCS会议上最终分析结果显示，中位随访时间10.3年，AC-T、AC-TH和TCH各组DFS分别为67.9%、74.6%（$HR=0.72$，95% CI：0.61～0.85，$P<0.000\ 1$）和73.0%（$HR=0.77$，95% CI：0.65～0.90，$P=0.001\ 1$），OS分别为78.7%、85.9%（$HR=0.63$，95% CI：0.51～0.79，$P<0.000\ 1$）和83.3%（$HR=0.76$，95% CI：0.62～0.93，$P=0.007\ 5$），亚组分析淋巴结阳性人群，各组DFS结果分别为62.2%、69.6%（$HR=0.72$，95% CI：0.61～0.87，$P<0.001$）和68.4%（$HR=0.75$，95% CI：0.63～0.90，$P=0.001\ 8$），亚组分析累及淋巴结≥4个的人群，各组DFS结果分别为53.6%、62.8%（$HR=0.71$，95% CI：0.56～0.89，$P=0.003\ 9$）和62.9%（$HR=0.69$，95% CI：0.54～0.87，$P=0.001\ 8$）。

　　安全性方面，对比均使用曲妥珠单抗的方案的两组，即AC-TH和TCH，中位随访时间10.3年显示，前者在关节肌肉疼痛、手足综合征、黏膜炎、呕吐、神经毒性、指甲改变、白细胞下降、中性粒细胞下降等方面更严重，后者在贫血、血小板数量下降方面更多见；心脏毒性方面，LVEF下降大于10%，前者为200例，后者为97例。

该临床研究结果显示，曲妥珠单抗治疗1年能显著改善DFS和OS。在含曲妥珠单抗的辅助治疗方案中，含蒽环类药物（AC-TH）与不含蒽环类药物（TCH）在DFS、OS方面相似，中位随访期10.3年，TCH组较AC-TH组DFS事件数仅多10例，AC-TH组没有比TCH组更好的趋势；而AC-TH组的不良反应、心脏毒性、白血病事件较TCH组更多。目前，两种方案均为美国FDA批准、NCCN指南推荐治疗HER-2阳性早期乳腺癌的辅助治疗。

4. FinHer临床研究和PACS 04临床研究

FinHer临床研究有两个主要目的，其中一个为比较HER-2阳性亚组患者中化疗联合曲妥珠单抗与单纯化疗的疗效，与前面几个临床试验不同的一个特点是，研究中曲妥珠单抗用药时程为每周1次，用满9周。

该实验共入组患者1 010例，其中HER-2阳性患者为232例（23%），曲妥珠单抗治疗组与非曲妥珠单抗治疗组的中位随访时间分别为37和35个月，观察乳腺癌复发或死亡病例数，分别为12例（$N=115$）和27例（$N=116$）（$HR=0.42$，95% CI：$0.21\sim0.83$，$P=0.01$），其中远处复发$HR=0.29$，95% CI：$0.13\sim0.64$，$P=0.002$；OS方面，$HR=0.41$，95% CI：$0.16\sim1.08$，$P=0.07$。

上述研究结果显示曲妥珠单抗可改善HER-2阳性患者的预后，临床实践中，9周曲妥珠单抗治疗可以用于经济困难患者，然而5年长期随访数据并没有显示出9周曲妥珠单抗治疗能够带来DFS、OS的获益，其DFS分别为83.3%和73%，OS分别为91.3%和82.3%，差异无显著统计学意义。

PACS 04临床研究中，260例曲妥珠单抗治疗组应用曲妥珠单抗治疗1年，对比268例对照组，从2001年启动随访至2007年，曲妥珠单抗治疗组疾病复发风险较对照组减少14%。

（二）探讨曲妥珠单抗辅助治疗乳腺癌的用药时程

曲妥珠单抗辅助治疗改善早期乳腺癌预后，考虑到成本-效益问题，探索曲妥珠单抗治疗的最佳时程成为必要，各临床试验主要对比9周、6个月、1年以及2年曲妥珠单抗治疗疗效，除外上述提到的HERA、FinHer两项临床研究涉及了

1年治疗之外的不同时程，其他进行中的临床研究包括意大利Short-HER研究、芬兰SOLD研究比较1年与9周曲妥珠单抗治疗的效果，希腊Hellenic研究、法国PHARE研究、英国PERSEPHONE研究比较1年与6个月曲妥珠单抗治疗的疗效。

HERA试验比较1年以及2年曲妥珠单抗治疗，上文已述，中位随访8年结果显示，观察主要终点DFS、次要终点OS和至远处复发时间（TTDR），2年曲妥珠单抗治疗效果与1年曲妥珠单抗治疗DFS、OS、TTDR均相似，而前者心脏不良事件及其他不良事件更多，亚组分析显示，2年曲妥珠单抗治疗可提高激素受体阴性亚组人群短期内DFS水平。对比2年曲妥珠单抗辅助治疗，上述结果仍然肯定1年治疗时程为标准方案。

FinHer试验上文亦已述，由于该试验入组HER-2阳性乳腺癌患者较少，9周方案的价值仍待进一步明确。

2012年ESMO会议上报道了法国PHARE研究，该研究是一项随机非劣效试验，试验组为曲妥珠单抗辅助治疗6个月，对照组为曲妥珠单抗辅助治疗12个月，主要终点为DFS，非劣效界值定义为DFS绝对丢失2%，相对HR而言为1.15，次要观察终点为OS及安全性。该研究自2005年开始入组患者，实际入组3 382例，随访分配至两组，随访至2012年。结果显示，6个月组对比12个月组，DFS的$HR = 1.28$（95% CI：$1.05 \sim 1.56$），并未达到按照预设的1.15界值，不能得出曲妥珠单抗治疗6个月疗效不差于治疗12个月的结论。进一步行亚组分析显示，激素受体阴性且在化疗后序贯使用曲妥珠单抗的患者，12个月的治疗优于6个月的治疗。上述结果仍然肯定曲妥珠单抗1年治疗为标准治疗方案。

因此，根据目前的循证医学证据，曲妥珠单抗治疗HER-2阳性的早期乳腺癌的合适时程为1年。

（三）探讨曲妥珠单抗辅助治疗乳腺癌的具体用法

确定要在早期乳腺癌患者中使用曲妥珠单抗治疗，根据目前证据建议使用1年，然而该怎么用？间隔给药时间是多久？给药剂量为多少？与化疗同时用好还是化疗结束后序贯更佳？若与化疗同时用，则当与何种化疗方案联合使用最优？

根据现有的临床研究，曲妥珠单抗治疗用法为3周方案（首剂为8 mg/kg，维持剂量为6 mg/kg）和每周方案（首剂为4 mg/kg，维持剂量为2 mg/kg），3周方案药物的半衰期明显延长，首次给药应观察4～8 h。如果按计划给药逾期1周以上时，建议下次给药予以负荷剂量。相对禁忌证为治疗前LVEF＜50%和同期正在进行蒽环类药物化疗。人类对曲妥珠单抗产生抗体罕见，但不推荐应用于曾对曲妥珠单抗严重过敏或对中国仓鼠卵巢细胞蛋白过敏的患者。曲妥珠单抗使用过程或停药6个月内应该避孕，既往证据显示怀孕期间曲妥珠单抗暴露可以引起羊水过少、肺发育不全、骨骼畸形和新生儿死亡。

B-31试验使用曲妥珠单抗联合方案，HERA试验使用序贯方案，N9831试验对比了两种方案，中位随访5年结果显示，对照组（不含曲妥珠单抗治疗，AC-P）与序贯组（含曲妥珠单抗治疗且为化疗后序贯给药，AC-P-H）比较，DFS显示序贯组（AC-P-H）优于对照组（AC-P）（$HR = 0.68$，$P = 0.000\ 5$）；含曲妥珠单抗方案内比较，联合组（AC-PH）优于序贯组（AC-P-H）（$HR = 0.75$，$P = 0.019$）。

NCCN指南中推荐曲妥珠单抗联合使用的几种化疗方案，包括B-31/N9831中的AC-PH方案，BCIRG 006研究中AC-TH和TCH方案，除了BCIRG 006研究对比了AC-TH、TCH方案疗效无显著性差异，其余研究暂未对曲妥珠联合各种化疗方案的疗效进行比较。

（四）乳腺癌曲妥珠单抗辅助治疗中的一些特殊情况

1. 曲妥珠单抗治疗对于早期Ⅱ～Ⅲ的乳腺癌患者有效，对于Ⅰ期患者是否需要曲妥珠单抗辅助治疗？

HERA亚组分析显示T1c患者能从曲妥珠单抗辅助治疗中获益，一项回顾性研究观察小肿瘤患者，结果显示肿瘤最大径＜1 cm且淋巴结阴性的患者，HER-2阳性较HER-2阴性的5年复发率高16.6%，远处复发率高10.8%。另有一些研究显示，HER-2阳性T1ab患者的预后不佳，5年无复发或疾病生存风险是HER-2阴性者的5倍。

2015年SABCS会议上发布一项队列研究，评估基于曲妥珠单抗为基础联合化疗方案对于HER-2阳性Ⅰ期乳腺癌患者的有效性，总共入组3 512例Ⅰ期患者，其中未治疗组（未使用化疗和曲妥珠单抗治疗）1 936例（55%），治疗组（只使用化疗者75例占5%，只使用曲妥珠单抗治疗者48例占3%，使用化疗联合曲妥珠单抗治疗者1 453例占92%）1 567例，比较未治疗组与治疗组，8年OS分别为84%和95%（$HR = 0.29$，95% CI：$0.21\sim0.41$，$P < 0.001$），亚组分析显示，T1a人群未治疗组与治疗组8年OS分别为85% vs 100%（$P = 0.47$），T1b人群

89% *vs* 99%（*P* = 0.05），T1c 人群 80% *vs* 94%（*P* < 0.001），分析 BCSS 数据，T1c 人群中具有统计学意义（*HR* = 0.34，*P* < 0.001）。综上所述，系统治疗可改善 I 期 HER-2 阳性乳腺癌患者的 OS 和 BCSS，并且在各组均有获益，绝对获益必须针对个体患者探讨。

目前 NCCN 指南将 HER-2 阳性、淋巴结阴性、肿瘤直径在 6～10 mm 的患者列入曲妥珠单抗辅助治疗的范围。

2. 延迟使用曲妥珠单抗治疗是否仍然有效？

HERA 临床研究根据中期结果，对照组中 885 例同意接受曲妥珠单抗治疗，469 例继续留在对照组观察，结果显示，患者仍能从曲妥珠单抗的延迟辅助治疗中获益，对于辅助化疗已结束但尚未复发、转移的患者，仍可使用 1 年曲妥珠单抗治疗。

二、其他靶向药物治疗 HER-2 阳性早期乳腺癌的探索

针对 HER-2 的靶向药物除外曲妥珠单抗，还有帕妥珠单抗、拉帕替尼、T-DM1 等，它们对早期乳腺癌治疗价值的研究均已开展。

1. 帕妥珠单抗

NeoSphere 研究中，将新诊断的 HER-2 阳性乳腺癌患者随机分至以下四组：第一组，曲妥珠单抗/多西他赛；第二组，曲妥珠单抗/多西他赛和帕妥珠单抗；第三组，曲妥珠单抗/帕妥珠单抗；第四组，帕妥珠单抗/多西他赛。主要研究终点为手术时病理完全缓解率（pCR），结果显示 pCR 分别为 29%、45.8%、16.8% 和 24%，无化疗双靶向组 pCR 最低，化疗加双靶向组 pCR 最高，更具抗 HER-2 阳性乳腺癌活性，而帕妥珠单抗联合多西他赛组亦有良好的抗肿瘤活性。

另一项研究探索帕妥珠单抗在 HER-2 阳性早期乳腺癌的价值，研究分为两组：第一组，接受化疗+1 年曲妥珠单抗治疗联合安慰剂治疗；第二组，接受化疗+1 年曲妥珠单抗治疗联合帕妥珠单抗治疗，目前仍在进行中。

KRISTINE/TRIO-021 临床试验研究帕妥珠单抗、T-DM1 在新辅助治疗中的价值，该试验入组 432 例患者随机至 TCH+P 治疗组（多西他赛/卡铂/曲妥珠单抗/帕妥珠单抗）、T-DM1+P 治疗组（T-DM1/帕妥珠单抗）新辅助化疗 6 个疗程后手术，术后继续 12 周期靶向治疗（曲妥珠单抗/帕妥珠单抗或 T-DM1/帕妥珠单抗），主要研究终点为 pCR。该试验在 2016 年 ASCO 会议上初步报告

显示，221例TCH+P治疗组、223例T-DM1+P治疗组pCR分别为56%和44%（$P = 0.015\ 5$）；进一步亚组分析显示，年龄<65岁、诊断时分期为Ⅱ～ⅢA、激素受体阴性人群TCH+P方案具有更高的pCR。T-DM1+P方案安全性更佳，且显示更高的生活质量。

2. 拉帕替尼

目前，正在研究拉帕替尼在乳腺癌辅助及新辅助治疗的价值。西班牙学者Baselga等在2010年SABCS会议上报道了Ⅲ期新辅助治疗临床研究（NeoALLTO试验）结果，比较紫杉醇联合曲妥珠单抗和拉帕替尼新辅助治疗HER-2阳性乳腺癌，入组455例HER-2阳性初治患者，随机分至三组：第一组，拉帕替尼+紫杉醇（LP）；第二组，曲妥珠单抗+紫杉醇（TP）；第三组，拉帕替尼+曲妥珠单抗+紫杉醇（LTP）。三组pCR结果分别为24.7%、29.5%和51.3%，双靶向治疗效果明显高于单靶向治疗（LTP *vs* LP的P值为0.000 1）。

ALLTO试验比较曲妥珠单抗单药（2 097例）、拉帕替尼单药（2 100例）、曲妥珠单抗序贯拉帕替尼（2 091例）、曲妥珠单抗联合拉帕替尼（2 093例）之间的效果，继续探索拉帕替尼在HER-2阳性早期乳腺癌辅助治疗中的价值，主要研究终点是DFS。第一次中期分析显示拉帕替尼单药组治疗效果不如曲妥珠单抗单药组，因此终止这部分患者治疗并给予1年曲妥珠单抗治疗。2014年ASCO会议上公布了中位随访4.5年的结果，与曲妥珠单抗单药组相比，序贯组或联合组并没有明显的生存优势，4年DFS相似，分别为86%、87%和88%，且从安全性方面来看，联合组不良反应更高。

NeoALTTO、ALTTO试验结果提示，尽管曲妥珠单抗联合拉帕替尼治疗能提高患者pCR，并没有证明双靶向治疗可使患者在辅助治疗中获得生存优势。

NSABP B-41研究拉帕替尼在新辅助治疗中的价值，入组可手术的乳腺癌患者分为AC-PT组、AC-PL组和AC-PTL组。

该试验中AC方案同上述，共计4个疗程；PT为紫杉醇联合曲妥珠单抗，PL为紫杉醇联合拉帕替尼，PTL为紫杉醇联合曲妥珠单抗和拉帕替尼，三组中紫杉醇用法为80 mg/m²，第1、8、15天用药，28 d为1个疗程，共计4个疗程，曲妥珠单抗为单周方案，拉帕替尼单靶向用药剂量为1 250 mg/d口服，联合曲妥珠单抗治疗的拉帕替尼用药剂量为750 mg/d口服。治疗直至手术，术后患者均接受曲妥珠单抗直至52周完成治疗计划。

该临床试验入组529例患者,其中51%为临床淋巴结阳性,63%为激素受体阳性,519例为可评价pCR患者,AC-PT、AC-PL和AC-PTL各组的pCR比例分别为52.5%、53.2%($P=0.9$)、62%($P=0.075$),亚组分析激素受体阳性人群,pCR分别为46.7%、48%($P=0.85$)和55.6%($P=0.18$),亚组分析激素受体阴性人群,pCR分别为65.5%、60.6%($P=0.57$)和73%($P=0.37$)。上述结果显示,新辅助化疗中用拉帕替尼替代曲妥珠单抗,无论激素受体状态,pCR比例相似;双靶向治疗较单药的pCR显著提高,但差异无统计学意义。

2016年ASCO会议上公布了中位随访5年的研究结果,4.5年无复发间期(recurrence-free interval, RFI)分别为86.9%、80.7%和90%,$P=0.049$;5年OS分别为94.5%、89.4%和95.7%,$P=0.07$,尚未达到统计学差异。另外,该试验根据pCR分为两组人群,即非pCR组、pCR组,RFI分别为90.3%、80.5%($P=0.0009$);亚组分析显示,激素受体阴性人群中4.5年RFI分别为64.1%和89.2%($HR=0.24$,95% CI: 0.12~0.49, $P<0.0001$);5年OS分别为88.4%和97%($HR=0.28$, 95% CI: 0.13~0.60, $P=0.0004$),激素受体阴性人群中5年OS分别为71%和93.1%($HR=0.16$, 95% CI: 0.06~0.39, $P<0.0001$)。上述结果提示,不论AC-PL还是AC-PTL均从没有在RFI和OS显示出对AC-PT组的明显获益。

3. T-DM1

WSG-ADAPT临床试验研究T-DM1在新辅助治疗中的价值。该试验入组HER-2阳性激素受体阳性早期乳腺癌患者随机分至三组,第一组为T-DM1单药组,第二组为T-DM1联合内分泌治疗组,第三组为曲妥珠单抗联合内分泌治疗组,治疗12周后比较各组的pCR。2015年SABCS会议上发布最终分析显示,经筛选随机后入组人数分别为119、127和129例,pCR分别为41.0%($P<0.001$)、41.5%($P<0.001$)和15.1%,安全性方面,3~4度肝酶升高具有显著差异,T-DM1组出现10例(4.1%),对照组为0($P=0.02$),治疗相关的其他严重不良反应包括角膜囊肿、高血压危象、过敏等,所有患者能恢复而无后遗症。该试验结果提示,T-DM1能够显著提高HER-2阳性和激素受体阳性的早期乳腺癌的pCR,在T-DM1基础上加入内分泌治疗未能增加pCR,该疗效独立于绝经状态,安全方面总体毒性低,没有新的安全问题。T-DM1单药治疗早期乳腺癌的价值尚需远期评估。

KRISTINE/TRIO-021临床试验讨论T-DM1在新辅助治疗中的价值,联合帕妥珠单抗双靶向治疗,具体见上述。

4. 来那替尼

早期乳腺癌患者接受辅助曲妥珠单抗治疗后仍有23%～26%患者出现复发转移,而延长曲妥珠单抗至24个月的疗效不比治疗12个月更佳,因此需要进一步探索早期乳腺癌的治疗策略。

ExteNET试验研究来那替尼在HER-2阳性的早期乳腺癌经过辅助化疗、曲妥珠单抗治疗后的价值,入组2 840例患者,随机分为来那替尼组(240 mg/d口服1年)和安慰剂组,主要研究终点为无浸润性疾病生存(invasive disease-free survival, iDFS)。该试验初步分析ITT人群结果显示,来那替尼组和安慰剂组的1年iDFS分别为97.8%和95.6%,2年iDFS分别为93.9%和91.6%($HR = 0.67, 95\% CI: 0.50～0.91, P = 0.009$)远处转移事件分别为52例(3.7%)和73例(5.1%),差异具有统计学意义。亚组人群分析显示激素受体阳性患者更能从来那替尼治疗中获益,2年iDFS分别为95.4%和91.2%($HR = 0.51, 95\% CI: 0.33～0.77, P = 0.001$),预先设定的高风险人群亦获益,2年iDFS分别为92.9%和89.8%($HR = 0.66, 95\% CI: 0.47～0.92, P = 0.01$)。安全性方面,来那替尼治疗组3～4级腹泻发生率为39.9%,多在治疗的30 d内发生,导致26.4%的患者发生减量。综上结果,来那替尼可使早期乳腺癌患者iDFS获益,2年绝对差异达2.3%,其中激素受体阳性患者可能获益更大,但尚需进一步评估;安全性方面腹泻为常见不良事件。3年探索性分析与2年的初期分析结果一致,来那替尼组和安慰剂组iDFS分别为90.5%和88.6%($HR = 0.74, 95\% CI: 0.56～0.96, P = 0.023$),激素受体阳性人群中,3年iDFS分别为92.3%和87.9%($HR = 0.57, 95\% CI: 0.39～0.82, P = 0.003$)。

第三节　HER-2阳性晚期乳腺癌治疗

靶向抗HER-2药物治疗适应证为HER-2过表达乳腺癌,考虑原发灶与复发转移灶HER-2状态并不完全一致,有条件者应对复发转移部位再行活检明确HER-2状态。对于HER-2阳性、激素受体阳性的转移性乳腺癌患者,首选疗效更好的化疗联合靶向治疗,内分泌治疗联合靶向治疗仅适用于那些不适合化疗、病情较轻的患者。一线治疗可选择紫杉类药物或长春瑞滨加曲妥珠单抗治疗,当含曲妥珠单抗方案治疗发生疾病进展,后续治疗应继续阻滞HER-2通路,可保留曲妥珠单抗而更换化疗药物,如化疗药物换用卡培他滨,也可换用拉帕替尼与其他化疗药物如卡培他滨的联合治疗,或也可停细胞毒药物,而使用两种靶向治疗药物联合治疗,如拉帕替尼联合曲妥珠单抗。

一、HER-2阳性乳腺癌一线治疗

2001年Slamon等发表在新英格兰医学杂志上的Ⅲ期临床试验(H0648g)首次证实,化疗联合曲妥珠单抗能够提高疗效,延长PFS的同时延长OS。该试验尽管存在患者交叉,对照组有2/3的患者后续治疗使用了含曲妥珠单抗的治疗方案,但治疗组仍存在总生存优势。此后,很多研究包括M77001、BCIRG007、COMPLETE等均证实,曲妥珠单抗用于HER-2阳性晚期乳腺癌一线治疗可持续使用至疾病进展。

(一)曲妥珠单抗联合化疗的治疗方案

1. 曲妥珠单抗联合含紫杉醇方案

(1)H0648g临床试验:Slamon等入组469例患者,平均年龄52岁(25~77岁),89%为白种人,中心实验室IHC评估肿瘤组织"++"或"+++"过度表达HER-2蛋白的患者可以入组,使用曲妥珠单抗每周方案,即负荷剂量为4 mg/kg,之后为2 mg/kg维持治疗,每周1次,直至疾病进展。联合的化疗方案为AC或P,AC方案具体用法为多柔比星60 mg/m²或表柔比星75 mg/m²+环磷酰胺600 mg/m²,21 d为1个疗程,共计6个疗程;P方案针对曾接受过蒽环类药物治疗的患者,具体用法为紫杉醇175 mg/m²,静脉输注至少3 h,21 d给药1次为1个疗程,共计6个疗程。6个疗程化疗结束后是否继续用化疗由研究者决定。在此研究中,作为独立扩展的研究的一部分,65%随机分组至接受单纯化疗的患者在疾病进展后接受了曲妥珠单抗治疗。研究结果发现,化疗联合曲妥珠单抗能改善客观缓解率(ORR)和至疾病进展时间(time to progress, TTP),中位总生存期(overall survival, OS)从17.9个月增至24.8个月。曲妥珠单抗治疗时间超过6个月或

12个月的患者比例分别为58%和9%。

（2）为了提高紫杉醇联合曲妥珠单抗方案的疗效，又做了如下尝试：

第一种：紫杉醇每周方案联合曲妥珠单抗治疗。

意大利的一项随机Ⅱ期临床试验对紫杉醇每周给药联合曲妥珠单抗方案进行了研究，IHC确定HER-2表达为"++"或"+++"的患者可入组该试验，共124例患者随机分为两组：第一组为紫杉醇每周方案联合曲妥珠单抗，第二组为紫杉醇每周方案单药治疗，结果显示有效率分别为75%和56.9%（$P = 0.037$）。亚组分析HER-2 IHC为"+++"的人群中，有效率分别为84.5%和47.5%（$P = 0.000\ 5$），中位TTP分别为369和272 d（$P = 0.030$）；亚组分析内脏转移人群，TTP分别为301和183 d（$P = 0.008$），显示该人群能从联合治疗中获益。

第二种：紫杉醇联合曲妥珠单抗（PT方案）的基础上，加用铂类药物（PCT方案）。

一项临床试验入组196例患者，随机接受PT方案（紫杉醇175 mg/m²，每3周给药1次为1个疗程，曲妥珠单抗负荷剂量为4 mg/kg，维持剂量为2 mg/kg）或PCT方案（紫杉醇175 mg/m²，卡铂AUC=6，均为每3周给药1次为1个疗程，曲妥珠单抗用法同上）治疗，结果显示PT方案、PCT方案有效率分别为36%和52%（$P = 0.04$），中位PFS分别为7.1和10.7个月（$P = 0.03$），亚组分析显示HER-2 IHC为"+++"的人群更能获益，其PT和PCT有效率分别为36%和57%（$P = 0.03$），中位PFS分别为7.8个月和13.8个月（$P = 0.005$）。安全性方面，PCT组4度粒细胞减少的发生显著高于PT组，其他3～4度不良事件两组无显著差异。该研究显示PCT方案较PT方案能进一步提高有效率和PFS，且毒性可耐受。

为了降低进一步PCT方案的血液学毒性，提高该方案的安全性，Perez等进行了一个Ⅱ期临床试验，评估PCT每周方案的疗效和安全性，该方案具体为紫杉醇80 mg/m²，卡铂AUC=2，第1、8、15天用药，每4周为1个疗程，曲妥珠单抗负荷剂量4 mg/kg，每周维持剂量为2 mg/kg，入组了48例患者使用该方案作为一线治疗。研究结果提示，该方案较同期进行的3周方案同样有效，但是在中性粒细胞、白细胞和血小板等血液学毒性方面显著降低。Burris等进一步证明了PCT每周方案的价值。

第三种：白蛋白紫杉醇（ABX）代替传统紫杉醇。

Mirtsching等用白蛋白紫杉醇每周方案加曲妥珠单抗来治疗22例HER-2

阳性晚期乳腺癌患者,白蛋白紫杉醇周方案具体用法为125 mg/m²,第1、8、15天用药,每4周为1个疗程,曲妥珠单抗为每周方案,研究结果显示该方案有效率为52%,安全性良好。

2. 曲妥珠单抗联合含多西他赛的化疗方案

多西他赛联合曲妥珠单抗的试验也显示了较好的疗效,一线治疗晚期乳腺癌有效率为63%～70%。

(1) M77001临床研究:该随机Ⅱ期临床研究入组186例患者,比较多西他赛单药或联合曲妥珠单抗一线治疗晚期乳腺癌,结果显示多西他赛和曲妥珠单抗治疗联合组、多西他赛单药组的有效率分别为61%和34%($P = 0.000\ 2$),中位TTP分别为11.7和6.1个月($P = 0.000\ 1$),中位缓解期分别为11.7和5.7个月($P = 0.009$),中位生存期分别为31.2和22.7个月($P = 0.032\ 5$)。联合组3～4度粒细胞减少及发热性粒细胞减少均高于单药组,其他3～4度不良反应两组无显著差异。该实验结果证实,曲妥珠单抗联合多西他赛一线治疗HER-2阳性转移性乳腺癌的疗效优于多西他赛单药。

(2) 为了提高多西他赛联合曲妥珠单抗方案(TH方案)的疗效,又做了如下尝试:

第一种: TH方案加用铂类药物。

BCIRG 007研究入组263例经FISH检测证实HER-2阳性的转移性乳腺癌患者,随机分配至两组:第一组为TH方案(多西他赛 100 mg/m²,每3周给药1次为1个疗程,曲妥珠单抗单周方案,负荷剂量4 mg/kg,维持剂量为2 mg/kg),第二组为TCH方案(多西他赛75 mg/m²,卡铂AUC=6,均为每3周给药1次为1个疗程,曲妥珠单抗单周方案如上),该试验结果显示TH组与TCH组在有效率和生存期方面无显著差别,TH和TCH的有效率均为73%,临床获益率均为67%,中位TTP分别为11.1和10.4个月($P = 0.57$),中位缓解期分别为10.7和9.4个月。3～4度不良事件中,TH和TCH组的粒细胞数量减少分别为34%和25%,血小板数量减少分别为2%和15%,贫血发生率分别为5%和11%,腹泻发生率分别为2%和10%。该研究未发现和前面紫杉醇试验一致的结果,多西他赛联合曲妥珠单抗治疗方案上加用铂类药物未能提高HER-2阳性乳腺癌的疗效。

第二种: TH方案加用卡培他滨药物。

M016419 CHAT临床研究评估了TH方案加用卡培他滨的疗效和安全性。

该试验入组222例HER-2阳性的转移性乳腺癌患者，随机分为两组：试验组为曲妥珠单抗（每3周方案）联合多西他赛（75 mg/m²，3周给药1次为1个疗程）+卡培他滨（950 mg/m²，bid，第1～14天，3周为1个疗程），对照组为曲妥珠单抗（每3周方案）联合多西他赛（100 mg/m²，3周给药1次为1个疗程），主要研究终点是ORR。该试验研究结果显示试验组和对照组ORR分别为70.5%和72.7%，完全缓解率分别为23.2%和16.4%，中位PFS方面分别为17.9和12.8个月，试验组较对照组延长（$P = 0.045$）。因此，HER-2阳性转移性或局部晚期的乳腺癌患者，曲妥珠单抗联合多西他赛基础上加用卡培他滨治疗可显著延长PFS。

综上所述，曲妥珠单抗联合多西他赛是治疗HER-2阳性转移性乳腺癌的有效方案，加用卡铂治疗不能使患者从中受益，加用卡培他滨有助于控制疾病。

3. 曲妥珠单抗联合含长春瑞滨的化疗方案

一项Ⅱ期临床研究显示长春瑞滨联合曲妥珠单抗一线治疗晚期乳腺癌有效率为52%～84%。

TRAVIOTA研究原计划入组250例患者，因为入组非常慢，所以仅入组81例后提前关闭了。81例患者随机分至两组：一组为长春瑞滨联合曲妥珠单抗治疗，一组为紫杉类药物（紫杉醇或多西他赛）联合曲妥珠单抗治疗。该试验结果显示长春瑞滨组、紫杉类组有效率分别为51%和40%（$P = 0.37$），中位TTP分别为8.5和6.0个月（$P = 0.09$），两组耐受性均较好，神经毒性及胃肠道毒性相仿，贫血和粒细胞减少发生率长春瑞滨组高于紫杉类组，后者的皮肤毒性、肌肉疼痛及液体潴留等较明显。该试验为临床医生提供了一个可供选择的新方案。

（二）曲妥珠单抗联合内分泌治疗

激素受体信号通路和HER-2受体信号通路存在"分子交谈"（cross-talk），且可依赖这两条信号通路中的任何一条得以存活，因此，对于激素受体阳性同时HER-2阳性的乳腺癌患者，只阻断其中一条通路的治疗并不妥当，除了靶向治疗联合化疗外，也可采用靶向治疗联合内分泌治疗方案。

TAnDEM临床试验针对激素受体阳性、HER-2阳性晚期乳腺癌患者的Ⅲ期随机临床研究，对比103例曲妥珠单抗联合阿那曲唑和104例阿那曲唑单药治疗组，中位PFS分别为4.8个月和2.4个月，若排除从单药组转到联合组患者，联合组对比单药组OS分别为28.5和17.2个月（$P = 0.048$）。

因此,对于病程发展慢的患者、手术后无病间歇时间长的患者、无内脏危象的患者或年龄较大的患者,可以考虑单纯内分泌治疗或内分泌联合靶向治疗。

(三)其他靶向药物治疗方案的研究

1. 帕妥珠单抗

(1)CLEOPATRA临床试验:该试验是一项随机、双盲、安慰剂对照的国际多中心Ⅲ期临床研究,入组808例HER-2阳性一线治疗乳腺癌患者,随机分至两组:对照组为多西他赛+曲妥珠单抗,试验组为多西他赛+曲妥珠单抗+帕妥珠单抗,中位随访时间为50个月,对照组和试验组PFS分别为12.4和18.5个月,OS分别为40.8和56.5个月($HR = 0.68$,95% CI:$0.56\sim0.84$,$P = 0.000\ 2$),提示加用帕妥珠单抗提高了患者PFS和OS。安全性方案,试验组较对照组有更多的腹泻、皮疹、发热性中性粒细胞减少等发生,但心脏毒性无显著差异。

(2)另外,有PERUSE试验研究化疗联合曲妥珠单抗和帕妥珠单抗双靶向一线治疗HER-2阳性晚期乳腺癌;此外,还有VELVET试验研究长春瑞滨联合曲妥珠单抗和帕妥珠单抗双靶向的一线治疗,这些试验的结果值得期待。

2. 拉帕替尼

Leo等研究拉帕替尼在HER-2阳性转移性乳腺癌一线治疗中的价值,入组580例患者随机接受紫杉醇单药或接受紫杉醇联合拉帕替尼治疗,结果提示联合组能够明显提高患者客观有效率(60% vs 36%,$P=0.027$)、中位TTP(8.1个月 vs 5.8个月,$P = 0.011$)和EFS(8.1个月 vs 5.0个月,$P = 0.004$)。

以下临床试验为探讨拉帕替尼一线治疗的价值。

(1)NCIC CTG MA31/GSK EGF 108919临床试验:该试验比较一线治疗中曲妥珠单抗与拉帕替尼的疗效,对照组为紫杉类药物+曲妥珠单抗,试验组为紫杉类药物+拉帕替尼。

紫杉类药物或为紫杉醇每周方案,或为多西他赛每3周方案;曲妥珠单周方案或3周方案均可;拉帕替尼联合化疗时用量为1 250 mg/d口服,单药后为1 500 mg/d口服。

该试验入组652例患者,中位随访时间为13.6个月,结果发现试验组显著劣于对照组,PFS分别为8.8和11.4个月($P = 0.01$),且试验组观察到更多的3~4度腹泻和皮疹发生($P < 0.001$)。

该试验提示：在HER-2阳性转移性乳腺癌一线治疗中，拉帕替尼联合紫杉类药物的方案较曲妥珠单抗联合紫杉类药物方案疗效差，曲妥珠单抗仍是重要的一线治疗药物。

（2）EGF30008临床试验：该试验研究内分泌治疗联合拉帕替尼一线治疗复发或转移性乳腺癌的疗效，对照组为来曲唑单药，试验组为来曲唑联合拉帕替尼治疗。入组激素受体阳性患者，其中219例HER-2阳性的人群中，对照组和试验组PFS分别为3.0和8.2个月（$P = 0.019$），ORR分别为15%和28%（$P = 0.021$），CBR分别为29%和48%（$P = 0.003$），试验组的OS也有获益趋势，但无统计学差异（$P = 0.113$）。另外952例HER-2阴性人群中分析疗效并无明显差异。试验组安全性可。

（3）另外，一项临床试验研究拉帕替尼一线治疗晚期乳腺癌患者后的生活质量。该试验为多中心随机双盲对照III期研究，分为紫杉醇单药组和紫杉醇联合拉帕替尼治疗组，亚组分析86例HER-2阳性人群（单药组37例，联合组48例），联合组显著延长了PFS。同时研究者采用FACT-B、TOI以及乳腺癌亚指标（BCS）评价患者生活质量，基线评估后，经过1年随访后再评估，联合组FACT-B评分与基线相比保持稳定（$P = 0.99$），单药组示生活质量显著降低（$P = 0.01$），无论采用FACT-B（$P = 0.05$）、TOI（$P = 0.03$）还是BCS（$P = 0.01$）评价，两组间均存在显著差异。

3. 其他药物

目前正在进行的临床试验包括T-DM1对比多西他赛联合曲妥珠单抗一线治疗晚期乳腺癌III期临床试验等。

另外，由于曲妥珠单抗昂贵，降低药物费用具有研究价值，曲妥珠单抗的生物类似物MYL-14010正处于临床研究阶段，对比MYL-14010或曲妥珠单抗联合紫杉类药物一线治疗晚期乳腺癌，结果提示有效性、安全性方面相似。

（四）曲妥珠单抗辅助治疗失败的患者

如果患者完成了1年曲妥珠单抗辅助治疗，后续随访中发现复发或转移，再次使用曲妥珠单抗的临床意义还不是很清楚。通常在临床上，如果疾病复发出现在停用曲妥珠单抗1年之后，多数情况下还是可以推荐患者使用曲妥珠单抗。

综上所述，尽管曲妥珠单抗已经面世了十余年，但至今仍然是针对HER-2阳性乳腺癌治疗的重要基石，上述这些临床试验从不同角度进一步验证了曲妥珠单抗在晚期乳腺癌一线治疗中的价值。当然，随着新型药物进一步的研究以及适应人群个体化治疗的探索，治疗策略与疗效将会在有更大的发展和突破。

二、二线或二线以后治疗

对传统化疗，一旦出现疾病进展意味着需要更换方案，而针对HER-2的靶向治疗在疾病进展后不一定需要停药，其一，曲妥珠单抗不仅直接抗肿瘤，还可通过抗体依赖的细胞介导的细胞毒性作用（antibody-dependent cell-mediated cytotoxicity, ADCC）杀伤肿瘤细胞，后者像其他的免疫机制一样不易产生耐药性；其二，乳腺癌中HER-2基因扩增在大多数情况下没有随着疾病进展而发生本质的变化；其三，原发肿瘤为HER-2阳性的患者，约90%的复发或转移病灶仍为HER-2阳性。

1. 曲妥珠单抗

临床前研究显示，疾病进展后，持续应用曲妥珠单抗仍可控制乳腺癌细胞生长，荷瘤裸鼠模型上亦证明继续应用曲妥珠单抗有效。临床研究中，Hermine队列研究观察623例患者，全部观察时间为至少2年，其结果显示，一线使用曲妥珠单抗至疾病进展后，继续使用曲妥珠单抗比较停止使用曲妥珠单抗治疗的疗效更好，中位TTP分别为10.2和7.1个月。多项临床研究证实了抗HER-2靶向治疗药物用于二线及之后的疗效，因此在含曲妥珠单抗方案治疗发生疾病进展的HER-2阳性转移乳腺癌患者中，后续治疗应继续阻滞HER-2信号通路。

对于已经接受过蒽环紫杉类药物治疗、曲妥珠单抗耐药的HER-2阳性晚期乳腺癌，一项Ⅱ期临床试验选择卡培他滨联合曲妥珠单抗治疗18例患者，有效率47%、中位缓解期10.4个月，治疗方案的耐受性好。Bartsch等报道卡培他滨联合曲妥珠单抗二线或二线以上治疗35例晚期乳腺癌，有效率22.9%、6个月稳定率48.6%，中位TTP为8个月，中位生存期24个月。治疗相关3～4度不良事件为腹泻（5%）和手足综合征（15%）等。

von Minckwitz等报道了一项卡培他滨单药治疗组对比卡培他滨联合曲妥珠单抗治疗组的Ⅲ期GBG-26临床试验的更新结果，有效率分别为25%对

49%，中位PFS分别为5.6和8.5个月（$P<0.05$），中位OS分别为19.9和20.3个月，卡培他滨基础上加用曲妥珠单抗可显著延长患者PFS近3个月。

Christodoulou等报道吉西他滨联合曲妥珠单抗治疗25例转移性乳腺癌的有效率35.7%，中位TTP 7.8个月，中位生存期18.7个月。另一项Ⅱ期试验中，吉西他滨联合曲妥珠单抗治疗61例转移性乳腺癌的有效率38%，中位TTP 5.8个月，中位生存期14.7个月。吉西他滨/紫杉醇联合曲妥珠单抗治疗晚期乳腺的研究中，共入组30例，有效率56%，中位TTP为14.6个月，15个月生存率86.7%。

Campiglio等根据患者对一线治疗疗效分层行回顾性分析，其一，对于一线治疗中没有显示疗效（包括SD或PD）的患者，后续治疗停用曲妥珠单抗治疗患者44例，对比后续治疗继续使用曲妥珠单抗治疗患者75例，OS的*HR*为3.53；其二，对于完全缓解（CR）或部分缓解（PR）的患者，后续治疗停用（74例患者）对继续使用含曲妥珠单抗的方案（79例患者）OS的*HR*是2.23，前后两个*HR*之间无统计学差异，该结果提示一线治疗疗效并不影响患者从二线含曲妥珠单抗方案中取得OS获益，有待前瞻性研究进一步验证。

2. 拉帕替尼

两项Ⅱ期临床试验对拉帕替尼单药治疗难治性转移性乳腺癌进行了研究。Blackwell等进行的EGF20002研究中，78例既往曲妥珠单抗治疗失败的HER-2阳性转移性乳腺癌接受拉帕替尼治疗，有效率7.7%、临床获益率14%，中位TTP是15.3周。EGF20008研究中，HER-2阳性乳腺癌者140例，阴性患者89例，对蒽环紫杉、卡培他滨等耐药，结果显示其客观有效率分别为1.4%和0，临床获益率分别为5.7%和0。

卡培他滨联合拉帕替尼是含曲妥珠单抗方案治疗后疾病进展的HER-2阳性晚期乳腺癌的治疗选择之一。

EGF10051试验入组人群为曲妥珠单抗耐药、既往使用过蒽环紫杉类药物的晚期或转移性乳腺癌患者，比较了卡培他滨联合拉帕替尼与卡培他滨单药治疗的疗效，结果显示联合组较单药组至疾病进展时间分别为8.4和4.4个月（$HR=0.49$, 95% *CI*: 0.34~0.71, $P<0.001$）；有效率分别为22.5%和14.3%。该研究还发现联合组4例脑转移，单药组11例脑转移，提示拉帕替尼在治疗HER-2阳性脑转移乳腺癌具有潜在价值。大规模多中心Ⅱ期临床试验表明，拉帕替尼对已经接受过蒽环类、紫杉类、曲妥珠单抗药物治疗和颅脑放疗的脑

转移患者的客观有效率仍有6%。

另一项EGF104900 Ⅲ期临床试验入组296例转移性乳腺癌患者，均经过多重治疗且先前接受曲妥珠单抗治疗中发生疾病进展，拉帕替尼联合曲妥珠单抗治疗组相对拉帕替尼单药组将中位TTP从8.1周延长到12周（$P = 0.008$），客观有效率分别为6.9%和10.3%，两组之间无差异。尽管有52%的患者在使用拉帕替尼进展后序贯到联合组，但后期随访还显示中位OS的获益，分别为9.5个月对14.1个月（$P = 0.026$）。

3. 帕妥珠单抗

一项Ⅱ期研究显示帕妥珠单抗联合曲妥珠单抗治疗在曲妥珠单抗用药期间病情进展的HER-2阳性转移性乳腺癌患者的有效率达到18%，临床获益率39%。Cortés等也进行了一项Ⅱ期临床试验，入组患者同前，一组17例患者接受帕妥珠单抗联合曲妥珠单抗治疗，另一组29例患者接受帕妥珠单抗单药治疗，疾病进展序贯到联合组。帕妥珠单抗的用法，首次剂量840 mg/kg，以后每3周420 mg/kg给药。联合组的ORR、CBR和中位PFS分别是17.6%、41.2%和17.4周，而单药组分别为3.4%、10.3%和7.1周。这些试验提示尽管帕妥珠单抗是有效的，临床还是主张联合使用曲妥珠单抗。

PHEREXA临床试验研究帕妥珠在一线治疗中失败或治疗后进展的转移性乳腺癌中的价值。该试验入组452例患者随机至对照组（曲妥珠单抗/卡培他滨）或试验组（曲妥珠单抗/卡培他滨/帕妥珠单抗），主要研究终点为研究者PFS，分析ITT人群显示中位PFS分别为9.0个月、11.1个月（$P = 0.07$），中位OS分别为28.1和36.1个月，P值暂无。上述结果提示，曲妥珠单抗联合卡培他滨治疗的基础上加用帕妥珠单抗未观察具有统计学意义的PFS增加，尽管OS上有所提高，有待进一步的观察。

4. 双靶向阻滞

目前在临床上比较成功的双靶向阻滞有两种，其一，HER-2受体胞外结构域Ⅳ区和Ⅱ区的联合阻断，分别用曲妥珠单抗和帕妥珠单抗；其二，HER-2受体胞外结构域Ⅳ区和受体胞内酪氨酸激酶区域的联合阻断，分别用曲妥珠单抗和拉帕替尼。早期乳腺癌治疗中双靶向治疗在上一节已提的Neosphere、CLEOPATRA试验中得以证明；复发或转移性乳腺癌患者中，尽管患者已经接受了很多治疗，包括蒽环类、紫杉类和曲妥珠单抗的治疗，EGF104900 Ⅲ期试验证实相对于拉帕替尼单药治疗，联合曲妥珠单抗的双靶向疗效更佳，延长了患者总生存。

5. T-DM1

一项Ⅱ期临床试验，T-DM1治疗HER-2阳性晚期乳腺癌患者（包括曾经接受过化疗或曲妥珠单抗靶向治疗的患者）有效且耐受性良好，并且对先前接受过拉帕替尼的患者也有相似的抗肿瘤效应。Burris等用T-DM1治疗了112例化疗和曲妥珠单抗治疗后进展的HER-2阳性晚期乳腺癌，ORR为25.9%，中位PFS为4.6个月。最常见的3度及以上的不良事件是低钾血症、血小板减少和乏力，分别为8.9%、8.0%和4.5%。

（1）T-DM1联合帕妥珠单抗：Miller等报告了一项国际多中心无对照临床研究表明，足量T-DM1联合帕妥珠单抗治疗HER-2阳性的Ⅰb/Ⅱ期局部晚期或转移性乳腺癌具有较好的安全性和有效性，研究至2009年10月入组了37例患者，接受帕妥珠单抗（首剂为840 mg，之后为每3周420 mg）联合T-DM1（第一组剂量为3.0 mg/kg，如未出现剂量限制性毒性，则进入第二组剂量3.6 mg/kg），随后进行按试验得出的剂量扩展成60例患者的Ⅱ期试验。患者曾接受过中位治疗时间为8周期的曲妥珠单抗的治疗。主要研究终点包括药物的安全性和初步疗效。在23例可评价药物安全性的患者中（9例为Ⅰb期，14例为Ⅱ期），给予≥1周期T-DM1联合帕妥珠单抗的治疗（中位为2周期）。3.0 mg/kg T-DM1剂量组的3例患者未出现剂量限制性毒性，进入3.6 mg/kg剂量组的3例患者中，有1例出现了剂量限制性毒性，4度血小板减少，因此T-DM1的最大耐受剂量定为3.6 mg/kg。与单药T-DM1相比，该方案的药物毒性并没有显著增加，且未出现新的安全性问题。肝脏不良事件及严重血小板减少少见。

（2）T-DM1对比多西他赛联合曲妥珠单抗：Hurvitz等进行了一个Ⅱ期非劣效性临床试验，比较了T-DM1对多西他赛加曲妥珠单抗一线治疗ERBB2阳性局部晚期或转移性乳腺癌的疗效和安全性。入组137例患者，其中67例接受T-DM1治疗，70例接受多西他赛联合曲妥珠单抗治疗，ORR分别为58%和64%，差异无统计学意义；中位PFS分别为14和9个月（$HR = 0.59$，$P = 0.0353$）。上述结果提示T-DM1较多西他赛佳加曲妥珠单抗延长5个月的中位PFS，降低了41%的疾病进展事件。在安全性方面，除血小板毒性外，其余毒性方面T-DM1更低，比如中性粒细胞减少、脱发、腹泻、周围性水肿等。

（3）EMILIA临床试验：该随机Ⅲ期试验比较T-DM1与曲妥珠单抗失败后的标准治疗方案XL（卡培他滨联合拉帕替尼）的疗效和安全性。入组患者均为HER-2阳性且先前接受过曲妥珠单抗和紫杉类药物治疗，随机分至T-DM1治疗组或XL方案治疗组直至疾病进展或不可耐受的毒性，主要研究终点为PFS、OS和安全性。该试验入组991例患者，T-DM1治疗组合XL治疗组中位随访时间分别是12.9和12.4个月，结果显示T-DM1组PFS时间显著延长（9.6个月 vs 6.4个月，$HR = 0.650$，$P < 0.000\ 1$），中位OS在T-DM1组尚未达到，XL组为23.3个月（$HR = 0.621$，$P = 0.000\ 5$）。T-DM1最常见的3度以上不良反应包括血小板缺乏（12.9% vs 0.2%），AST增高（4.3% vs 0.8%），ALT升高（2.9% vs 1.4%）。上述研究结果提示，T-DM1较XL方案显著延长了PFS，是晚期乳腺癌有效安全的治疗药物，成为HER-2阳性转移性乳腺癌患者一个重要的治疗选择。

（4）TH3RESA临床试验：该Ⅲ期临床试验入组600例HER-2阳性晚期乳腺癌患者，既往经过二线及以上治疗，且使用过曲妥珠单抗、拉帕替尼以及紫杉类药物治疗，入组患者分至T-DM1治疗组或医生选择治疗组（TPC），TPC治疗方案可以为化疗+曲妥珠单抗（68.5%）、拉帕替尼+曲妥珠单抗（10.3%）、内分泌治疗+曲妥珠单抗（1.6%）、化疗+拉帕替尼治疗（2.7%）或单药化疗（16.8%）等，主要研究终点为PFS和OS。该试验入组T-DM1患者404例，入组TPC患者198例，中位OS分别为22.7和15.8个月（$P = 0.000\ 7$，$HR = 0.68$，95% CI：0.54～0.85）。亚组分析显示，对于上述治疗三线以上（除外内分泌治疗）、内脏累及、TPC选择化疗的人群，OS获益更为明显。安全性方面，尽管相比对照组，T-DM1有更长的治疗周期但安全性方面更强。上述结果证实了经曲妥珠单抗、拉帕替尼、紫杉类治疗的HER-2阳性转移性乳腺癌使用T-DM1治疗可以显著提高患者OS，尽管大量交叉入组现象存在，生存获益仍旧显著。

6. 来那替尼

Wong等发现来那替尼最大耐受剂量为320 mg/d，25例乳腺癌患者中8例达到PR，ORR为32%，对HER-2阳性或曾经接受过蒽环紫杉药物、曲妥珠单抗治疗的乳腺癌患者有一定疗效。

一项Ⅱ期研究旨在评估来那替尼治疗HER-2阳性乳腺癌疗效和安全性，每天口服240 mg，既往接受过曲妥珠单抗治疗者66例，未接受过曲妥珠单抗治疗者70例，主要研究终点是16周时PFS。研究结果显示，既往接受、未接受过曲妥珠单抗治疗患者中位PFS分别为22.3和39.6周，客观缓解率分别为24%和56%。腹泻是最常见3～4度不良事件，发生率分别为30%和13%，分别引起29%和4%患者剂量下调，但是仅1例患者因不良反应而终止研究。目前正在评估来那替尼联合曲妥珠单抗或紫杉醇案治疗乳腺癌的疗效和安全性。

第四节 乳腺癌抗HER-2靶向治疗药物及其不良反应

一、乳腺癌抗HER-2靶向治疗的药物

1. 曲妥珠单抗

曲妥珠单抗对HER-2阳性乳腺癌患者治疗的机制并不十分清楚，可以归为以下几种模型。最简单的猜想模型是抗HER-2单抗4D5通过与细胞膜表面的识别位点结合，导致细胞膜表面相应受体的降解。第二个模型是干预HER-2信号通路，主要思路是竞争性结合HER-2或HER家族受体，从而阻断信号通路，目前尚没有令人信服的实验证据。第三个模型是HER-2分子的剪切，曲妥珠单抗与HER-2结合后可阻止HER-2从完整状态剪切至p95，p95活性更强，并且与癌浸润、酪氨酸激酶活性和远端转移都有密切的关系，可争议的是，HER-2功能的发挥是否一定需要p95的剪切形式，很多HER-2基因扩增的患者并没有p95的存在。第四个模型是免疫分子模型，通过抗原-抗体特异识别目标细胞并激活抗体依赖性细胞毒性（ADCC），目前的体内外实验解释了该机制抗肿瘤的能力。

2. 帕妥珠单抗

曲妥珠单抗与HER-2受体胞外结构域Ⅳ区结合，而二聚体的形成不涉及Ⅳ区，因此它只对HER-2阳性乳腺癌患者有效。帕妥珠单抗可与胞外结构域Ⅱ区结合，抑制二聚体，尤其是HER-2和Her-3异源二聚体的形成，进而抑制受体介导的信号转导通路。因此，帕妥珠单抗不仅对HER-2阳性乳腺癌有效，同时对HER-2低表达的乳腺癌也有一定作用。

3. 拉帕替尼

拉帕替尼是一种能同时抑制Her-1（EGFR）和HER-2受体的小分子酪氨酸激酶抑制剂，它能有效抑制EGFR和HER-2酪氨酸激酶的活性，其作用机制为可逆性地结合细胞内的EGFR和HER-2的酪氨酸激酶区域的ATP位点，阻断肿瘤细胞磷酸化和下游信号转导，同时阻断异源二聚体的形成，抑制ErbB家族调控细胞内信号转导途径。

4. T-DM1

T-DM1是一种半合成药物，通过抑制微管功能，杀死肿瘤细胞。曲妥珠单抗-DM1通过将抗体和化疗药物共轭连接（antibody-drug conjugate, ADC），形成曲妥珠单抗-DM1轭合物。DM1附着于曲妥珠单抗后，以HER-2阳性的乳腺癌细胞为靶点，通过受体介导的内化作用进入肿瘤细胞，释放出DM1特异性地杀灭HER-2阳性的肿瘤细胞，而对HER-2阴性正常细胞无毒性，可能通过有丝分裂灾难（mitotic catastrophe）抑制肿瘤细胞生长。

5. 来那替尼

来那替尼（Neratinib, HKI-272）系小分子酪氨酸激酶抑制剂，是一种处在研究阶段的口服的不可逆HER-2和EGFR激酶抑制剂，可以降低HER-2受体自磷酸化作用，抑制细胞扩增，并可在ATP结合袋蛋白中与半胱氨酸残基不可逆结合。

二、HER-2靶向治疗的不良反应及处理

1. 心脏毒性

不同临床试验有关心脏毒性定义不完全一样，鉴于曲妥珠单抗的心脏毒性，美国FDA领导成立的心脏毒性审查和评估委员会（Cardiac Review and Evaluation Committee, CREC）专门给心脏功能不全（Cardiac dysfunction, CD）下了一个定义：① 心肌病，特征是LVEF下降；② 充血性心力衰竭（congestive heart failure, CHF）的症状或体征；③ LVEF至少下降5%，使LVEF值＜55%，同时伴有CHF的症状或体征；或LVEF至少下降10%，使LVEF值＜55%，不伴有CHF的症状或体征。心功能不全的发作根据美国心脏病联合会的心功能分级去描述。下面以关键性临床试验为例，曲妥珠单抗联合环磷酰胺和多柔比星的CD

发生率为27.3%，3～4度CD发生率为16.1%；联合紫杉醇时CD发生率13.2%，3～4度CD发生率只有2.2%，BCIRG 006试验显示，TCH组较AC-TH组的心脏毒性明显要低，LVEF下降＞10%者分别为8.6%和18%，TCH组和AC-T组的心脏毒性无明显差异。

米兰大学的Moja等进行了一项Cochrane最新系统综述涵盖3 900项临床研究11 991例女性患者，7 000余例使用含曲妥珠单抗方案治疗，结果显示，含曲妥珠单抗的方案可显著增加CHF和LVEF降低的风险，*HR*分别为5.11和1.83，差异均有统计学意义。如果使用不含曲妥珠单抗治疗的标准辅助治疗，900例存活和5例发生严重心脏毒性；接受含曲妥珠单抗的辅助治疗，933例存活和26例发生严重心脏毒性。采用曲妥珠单抗方案治疗1 000例女性乳腺癌患者中，额外存活患者增加了33例，发生严重心脏毒性的患者增加了21例，因此心脏危险因素较少的高危女性患者将获益于曲妥珠单抗治疗。

曲妥珠单抗与蒽环类引起的心脏毒性机制不同，可能源于心肌细胞也有HER-2表达，其心脏毒性可逆，程度较轻，无终生累积剂量，主要是心脏功能减退的症状和体征，如体重增加、呼吸困难、咳嗽增加、夜间阵发性呼吸困难、周围性水肿、S3奔马律或射血分数减低，严重者可引起致命性心衰、死亡、黏液栓子脑栓塞。

曲妥珠单抗使用过程中须注意的事项：第一，用前应常规行心电图检查，每3个月行心脏超声检查LVEF值，正常时才可使用，第一次使用曲妥珠单抗建议全程心电监护；第二，与蒽环类化疗同期应用须慎重，但可以前后阶段序贯应用，可同时使用脂质体多柔比星或其他心脏毒性小的蒽环类药物，与非蒽环类化疗、内分泌治疗或放疗都可以同期应用；第三，治疗中若出现LVEF低于50%，应暂停治疗并跟踪监测LVEF结果，直至恢复50%以上方可继续用药，若不恢复、继续恶化或出现心衰症状，则应当终止曲妥珠单抗治疗。一般曲妥珠单抗治疗结束后至少2年内每6个月监测LVEF；而因使用曲妥珠单抗导致严重左心室功能不全的患者在停药后，应该每4周进行一次LVEF测量。

拉帕替尼的心脏毒性与曲妥珠单抗相比较轻，Perez等对3 689例使用拉帕替尼患者的心功能进行分析，结果提示，1.6%的患者LVEF下降，但仅0.19%的患者出现CHF症状。随访发现经常规心功能不全治疗能逆转，但是在这些患者中，超过90%的患者既往曾使用过蒽环类药物、曲妥珠单抗和（或）接受过放疗。因此,拉帕替尼的心脏毒性有待于进一步的评估。

患者一旦出现靶向治疗相关心脏毒性反应,可根据美国心脏病联合会的心功能分级指导原则及时处理,大多数患者可通过标准治疗或停止使用而症状减轻和LVEF恢复正常,多数患者还可以继续使用。

2. 腹泻

Leo等的研究表明,拉帕替尼可增加3～4度腹泻和皮疹的发生率。拉帕替尼引起的消化道反应最常见为腹泻,与卡培他滨联合治疗时3～4度腹泻发生率为13%,与来曲唑联合治疗时为10%,与紫杉醇联合治疗时为16%。纽约Memorial Sloan-Kettering癌症中心Dang等研究结果显示,92例可评估患者中有41例(45%)因为PTL(紫杉醇+曲妥珠单抗+拉帕替尼)毒性而退出研究,29%出现了3度腹泻,43%需拉帕替尼减量。

来那替尼也可引起腹泻,Abbas等将240 mg剂量分1次或2次服用,入组50例患者,未发现3度腹泻,1～2度腹泻发生率两组无明显差异。

患者一旦出现腹泻,应首先排除感染(包括查大便常规、隐血和外周血白细胞计数),对于1～2度腹泻可用复方苯乙哌啶和洛哌丁胺治疗,对于3～4度腹泻须住院治疗和静脉补液,如伴腹泻持续超过24 h、发热或3～4度中性粒细胞减少,可以预防性使用抗生素;若不能在24 h内控制症状,可加用奥曲肽。如1～2度腹泻伴有以下情况:重度痉挛、重度恶心或呕吐、体力状态降低、发热、败血症、3～4度中性粒细胞减少、大量出血或脱水等者,处理同3～4度腹泻。

3. 输注反应

曲妥珠单抗第一次输注曲妥珠单抗时,大约40%的患者出现一些输注反应,最常见的是寒战和发热,第二次和后续输注时分别有21%和35%发生输注反应,严重者分别为1.4%和9%。大多数情况下,症状发生在曲妥珠单抗输注过程中或24 h内。其他的输注反应症状包括恶心、呕吐、疼痛(一些发生在肿瘤的部位)、严重的寒战、头痛、眩晕等。

处理方面,使用对乙酰氨基酚、苯海拉明和哌替啶治疗等,同时减慢或不减慢曲妥珠单抗输注速度。对于发生严重过敏、血管性水肿、间质性肺炎、急性呼吸窘迫综合征或临床显著的呼吸困难或低血压患者,应当立即停止输注曲妥珠单抗,给予支持对症处理(如药物肾上腺素、皮质类固醇激素、苯海拉明、支气管扩张剂和氧气),并对患者进行监控直至症状完全消失。

4. 免疫原性

曲妥珠单抗是大分子的蛋白，长期使用存在产生抗抗体的可能。在研究免疫原性两个主要试验中，除2例患者外，其他病例均接受了抗体的检测。在903例接受曲妥珠单抗治疗的转移性乳腺癌女性患者中，有1例患者通过酶链免疫吸附法（ELISA）被检测出曲妥珠单抗的人抗人抗体，但该例患者未发生过敏症状。

5. 肝脏毒性

拉帕替尼的临床试验和上市调查，大约少于1%的患者发生肝脏毒性，表现为肝脏ALT和AST上升到正常上限的3倍以上和胆红素上升到正常上限的1.5倍以上。严重肝脏毒性可能危及患者生命，目前已有报道显示。Teo等在临床上观察到拉帕替尼的肝脏毒性可能与CYP3A4诱导剂、地塞米松有关。建议服用拉帕替尼的患者每4～6周监测1次患者的肝功能，对于肝脏毒性严重者，可从每天1 250 mg减至1 000 mg～750 mg，有些患者需要永久停药。

T-DM1也有肝脏毒性，主要表现为转氨酶ALT和AST升高，3～4度发生率分别为2.9%和4.3%，可能与它在代谢而释放出DM1有关。

第五节　乳腺癌抗HER-2治疗耐药

曲妥珠单抗单药或联合化疗治疗晚期乳腺癌能够延长患者OS，然而对多种方案治疗后的晚期乳腺癌患者，曲妥珠单抗单药治疗的有效率仅为15%～20%，而且大部分初始治疗有效的患者往往在1年内出现耐药，其可能机制主要包括有受体后信号转导增加、受体水平的变化及受体前抑制三部分。PTEN、p95HER-2、PI3K/Akt信号通路、IGF-IR、EGFR家族其他成员等均可能与抗HER-2药物的耐药相关。

一、PTEN下调或缺失

PTEN（Phosphatase and tensin homolog deleted from chromosome ten）基因定位于人类染色体10q23.3，是迄今为止发现的第一个具有磷酸化酯酶活性的抑癌

基因,可能通过去磷酸化参与细胞调控。PTEN的C端是肿瘤易突变区,PTEN在细胞质和细胞核内通过一个C2结构域连接到磷酸酯质膜上。不同于其他几种信号蛋白的C2区域的是,PTEN不需要Ca^{2+}的协同而能直接连接到细胞膜上。

PTEN能特异性地使磷脂酰肌醇-3,4,5-磷酸去磷酸化,拮抗PI3K信号通路,具有调节细胞生长、增殖、迁移、分化等多种功能。PTEN基因的缺失、突变或表达异常与多种肿瘤有关。Nagata等对47例HER-2高表达原发性乳腺癌患者发展成转移性乳腺癌后给予曲妥珠单抗和多西他赛治疗,37例无HER-2高表达患者给予多西他赛单药治疗,并分析其PTEN表达。结果发现,PTEN下调患者对曲妥珠单抗和多西他赛治疗的有效率明显低于PTEN表达正常的患者,分别为11.1%和65.8%,而PTEN下调患者对多西他赛单药的有效率与PTEN表达正常患者相同。该研究结果说明PTEN活性有助于曲妥珠单抗的抗肿瘤活性,PTEN往往预示着曲妥珠单抗耐药。乳腺癌新辅助治疗和晚期复发转移性乳腺癌的临床试验均显示拉帕替尼对PTEN低表达的HER-2阳性乳腺癌也有肯定的疗效。

二、p95HER-2

p95是HER-2的剪切形式,HER-2阳性中有25%表达p95,p95HER-2缺少胞外域但保留了激酶活性,与临床不良预后及曲妥珠单抗治疗耐药相关。Neosphere新辅助临床试验提示曲妥珠单抗和帕妥珠单抗的疗效与p95HER-2的表达状态无关;而德国GeparQuattro新辅助治疗研究得出了完全相反的结果,p95HER-2阳性患者和阴性患者的pCR分别为59%和24%($P=0.001$);Arribas等综述相关文献,认为p95HER-2可引起抗HER-2抗体药物的耐药。目前针对p95HER-2的特异性抗体已经出来,希望能够早期开展临床试验,验证是否能够逆转对曲妥珠单抗的耐药。EGF20009、EGF100151研究中显示,CBR和PFS在两组研究中的p95HER-2阳性和阴性组间没有显著差异,提示拉帕替尼单药或拉帕替尼联合卡培他滨的疗效不依赖p95HER-2的表达状态。

三、PI3K通路

PI3K是催化磷脂酰肌醇的肌醇环上3位羟基发生磷酸化反应,生成磷脂酰肌醇-3-磷酸的关键酶,主要调节细胞存活信号通路、基因表达调控、细胞代谢和细胞骨架重建等生理功能。

PI3K信号通路失调与多种恶性肿瘤发生有关,近来研究表明PI3K/Akt/mTOR信号通路活性上调可能与抗HER-2药物耐药有关,可能涉及丝氨酸/苏氨酸蛋白激酶Akt磷酸化、p27(kip1)水平及其下游信号调控等。

多项研究提示,HER-2阳性患者野生型PIK3CA者在曲妥珠单抗联合拉帕替尼的双靶向新辅助治疗中获得更高的pCR,在含有曲妥珠单抗及帕妥珠单抗双靶向的一线治疗中拥有更长的PFS等。复旦大学附属肿瘤医院Ⅱ临床试验入组67例HER-2阳性转移性乳腺癌患者,其中57例取得标本分析PI3K通路状态,用PTEN低表达/无表达或PIK3CA突变来提示PI3K通路激活,结果发现接受曲妥珠单抗治疗时,PI3K通路激活组和未激活组的中位PFS分别为4.5和9.0个月($P = 0.013$),接受拉帕替尼加卡培他滨治疗时,有效率分别为9.1%和31.4%($P = 0.05$),临床获益率分别为36.4%和68.6%($P = 0.017$)。上述结果提示PI3K通路激活也可能导致拉帕替尼耐药。

Neosphere新辅助临床试验提示曲妥珠单抗和帕妥珠单抗的耐药与PIK3CA的第9外显子突变相关。

Jerusalem等联合mTOR抑制剂依维莫司治疗曲妥珠单抗耐药的HER-2阳性晚期乳腺癌,该BOLERO-3临床试验入组了572例既往接受过紫杉类和曲妥珠单抗治疗的局部晚期或转移性HER-2阳性乳腺癌患者,284例接受长春瑞滨+曲妥珠单抗+依维莫司治疗,285例接受长春瑞滨+曲妥珠单抗+安慰剂治疗,主要研究终点为PFS。研究结果显示,试验组和对照组中位PFS分别为7.00和5.78个月($HR = 0.78$,95% CI: 0.65~0.95, $P = 0.006\ 7$)。

García-García等在体外及动物模型中发现联合mTORC1/2抑制剂和拉帕替尼有协同作用,诱导凋亡和引起肿瘤退缩。

四、胰岛素样生长因子-Ⅰ受体

胰岛素样生长因子-Ⅰ受体(insulin-like growth factor-Ⅰ receptor, IGF-ⅠR)信号系统在乳腺癌发生发展中起着十分重要的作用,近来临床前研究显示其与曲妥珠单抗耐药相关。Lu等体外实验发现当IGF-ⅠR信号降到最小时,曲妥珠单抗可明显抑制细胞增殖。

Nahta等研究发现曲妥珠单抗耐药与IGF-ⅠR/HER-2异源二聚体形成相关。IGF-ⅠR激活导致耐药株中HER-2磷酸化增加,应用IGF-ⅠR抑制剂可引起耐药株中HER-2的磷酸化降低,应用抗IGF-ⅠR干扰异源二聚体形成可明显恢复耐药株对曲妥珠单抗的敏感性,而在曲妥珠单抗敏感细胞株中并没有观察到此种现象发生。Camirand等研究发现同时靶向HER-2和IGF-ⅠR对抑制肿瘤细胞生长抑制有协同作用,该研究进一步证明IGF-ⅠR信号活性与曲妥珠单抗的耐药相关。但到目前为止,并没有临床证据表明其与曲妥珠单抗耐药相关。

Kostler等分析72例曲妥珠单抗治疗的HER-2阳性转移性乳腺癌患者,结果显示IGF-ⅠR染色强度和模式与乳腺癌临床和生物学特征无关,单因素分析和多因素分析显示治疗有效率、临床获益率、无进展生存、总生存率不依赖于IGF-ⅠR的表达。

IGF-ⅠR在曲妥珠单抗耐药中的作用仍需进一步研究。

五、抗体连接位点改变

Nagy等研究发现曲妥珠单抗耐药株JIMT-1中MUC4(membrane mucin 4)表达明显增加,封闭了细胞表面HER-2蛋白与曲妥珠单抗的连接位点,阻断曲妥珠单抗与HER-2的连接,抑制MUC4后发现结合明显增加。Price-Schiavi等研究发现唾液酸黏蛋白复合物(membrane mucin 4/sialomucin complex, MUC4/SMC)能够抑制曲妥珠单抗连接到乳腺癌细胞表面的HER-2受体。

HER-2既是一个预后因子也是一个预测因子,在没有曲妥珠单抗的时代,HER-2意味着高复发转移、不良预后,随着抗HER-2药物不断涌现,HER-2阳性乳腺癌预后已明显改变,成为一个乳腺癌个体化治疗的经典例子。曲妥珠单抗经10年以上的临床应用证实它总体疗效好、安全性可,其中较严重的不良反应是心脏毒性,应积极预防并及时处理,从而使患者获益。后续开发的针对HER-2靶点的药物包括拉帕替尼、T-DM1、帕妥珠单抗、来那替尼等,辅助治疗、解救治疗围绕着单药治疗或双靶向联合治疗有效性及安全性的多项临床正在开展,让我们拭目以待。

参 考 文 献

［1］ Perou CM, Sorlie T, Eisen MB, et al. Molecular portraits of human breast tumours ［J］. Nature, 2000, 406(6797): 747-752.

［2］ Sorlie T, Perou CM, Tibshirani R, et al. Gene expression patterns of breast carcinomas distinguish tumor subclasses with clinical implications［J］. Proc Natl Acad Sci USA, 2001, 98(19): 10869-10874.

［3］ 中国抗癌协会乳腺癌专业委员会.中国抗癌协会乳腺癌诊治指南与规范（2011版）［J］.中国癌症杂志,2011,21（5）: 367-417.

［4］ Schechter AL, Stern DF, Vaidyanathan L, et al. The neu oncogene: An erb-B-related gene encoding a 185, 000-Mr tumour antigen［J］. Nature, 1984, 312: 513-516.

［5］ Slamon DJ, Clark GM, Wong SG, et al. Human breast cancer: Correlation of relapse and survival with amplification of the HER-2/neu oncogene［J］. Science. 1987, 235: 177-182.

［6］ Drebin JA, Link VC, Stern DF, et al. Down-modulation of an oncogene protein product and reversion of the transformed phenotype by monoclonal antibodies［J］. Cell, 1985, 41(3): 697-706.

［7］ Leyland-Jones B, Gelmon K, Ayoub JP, et al. Pharmacokinetics, safety, and efficacy of trastuzumab administered every three weeks in combination with paclitaxel［J］. J Clin Oncol, 2003, 21(21): 3965-3971.

［8］ Baselga J, Norton L, Albanell J, et al. Recombinant humanized anti-HER-2 antibody (Herceptin) enhances the antitumor activity of paclitaxel and doxorubicin against HER -2/neu overexpressing human breast cancer xenografts［J］. Cancer Res, 1998, 58: 2825-2831.

［9］ Pegram M, Hsu S, Lewis G, et al. Inhibitory effects of combinations of HER-2/neu antibody and chemotherapeutic agents used for treatment of human breast cancers ［J］. Oncogene, 1999, 18: 2241-2251.

［10］ Pegram MD, Lopez A, Konecny G, et al. Trastuzumab and chemotherapeutics: drug interactions and synergies［J］. Semin Oncol, 2000, 27(6 Suppl 11): 21-25.

［11］ Sliwkowski MX, Lofgren JA, Lewis GD, et al. Nonclinical studies addressing the mechanism of action of trastuzumab (Herceptin)［J］. Semin Oncol, 1999, 26(4 Suppl 12): 60-70.

［12］ Dawood S, Broglio K, Buzdar AU, et al. Prognosis of women with metastatic breast cancer by HER -2 status and trastuzumab treatment: an institutional-based review ［J］. J Clin Oncol, 2010, 28(1): 92-98.

[13] Jeyakumar A, Younis T. Trastuzumab for HER-2-positive metastatic breast cancer: clinical and economic considerations[J]. Clin Med Insights Oncol, 2012, 6: 179-187.

[14] Vogel CL, Cobleigh MA, Tripathy D, et al. Efficacy and safety of trastuzumab as a single agent in first-line treatment of HER-2-overexpressing metastatic breast cancer [J]. J Clin Oncol, 2002, 20: 719-726.

[15] Slamon DJ, Leyland-Jones B, Shak S, et al. Use of chemotherapy plus a monoclonal antibody against HER-2 for metastatic breast cancer that overexpresses HER-2[J]. N Engl J Med, 2001, 344: 783-792.

[16] Gasparini G, Gion M, Mariani L, et al. Randomized Phase II Trial of weekly paclitaxel alone versus trastuzumab plus weekly paclitaxel as first-line therapy of patients with HER-2 positive advanced breast cancer[J]. Breast Cancer Res Treat, 2007, 101(3): 355-365.

[17] Robert N, Leyland-Jones B, Asmar L, et al. Randomized phase III study of trastuzumab, paclitaxel, and carboplatin compared with trastuzumab and paclitaxel in women with HER-2-overexpressing metastatic breast cancer[J]. J Clin Oncol 2006, 24(18): 2786-2792.

[18] Perez EA, Suman VJ, Rowland KM, et al. Two concurrent phase II trials of paclitaxel/carboplatin/trastuzumab (weekly or every-3-week schedule) as first-line therapy in women with HER-2-overexpressing metastatic breast cancer: NCCTG study 983252[J]. Clin Breast Cancer, 2005, 6(5): 425-432.

[19] Burris H 3rd, Yardley D, Jones S, et al. Phase II trial of trastuzumab followed by weekly paclitaxel/carboplatin as first-line treatment for patients with metastatic breast cancer[J]. J Clin Oncol, 2004, 22(9): 1621-1629.

[20] Mirtsching B, Cosgriff T, Harker G, et al. A phase II study of weekly nanoparticle albumin-bound paclitaxel with or without trastuzumab in metastatic breast cancer [J]. Clin Breast Cancer, 2011, 11(2): 121-128.

[21] Marty M, Cognetti F, Maraninchi D, et al. Randomized Phase II Trial of the Efficacy and Safety of Trastuzumab Combined With Docetaxel in Patients With Human Epidermal Growth Factor Receptor 2-Positive Metastatic Breast Cancer Administered As First-Line Treatment: The M77001 Study Group[J]. J Clin Oncol, 2005, 23: 4265-4274.

[22] Wardley AM, Pivot X, Morales-Vasquez F, et al. Randomized phase II trial of first-line trastuzumab plus docetaxel and capecitabine compared with trastuzumab plus docetaxel in HER-2-positive metastatic breast cancer[J]. J Clin Oncol, 2010, 28(6): 976-983.

[23] Burstein HJ, Keshaviah A, Baron AD, et al. Trastuzumab plus vinorelbine or taxane

chemotherapy for HER-2-overexpressing metastatic breast cancer: the trastuzumab and vinorelbine or taxane study[J]. Cancer, 2007, 110(5): 965-972.

[24] Kaufman B, Mackey JR, Clemens MR, et al. Trastuzumab plus anastrozole versus anastrozole alone for the treatment of postmenopausal women with human epidermal growth factor receptor 2-positive, hormone receptor-positive metastatic breast cancer: results from the randomized phase Ⅲ TAnDEM study[J]. J Clin Oncol, 2009, 27(33): 5529-5537.

[25] Johnston S, Pippen J Jr, Pivot X, et al. Lapatinib combined with letrozole versus letrozole and placebo as first-line therapy for postmenopausal hormone receptor-positive metastatic breast cancer[J]. J Clin Oncol, 2009, 27(33): 5538-5546.

[26] Campiglio M, Bufalino R, Sandri M, et al. Increased overall survival independent of RECIST response in metastatic breast cancer patients continuing trastuzumab treatment: evidence from a retrospective study[J]. Breast Cancer Res Treat, 2011, 128(1): 147-154.

[27] Sauter G, Lee J, Bartlett JM, et al. Guidelines for human epidermal growth factor receptor 2 testing: biologic and methodologic considerations[J]. J Clin Oncol, 2009, 27(8): 1323-1333.

[28] Park YH, Park MJ, Ji SH, et al. Trastuzumab treatment improves brain metastasis outcomes through control and durable prolongation of systemic extracranial disease in HER-2-overexpressing breast cancer patients[J]. Br J Cancer, 2009, 100(6): 894-900.

[29] Nielsen DL, Andersson M, Kamby C. HER -2 -targeted therapy in breast cancer. Monoclonal antibodies and tyrosine kinase inhibitors[J]. Cancer Treat Rev, 2009, 35: 121-136.

[30] Baselga J, Tripathy D, Mendelsohn J, et al. Phase Ⅱ study of weekly intravenous trastuzumab (herceptin) in patients with HER-2/neu overexpressing metastatic breast cancer[J]. Semin Oncol, 1999, 26: 78-83.

[31] Baselga J, Carbonell X, Castaneda-Soto NJ, et al. Phase Ⅱ study of efficacy, safety, and pharmacokinetics of trastuzumab monotherapy administered on a 3-weekly schedule[J]. J Clin Oncol, 2005, 23: 2162-2171.

[32] Leyland-Jones B, Gelmon K, Ayoub JP, et al. Pharmacokinetics, safety, and efficacy of trastuzumab administered every three weeks in combination with paclitaxel[J]. J Clin Oncol, 2003, 21: 3965-3971.

[33] Cobleigh MA, Vogel CL, Tripathy D, et al. Multinational study of the efficacy and safety of humanized anti-HER-2 monoclonal antibody in women who have HER-2-overexpressing metastatic breast cancer that has progressed after chemotherapy for metastatic disease[J]. J Clin Oncol, 1999, 17: 2639-2648.

[34] Vogel CL, Cobleigh MA, Tripathy D, et al. Efficacy and safety of trastuzumab as a single agent in first-line treatment of HER-2-overexpressing metastatic breast cancer [J]. J Clin Oncol, 2002, 20 (3): 719-726.

[35] Gasparini G, Gion M, Mariani L, et al. Randomized Phase II Trial of weekly paclitaxel alone versus trastuzumab plus weekly paclitaxel as first-line therapy of patients with HER-2 positive advanced breast cancer[J]. Breast Cancer Res Treat, 2007, 101(3): 355-365.

[36] Robert N, Leyland-Jones B, Asmar L, et al. Randomized phase III study of trastuzumab, paclitaxel, and carboplatin compared with trastuzumab and paclitaxel in women with HER-2-overexpressing metastatic breast cancer[J]. J Clin Oncol, 2006; 24(18): 2786-2792.

[37] Burstein HJ, Keshaviah A, Baron AD, et al. Trastuzumab plus vinorelbine or taxane chemotherapy for HER-2-overexpressing metastatic breast cancer: the trastuzumab and vinorelbine or taxane study[J]. Cancer, 2007, 110(5): 965-972.

[38] O'Shaughnessy JA, Vukelja S, Marsland T, et al. Phase II study of trastuzumab plus gemcitabine in chemotherapy-pretreated patients with metastatic breast cancer[J]. Clin Breast Cancer, 2004, 5(2): 142-147.

[39] Extra JM, Antoine EC, Vincent-Salomon A, et al. Efficacy of trastuzumab in routine clinical practice and after progression for metastatic breast cancer patients: the observational ermine study[J]. Oncologist, 2010, 15(8): 799-809.

[40] 王研,李俊杰,狄根红,等.曲妥珠单抗治疗141例人表皮生长因子受体2阳性乳腺癌的回顾性分析[J].中华肿瘤杂志,2010,32(11): 864-867.

[41] Moy B, Goss PE. Lapatinib: current status and future directions in breast cancer[J]. Oncologist, 2006, 11: 1047-1057.

[42] Blackwell KL, Pegram MD, Tan-Chiu E, et al. Single-agent lapatinib for HER-2-overexpressing advanced or metastatic breast cancer that progressed on first-or second-line trastuzumab-containing regimens[J]. Ann Oncol, 2009, 20(6): 1026-1031.

[43] Geyer CE, Forster J, Lindquist D, et al. Lapatinib plus capecitabine for HER-2-positive advanced breast cancer[J]. N Engl J Med, 2006, 355: 2733-2743.

[44] Lin NU, Dieras V, Paul D, et al. Multicenter phase II study of lapatinib in patients with brain metastases from HER-2-positive breast cancer[J]. Clin Cancer Res, 2009, 15(4): 1452-1459.

[45] Di Leo A, Gomez H, Aziz Z, et al. Lapatinib (L) with paclitaxel compared to paclitaxel as first-line treatment for patients with metastatic breast cancer: A phase III randomized, double-blind study of 580 patients[J]. Proc Am Soc Clin Oncol, 2007, 25 (1): 34s. abstract 1011.

[46] Baselga J, Fumoleau P, Verma S, et al. A phase II trial of trastuzumab and pertuzumab in patients with HER-2-overexpressing metastatic breast cancer that had progressed during trastuzumab therapy: all response data[J]. Ann Oncol, 2008, 19(Suppl. 8): 65.

[47] Baselga J, Cortés J, Kim SB, et al. Pertuzumab plus trastuzumab plus docetaxel for metastatic breast cancer[J]. N Engl J Med, 2011, 366 (2): 109-119.

[48] Cortés J, Fumoleau P, Bianchi GV, et al. Pertuzumab monotherapy after trastuzumab-based treatment and subsequent reintroduction of trastuzumab: activity and tolerability in patients with advanced human epidermal growth factor receptor 2-positive breast cancer[J]. J Clin Oncol, 2012, 30(14): 1594-600.

[49] Girish S, Gupta M, Wang B, et al. Clinical pharmacology of trastuzumab emtansine (T-DM1): an antibody-drug conjugate in development for the treatment of HER-2-positive cancer[J]. Cancer Chemother Pharmacol, 2012, 69(5): 1229-1240.

[50] Barok M, Tanner M, Köninki K, et al. Trastuzumab -DM1 causes tumour growth inhibition by mitotic catastrophe in trastuzumab-resistant breast cancer cells *in vivo* [J]. Breast Cancer Res, 2011, 13(2): R46.

[51] Wong KK, Fracasso PM, Bukowski RM, et al. A phase I study with neratinib (HKI-272), an irreversible pan ErbB receptor tyrosine kinase inhibitor, in patients with solid tumors[J]. Clin Cancer Res, 2009, 15(7): 2552-2558.

[52] Burstein HJ, Sun Y, Dirix LY, et al. Neratinib, an irreversible ErbB receptor tyrosine kinase inhibitor, in patients with advanced ErbB2-positive breast cancer[J]. J Clin Oncol, 2010, 28(8): 1301-1307.

[53] Abbas R, Hug BA, Leister C, et al. A double-blind, randomized, multiple-dose, parallel-group study to characterize the occurrence of diarrhea following two different dosing regimens of neratinib, an irreversible pan-ErbB receptor tyrosine kinase inhibitor[J]. Cancer Chemother Pharmacol, 2012, 70(1): 191-199.

[54] Dang C, Lin N, Moy B, et al. Dose-dense doxorubicin and cyclophosphamide followed by weekly paclitaxel with trastuzumab and lapatinib in HER-2/neu-overexpressed/amplified breast cancer is not feasible because of excessive diarrhea[J]. J Clin Oncol, 2010, 28(18): 2982-2988.

[55] Tan-Chiu E, Yothers G, Romond E, et al. Assessment of cardiac dysfunction in a randomized trial comparing doxorubicin and cyclophosphamide followed by paclitaxel, with or without trastuzumab as adjuvant therapy in node-positive, human epidermal growth factor receptor 2-overexpressing breast cancer: NSABP B-31[J]. J Clin Oncol, 2005, 23(31): 7811-7819.

[56] Moja L, Tagliabue L, Balduzzi S, et al. Trastuzumab containing regimens for early breast cancer[J]. Cochrane Database Syst Rev, 2012, 4: CD006243.

[57] Teo YL, Saetaew M, Chanthawong S, et al. Effect of CYP3A4 inducer dexamethasone on hepatotoxicity of lapatinib: clinical and *in vitro* evidence[J]. Breast Cancer Res Treat, 2012, 133(2): 703-711.

[58] Mukohara T. Mechanisms of resistance to anti-human epidermal growth factor receptor 2 agents in breast cancer[J]. Cancer Sci, 2011, 102(1): 1-8.

[59] Nagata Y, Keng-Hsueh L, Zhou X, et al. PTEN activation contributes to tumor inhibition by trastuzumab, and loss of PTEN predicts trastuzumab resistance in patients[J]. Cancer Cell, 2004, 6(2): 117-127.

[60] Arribas J, Baselga J, Pedersen K, et al. p95 HER -2 and breast cancer[J]. Cancer Res, 2011, 71(5): 1515-1519.

[61] Wang L, Zhang Q, Zhang J, et al. PI3K pathway activation results in low efficacy of both trastuzumab and lapatinib[J]. BMC Cancer, 2011, 11: 248.

[62] Xia W, Liu LH, Ho P, et al. Truncated ErbB2 receptor (p95ErbB2) is regulated by heregulin through heterodimer formation with ErbB3 yet remains sensitive to the dual EGFR/ErbB2 kinase inhibitor GW572016[J]. Oncogene, 2004, 23(3): 646-653.

[63] García-García C, Ibrahim YH, et al. Dual mTORC1/2 and HER-2 blockade results in antitumor activity in preclinical models of breast cancer resistant to anti-HER-2 therapy[J]. Clin Cancer Res, 2012, 18(9): 2603-2612.

[64] Nahta R, Yuan LX, Zhang B, et al. Insulin-like growth factor-I receptor/human epidermal growth factor receptor 2 heterodimerization contributes to trastuzumab resistance of breast cancer cells[J]. Cancer Res, 2005, 65(23): 11118-11128.

[65] Kostler WJ, Hudelist G, Rabitsch W, et al. Insulin-like growth factor-1 receptor (IGF-IR) expression does not predict for resistance to trastuzumab-based treatment in patients with HER-2 overexpressing metastatic breast cancer[J]. J Cancer Res Clin Oncol, 2006, 132(1): 9-18.

[66] Nagy P, Friedlander E, Tanner M, et al. Decreased accessibility and lack of activation of ErbB2 in JIMT-1, a herceptin-resistant, MUC4-expressing breast cancer cell line [J]. Cancer Res, 2005, 65(2): 473-482.

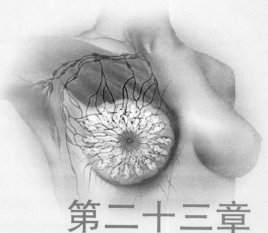

第二十三章

乳腺癌的靶向治疗

黄　圆　韩　娜　王晓稼

　　大量临床研究表明,肿瘤细胞的信号通路与针对肿瘤的靶向药物、化疗药物有效性密切相关。乳腺癌的分子靶向药物主要有表皮生长因子抑制剂、血管内皮生长因子抑制剂、小分子酪氨酸激酶抑制剂(TKIs)、单克隆抗体等。乳腺癌广义的靶向药物还应该包括雌激素受体(ER)信号通路调节剂或抑制剂、胰岛素样生长因子抑制剂、CDK4/6抑制剂、组蛋白去乙酰化酶抑制剂(HDAC)、成纤维细胞生长因子抑制剂,其中针对乳腺癌细胞ErbB2过表达治疗是最成功的案例之一。

作者单位:310022　杭州,浙江省肿瘤医院
通信作者:王晓稼,Email: wxiaojia0803@163.com

第一节　概　述

近年来，随着肿瘤分子生物学研究的不断深入，逐渐认识到，癌症发生的机制非常复杂，不同癌症以及相同癌症的不同患者，导致癌症发生的分子机制和分子信号通路都不尽相同。因为，肿瘤的发生、发展是一个多因素、多基因参与，呈多阶段的演变过程，其中某些基因在整个过程中起驱动作用，因此，肿瘤的诊断过程与治疗策略度需要根据不同的个体，采取同病异治、因人而异的个体化综合治疗，才能针对不同类型的患者选择合适他们的药物。随着基因分子水平研究的突飞猛进，越来越多肿瘤细胞的信号通路被发现，特别是通路中特定基因的表达以及变异（扩增、突变和缺失等），通过大量临床研究表明其与针对肿瘤的靶向药物、化疗药物有效性密切相关。一些基因的表达还可以对肿瘤进行分类并进行分类治疗，乳腺癌的分子分型与个体化治疗策略就是采用了Perou等于2000年报道的分型方法，即根据乳腺癌细胞表达雌激素受体（estrogen receptor, ER）、孕激素受体（progesterone receptor, PgR）和人表皮生长因子受体2（human epidermal growth factor receptor 2, HER-2）状态分成4或5个亚型，如管腔型、HER-2过表达型、基底细胞样型和正常乳腺样型。2003年，美国斯坦福大学的Sorlie等又将管腔（Luminal）型分为管腔A型和管腔B型等。不同的亚型有相应的生物学特性，并选择不同的治疗策略与方案。特别是其有各自的特定分子标志而选择相应的靶向治疗药物，乳腺癌中主要是ER信号通路和HER-2信号通路的靶向治疗药物以及其他相关的旁路信号。针对ER信号通路的治疗统称内分泌治疗。乳腺癌最经典的靶向治疗通路是HER-2信号通路药物，因为HER-2基因是目前在乳腺癌中发现的唯一驱动基因，因此，针对这类乳腺癌的治疗，不管是新辅助、辅助和解救治疗，抗HER-2靶向治疗是基本策略，特别是对于晚期HER-2阳性乳腺癌患者需要长期的抗HER-2抑制治疗。

由于肿瘤存在异质性，细胞生长信号通路的复杂性，各生长信号通路之间存在非常复杂的交互应答，因此，临床上检测这些通路中特定基因的扩增、突变、表达情况，能针对性地为每位患者"量身定做"一套最适合的治疗方案，从而最大限度地提高治疗的有效率，减少药物的不良反应，避免用药不当贻误治疗时机。此外，特别是能够开发一系列更具针对性的分子靶向药物用于肿瘤治疗。实践也证明了，随着分子靶向药物的临床应用，乳腺癌的治疗效果明显提高，表现在显著延长了乳腺癌患者的生存期和提高了患者的生活质量。

乳腺癌的分子靶向药物主要有表皮生长因子抑制剂、血管内皮生长因子抑制剂、小分子酪氨酸激酶抑制剂(tyrosine kinase inhibitors, TKIs)、单克隆抗体等，乳腺癌广义的靶向药物还应该包括ER信号通路调节剂或抑制剂、胰岛素样生长因子抑制剂、CDK4/6抑制剂、组蛋白去乙酰化酶抑制剂(histone deacetylase inhibitor, HDAC)、成纤维细胞生长因子(fibroblast growth factor, FGF)抑制剂，其中针对乳腺癌细胞ErbB2过表达的治疗是最成功的案例之一。

第二节 乳腺癌与HER-2治疗

一、乳腺癌抗HER-2靶向治疗的作用机制

HER-2属于人表皮生长因子受体家族的成员，是HER-2基因编码的跨膜酪氨酸激酶糖蛋白，HER-2蛋白由胞外区域、跨膜区域和胞内区域组成，胞外区域又分为Ⅰ～Ⅳ区。HER-2蛋白过表达与乳腺癌的发生发展密切相关，大约20%～25%的原发性乳腺癌存在HER-2蛋白过表达。迄今为止，尚没有发现能直接结合HER-2的特异性配体。HER家族其他受体HER-1、HER-3、HER-4，尤其是HER-3，与配体结合后会和HER-2的胞外Ⅱ区形成异二聚体，使得HER-2蛋白胞内区域的酪氨酸残基发生磷酸化，激活下游信号转导通路主要包括磷脂酰肌醇-3激酶/丝-苏氨酸激酶(phosphatidyl-inositol 3-kinase/serine-threonine kinase, PI3K/Akt)、丝裂原活化蛋白激酶(mitogen activated protein kinase, MAPK)等，最终导致细胞增殖、分化及凋亡的异常，引发肿瘤的发生、发展。随着HER-2促进肿瘤生长作用的发现，HER-2已成为抗肿瘤治疗的重要靶点。参与信号通路形成转导的HER-2结构区域都可以作为阻断

HER-2信号转导的靶点,而且HER-2还可被寡核苷酸直接抑制。

HER-2作为拮抗乳腺肿瘤的理想靶点,首先是基于HER-2/neu原癌基因的假说,认为HER-2过表达具有致癌作用,HER-2基因扩增及HER-2蛋白过表达会引起细胞恶性转化。HER-2驱动的肿瘤依赖于HER-2的功能,这种依赖性称为"癌基因成瘾"(oncogene addiction)。相比正常细胞,HER-2表达水平在肿瘤细胞中明显升高,而且HER-2在原发肿瘤和转移组织中均高表达。在HER-2过表达的体内外实验模型中,HER-2的下调可以导致细胞凋亡及肿瘤退缩。其次,相比其他HER受体,HER-2优先发生二聚化,形成更具亲和力的异源二聚体,表现更强的信号转导能力,如果抑制HER-2二聚化可以进一步阻止胞内信号转导级联反应活化。大量研究已证实,HER-2本身以及整个HER-2信号通路可作为抗肿瘤治疗的靶点,阻断HER-2信号通路可以抑制肿瘤的生长,同时HER-2还是药物靶向输送的理想标记。抗HER-2靶向治疗主要包括靶向HER-2胞外区域的单克隆抗体、靶向胞内酪氨酸激酶区域的TKIs以及其他作用途径,比如靶向HER-2的适应性免疫治疗及靶向HER-2的寡核苷酸。

二、靶向HER-2的胞外区域

1. 曲妥珠单抗对HER的胞外区域的作用机制

HER-2蛋白为跨膜蛋白分子,分成胞外区域(extracellular domain, ECD)、跨膜区和胞内区三个区域。ECD以开放的构象存在,保证了HER-2可持续与其他HER受体进行二聚化激活,二聚化作用通过磷酸化胞内酪氨酸激酶区域活化下游信号转导通路。HER家族受体活化可以诱导许多胞内作用,比如促进细胞生长、增殖,胞内转移、新生血管形成及减少细胞凋亡。靶向HER-2的ECD的单克隆抗体通过抑制HER-2和其他HER家族受体的二聚化作用,阻止HER-2二聚化,阻断与HER-2活化相关的下游信号通路。20世纪80~90年代,抗HER-2治疗的单克隆抗体超过100多种,其中只有单抗4D5最终发展到临床应用。单抗4D5在体内外模型中均具有抗肿瘤作用。鼠源单抗4D5进行人源化后,有些抗体失去了体外抗增殖能力,有些抗体保留有抗增殖作用。其中一株人源化单抗被挑选进入临床应用,命名为曲妥珠单抗(Trastuzumab;商品名：Herceptin，赫赛汀）。曲妥珠单抗是通过转基因技术将4D5基因决定簇插入人免疫球蛋白G基因决定簇所得的一种同位型免疫球蛋白G。相比鼠源单抗，曲妥珠单抗的体外抗增殖作用减弱，但体内抗肿瘤作用与其相当；同时，曲妥珠单抗更能有效介导抗体依赖细胞毒性反应（antibody dependent cellular cytotoxicity, ADCC）。因为人源化抗体的恒定区更易于参与ADCC作用或者补体依赖的细胞毒性反应（complement dependent cytotoxicity, CDC）。曲妥珠单抗作为靶向HER-2的ECD的人源化单克隆抗体，通过结合HER-2的ECD对HER-2过表达的早期乳腺癌和转移性乳腺癌均起治疗作用。但是曲妥珠单抗在临床应用上取得的成功尚不足以证实HER-2原癌基因假说，原癌基因假说的证实需要在作用机制上证明曲妥珠单抗是通过使肿瘤HER-2蛋白失活治疗乳腺癌患者，至今曲妥珠单抗的作用机制尚不完全明确。

曲妥珠单抗临床抗肿瘤作用分子机制的最简单假说来源于之前建立的抗Neu T单抗和抗HER-2单抗4D5的数据，认为这些单抗会导致表面分子受体NeuT或HER-2的降解。然而既往研究结论并不一致，有研究认为曲妥珠单抗下调HER-2过表达肿瘤细胞的HER-2蛋白表达，也有研究表明其并不影响HER-2蛋白的表达。该现象的不一致性后来认为可能是因为曲妥珠单抗仅是伴随着HER-2正常的被动内吞再循环的过程，曲妥珠单抗结合并内化细胞表面的HER-2，随后HER-2又会在细胞表面重新出现。HER-2自身内吞作用证明曲妥珠单抗不会影响HER-2的内化或内吞，因此曲妥珠单抗并不引起肿瘤细胞HER-2表达的下调。临床研究也发现，接受抗HER-2靶向治疗的患者并没有引起HER-2表达的下调。因此，曲妥珠单抗的抗肿瘤作用不大可能通过下调肿瘤HER-2表达介导。曲妥珠单抗及其他抗HER-2单抗作用机制还被认为是单抗可以抑制HER-2的活化。然而，HER-2的配体尚未发现，HER-2的ECD是以持续活化的构象存在，就像其他HER家族与配体结合后的活化状态。HER-2的活化是通过和配体活化的其他HER-2家族成员形成异二聚体。研究认为，曲妥珠单抗既不会影响HER-2的活化状态，也不会影响HER-2的磷酸化水平。因此，曲妥珠单抗抑制配体直接结合并活化HER-2的假说也不成立。还有可能是曲妥珠单抗抑制HER-2和其他HER家族成员或其他可能蛋白的结合，但是此前的蛋白质体外结合实验及荧光共振能量转移实验未能证实曲妥珠单抗会抑制HER-2蛋白和其他HER蛋白的相互作用。另一项曲妥珠单抗的抗肿瘤机制是能够阻止HER-2胞外片段的裂解。相比相对分子量185 000的全长HER-2受体，95 000的截短p95 HER-2更具激酶活性，截短的HER蛋白会引起更具侵袭性的生物学特性。在40%～50%晚期乳腺癌患者的血清中可以检测到相对分子量110 000的HER-2 ECD片段，高血清水平的HER-2的ECD预示着预后差、易转移，对治疗相对耐受。HER-2胞外片段的释放认为是由金属蛋白酶介导。曲妥珠单抗和HER-2结合可以抑制HER-2被ADAM蛋白酶水解，脱落胞外区域。这可能部分抑制了HER-2过表达细胞的侵袭性。

2. 曲妥珠单抗对HER-2下游信号通路的影响

除了上述曲妥珠单抗直接作用HER-2 ECD的相关作用机制外，研究发现曲妥珠单抗还可以影响HER-2下游信号通路。4D5单抗或曲妥珠单抗的体外抗增殖作用和p27的诱导及G_1期阻滞相关，且不会诱导细胞凋亡。真核生物的细胞周期进程由一系列调控因子调节控制，其正常与否和细胞的增殖、分化、凋亡、癌变密切相关。参与细胞周期调控的主要分子包括：细胞周期蛋白（cyclin）、细胞周期蛋白依赖性激酶（cyclin dependent kinase, CDK）和CDK抑制蛋白（cyclin dependent kinase inhibitor, CKI）。CDK与cyclin结合形成复合物，促进细胞周期进行。CKI对细胞周期起负调节作用，CKI通过与cyclin、CDK或cyclin-CDK复合物的结合，抑制CDK的活性，导致细胞周期阻滞，阻断细胞的增殖过程。p27蛋白是近年发现的CKI，具有限制性调节细胞周期进程的作用。p27广泛抑制各种cyclin/CDK复合物，主要抑制cyclinE/CDK2和cyclinD/CDK2等G_1激酶活性，使细胞停滞在G_1期。4D5单抗和曲妥珠单抗会导致HER-2过表达的乳腺癌细胞阻滞在G_1期，G_0/G_1期细胞比例增加而S期细胞比例减少。细胞周期阻滞同时伴有p27的诱导及p27与cyclinE/CDK2复合物的结合。最初曾认为曲妥珠单抗介导HER受体的内吞和降解，从而抑制下游的PI3K和MAPK信号级联反应，下游Akt信号的减弱会诱导生成p27，从而减弱CDK2的活性，并促进细胞周期阻滞和凋亡。

3. 曲妥珠单抗对HER-3/PI3K/Akt途径的抑制作用

既往研究认为HER-2的恶性潜能随着HER-3的共表达而增强，干预HER-3表达或HER-3和HER-2的相互作用具有抗增殖作用。核糖核酸沉默（RNA silencing）技术下调HER表达、HER-3基因敲除肿瘤模型以及HER-2过表达的临床标本分析等研究证明HER-2的介导作用依赖HER-3。后来Junttila

等研究证实曲妥珠单抗能在体内抑制HER-3/PI3K/Akt途径。PI3K-Akt信号途径是一条经典的信号途径，PI3K由p110催化亚基和p85调节亚基组成异二聚体，在细胞存活、增殖和分化中起重要作用。Akt称为蛋白激酶B，是一种在进化上高度保守的丝氨酸/苏蛋白激酶，是PI3K关键下游分子，可以调控转录、蛋白质合成、糖类和脂类代谢。曲妥珠单抗治疗可以明显降低HER-3和Akt磷酸化水平，HER-3发生快速去磷酸化，引起调节亚基p85从HER-3快速解离，随后Akt亚基PRAS40去磷酸，也引起类似的动力学作用，并且曲妥珠单抗在15～60 min即达到作用峰值。因此，曲妥珠单抗能引起快速有效的HER-3/PI3K/Akt通路抑制作用，而且曲妥珠单抗抑制Akt磷酸化和抑制细胞增殖的作用两者相一致，曲妥珠单抗治疗抑制HER-2过表达SKBR-3细胞50%～60%的Akt磷酸化水平和细胞增殖水平。所有HER家族受体都能够活化促MAPK/胞外信号调节蛋白激酶（MAPK/ERK kinase/extracellular regulated protein kinase, MEK/ERK）通路，ERK是MAPK家族的一员，它的信号传递涉及细胞生长、发育及分裂，遵循MAPKs的三级酶促级联反应。曲妥珠单抗也可以抑制ERK的磷酸化。尽管抑制MEK也引起ERK去磷酸化，但是MEK抑制剂PD0325901处理细胞后并不会影响细胞增殖，因此曲妥珠单抗对MEK/ERK通路的抑制作用并不会影响细胞增殖。以上说明曲妥珠单抗体外抗增殖作用同下调HER-3/PI3K/Akt通路相关。HER-2和HER-3都是HER-2过表达乳腺癌细胞的重要原癌基因蛋白。过表达HER-2的乳腺癌可能可以通过配体依赖或者不依赖的方式活化。当HER-3配体调蛋白（heregulin, HRG）预处理后，HER-2/HER-3的相互作用明显增加。我们认为调蛋白/HER-2/HER-3复合物比不依赖于配体的HER-2/HER-3复合物更稳定。曲妥珠单抗不会抑制配体诱导的HER-2/HER-3二聚化。而当没有HRG时，曲妥珠单抗可以明显抑制HER-3和HER-2结合。使用标准的免疫沉淀法，由于缺乏配体的作用此前一直检测不到HER-2/HER-3的相互作用。因此曲妥珠单抗是通过抑制不依赖配体的HER-2/HER-3二聚化，快速下调HER-3磷酸化水平，使PI3K/Akt通路失活，直至抑制细胞增殖。

4. 曲妥珠单抗通过活化PTEN阻断下游PI3K信号通路

人第10号染色体缺失的磷酸酶及张力蛋白同源的基因（phosphatase and tensin homolog deleted on chromosome ten, PTEN）蛋白，作为一种磷酸脂酶，能够通过使3,4,5-三磷酸磷脂酰肌醇（phosphatidylinositol-3,4,5 trisphosphate,

PI3，4，5P3）的D3位置发生去磷酸化来拮抗PI3K的活性，是一类重要的PI3K通路的负调控因子。鸡肉瘤病毒基因（sarcoma gene, Src）激酶的活化会增加PTEN酪氨酸磷酸化。曲妥珠单抗可以抑制Src激酶与HER-2结合，抑制Src激酶活性，从而减少PTEN酪氨酸磷酸化，增加PTEN膜定位和活性。曲妥珠单抗通过活化PTEN，增加血浆PTEN水平，阻断下游PI3K信号通路；PTEN下调会明显减弱曲妥珠单抗的抗增殖和抗肿瘤作用。肿瘤缺乏PTEN或者PTEN下调，对含曲妥珠单抗的治疗方案会相对耐药。

5. 曲妥珠单抗对肿瘤血管生成因子的下调作用

此外，临床前和临床研究均表明VEGF的表达水平受HER-2正向调节，VEGF表达上调可能同HER-2阳性乳腺癌的侵袭性恶性表型相关。曲妥珠单抗可以下调肿瘤血管生成因子并表现出一定的抗血管生成作用。实验证明曲妥珠单抗治疗会减少体外内皮细胞迁移并减低体内微血管密度。

6. 曲妥珠单抗通过免疫靶向介导抗肿瘤作用

抗HER-2单克隆抗体4D5及人源化曲妥珠单抗的体内抗肿瘤作用还可能通过免疫靶向机制介导。4D5单克隆抗体可以体外激活ADCC。人源化的设计显著增强ADCC作用，曲妥珠单抗的体外ADCC作用非常高效。体外研究发现，曲妥珠单抗可以有效诱导针对HER-2过表达细胞的ADCC作用，并且对HER-2低表达的乳腺癌细胞没有类似作用。自然杀伤（natural killer, NK）细胞、单核细胞及巨噬细胞等效应细胞表面的Fcγ受体通过识别IgG Fc段，与抗体相互反应，释放胞质颗粒杀伤抗体包被的靶细胞。由于曲妥珠单抗对HER-2过表达肿瘤细胞具有高亲和力，这类细胞更容易受到ADCC作用。小鼠遗传学模型已验证了该类药物的宿主免疫机制，在Fc受体功能缺失型小鼠模型中单克隆抗体4D5和曲妥珠单抗的抗肿瘤作用几乎消失，在Fc受体功能获得型小鼠模型中单克隆抗体4D5和曲妥珠单抗的抗肿瘤作用明显增强。NK细胞是参与ADCC作用的重要细胞，抑制小鼠的NK细胞功能后，曲妥珠单抗治疗的肿瘤抑制率只有29%，而对照组即具有完整NK细胞功能的小鼠，曲妥珠单抗处理后肿瘤抑制率为96%。因此，活化的免疫反应是曲妥珠单抗的重要作用机制。近期研究者正在寻找曲妥珠单抗免疫靶向的临床依据。在含曲妥珠单抗化疗方案的临床配对研究中，曲妥珠单抗治疗明显增加肿瘤内活化的溶细胞NK细胞的数量。在另一项研究中，术前经曲妥珠单抗治疗达到完全缓解（complete remission, CR）或部分缓解（partial remission, PR）的患者具有较高水平的白细胞原位浸润和 ADCC 活性。因此，曲妥珠单抗治疗引起不同程度的淋巴细胞浸润，对曲妥珠单抗治疗敏感的患者具有明显的淋巴细胞浸润和 ADCC 反应活性。此外，曲妥珠单抗还可以诱导 CDC 作用，但是肿瘤组织会产生膜补体调控蛋白（complement regulatory protein, mCRP）对抗补体介导的细胞溶解作用。体外实验证实曲妥珠单抗可以激活补体，但是 HER-2 过表达的细胞会表达 mCRP 与之对抗。虽然尚未观察到曲妥珠单抗引起显著的补体介导细胞毒效应，但补体激活也参与曲妥珠单抗体内抗肿瘤的免疫靶向反应。越来越多临床前的实验模型和临床观察研究支持曲妥珠单抗的抗肿瘤作用是由免疫靶向机制介导。虽然相关数据还是很少，但是目前免疫靶向的假说受到越来越多的关注，而且进一步的研究正在进行。

7. 帕妥珠单抗的抗肿瘤作用

曲妥珠单抗在乳腺癌临床治疗中的作用是肯定，随着基因工程抗体技术的迅速发展，将会有更多的抗体应用于肿瘤临床治疗。另一个抗 HER-2 的单克隆抗体是帕妥珠单抗。鼠源 2C4 单克隆抗体进一步基因重组，发展成为人源化的重组单克隆抗体帕妥珠单抗。帕妥珠单抗与 HER-2 胞外结构域Ⅱ区结合，空间上阻止 HER-2 和其他 HER 受体二聚化。阻断 HER-2/EGFR 和 HER-2/HER3 异源二聚体的下游信号通路。X 线晶体结构研究发现可溶性 HER-2 的 ECD 和帕妥珠单抗的抗原结合区域形成复合物，这说明帕妥珠单抗是和 HER-2 的 ECD Ⅱ区结合，该区域高度保守并且参与和 EGFR 同源二聚化。体外实验表明帕妥珠单抗抑制 HER 二聚物形成从而阻断调蛋白依赖的 HER-2 磷酸化信号并抑制下游的 MAPK 和 Akt 信号，而且相比曲妥珠单抗，帕妥珠单抗在 HER-2 低表达或正常表达的 MCF7 细胞和 HER-2 高表达的 SK-BR3 细胞中均更能有效破坏 HER-2/HER3 复合物的形成。研究进一步显示帕妥珠单抗和曲妥珠单抗都能抑制高 HER-2 表达的乳腺癌细胞 BT474 的移植瘤生长，但是帕妥珠单抗同时还可以抑制低 HER-2 表达的 MCF-7 细胞株的移植瘤生长，并达到 59% 的生长抑制。

由于曲妥珠单抗是结合在 HER-2 胞外结构域Ⅳ区，因此帕妥珠单抗和曲妥珠单抗分别结合 HER-2 的 ECD 的不同亚区，理论上两者作用机制互补，具有协同效应，两种抗体的联合治疗可以增强抗肿瘤作用。Brockhoff 等进行 BT474

和SK-BR-3乳腺癌细胞株的细胞增殖实验分析，BT474和SK-BR-3细胞均过表达HER-2，但是SK-BR-3的EGFR水平是BT474细胞的3倍。研究发现曲妥珠单抗和帕妥珠单抗均能减慢细胞周期进程，使G_1期延长，静止期即G_0期细胞增多，且不引起细胞凋亡。相比SK-BR-3细胞，BT474细胞对单抗更加敏感，可能跟其EGFR低表达相关。曲妥珠单抗比帕妥珠单抗更为有效，但是帕妥珠单抗能增强曲妥珠单抗作用，两者联合使用能协同抑制乳腺癌细胞BT474的生长。而靶向EGFR的西妥昔单抗对BT474和SK-BR-3细胞均没有生长抑制作用，即使和曲妥珠单抗或帕妥珠单抗联合也不起作用。

8. T-DM1 的靶向治疗作用

尽管曲妥珠单抗在抗肿瘤治疗上取得很大成功，但是曲妥珠单抗单药的治疗效果有限，而抗体-药物偶联物可能可以克服该难题。抗体-药物偶联物由细胞毒药物、单克隆抗体以及连接结构组成，采用稳定的连接部分使得细胞毒性药物在进入肿瘤细胞后才释放是抗体-药物偶联物减少毒性提高耐受性的关键。抗HER-2靶向治疗的成功例子是T-DM1。T-DM1（Trastuzumab emtansine）是曲妥珠单抗共价结合抗微管类药物美登醇（maytansinoid, DM1）的新型抗体-药物偶联物。T-DM1能利用曲妥珠单抗靶向输送DM1进入HER-2阳性肿瘤细胞且不影响正常细胞，已经被证实是一种成功的治疗策略。T-DM1和HER-2结合的亲和力与曲妥珠单抗类似，DM1是具有很强抑制细胞有丝分裂的作用的细胞毒性药物。曲妥珠单抗和DM1由SMMC连接，SMMC的强稳定性保证T-DM1被HER-2过表达肿瘤细胞内化后再释放细胞毒性药物，最小化DM1的全身暴露，具有相对较小的不良反应。通过内吞作用和溶酶体酶降解，T-DM1的代谢产物DM1释放进入胞质与微管蛋白结合并抑制微管聚集，最终导致细胞凋亡。除了化疗药物本身的细胞毒性，T-DM1还保持曲妥珠单抗的活性。

三、靶向HER-2胞内区域

1. TKIs 的抗HER-2靶向治疗作用

胞内酪氨酸激酶区域是HER-2信号通路的另一个靶点，小分子抑制剂可以抑制酪氨酸激酶的磷酸化。理论上，相比单克隆抗体，TKIs抗HER-2靶向治疗具有一定的优越性。抗体只能结合细胞的胞外区域并不能穿透细胞，而且目前单克隆抗体抑制HER-2蛋白功能的具体机制仍不清楚。TKIs具有细胞膜穿透性，能够抑制HER-2胞内区域的激酶活性。这类药物可以使HER-2高表达肿瘤患者的HER-2胞内激酶活性失活。但是TKIs不像单克隆抗体具有特异性的靶点，且TKIs的脱靶效应（off-target）会限制其治疗效果。

天然或者人工合成的HER激酶抑制剂最初在20世纪90年代早期开始研究，但是药物效应及特异性很有限，直到发现具有较高特异性并能有效抑制HER激酶活性的喹唑啉类化合物。此后，对HER家族具有不同选择性的结构改良的喹唑啉类化合物相继开发。除了喹唑啉类，其他结构的化合物也发现可以选择性地有效抑制HER激酶。这类药物几乎都是ATP类似物，能够通过结合催化结构域的ATP位点抑制激酶活性。其中一些化合物竞争性地和ATP结合位点可逆结合，另外一些化合物与ATP的结合是不可逆的且没有竞争性。尽管HER家族激酶高度同源，体外激酶实验证明许多TKIs对HER家族具有选择性，然而，TKIs的体外选择性在细胞实验中并不明显。比如针对EGFR的TKI吉非替尼实际上可以抑制细胞内所有HER蛋白的磷酸化，并能抑制HER-2高表达肿瘤细胞增殖。为什么针对EGFR的TKI具有抗HER-2信号并能抑制HER-2驱动肿瘤生长的作用目前并不清楚，可能是因为他们同时还具有比较弱的抗HER-2活性能够直接抑制HER-2激酶活性，或者是因为TKI在细胞内的高浓度直接阻碍了靶点选择性。尽管TIK在体外具有靶点选择性，实际上所有HER的TKIs在体内模型里都具有抗HER-2驱动肿瘤的活性。因此，他们都是抗HER-2靶向治疗的有效候选药物。

2. 拉帕替尼抗肿瘤活性的作用机制

拉帕替尼是HER-2和EGFR的TKIs，属于可逆的双靶点TKIs，适用于EGFR和（或）HER-2阳性的乳腺癌，与曲妥珠单抗无交叉耐药。拉帕替尼对HER-2阳性乳腺癌细胞的放/化疗具有增敏作用。拉帕替尼和EGFR、HER-2的结合是可逆、非共价的，结合后发生缓慢解离，从而延长抑制肿瘤细胞酪氨酸激酶磷酸化的作用。拉帕替尼通过竞争性结合胞内酪氨酸激酶区域的ATP结合位点、抑制自身磷酸化，从而中断来自HER-2和HER1受体的信号转导、阻断下游信号。拉帕替尼在HER1和HER-2过表达的体内外模型中均能抑制肿瘤生长。另外，拉帕替尼还可以抑制下游信号分子比如磷酸化的ERK1/ERK2、

Akt和cyclin D、诱导凋亡及抑制胰岛素样生长因子1受体（insulin-like growth factors 1, IGF-1R）。因为曲妥珠单抗和拉帕替尼的作用通路不同，在不同的 HER-2阳性肿瘤细胞中，拉帕替尼联合曲妥珠单抗产生增强和协同的作用，能 更完整地阻断HER-2信号通路，并且拉帕替尼通过增强HER-2受体表达能强 化曲妥珠单抗介导的ADCC作用。临床前研究证实拉帕替尼对曲妥珠单抗耐 药的细胞株及移植瘤模型均具有抗肿瘤活性，且抗肿瘤作用不受p95HER-2、 IGF1R、PTEN及PI3K/Akt信号通路影响。此外，拉帕替尼作为小分子物质还能 穿过血脑屏障。

根据HER-2原癌基因假说，抑制HER-2激酶功能的治疗对大部分 HER-2驱动的肿瘤应该有效。通过检测临床肿瘤标本证实接受TKIs治疗可以 有效抑制HER-2功能以及信号通路在实际操作上存在很大难度。一项拉帕替 尼的Ⅰ期临床研究在患者治疗前以及治疗时进行肿瘤活检，通过免疫组化检测 肿瘤的EGFR/HER-2的信号抑制情况。尽管这是一项Ⅰ期剂量爬坡研究，起 始剂量可能不能有效抑制靶点，而且涉及不同类型的肿瘤，肿瘤生长是否依赖 HER-2情况不明。该研究数据显示了不同程度的靶点抑制，证实了大部分患 者中存在EGFR和HER-2磷酸化水平下降及MAPK信号的减弱，而Akt信号的 下调在该组数据中并不显著。在另一项Ⅱ期吉非替尼治疗乳腺癌的临床研究 中，同样发现了EGFR磷酸化和MAPK信号的抑制，但是没有影响Akt信号。

四、靶向HER-2的其他治疗手段

1. 靶向HER-2的适应性免疫治疗

HER-2作为肿瘤相关抗原（tumor-associated antigen, TAA），是理想的免疫 治疗靶点。与曲妥珠单抗介导的ADCC被动免疫治疗相比，应用抗HER-2疫 苗介导的主动免疫疗法治疗HER-2阳性复发转移性乳腺癌更具优势。基于蛋 白、多肽、DNA及树突状细胞等研发的抗HER-2疫苗能诱导持久的细胞毒性T 淋巴细胞的杀伤作用，并伴随产生抗体反应。另外，疫苗引起的免疫记忆反应 预期还可以防止肿瘤复发。目前报道较多的抗HER-2疫苗是具有免疫原性的 HER-2衍生物的多肽疫苗，如E75、GP2和AE37。人类白细胞抗原HLA-A2/ HLA-A3限制性的多肽疫苗E75，当和免疫佐剂粒细胞-巨噬细胞集落刺激因子联合使用时,能够产生安全有效的具有多肽特异性的CTL介导的免疫反应,从而减少HLA-A2阳性乳腺癌患者的临床疾病复发。Ⅰ/Ⅱ期临床研究已证实曲妥珠单抗和抗HER-2多肽疫苗联合治疗HER-2阳性的MBC患者的耐受性良好,并能产生更强效持久的免疫反应。

同时靶向HER-2及T细胞CD3抗原的双特异性抗体(bi-specific antibody, bsAbs)可以募集T细胞到肿瘤细胞表面产生强烈的1型辅助T细胞相关的免疫反应。BsAbs也称为双功能抗体或杂交抗体,两价抗体中的Fab段能与不同的配体结合,并识别两种不同抗原。不仅能通过抗肿瘤的Fab段特异性结合肿瘤细胞,还具有激活NK细胞或T细胞作用。因此,双特异性抗体能够同时结合肿瘤细胞的TAAs和免疫效应细胞的表面标记,并重新靶向和激活免疫效应细胞,最终导致肿瘤细胞溶解。Ertumaxomab是一个3重功能性的双特异性抗体,可以靶向HER-2、CD3和IgG Fcγ段受体Ⅰ/Ⅲ。Ertumaxomab通过形成由HER-2阳性肿瘤细胞、CD3阳性T细胞和Fcγ段受体Ⅰ/Ⅲ阳性的免疫细胞组成的3重细胞复合物,导致肿瘤细胞的吞噬作用和持久的抗肿瘤免疫。Ertumaxomab和曲妥珠单抗识别不同的HER-2抗原表位,因此,两者不会竞争性结合HER-2。该类药物在Ⅰ期临床研究中显示了明显的活性,进一步的临床实验正在研究其抗肿瘤作用。

2. 靶向HER-2的寡核苷酸

相比传统的单克隆抗体或小分子抑制剂,在mRNA水平敲除HER-2是更为有效的靶向途径,但迄今还没有相关的治疗技术达到临床应用水平。直接抑制HER-2基因表达的寡核苷酸技术包括小干扰RNA(small interfering RNAs, siRNAs)和反义寡核苷酸(antisense oligonucleotide, ASODN)。

小干扰RNA是长19～25个核苷酸的双链RNA,每个siRNA具有正义链和反义链。siRNA通过RNA干扰机制导致转录后基因沉默。双链siRNA与含Argonauto蛋白的核酶复合物结合形成RNA诱导沉默复合体(RNA-induced silencing complex, RISC)并被激活。反义链与靶mRNA配对结合,然后RISC在距离siRNA 3'端12个碱基的位置将mRNA切断降解,从而阻止靶基因表达。体外实验表明,将siRNA导入HER-2阳性肿瘤细胞,可以下调HER-2蛋白表达,并产生相关生物学效应包括抑制肿瘤细胞增殖并促进凋亡。通过反转录病毒介导的短发夹RNA(short hairpin RNA, shRNA)会导致细胞G_0/G_1期阻滞,增加细胞凋亡，减少增殖，并抑制HER-2过表达的乳腺癌和卵巢癌细胞生长。研究还发现，靶向HER-2的siRNA可以抑制细胞的迁移和侵袭。ASODN通常指经过化学修饰的约15～25个核苷酸的短链核酸，它的碱基顺序排列与特定的靶标RNA序列互补，进入细胞后按照碱基互补配对的原则与靶mRNA形成双链结构，通过各种不同的机制影响靶标基因的表达。ASODN抑制HER-2的表达具有剂量依赖性及序列特异性。ASODN与化疗药物联合处理HER-2过表达的乳腺癌肿瘤细胞可以协同抑制增殖、促进凋亡。采用纳米系统等生物材料同时靶向输送曲妥珠单抗和ASODN能进一步增强抗肿瘤疗效。

第三节　抗血管生成治疗

目前乳腺癌的常用综合治疗肿瘤手段已经取得了很大的进步，从而使患者获得了较高的生存率。然而乳腺癌是一种血管依赖性型疾病，主要死因是局部的复发和转移。实体瘤的生长取决于肿瘤细胞和肿瘤血管内皮细胞，前者以细胞毒药物为主的化学治疗，后者就是抗血管生成治疗。抗血管生成通过抑制新生血管形成，阻断肿瘤的营养和氧气遏制肿瘤的生长和转移，成为乳腺癌治疗的有效手段和方法，为肿瘤治疗带来了广泛的应用前景。

一、肿瘤血管生成与乳腺癌

20世纪70年代初，Folkman首次系统提出肿瘤生长、转移依赖于肿瘤血管生成的理论基础。20世纪90年代Hanahan和Folkman提出血管生成切换的概念，进一步阐明了原发实体肿瘤的增殖和转移过程都依赖于新生血管的生成，并受促血管生成因子和血管生成抑制因子的双重调节。1991年Weidner等最早通过临床模型证实肿瘤新生血管与乳腺癌发生转移的关系认为微血管密度（microvessel density, MVD）和数量将是腋窝淋巴结和远处转移的预测因子。其他学者亦证实高MVD是导管原位癌发生侵袭以及乳腺癌转移的高危因素，往往提示预后不良。此外，高MVD与血管内皮生长因子（vascular endothelial growth factor, VEGF）的表达增加有关。

肿瘤血管生成是一个多因素多步骤,复杂动态连续的过程,涉及多种促血管生长因子及其受体、细胞外基质、多种蛋白水解酶和细胞黏附分子等参与反应。正常合成组织血管的血管生长因子和血管生成抑制因子处于动态平衡中,当这种平衡被打破,促血管生长因子占优势,通过"血管生成开关"转化,大量新生血管形成,为肿瘤的增殖和转移提供有利条件。同样,血管的异常增生与乳腺癌的发生、发展及转移关系密切,并受促血管生长因子和抑制血管生成因子共同调节。包括VEGF、血管内皮生长因子受体(vascular endothelial growth factor receptor, VEGFR)、环氧化酶-2(cyclooxygenase-2, COX-2)、内皮抑素(endostatin, ES)、组织金属蛋白酶抑制剂(tissue inhibitor of metallo proteinase, ITMP)等。

二、乳腺癌抗血管生成的临床应用

抗血管生成通过破坏或抑制肿瘤血管生成的任一环节,最终达到抑制肿瘤生成,已成为临床治疗乳腺癌的关键。根据肿瘤抗血管生成的作用机制和靶点不同,可将抗血管生成药物分为直接作用于肿瘤血管的药物和抑制血管生成因子活化的药物。国内外大量实验研究都证实了肿瘤血管生成因子与乳腺癌的发生、发展及转移密切相关,目前已有30余种血管生成抑制剂进入临床试验。

(一) 针对 VEGF/VEGFR 家族的靶向治疗

VEGF表达于大部分的人类肿瘤细胞,是一种高度特异性的内源性促血管内皮细胞生长因子,而参与血管生成的内皮细胞却表达大量的VEGFR。VEGF通过与VEGFR特异性结合,激活受体酪氨酸激酶,引起一系列的信号转导,最终引起新生血管生成,使肿瘤细胞获得充分的氧气和营养而迅速增殖和远处转移。对于初发乳腺癌患者无论淋巴结与否,肿瘤内表达VEGF都是具有重要意义的不良预后因子。VEGF抑制血管内皮细胞和乳腺癌细胞的凋亡,可导致肿瘤对化疗及内分泌治疗产生耐药。因此,在乳腺癌的治疗中,抗VEGF/VEGFR治疗日益重视。

1. VEGF 单克隆抗体

贝伐单抗(Bevacizumab)是抗VEGF的重组人源化单克隆抗体,通过特异性阻断VEGF的生物学效应，抑制新生血管的形成，减少肿瘤区域氧供、血供和其他营养物质的供应，同时可使存活的肿瘤血管正常化，增强细胞对毒化疗药物的敏感性，是市场潜力巨大的靶向性药物。最具代表意义的是Miller已报道的一项国际多中心开放性随机Ⅲ期临床试验（ECOG 2100）结果，于2008年3月经FDA批准贝伐单抗联合紫杉醇类药物应用于MBC的一线治疗，至今，仍是NCCN乳腺癌指南的标准推荐方案之一。

（1）复发转移性乳腺癌一线治疗：E2100是贝伐单抗治疗乳腺癌的关键性研究，该Ⅲ期研究共入组722例晚期乳腺癌患者。研究结果显示紫杉醇联合贝伐单抗与单药组相比显著延长无进展生存期（progression free survival, PFS），即11.8个月 *vs* 5.9个月（$HR = 0.60$, $P < 0.001$）；同时提高客观缓解率（objective response rate, ORR），为36.9% *vs* 21.2%（$P < 0.001$）。AVADO临床试验以评价多西他赛联合贝伐单抗一线治疗晚期复发性乳腺癌的疗效和安全性。该研究入组736例晚期乳腺癌患者，主要的入选标准为HER-2阴性。该试验随机分为三组：对照组、两个治疗组（贝伐单抗7.5 mg/kg和15 mg/kg）。结果显示，多西他赛与贝伐单抗联合组较单用多西他赛显著提高ORR（分别为46.4%、55.2%和64.1%）和中位PFS（分别为8.1、9.0和10.0个月），不良反应可以耐受。综合E2100和AVADO研究结果，两个实验共同证实了紫杉类药物联合贝伐单抗的疗效与安全性，其显著改善了无进展生存期（PFS），但总生存期（OS）无明显改善。紫杉类化疗联合贝伐单抗的安全性可控，严重血液学不良反应也未较单纯化疗组有明显增加。

除此之外，RIBBON-1研究旨在观察常规多个一线化疗药物或方案联合贝伐单抗治疗MBC的疗效与安全性，其研究结果与E2100、AVADO研究结果相似，这三项临床试验证实贝伐单抗与其他MBC的化疗方案联用的临床效果优于单用化疗方案，并且患者耐受性良好，未发现新的治疗相关不良反应，但是这些临床研究的OS均未得到改善。

（2）转移性乳腺癌二线治疗：RIBBON-2研究是贝伐单抗联合不同化疗方案二线治疗HER-2阴性复发转移性乳腺癌的一项Ⅲ期临床试验。与单纯化疗组相比，化疗加上贝伐单抗治疗组明显延长中位PFS（5.1个月 *vs* 7.2个月，$P = 0.007\ 2$），ORR也有提高趋势（29.6% *vs* 39.5%，$P = 0.019\ 3$），但中位OS差异仍无统计学意义（16.4个月 *vs* 18.0个月，$P = 0.372$）。最常见的3/4级毒性是贝伐单抗引起的高血压(9.0%)和蛋白尿(3.1%),并导致更多的治疗中断(7.2% *vs* 13.3%)。回顾既往的临床研究,贝伐单抗特有的不良反应主要是高血压、蛋白尿、伤口并发症和消化道穿孔等,此外还可能有精神错乱、癫痫发作、脑水肿、器官损伤与衰竭、中风等。但这些不良反应并非乳腺癌所特有,随着肿瘤科医生对药物特性的进一步认识和安全性意识加强,贝伐单抗相关的不良反应会逐步做到可控。

(3)新辅助和辅助化疗:NASBP B-40、GeparQuint和CALGB 40603临床试验显示,HER-2阴性乳腺癌患者在新辅助化疗的基础上加用贝伐单抗可显著提高病理学完全缓解(pathologic complete response, pCR),但是两组间在DFS和OS上均未见明显差异。在辅助治疗临床试验中(BEATRICE),加用贝伐单抗并不能改善患者的预后。鉴于贝伐单抗对患者远期预后的不确定及其伴随的相关的不良反应,目前新辅助或治疗中使用贝伐单抗的依据尚不充分。

(4)贝伐单抗联合其他抗肿瘤药物:贝伐单抗与赫赛汀、EGFRTKIs的联合仍停留在Ⅰ/Ⅱ期临床研究,相关的实验数据对这一治疗模式仍不充分,仍需要进一步扩大深入研究相关机制,明确生物学标志选择优势人群,进一步确定双靶向治疗在乳腺癌临床应用的价值。

贝伐单抗与内分泌治疗的联合也是最近关注的热点,最新的2016年美国ASCO会议公布了GALGB40503研究结果,即"贝伐单抗联合来曲唑"对比来曲唑治疗激素受体阳性转移性乳腺癌的疗效与安全性。这是一项多中心、Ⅲ期临床试验,该研究结果也发表在2016年3月 *Journal of Clinical Oncology* 杂志上。由于激素受体阳性乳腺癌患者容易产生内分泌治疗的耐受,其耐药分子机制存在多样性,尤其是ER与细胞周期或生长因子之间存在信号通路的交互应答,影响激素治疗的敏感性,其中血管生成以及血管生长因子受体的信号通路也显得十分重要。目前,抗VEGFA的贝伐单抗联合化疗已被用于转移性乳腺癌治疗,但关于其联合内分泌治疗的效果目前仍不确定。

共343例患者入组接受治疗,中位年龄58岁,其中来曲唑联合贝伐单抗组173例,来曲唑联合安慰剂组170例。随访39个月的研究结果显示,相对来曲唑联合安慰剂组,来曲唑联合贝伐单抗组患者无进展生存显著延长(20.2个月 *vs* 15.6个月),但是两组间的OS并无差别。

2. VEGFR TKIs

索拉非尼(Sorafenib, BAY43-9006)是第一个被批准应用于临床的多靶点口服TKIs，用于治疗转移性肾透明细胞癌和肝癌的新药。Ⅲ期RESILIENCE试验结果显示，索拉非尼与卡培他滨合用与卡培他滨加安慰剂相比，不能改善晚期乳腺癌患者的PFS。

另外，舒尼替尼（Sunitinib, SU11248）、凡德他尼（Vandetanib, ZD6474）、帕唑帕尼（Pazopanib）和拉帕替尼（Lapatinib）均为口服的小分子TKIs，已获得基础研究数据证实其活性的药物已进入不同阶段的临床试验。尽管目前没有针对VEGFR的分子靶向药物上市，但对抗血管生成治疗肿瘤仍具有很大的发展空间。

（二）抑制血管内皮细胞增殖及促进血管内皮细胞凋亡

以血管内皮细胞为靶点抗肿瘤血管生成具有良好的选择性和药物穿透性。恩度是我国自主研发生产的重组人血管内皮抑制素，通过阻滞VEGF诱导的新生内皮细胞生成和迁移而抑制肿瘤新生血管的形成发挥抗肿瘤作用，主要用于非小细胞肺癌的治疗。临床研究显示，内皮抑制素单独使用或与其他疗法联用，尽管有低毒性、低免疫原性以及低耐药性等优点，但其有效性仍需经过临床试验证实。一项Ⅱ期临床试验研究表明联合组较对照组有效率显著提高，生活质量（QOL）评分和不良反应方面无显著差异（$P > 0.05$）。尚需进一步的临床研究证实恩度对乳腺癌治疗的安全性和有效性。

（三）抑制基膜降解

TIMPs通过抑制细胞外基质的降解抑制血管生成和转移。目前临床开发的大多数TIMPs多为广谱而无选择性。新伐司他（Neovastat）是金属蛋白酶抑制剂中研究较多的一种，是从鲨鱼软骨中提取，在乳腺癌骨转移模型中有抑制骨转移的作用。Ⅲ期临床试验用于乳腺癌的研究显示疗效较好，最长使用时间达18个月，且无明显不良反应。

（四）抑制内皮细胞特异性整合素

整合素αvβ3单克隆抗体LM609（vitaxin）和αvβ3拮抗剂EMD121974，它们能阻断内皮细胞的整合素和细胞外基质结合，抑制细胞间及细胞与基质的黏附，从而阻断内皮细胞的迁移发挥抗血管生成作用，动物研究显示整合素αvβ3

在乳腺癌中高表达与骨髓微转移有显著相关关系，用抗整合素αvβ3制剂可抑制乳腺癌的骨髓微转移，有望成为新的抗肿瘤药物。

（五）非特异性药物

沙利度胺（Thalidomide，反应停）最初开发是用于治疗妊娠呕吐，因致畸作用而被禁用。最新研究还表明，沙利度胺可能是通过环氧化物酶-2（cyclooxygenase 2，COX-2）途径抑制肿瘤增生。一项Ⅱ期临床试验入组了24例经治疗的MBC患者，发现沙利度胺联合卡培他滨并未延长患者PFS和OS，但患者3～4级毒性反应发生率却显著增加。

赛莱昔布（Celecoxib）是第一个用于临床的特异性COX-2抑制剂。COX-2在实体肿瘤中均有高表达，通过抑制肿瘤细胞的COX-2活性和血管形成因子发挥抗肿瘤血管形成作用。Harris等首先报道赛莱昔布能抑制7，12-二甲基苯并蒽诱发的乳腺癌的发生，与对照组相比，乳腺癌的肿瘤数目及体积明显减小。另外，在乳腺癌细胞中，COX-2表达与HER-2和芳香化酶水平有着密切的联系，因此，将昔布类药物与曲妥珠单抗（Trastuzumab）或芳香化酶抑制剂联合的治疗策略值得探索。

（六）中医中药的抗血管生成作用

近年来，某些从中药提取的有效成分显示出较强的抑制肿瘤新生血管作用。部分这些药物已经上市，但其真正的抗肿瘤作用机制还有待研究确定。

1. 参一胶囊

参一胶囊的有效成分为人参皂甙Rg3，实验研究证实Rg3抑制肿瘤组织VEGF的表达从而抑制肿瘤血管内皮细胞的增殖和新生血管的形成，同时能抑制MMP的表达，干扰内皮细胞与细胞外基质的相互作用。有研究观察了参一胶囊在乳腺癌术后辅助化疗中的疗效，结果显示联合组气虚证临床症状均有明显改善，体重和Karnofsky评分均有提高，血液学毒性中白细胞下降明显减轻（$P < 0.05$）。表明参一胶囊可能改善乳腺癌术后化疗中的气虚证临床症状，并且还能提高患者生存质量和减轻化疗不良反应。

2. 康莱特

康莱特（Kanglaite，KLT）注射液是从薏苡仁中提取有效抗癌成分薏苡仁甘油酯而制成的中药注射剂，是一种新型双相广谱的非细胞毒性抗癌药物，在我国已获批准作为抗肿瘤处方药得到临床推广应用。一项77例Ⅰ和Ⅱ期乳腺癌患者随机分成KLT联合新辅助化疗组（$n = 37$）和常规新辅助化疗组（$n = 40$），结果提示KLT注射液与新辅助化疗联合应用增效和减轻化疗不良反应的作用。

3. 其他中药

此外，榄香烯注射液的主要成分β-榄香烯不仅可抑制内皮细胞的血管生成，还可以诱导肿瘤血管内皮细胞的凋亡发挥抗血管生成。贝母苷甲、苦参素、雷公藤红素、去甲斑蝥素、黄连等中药都能阻滞肿瘤血管的形成。中药因其成分复杂，它对肿瘤血管生成的影响机制有可能是多靶点、多层次的。将中药的功效主治与化学治疗相结合，这也是肿瘤靶向治疗发展的新方向。

三、抗血管生成在乳腺癌上应用的局限性及前景

尽管以贝伐单抗为代表的抗血管生成药物在乳腺癌治疗中已经显示出良好的ORR，延长了PFS，其具有靶点单一、发生突变概率小等优点。但长期应用仍可能发生严重不良反应，如有报道指出，在接受过Avastin与化疗药联用者875名中，除常见的不良反应：乏力、疼痛、腹泻、高血压、恶心、呕吐等，严重程度可达3/4级；并有人发生程度为1/2级的高血压以及血栓；个别患者发生可逆性后部脑病综合征（posterior reversible encephalopathy syndrome, PRES）、鼻中隔穿孔、肾病综合征等。贝伐单抗可以延缓肿瘤的生长，但是单纯以PFS作为临床受益评估标准有失偏颇，相反还证明联合用药组不良反应发生率高于单药组，因此FDA于2011年11月撤销贝伐珠单抗联合紫杉醇化疗作为一线治疗HER-2阴性转移性乳腺癌的适应证，但仍然批准用于治疗某些结肠、肺、肾脏及脑部等肿瘤。

在临床前期或临床试验证实了乳腺癌抗血管生成的疗效，但疗效的增加或获益并没有转化为长期生存益处，相关数据不能显示并不明确，肿瘤进展或复发仍不可避免。不同的肿瘤细胞对同一药物可能存在不同的耐药机制，如肿瘤血管内皮细胞突变、替代性促血管生长因子的表达增强、VEGF多态性、间皮细胞增加、血管生成方式多样性、缺氧、药物转运方式等有关。对抗血管生成药物耐药机制的探讨有助于采取针对性的治疗措施来逆转耐药，改善抗血管生成治

疗的整体效果,提高患者的生存率。开发多靶点药物及联合用药可能会逆转或延缓耐药性。

尽管循环中的VEGF水平可能与肿瘤进展或转移相关,准确检测抗血管生成药物的疗效是近期研究的热点,有研究报道通过检测血浆中VEGF水平或其拮抗剂的血药浓度来预测药物疗效。其次,利用功能影像学检查间接检测抗血管生成治疗尚处于研究阶段。

随着乳腺癌抗血管生成机制的深入研究及在临床中的广泛应用,大部分抗生成药物初步取得了令人鼓舞的结果。在最大限度提高疗效的基础上,如何确定药物的最佳生物剂量、筛选出受益人群、治疗反应的评估等,明确可替代的生物标志物预测患者对抗血管生成治疗的疗效。抗血管生成药物联合化放疗、手术、内分泌治疗等方案达到最大的协同作用,有望成为乳腺癌治疗的新手段。

第四节　其他信号通路靶向药物

一、雷帕霉素靶蛋白通路抑制剂

除了HER和TKIs,HER-2下游PI3K/Akt/mTOR通路相关的抑制剂如PI3K抑制剂、PI3K-mTOR抑制剂、mTOR催化位点抑制剂和Akt抑制剂极具临床前景。HER-2在内的HER家族通过PI3K/AKT/mTOR通路促进细胞增殖存活。临床前研究表明PI3K通路抑制剂对于存在PTEN失活或PIK3CA突变的HER-2阳性乳腺癌具有抗增殖和抗肿瘤活性。一系列的PI3K抑制剂正在进行治疗乳腺癌的临床研究,其中依维莫司是目前治疗乳腺癌患者最具临床价值的雷帕霉素靶蛋白(mammaliantarget rapamycin, mTOR)抑制剂,其在内分泌治疗耐药患者中已经显示出显著的疗效。

PI3K-Akt-mTOR信号通路作为细胞内非常重要的信号转导途径,在细胞的生长、存活、增殖、凋亡、血管生成、自吞噬等过程中发挥着极其重要的生物学功能,其通过激活磷脂酰肌醇3-激酶(PI3K)、AKT和mTOR促进肿瘤发展。特别是肾癌、乳腺癌、前列腺癌、肺癌、胰腺癌、肝癌等在内的许多实体肿瘤。哺乳动物mTOR的作用靶点是一种丝氨酸/苏氨酸蛋白激酶，在细胞中广泛表达，是调控蛋白质翻译起始阶段的一种蛋白激酶，与细胞的生长和细胞周期关系十分密切，是一种治疗癌症的靶向目标。多种生长因子和信号转导复合物，包括成纤维细胞生长因子（FGF）、血管内皮生长因子（VEGF）、人生长因子（HGF）和胰岛素都能启始PI3K的激活过程。研究发现乳腺癌激素治疗和抗HER-2靶向治疗的耐药可能与这一信号通路的激活有关，ER通路和生长因子受体通路可以通过与PI3K-AKT的交联激活mTOR，在内分泌耐药的乳腺癌细胞中可观察到PI3K/Akt/mTOR的过度活化，mTOR抑制剂可部分提高肿瘤对激素抑制治疗的敏感性，与激素制剂联合使用时更为明显。由此可见，mTOR抑制剂可能为减少和逆转内分泌治疗耐药开拓出新的思路和途径。

1. BOLERO-2临床试验

BOLERO-2试验是一项多中心、随机Ⅲ期临床试验，首次证实了新型mTOR抑制剂依维莫司与依西美坦联合可延缓激素受体阳性、HER-2阴性晚期乳腺癌的进展。研究共纳入来自24个国家724例（189个中心）非甾体类芳香酶抑制剂耐药的HR+乳腺癌患者，随机接受"依维莫司＋依西美坦"（联合组）和依西美坦单药组（＋安慰剂），分别为485例和239例。允许既往接受过来曲唑或阿那曲唑、他莫昔芬、氟维司群和化疗等治疗，主要终点为无进展生存期（PFS）。中位随访18个月的结果表明，联合治疗组的中位PFS显著高于单药组，分别为11.0个月和4.1个月，PFS延长超过1倍，并显著提高临床获益率（25.5%上升至50.5%）。在安全性方面，"依维莫司＋依西美坦"组不良事件显著增多，但与之前依维莫司相关研究报道基本一致，未见预期外的新不良事件发生。该实验也是首次在大规模Ⅲ期临床研究中证实了mTOR抑制剂依维莫司对内分泌耐药乳腺癌患者的疗效，2012年7月被美国FDA批准依维莫司的上述适应证，即激素受体阳性、HER-2阴性绝经后女性晚期乳腺癌患者。

2. BOLERO-3临床试验

对于HER-2阳性乳腺癌治疗，BOLERO-3是一项旨在评估曲妥珠单抗中添加mTOR抑制剂依维莫司是否能恢复对曲妥珠单抗治疗的敏感性的随机、双盲、安慰剂对照、Ⅲ期临床试验。研究对象为曲妥珠单抗耐药且曾接受紫杉类治疗的HER-2阳性晚期乳腺癌患者，患者被1∶1随机分组，分别给予"依维莫司（5 mg/d）＋曲妥珠单抗（每周2 mg/kg＋长春瑞滨（25 mg/m², 第1、8天）"或

"安慰剂+曲妥珠单抗+长春瑞滨"治疗，3周为1个疗程，根据既往拉帕替尼使用与否进行分层。主要终点指标是意向性治疗人群PFS。2009年10月—2012年5月间共569例患者入组，依维莫司组和安慰剂组分别为284例和285例。中位随访20.2个月。中位PFS分别为7.00个月（95% *CI*：6.74～8.18）和5.78个月（95% *CI*：5.49～6.90），*HR* 0.78（95% *CI*：0.65～0.95，*P* = 0.006 7）。研究结果发表于2014年4月的 *The Lancet* 杂志上，依维莫司组和安慰剂组分别报告117例（42%）及55例（20%）严重不良事件的患者，除了白细胞计数减少、贫血和发热性中性粒细胞减少外，依维莫司组口炎（13%和1%）和疲劳（12%和4%）显著。

二、CDK4/6 抑制剂

周期蛋白依赖性蛋白激酶（cyclin-dependent protein kinases, CDKs）是一组丝氨酸/苏氨酸蛋白激酶，和周期蛋白cyclin协同作用，是细胞周期调控中的重要因子。CDK4/6-Cyclin D主要调控细胞周期从G_1期进入到S期的过程。乳腺癌细胞中，常见细胞周期G_1/S节点发生失调，在芳香化酶抑制耐药的乳腺癌体外模型中，CDK4/6抑制并减少了细胞增殖，并且，ER的启动依赖CDK4/E2F蛋白的转录。Palbociclib（PD-0332991）是辉瑞公司研发的一种口服选择性CDK4/6抑制剂，在一项晚期乳腺癌一线治疗Ⅱ期临床研究（PALOMA-1）显示，与来曲唑（letrozole）标准治疗组相比，Palbociclib与来曲唑联合组主要研究终点为PFS显著延长，20.2个月 *vs* 10.2个月，*P* = 0.000 4）。但次要终点OS差异无统计学意义。2013年4月，美国FDA授予Palbociclib治疗晚期或转移性ER阳性/HER-2阴性乳腺癌。其多中心、随机、双盲Ⅲ期临床研究PALOMA-2已经在2016年美国ASCO会议上报告，证实了晚期或转移性ER阳性/HER-2阴性乳腺癌一线治疗选择"Palbociclib联合来曲唑"的疗效与安全性。

三、HDAC 抑制剂

HDAC抑制剂（HDACi）是新型临床抗肿瘤药物，这类药物能够抑制HDAC的基因表达并诱导细胞凋亡从而达到控制肿瘤生长的作用。恩替诺特

（Entinostat）是一种口服、合成的苯甲酰胺衍生物类组蛋白去乙酰化酶（HDAC）抑制剂，用于晚期乳腺癌治疗的Ⅲ期临床研究仍在进行中。恩替诺特是第一个在绝经后激素受体阳性晚期乳腺癌随机、双盲、安慰剂对照Ⅱ期临床研究中得到阳性结果的HDAC抑制剂，该研究中，恩替诺特与依西美坦联合使用治疗绝经后激素受体阳性局部复发或转移性乳腺癌患者，结果PFS和OS均有显著延长，PFS为4.3个月 *vs* 2.3个月（*HR* = 0.73；95% *CI*：0.50～1.07；单侧 *P* = 0.055；双侧 *P* = 0.11），而OS为探索性研究终点，分别为28.1个月和19.8个月，*HR* = 0.59（95% *CI*：0.36～0.97，*P* = 0.036）。最常见不良反应为3/4级乏力和中性粒细胞减少症。研究结果发表在2013年6月的 *Journal of Clinical Oncology* 期刊上。该药物由美国Syndax制药研发，国内将由亿腾医药独家研发、生产和销售。

四、PI3K抑制剂

PI3K-Akt-mTOR信号通路作为细胞内非常重要的信号转导途径，该通路中有多个关键性信号蛋白的基因突变或异常表达与内分泌治疗失效或耐药，除了mTOR之外，PIK3CA突变被认为是激素受体阳性的乳腺癌抗雌激素治疗耐药的另一个重要相关因素。主要是编码PI3K亚基p110a的基因发生突变。BKM120是口服可逆性PI3K亚型1抑制剂，其在单独应用或联合内分泌治疗中都表现出对乳腺癌的生长抑制活性。在2012年美国ASCO大会公布了一项ⅠB期临床试验结果，绝经后ER阳性转移性乳腺癌患者选择"来曲唑和pan-PI3K抑制剂BKM120"治疗，本研究分为A和B两组，分别为依据BKM120持续使用（100 mg/d）和间断使用（100 mg/d，连续5 d，休息2 d）。治疗持续至患者疾病进展或药物治疗无法耐受，每2个月评价疗效。该研究共纳入51例受试者，平均年龄56岁，其中49例出现疾病进展，95%出现骨转移，70%出现内脏转移，高血压、恶心、腹泻、疲劳和ALT升高是主要的不良反应，A组患者50%在治疗2周后即发现SUV峰值降低，而经PET-CT检测评估治疗后SUVS代谢没有降低者较快出现疾病进展，3例患者检测到PI3K突变，其中1例患者治疗时间1年以上，并保持疾病稳定状态。

＊ 考 文 献

［ 1 ］ Cho HS, Mason K, Ramyar KX, et al. Structure of theextracellular region of HER-2 alone and in complex with the Herceptin Fab［ J ］. Nature, 2003, 421(6924): 756-760.

［ 2 ］ Egeblad M, Mortensen OH, Jaattela M. Truncated ErbB2 receptor enhances ErbB1 signaling andinduces reversible, ERK-independent loss of epithelial morphology［ J ］. Int J Cancer, 2001, 94(2): 185-191.

［ 3 ］ Liu PC, Liu X, Li Y, et al. Identification of ADAM10 as a majorsource of HER-2 ectodomain sheddase activity in HER-2 overexpressing breast cancer cells［ J ］. CancerBiol Ther, 2006, 5(6): 657-664.

［ 4 ］ Molina MA, Codony-Servat J, Albanell J, et al. Trastuzumab (herceptin), ahumanized anti-Her2 receptor monoclonal antibody, inhibits basal and activated Her2 ectodomaincleavage in breast cancer cells［ J ］. Cancer Res, 2001, 61(12): 4744-4749.

［ 5 ］ Yakes FM, Chinratanalab W, Ritter CA, et al. Herceptin-induced inhibition of phosphatidylinositol-3 kinase and Akt Is required for antibody-mediated effects on p27, cyclin D1, and antitumor action［ J ］. Cancer Res, 2002, 62(14): 4132-4141.

［ 6 ］ Ram TG, Schelling ME, Hosick HL et al. Blocking HER-2/HER-3 function with a dominant negative form of HER-3 in cells stimulated by heregulin and in breast cancer cells with HER-2 gene amplification［ J ］. Cell Growth Differ, 2000, 11(3): 173-183.

［ 7 ］ Lee-Hoeflich ST, Crocker L, Yao E, et al. A central role for HER3 in HER-2-amplified breast cancer: implications for targeted therapy［ J ］. Cancer Res, 2008, 68(14): 5878-5887.

［ 8 ］ Nagata Y, Lan KH, Zhou X, et al. PTEN activation contributes to tumor inhibition by trastuzumab, and loss of PTEN predicts trastuzumab resistance in patients［ J ］. Cancer Cell, 2004, 6(2): 117-127.

［ 9 ］ Fujita T, Doihara H, Kawasaki K, et al. PTEN activity could be a predictive marker of trastuzumab efficacy in the treatment of ErbB2-overexpressing breast cancer［ J ］. Br J Cancer, 2006, 94(2): 247-252.

［ 10 ］ Yang W, Klos K, Yang Y, et al. ErbB2 overexpression correlates with increased expression of vascular endothelial growth factors A, C, and D in human breast carcinoma［ J ］. Cancer, 2002, 94(11): 2855-2861.

［ 11 ］ Clynes RA, Towers TL, Presta LG, et al. Inhibitory Fc receptors modulate in vivo cytoxicityagainst tumor targets［ J ］. Nat Med, 2000, 6(4): 443-446.

［ 12 ］ Arnould L, Gelly M, Penault-Llorca F, et al. Trastuzumab-basedtreatment of HER-2-positive breast cancer: an antibody-dependent cellular cytotoxicity mechanism?［ J ］

Br J Cancer, 2006, 94(2): 259−267.

[13] Gennari R, Menard S, Fagnoni F, et al. Pilot study of the mechanism of action of preoperative trastuzumab in patients with primary operable breast tumors overexpressing HER−2[J]. Clin Cancer Res, 2004, 10(17): 5650−5655.

[14] Franklin MC, Carey KD, Vajdos FF, et al. Insights into ErbB signaling[J]. Cancer Cell, 2004, 5(4): 317−328.

[15] Brockhoff G, Heckel B, Schmidt-Bruecken E, et al. Differential impact of Cetuximab, Pertuzumab and Trastuzumab on BT474 and SK−BR−3 breast cancer cell proliferation [J]. Cell Prolif, 2007, 40(4): 488−507.

[16] Lewis Phillips GD, Li G, Dugger DL, et al. Targeting HER−2−positive breast cancer with trastuzumab−DM1, an antibodycytotoxic drug conjugate[J]. Cancer Res, 2008, 68(22): 9280−9290.

[17] Junttila TT, Li G, Parsons K, et al. Trastuzumab−DM1 (T−DM1) retains all the mechanisms of action of trastuzumab and efficiently inhibits growth of lapatinib insensitive breast cancer[J]. Breast Cancer Res Treat, 2011, 128(2): 347−356.

[18] Moasser MM, Basso A, Averbuch SD, et al. The tyrosine kinase inhibitor ZD1839 ("Iressa") inhibits HER−2−driven signaling and suppresses the growth of HER−2−overexpressing tumor cells[J]. Cancer Res, 2001, 61(19): 7184−7188.

[19] Wood ER, Truesdale AT, McDonald OB, et al. A unique structure for epidermal growth factor receptor bound to GW572016(Lapatinib): relationships among protein conformation, inhibitor off-rate, and receptor activity intumor cells[J]. Cancer Res, 2004, 64(18): 6652−6659.

[20] O'Brien NA, Browne BC, Chow L, et al. Activated phosphoinositide 3−kinase/AKT signaling confers resistance to trastuzumab but not lapatinib[J]. Mol Cancer Ther, 2010, 9(6): 1489−1502.

[21] Xia W, Liu LH, Ho P, et al. Truncated ErbB2 receptor (p95ErbB2) is regulated by heregulin through heterodimer formation with ErbB3 yet remains sensitive to the dual EGFR/ErbB2 kinase inhibitor GW572016[J]. Oncogene, 2004, 23(3): 646−653.

[22] Folkman J. Tumor angiogenesis is therapeutic implications[J]. N Engl J Med, 1971, 285: 1182 −1186.

[23] Hanahan D, Folkman J. Patterns and emerging mechanisms of the angiogenic switch during tumorigenesis[J]. Cell, 1996, 86(3): 353−364.

[24] Weidner N, Semple JP, Welch WR, et al. Tumor angiogenesis and metastasis-correlation in invasive breast carcinoma[J]. New Engl J Med, 1991, 324: 1−8.

[25] Guidi AJ, Schnitt SJ, Fischer L, et al. Vascular permeability factor(vascular endothelial growth factor)expression and angiogenesis in patients with ductal carcinoma in situ of

the breast[J]. Cancer, 1997, 80: 1945-1953.

[26] Weidner N, Folkman J, Pozza F, et al. Tumor angiogenesis a new signficant and indepengent prognostic indicator in early-stage breast carcinoma[J]. J Nat Cancer Inst, 1992, 84: 1875-1887.

[27] Giovannini M, Aldrighetti D, Zucchinelli P, et al. Antiangiogenic strategies in breast cancer management[J]. Crit Rev Oncol Hematol, 2010, 76(1): 13-35.

[28] Kiselyov A, Balakin KV, Tkachenko SE, et al. VEGF/VEGFR signallingas a target for inhibiting angiogenesis[J]. Expert Opin Investig Drugs, 2007, 16(1): 83-107.

[29] Miller K, Wang M, Gralow J, et al. Paclitaxel plus bevacizumab versus paclitaxel alone for metastatic breast cancer[J]. New Eng J Med, 2007, 357: 2666-2676.

[30] Miles D, Chan A, Romieu G, et al. Randomized, doubled-blind, placebo-controlled, phase Ⅲ study of bevacizumab with docetaxel or docetaxel with placebo as first-line therapy for patients with locally recurrent or metastatic breast cancer(mBC): AVADO [J]. J Clin Oncol, 2008, 26(15 Suppl): aLB1011.

[31] Robert NJ, Dieras V, Glaspy J, et al. RIBBON-1: randomized, double-blind, placebo-controlled, phase Ⅲ trial of chemotherapy with or without bevacizumab for first-line treatment of human epidermal growth factor receptor 2-negative, locally recurrent or metastatic breast cancer[J]. J Clin Oncol, 2011, 29(10): 1252-1260.

[32] Brufsky AM, Hurvitz S, Pere E, et al. RIBBON-2: a randomized, double-blind, placebo-controlled, phase Ⅲ trial evaluating the efficacy and safety of bevacizumab in combination with chemotherapy for second-line treatment of human epidermal growth factor receptor 2-negative metastatic breast cancer[J]. J Clin Oncol, 2011, 29(32): 4286-4293.

[33] Bear HD, Tang G, Rastogi P, et al. Neoadjuvant plus adjuvant bevacizumab in early breast cancer (NSABP B-40[NRG Oncology]): secondary outcomes of a phase 3, randomised controlled trial[J]. Lancet Oncol, 2015, 16(9): 1037-1048.

[34] Hein A, Lambrechts D, von Minckwitz G. Genetic variants in VEGF pathway genes in neoadjuvant breast cancer patients receiving bevacizumab: Results from the randomized phase Ⅲ GeparQuinto study[J]. Int J Cancer, 2015, 137(12): 2981-2988.

[35] Martin M, Makhson A, Gligorov J, et al. Phase Ⅱ study of bevacizumab in combination with trastuzumab and capecitabine as first-line treatment for HER-2-positive locally recurrent or metastatic breast cancer[J]. Oncologist, 2012, 17(4): 469-475.

[36] Rudge JS, Holash J, Hylton D, et al. VEGF Trap complex formation measure production rates of VEGF, providing a biomarker for predicting efficacious angiogenic blockade [J]. Proc Natl Acad Sci USA, 2007, 104(47): 18363-18370.

[37] Heng DY, Kollmannsberger C. Sunitinib[J]. Recent Results Cancer Res, 2010, 184: 71-82.

［38］Michalis VK, Stergios M. The use of endostar in the treatment of solid tumors［J］. Expert Opin Biol Ther, 2009, 9(5): 641-648.

［39］高勇, 王杰军, 许青, 等. 人参皂苷Rg3抑制肿瘤新生血管形成的研究［J］. 第二军医大学学报, 2001, 22(1): 40-42.

［40］甘霖霖, 于镜泊. 康莱特注射液在乳腺癌新辅助化疗中的作用［J］. 肿瘤, 2009, 29(3): 283-285.

［41］Shojaei F. Anti-angiogenesis therapy in cancer: current challenges and future perspectives［J］. Cancer Lett, 2012, 320(2): 130-137.

［42］刘淑英, 王晓稼. 贝伐单抗在肿瘤治疗中相关毒副反应［J］. 肿瘤学杂志, 2009, 15(12): 1133-1135.

［43］Conti RM, Dusetzina SB, Herbert AC, et al. The impact of emerging safety and effectiveness evidence on the use of physician-administered drugs: the case of bevacizumab for breast cancer［J］. Med Care, 2013, 51(7): 622-627.

［44］Miles DW. Bevacizumab in breast cancer: fundamental questions remain［J］. Lancet Oncol, 2013, 14(2): 99-101.

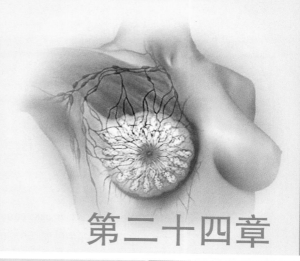

第二十四章

三阴性乳腺癌的
潜在靶点

龚成成　王碧芸

　　乳腺癌是一类在形态学、分子生物学、临床表现以及治疗反应性上具有高度异质性的疾病。三阴性乳腺癌(TNBC)是其中一种特殊亚型,占所有乳腺癌的12%～17%,表现为雌激素受体(ER)、孕激素受体(PgR)及人表皮生长因子受体-2(HER-2)均为阴性。对TNBC新的治疗靶点的寻找从未停止,基因检测初步揭示,与非TNBC相比,TNBC的表皮生长因子受体(EGFR)、血管表皮生长因子(VEGF)、p53等均高表达,具有成纤维细胞生长因子受体(FGFRs)的扩增与PTEN的丢失等分子特征。这些在调节细胞生长发育信号通路上具有关键作用的分子在TNBC中的表达异常或缺失提示其可能成为TNBC新的治疗靶点。根据TNBC分子亚型指导个体化治疗为TNBC未来的发展方向,本章将对TNBC靶向治疗领域的相关研究进行回顾,对其潜在治疗靶点的研究进展进行综述。

作者单位:200032　上海,复旦大学附属肿瘤医院
通信作者:王碧芸,Email: pro_wangbiyun@163.com

第一节 概 述

三阴性乳腺癌（triple negative breast cancer, TNBC）在非洲裔美国人、绝经前年轻女性及 BRCA1 基因突变的患者中发病率更高，且细胞分化差、有高度侵袭性，远处转移风险高，更倾向于内脏转移，有研究显示复发转移性 TNBC 中位生存期仅 13 个月，5 年生存率不到 30%。

内分泌治疗与抗 HER-2 分子靶向治疗改变了激素受体阳性与 HER-2 阳性乳腺癌的治疗格局，显著改善了患者预后。由于 TNBC 缺乏相应治疗的靶点，化疗目前仍为 TNBC 患者主要的全身治疗手段。大部分接受化疗的患者面临着毒性难以耐受与治疗后疾病进展的难题，而且转移性乳腺癌在经过几线治疗后，化疗的有效率愈发低下。TNBC 的治疗成为临床医师的困境。

对 TNBC 新的治疗靶点的寻找从未停止，研究者们通过基因检测初步揭示，与非 TNBC 相比，TNBC 的表皮生长因子受体（epidermal growth factor receptor, EGFR）（20%）、血管表皮生长因子（vascular endothelial growth factor, VEGF）（34%）、p53（>10%）等均高表达，具有成纤维细胞生长因子受体（fibroblast growth factor receptors, FGFRs）的扩增（10%）与 PTEN 的丢失（34%）等分子特征。这些在调节细胞生长发育信号通路上具有关键作用的分子在 TNBC 中的表达异常或缺失提示其可能成为 TNBC 新的治疗靶点。

大量临床前及临床研究探索了针对 VEGF、EGFR、FGFR 等靶点的药物在 TNBC 中的疗效与安全性。探索过程中遭遇的最大瓶颈即为 TNBC 的异质性，加深对 TNBC 分子特征的理解，是寻求 TNBC 治疗突破的重要前提。

TNBC 是基于免疫组化染色检测结果作出的临床诊断，而基底样（basal-like）乳腺癌为通过基因芯片技术根据基因表达特征而定义的一种分子亚型。两者有一定的重叠性，但并不等同。基于 PAM50 基因分型，约 80% 的 TNBC 为基底样乳腺癌。Lehmann 等利用 mRNA 表达谱的聚类分析将 TNBC 分为 6 个亚型：基底样型（basal-like 1, BL1）、基底样 2 型（basal-like 2, BL2）、间充质型（mesenchymal, M）、间充质干细胞型（mesenchymal stem-like, MSL）、免疫调节型（immunomodulatory,

IM）与 Luminal 雄激素受体（luminal androgen receptor, LAR）阳性型，进一步加深了我们对于 TNBC 异质性的认识。而 TNBC 的异质性意味着个体化治疗的必要性。研究者进一步检测了 TNBC 细胞系中的驱动信号通路，试图寻找到可能的治疗靶点。结果显示 BL1 型 TNBC 高表达 DNA 损伤反应基因，对顺铂的疗效更好；M 型对 PI3K/mTOR 抑制剂更为敏感，对非选择性 Src 抑制剂达沙替尼也具有较好的疗效；LAR 阳性型表达 AR，对于 LAR 阻断剂及 PI3K 抑制剂治疗敏感。

为了进一步探索 TNBC 分子亚型与临床疗效之间的关系，Masuda 等对于 130 例经新辅助治疗的 TNBC 患者进行回顾性分析，结果显示 TNBC 分子分型与新辅助治疗病理完全缓解（pathological complete remission, pCR）状态密切相关（$P = 0.044$），其中 BL1 型 pCR 率最高（52%），BL2 型及 LAR 型则最低（分别为 0 与 10%）。TNBC 分子分型为 pCR 的独立预测因子（$P = 0.022$）。

第二节　抗血管生成药物

新生血管形成的异常在肿瘤的恶性转化、侵袭和转移中具有重要作用。血管生成的整个过程需要血管表皮生长因子（vascular endothelial growth factor, VEGF），血管表皮生长因子受体（（vascular endothelial growth factor recepetor, VEGF）VEGFR）以及血管表皮生长因子拮抗因子的参与。VEGF 家族包括多种血管生成促进剂如 VEGF-A、B、C、D 等，VEGF-A 是调节肿瘤血管生成、内皮增生、渗透性的重要因子，与其受体 VEGFR-1 和 VEGFR-2 有着高度亲和力。既往研究结果显示乳腺癌患者中的 VEGF 水平显著升高，且 VEGF 的高表达与乳腺癌不良预后密切相关，而 VEGF 抑制剂具有良好的抗肿瘤作用。此外，基础研究结果显示 TNBC 肿瘤细胞中 VEGF 的表达明显高于非 TNBC 细胞。以上前期研究结果提示，抗血管生成药物可能为 TNBC 新的治疗选择。

一、抗 VEGF 单克隆抗体

（一）贝伐珠单抗（Bevacizumab）

贝伐珠单抗是一种针对 VEGF-A 的人源化单克隆抗体，通过竞争性结合阻断VEGF介导的生物活性,抑制血管内皮细胞的有丝分裂,减少肿瘤组织内新生血管的形成,从而达到抗肿瘤的作用。作为TNBC最早探索的靶向治疗之一,贝伐珠单抗具有强大的临床数据。

1. 晚期TNBC

晚期TNBC的治疗以化疗为主,有效率为30%～50%,此类患者中位生存时间仅为1年左右。目前针对晚期TNBC临床试验较少,此类临床研究大多在HER-2阴性乳腺癌患者中进行,其中包括TNBC亚组。代表性Ⅲ期临床试验为E2100研究、AVADO研究和RIBBON-1研究。

(1)E2100研究:该研究探索了一线紫杉醇联合贝伐珠单抗治疗转移性乳腺癌的安全性和有效性。结果显示联合组无疾病进展期(progression-free survival, PFS)显著优于对照组(11.8个月 vs 5.9个月, $HR=0.60$, $P<0.001$)。然而两组间总生存期(overall survival, OS)无明显差异。亚组分析显示,在TNBC亚组中贝伐珠单抗的加入可以将中位PFS由5.3个月延长至10.6个月($HR=0.49$, 95% CI: 0.34～0.70);中位OS从16.3个月延长至20.5个月($HR=0.89$, 95% CI: 0.66～1.19)。

(2)AVADO研究:该研究纳入736例HER-2阴性患者在接受一线多西他赛(100 mg/m^2)治疗的基础上加入贝伐珠单抗(BEV: 7.5 mg/kg或15 mg/kg)。结果显示,BEV(15 mg/kg)联合组中位PFS显著优于对照组(10.1个月 vs 8.2个月, $HR=0.77$, $P=0.006$),且在TNBC亚组中效果更为明显;而7.5 mg/kg贝伐珠单抗剂量组则与安慰剂组疗效无显著差异。

(3)RIBBON-1研究:该研究探索了在一线化疗方案(紫杉类、卡培他滨、蒽环类)中加入贝伐珠单抗的疗效与安全性。其主要研究终点为PFS,结果显示联合组疗效均优于对照组(卡培他滨: 8.6个月 vs 5.7个月; $HR=0.69$, 95% CI: 0.56～0.84, $P<0.001$;以蒽环或紫杉类为基础方案组9.2个月 vs 8.0个月; $HR=0.64$, 95% CI: 0.52～0.80, $P<0.001$);但两组OS无明显差异。TNBC亚组中($n=279$),在卡培他滨基础上加入贝伐珠单抗可将PFS由4.2个月延长至6.1个月($HR=0.72$, 95% CI: 0.79～1.06),而在蒽环/紫杉类为基础的化疗方案中加入贝伐珠单抗却没有明显的作用(8.2个月 vs 14.5个月; $HR=0.78$, 95% CI: 0.53～1.15)。

以上三项研究采用的贝伐珠单抗剂量与联用的化疗方案均不尽相同。E2100

研究采用单周紫杉醇方案，AVADO研究为3周多西他赛方案，RIBBON-1研究采用化疗方案为单药卡培他滨组与以紫杉或蒽环类为基础方案。在E2100和RIBBON-1研究中贝伐珠单抗剂量分别为第1、15天10 mg/kg和每3周15 mg/kg，而在AVADO研究中则采用了2个剂量组（分别为每3周7.5 mg/kg和15 mg/kg）。另外在AVADO和RIBBON-1研究中，两组患者均可在疾病进展后将贝伐珠单抗作为二线治疗继续使用，而E2100研究则不允许继续使用贝伐珠单抗。针对E2100、AVADO、RIBBON-1三项研究的一项荟萃分析对其中621例TNBC进行亚组分析，结果显示在化疗中加入贝伐珠单抗可提高19%的客观有效率（objective response rate, ORR）（42% vs 23%；$P < 0.000\ 1$）、将PFS延长2.7个月（8.1个月 vs 5.4个月，$HR = 0.63$，95% CI：$0.52 \sim 0.76$，$P < 0.000\ 1$）、将OS延长1.3个月（18.9个月 vs 17.5个月），但OS差异无统计学意义（$P = 0.673\ 2$）。结合不良反应和成本效益的考量，FDA目前未批准贝伐珠单抗在乳腺癌的适应证。但是NCCN指南中仍保留其与化疗的联合治疗的推荐。

　　关于贝伐珠单抗与何种药物联用效果最佳目前尚不明确。研究者们进一步探索了与贝伐珠单抗联用最理想的药物。TURANDOT研究比较了卡培他滨与紫杉醇，试图验证一线接受贝伐珠单抗联合卡培他滨（BEV-CAP）治疗的患者在OS方面不劣于贝伐珠单抗联合紫杉醇（BEV-PAC）治疗。该试验共入组564例患者，其中TNBC患者130例（23%）。2014年公布的初步结果显示在总体ORR（44% vs 27%，$P < 0.000\ 1$）与PFS（11个月 vs 8.1个月，$P = 0.005\ 2$）方面，紫杉醇组均优于卡培他滨组。但在2015年欧洲癌症大会（European Cancer Congress, ECC）公布的最终OS结果显示BEV-PAC组69%患者死亡、中位OS为30.2个月，BEV-CAP组76%患者死亡、中位OS为26.1个月，分层HR为1.02（$P = 0.007$），达到该研究设定的非劣效性界值，显示在主要研究终点OS的比较上，BEV-CAP不劣于BEV-PAC。但该研究分层分析与非分层分析结果存在矛盾，提示在某些亚组中贝伐珠单抗联合紫杉醇方案仍优于卡培他滨组，接下来研究者将进一步对该结果的不一致性进行分析。

　　另一项Ⅲ期临床试验（TABEA研究）则探索了在贝伐珠单抗联合紫杉类方案基础上加用卡培他滨在一线治疗转移性乳腺癌的疗效。该研究第一次期中分析结果即显示三药联用不仅不能带来PFS获益，还显著增加了严重不良事件的发生率。因此该项临床试验被提前终止（NCT01200212）。

大型开放性临床试验ATHENA研究评估了贝伐珠单抗联合紫杉类化疗在2 251例乳腺癌患者转移后一线治疗中的疗效与安全性。在TNBC亚组中（$n = 585$），贝伐珠单抗有效率（response rate, RR）为49%，其中10%完全缓解（complete response, CR），至疾病进展时间（time to progression, TTP）为7.2个月（95% CI：6.6～7.8），中位OS为18.3个月（95% CI：16.4～19.7）。再次证实了贝伐珠单抗联合化疗在转移性TNBC一线治疗中的疗效。

贝伐珠单抗在TNBC转移后二线治疗中的疗效也在多项临床试验中得到了探索。RIBBON-2研究是一项随机、双盲、对照的Ⅲ期临床试验，研究了在一线化疗进展且既往未接受过贝伐珠单抗治疗的HER-2阴性乳腺癌患者中，在标准化疗基础上联合贝伐珠单抗的疗效。化疗方案包括卡培他滨、吉西他滨、长春瑞滨与紫杉类。684例患者按照2︰1随机至试验组与对照组。结果提示贝伐珠单抗组的加入将患者中位PFS从5.1个月延长至7.2个月（$HR = 0.78$，95% CI：0.64～0.93，$P = 0.007\,2$），两组OS依然没有统计学差异。对其中159例TNBC患者进行亚组分析显示贝伐珠单抗的加入能显著延长患者PFS（6.0个月 vs 2.7个月，$HR = 0.49$；95% CI：0.33～0.74，$P = 0.000\,6$）与ORR（41% vs 18%，$P = 0.007\,8$）。但介于样本量较小、随访数据尚不成熟，OS仅展现出延长趋势，尚无统计学意义（17.9个月 vs 12.6个月，$HR = 0.624$，95% CI：0.39～1.007，$P = 0.053\,4$）。

不同于RIBBON-2研究，TANIA研究的目标人群为一线贝伐珠单抗联合化疗治疗后进展的局部晚期或转移性HER-2阴性乳腺癌患者，且一线使用贝伐珠单抗12周以上。来自12个国家118个中心的494例患者（TNBC患者106例）按1︰1随机接受二线单药化疗或化疗联合贝伐珠单抗治疗。中位随访15.9个月，结果显示贝伐珠单抗联合化疗组中位PFS为6.3个月，化疗组为4.2个月，差异具有统计学意义（$HR = 0.75$，95% CI：0.61～0.93，$P = 0.006\,8$），且与RIBBON-2结果非常接近，提示无论既往是否接受过贝伐珠单抗治疗，均仍能从贝伐珠单抗的加入中获益。在TNBC亚组中，贝伐珠单抗同样展现了良好的疗效（4.9个月 vs 2.1个月）。该研究认为持续给予抗VEGF治疗可以让HER-2阴性患者继续获益。但该研究中ORR明显低于RIBBBON-2（TANIA：21% vs 17%；RIBBON-2：41% vs 18%），一种可能的原因为该试验仅10%患者联合紫杉类化疗方案，RIBBON-2中该比例为45%。

复旦大学附属肿瘤医院进行的一项Ⅱ期单臂临床试验则探索了在至少一

线化疗治疗失败的转移性HER-2阴性乳腺癌中贝伐珠单抗联合FOLFOX6方案的疗效与安全性。结果显示该方案在经多线治疗患者中有效率仍高达50%，中位PFS为6.8个月，展现出了良好的疗效与耐受性，提示贝伐珠单抗在经多线治疗的转移性HER-2阴性乳腺癌患者中仍具有一定疗效。

综上所述，对于晚期TNBC，无论是一线、二线还是多线治疗使用贝伐珠单抗的患者均能获益，提示持续血管抑制可以提高晚期乳腺癌患者PFS，但目前仍未观察到OS的获益。

2. TNBC的新辅助治疗

（1）GeparQuinto研究：该研究旨在探索在早期HER-2阴性乳腺癌新辅助治疗加入贝伐珠单抗的疗效及安全性。该研究入组的1 948例HER-2阴性患者（其中678例为TNBC），接受EC-T（多西他赛）方案治疗，按是否加入贝伐珠单抗随机分为试验组及对照组，主要研究终点为pCR（ypT0 ypN0）。结果显示在新辅助治疗中加入贝伐珠单抗能显著提高TNBC患者pCR率（39.3% vs 27.9%，$P=0.003$）。多因素分析发现贝伐珠单抗为pCR率独立的保护性预测因素。但两组间无病生存期（disease free survival, DFS）与OS均未见明显差异。研究者进一步对于461例TNBC患者进行了BRCA1/2的基因检测，显示试验组和对照组携带BRCA1/2基因突变的患者分别为35例和47例。2015年SABCS上公布的结果显示，接受贝伐珠单抗治疗的BRCA基因突变携带者pCR达到65.7%，显著高于未接受贝伐珠单抗治疗的突变者（38.3%），组内差异显著（$P=0.025$），也显著高于接受贝伐珠单抗治疗的BRCA野生型患者（35.8%）。提示BRCA基因突变的状态同样可以影响不含铂类治疗方案的疗效。但是作为DFS的替代指标，pCR率的提高却并没有进一步带来这部分人群在DFS和OS上的生存获益，可能与样本含量较少有关。

基础研究和临床研究均已证实TNBC对于铂类的敏感性，研究者们进而探索了贝伐珠单抗和铂类药物联合作为TNBC新辅助治疗方案的疗效与安全性。

（2）GBG66研究：该研究是一项随机、对照的Ⅱ期临床试验，研究目的为探讨TNBC与HER-2阳性乳腺癌中联合卡铂作为新辅助治疗的疗效，基础化疗方案为每周紫杉醇联合阿霉素，TNBC患者同时接受贝伐珠单抗治疗。即其中315例TNBC患者在化疗、贝伐珠单抗治疗基础上随机接受或不接受卡铂治疗。结果显示贝伐珠单抗联合化疗的pCR为36.9%，进一步加用卡铂后 pCR达到 53.2%（$P = 0.005$）。

（3）CALGB 40603 研究：该研究探讨了在每周紫杉醇序贯剂量密集阿霉素联合环磷酰胺方案中分别或者联合加入贝伐珠单抗或卡铂在 TNBC 中的疗效，纳入 Ⅱ～Ⅲ 期 TNBC 患者 443 例。结果显示贝伐珠单抗的加入能显著提高 TNBC 患者 pCR（ypT0）率（59% vs 48%，$P = 0.008\ 9$），与 Gepar Quinto 试验结论一致。试验还观察到接受贝伐珠单抗与卡铂联合治疗组的 pCR 率最高（67%），但分析显示两药之间没有协同作用（$P = 0.52$）。最新公布的生存数据显示，两组的 3 年无事件生存率与 OS 无统计学差异（75.5% vs 72.9%，$P = 0.25$；85.5% vs 80.9%，$P = 0.23$）。

（4）大型 Ⅲ 期临床试验 NSABPB-40 研究：该研究探索了在标准新辅助治疗基础上加入卡培他滨或吉西他滨，同时联合或不联合贝伐珠单抗治疗的疗效。该研究采用了 3×2 的实验设计，1 206 例早期 HER-2 阴性乳腺癌患者随机分为 6 组，其中 3 组在新辅助化疗同时接受贝伐珠单抗治疗。结果显示：贝伐珠单抗的加入能显著提高 HER-2 阴性患者 pCR（ypT0）率（34.5% vs 28.2%，$P = 0.02$），但不同于其他研究结果，该研究亚组分析显示在 ER 阳性患者差异最显著（23.2% vs 15.1%；$P = 0.007$），在 TNBC 中则没有意义（51.5% vs 47.1%，$P = 0.34$）。对此一种可能解释为该试验入组的 TNBC 患者数目较少，样本量不足。该研究最近公布的生存数据首次证实了贝伐珠单抗的加入可以显著延长 HER-2 阴性患者的 OS（$HR = 0.65$，95% CI：0.49～0.88，$P = 0.004$）。不同于其他临床试验，该研究随机至贝伐珠单抗组的患者，除了在 6 周期新辅助化疗中联合贝伐珠单抗治疗外，术后继续贝伐珠单抗辅助治疗 10 周期，为贝伐珠单抗在 TNBC 中提供了新的治疗模式。虽然 NSABPB-40 研究结果提示贝伐珠单抗能够为乳腺癌患者带来生存获益，但该结果在其他研究中均未能重复，目前尚无足够的证据改变临床实践。发表在 Lancet Oncology 上的大型、随机、Ⅲ 期临床试验 ARTemis 研究为贝伐珠单抗在早期 HER-2 阴性乳腺癌中的应用提供了新的证据。该试验中采用的标准新辅助方案为多西他赛序贯 FEC 方案，根据是否加入贝伐珠单抗分为试验组与对照组，其研究终点为 pCR（ypT0/is ypN0）。388 例接受贝伐珠单抗与化疗联合治疗的患者中有 87 例达到 pCR（22%），明显高于对照组（17%，$P = 0.03$）。且亚组分析显示 ER 阴性或弱阳性的患者（TNBC）从贝伐珠单抗中的获益更为显著。

综上所述，在新辅助化疗中联合贝伐珠单抗可明显提高TNBC患者pCR率。一篇荟萃分析证实了贝伐珠单抗在早期TNBC新辅助治疗中的疗效。但pCR率的提高并不一定意味着远期生存获益。

3. TNBC 的辅助治疗

与非TNBC相比，TNBC更容易复发，复发高峰多集中在诊断后的3年内。既往研究已证实TNBC的VEGF表达水平更高，而肿瘤微转移的形成通常都需要血管的参与，因此使用针对VEGF的贝伐珠单抗作为辅助治疗应可以降低早期乳腺癌术后的微转移发生，进而减少复发、延长无病生存时间。

（1）BEATRICE 研究：该研究探讨了贝伐珠单抗在TNBC辅助治疗中的疗效。研究者将2 591名早期TNBC术后患者随机分成两组，仅接受标准辅助化疗方案（蒽环类或紫杉类，根据临床医生的选择），或同时接受贝伐珠单抗（每周5 mg/kg），并以贝伐珠单抗单药维持1年。首要研究终点是无侵袭性疾病生存时间（invasive disease-free survival, iDFS）。经过中位32个月的随访，试验组与对照组的3年iDFS分别为83.7%与82.7%（$P = 0.18$），两组OS差异无统计学意义（$HR = 0.84$, 95% CI: 0.64～1.12, $P = 0.23$）。加入贝伐珠单抗后3级以上不良反应事件发生率明显升高。

对于BEATRICE试验令人失望的结果，一种解释为该研究中入组患者分期较早，T1和T2患者在90%以上，N0和N1患者比例接近90%，试验组与对照组预后均较好。另一种可能的原因是在没有形成血管的情况下肿瘤最大径能长到2 mm，而术后微转移灶通常小于2 mm，贝伐珠单抗可能还未发挥作用就已停用，提示延长贝伐珠单抗的使用时间可能会改善其疗效。

（2）E5103研究：该研究选取了合并高危因素的早期乳腺癌患者来验证贝伐珠单抗的作用，纳入了4 994名高危HER-2阴性乳腺癌患者（其中1 079名为TNBC）随机按1∶2∶2比例分为三组，接受剂量密集AC-T方案治疗的同时分别接受安慰剂（A组）、贝伐珠单抗（B组）、联合并以贝伐珠单抗单药维持治疗（C组）。在2014年ASCO上公布的研究数据显示在以蒽环/紫杉为基础的辅助化疗中加入贝伐珠单抗并不能提高TNBC的5年iDFS（$HR = 0.77$, 95% CI: 0.57～1.03, $P = 0.08$）或OS（$HR = 0.77$, 95% CI: 0.53～1.12, $P = 0.17$）。早期TNBC患者的术后辅助治疗不建议使用贝伐珠单抗，即使是高危患者也无法从中获益。研究者还观察到，24%的A组、B组患者及55%的C组患者未达到预期剂量就因为不良反应而中断治疗，提示通过延长治疗疗程来提高贝伐珠单抗疗效可能难以在临床中实现。

综上所述，在新辅助治疗中联合贝伐珠单抗能显著提高患者pCR率，但在辅助治疗中却并未达到预期的疗效。一种可能的解释为肿瘤微转移灶与临床转移灶多位于富血管的器官，如肝脏、骨髓、肺等，对于贝伐单抗介导的抗血管生成治疗的敏感性不如原发肿瘤基质。

BEATRICE研究探索性分析了患者治疗前血浆VEGFR-2水平对TNBC患者的疗效预测和预后作用。患者基线的中位VEGFR-2浓度为10.2 ng/ml，与AVADO研究的11.0 ng/ml和AVEREL研究的14.1 ng/ml相似。分析结果显示贝伐珠单抗的iDFS获益仅在治疗前血浆中VEGFR-2水平高者中具有统计学差异。E2100研究则将VEGFA作为接受贝伐珠单抗治疗患者预后与疗效的预测因子，结果显示VEGFA的扩增与乳腺癌患者不良预后相关，且这种相关性在TNBC或HER-2阳性乳腺癌中尤为显著。接受贝伐珠单抗治疗患者中具VEGFA扩增者PFS（$P = 0.01$）与OS（$P = 0.042$）均劣于不扩增者。明确的生物标志物可能会为贝伐珠单抗在TNBC中的应用提供新的依据。

（二）其他单克隆抗体

新的抗VEGFR-2抗体Ramucirumab（IMC-1121B, ImClone），可以与VEGFR-2的胞外结构域结合，从而阻断抗体与配体的作用。早期研究与临床试验结果证实了Ramucirumab在多种类型肿瘤中的疗效。ROSE/TRIO-012研究评估了Ramucirumab与多西他赛联用一线治疗晚期乳腺癌的疗效。该项随机、对照、双盲、Ⅲ期临床试验入组了1 144例局部晚期或转移性HER-2阴性乳腺癌患者，按2∶1随机接受Ramucirumab（10 mg/kg）联合多西他赛（75 mg/m²）或多西他赛单药治疗。中位随访时间为18.6个月，两组中位PFS分别为9.5个月和8.2个月（$HR = 0.88, P = 0.077$），OS分别为27.3个月和27.2个月（$HR = 1.01, P = 0.915$）。Ramucirumab组不良反应的发生率明显高于对照组，常见的不良反应有疲劳、高血压、发热、中性粒细胞减少、肢端红肿症及口腔炎。

另一项Ⅱ期临床研究评估了在艾日布林基础上加用Ramucirumab在既往多线治疗的局部晚期或转移性乳腺癌患者的疗效（NCT01427933）。患者分层因素之一为TNBC。2014年ASCO会议上公布的结果显示联合组PFS为4.4个月,艾日布林单药组 PFS 为 4.1 个月($HR = 0.8$, 95% CI: $0.5 \sim 1.3$, $P = 0.4$);两组 OS 分别为 13.5 个月和 11.5 个月($HR = 0.8$, 95% CI: $0.5 \sim 1.3$, $P = 0.4$)。联用组 3 级以上不良事件的发生率高于对照组,主要为乏力(16% vs 6%)与中性粒细胞计数下降(39% vs 37%)。

虽然既往研究显示 VEGF-A 诱导的血管生成、迁移是通过 VEGFR-2 的激活,后续研究证实 VEGFR-1 同样在肿瘤血管生成与转移中占有一席之地。VEGFR-1 的单克隆抗体 IMC-18F1 在临床前研究中显示可以抑制表达 VEGFR-1 的乳腺癌细胞系的生长。一项探索了 Ramucirumab 或 IMC-18F1 与卡培他滨联合在进展期乳腺癌中疗效与安全性的 II 期临床试验目前正在进行当中(NCT01234402)。

二、抗 VEGFR 小分子酪氨酸激酶抑制剂

小分子口服酪氨酸酶抑制剂,可以作用于 VEGFR 家族胞内段,具多个作用靶点,包括 VEGFR、PDGFR、KIT、集落刺激因子受体等。

1. 舒尼替尼(Sunitinib)

舒尼替尼是一种口服的小分子酪氨酸激酶抑制剂(tyrosine kinase inhibitor, TKI),目前适应证为转移性肾透明细胞癌、胃肠间质瘤。在乳腺癌肿瘤模型中,舒尼替尼单药或与标准化疗药物联用均能抑制乳腺癌细胞的生长。

一项 II 期开放临床试验进而评估了 64 例既往接受过蒽环类和紫杉类治疗的转移性乳腺癌患者接受舒尼替尼(50 mg/d,治疗 4 周,停药 2 周)治疗的疗效,结果显示舒尼替尼在转移性乳腺癌中的单药反应率仅有 11%,在 TNBC 患者($n = 20$)中有效率为 15%。中位生存期为 38 周。常见的不良反应为乏力、恶心、腹泻、黏膜炎与食欲下降。

舒尼替尼的另一种治疗模式为每天口服 37.5 mg,这种连续治疗模式(continuous daily dosing, CDD)在肾透明细胞癌及胃肠间质瘤中显示出了不错的疗效,继而在乳腺癌中也进行了探索。一项 II 临床试验在蒽环、紫杉类药物治疗后复发的 TNBC 患者中对比了舒尼替尼 CDD 与标准治疗(包括卡培他滨、吉西他滨、长春瑞滨、多西他赛或紫杉醇单药)的疗效,结果显示舒尼替尼组与标准治疗组的 PFS 分别为 2.0 个月和 2.7 个月($P = 0.888$),OS 分别为 9.4 个月和

10.5个月（$P = 0.839$），舒尼替尼不能提高转移性乳腺癌患者疗效。安全性方面，因不良事件导致的药物剂量调整（74% *vs* 46%）与停药（35% *vs* 6%）均在舒尼替尼组更为常见。在其他实体瘤中的研究结果显示舒尼替尼疗效与剂量强度呈正相关，该研究中不良事件导致试验组药物暴露减少可能为该研究结果不理想的原因之一。

另一项 Ⅱ 期临床试验SABRE-B研究评估了在紫杉醇（P）联合贝伐珠单抗（B）方案基础上加入舒尼替尼（S, 25 mg/d）一线治疗进展期HER-2阴性乳腺癌的安全性。结果显示PBS组3级以上不良事件发生率高达83%，明显高于PB组的57%；且PBS组78%的患者因不良反应进行了舒尼替尼剂量调整。提示紫杉醇、贝伐珠单抗、舒尼替尼的三药联合方案不适用于临床实践。

一项 Ⅲ 期临床试验比较了舒尼替尼单药与卡培他滨治疗转移性HER-2阴性乳腺癌患者的疗效。既往蒽环、紫杉类药物治疗后疾病复发的患者随机接受舒尼替尼（37.5 mg/d）或卡培他滨（1 250 mg/m², bid, d1～14, q3w）治疗。期中分析结果显示舒尼替尼组与卡培他滨组患者中位PFS分别为2.8个月与4.2个月（$HR = 1.47$, 95% CI: 1.16～1.87, $P = 0.002$），中位生存期分别为15.3个月和24.6个月（$HR = 1.17$, $P = 0.350$），卡培他滨组均存在优势。且舒尼替尼组因不良事件导致的停药高于卡培他滨组（66% *vs* 51%），药物相对剂量强度低于卡培他滨（73% *vs* 95%）。疗效与安全性分析结果均提示舒尼替尼单药不适用于转移性乳腺癌的治疗，因此该研究被提前终止。另一项 Ⅲ 期临床试验则探索了在卡培他滨单药治疗中联合舒尼替尼是否能提高疗效。该研究结果为阴性，亚组分析结果也显示舒尼替尼的加入不能延长TNBC患者的PFS。

另一项前瞻性、随机、Ⅲ 期临床试验探索了在HER-2阴性进展期乳腺癌中，在一线多西他赛（100 mg/m²）化疗基础上联合舒尼替尼（37.5 mg/d, 第2～15天, q3w）的疗效。结果显示舒尼替尼的加入可以显著提高一线化疗的ORR（55% *vs* 42%, $P = 0.001$），但无法延长患者PFS（8.6个月 *vs* 8.3个月, $P = 0.265$）及OS（24.8个月 *vs* 25.5个月, $P = 0.904$）。

E2100试验证实了贝伐珠单抗联合紫杉醇一线治疗转移性HER-2阴性乳腺癌的疗效，一项 Ⅲ 期临床试验试图证明舒尼替尼联合紫杉醇优于贝伐单抗联合紫杉醇方案。入组要求为HER-2阴性乳腺癌且辅助紫杉类治疗后无疾病生存期超过12月者。患者按1∶1随机接受单周紫杉醇（90 mg/m², IV, 第1、8、

15天，q28d）联合舒尼替尼（25～37.5 mg qd）或贝伐珠单抗（10 mg/kg，IV，q14d）。期中分析结果显示，舒尼替尼组疗效不及贝伐珠单抗组，两组中位PFS为7.4个月与9.2个月（*HR* = 1.63；95% *CI*：1.18～2.25，单向 *P* = 0.999）。虽然两组ORR均为32%，但舒尼替尼组疗效持续时间仅6.3个月，不及贝伐珠单抗组的一半（14.8个月）。中位随访8.1个月，舒尼替尼组存活率为79%，低于贝伐珠单抗组的87%。安全性分析也显示舒尼替尼组3级以上中性粒细胞下降的发生率高达52%，耐受性不及贝伐珠单抗联合紫杉醇组。疗效与安全性分析均无法证实舒尼替尼联合紫杉醇方案较贝伐珠单抗联合紫杉醇的优效性，该项临床试验因此被提前终止，不推荐该方案作为HER-2阴性乳腺癌晚期一线治疗方案。

舒尼替尼在新辅助治疗中的疗效在近年也得到了探索。Yardley教授探索了在紫杉醇联合卡铂的TNBC新辅助化疗方案中加入舒尼替尼的可行性。治疗方案为紫杉醇（70 mg/m² IV 第1、8天，q28d）；卡铂（AUC = 5）；舒尼替尼（25 mg/d），治疗6周期后接受手术，后继续接受舒尼替尼治疗52周。结果显示pCR为35%，但舒尼替尼加入后27%患者新辅助治疗期间因不良事件停止治疗。考虑该方案疗效与其他毒性更小方案类似，因此继续探索的价值有限。目前舒尼替尼在TNBC治疗中的地位仍不明确。

2. 索拉非尼（Sorafenib）

索拉非尼为另一种多激酶抑制剂，目前适应证为无法切除的肝细胞肝癌与进展期肾透明细胞癌。两项Ⅱ期单臂临床试验评估了口服索拉非尼单药治疗既往治疗失败的转移性乳腺癌患者的疗效与安全性，结果显示索拉非尼单药具有良好的耐受性，但在既往治疗失败的乳腺癌中疗效有限。

四项随机、双盲、安慰剂对照ⅡB期临床试验进而探索了索拉非尼联合化疗在HER-2阴性转移性乳腺癌中的疗效（trials to investigate the effects of Sorafenib, TIES）。SOLTI-0701研究探索了索拉非尼联合卡培他滨的疗效。229例既往接受过蒽环、紫杉类药物治疗的患者随机接受一线或二线卡培他滨（1 000 mg/m²，第1～14天，q21d）联合索拉非尼（400 mg，bid）或安慰剂治疗。结果显示索拉非尼的加入可以显著延长患者PFS（6.4个月 *vs* 4.1个月，*HR* = 0.58，95% *CI*：0.41～0.81，*P* = 0.001），且优势在一线或二线治疗中均存在。但两组OS未观察到显著统计学差异（22.2个月 *vs* 20.9个月，*HR* = 0.86，95% *CI*：

$0.61\sim1.23$, $P=0.42$）。安全性分析显示，索拉非尼组皮疹、腹泻、黏膜炎、中性粒细胞下降的发生率及因不良事件导致停药的比例高于安慰剂组（20% *vs* 9%）。该研究结果提示在卡培他滨基础上联合索拉非尼能够显著提高HER-2阴性转移性乳腺癌患者PFS，首次证明了口服小分子抗VEGFR TKI与化疗药联合治疗的优效性，且该研究采用两药均为口服药，在临床中的应用前景值得期待。但试验组中不良事件发生率较高，因此索拉非尼的最适治疗剂量还有待商榷，其Ⅲ期临床试验RESILIENCE研究（NCT01234337）将索拉非尼的剂量降低为600 mg/d。相信该项Ⅲ期临床试验结果会为索拉非尼在TNBC中的应用提供更多证据。

NU07B1研究则探索了在一线紫杉醇化疗联合索拉非尼的疗效。结果显示索拉非尼的加入显著延长了患者TTP（8.1个月 *vs* 5.6个月，$HR=0.674$，95% *CI*：$0.465\sim0.975$，$P=0.0343$）、提高了总有效率（67% *vs* 54%，$P=0.0468$），但并未带来生存获益，PFS与OS均无统计学差异（6.9个月 *vs* 5.6个月，$HR=0.788$，95% *CI*：$0.558\sim1.112$，$P=0.1715$；16.8个月 *vs* 17.4个月，$HR=1.022$，95% *CI*：$0.715\sim1.461$，$P=0.904$）。安全性分析显示，严重不良事件（≥3级）在联合组中发生率较高，包括手足综合征（31% *vs* 3%）、中性粒细胞下降（13% *vs* 7%）、贫血（11% *vs* 6%）。该项临床试验结果提示，在紫杉醇中加入索拉非尼可以提高疾病控制率，但其主要研究终点PFS未达到预期结果，不足以支持进一步Ⅲ期临床研究的开展。另一项TIES研究FM-B07-01研究结果显示在转移性TNBC一线多西他赛治疗中加入索拉非尼不能带来PFS的延长。

由于索拉非尼为胞内段激酶抑制剂，对于单克隆抗体贝伐珠单抗耐药的患者可能仍具活性，因此AC01B07研究关注的人群为既往贝伐珠单抗治疗后进展的患者。患者随机接受化疗联合索拉非尼或安慰剂治疗。化疗方案为吉西他滨或卡培他滨。结果显示索拉非尼的加入可显著延长患者PFS（3.4个月 *vs* 2.7个月，$HR=0.65$，95% *CI*：$0.45\sim0.95$，$P=0.01$）及TTP（3.6个月 *vs* 2.7个月，$HR=0.64$，95% *CI*：$0.44\sim0.93$，$P=0.009$）。AC01B07研究与FM-B07-01研究研究的OS数据尚不成熟，还有待进一步随访结果。但需注意以上四项TIES研究均为ⅡB期临床试验，晚期TNBC患者能否从索拉非尼的治疗中获益仍有待Ⅲ期临床试验结果的证实。

新辅助治疗领域，一项探索索拉非尼联合顺铂序贯以紫杉醇治疗早期

TNBC的Ⅱ临床试验现已结束入组（NCT01194869），相信其结果会为索拉非尼在TNBC中的应用提供新的思路。

3. 其他小分子TKI

Pazopanib（GW76034）为一种口服选择性小分子TKI，治疗靶点包括VEGFR1、VEGFR2、VEGFR3、PDGFR和cKit等。一项多中心、单臂、Ⅱ期临床研究评估了在HER-2阴性局部晚期乳腺癌标准新辅助化疗方案AC序贯紫杉醇中加入Pazopanib的疗效。Pazopanib与紫杉醇联合治疗4个周期，术后继续口服Pazopanib 6个月。亚组分析结果显示，在TNBC中联合Pazopanib治疗患者pCR为38%，达到预设标准。但Pazopanib作为新辅助治疗的完成率仅为39%，最常见的3级以上不良事件为中性粒细胞下降（27%）与腹泻（5%）。提示多靶点TKI与化疗联用的挑战之一在于毒性的管理。

Axitinib（AG013736）可以选择性抑制VEGFR1、VEGFR2和VEGFR3，具有抗血管生成与抗肿瘤作用，临床前研究显示Axitinib可以抑制乳腺癌细胞的生长，且与多西他赛具有协同作用。一项随机、双盲、安慰剂对照Ⅱ期临床试验随即探索了Axitinib联合多西他赛治疗转移性乳腺癌的疗效。结果显Axitinib的加入可以显著提高治疗多西他赛治疗患者ORR（41.1% vs 23.6%，$P=0.011$），但不能延长转移性乳腺癌患者TTP（8.1个月 vs 7.1个月，$HR=1.24$，95% CI：0.82～1.87，$P=0.156$）。

阿帕替尼（Apatinib）为另一种口服小分子TKI，其作用靶点为VEGFR2。复旦大学附属肿瘤医院开展的一项Ⅱ期临床试验首次探索了阿帕替尼单药在转移性TNBC中的疗效与安全性。结果显示，在既往接受过蒽环紫杉类药物治疗的转移性TNBC患者中阿帕替尼单药展现了不错的疗效，ORR与CBR分别为10.7%和25.0%，患者中位PFS与OS分别为3.3个月和10.6个月。安全性分析显示，常见的3级以上血液学毒性为血小板计数减少（13.6%）、白细胞计数下降（6.8%）与中性粒细胞计数下降（3.4%）；常见的非血液学毒性包括手足综合征、蛋白尿及高血压。进一步探索性分析发现，肿瘤细胞pVEGFR2的表达与TNBC患者临床获益显著相关，pVEGFR2高表达与低表达患者的CBR分别为81.8%与38.5%，两组PFS分别为6.44个月和1.97个月，提示肿瘤细胞pVEGFR2的表达可能可以预测抗VEGFR2 TKI的疗效。

此外，更多抗血管生成药物的疗效正在不断的探索之中。Motesanib

（AMG-706）、Vandetanib（Zactima）均为新型多靶点抑制剂。

Motesanib 抑制的激酶谱不同于其他小分子TKI，且半衰期更短，因而可能具有不同的生物学特性。一项Ⅱ临床研究探索了Motesanib或贝伐珠单抗或安慰剂联合紫杉醇作为HER-2阴性局部晚期或转移性乳腺癌一线治疗方案的疗效。主要研究终点为ORR。结果显示Motesanib与贝伐珠单抗ORR相似，分别为49%和52%，均较安慰剂组的41%有数值上的提高，但未显示具统计学差异的优势。但Motesanib组严重不良事件包括腹泻、乏力、高血压与外周神经病变的发生率均明显高于其他两组。

Vandetanib是一种口服多靶点抑制剂，可以抑制VEGFR、EGFR依赖的信号通路。既往研究结果显示Vandetanib单药在经治转移性乳腺癌中的疗效有限，一项Ⅱ期临床研究发现Vandetanib联合多西他赛在既往治疗失败转移性乳腺癌患者中可耐受，但较多西他赛单药组未能带来显著临床获益。但由于样本量的限制性，该研究无法得出确切的结果。

第三节　多聚二磷酸腺苷核糖聚合酶抑制剂

多聚二磷酸腺苷核糖聚合酶（poly adenosine diphosphate-ribose polymerase, PARP）在DNA损伤修复和细胞凋亡过程中起重要作用。PARPs家族目前已知存在有17种不同的类PARP蛋白，其中最关键、研究最为广泛的是PARP-1。PARP-1可以通过BER（base-excision repair）基因修复断裂的DNA单链。正常细胞可以通过BER或者同源重组修复（homologous recombination, HR）途径来修复损伤的DNA。携带BRCA-1或BRCA-2基因突变的肿瘤细胞本身无法进行同源重组修复，PARP-1的抑制导致DNA损伤片段增多，这些损伤片段的积聚可以导致遗传物质的异常甚至细胞死亡，该现象称为"合成致死"。TNBC与遗传性BRCA-1基因突变肿瘤在临床病理上具有相似性，散发型TNBC中也常具有同源重组通路缺陷。多项临床前研究证实了BRCA缺陷细胞系及TNBC细胞系对于PARP抑制剂的敏感性。基于以上临床前研究结果，PARP抑制剂在TNBC中的疗效受到了广泛的关注。

一、Olaparib

Olaparib是第一个经FDA快速批准治疗携带BRCA基因突变晚期卵巢癌的口服PARP抑制剂。既往研究证实Olaparib单药在BRCA1/2基因突变肿瘤中具有抗肿瘤活性。一项非随机Ⅱ期临床研究评价了Olaparib在54例BRCA1/2基因突变的转移性乳腺癌中的疗效,一组患者(50%为TNBC)接受Olaparib(400 mg bid),另一组人群(64%为TNBC)剂量为100 mg每日2次。所有的患者既往均接受过化疗。该研究结果显示,两组的反应率分别为11/26和6/24,CBR分别为52%和26%,中位PFS分别为5.7个月和3.8个月。在TNBC亚组中,两组的反应率分别为54%(7/13)及25%(4/16)。Olaparib的不良反应可以耐受,主要为疲乏、恶心、呕吐和贫血。该研究结果证实了PARP抑制剂在BRCA基因缺陷患者中的疗效,提示选择TNBC中BRCA基因缺陷的人群接受PARP抑制剂疗效更佳。

但在另一项Ⅱ期临床研究中,Olaparib单药却并未在TNBC中显示出确定的疗效,该研究入组了卵巢癌和TNBC患者接受口服Olaparib。根据患者是否携带BRCA基因突变进行分层。由于在第一阶段未观察到Olaparib的确切疗效而被迫停止。值得一提的是该研究中15例不携带BRCA基因突变的TNBC无一例对于Olaparib有效。

研究者们进而开始探索Olaparib与化疗联合治疗的疗效,Ⅰ/Ⅰb期临床研究结果显示Olaparib联合卡铂治疗转移性TNBC的疾病控制率为50%($n=22$),其中1例患者达到CR,2例患者最佳疗效为部分缓解(partial response, PR),8例患者疾病稳定(stable disease, SD)持续4月以上。另一项Ⅰ期临床试验评估了Olaparib联合紫杉醇治疗转移性TNBC的疗效,该研究中接受过化疗组和未接受化疗组总反应率分别为3/9和4/10。

2015年SABCS会议上报告了一项正在进行的Ⅰ/Ⅱ期临床研究,该研究比较了卡铂联合Olaparib治疗后Olaparib单药维持相较于卡培他滨在BRCA基因突变的HER-2阴性转移性乳腺癌中的疗效。目前仍在进行中的研究还包括:Olaparib联合卡铂或紫杉醇治疗转移性TNBC的Ⅰ期临床试验(NCT00516724)以及联合顺铂的Ⅰ期临床试验(NCT00782574)。

以上结果提示 PARP 抑制剂单药在散发型 TNBC 中疗效欠佳，但在 BRCA1/2 基因突变的乳腺癌中的结果值得期待。基于以上结果，一项随机、对照、多中心Ⅲ期临床研究（OlympiAD, NCT02000622）评估了 Olaparib 单药与临床医师治疗选择相比治疗携带 BRCA1/2 基因突变的转移性乳腺癌的疗效。该研究目前仍在进行当中。

Olaparib 在早期乳腺癌领域也得到了广泛探索。另一项随机、双盲、对照Ⅲ期临床试验——OlympiA 研究（NSABP B-55, NCT02032823）探索了 Olaparib 在 1 320 例携带 BRCA1/2 基因突变和 TNBC 患者辅助治疗中的疗效。研究主要终点为 DFS。入组人群为至少接受 6 个周期新辅助化疗后的 BRCA 基因突变与高危 HER-2 阴性乳腺癌患者。该项研究结果可能会改变携带 BRCA 基因突变的 TNBC 患者目前的辅助治疗模式。

目前 Olaparib 与化疗及其他生物制剂联用的疗效仍在不断的探索中。临床前研究结果提示 PARP 抑制剂与抗血管生成药物可能具有协同作用，基于此Ⅰ期临床试验探索了 Olaparib（AZD2281）与抗血管生成药物 cediranib（AZD2171）联合治疗转移性卵巢癌或 TNBC 的疗效，结果显示 7 例可评估的 TNBC 均未显示临床获益，但 2 例携带 BRCA 基因突变的患者疾病稳定时间超过了 4 个月。由于该研究样本量较小，难以从中得出确证性结论。Olaparib 与其他靶向药物如 PI3K 抑制剂或抗血管生成药物联用的临床试验也正在进行当中（NCT01623349 和 NCT02484404）。

二、Veliparib

Veliparib（ABT-888）为第 3 代 PARP 抑制剂，主要作用于 PARP-1 和 PARP-2，具有活性高、选择性好的特点。

在单臂Ⅱ期临床试验中，Veliparib 联合替莫唑胺治疗了 41 例转移性乳腺癌患者，其中包括 15 例 TNBC。在 BRCA 基因突变携带者中，联合治疗有效率为 37.5%（3/8），包括 1 例 CR，2 例 PR。而在非 BRCA 基因携带者中则没有观察到疗效（0/33）。Ⅲ期临床研究进一步探索了卡铂、紫杉醇联合 Veliparib 在 HER-2 阴性或 BRCA 相关转移性乳腺癌中的疗效（NCT02163694），该研究目前仍在进行当中。

在早期TNBC中，I-SPY2研究探索了Veliparib（V）与卡铂（C）联合标准新辅助化疗的疗效，第一次公布的结果显示，在TNBC中VC组pCR为52%（38%～67%），标准含蒽环、紫杉类化疗方案组pCR为24%（9%～43%），VC组有99%的概率优于对照组（Bayesian probability）。

随机、对照、双盲的III期临床试验（NCT02032277）评估了Veliparib与化疗联用在TNBC新辅助化疗中的疗效。入组患者按照2∶1∶1的比例接受以下治疗：A组单周紫杉醇+卡铂（AUC=6）+Veliparib序贯AC方案；B组单周紫杉醇+卡铂+安慰剂序贯AC方案；C组单周紫杉醇+安慰剂+安慰剂序贯AC方案。主要研究终点为pCR。该项临床试验仍在进行中，该项临床试验结果有望使得PARP抑制剂进入BRCA基因突变或者TNBC患者的诊疗常规。

散发型TNBC还需要更加有效的靶向治疗方案，其他提高PARP抑制剂有效率的途径也在不断的探索中。研究显示CDK抑制剂与DNA损伤药物联合具有不错的疗效，临床试验（NCT01434316）进而探索了Veliparib与CDK抑制剂Dinaciclib联用的疗效。PARP抑制剂与其他靶向药物联合治疗可能可以提高PARP抑制剂在散发型TNBC治疗中的地位。

三、Iniparib

Iniparib最初被认为是可逆性PARP抑制剂，但最近研究发现Iniparib并非典型PARP抑制剂，其抗肿瘤机制尚不明了。在肿瘤模型中，Iniparib可以损伤DNA，并使细胞周期阻止至G2/M期，其抗增殖活性也在TNBC相关的细胞系中得到证实。II期临床试验结果提示，与单纯化疗相比，Iniparib联合吉西他滨和卡铂（GC）显著提高TNBC患者临床获益率（从32%到52%，$P = 0.02$）、延长PFS（$HR = 0.59$，$P = 0.01$）与OS（$HR = 0.57$，$P = 0.01$），且并未增加毒性。但该II期临床试验结果并未在III期临床试验中得到证实，对519例转移性TNBC患者分析结果显示Iniparib的加入未能按照预期延长患者PFS（$HR = 0.79$，95% CI：0.65～0.98，$P = 0.027$）或OS（$HR = 0.88$，95% CI：0.69～1.12，$P = 0.28$）。

Iniparib单周（11.2 mg/kg iv 第1、8天，q3w）与双周（5.6 mg/kg iv，第1、4、8、11天，q3w）方案分别与GC方案联合治疗转移性TNBC的疗效差异也在进一步研究中得到了探索（NCT01045304）。

基于Iniparib在晚期TNBC中的结果，新辅助治疗领域对于Iniparib的探索也受到了广泛关注：一项随机、Ⅱ期临床试验SOLTI NeoPARP试验首次探索了非铂类方案（每周紫杉醇）联合PAPR-1抑制剂Iniparib的疗效，同时还比较了Iniparib单周和双周方案的疗效。但结果显示Iniparib并不能提高TNBC患者的pCR。

四、新型PARP抑制剂

近年来，一系列新型PARP抑制剂，如Rucaparib、Niraparib等均在TNBC的治疗中取得了不同程度的进展。

Rucaparib（AG-014699）是一种静脉应用的、具有潜力的、选择性PARP-1与PARP-2抑制剂。一项Ⅱ研究评估了Rucaparib单药治疗41例BRCA基因突变的卵巢癌或乳腺癌的疗效与安全性。虽然该研究ORR仅为5%，但26%的患者疾病稳定超过4个月，临床获益率为32%，且该方案具有较好的耐受性。一项Ⅱ期研究进而评估了在BRCA相关HER-2阴性转移性乳腺癌的疗效（NCT02505048）。另一项Ⅱ期研究则在完成新辅助化疗后的BRCA1/2基因突变TNBC中比较了顺铂单药和顺铂联合Rucaparib治疗的疗效和安全性（NCT01074970），以上研究结果均值得期待。

Talazoparib（BMN 673）是一种新型、高效的PARP抑制剂，其强大的临床前研究结果让其成为目前最有潜力的PARP抑制剂之一，在多种实体瘤的早期临床研究中均展现了不错的疗效，因而近年受到了广泛的关注。2015年ASCO会议上介绍的Ⅱ期临床研究（ABRAZO研究）探索了口服Talazoparib单药在BRCA基因突变转移性乳腺癌中的疗效（NCT02034916）。2015年SABCS会议上报告的一项Ⅲ期随机、对照、开放性临床研究结果也令人值得期待，该研究比较了口服Talazoparib单药与临床医师治疗选择（包括长春瑞滨、卡培他滨、艾日布林、吉西他滨）治疗局部晚期/转移性乳腺癌的疗效（NCT01945775）。

Niraparib（MK4827）是一种口服的选择性PARP-1与PARP-2抑制剂，临床前研究显示在BRCA与PTEN缺失的肿瘤中具抗增殖效应。Ⅰ期临床研究结果显示携带BRCA基因突变的乳腺癌有效率为50%（2/4）。BRAVO研究是一项Ⅲ期临床研究，在BRCA基因突变的转移性HER-2阴性乳腺癌中比较了Niraparib与临床医师治疗选择之间的疗效。该研究目前仍在入组当中（NCT01905592）。

尽管相关临床研究没有达到预期的疗效，PARP仍然是TNBC最有潜在价值的治疗靶点之一，对于PARP抑制剂的研究有着极其重要的临床意义。

第四节　表皮生长因子受体抑制剂

多项研究结果均证实表皮生长因子受体（epidermal growth factor receptor，EGFR）在TNBC中高表达，尤其在BL2亚型与间充质干细胞亚型中，且与TNBC的不良预后相关。临床前研究结果提示，EGFR单克隆抗体或抗EGFR TKI能显著抑制EGFR过表达TNBC细胞系的生长，因此针对EGFR的靶向药物的疗效受到了广泛关注。

一、抗EGFR单克隆抗体

1. 西妥昔单抗（Cetuximab）

不同于强大的临床前数据，抗EGFR单克隆抗体西妥昔单抗在转移性乳腺癌临床应用中并未观察到预期的疗效。Ⅰ期研究评估了西妥昔单抗治疗12例EGFR阳性的转移性乳腺癌患者的疗效，结果显示10例患者可评估疗效患者中2例患者达到SD，8例患者均疾病进展。

Ⅱ期临床研究BALI试验入组了173例转移性TNBC患者，比较了含顺铂化疗方案基础上加或不加西妥昔单抗的疗效。结果显示，联合组与单药组的ORR分别为20%和10%（$P = 0.11$）。两组中位PFS分别为3.7个月和1.5个月，西妥昔单抗的加入可明显延长顺铂PFS（$HR = 0.67$；95% CI：$0.47 \sim 0.97$，$P = 0.03$）。但未观察到远期生存优势（OS：12.9个月 vs 9.4个月，$HR = 0.82$，95% CI：$0.56 \sim 1.20$，$P = 0.31$）。虽然西妥昔单抗的加入使得ORR提高了1倍，但未达到该研究预设结局，该研究结果仍未阴性。此外值得一提的是该研究中顺铂单药组进展患者允许更换至联合组继续治疗，提示可能难以准确评估西妥昔单抗的疗效。

另一项Ⅱ期临床试验TBCR001研究中西妥昔单抗联合卡铂（AUC=2）治疗TNBC有效率为16%，而西妥昔单抗单药有效率仅6%。联合组TTP和OS结果均不理想，分别为2.1个月（95% *CI*：1.8～5.5个月）和10.4个月（95% *CI*：7.7～13.1个月）。尽管大多数转移性TNBC的表达EGFR且基因检测检测到该通路激活，但仅有25%的肿瘤在接受西妥昔单抗单抗治疗后显示该通路活性下降。而剩下的75%则对西妥昔单抗则无反应，提示旁路激活的存在。

USOR 04070研究也未能观察到有统计学意义的生存获益。该实验在伊立替康序贯卡铂方案中加入西妥昔单抗可以将有效率由30%提高至49%，但并未带来PFS、OS的提高，且不良事件如腹泻、中性粒细胞减少、皮疹发生率较对照组高。

一项回顾性研究评估了铂类与西妥昔单抗联合治疗进展型TNBC的疗效。43例接受顺铂（50 mg/m²，第1、15天）或卡铂（AUC=3）联合西妥昔单抗（250 mg/周，初始剂量为400 mg/m²）治疗的患者纳入分析，结果显示37例可评估疗效患者中ORR为45.9%。提示在含铂方案中加入西妥昔单抗可能可以为转移性TNBC患者带来临床获益。

N0436研究则选择了伊立替康与西妥昔单抗联合方案作为研究方向，该研究共入组19例转移性乳腺癌患者，其中11例患者为TNBC（58%）。近期公布的结果显示ORR为11%（95% *CI*：1%～33%），其中TNBC与非TNBC的有效率分别为18%和0（*P* = 0.49）。中位TTP为1.4个月（95% *CI*：1.0～2.2个月），中位OS为9.4个月（95% *CI*：2.8～16.1个月）。因为未显示出预期的疗效，研究者提前终止了该项研究。以上数项Ⅱ临床试验令人失望的结果提示可能EGFR过表达并不是乳腺癌的驱动事件或者EGFR下游通路通过旁路激活。后续的研究将着眼于筛选出能从西妥昔单抗治疗中获益的患者人群，西妥昔单抗的疗效可能与PTEN的高表达与KRAS的缺失有关。

新辅助治疗领域，一项Ⅱ期临床试验（NCT01097642）评估了西妥昔单抗与伊沙匹隆联合治疗TNBC的疗效，为西妥昔单抗在TNBC中的应用提供了新的方向。

2. 帕尼单抗（Panitumumab）

帕尼单抗为一种人源化抗EGFR单克隆抗体，虽然抗EGFR单克隆抗体单药治疗在TNBC中疗效并不高，但在联合化疗具有较好疗效。一项研究报道的帕尼单抗与标准化疗方案（FEC100-多西他赛）联合作为 TNBC 患者新辅助方案，pCR 高达 46.8%（95% *CI*：32.5%～61.1%），CR 为 37.5%，保乳率为 87%。探索性分析显示 EGFR 高表达、角蛋白 8/18 低表达均为 pCR 的预测因素。

一项 Ⅱ 期临床研究首次评估了帕尼单抗联合化疗在转移性 TNBC 中的疗效，该研究选择的化疗方案为紫杉醇联合卡铂，基于该方案在非小细胞肺癌中展现了较好的疗效与安全性。13 例可评估疗效的患者中 ORR 为 46%，TTP 为 3.6 个月。中性粒细胞下降和血小板计数下降为该方案剂量限制性毒性。该研究对 7 例患者进行基因表达分析，提示均为基底样亚型，但 EGFR 表达较低。一项 Ⅱ 期研究进而探索该方案在标准新辅助方案治疗不敏感的 TNBC 中的疗效（NCT02593175）。

另一项 Ⅱ 期临床研究则探索吉西他滨、卡铂联合帕尼单抗在转移性 TNBC 中的疗效，初步临床结果显示 47 例患者中 1 例 CR、14 例 PR、20 例 SD，有效率为 32%。作为转移性 TNBC 一线治疗方案的 ORR 为 34%。主要研究终点 PFS 数据还有待进一步随访。

二、抗 EGFR 小分子 TKI

抗 EGFR 的 TKI 在 TNBC 中也得到了广泛的探索：两项 Ⅱ 期临床研究结果显示吉非替尼与厄洛替尼单药在转移性乳腺癌中的疗效十分有限。但以上两项研究入组患者均为未根据 ER/PR/HER-2 表达或 EGFR 基因突变进行筛选的非选择性乳腺癌。另外两项 Ⅱ 临床研究进而评估了在 EGFR 阳性转移性 TNBC 患者中厄洛替尼的疗效（NCT00739063 和 NCT00597597）。

TNBC 的临床前研究结果支持吉非替尼或厄洛替尼与化疗方案联用，且有研究显示 EGFR 具有抑制血管生成的作用、VEGF 的上调可能会导致 EGFR 的耐药，提示与 VEGFR 抑制剂联用可能具有协同作用。一项 Ⅱ 临床研究进而探索了贝伐珠单抗、厄洛替尼联合节拍化疗一线治疗转移性 TNBC 的疗效。该研究采用了节拍卡培他滨（500 mg tid qd）、环磷酰胺（50 mg qd）联合贝伐珠单抗（15 mg/kg q3w）、厄洛替尼（100 mg qd）。24 例可评估患者中有 1 例 CR（4%）、14 例 PR（58%）、5 例患者 SD 超过 9 周（21%），临床获益率为 75%（95% *CI*：53%～90%），中位 TTP 为 43 周（21～69 周）。该方案在 TNBC 中具有不错的疗效且具有较好的耐受性。探索性分析结果显示EGFR的过表达与疗效无明显相关性。进一步的Ⅲ期研究将明确在细胞毒性药物基础上加上抗EGFR TKI的疗效。另一项Ⅱ期临床试验评估了白蛋白紫杉醇联合贝伐珠单抗序贯以贝伐珠单抗联合厄洛替尼维持治疗在转移性TNBC中的疗效（NCT00733408）。

在新辅助治疗领域，一项小型Ⅱ期临床试验结果显示卡铂、多西他赛联合厄洛替尼在TNBC患者中的pCR为39%。单因素分析结果显示BRCA基因突变与pCR相关，携带者与非携带者pCR分别为100%和27%（$P = 0.006$）；BRCA野生型患者中，基线EGFR表达者pCR更低（12% vs 66%，$P = 0.025$）。厄洛替尼严重不良反应主要为皮疹（3级以上7%）和腹泻（3级以上40%）。

新型的EGFR TKI也在不断的研发与探索当中，如Neratinib（可逆性ErbB TKI），一项Ⅰ/Ⅱ临床研究正在研究其与mTORC1抑制Temsirolimus在转移性TNBC中的疗效（NCT01111825）。

第五节　PI3K/Akt/mTOR 通路抑制剂

研究发现PI3K/Akt/mTOR信号通路为TNBC中最为活跃的通路之一。多项研究显示TNBC存在抑癌因子PTEN的缺失、PIK3CA基因突变、AKT的扩增与AKT3的转位。研究证实抑癌基因PTEN的缺失使其对PI3K/AKT的负性调控功能丧失，引起促进肿瘤增殖的信号通路激活；PI3K突变持续激活下游AKT活性，引起肿瘤的生长和增殖。

比较TNBC与HER-2阳性、激素受体阳性乳腺癌发现，TNBC中PIK3CA突变频率（9%）相对较低，但PI3K的活性最高，为PI3K/Akt/mTOR抑制剂在TNBC中的应用提供了理论依据。但目前PI3K/Akt/mTOR通路抑制剂在TNBC中的研究大多还停留在Ⅰ/Ⅱ期临床试验阶段。

一、mTOR抑制剂

mTOR是一类丝氨酸-苏氨酸激酶，是PI3K/Akt信号通路下游的重要效应分子,在蛋白合成以及细胞代谢中起到关键作用。mTOR的激活在肿瘤细胞的产生以及恶性转变中发挥作用。体内与体外试验均显示,TNBC对于mTORC1抑制剂具有较高的敏感性。

1. 依维莫斯

依维莫司(everolimus, RAD001)是雷帕霉素的衍生物,结合到FBK-12分子上,形成mTOR分子的抑制剂。一项研究在9种不同TNBC细胞系中探索了依维莫斯的抗肿瘤活性,证实依维莫斯对于TNBC,尤其基底样乳腺癌抗肿瘤活性更强,且基底细胞标志物EGFR、CK5/CK6等有可能作为TNBC对依维莫斯疗效的阳性预测因子。

一项Ⅱ期临床试验探索了依维莫斯联合卡铂在晚期TNBC中的疗效与安全性。结果显示临床获益率为45%($95\% \ CI$:23%~67%),达到了预期研究终点。但因治疗期间发生了剂量限制性血小板计数减少而进行了方案调整。

在基底样乳腺癌中,顺铂和紫杉类药物均可以促进p73相关的细胞凋亡。而mTOR抑制剂可以上调p73,进而促进p73介导的细胞凋亡,临床前研究结果也证实在PI3K/PTEN/Akt突变细胞系中,mTOR抑制剂能增强紫杉醇类药物的细胞毒性。一项Ⅱ期临床研究进而评估了依维莫斯联合顺铂及紫杉醇在晚期HER-2阴性乳腺癌中疗效与安全性。入组的55例患者中63%患者为TNBC;可评估疗效的44例患者中,11例患者达到PR,21例患者为SD,9例患者治疗后PD。安全性分析显示,常见不良事件为贫血症(72%)、血小板计数减少(56%)、中性粒细胞减少(44%)、乏力(41%)、恶心(40%)、神经病变(27%)、转氨酶升高(23%)、高胆固醇血症(23%)。提示在既往多线治疗失败的转移性HER-2阴性乳腺癌中依维莫斯展现了显著的疗效,虽然导致了全血细胞下降,该方案仍具有较好的耐受性。

体内与体外研究均发现mTOR抑制剂rapamycin联合EGFR抑制剂拉帕替尼两药联合具有协同抑制肿瘤的作用。因此一项Ⅱ期临床研究评估了依维莫斯联合拉帕替尼在局部晚期/转移性TNBC中的疗效(NCT01272141)。此外在转移性TNBC中,目前仍在进行中的研究还探索了依维莫斯联合卡铂(NCT02531932)与艾日布林(NCT02616848)的疗效。

在早期乳腺癌中,依维莫斯与化疗药联用的临床研究还非常有限。GeparQuinto

（GBG 44）研究是第一项评估在HER-2阴性乳腺癌新辅助化疗中加入依维莫司疗效的Ⅲ临床研究。体内与体外临床前研究结果均显示mTOR抑制剂依维莫司可以增强紫杉类对乳腺癌细胞的细胞毒性。因此该研究接受4个周期新辅助EC方案（±贝伐珠单抗）没有临床疗效的403例HER-2阴性乳腺癌患者随机接受每周紫杉醇±依维莫司治疗，结果显示依维莫司的加入并不能提高这部分患者的pCR率、ORR及保乳手术率。提示体内化疗药物的耐药机制远远复杂于肿瘤模型。为了证明依维莫司在TNBC中的作用还需要更多临床研究数据支持。

另一项随机、Ⅱ期临床试验探索了在T-FEC的新辅助治疗方案中，依维莫司与紫杉醇联合治疗的疗效，结果显示加入依维莫司可以提高TNBC患者的ORR及pCR率，但差异没有统计学意义。依维莫斯按照30 mg/周口服剂量给药12周后两组反应率分别为47.8%和29.6%（$P = 0.075$），pCR分别为30.4%和25.9%（$P = 0.076$）。该研究中主要的3级以上不良事件为贫血、中性粒细胞减少、皮疹与呕吐。

在目前仍在进行的研究中还有一项Ⅱ期临床研究在新辅助治疗领域探索了在标准新辅助化疗后有残留的TNBC患者接受依维莫斯联合顺铂治疗的疗效（NCT01931163），为依维莫斯在早期TNBC的治疗提供了新的可能性。

2. 替西罗莫司（Temsirolimus）

替西罗莫司（CCI-779）为一种通过静脉应用的mTOR抑制剂，临床前研究显示替西罗莫司可以抑制雌激素依赖的、HER-2扩增或PTEN缺失的乳腺癌细胞系。早期一项Ⅱ期临床研究中108例既往治疗失败的乳腺癌患者随机接受替西罗莫司75 mg或250 mg治疗，总反应率为9.2%，临床获益率为13.8%。

TNBC分子分型结果显示，约30% TNBC为间充质型及MSL，与基底样亚型相比，此类肿瘤对于化疗更不敏感，且更容易出现PI3K/Akt/mTOR通路异常，对于双重PI3K/mTOR抑制剂显示了良好的敏感性。

一项Ⅰ期临床研究探索了脂质体阿霉素联合贝伐珠单抗与替西罗莫司或依维莫斯治疗转移性TNBC的疗效。结果显示总有效率为21%，包括4例（8%）CR、7例（13%）PR、10例（19%）患者SD超过6个月，临床获益率为40%。探索性分析结果显示PI3K通路激活患者ORR显著高于该通路未激活患者（31% *vs* 0，$P = 0.043$），但CBR（$P = 0.100$）与PFS（$P = 0.352$）均无统计学差异。

　　替西罗莫司在TNBC中的研究非常有限，在转移性TNBC中仍在探索中的方案包括替西罗莫司联合顺铂与厄洛替尼（NCT00998036）、联合Neratinib（NCT01111825）；在新辅助领域中，一项Ⅱ期研究探索了对标准新辅助不敏感TNBC患者接受脂质体阿霉素联合贝伐珠单抗与替西罗莫司治疗的疗效（NCT02456857）。

二、Akt抑制剂

　　Akt是一类丝氨酸-苏氨酸激酶，上游的PI3K以及下游的mTOR中起到承上启下的关键作用。激活的Akt参与许多生物过程，其中包括细胞增殖以及细胞存活。它对许多抑癌分子负向调控，包括细胞周期抑制因子p27，促凋亡因子p53以及BAD，并且激活多个促癌因子，包括c-myc以及细胞周期素D。虽然Akt抑制剂在多项基础实验中被证实是有效且安全的，但仅有一小部分的Akt抑制剂进入到临床试验阶段。

　　MK-2206是第一个进入临床试验的Akt抑制剂，既往基础研究与早期临床研究均证实了MK-2206的抗肿瘤作用。P8740研究旨在探索MK-2206在可手术的早期乳腺癌中的安全性与疗效（NCT01319539），该研究入组了12例患者，其中3例患者为TNBC，初步安全性分析结果提示MK-2206治疗患者3级以上皮疹与瘙痒等不良事件的发生率较高。

　　Ipatasertib（GDC-0068）是一个新型的口服选择性的小分子抑制剂，能够竞争性抑制Akt三个亚型的活性，临床前研究显示在多种实体瘤模型中Ipatasertib均能够有效抑制Akt通路。一项关于Ipatasertib联合紫杉醇或多西他赛治疗MBC患者的Ⅰb期试验中入组了13例TNBC，其中3例患者达到PR，Ipatasertib联合化疗的常见副反应为腹泻、恶心、乏力、呕吐、厌食和皮疹等。

　　两项随机、对照、双盲的Ⅱ期研究进一步探索了Ipatasertib联合紫杉醇方案的疗效：LOTUS（NCT02162719）探索了Ipatasertib联合紫杉醇在转移性TNBC中一线治疗中的作用。其主要研究终点为全体及PTEN低表达TNBC患者的PFS。FAIRLANE（NCT02301988）则探索了该联合方案作为ⅠA～ⅢA期（原发灶≥1.5 cm）TNBC新辅助治疗的作用，将纳入150名受试者随机1：1分组，并按照PTEN水平、辅助/新辅助治疗合并放疗与否、化疗后的无疾病生存时间三个因素进行分层分析，主要研究终点为乳腺和淋巴结的pCR。以上研究正在进行当中，其结果值得期待。

AZD5363为另一种口服Akt抑制剂，探索AZD5363与紫杉醇联合治疗转移性TNBC的Ⅱ床研究目前也仍在进行当中（NCT02423603）。

三、PI3K抑制剂

Lehmann等发现LAR阳性亚型细胞系PIK3CA突变的发生率较高，且对于PI3K抑制剂较为敏感。临床前研究显示比卡鲁胺与PI3K抑制剂联用具有协同作用，且在LAR阳性TNBC中尤为明显。一项临床研究将入组的转移性TNBC患者根据AR状态分为两组，AR阳性患者将接受抗AR治疗联合PI3K抑制剂，从而可以避免化疗药物的毒性；AR阴性患者将随机接受顺铂联合或不联合PI3K抑制剂GDC-0941治疗。其中探索AR阴性患者的Ⅰb/Ⅱ期临床试验现已在进行中。GDC-0941为Ⅰ型PI3K抑制剂，对PI3K的异构体有选择性地抑制活性。

另一具有前景的可逆性口服PI3K抑制剂为Buparlisib（NVP-BKM120），在乳腺癌领域开展了数项临床研究。一项Ⅱ期临床试验评估了BKM120单药治疗转移性TNBC的疗效（NCT01629615）。Ⅱ期研究BELLE-4试验探索了在单周紫杉醇基础上联合Buparlisib治疗局部晚期或转移性HER-2阴性乳腺癌患者的疗效。一项Ⅰ期研究结果显示在接受BKM120联合卡培他滨治疗的21例转移性乳腺癌患者（9例为TNBC）中，1例患者获得CR，3例患者达到PR，7例患者疾病稳定，提示BKM120与卡培他滨联合治疗方案在转移性乳腺癌中具有不错的疗效。基于该研究结果，且两药均可以通过血脑屏障，一项Ⅱ期单臂临床试验探索了BKM120联合卡培他滨治疗乳腺癌脑转移的疗效与安全性（NCT02000882），该研究目前仍在进行当中。

2015年SABCS上报告了一项探索了PI3K与Wnt通路抑制剂双靶向治疗TNBC的研究。该研究对于TNBC细胞系进行二代测序结果证实TNBC中存在PI3K/AKT/mTOR通路的激活，进一步与观察到当细胞系接受PI3K抑制剂Buparlisib治疗时，RNA测序结果揭示了代偿性Wnt通路的激活，为两药联合治疗提供了理论基础。体外试验也证实，PI3K抑制剂Buparlisib与Wnt通路抑制剂WNT974联用可显著抑制细胞活性和肿瘤增殖。

此外，临床前研究显示PI3K抑制剂可以通过下调BRCA1/2，增强对于PARP抑制剂的敏感性。为了证实该理论，一项Ⅰ期研究探索了BKM120与PARP抑制剂Olaparib治疗转移性TNBC的疗效，初步研究结果显示，在12例TNBC患者中，1例患者达到CR，2例患者达到PR，3例患者疾病稳定，有效率为25%（NCT01623349）。

大多数的PI3K抑制剂现在仍处于早期临床试验阶段，并未有可信的证据支持其在TNBC乳腺癌患者中的确切疗效。

第六节　激素受体抑制剂

ERs在雌激素相关肿瘤的发生、发展中具有至关重要的作用。目前所知的ER异构体包括ER-α、ER-β与G蛋白耦合受体（G-protein coupled receptor, GPCRs）。ER-α与ER依赖的细胞生长及对内分泌治疗的反应相关；ER-β的作用可能为ER-α的拮抗剂。传统免疫组化定义的ER状态实际上指ER-α的存在或缺失。因此，TNBC虽然ER-α阴性，但可能存在ER-β或GPCRs，有研究在TNBC中检测到了ER-β的表达，提示为可能的治疗靶点之一。ER-β具有4种异构体（ERβ2-5），研究显示TNBC患者表达ER-β1者预后较好，提示ER-β1在雌激素信号传导和TNBC发病中可能起到某种作用，但还有待于临床和病理证实。ER-β选择性激动剂可能为TNBC未来可能的治疗模式之一。

GPR30是一种新型跨膜ER，即使传统ER缺失或阻断，GPR30仍保持活性，具有调节细胞生长、增殖和凋亡的作用，提示可能成为乳腺癌重要的治疗靶点之一。目前，对于GPR30在ER相关乳腺癌中的作用机制尚不清楚，新的高选择性非甾体类GPR30拮抗剂也在研究中。明确GPR30在TNBC的发生、发展中的作用为现阶段研究的重点。

此外，激素受体还包括雄激素受体（androgen receptor, AR），有47%～90%

的乳腺癌表达AR。直到20世纪70年代，雄激素治疗仍为乳腺癌治疗措施之一，尽管目前雄激素治疗已经被临床搁置，但针对雄激素受体的研究并未停止，近期研究结果的公布让针对雄激素受体的靶向治疗受到广泛的关注。

既往研究结果显示，10%～35% TNBC表达 AR，不同研究的 AR 表达率差别较大的原因是判读时标准（cut off point）不同。多项研究提示，TNBC表达AR具有预后判断价值。TNBC基因分型分为六种亚型，其中 LAR 阳性型可能由雄激素受体（androgen receptor, AR）信号通路驱动，对化疗不敏感，肿瘤侵袭能力差，进展缓慢。因此，研究者认为AR抑制剂为该类TNBC可能的治疗方案之一。

比卡鲁胺与恩杂鲁胺为目前常见AR抑制剂，被批准用于去势抵抗的复发转移性前列腺癌治疗，现在LAR阳性型乳腺癌展现出了不错的疗效。一项研究评估了比卡鲁胺在AR阳性转移性TNBC中的疗效，结果显示临床获益率为19%（95% CI: 7%～39%），中位PFS为12周（95% CI: 11～22周）。

由于在复发转移性前列腺癌中，恩杂鲁胺与比卡鲁胺相比可以显著提高疗效，因此研究者们进而探索了恩杂鲁胺治疗 AR 阳性TNBC的疗效，Ⅱ期临床研究（MDV3100-11）在2015年ASCO会议上公布了结果。研究者对404个标本进行了免疫组化检测，发现其中79% AR 表达率＞0, 55% AR 表达率≥10%。该研究主要研究终点为治疗第16周患者的临床获益情况（CBR16），次要研究终点包括CBR24、RR、PFS与OS等。结果显示，118例接受恩杂鲁胺治疗的患者CBR16和CBR24分别为25%和20%，中位PFS为12.6周。该研究对患者进行基因图谱分析获得患者的雄激素驱动基因特征（PREDICT AR），结果显示118例纳入研究的患者中，56例（47%）患者为PREDICT AR阳性。进一步分析发现，PREDICT AR阳性患者CBR16、CBR24和中位PFS期（周）分别为39%、36%和16周，均高于PREDICT AR阴性患者的11%、7%和8周。安全性分析显示，相关不良事件发生率低，主要包括乏力（34%）、恶心（25%）、食欲下降（13%）、腹泻和热性面部潮红（10%）。乏力（5%）为仅见的发生率在5%及以上的3级以上不良事件。2015年欧洲癌症大会上报道的该研究进一步OS结果显示，经过中位9.7个月的随访，接受恩杂鲁胺治疗的TNBC患者中位OS为12个月（7月1日尚未达到），亚组分析显示PREDICT AR阴性患者中位OS为7.1个月（4.8～11.2），中位PFS为1.9个月（95% CI: 1.7～2.9）; PREDICT AR

阳性亚组患者的中位OS尚未达到（12月8日尚未达到），中位PFS为3.7个月（95% *CI*：3.1～6.3）。多因素分析显示，PREDICT AR（+/-）为接受恩杂鲁胺治疗患者PFS的独立预测因子。该项研究是目前报告的AR抑制剂用于TNBC治疗的最大的临床研究，提示AR拮抗剂有可能成为TNBC的新型靶向治疗药物，但仍需要结合相关分子标志物在大型、前瞻性、随机临床试验中进行验证（NCT01889238）。应该根据患者的分子特征选择试验对象进行概念验证试验，探索恩杂鲁胺和其他靶向试剂（比如PIK3CA抑制剂）联合治疗的效果。

第七节 其他治疗靶点

一、细胞周期检查点激酶1（checkpoint kinase 1, Chk1）抑制剂

Chk1作为一种蛋白激酶，是G_2期DNA损伤检查点的效应分子。细胞周期检查点可以在存在DNA损伤时及时中断细胞周期从而阻止变异积累，但也被肿瘤细胞利用成为对DNA细胞毒性药物耐药的机制之一。众所周知，抑癌蛋白p53对于G_1检查点的调节至关重要。p53缺陷的细胞需依赖Chk1激活S与G_2检查点来中断细胞周期。同时抑制Chk1功能则p53缺陷细胞无法停止有丝分裂，在DNA损伤时无法进行自我保护而发生凋亡。因此，Chk1抑制剂与损伤DNA的化疗药物联合作用于p53缺陷细胞可以产生合成致死效应。由于TNBC最常见的突变为p53突变，且研究发现TNBC中Chk1的转录水平显著高于其他类型乳腺癌，使得Chk1抑制剂成为TNBC潜在治疗靶点之一。

UCN-01是第一个应用于临床的非选择性Chk1抑制剂。临床前研究结果显示Chk1抑制剂在p53缺失TNBC模型中可以加强伊立替康的抑瘤效果。但Ⅱ期临床研究中UCN-01联合伊立替康治疗转移性TNBC的总有效率仅为4%，临床缓解率和OS分别为12%和11.3个月，未产生预期疗效主要原因为生物利用度低下所致。

AZD7762是新型Chk1选择性抑制剂，通过与Chk1的ATO结合位点可

逆结合而抑制其磷酸化，诱导细胞周期停滞，目前处于 I 期临床试验阶段（NCT00413686、NCT00937664）。

二、SRC 抑制剂

SRC 蛋白是一种膜相关信号传导蛋白激酶，具有酪氨酸激酶活性，在调控细胞的生长、发育、分化和其他生物学功能方面具有重要作用，在肿瘤形成和肿瘤进展中起重要作用。SRC 家族激酶在 TNBC 中较其他乳腺癌亚型更具活性。研究显示在 TNBC 中 SRC 蛋白水平显著表达且 SRC 抑制剂可以有效抑制 TNBC 细胞系生长与增殖，提示 SRC 为 TNBC 可能的治疗靶点之一。

目前，在 SRC 抑制剂中，对于达沙替尼（Dasatinib）的研究最为广泛，它是一种口服 TKI，可以抑制 Src、c-kit、EPHA2 和 PDGFR 等。临床前研究结果显示达沙替尼单药对基底样亚型乳腺癌细胞系的抑制作用优于其他细胞系，提示达沙替尼在 TNBC 中具潜在治疗优势。

但达沙替尼的 II 期临床试验结果却并没有带来惊喜，可评估疗效的 43 例转移性 TNBC 患者中，2 例患者达 PR，11 例患者 SD，ORR 为 4.7%，中位 PFS 为 8.3 周；在新辅助治疗领域，22 例局部晚期 TNBC 患者接受达沙替尼单药治疗 3～4 周后，2 例（9%）患者达到临床 PR，15 例患者 SD。以上研究结果提示达沙替尼单药治疗非选择性 TNBC 的疗效有限，因此后续研究进一步探索了能够预测达沙替尼在 TNBC 中疗效的生物标志物（NCT00780676 和 NCT00546104）。

基础研究还发现达沙替尼与化疗药物联用具有协同效应，因此后续临床试验进一步探索达沙替尼与化疗联合治疗的疗效，II 期临床研究结果显示达沙替尼和伊沙匹隆联合治疗转移性乳腺癌 PFS 为 6.0 个月（95% CI：2.9～8.0 个月），临床获益率为 25.5%，有效率为 14.9%。常见的不良反应包括贫血、中性粒细胞下降、呕吐、腹泻、乏力等。该研究达到了预期研究结果，提示达沙替尼与伊沙匹隆联合为转移性乳腺癌安全有效的治疗选择之一。另一项探索了达沙替尼与单周紫杉醇联合治疗转移性乳腺癌的 I / II 期临床研究显示出了初步的疗效（NCT00820170）。目前 SRC 抑制剂在 TNBC 中仍无确切疗效，还有待进一步研究继续探索。

三、组蛋白去乙酰化酶（histone deacetylases, HDAC）抑制剂

组蛋白与DNA形成的核小体结构为染色质的重要的重复单位。组蛋白乙酰化与去乙酰化状态的转换是基因表达调控以及染色质重塑的重要方式。组蛋白去乙酰化酶抑制剂通过抑制组蛋白去乙酰化酶活性，使得染色质结构松散，促进相关基因的转录。而这些基因包括重要的抑癌基因p27和p21，通过阻断细胞周期的进程及促凋亡，来抑制肿瘤的增殖。

Vorinostat为FDA批准的第一个HDAC抑制剂，目前适应证为皮肤T细胞淋巴瘤。Vorinostat单药在肿瘤模型中展现出了较好的抗肿瘤效果。由于Vorinostat可以穿过血脑屏障的特性，临床前研究通过在免疫缺陷小鼠体内注射MDA-MB-231乳腺癌细胞系具脑转移倾向的231-BR亚群构建TNBC脑转移模型，结果显示Vorinostat在脑转移灶中的摄取量为正常脑组织的3倍，预防性使用Vorinostat的小鼠较对照组减少了28%微转移与62%临床转移的发生，提示Vorinostat预防TNBC脑转移的潜在价值。但目前Vorinostat在临床研究中的结果显示其单药治疗转移性乳腺癌疗效十分有限。

有证据显示HDAC抑制剂可以增加乳腺癌细胞对于细胞毒性药物与抗血管生成药物、PARP抑制剂等多种药物的敏感性。基于以上研究，研究者们进一步探索了HDAC抑制剂与化疗及其他靶向药物联合治疗的疗效：Ⅰ/Ⅱ期临床研究结果显示Vorinostat与紫杉醇与贝伐珠单抗联合治疗转移性乳腺癌的ORR为55%（95% CI：39%～70%）。卡铂/白蛋白紫杉醇联合Vorinostat作为HER-2阴性乳腺癌新辅助治疗方案pCR为27.4%（95% CI：16.9～40.2%）。此外，还有研究评估了Vorinostat与卡培他滨联合治疗的疗效与安全性（NCT00719875）。

Panobinostat为另一种具有潜力的HDAC抑制剂，可以阻断多种肿瘤相关信号通路。一项研究在TNBC细胞系中证实Panobinostat可以抑制H3和H4的乙酰化，降低细胞增殖速度并诱导细胞凋亡；但在ER阳性细胞系中却没有此影响。一项Ⅱ期开放性研究探索了Panobinostat单药治疗HER-2阴性转移性乳腺癌的疗效（NCT00777049）。

此外，还有研究探索了另一种HDAC抑制剂Romidepsin与顺铂联合治疗转移性TNBC的疗效（NCT02393794）。更多安全性、有效性及药代动力学数据

仍待进一步观察。

四、FGFRs 抑制剂

FGFRs 属于酪氨酸激酶受体家族的成员，通过与配体结合进行细胞内信号转导来调控包括细胞增殖、存活、迁移和分化在内的生物学过程。研究表明，FGFRs 在肿瘤发生、发展中起着重要作用，可以通过诱导有丝分裂和存活信号以及促进上皮—间质转变、浸润和肿瘤血管生成等多种方式介导肿瘤细胞增殖、存活、迁移、分化和血管生成。体内与体外试验均表明 FGFR 通路的激活可以促进 TNBC 细胞及基底样乳腺癌细胞的增殖，通过抑制 FGFRs 的表达可以有效地抑制乳腺癌细胞生长，由此推测或可将 FGFRs 作为治疗 TNBC 的新靶点。Dovitinib（TKI258）是一种口服的 FGFR1—3、VEGFR1—3、PDGFR 的抑制剂。临床前研究显示，抗 FGFR 治疗具有抗肿瘤效应。Ⅰ期临床研究结果显示 Dovitinib 靶向抑制 FGFR 的疗效与安全性尚可。一项Ⅱ期临床研究评估了 Dovitinib 在 HER-2 阴性乳腺癌中的疗效（NCT00958971），现阶段在乳腺癌临床研究中仍未显效。

有研究表明 FGFR2 与 TNBC 的关系尤为密切，在 TNBC 中显著扩增并可导致 PI3K/Akt 信号途径激活、引起凋亡抑制，提示 FGFR2 可作为 FGFR2 扩增的 TNBC 治疗新靶点。目前多种 FRFR2 抑制剂也将进入临床试验阶段。

五、抗 MET 治疗

原癌基因 MET 编码产生的蛋白产物 MET 是肝细胞生长因子（hepatocyte growth factor/scatter factor, HGF/SF）的受体，可以与胞内酪氨酸激酶相结合。

MET 通路在 TNBC 中常常处于激活状态，临床前研究显示，在基底样细胞系中 MET 磷酸化均表现为较高水平。研究结果表明，MET 与 TNBC 乳腺癌的密切相关，可能成为 TNBC 新的治疗靶点。

Onartuzumab 是一种重组人抗 MET 单克隆抗体，可以选择性阻断 HGF 配体。基础研究提示 MET 通路与 VEGF 的上调相关，为抗 MET 与抗 VEGR 双靶向治疗提供了理论依据。基于以上结论，近期一项Ⅱ期临床研究评估了 Onartuzumab 联合贝伐珠单抗与紫杉醇治疗转移性 TNBC 的疗效与安全性。研究结果显示，Onartuzumab的加入未能提高患者的PFS（*HR* = 1.08，95% *CI*：0.69～1.70）。但探索性研究结果显示该研究入组患者88%均为MET阴性，可能部分解释了该研究阴性结果。

此外，小分子酪氨酸酶抑制剂PHA-6657520也能有效降低肿瘤细胞表面MET表达，下调HGF/MET下游信号转导，抑制肿瘤细胞生长，减少肿瘤血管生成。目前关于抗MET治疗在TNBC中的研究成果仍然十分有限。

六、Aurora激酶A抑制剂

Aurora激酶A是胞质分裂的关键调节子，是丝氨酸/苏氨酸激酶家族成员之一，在细胞分裂中发挥着重要作用，最早从乳腺癌组织中检测到，后证实在多种恶性肿瘤中都存在基因扩增，其过表达与肿瘤侵袭和转移密切相关。Aurora激酶A在TNBC中的表达为73.7%，远高于非TNBC乳腺癌的46.2%，提示可能成为TNBC治疗靶点之一。

Alisertib（MLN8237）是一种选择性Aurora激酶A抑制剂，Alisertib联合多西他赛对TNBC移植瘤实验研究提示两者具有协同抗肿瘤效应。探索性Ⅰ期、Ⅱ期临床试验正在进行中：包括联合紫杉醇治疗转移性乳腺癌（NCT02187991）、联合mTOR抑制剂MLN0128治疗转移性TNBC（NCT02719691）。

AS703569（R763）是一种非特异性Aurora激酶抑制剂，研究发现TNBC细胞株较其他类型乳腺癌细胞对AS703569更具敏感性，AS703569能将细胞阻滞在G_2/M期，呈浓度和时间依赖性，并对体内外TNBC细胞和人源细胞移植瘤有较强的抑瘤作用。

MK-0457（VX680）可以非特异性抑制Aurora A、B、C，联合Vorinostat相关临床前期研究发现两者结合用药能够有效抑制三阴性细胞癌，并延长小鼠带瘤生存期。以上两药还处于临床前研究阶段。

七、Notch信号通路抑制剂

Notch信号通路可调控细胞的增殖、分化与凋亡，在乳腺癌发生发展中起到重要的作用。此外，研究发现该信号通路参与调控肿瘤干细胞的自我更新与分化。Notch1为这条通路上最重要的受体之一，在乳腺癌组织中表达高于正常组织。研究发现Notch1在TNBC中表达增高，且与临床分期、Ki67表达呈正相关，提示Notch1可能可以作为TNBC的治疗新靶点。

研究者们探索了多种阻断该信号通路的方法，其中γ分泌酶抑制剂（gamma secretase inhibitor, GSI）通过阻断Notch受体的异构体裂解抑制其转录活性，基础研究证实GSIs能使三阴性细胞系细胞周期阻滞、凋亡，并抑制三阴性裸鼠移植瘤的生长和转移。RO4929097为一种γ分泌酶抑制剂，其疗效与安全性还需要等待临床试验结果。一项Ⅰ期临床研究探索了RO4929097联合紫杉醇、卡铂作为Ⅱ～Ⅲ期TNBC新辅助治疗的可能性（NCT01238133）。另外，有Ⅰ、Ⅱ期临床研究探索了RO4929097单药或与其他靶向治疗方案联合治疗转移性TNBC的疗效（NCT01151449和NCT01071564）。

一种针对Notch1负调控区域的单克隆抗体的实验结果显示，该抗体能抑制三阴性细胞系细胞增殖。将Notch1单克隆抗体联合紫杉醇作用于TNBC模型，结果显示具有显著性抑制肿瘤生长效应，其机制可能与Notch1单克隆抗体直接作用肿瘤干细胞利基（stem cell niche）相关。但目前还处于临床前研究阶段。

八、Wnt信号传导通路抑制剂

Wnt通路是一条重要的信号传导通路，可以调节细胞增殖、迁移与分化。其通路上多个成员（包括Wnt蛋白、卷曲蛋白、β连环蛋白、APC复合物等）均参与了乳腺癌的发生发展过程。这些成员中，Wnt蛋白与卷曲蛋白（Frizzled）的结合为整个通路开关，而β连环蛋白（β-catenin）则为该通路的关键成分。近期两项研究结果显示Wnt/β-catenin通路的激活与TNBC相关，TNBC存在膜β-catenin缺失或核β-catenin增加，单因素分析显示核β-catenin与不良预后具有相关性。提示Wnt/β-catenin在TNBC的发生发展中起着重要的作用。

多项探索Wnt受体抗体的研究取得了不同程度的疗效。IWP2为PORCN特效抑制剂，体外实验中显示可以特异性抑制Wnt通路。PORCN主要作用于Wnt翻译后乙酰化，为后续Wnt的分泌所不可或缺的，因此PORCN的缺失可以抑制Wnt通路活性。

LGK974为一种特异性PORCN抑制剂，其Ⅰ期临床研究目前正在进行当中。主要研究目的为探索LGK974的推荐治疗剂量（NCT01351103）。

分泌型卷曲相关蛋白1（the secreted frizzled-related protein 1, sFRP1）可以通过干扰配体—受体间相互作用阻断Wnt信号通路。基因检测结果显示基底细胞样乳腺癌与甲基化的sFRP-1基因低水平之前存在相关性。研究发现缺乏sFRP-1基因的三阴性细胞对紫杉醇、多柔比星、铂类等反应敏感性明显降低，提示sFRP-1可作为TNBC独立于Ki67的预测因子。

九、热休克蛋白90（heat shock proteins, HSP）抑制剂

热休克蛋白90（HSP90）是一类重要的泛素化伴侣分子，在辅助蛋白质正常折叠，抑制蛋白降解，维持其稳定性，免受高温、缺氧、自由基、辐射以及化学毒物的影响等过程中起到重要作用。HSP90与多种生物途径的关键蛋白分子的稳定性密切相关，如Akt、CDK4等。因此，抑制HSP90的活性可促进这些促癌分子的降解，从而抑制肿瘤生长。

临床前研究显示HSP90抑制剂PU-H71在TNBC肿瘤模型中显示出了良好且持久的抗肿瘤效应，且未显示出毒性与耐药性，为TNBC患者提供了新的选择。

十、JAK2/STAT3通路抑制剂

信号转导与转录活化因子3（signal transducer and activator of transcription 3, STAT3）存在于胞质，激活后能够转入核内与DNA结合，具有信号转导与转录调节双重功能，在乳腺癌中过表达，与肿瘤的增殖、分化、凋亡等密切相关。JAKs（janus kinase）是一种激酶，可以磷酸化STATs。临床前研究结果显示，JAK2/STAT3通路在基底样乳腺癌细胞中表达更高，且JAK2抑制剂可以抑制肿瘤生长，为TNBC的治疗提供了新的治疗靶点。

Ruxolitinib是JAK1与JAK2的口服抑制剂，目前在乳腺癌中尚处于探索阶段。一项Ⅰ/Ⅱ期临床研究评估了Ruxolitinib与单周紫杉醇联合治疗转移性乳腺癌的疗效（NCT02041429）。

此外，还存在多种TNBC的可能的治疗靶点，如癌基因ADAM、cMYC等，抑癌基因p53、CIP2A等，但目前仍处于早期研究阶段，篇幅有限，不在此一一叙述。

第八节 总 结

TNBC为ER、PR、HER-2均为阴性的乳腺癌亚型,在分子、病理、临床水平均具显著的异质性。由于其自身生物学特性,缺乏有效治疗手段。对于新的治疗靶点的探索迫在眉睫。分子生物学技术的进步为深入了解其致病机制、代谢规律以及分子靶点提供了可能。

一、贝伐珠单抗

贝伐珠单抗是一种针对VEGF-A的人源化单克隆抗体,其联合化疗在晚期TNBC中的疗效已在多项Ⅲ期临床试验中得到证实,但至今未观察到远期生存获益。在新辅助治疗领域,在标准化疗方案中加入贝伐珠单抗可以显著提高TNBC患者pCR,但在辅助治疗的研究中却未能取得满意的结果,NSABP B40研究在新辅助治疗与辅助治疗中均予以贝伐珠单抗治疗,首次在乳腺癌患者中观察到了贝伐珠单抗带来的生存获益。但总的来说,贝伐珠单抗在早期TNBC中的疗效目前仍存在争议。其他抗血管生成药物如小分子TKI,舒尼替尼、索拉非尼等在其他实体瘤中均展现了较好的疗效,但在TNBC治疗中单药疗效不佳,与化疗联合治疗可能为其未来在TNBC中的治疗模式。

二、PARP抑制剂

相较于强大的临床前研究结果,PARP抑制剂在临床研究中的疗效远未达预期。虽然Ⅱ期临床研究展现了Iniparib在TNBC中的疗效,为目前唯一证实OS延长的临床试验,但该优势未在Ⅲ期临床研究中得到证实。多项研究结果提示PARP抑制剂在散发型TNBC中疗效欠佳,但在BRCA基因突变的乳腺癌中疗效值得期待。因此,后续的研究应将目标人群缩小为BRCA基因突变的乳腺癌。两项Ⅲ期临床研究分别探索了Olaparib单药在携带BRCA基因突变的乳腺癌辅助治疗与转移后治疗中的疗效与安全性。PARP抑制剂与化疗联合治疗为另一种可能的治疗选择,紫杉醇与卡铂联合 Veliparib 方案在TNBC中展现出了不错的疗效,目前该方案作为TNBC新辅助与转移后治疗的Ⅲ临床试验均已开展。一系列新型PARP抑制剂,如Rucaparib、Niraparib等均在 TNBC 治疗中取得了不同程度的进展。

三、抗EGFR抑制剂

由于EGFR在TNBC高表达,抗EGFR抑制剂在TNBC的应用具有充分的证据。但数项临床试验结果均未证实抗EGFR治疗能带来PFS和OS的获益,提示可能EGFR过表达并不是乳腺癌的驱动事件或EGFR下游通路存在旁路激活,后续的研究将着眼于筛选能从抗EGFR治疗中获益的人群。多项临床试验与回顾性研究结果均显示在含铂方案中加入西妥昔单抗可以提高转移性TNBC患者的PFS,提示与铂类联合治疗可能为抗EGFR抑制剂未来的治疗选择。抗EGFR TKI与抗血管生成治疗联合节拍化疗在转移性TNBC中取得了不错的疗效,且具有较好的耐受性,为转移性TNBC提供了新的治疗选择。

四、mTOR抑制剂

mTOR抑制剂依维莫斯联合卡铂在晚期TNBC中也显示了不错的疗效,但需注意不良事件的管理。依维莫斯联合顺铂及紫杉醇在既往多线治疗失败的转移性HER-2阴性乳腺癌中展现了优越的疗效,证实了临床前研究中mTOR抑制剂能增强紫杉醇类药物细胞毒性的推论。依维莫斯与紫杉醇联用在新辅助治疗中却未能重复其在晚期乳腺癌中的疗效。PI3K抑制剂与Akt抑制剂目前还停留在早期临床试验阶段,其疗效有待进一步研究结果证实。

五、抗雄激素治疗

雄激素治疗曾为乳腺癌治疗措施之一,目前已被临床搁置,但关于AR的研究并未停止,近期公布的临床试验结果让抗雄激素治疗受到了广泛关注。

MDV3100-11研究为目前报告的AR抑制剂用于TNBC治疗的最大的临床研究，结果提示恩杂鲁胺可能代表了AR阳性TNBC患者的一种新的治疗选择。然而仍需要在大型、前瞻性、随机Ⅲ期临床试验中得到验证。

六、其他潜在治疗靶点

TNBC的其他潜在治疗靶点，包括细胞周期检查点激酶1、SRC家族激酶、组蛋白去乙酰化酶、EGFR等，虽然体外实验、动物实验以及早期临床试验显示其抑制剂具有抗肿瘤活性，但在TNBC中的疗效尚不确切，需更多临床试验提供循证医学的证据支持。

寻找TNBC潜在治疗靶点的过程很好地体现了基础与临床相辅相成与相互转化的关系：临床存在的问题即为TNBC缺乏有效治疗，研究者在基础研究中寻找答案，通过基因测序筛选出众多基因或信号通路的异常，在肿瘤模型中进行正向与反向验证，筛选出可能的治疗靶点，进而开展临床研究，依次在Ⅰ、Ⅱ、Ⅲ期临床试验中验证该治疗方案的疗效与安全性，最终应用于临床实践、解决临床问题。对于TNBC来说，在肿瘤个体化治疗时代，如何准确筛选出对于特定靶向治疗敏感的患者亚群，实施有针对性、特异性且高效的治疗，仍有很长的路要走。

------------------------------ 参 考 文 献 ------------------------------

［1］ Dent R, Trudeau M, Pritchard KI, et al. Triple-negative breast cancer: clinical features and patterns of recurrence［J］. Clin Cancer Res, 2007, 13(15 Pt 1): 4429-4434.

［2］ Carey LA, Perou CM, Livasy C A, et al. Race, breast cancer subtypes, and survival in the Carolina Breast Cancer Study［J］. JAMA, 2006, 295(21): 2492-2502.

［3］ Millikan RC, Newman B, Tse CK, et al. Epidemiology of basal-like breast cancer［J］. Breast Cancer Res Treat, 2008, 109(1): 123-139.

［4］ Kassam F, Enright K, Dent R, et al. Survival outcomes for patients with metastatic triple-negative breast cancer: implications for clinical practice and trial design［J］. Clin Breast Cancer, 2009, 9(1): 29-33.

［ 5 ］ Andre F, Job B, Dessen P, et al. Molecular characterization of breast cancer with high-resolution oligonucleotide comparative genomic hybridization array［ J ］. Clin Cancer Res, 2009, 15(2): 441-451.

［ 6 ］ Cheang MC, Voduc D, Bajdik C, et al. Basal-like breast cancer defined by five biomarkers has superior prognostic value than triple-negative phenotype［ J ］. Clin Cancer Res, 2008, 14(5): 1368-1376.

［ 7 ］ Lehmann BD, Bauer JA, Chen X, et al. Identification of human triple-negative breast cancer subtypes and preclinical models for selection of targeted therapies［ J ］. J Clin Invest, 2011, 121(7): 2750-2767.

［ 8 ］ Masuda H, Baggerly KA, Wang Y, et al. Differential response to neoadjuvant chemotherapy among 7 triple-negative breast cancer molecular subtypes［ J ］. Clin Cancer Res, 2013, 19(19): 5533-5540.

［ 9 ］ Folkman J. Angiogenesis: an organizing principle for drug discovery?［ J ］. Nat Rev Drug Discov, 2007, 6(4): 273-286.

［ 10 ］ Relf M, Lejeune S, Scott PA, et al. Expression of the angiogenic factors vascular endothelial cell growth factor, acidic and basic fibroblast growth factor, tumor growth factor beta-1, platelet-derived endothelial cell growth factor, placenta growth factor, and pleiotrophin in human primary breast cancer and its relation to angiogenesis［ J ］. Cancer Res, 1997, 57(5): 963-969.

［ 11 ］ Sledge GW, Jr. VEGF-targeting therapy for breast cancer［ J ］. J Mammary Gland Biol Neoplasia, 2005, 10(4): 319-323.

［ 12 ］ Linderholm BK, Hellborg H, Johansson U, et al. Significantly higher levels of vascular endothelial growth factor (VEGF) and shorter survival times for patients with primary operable triple-negative breast cancer［ J ］. Ann Oncol, 2009, 20(10): 1639-1646.

［ 13 ］ Liedtke C, Mazouni C, Hess KR, et al. Response to neoadjuvant therapy and long-term survival in patients with triple-negative breast cancer［ J ］. J Clin Oncol, 2008, 26(8): 1275-1281.

［ 14 ］ Miller K, Wang M, Gralow J, et al. Paclitaxel plus bevacizumab versus paclitaxel alone for metastatic breast cancer［ J ］. N Engl J Med, 2007, 357(26): 2666-2676.

［ 15 ］ Miles DW, Chan A, Dirix LY, et al. Phase Ⅲ study of bevacizumab plus docetaxel compared with placebo plus docetaxel for the first-line treatment of human epidermal growth factor receptor 2-negative metastatic breast cancer［ J ］. J Clin Oncol, 2010, 28(20): 3239-3247.

［ 16 ］ O'Shaughnessy J, Dieras V, Glaspy J, et al. Comparison of subgroup analyses of PFS from three phase Ⅲ studies of bevacizumab in combination with chemotherapy in patients with HER-2-negative metastatic breast cancer (MBC)[C]. San Antonio: proceedings of the San Antonio Breast Cancer Symposium, 2009-12-10.

[17] Robert NJ, Dieras V, Glaspy J, et al. RIBBON-1: randomized, double-blind, placebo-controlled, phase Ⅲ trial of chemotherapy with or without bevacizumab for first-line treatment of human epidermal growth factor receptor 2-negative, locally recurrent or metastatic breast cancer[J]. J Clin Oncol, 2011, 29(10): 1252-1260.

[18] Miles DW, Dieras V, Cortes J, et al. First-line bevacizumab in combination with chemotherapy for HER-2-negative metastatic breast cancer: pooled and subgroup analyses of data from 2 447 patients[J]. Ann Oncol, 2013, 24(11): 2773-2780.

[19] Lang I, Brodowicz T, Ryvo L, et al. Bevacizumab plus paclitaxel versus bevacizumab plus capecitabine as first-line treatment for HER-2-negative metastatic breast cancer: interim efficacy results of the randomised, open-label, non-inferiority, phase 3 TURANDOT trial[J]. Lancet Oncol, 2013, 14(2): 125-133.

[20] Brodowicz T, Lang I, Kahan Z, et al. TURANDOT: First-Line Bevacizumab Plus Capecitabine Shows Non-Inferior Overall Survival versus Bevacizumab plus Paclitaxel for Metastatic Breast Cancer[C]. Vienna: proceedings of the The European Cancer Congress, 2015-09-26.

[21] Hans-Joachim L, Kristina L, Joachim B, et al. A randomized phase Ⅲ study to determine the efficacy of capecitabine in addition to a taxane and bevacizumab as first-line therapy in patients with metastatic breast cancer[C]. Chicago: proceedings of the ASCO Annual Meeting, 2013-06-01.

[22] Thomssen C, Pierga JY, Pritchard KI, et al. First-line bevacizumab-containing therapy for triple-negative breast cancer: analysis of 585 patients treated in the ATHENA study[J]. Oncology, 2012, 82(4): 218-227.

[23] Brufsky AM, Hurvitz S, Perez E, et al. RIBBON-2: a randomized, double-blind, placebo-controlled, phase Ⅲ trial evaluating the efficacy and safety of bevacizumab in combination with chemotherapy for second-line treatment of human epidermal growth factor receptor 2-negative metastatic breast cancer[J]. J Clin Oncol, 2011, 29(32): 4286-4293.

[24] Brufsky A, Valero V, Tiangco B, et al. Second-line bevacizumab-containing therapy in patients with triple-negative breast cancer: subgroup analysis of the RIBBON-2 trial[J]. Breast Cancer Res Treat, 2012, 133(3): 1067-1075.

[25] Li T, Wang B, Wang Z, et al. Bevacizumab in Combination with Modified FOLFOX6 in Heavily Pretreated Patients with HER-2/Neu-Negative Metastatic Breast Cancer: A Phase Ⅱ Clinical Trial[J]. PLoS One, 2015, 10(7): e0133133.

[26] Gerber B, Loibl S, Eidtmann H, et al. Neoadjuvant bevacizumab and anthracycline-

taxane-based chemotherapy in 678 triple-negative primary breast cancers; results from the geparquinto study (GBG 44)[J]. Ann Oncol, 2013, 24(12): 2978-2984.

[27] Von Minckwitz G, Loibl S, Untch M, et al. Survival after neoadjuvant chemotherapy with or without bevacizumab or everolimus for HER-2-negative primary breast cancer (GBG 44-GeparQuinto)dagger[J]. Ann Oncol, 2014, 25(12): 2363-2372.

[28] Fasching PA A, Loibl S, Eidtmann H, et al. BRCA mutations, therapy response and prognosis in the neoadjuvant GeparQuinto study[C]. San Antonio: proceedings of the San Antonio Breast Cancer Symposium, 2015-12-08.

[29] Hurley J, Reis IM, Rodgers SE, et al. The use of neoadjuvant platinum-based chemotherapy in locally advanced breast cancer that is triple negative: retrospective analysis of 144 patients[J]. Breast Cancer Res Treat, 2013, 138(3): 783-794.

[30] Silver DP, Richardson AL, Eklund AC, et al. Efficacy of neoadjuvant Cisplatin in triple-negative breast cancer[J]. J Clin Oncol, 2010, 28(7): 1145-1153.

[31] Byrski T, Gronwald J, Huzarski T, et al. Pathologic complete response rates in young women with BRCA1-positive breast cancers after neoadjuvant chemotherapy[J]. J Clin Oncol, 2010, 28(3): 375-379.

[32] Von Minckwitz G, Schneeweiss A, Loibl S, et al. Neoadjuvant carboplatin in patients with triple-negative and HER-2-positive early breast cancer (GeparSixto; GBG 66): a randomised phase 2 trial[J]. Lancet Oncol, 2014, 15(7): 747-756.

[33] Sikov WM, Berry DA, Perou CM, et al. Impact of the addition of carboplatin and/ or bevacizumab to neoadjuvant once-per-week paclitaxel followed by dose-dense doxorubicin and cyclophosphamide on pathologic complete response rates in stage II to III triple-negative breast cancer: CALGB 40603 (Alliance)[J]. J Clin Oncol, 2015, 33(1): 13-21.

[34] Sikov W, Perou B, Tolaney S, et al. Event-free and overall survival following neoadjuvant weekly paclitaxel and dose-dense AC +/- carboplatin and/or bevacizumab in triple-negative breast cancer: Outcomes from CALGB 40603[C]. San Antonio: proceedings of the San Antonio Breast Cancer Symposium, 2015-12-08.

[35] Bear HD, Tang G, Rastogi P, et al. Bevacizumab added to neoadjuvant chemotherapy for breast cancer[J]. N Engl J Med, 2012, 366(4): 310-320.

[36] Bear HD, Tang G, Rastogi P, et al. Neoadjuvant plus adjuvant bevacizumab in early breast cancer (NSABP B-40[NRG Oncology]): secondary outcomes of a phase 3, randomised controlled trial[J]. Lancet Oncol, 2015, 16(9): 1037-1048.

[37] Earl HM, Hiller L, Dunn JA, et al. Efficacy of neoadjuvant bevacizumab added to docetaxel followed by fluorouracil, epirubicin, and cyclophosphamide, for women with HER-2-negative early breast cancer (ARTemis): an open-label, randomised,

phase 3 trial［J］. Lancet Oncol, 2015, 16(6): 656−666.

［38］ Chen XS, Yuan Y, Garfield DH, et al. Both carboplatin and bevacizumab improve pathological complete remission rate in neoadjuvant treatment of triple negative breast cancer: a meta-analysis［J］. PLoS One, 2014, 9(9): e108405.

［39］ Foekens JA, Peters HA, Grebenchtchikov N, et al. High tumor levels of vascular endothelial growth factor predict poor response to systemic therapy in advanced breast cancer［J］. Cancer Res, 2001, 61(14): 5407−5414.

［40］ Cameron D, Brown J, Dent R, et al. Adjuvant bevacizumab-containing therapy in triple-negative breast cancer (BEATRICE): primary results of a randomised, phase 3 trial［J］. Lancet Oncol, 2013, 14(10): 933−942.

［41］ Kathy M, Anne MO, Chau TD, et al. Bevacizumab (Bv) in the adjuvant treatment of HER−2−negative breast cancer: Final results from Eastern Cooperative Oncology Group E5103［R］. Chicago: proceedings of the ASCO Annual Meeting, 2014−05−30.

［42］ Miles DW, De Haas SL, Dirix LY, et al. Biomarker results from the AVADO phase 3 trial of first-line bevacizumab plus docetaxel for HER−2−negative metastatic breast cancer［J］. Br J Cancer, 2013, 108(5): 1052−1060.

［43］ Gianni L, Romieu GH, Lichinitser M, et al. AVEREL: a randomized phase Ⅲ Trial evaluating bevacizumab in combination with docetaxel and trastuzumab as first-line therapy for HER−2−positive locally recurrent/metastatic breast cancer［J］. J Clin Oncol, 2013, 31(14): 1719−1725.

［44］ Schneider BP, Gray RJ, Radovich M, et al. Prognostic and predictive value of tumor vascular endothelial growth factor gene amplification in metastatic breast cancer treated with paclitaxel with and without bevacizumab; results from ECOG 2100 trial ［J］. Clin Cancer Res, 2013, 19(5): 1281−1289.

［45］ Fuchs CS, Tomasek J, Yong CJ, et al. Ramucirumab monotherapy for previously treated advanced gastric or gastro-oesophageal junction adenocarcinoma (REGARD): an international, randomised, multicentre, placebo-controlled, phase 3 trial［J］. Lancet, 2014, 383(9911): 31−39.

［46］ Spratlin JL, Cohen RB, Eadens M, et al. Phase I pharmacologic and biologic study of ramucirumab (IMC−1121B), a fully human immunoglobulin G1 monoclonal antibody targeting the vascular endothelial growth factor receptor−2［J］. J Clin Oncol, 2010, 28(5): 780−787.

［47］ Garon EB, Cao D, Alexandris E, et al. A randomized, double-blind, phase Ⅲ study of Docetaxel and Ramucirumab versus Docetaxel and placebo in the treatment of stage Ⅳ non-small-cell lung cancer after disease progression after 1 previous platinum-based therapy (REVEL): treatment rationale and study design［J］. Clin Lung

Cancer, 2012, 13(6): 505-509.

[48] Mackey JR, Ramos-Vazquez M, Lipatov O, et al. Primary results of ROSE/TRIO-12, a randomized placebo-controlled phase Ⅲ trial evaluating the addition of ramucirumab to first-line docetaxel chemotherapy in metastatic breast cancer[J]. J Clin Oncol, 2015, 33(2): 141-148.

[49] Denise AY, Paul DR, James AR, et al. Final results of a phase 2 study of ramucirumab (RAM) plus eribulin (E) versus E in advanced metastatic breast cancer (MBC)[C]. Chicago: proceedings of the 2014 ASCO Annual Meeting, 2014-06-02.

[50] Jain RK. Tumor angiogenesis and accessibility: role of vascular endothelial growth factor[J]. Semin Oncol, 2002, 29(6 Suppl 16): 3-9.

[51] Hicklin DJ, Ellis LM. Role of the vascular endothelial growth factor pathway in tumor growth and angiogenesis[J]. J Clin Oncol, 2005, 23(5): 1011-1127.

[52] Wu Y, Hooper AT, Zhong Z, et al. The vascular endothelial growth factor receptor (VEGFR-1) supports growth and survival of human breast carcinoma[J]. Int J Cancer, 2006, 119(7): 1519-1529.

[53] Murray LJ, Abrams TJ, Long KR, et al. SU11248 inhibits tumor growth and CSF-1R-dependent osteolysis in an experimental breast cancer bone metastasis model[J]. Clin Exp Metastasis, 2003, 20(8): 757-766.

[54] Abrams TJ, Murray LJ, Pesenti E, et al. Preclinical evaluation of the tyrosine kinase inhibitor SU11248 as a single agent and in combination with "standard of care" therapeutic agents for the treatment of breast cancer[J]. Mol Cancer Ther, 2003, 2(10): 1011-1021.

[55] Burstein HJ, Elias AD, Rugo HS, et al. Phase Ⅱ study of sunitinib malate, an oral multitargeted tyrosine kinase inhibitor, in patients with metastatic breast cancer previously treated with an anthracycline and a taxane[J]. J Clin Oncol, 2008, 26(11): 1810-1816.

[56] Escudier B, Roigas J, Gillessen S, et al. Phase Ⅱ study of sunitinib administered in a continuous once-daily dosing regimen in patients with cytokine-refractory metastatic renal cell carcinoma[J]. J Clin Oncol, 2009, 27(25): 4068-4075.

[57] George S, Blay JY, Casali PG, et al. Clinical evaluation of continuous daily dosing of sunitinib malate in patients with advanced gastrointestinal stromal tumour after imatinib failure[J]. Eur J Cancer, 2009, 45(11): 1959-1968.

[58] Raymond E, Dahan L, Raoul JL, et al. Sunitinib malate for the treatment of pancreatic neuroendocrine tumors[J]. N Engl J Med, 2011, 364(6): 501-513.

[59] Curigliano G, Pivot X, Cortes J, et al. Randomized phase Ⅱ study of sunitinib versus standard of care for patients with previously treated advanced triple-negative breast

cancer[J]. Breast, 2013, 22(5): 650-656.

[60] Mayer EL, Dhakil S, Patel T, et al. SABRE-B: an evaluation of paclitaxel and bevacizumab with or without sunitinib as first-line treatment of metastatic breast cancer[J]. Ann Oncol, 2010, 21(12): 2370-2376.

[61] Barrios CH, Liu MC, Lee SC, et al. Phase III randomized trial of sunitinib versus capecitabine in patients with previously treated HER-2-negative advanced breast cancer[J]. Breast Cancer Res Treat, 2010, 121(1): 121-131.

[62] Crown JP, Dieras V, Staroslawska E, et al. Phase III trial of sunitinib in combination with capecitabine versus capecitabine monotherapy for the treatment of patients with pretreated metastatic breast cancer[J]. J Clin Oncol, 2013, 31(23): 2870-2878.

[63] Bergh J, Bondarenko IM, Lichinitser MR, et al. First-line treatment of advanced breast cancer with sunitinib in combination with docetaxel versus docetaxel alone: results of a prospective, randomized phase III study[J]. J Clin Oncol, 2012, 30(9): 921-929.

[64] Robert NJ, Saleh MN, Paul D, et al. Sunitinib plus paclitaxel versus bevacizumab plus paclitaxel for first-line treatment of patients with advanced breast cancer: a phase III, randomized, open-label trial[J]. Clin Breast Cancer, 2011, 11(2): 82-92.

[65] Yardley DA, Shipley DL, Peacock N W, et al. Phase I/II trial of neoadjuvant sunitinib administered with weekly paclitaxel/carboplatin in patients with locally advanced triple-negative breast cancer[J]. Breast Cancer Res Treat, 2015, 152(3): 557-567.

[66] Moreno-Aspitia A, Morton RF, Hillman DW, et al. Phase II trial of sorafenib in patients with metastatic breast cancer previously exposed to anthracyclines or taxanes: North Central Cancer Treatment Group and Mayo Clinic Trial N0336[J]. J Clin Oncol, 2009, 27(1): 11-15.

[67] Bianchi G, Loibl S, Zamagni C, et al. Phase II multicenter, uncontrolled trial of sorafenib in patients with metastatic breast cancer[J]. Anticancer Drugs, 2009, 20(7): 616-624.

[68] Baselga J, Segalla JG, Roche H, et al. Sorafenib in combination with capecitabine: an oral regimen for patients with HER-2-negative locally advanced or metastatic breast cancer[J]. J Clin Oncol, 2012, 30(13): 1484-1491.

[69] Baselga J, Costa F, Gomez H, et al. A phase 3 tRial comparing capecitabinE in combination with SorafenIb or pLacebo for treatment of locally advanced or metastatic HER-2-Negative breast CancEr (the RESILIENCE study): study protocol for a randomized controlled trial[J]. Trials, 2013, 14: 228.

[70] Gradishar WJ, Kaklamani V, Sahoo TP, et al. A double-blind, randomised, placebo-

controlled, phase 2b study evaluating sorafenib in combination with paclitaxel as a first-line therapy in patients with HER-2-negative advanced breast cancer[J]. Eur J Cancer, 2013, 49(2): 312-322.

[71] Mariani G, Burdaeva O, Roman L, et al. A double-blind, randomized phase lib study evaluating the efficacy and safety of sorafenib (SOR) compared to placebo (PL) when administered in combination with docetaxel and/or letrozole in patients with metastatic breast cancer (MBC): FM-B07-01 Trial[J]. Eur J Cancer, 2011, 47(Suppl 2): 10.

[72] Schwartzberg LS, Tauer KW, Hermann R C, et al. Sorafenib or placebo with either gemcitabine or capecitabine in patients with HER-2-negative advanced breast cancer that progressed during or after bevacizumab[J]. Clin Cancer Res, 2013, 19(10): 2745-2754.

[73] Tan AR, Johannes H, Rastogi P, et al. Weekly paclitaxel and concurrent pazopanib following doxorubicin and cyclophosphamide as neoadjuvant therapy for HER-negative locally advanced breast cancer: NSABP Foundation FB-6, a phase Ⅱ study[J]. Breast Cancer Res Treat, 2015, 149(1): 163-169.

[74] Wilmes LJ, Pallavicini MG, Fleming L M, et al. AG-013736, a novel inhibitor of VEGF receptor tyrosine kinases, inhibits breast cancer growth and decreases vascular permeability as detected by dynamic contrast-enhanced magnetic resonance imaging [J]. Magn Reson Imaging, 2007, 25(3): 319-27.

[75] Rugo HS, Stopeck AT, Joy AA, et al. Randomized, placebo-controlled, double-blind, phase Ⅱ study of axitinib plus docetaxel versus docetaxel plus placebo in patients with metastatic breast cancer[J]. J Clin Oncol, 2011, 29(18): 2459-2465.

[76] Hu X, Zhang J, Xu B, et al. Multicenter phase Ⅱ study of apatinib, a novel VEGFR inhibitor in heavily pretreated patients with metastatic triple-negative breast cancer [J]. Int J Cancer, 2014, 135(8): 1961-9.

[77] Martin M, Roche H, Pinter T, et al. Motesanib, or open-label bevacizumab, in combination with paclitaxel, as first-line treatment for HER-2-negative locally recurrent or metastatic breast cancer: a phase 2, randomised, double-blind, placebo-controlled study[J]. Lancet Oncol, 2011, 12(4): 369-376.

[78] Miller KD, Trigo JM, Wheeler C, et al. A multicenter phase Ⅱ trial of ZD6474, a vascular endothelial growth factor receptor-2 and epidermal growth factor receptor tyrosine kinase inhibitor, in patients with previously treated metastatic breast cancer [J]. Clin Cancer Res, 2005, 11(9): 3369-3376.

[79] Boer K, Lang I, Llombart-Cussac A, et al. Vandetanib with docetaxel as second-line treatment for advanced breast cancer: a double-blind, placebo-controlled,

randomized Phase II study[J]. Invest New Drugs, 2012, 30(2): 681−687.

[80] Banerjee S, Kaye SB, Ashworth A. Making the best of PARP inhibitors in ovarian cancer[J]. Nat Rev Clin Oncol, 2010, 7(9): 508−519.

[81] Tutt A, Robson M, Garber JE, et al. Oral poly (ADP−ribose) polymerase inhibitor olaparib in patients with BRCA1 or BRCA2 mutations and advanced breast cancer: a proof-of-concept trial[J]. Lancet, 2010, 376(9737): 235−244.

[82] Audeh MW, Carmichael J, Penson RT, et al. Oral poly (ADP−ribose) polymerase inhibitor olaparib in patients with BRCA1 or BRCA2 mutations and recurrent ovarian cancer: a proof-of-concept trial[J]. Lancet, 2010, 376(9737): 245−251.

[83] Gelmon KA, Tischkowitz M, Mackay H, et al. Olaparib in patients with recurrent high-grade serous or poorly differentiated ovarian carcinoma or triple-negative breast cancer: a phase 2, multicentre, open-label, non-randomised study[J]. Lancet Oncol, 2011, 12(9): 852−861.

[84] Victoria LC, Elise CK, Christina MA, et al. Abstract CT337: Phase I / I b study of the PARP inhibitor (PARPi) olaparib (O) with carboplatin (C) in triple negative breast cancer (TNBC) at low genetic risk (NCT00647062)[J]. San Diego: proceedings of the AACR Annual Meeting, 2014.

[85] Dent RA, Lindeman GJ, Clemons M, et al. Phase I trial of the oral PARP inhibitor olaparib in combination with paclitaxel for first-or second-line treatment of patients with metastatic triple-negative breast cancer[J]. Breast Cancer Res, 2013, 15(5): R88.

[86] Dackus GMHE, Schouten PC, Geenen JJ, et al. Abstract OT1−03−10: A phase I followed by a randomized phase II trial of two cycles carboplatin-olaparib followed by olaparib monotherapy versus capecitabine in BRCA−1 or−2 mutated Her2 negative advanced breast cancer as first line treatment (REVIVAL study)[C]. San Antonio: proceedings of the San Antonio Breast Cancer Symposium, 2015−12−06.

[87] Tentori L, Lacal PM, Muzi A, et al. Poly (ADP−ribose) polymerase (PARP) inhibition or PARP−1 gene deletion reduces angiogenesis[J]. Eur J Cancer, 2007, 43(14): 2124−2133.

[88] Hegan DC, Lu Y, Stachelek GC, et al. Inhibition of poly (ADP−ribose) polymerase down-regulates BRCA1 and RAD51 in a pathway mediated by E2F4 and p130[J]. Proc Natl Acad Sci U S A, 2010, 107(5): 2201−2206.

[89] Liu JF, Tolaney SM, Birrer M, et al. A Phase I trial of the poly (ADP−ribose) polymerase inhibitor olaparib (AZD2281) in combination with the anti-angiogenic cediranib (AZD2171) in recurrent epithelial ovarian or triple-negative breast cancer [J]. Eur J Cancer, 2013, 49(14): 2972−2978.

［90］Isakoff SJ, Overmoyer B, Tung NM, et al. A phase Ⅱ trial of the PARP inhibitor veliparib (ABT888) and temozolomide for metastatic breast cancer［C］. Chicago: proceedings of the ASCO Annual Meeting, 2010-06-02.

［91］Rugo HS, Olopade O, DeMichele A, et al. Abstract S5-02: Veliparib/carboplatin plus standard neoadjuvant therapy for high-risk breast cancer: First efficacy results from the Ⅰ-SPY 2 TRIAL［J］. San Antonio: proceedings of the San Antonio Breast Cancer Symposium, 2013-12-13.

［92］Johnson N, Shapiro GI. Cyclin-dependent kinases (cdks) and the DNA damage response: rationale for cdk inhibitor-chemotherapy combinations as an anticancer strategy for solid tumors［J］. Expert Opin Ther Targets, 2010, 14(11): 1199-1212.

［93］Liu X, Shi Y, Maag DX, et al. Iniparib nonselectively modifies cysteine-containing proteins in tumor cells and is not a bona fide PARP inhibitor［J］. Clin Cancer Res, 2012, 18(2): 510-523.

［94］Valeria O, Chang-Uk L, Gary S, et al. Abstract LB-401: The chemosensitizing properties of iniparib in combination with DNA-damaging agents in the MDA-MB-468(-) triple-negative breast cancer (TNBC) cell line. Orlando: proceedings of the AACR 102nd Annual Meeting, 2011-04-02.

［95］O'shaughnessy J, Osborne C, Pippen JE, et al. Iniparib plus chemotherapy in metastatic triple-negative breast cancer［J］. N Engl J Med, 2011, 364(3): 205-214.

［96］O'shaughnessy J, Schwartzberg L, Danso MA, et al. Phase Ⅲ study of iniparib plus gemcitabine and carboplatin versus gemcitabine and carboplatin in patients with metastatic triple-negative breast cancer［J］. J Clin Oncol, 2014, 32(34): 3840-3847.

［97］Llombart-Cussac A, Bermejo B, Villanueva C, et al. SOLTI NeoPARP: a phase Ⅱ randomized study of two schedules of iniparib plus paclitaxel versus paclitaxel alone as neoadjuvant therapy in patients with triple-negative breast cancer［J］. Breast Cancer Res Treat, 2015, 154(2): 351-357.

［98］Sonnenblick A, De Azambuja E, Azim HA, Jr., et al. An update on PARP inhibitors moving to the adjuvant setting［J］. Nat Rev Clin Oncol, 2015, 12(1): 27-41.

［99］Drew Y, Ledermann JA, Jones A, et al. Phase Ⅱ trial of the poly(ADP-ribose) polymerase (PARP) inhibitor AG-014699 in BRCA 1 and 2-mutated, advanced ovarian and/or locally advanced or metastatic breast cancer［C］. Chicago: proceedings of the ASCO Annual Meeting Chicago, 2011-06-02.

［100］Murai J, Huang SY, Das BB, et al. Trapping of PARP1 and PARP2 by Clinical PARP Inhibitors［J］. Cancer Res, 2012, 72(21): 5588-5599.

［101］Shen Y, Rehman FL, Feng Y, et al. BMN 673, a novel and highly potent PARP1/2 inhibitor for the treatment of human cancers with DNA repair deficiency［J］. Clin

Cancer Res, 2013, 19(18): 5003−5015.

[102] Zev AW, Johann S, Lida M, et al. Abstract C295: Update on first-in-man trial of novel oral PARP inhibitor BMN 673 in patients with solid tumors[C]. Proceedings of the AACR International Conference, 2013.

[103] Giuseppe R, Gerald G, Stefania L, et al. Abstract 685: PARP inhibitor MK−4827 is synthetic lethal for tumors with homologous recombination defects associated with ATM−deficiency, PTEN−deletion and microsatellite instability (MSI)[C]. Proceedings of the AACR Annual Meeting, 2010.

[104] Sandhu SK, Schelman WR, Wilding G, et al. The poly(ADP−ribose) polymerase inhibitor niraparib (MK4827) in BRCA mutation carriers and patients with sporadic cancer: a phase 1 dose-escalation trial[J]. Lancet Oncol, 2013, 14(9): 882−892.

[105] Oliveras-Ferraros C, Vazquez-Martin A, Lopez-Bonet E, et al. Growth and molecular interactions of the anti−EGFR antibody cetuximab and the DNA cross-linking agent cisplatin in gefitinib-resistant MDA−MB−468 cells: new prospects in the treatment of triple-negative/basal-like breast cancer[J]. Int J Oncol, 2008, 33(6): 1165−1176.

[106] Baselga J, Norton L, Masui H, et al. Antitumor effects of doxorubicin in combination with anti-epidermal growth factor receptor monoclonal antibodies[J]. J Natl Cancer Inst, 1993, 85(16): 1327−1333.

[107] Modi S, D'andrea G, Norton L, et al. A phase I study of cetuximab/paclitaxel in patients with advanced-stage breast cancer[J]. Clin Breast Cancer, 2006, 7(3): 270−277.

[108] Baselga J, Gomez P, Greil R, et al. Randomized phase Ⅱ study of the anti-epidermal growth factor receptor monoclonal antibody cetuximab with cisplatin versus cisplatin alone in patients with metastatic triple-negative breast cancer[J]. J Clin Oncol, 2013, 31(20): 2586−2592.

[109] Carey LA, Rugo HS, Marcom PK, et al. TBCRC 001: randomized phase Ⅱ study of cetuximab in combination with carboplatin in stage Ⅳ triple-negative breast cancer [J]. J Clin Oncol, 2012, 30(21): 2615−2623.

[110] O'Shaughnessy J, Weckstein D, Vukelja S, et al. Preliminary results of a randomized phase Ⅱ study of weekly irinotecan/carboplatin with or without cetuximab in patients with metastatic breast cancer[C]. San Antonio: proceedings of the San Antonio Breast Cancer Symposium, 2007−12.

[111] Rivera P, Filleron T, Gladieff L, et al. Efficacy of cetuximab plus platinum agent in advanced, triple-negative breast carcinoma: Results of a retrospective analysis[C]. Chicago: proceedings of the ASCO Annual Meeting, 2011−06−02.

[112] Crozier JA, Advani PP, Laplant B, et al. N0436 (Alliance): A Phase Ⅱ Trial of Irinotecan With Cetuximab in Patients With Metastatic Breast Cancer Previously

Exposed to Anthracycline and/or Taxane-Containing Therapy[J]. Clin Breast Cancer, 2016, 16(1): 23−30.

[113] Nabholtz JM, Abrial C, Mouret-Reynier MA, et al. Multicentric neoadjuvant phase Ⅱ study of panitumumab combined with an anthracycline/taxane-based chemotherapy in operable triple-negative breast cancer: identification of biologically defined signatures predicting treatment impact[J]. Ann Oncol, 2014, 25(8): 1570−1577.

[114] Cowherd S, Miller LD, Melin SA, et al. A phase Ⅱ clinical trial of weekly paclitaxel and carboplatin in combination with panitumumab in metastatic triple negative breast cancer[J]. Cancer Biol Ther, 2015, 16(5): 678−683.

[115] Yardley DA, Shipley DL, Peacock NW, et al. Abstract P5−20−10: Panitumumab, Gemcitabine and Carboplatin in Triple-Negative Metastatic Breast Cancer: Preliminary Results of a Phase Ⅱ Trial of the Sarah Cannon Research Institute[C]. San Antonio: proceedings of the San Antonio Breast Cancer Symposium, 2012−12−04.

[116] Baselga J, Albanell J, Ruiz A, et al. Phase Ⅱ and tumor pharmacodynamic study of gefitinib in patients with advanced breast cancer[J]. J Clin Oncol, 2005, 23(23): 5323−5333.

[117] Dickler MN, Rugo HS, Eberle CA, et al. A phase Ⅱ trial of erlotinib in combination with bevacizumab in patients with metastatic breast cancer[J]. Clin Cancer Res, 2008, 14(23): 7878−7883.

[118] Corkery B, Crown J, Clynes M, et al. Epidermal growth factor receptor as a potential therapeutic target in triple-negative breast cancer[J]. Ann Oncol, 2009, 20(5): 862−867.

[119] Bozec A, Fischel JL, Milano G. Epidermal growth factor receptor/angiogenesis dual targeting: preclinical experience[J]. Curr Opin Oncol, 2006, 18(4): 330−334.

[120] Ciardiello F, Bianco R, Damiano V, et al. Antiangiogenic and antitumor activity of anti-epidermal growth factor receptor C225 monoclonal antibody in combination with vascular endothelial growth factor antisense oligonucleotide in human GEO colon cancer cells[J]. Clin Cancer Res, 2000, 6(9): 3739−3747.

[121] Montagna E, Cancello G, Bagnardi V, et al. Metronomic chemotherapy combined with bevacizumab and erlotinib in patients with metastatic HER−2−negative breast cancer: clinical and biological activity[J]. Clin Breast Cancer, 2012, 12(3): 207−214.

[122] Sharma P, Khan OJ, Kimler BF, et al. Abstract P1−11−07: results of a phase Ⅱ study of neoadjuvant platinum/taxane based chemotherapy and erlotinib for triple negative breast cancer[C]. San Antonio: proceedings of the San Antonio Breast Cancer Symposium, 2010−12−08.

［123］ Marty B, Maire V, Gravier E, et al. Frequent PTEN genomic alterations and activated phosphatidylinositol 3-kinase pathway in basal-like breast cancer cells［J］. Breast Cancer Res, 2008, 10(6): R101.

［124］ Shah SP, Roth A, Goya R, et al. The clonal and mutational evolution spectrum of primary triple-negative breast cancers［J］. Nature, 2012, 486(7403): 395-399.

［125］ Cancer Genome Atlas N. Comprehensive molecular portraits of human breast tumours［J］. Nature, 2012, 490(7418): 61-70.

［126］ Dancey J. mTOR signaling and drug development in cancer［J］. Nat Rev Clin Oncol, 2010, 7(4): 209-219.

［127］ Yunokawa M, Koizumi F, Kitamura Y, et al. Efficacy of everolimus, a novel mTOR inhibitor, against basal-like triple-negative breast cancer cells［J］. Cancer Sci, 2012, 103(9): 1665-1671.

［128］ Hasskarl J. Everolimus［J］. Recent Results Cancer Res, 2014, 201: 373-392.

［129］ Jasmeet CS, Matthew V, Yelena N, et al. Efficacy of RAD001/carboplatin in triple-negative metastatic breast cancer: a phase II study［C］. Proceedings of the Breast Cancer Symposium, 2012.

［130］ Mondesire WH, Jian W, Zhang H, et al. Targeting mammalian target of rapamycin synergistically enhances chemotherapy-induced cytotoxicity in breast cancer cells ［J］. Clin Cancer Res, 2004, 10(20): 7031-7042.

［131］ Mayer IA, Means-Powell J, Abramson VG, et al. PD09-06: Phase II Trial of RAD001 (Everolimus), an mTOR Inhibitor, with Weekly Cisplatin and Paclitaxel in Patients with HER-2-Negative Metastatic Breast Cancer (MBC). proceedings of the San Antonio Breast Cancer Symposium San Antonio, TX, Dec 8 -12, 2011 of Conference ［C］.

［132］ Rooney RJ, Raychaudhuri P, Nevins JR. E4F and ATF, two transcription factors that recognize the same site, can be distinguished both physically and functionally: a role for E4F in E1A trans activation［J］. Mol Cell Biol, 1990, 10(10): 5138-5149.

［133］ Campone M, Levy V, Bourbouloux E, et al. Safety and pharmacokinetics of paclitaxel and the oral mTOR inhibitor everolimus in advanced solid tumours［J］. Br J Cancer, 2009, 100(2): 315-321.

［134］ Huober J, Fasching PA, Hanusch C, et al. Neoadjuvant chemotherapy with paclitaxel and everolimus in breast cancer patients with non-responsive tumours to epirubicin/ cyclophosphamide (EC) +/- bevacizumab-results of the randomised GeparQuinto study (GBG 44)［J］. Eur J Cancer, 2013, 49(10): 2284-2293.

［135］ Gonzalez-Angulo AM, Akcakanat A, Liu S, et al. Open-label randomized clinical trial of standard neoadjuvant chemotherapy with paclitaxel followed by FEC versus the combination of paclitaxel and everolimus followed by FEC in women with triple receptor-negative breast cancer[J]. Ann Oncol, 2014, 25(6): 1122-1127.

[136] Yu K, Toral-Barza L, Discafani C, et al. mTOR, a novel target in breast cancer: the effect of CCI-779, an mTOR inhibitor, in preclinical models of breast cancer[J]. Endocr Relat Cancer, 2001, 8(3): 249-258.

[137] Chan S, Scheulen ME, Johnston S, et al. Phase Ⅱ study of temsirolimus (CCI-779), a novel inhibitor of mTOR, in heavily pretreated patients with locally advanced or metastatic breast cancer[J]. J Clin Oncol, 2005, 23(23): 5314-5322.

[138] Basho RK, Gilcrease M, Murthy RK, et al. Targeting the PI3K/AKT/mTOR pathway for the treatment of mesenchymal triple-negative breast cancer (TNBC): Evidence of efficacy and proof of concept from a phase Ⅰ trial with dose expansion of mTOR inhibition in combination with liposomal doxorubicin and bevacizumab[C]. San Antonio: proceedings of the San Antonio Breast Cancer Symposium, 2015-12-08.

[139] Engelman JA. Targeting PI3K signalling in cancer: opportunities, challenges and limitations[J]. Nat Rev Cancer, 2009, 9(8): 550-562.

[140] Altomare DA, Testa JR. Perturbations of the AKT signaling pathway in human cancer[J]. Oncogene, 2005, 24(50): 7455-7464.

[141] Connolly EP, Sun Y, Chao KC, et al. Abstract PD09-09: The Akt inhibitor MK-2206 is an effective radio-sensitizer of p53 deficient triple negative breast cancer (TNBC) cells[C]. San Antonio: proceedings of the San Antonio Breast Cancer Symposium, 2012-12-08.

[142] Lin J, Sampath D, Nannini MA, et al. Targeting activated Akt with GDC-0068, a novel selective Akt inhibitor that is efficacious in multiple tumor models[J]. Clin Cancer Res, 2013, 19(7): 1760-1772.

[143] Steven JI, Johanna CB, Andrés C, et al. Phase Ⅰb dose-escalation study of an Akt inhibitor ipatasertib (Ipat) in combination with docetaxel (Doc) or paclitaxel (Pac) in patients (pts) with metastatic breast cancer (MBC)[C]. San Antonio: proceedings of the San Antonio Breast Cancer Symposium, 2014-12-08.

[144] Abramson VG, Lehmann B, Mayer I A, et al. TBCRC028: A phase Ⅰb/ Ⅱ trial of GDC-0941 (a PI3K inhibitor) in combination with cisplatin in metastatic androgen receptor-negative triple-negative breast cancer (TNBC)[C]. Chicago: proceedings of the ASCO Annual Meeting, 2014-06-02.

[145] Liu P, Cheng H, Roberts TM, et al. Targeting the phosphoinositide 3-kinase pathway in cancer[J]. Nat Rev Drug Discov, 2009, 8(8): 627-644.

[146] Dees EC, Marcom PK, Snavely A, et al. Phase Ⅰ dose escalation clinical trial of the PI3K inhibitor BKM120 and capecitabine (C) in metastatic breast cancer (MBC).

The 36th San Antonio Breast Cancer Symposium 2014: abstract PD1 −16 −13［C］. San Antonio: proceedings of the San Antonio Breast Cancer Symposium, 2013−12−13.

［147］ Solzak JP P, Atale R, Hancock B, et al. Dual PI3K and Wnt pathway inhibition is a synergistic combination against triple negative breast cancer［C］. San Antonio: proceedings of the San Antonio Breast Cancer Symposium, 2015−12−08.

［148］ Ibrahim YH, Garcia-Garcia C, Serra V, et al. PI3K inhibition impairs BRCA1/2 expression and sensitizes BRCA−proficient triple-negative breast cancer to PARP inhibition［J］. Cancer Discov, 2012, 2(11): 1036−1047.

［149］ Katzenellenbogen BS, Frasor J. Therapeutic targeting in the estrogen receptor hormonal pathway［J］. Semin Oncol, 2004, 31(1 Suppl 3): 28−38.

［150］ Fox EM, Davis RJ, Shupnik MA. ERbeta in breast cancer-onlooker, passive player, or active protector?［J］. Steroids, 2008, 73(11): 1039−1051.

［151］ Lin CY, Strom A, Li Kong S, et al. Inhibitory effects of estrogen receptor beta on specific hormone-responsive gene expression and association with disease outcome in primary breast cancer［J］. Breast Cancer Res, 2007, 9(2): R25.

［152］ Campagnoli C, Pasanisi P, Castellano I, et al. Postmenopausal breast cancer, androgens, and aromatase inhibitors［J］. Breast Cancer Res Treat, 2013, 139(1): 1−11.

［153］ Niemeier LA, Dabbs DJ, Beriwal S, et al. Androgen receptor in breast cancer: expression in estrogen receptor-positive tumors and in estrogen receptor-negative tumors with apocrine differentiation［J］. Mod Pathol, 2010, 23(2): 205−212.

［154］ Gucalp A, Tolaney S, Isakoff S J, et al. Phase Ⅱ trial of bicalutamide in patients with androgen receptor-positive, estrogen receptor-negative metastatic Breast Cancer［J］. Clin Cancer Res, 2013, 19(19): 5505−5512.

［155］ Tiffany T, Kathy M, Denise Y, et al. Results from a phase 2 study of enzalutamide (ENZA), an androgen receptor (AR) inhibitor, in advanced AR⁺ triple-negative breast cancer (TNBC)［C］. Chicago: proceedings of the ASCO Annual Meeting, 2015−05−29.

［156］ Cortes J, Crown J, Awada A, et al. Overall survival (OS) from the phase 2 study of enzalutamide (ENZA), an androgen receptor (AR) signaling inhibitor, in AR+ advanced triple-negative breast cancer (aTNBC)［J］. Vienna: proceedings of the 2015 European Cancer Congress, 2015−09−25.

［157］ Eastman A. Cell cycle checkpoints and their impact on anticancer therapeutic strategies［J］. J Cell Biochem, 2004, 91(2): 223−231.

［158］ Kastan MB, Onyekwere O, Sidransky D, et al. Participation of p53 protein in the cellular response to DNA damage［J］. Cancer Res, 1991, 51(23 Pt 1): 6304−6311.

［159］ Xiao Z, Chen Z, Gunasekera AH, et al. Chk1 mediates S and G2 arrests through

Cdc25A degradation in response to DNA-damaging agents[J]. J Biol Chem, 2003, 278(24): 21767-21773.

[160] Zhao H, Watkins JL, Piwnica-Worms H. Disruption of the checkpoint kinase 1/ cell division cycle 25A pathway abrogates ionizing radiation-induced S and G2 checkpoints[J]. Proc Natl Acad Sci U S A, 2002, 99(23): 14795-14800.

[161] Ma CX, Janetka JW, Piwnica-Worms H. Death by releasing the breaks: CHK1 inhibitors as cancer therapeutics[J]. Trends Mol Med, 2011, 17(2): 88-96.

[162] Dai Y, Grant S. New insights into checkpoint kinase 1 in the DNA damage response signaling network[J]. Clin Cancer Res, 2010, 16(2): 376-383.

[163] Tse AN, Carvajal R, Schwartz G K. Targeting checkpoint kinase 1 in cancer therapeutics[J]. Clin Cancer Res, 2007, 13(7): 1955-1960.

[164] Chen T, Stephens P A, Middleton FK, et al. Targeting the S and G2 checkpoint to treat cancer[J]. Drug Discov Today, 2012, 17(5-6): 194-202.

[165] Verlinden L, Vanden Bempt I, Eelen G, et al. The E2F-regulated gene Chk1 is highly expressed in triple-negative estrogen receptor/progesterone receptor/HER-2 breast carcinomas[J]. Cancer Res, 2007, 67(14): 6574-6581.

[166] Speers C, Tsimelzon A, Sexton K, et al. Identification of novel kinase targets for the treatment of estrogen receptor-negative breast cancer[J]. Clin Cancer Res, 2009, 15(20): 6327-6340.

[167] Ma CX, Cai S, Li S, et al. Targeting Chk1 in p53-deficient triple-negative breast cancer is therapeutically beneficial in human-in-mouse tumor models[J]. J Clin Invest, 2012, 122(4): 1541-1552.

[168] Ma CX, Ellis MJ, Petroni GR, et al. A phase II study of UCN-01 in combination with irinotecan in patients with metastatic triple negative breast cancer[J]. Breast Cancer Res Treat, 2013, 137(2): 483-492.

[169] Tryfonopoulos D, Walsh S, Collins DM, et al. Src: a potential target for the treatment of triple-negative breast cancer[J]. Ann Oncol, 2011, 22(10): 2234-2240.

[170] Finn RS, Dering J, Ginther C, et al. Dasatinib, an orally active small molecule inhibitor of both the src and abl kinases, selectively inhibits growth of basal-type/ "triple-negative" breast cancer cell lines growing in vitro[J]. Breast Cancer Res Treat, 2007, 105(3): 319-326.

[171] Finn RS, Bengala C, Ibrahim N, et al. Dasatinib as a single agent in triple-negative breast cancer: results of an open-label phase 2 study[J]. Clin Cancer Res, 2011, 17(21): 6905-6913.

[172] Rimawi MF, Rodriguez AA, Yang WT, et al. P3-14-09: a phase II preoperative study of dasatinib, a multi-targeted tyrosine kinase inhibitor, in locally advanced "triple-

negative" breast cancer patients [C]. San Antonio: proceedings of the San Antonio Breast Cancer Symposium, 2011-12-06.

[173] Schwartzberg LS, Tauer KW, Schnell FM, et al. Abstract P5-20-08: Phase II trial of ixabepilone (Ixa) and dasatinib (D) for treatment of metastatic breast cancer (MBC) [C]. San Antonio: proceedings of the San Antonio Breast Cancer Symposium, 2012-12-04.

[174] Marks P, Rifkind RA, Richon VM, et al. Histone deacetylases and cancer: causes and therapies [J]. Nat Rev Cancer, 2001, 1(3): 194-202.

[175] Yin D, Ong J M, Hu J, et al. Suberoylanilide hydroxamic acid, a histone deacetylase inhibitor: effects on gene expression and growth of glioma cells *in vitro* and in vivo [J]. Clin Cancer Res, 2007, 13(3): 1045-1052.

[176] Eyupoglu I Y, Hahnen E, Buslei R, et al. Suberoylanilide hydroxamic acid (SAHA) has potent anti-glioma properties in vitro, ex vivo and *in vivo* [J]. J Neurochem, 2005, 93(4): 992-999.

[177] Palmieri D, Lockman PR, Thomas FC, et al. Vorinostat inhibits brain metastatic colonization in a model of triple-negative breast cancer and induces DNA double-strand breaks [J]. Clin Cancer Res, 2009, 15(19): 6148-6157.

[178] Luu TH, Morgan RJ, Leong L, et al. A phase II trial of vorinostat (suberoylanilide hydroxamic acid) in metastatic breast cancer: a California Cancer Consortium study [J]. Clin Cancer Res, 2008, 14(21): 7138-7142.

[179] Hubbert C, Guardiola A, Shao R, et al. HDAC6 is a microtubule-associated deacetylase [J]. Nature, 2002, 417(6887): 455-458.

[180] Fiskus W, Ren Y, Mohapatra A, et al. Hydroxamic acid analogue histone deacetylase inhibitors attenuate estrogen receptor-alpha levels and transcriptional activity: a result of hyperacetylation and inhibition of chaperone function of heat shock protein 90 [J]. Clin Cancer Res, 2007, 13(16): 4882-4890.

[181] Deroanne CF, Bonjean K, Servotte S, et al. Histone deacetylases inhibitors as anti-angiogenic agents altering vascular endothelial growth factor signaling [J]. Oncogene, 2002, 21(3): 427-436.

[182] Ramaswamy B, Fiskus W, Cohen B, et al. Phase I - II study of vorinostat plus paclitaxel and bevacizumab in metastatic breast cancer: evidence for vorinostat-induced tubulin acetylation and Hsp90 inhibition *in vivo* [J]. Breast Cancer Res Treat, 2012, 132(3): 1063-1072.

[183] Tate CR, Rhodes LV, Segar HC, et al. Targeting triple-negative breast cancer cells with the histone deacetylase inhibitor panobinostat [J]. Breast Cancer Res, 2012, 14(3): R79.

［184］ Turner N, Grose R. Fibroblast growth factor signalling: from development to cancer ［J］. Nat Rev Cancer, 2010, 10(2): 116-129.

［185］ Sharpe R, Pearson A, Herrera-Abreu MT, et al. FGFR signaling promotes the growth of triple-negative and basal-like breast cancer cell lines both in vitro and *in vivo*［J］. Clin Cancer Res, 2011, 17(16): 5275-5286.

［186］ Andre F, Bachelot T, Campone M, et al. Targeting FGFR with dovitinib (TKI258): preclinical and clinical data in breast cancer［J］. Clin Cancer Res, 2013, 19(13): 3693-3702.

［187］ Hynes NE, Dey JH. Potential for targeting the fibroblast growth factor receptors in breast cancer［J］. Cancer Res, 2010, 70(13): 5199-5202.

［188］ Turner N, Lambros MB, Horlings HM, et al. Integrative molecular profiling of triple negative breast cancers identifies amplicon drivers and potential therapeutic targets ［J］. Oncogene, 2010, 29(14): 2013-2023.

［189］ Ponzo MG, Lesurf R, Petkiewicz S, et al. Met induces mammary tumors with diverse histologies and is associated with poor outcome and human basal breast cancer［J］. Proc Natl Acad Sci U S A, 2009, 106(31): 12903-12908.

［190］ Gastaldi S, Sassi F, Accornero P, et al. Met signaling regulates growth, repopulating potential and basal cell-fate commitment of mammary Luminal progenitors: implications for basal-like breast cancer［J］. Oncogene, 2013, 32(11): 1428-1440.

［191］ Dieras V, Campone M, Yardley DA, et al. Randomized, phase Ⅱ, placebo-controlled trial of onartuzumab and/or bevacizumab in combination with weekly paclitaxel in patients with metastatic triple-negative breast cancer［J］. Ann Oncol, 2015, 26(9): 1904-1910.

［192］ Ali HR, Dawson SJ, Blows FM, et al. Aurora kinase A outperforms Ki67 as a prognostic marker in ER-positive breast cancer［J］. Br J Cancer, 2012, 106(11): 1798-1806.

［193］ 田富国, 罗飞, 赵浩亮. AuRoRa激酶A在三阴性乳腺癌中的表达及与临床病理特征的相关性［J］. 中国药物与临床, 2011, 11(S1): 5-7.

［194］ Fiskus W, Hembruff SL, Rao R, et al. Co-treatment with vorinostat synergistically enhances activity of Aurora kinase inhibitor against human breast cancer cells［J］. Breast Cancer Res Treat, 2012, 135(2): 433-444.

［195］ Zhu H, Bhaijee F, Ishaq N, et al. Correlation of Notch1, pAKT and nuclear NF-kappaB expression in triple negative breast cancer［J］. Am J Cancer Res, 2013, 3(2): 230-239.

［196］ Speiser J, Foreman K, Drinka E, et al. Notch-1 and Notch-4 biomarker expression in triple-negative breast cancer［J］. Int J Surg Pathol, 2012, 20(2): 139-145.

［197］ Lombardo Y, Filipovic A, Molyneux G, et al. Nicastrin regulates breast cancer stem cell properties and tumor growth in vitro and in vivo［J］. Proc Natl Acad Sci U S A,

2012, 109(41): 16558−16563.

[198] Sharma A, Paranjape AN, Rangarajan A, et al. A monoclonal antibody against human Notch1 ligand-binding domain depletes subpopulation of putative breast cancer stem-like cells[J]. Mol Cancer Ther, 2012, 11(1): 77−86.

[199] Qiu M, Peng Q, Jiang I, et al. Specific inhibition of Notch1 signaling enhances the antitumor efficacy of chemotherapy in triple negative breast cancer through reduction of cancer stem cells[J]. Cancer Lett, 2013, 328(2): 261−270.

[200] Polakis P. Wnt signaling in cancer[J]. Cold Spring Harb Perspect Biol, 2012, 4(5): pii: a008052.

[201] Nusse R, Varmus H. Three decades of Wnts: a personal perspective on how a scientific field developed[J]. EMBO J, 2012, 31(12): 2670−2684.

[202] Geyer FC, Lacroix-Triki M, Savage K, et al. beta-Catenin pathway activation in breast cancer is associated with triple-negative phenotype but not with CTNNB1 mutation[J]. Mod Pathol, 2011, 24(2): 209−231.

[203] Khramtsov AI, Khramtsova GF, Tretiakova M, et al. Wnt/beta-catenin pathway activation is enriched in basal-like breast cancers and predicts poor outcome[J]. Am J Pathol, 2010, 176(6): 2911−2920.

[204] Chen B, Dodge ME, Tang W, et al. Small molecule-mediated disruption of Wnt-dependent signaling in tissue regeneration and cancer[J]. Nat Chem Biol, 2009, 5(2): 100−107.

[205] Dodge ME, Moon J, Tuladhar R, et al. Diverse chemical scaffolds support direct inhibition of the membrane-bound O-acyltransferase porcupine[J]. J Biol Chem, 2012, 287(27): 23246−23254.

[206] Biechele S, Cox B J, Rossant J. Porcupine homolog is required for canonical Wnt signaling and gastrulation in mouse embryos[J]. Dev Biol, 2011, 355(2): 275−285.

[207] Jeong YJ, Jeong HY, Bong JG, et al. Low methylation levels of the SFRP1 gene are associated with the basal-like subtype of breast cancer[J]. Oncol Rep, 2013, 29(5): 1946−1954.

[208] Huelsewig CRC, Goette M, et al. The WNT signaling cascade as a potential novel biomarker of triple negative breast cancer(TNBC).[J]. Ann Oncol, 2011, 22(2): 51−53.

[209] Trepel J, Mollapour M, Giaccone G, et al. Targeting the dynamic HSP90 complex in cancer[J]. Nat Rev Cancer, 2010, 10(8): 537−549.

[210] Caldas-Lopes E, Cerchietti L, Ahn J H, et al. Hsp90 inhibitor PU−H71, a multimodal inhibitor of malignancy, induces complete responses in triple-negative breast cancer models[J]. Proc Natl Acad Sci U S A, 2009, 106(20): 8368−8373.

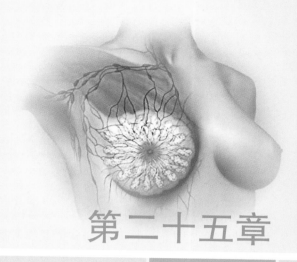

第二十五章

三阴性乳腺癌的全程管理

张 剑

　　乳腺癌全程管理理念在2012年被正式提出,其原型是2011年首次提出的"晚期乳腺癌维持治疗理念"。但乳腺癌的全程管理不仅仅局限在转移复发阶段,应当是指从长期、系统性的角度看待乳腺癌治疗,在规范化治疗的基础上强调多学科共同协作,贯穿从疾病诊断到康复或生命终止的全过程,根据不同类型及不同阶段的乳腺癌,为患者量身定制最佳的诊疗方案,使早期患者减少复发,晚期患者缓解症状、提高生活质量和延长生存期。同时,全程管理不仅要着眼于乳腺癌治疗本身,同时要促进医生与医生、医生与患者、患者与家庭之间的沟通,从而帮助患者提升信心,增强治疗的依从性,获得更好的治疗效果。三阴性乳腺癌(TNBC)作为恶性程度比较高的一种类型,尤其需要"全程管理"理念的介入,以改善患者的预后。

作者单位:200032　上海,复旦大学附属肿瘤医院
通信作者:张剑,Email: zhangj@shca.org.cn

第一节　对三阴性乳腺癌本质的认识

规范治疗三阴性的前提是对三阴性乳腺癌（triple negative breast cancer, TNBC）的本质有充分的认知。TNBC是指雌激素受体（estrogen receptor, ER）、孕激素受体（progesterone receptor, PgR）及人表皮生长因子受体2（human epidermal growth factor receptor-2, HER-2）均为阴性表达的乳腺癌。虽然TNBC与基底样乳腺癌（basal-like breast cancer, BLBC）组织形态、免疫表型、临床表现方面有很多相似之处，且有近80%的重合，但前者不是从基因芯片而是从免疫组化角度进行的分型，特指ER、PgR和HER-2均阴性，同时还包含一些如低危（典型）髓样癌和腺样囊性癌等特殊的组织学类型。TNBC是由不同基因表达谱组成的异质性肿瘤，BLBC则是由肿瘤标志物以及分子特征完全一致的同质性肿瘤组成。据文献报道，约77%的BLBC免疫表型为三阴性，6%～29%分子分型为BLBC者表现为ER/PgR阳性或者HER-2阳性，而并不表现为三阴性。TNBC也不能简单的归类于任何一种分子亚型，多达40%的TNBC可以不表达任何基底样标志物，有50%～75%的TNBC经cDNA微阵列分析可归为BLBC。2011年，Lehmann等对587例TNBC的21组基因表达谱数据进行聚类分析，将TNBC分为6个集群——基底样1（BL1）型、基底样2（BL2）型、免疫调节（immunomodulatory, IM）型、间叶细胞（mesenchymal, M）型、间充质干细胞样（mesenchymal stem-like, MSL）型、腔面雄激素受体（luminal androgen receptor, LAR）型以及不稳定的集群。不同的分子亚型生物学特性不同，可能对不同的化疗、靶向治疗呈现不同的敏感度。

TNBC的组织学分级较高，绝大多数是浸润性导管癌，还有一部分为髓样癌、腺样囊性癌、化生性癌等；因其无内分泌及抗HER-2治疗的靶点，传统化疗仍是其治疗的主要手段。TNBC复发转移率高，多在1年左右出现转移，内脏转移和脑转移多见，且与肿瘤的直径大小、有无局部-区域淋巴结转移无明确相关性。除此之外，TNBC克隆演化的过程也比非TNBC尤其是Luminal型乳腺癌复杂得多，会不断产生含有多种突变、重排等异常的亚克隆，从而增加治疗的难度。

第二节　三阴性乳腺癌新辅助治疗的管理方式及适宜人群

新辅助治疗对于局部晚期乳腺癌（尤其是TNBC）地位重要，其主要目的为缩小肿瘤和降低分期。新辅助治疗与辅助治疗经大样本临床试验比较后发现，其不仅能提高保留乳房率，且疗效类似，已为临床普遍接受，成为多学科综合治疗乳腺癌的重要一环。一般而言，新辅助治疗的主要目的是增加可选择的术式和提高保乳率。

据MD Anderson癌症中心的经验，TNBC新辅助化疗的病理完全缓解率（pathologic complete response, pCR）高于非TNBC，但有残留病灶的TNBC生存率显著低于相应的非TNBC患者。总体来说，早期TNBC的预后还是较非TNBC差。TNBC的DNA损伤修复存在一定缺陷，提示其对铂类及烷化剂等作用于DNA的药物可能较为敏感。有研究显示，4个疗程顺铂单药治疗TNBC的pCR即可达到22%。一般而言，对于TNBC，新辅助治疗推荐蒽环联合紫杉类。另外，针对该型患者，一系列前瞻性研究已在开展，部分得到了初步结果，其中包括铂类、抗血管生成药物贝伐珠单抗、PARP1抑制剂、靶向EGFR的西妥昔单抗、mTOR抑制剂依维莫司等。ABCSG-24研究显示，在表柔比星+多西他赛基础上联合卡培他滨较表柔比星+多西他赛提高了pCR（23.0% *vs* 15.4% ED, *P* = 0.027），其中TNBC亚组从30.2%提高到了45.3%，获益明显，值得后续进一步深入研究。

一、铂类在TNBC新辅助治疗中的作用

关于铂类在TNBC新辅助治疗中的价值已有多项临床研究做了探讨。在2013年圣安东尼奥乳腺癌会议（San Antonio Breast Cancer Symposium, SABCS）会议上，CALGB 40603和GeparSixto两项临床研究均显示新辅助加用铂类后使得TNBC pCR有了统计学差异的显著提高，虽然主要终点达到了，但作为次要终点的EFS和DFS也很重要，后者体现了患者的长期获益；这部分结果在2015

年SABCS会议上得到了披露。具体如下：

1. CALGB40603研究

该研究采用2×2析因设计，以紫杉醇12周序贯ddACx4基础上，或联合贝伐珠单抗q2wksx9，或联合卡铂AUC6q3wksx4，或贝伐珠单抗联合卡铂方案。结果显示3年无事件生存（event free survival, EFS）率和总生存率分别为74%及83%；pCR和非pCR的3年总生存率分别为93%和73%（$HR = 0.20$, $P = 0.000\ 1$），含卡铂与含卡铂加贝伐珠单抗联合治疗组相比，EFS率和总生存率无统计学意义。含卡铂与非含卡铂联合组3年EFS比较分别为76%和71%（$P = 0.36$），3年总生存率分别为81%和85%。

2. GeparSixto研究

该研究设计主要针对TNBC和HER-2阳性符合新辅助化疗患者595例，所有患者给予紫杉醇联合脂质体阿霉素新辅助化疗18周，HER-2阳性患者接受曲妥珠单抗和拉帕替尼，TNBC接受贝伐单抗，按照TNBC及HER-2阳性状况按照1∶1随机接受卡铂治疗。结果显示：全组3年无疾病生存期（disease-free survival, DFS），紫杉醇联合脂质体阿霉素组（PM）和紫杉醇联合脂质体阿霉素+卡铂（PMCb）组分别为81.0%和84.7%（$P = 0.311\ 5$）。HER-2阳性组3年DFS，PM和PMCb组分别为86.7%和83.4%（$P = 0.371\ 9$）。TNBC 3年DFS，PM和PMCb组分别为76.1%和85.8%（$HR = 0.56$, $P = 0.035$），其中存在gBRCA突变者，PM和PMCb组分别为50.0%和61.5%（$P = 0.413$）；gBRCA野生型，PM和PMCb组分别为33.1%和50.8%（$P = 0.005$）。

两项研究的结果有些不一致：CALGB 40603的研究显示加铂3年EFS无获益，而GeparSixto三阴亚组加铂后3年DFS有显著改善（将pCR转化为DFS优势）。这两项临床研究存在各种各样的差异，包括新辅助方案中是否包含环磷酰胺、包括使用卡铂的方式不同（3周用法和单周用法），可能是导致最终结果不太一致的原因。考虑到TNBC后续没有内分泌治疗和靶向治疗的机会，如果有办法进一步增加pCR的改善，很可能会增加转化为EFS或DFS获益的机会，我们从GeparSixto中看到pCR在加卡铂后提升更多同时DFS有获益这一现象中可以得到一定的启示。当然，未来还需要更多的TNBC临床试验来解决含铂治疗在新辅助方案中的价值问题。目前认为，对那些需要更好局部控制和本身高危复发的患者，可以考虑在新辅助中增加铂类；相反，那些BRCA基因突变的患者是否一定在新辅助中加铂GeparSixto研究尚没有给出理想的答案，即没有重复以前研究的结果（GeparSixto中野生型患者从加铂中获益更多），需要以后进一步的研究。

3. ADAPT TN研究

该研究共纳入443例TNBC患者（分期cT1c～T4c，cN0/+），对卡铂+白蛋白紫杉醇（Carbo/Nab-Pac）或吉西他滨+白蛋白紫杉醇（Gem/Nab-Pac）新辅助化疗12周的pCR进行了比较。Gem/Nab-Pac组患者的pCR为28.7%，Carbo/Nab-Pac组患者pCR为45.9%；Gem/Nab-Pac组患者药物剂量下调频率显著高于Carbo/Nab-Pac组（20.6% vs 11.9%）。研究提示，卡铂+白蛋白紫杉醇方案较吉西他滨+白蛋白紫杉醇pCR更高、药物减量率更低，可能是更好的治疗方案。

4. 其他临床研究

2015年ECCO上报告的一项Ⅱ期临床研究纳入了24例Ⅱ～Ⅲ期TNBC患者，以pCR为主要终点探索了多西他赛+卡铂+Bev（TCV）方案的有效性。患者接受多西他赛75 mg/m²、卡铂AUC=6及Bev 15 mg/kg（每3周1次，共6个周期）的联合化疗后行手术治疗。结果显示，79.2%（19/24例）的患者完成了6个周期化疗，且在新辅助化疗期间无疾病进展；患者乳腺和腋窝pCR达45.8%。20.8%（5/24例）的患者进行了乳房切除术，79.17%的患者则在完成新辅助化疗后进行了保守手术。中位随访25个月后，无进展生存率为87.5%（21/24例），1例患者局部复发经治疗后无疾病生存，8.3%（2/24例）患者因疾病进展中止试验。研究认为TCV联合治疗TNBC患者可获得满意的pCR及生存预后，使超过2/3的患者后续可进行保守手术治疗，且血液学毒性可控。

从St Gallen 2015来看，绝大多数专家（94.7%）支持蒽环联合紫杉的治疗方案，但不支持使用高剂量的烷化剂或铂类。

二、白蛋白紫杉醇在TNBC新辅助治疗中的作用

GeparSepto（GBG 69）研究了早期乳腺癌患者以紫杉类和蒽环类为主的新辅助化疗方案中，紫杉类药物使用白蛋白紫杉醇（ABX）或溶剂型紫杉醇的疗效比较问题。研究数据显示，在1 206例接受过蒽环类为主化疗的患者中，ABX能够显著改善患者的pCR：ABX组233/606（38%）vs溶剂型紫杉醇组174/600（29%）（OR = 1.53，95% CI：1.20～1.95）。尤其是TNBC亚组中ABX组达到

pCR的患者为67/139（48%），溶剂型紫杉醇组为36/137（26%）。该研究似乎提示TNBC新辅助治疗中紫杉类药物优选ABX。

但是，在刚过去的2016年ASCO会议上，公布了ETNA研究的结果，该随机、Ⅲ期研究旨在对比ABX或溶剂型紫杉醇联合蒽环类方案新辅助治疗HER-2阴性高危乳腺癌的疗效。研究包含了TNBC和Luminal B型乳腺癌，主要终点是pCR。该研究随机收集了695例患者，其中TNBC 219例。最终结果显示，pCR分别为22.5%和18.6%，无统计学差异（$P = 0.185\ 8$）；而TNBC亚组分别为41.3%和37.3%，亦无统计学差异。本研究与GeparSepto的差异包括：本研究选用紫杉类治疗方案为连续3周停1周，而GeparSepto为连续使用。此外，本研究选用紫杉醇剂量为90 mg/m²，而GeparSepto为80 mg/m²。基于此，可能会导致两项结果不一致，我们需要等待研究伴随的肿瘤和血液标本收集而产生的转化性数据，以鉴别哪些人群是ABX在新辅助治疗阶段使用的适宜人群。

三、其他药物在TNBC新辅助治疗中的作用

2013年，SABCS会议上Mayer IA等报道了一项随机Ⅱ期研究，2∶1随机Ⅱ～Ⅲ期且原发灶直径＞1 cm的患者进入PC（紫杉醇+顺铂）和PC+依维莫司组新辅助治疗，结果发现增加依维莫司后，pCR未有改善（40% vs 36%），且带有更多的不良反应。

2013年SABCS会议上还公布了采用艾日布林联合卡铂治疗8个周期Ⅰ～Ⅲ期TNBC的结果，该Ⅱ期研究显示，该联合方案pCR高达43.3%，临床获益率达到80%。

2013年SABCS会议上还公布了I-SPY2试验的结果。该试验是在生物标志物亚型内采用自适应随机方法，针对高危的Ⅱ～Ⅲ期乳腺癌妇女，评价一系列新药/联合方案加入标准新辅助治疗（T/AC：紫杉醇，每周1次，共12次；多柔比星和环磷酰胺，每2～3周1次，共4次）对比单用T/AC（对照组）疗效的多中心Ⅱ期试验。主要研究终点是pCR。结果显示，在标准术前化疗方案中添加多聚腺苷二磷酸核糖聚合酶［poly（ADP-ribose）polymerase, PARP］抑制剂Velparib（ABT-888）和化疗药物卡铂可改善TNBC的疗效。

2016年美国临床肿瘤学会年会（American Society of Clinical Oncology, ASCO）上有一项Ⅱ期临床，探讨了LCL161（一种通过使凋亡蛋白抑制剂IAPs

失活的小分子药物）联合紫杉醇新辅助治疗 TNBC 的疗效，结果显示，209 例入组患者中特定基因表达谱阳性（30.1%）的患者能通过联合 LCL161 将 pCR 从 17.2% 提高到 38.2%，提示值得在该人群中进一步探索。

第三节 三阴性乳腺癌辅助治疗的管理方式和治疗选择

欧洲肿瘤内科学会（European Society for Medical Oncology, ESMO）于 2015 年 9 月 1 日发表了 2015 ESMO 临床实践指南，对化疗的主要推荐包括：应基于 ER/PgR、HER-2 和 Ki-67 的表达评估或基于基因组的亚型分组决定全身辅助治疗；对于绝大多数 TNBC 均推荐接受化疗，除了低风险"特定组织学亚型"如分泌性幼年性乳腺癌、大汗腺癌及腺样囊性癌［证据级别：I，A］。

如何增加 TNBC 辅助治疗的效果，一直是大家关注的热点。在 2013 年 SABCS 的投票中，对于 TNBC 中是否既要包含紫杉类，又要包含蒽环类的问题，有 87% 的专家投了赞成票，有 38.3% 的专家认为需要采用剂量密集型的方案。2015 年《中国抗癌协会乳腺癌诊治指南与规范》中也指出，中国专家团认为 TNBC 的优选化疗方案是含紫杉和蒽环的剂量密度方案。St Gallen 2015 指出，对于 TNBC 患者，专家组强烈支持蒽环类联合紫杉类方案，尽管缺少随机对照研究，但部分专家（57.9%）仍会考虑对 BRCA 基因突变的 TNBC 使用含铂类的化疗方案。

关于 TNBC 辅助治疗中紫杉类药物使用的模式。在淋巴结阳性或高危淋巴结阴性患者中开展的 E1199 十年更新结果显示：TNBC 亚组中 10 年 DFS 和 OS 在每周紫杉醇组最佳，分别为 69.0% 和 75.1%，提示对于 TNBC，最好的紫杉类治疗方案可能是序贯紫杉醇单周方案。以下归纳分析了 TNBC 辅助治疗中几个热点问题。

一、卡培他滨在 TNBC 辅助治疗中的作用

1. 芬兰乳腺癌协作组的 FinXX 试验

目前已证实在早期乳腺癌的老年女性中单药使用卡培他滨作为辅助化疗

的疗效劣于传统CMF及EC方案。但是将卡培他滨整合进乳腺癌经典的辅助化疗方案（包含蒽环类、紫杉类的方案）中，呈现了不一样的结果。在2012年 *Journal of Clinical Oncology* 杂志上公布了由芬兰乳腺癌协作组开展的FinXX试验，在淋巴结阳性或淋巴结阴性高危的早期乳腺癌患者辅助治疗中比较3个周期多西紫杉醇（T：80 mg/m²）序贯3个周期FEC（E：75 mg/m²）方案与3个周期多西紫杉醇+卡培他滨（T：60 mg/m²+X：900 mg/m²）序贯3个周期XEC（X：900 mg/m²+E：75 mg/m²）方案的疗效。共入组1 500例患者，其中淋巴结阳性的患者占90%，pN2及以上的患者占了28%。中位随访59个月后发现含有卡培他滨的TX−XEC组RFS（$HR = 0.799\ 5$，95% CI：$0.60\sim1.04$，$P = 0.087$）和OS（$HR = 0.739\ 5$，95% CI：$0.52\sim1.04$，$P = 0.08$）都有获益的趋势。探索性亚组分析中，联合卡培他滨组在TNBC患者中临床获益更为显著，表现为TX−XEC组有更高的RFS率（$HR = 0.48$，95% CI：$0.26\sim0.88$，$P = 0.018$）；同时在乳腺癌特异死亡发生率上，TX−XEC组显著更好（$HR = 0.64$，95% CI：$0.44\sim0.95$，$P = 0.027$），提示TNBC能够从辅助卡培他滨联合组中获益。同时，发现联合卡培他滨组并未增加血液学不良事件，发生率更高的不良反应包括口角炎、手足综合征、指甲改变、腹泻等。FinXX试验首次显示出卡培他滨在乳腺癌尤其TNBC辅助治疗中可能的作用。在刚过去的2016年ASCO会议上，再次公布了FinXX研究的10年生存数据，总体人群RFS分别为78.5%和76.5%，无统计学差异（$P = 0.225$），但亚组分析延续了之前5年分析的结果，TNBC组 $HR = 0.54$（95% CI：$0.31\sim0.92$）；同样，TNBC亚组的10年OS分析也具有统计学差异（$HR = 0.55$，95% CI：$0.31\sim0.96$）。

2. 邵志敏教授团队主持的CBCSG010临床试验

但是FINXX的TNBC结果只是亚组分析，亟须一项前瞻性、随机对照研究专门针对TNBC中卡培他滨的辅助价值进行探讨。在刚过去的2016年ASCO会议上，也公布了由复旦大学附属肿瘤医院邵志敏教授团队主持的CBCSG010临床试验的初步结果，该研究是一项针对TNBC患者辅助化疗方案的大规模Ⅲ期临床研究，总计纳入了全国35家中心，筛选了636例早期TNBC术后患者，采用了FinXX类似的方案，结果显示：标准蒽环及紫杉方案基础上加用卡培他滨的新方案（3个周期卡培他滨联合多西紫杉醇方案序贯3个周期环磷酰胺、表柔比星和卡培他滨）和标准方案（3个周期多西紫杉醇方案序贯3个周期环磷酰胺、表柔比星、氟尿嘧啶方案）相比，安全性及耐受性均较好，随访30个月的结果显示联合卡培他滨能降低43%的复发风险（$HR = 0.57$），虽然主要研究终点DFS尚未达到统计学差异，但我们期待5年的随访结果给出最后的答案。

3. SABCS中CREATE-X/JBCRG-04 Ⅲ期研究

以上是针对TNBC整体人群的研究。如果鉴别出一些TNBC的高危人群，进行含卡培他滨的强化治疗是否会有获益，值得临床进一步探讨。众所周知，尽管70%~90%的患者会对新辅助化疗产生临床反应，但是新辅后获得pCR的患者大约只占接受化疗总人群的10%~25%。而non-pCR的患者后续治疗该何去何从，已经成为乳腺癌新辅助化疗中亟待解决的问题。其中，Luminal型的乳腺癌患者后续尚可结合辅助内分泌治疗，以及HER-2阳性的乳腺癌患者则推荐接受长达1年的靶向辅助治疗；然而对于TNBC患者，后续的强化治疗是否必要？而这一部分新辅助后未达pCR的TNBC人群正是我们关心的相对高危的人群。2015年，SABCS中CREATE-X/JBCRG-04 Ⅲ期研究探讨了这一问题，即那些新辅助化疗后有残余病灶（未达pCR或淋巴结阳性）的HER-2乳腺癌接受延长8个周期的卡培他滨辅助治疗是否能使患者获益。该研究共入组900例HER-2阴性的乳腺癌患者，均接受了标准的新辅助治疗方案（包括了蒽环类及紫杉类的方案），且存在浸润性癌残留（原发灶或淋巴结），1∶1随机入组观察组（$n = 445$）和卡培他滨组（$n = 440$）。进入卡培他滨组的患者，按要求接受8个疗程治疗（1 250 mg/m^2, bid, po, 第1~14天）。就安全性来说，卡培他滨组的患者发生不良反应比例更高，包括手足综合征、骨髓抑制、肝功能损伤以及腹泻；其中卡培他滨组发生Ⅲ度及以上的中性粒细胞减少、腹泻的比例更高，318名（72.3%）患者发生了不同程度的手足综合征。就生存获益而言，卡培他滨组的5年无进展生存率和总生存率优于观察组（74.1% vs 64.7%, $HR = 0.70$, 95% CI: 0.53~0.93, $P = 0.054$; 89.2% vs 83.9%, $HR = 0.60$, 95% CI: 0.40~0.92, $P < 0.01$）。亚组分析中，这一生存获益TNBC亚组中更为显著（5年DFS的 $HR = 0.58$, 95% CI: 0.39~0.87），而在激素受体阳性乳腺癌中则没有体现。虽然这是一个亚组分析，我们一般不对亚组的临床结果做过多解读，但总体阳性的结论可以适用于亚组，对于那些非常高危复发的患者，可以尝试给予卡培他滨的强化治疗。

4. 其他相关研究

当然还有另外两项临床研究，包括中山大学肿瘤防治中心开展的SYSUCC001

研究（NCT01112826）和西班牙开展的CIBOMA研究（NCT00130533），将最终揭示卡培他滨强化治疗在TNBC辅助治疗中的地位。

二、节拍化疗在TNBC辅助治疗中的作用

IBCSG 22-00研究探讨了激素受体阴性乳腺癌标准辅助治疗后，给予CM（环磷酰胺＋甲氨蝶呤）口服维持治疗的疗效，虽然总体结果阴性，但是TNBC亚组特别是TNBC合并淋巴结阳性的亚组，5年DFS有数据上的明显改善，提示值得在高危TNBC中进行延长治疗的临床研究。

三、其他药物在TNBC辅助治疗中的作用

2015年，ASCO公布的TITAN Ⅲ期临床研究显示，早期TNBC辅助化疗选择AC（多柔比星＋环磷酰胺）序贯紫杉醇或伊沙匹隆，结果伊沙匹隆无优势。

据Ⅲ期BEATRICE研究的初步结果，TNBC患者术后接受化疗联合1年贝伐珠单抗治疗与单纯化疗相比，无侵袭性疾病生存期（invasive disease-free survival, iDFS）无统计学显著改善。这项开放标签的Ⅲ期国际多中心临床研究，随机将2 591例可手术、原发性、侵袭性的TNBC患者分配至4个或更多周期蒽环类或紫杉类为基础化疗联合或不联合1年贝伐珠单抗治疗组。在中位随访32个月时，化疗联合贝伐珠单抗治疗组无侵袭性疾病生存风险较低，危险比（risk ratio, RR）为0.87（95% CI: 0.72～1.07）。

四、年轻的TNBC患者的卵巢保护问题

年轻的乳腺癌患者，特别是年龄＜30岁的女性，TNBC的比例颇高。特别需要注意的是，年轻的乳腺癌患者长期可能有生育意愿，在实施化疗前，应当与患者有充分的沟通，包括遗传咨询、生育咨询，可建议患者实施胚胎冷冻、卵母细胞冷冻等辅助生殖技术，也可考虑在化疗前1～2周开始LHRHa的注射，尽量减少卵巢功能的早衰，近期的POEMS研究部分支持了这一结果。在该项研究中，化疗中接受戈舍瑞林的女性，与只接受化疗的女性相比较，有64%的患者发

展为卵巢早衰的可能性降低，并且其成功怀孕的可能性升高。值得注意的是，在POEMS中85%为TNBC患者群体，如果联合戈舍瑞林，生存期也有改善：与那些标准组的患者相比，4年DFS从78%提高到89%，具有统计学差异，这可能与TNBC细胞表面高表达LHRH受体有关。

第四节　三阴性乳腺癌初治Ⅳ期或复发后管理模式

首先，我们要清晰地认识到，原发灶及后来出现的复发转移灶两者的分子分型并非完全一致，复发转移灶如果再活检可能不再是TNBC。Liedtke等比较了原发和转移灶的ER、PgR和HER-2状态，结果发现不一致率分别为18.4%、40.3%和13.6%。同样，2012年的一项前瞻性研究也证实了原发及转移灶之间存在不一致的现象，ER、PgR、HER-2分别有16%、40%和10%发生变化，而且再次活检后导致14%的患者后续治疗决策发生变化。因此，对于复发转移的TNBC，我们主张再次活检。

其次，同前所述，TNBC尚缺乏绝对有效的治疗方案，化疗仍是首选。回顾性分析显示，晚期TNBC一线、二线和三线治疗的中位时间为4、9和11.9周，总生存仅为13.3个月。

复发转移性TNBC的治疗具有相当的挑战性，更需要纳入全程管理的理念，在治疗的过程中时刻权衡疗效、生活质量等因素，结合临床研究，与患者共同做出最好的决策。

一、一线治疗的选择

1. 铂类化合物

铂类化合物主要包括卡铂和顺铂，它是一种导致DNA双链断裂，从而提高同源重组修复机制缺陷细胞（如BRCA突变细胞）对其敏感性的化疗药物。Leong等发现了一条p63依赖的肿瘤信号传导通路，该通路可介导肿瘤细胞对顺铂的敏感性，尤其是对体外培养的TNBC细胞的敏感性。Rocca等则将这项基础研究应用至临床，对接受以顺铂为基础的新辅助化疗的乳腺癌患者进行回顾性分析发现，相对于p63阴性患者，顺铂在p63阳性患者中pCR获益更加明显。研究也发现，TNBC常伴有BRCA通路失活在内的同源重组修复缺陷（homologous recombination deficiency, HRD），导致可能对铂类药物更为敏感。铂类药物在晚期TNBC中的研究已逐步展开：

1）铂类单药

2014年SABCS上报道的TNT研究显示，卡铂和多西他赛一线治疗未经选择的晚期TNBC或BRCA1/2基因突变乳腺癌时，作为主要终点的客观缓解率（objective response rate, ORR）和次要终点无进展生存期（progression-free-survival, PFS）均相似，无显著差异；而在43例存在BRCA基因突变的患者中发现卡铂ORR显著高于多西他赛。该研究提示在未选择的非亚裔晚期TNBC中，卡铂一线治疗并不优于多西他赛，但在BRCA1/2基因突变患者中卡铂治疗存在显著的优势。

TBCRC009研究，是一项铂类单药治疗86例转移性TNBC患者（其中一线治疗69例）的多中心单组Ⅱ期临床研究，整体的ORR为25.6%，顺铂（32.6%）治疗组较卡铂（18.7%）治疗组高。这提示晚期TNBC治疗中，顺铂可能是比卡铂更为合适的选择。

2）含铂联合方案

基于多项晚期乳腺癌的大型Ⅲ期随机临床研究的疗效和安全性，GT（吉西他滨联合紫杉醇）、XT（卡培他滨联合多西他赛）等方案成为未分类晚期乳腺癌的一线治疗推荐。但在此基础上，晚期TNBC中铂类联合方案的探索一直在进行：

（1）卡铂联合吉西他滨：Maisano等开展的Ⅱ期试验中对31例蒽环和紫杉类治疗后发生转移的TNBC患者，给予吉西他滨及卡铂（GC）一线治疗，缓解率达32%，中位TTP和OS分别为5.5个月和11个月。O'Shaughnessy等进行的一项Ⅲ期临床研究比较入组了包括1～3线的转移性TNBC患者，比较GC+Iniparib与单纯GC的疗效。尽管该研究未能证实Iniparib在转移性TNBC中的地位，但单纯GC组的中位PFS和OS分别达到了4.1个月和11.1个月。此项试验是到目前为止在晚期TNBC中进行的最大一项Ⅲ期试验，其结果至少证明吉GC双药联合方案是一个安全有效的治疗TNBC方案，该方案仍然被2016年NCCN指南推荐。

（2）顺铂联合吉西他滨：铂类治疗晚期TNBC中到底选择顺铂还是卡铂？如前所述，TBCRC009研究提示顺铂可能比卡铂更高效。此外，有研究显示顺铂和吉西他滨联合具有协同效应，可增强细胞毒作用，并克服顺铂耐药性。因此顺铂联合吉西他滨的方案值得进一步探索。

由复旦大学附属肿瘤医院开展的单中心Ⅱ期一线吉西他滨联合顺铂（GP）治疗晚期TNBC的结果显示，入组的64例中GP治疗后的中位PFS可达7.2个月，OS为19.1个月，ORR为62.5%。随后，该中心牵头的随机、对照、Ⅲ期CBCSG006试验对比了GP方案与紫杉醇＋吉西他滨（GT）方案一线治疗转移性TNBC的疗效，共纳入240例初治转移TNBC患者，mITT分析显示主要终点PFS在GP和GT组分别达到了7.73和6.47个月，非劣效检验和优效性检验均显示统计学的差异，这种差异在PPS人群中也得到了验证；次要终点提示GP比GT提高了将近15%的有效率，同时毒性可控。以上提示至少在亚裔人群中，GP是GT方案的合理替代或更优选择。考虑到大部分患者在（新）辅助治疗阶段进行过蒽环类药物（＞80%）和（或）紫杉类药物（＞60%）的治疗以及目前的临床实践现况，特别是对于负荷较大、进展较为迅速或亟须控制症状的转移性TNBC患者，与目前标准辅助化疗无交叉的含铂GP方案值得在临床上作为一线推荐。CBCSG006研究部分解决了含铂方案一线治疗晚期TNBC的地位问题，如何鉴定哪部分人群获益更大仍需进一步的探索，但似乎40岁以下的女性患者从GP的治疗中获益更为明显。Carey在 *Lancet Oncology* 上配发评论认为该研究老药新用，提供了一种有效治疗转移性TNBC的非蒽环、非紫杉方案。该研究的结果，也已经被德国AGO指南引用，列为转移性TNBC治疗的Ⅰb类证据，做A类推荐。目前复旦大学附属肿瘤医院还在开展GP对比GC、ABX（白蛋白紫杉醇）＋DDP对比GP一线治疗晚期TNBC的随机对照研究，拟进一步确立GP及ABX＋DDP的一线治疗地位。

（3）顺铂联合其他药物：一项国内Ⅱ期研究结果显示，在53例局部晚期或转移性TNBC患者的一线治疗中，与TX方案（多西他赛＋卡培他滨）相比，TP方案（多西他赛＋顺铂）的ORR更高（63.0% *vs* 15.4%，$P = 0.001$）、中位PFS（10.9个月 *vs* 4.8个月，$P < 0.001$）和OS（32.8个月 *vs* 21.5个月，$P = 0.027$）显著延长。

2. 抗血管生成的抗体

肿瘤的生长和转移依赖于新生血管。针对晚期TNBC抗血管生成治疗的探索一直在进行中。2010年ASCO年会上，O'Shaughnessy报告了E2100、AVADO、RIBBON-1三项研究的荟萃分析结果，其中621例TNBC结果显示贝伐珠单抗联合化疗可显著延长PFS，但OS无获益；结合不良反应和成本效益的考量，贝伐珠单抗尚不能确立在晚期TNBC中的地位。但基于临床上缺失有一部分TNBC患者从中获益明显，NCCN指南、CBCS指南仍然保留了紫杉醇+贝伐珠单抗的一线推荐。同时，欧洲药品管理局（EMA）仍然保留了紫杉醇+贝伐珠单抗和卡培他滨+贝伐珠单抗方案中贝伐珠单抗的适应证。

3. 多聚二磷酸腺苷核糖聚合酶（PARP）抑制剂

PARP是DNA损伤修复中关键酶之一，因此PARP的抑制可能会增加DNA损伤药物的效果。PARP的缺失导致DNA单链大量聚集，须通过双链同源重组通路进行修复，包括重要的抑癌蛋白BRCA和BRCA2。BRCA1/2突变与乳腺癌、卵巢癌的发生密切相关。TNBC拥有BRCA1相关乳腺癌的临床和病理学特征。与非TNBC相比，TNBC对PARP1抑制剂更敏感。PARP1抑制剂与吉西他滨和顺铂联合治疗TNBC有协同增效作用，但Luminal型则不然。这些结果使我们有理由相信，PARP抑制剂可能是今后TNBC或PARP突变乳腺癌治疗的新策略。虽然2009年ASCO年会上公布的BSI-201（Iniparib）治疗晚期TNBCII期临床研究结果令人振奋，但其联合吉西他滨/卡铂的III期验证性临床并未得到PFS和OS显著获益的结果。除Iniparib外，目前晚期TNBC或BRCA相关乳腺癌领域在研的PARP抑制剂还有Olaparib和Veliparib（ABT-888），分别有一个III期研究在开展，NCT02000622研究用于Olaparib单药对比医生决定的化疗在携带胚系BRCA1/2基因突变的转移性乳腺癌中的安全性和有效性；而NCT02163694研究正在对比紫杉醇/卡铂联合或不联合Veliparib治疗HER-2阴性的转移性或不可切除局部晚期BRCA相关乳腺癌的疗效。这两项研究将为靶点富集人群的疗效提供更多的证据。

4. EGFR靶点药物

TNBC中EGFR表达率高达60%～70%，其过度表达成为TNBC的特征之一，因而可能成为潜在的治疗靶点。BALI-1 II期试验显示对于经治转移性TNBC，在顺铂方案中加入西妥昔单抗可增加ORR和PFS的2倍左右。TBCRC 001 II期研究显示西妥昔单抗联合卡铂一线治疗晚期TNBC患者，与西妥昔单抗单药病情进展后序贯卡铂组比较，明显提高ORR（18% *vs* 6%）。2007年SABCS公布的一项US Oncology Ⅱ期临床研究中，转移性乳腺癌患者被随机分为伊立替康+卡铂治疗组或伊立替康+卡铂+西妥昔单抗治疗组，在TNBC亚组分析中，两组的ORR分别为30%和49%。但是最近发表的伊沙匹隆单药或联合西妥昔单抗治疗晚期TNBC之间在ORR和PFS上均无明显差异。西妥昔单抗在晚期TNBC中的作用尚需随机Ⅲ期临床研究的证实。目前，其他EGFR靶点的小分子抑制剂（厄洛替尼、拉帕替尼）用于治疗TNBC的临床试验正在进行中。Perez等报道新型EGFR抑制剂口服药物Afatinib（BIBW2992）治疗21例Luminal A型（激素受体阳性、HER-2阴性）乳腺癌患者和29例晚期TNBC患者后，两组的中位PFS无统计学意义（54 d vs 52 d），数据显示EGFR抑制剂并没有显著改善TNBC的预后。在2011年的ASCO会议上同样的报道，EGFR抑制剂治疗TNBC并没有达到预期效果，具体原因尚需进一步深入研究。然而，EGFR在TNBC中如此高表达，以及前期相关研究的证实，说明它仍然有望成为一个有效的治疗靶点。需要继续进行分期临床试验，进一步探索其作用机制，争取使TNBC患者能够从中获益。

二、维持治疗的选择

关于转移性TNBC的维持治疗问题，尚无临床研究进行专门的探讨。Ⅲ期临床研究KCSG-BR-0702显示，GT一线治疗6周期后疾病未进展患者，GT继续维持与观察相比，中位PFS（7.5个月 vs 3.8个月，$P = 0.026$），和中位OS（32.3个月 vs 23.5个月，$P = 0.047$）均显著延长，亚组分析显示，GT维持治疗使晚期TNBC患者获益更大，这提示对于部分晚期TNBC患者，维持治疗可以尝试。最近公布的IMELDA研究显示，在一线多西他赛联合贝伐单抗治疗3～6个周期后，给予卡培他滨+贝伐单抗维持较单用贝伐单抗维持提高了PFS和OS，但TNBC亚组未见从中获得更大的获益。

三、二线或二线以上治疗的选择

1. 再次含铂的问题

对于一线含顺铂方案治疗失败的mTNBC，复旦大学附属肿瘤医院设计了NVBOX方案（长春瑞滨+奥沙利铂）进行挽救治疗（NCT01528826），ORR

为31.6%，中位PFS和OS分别达到4.3和12.6个月，超过既往回顾性和前瞻性研究的数据，提示铂类的策略在二线可能仍有价值。随后该中心分析了379例TNBC患者的资料，分析后发现：关于非选择性TNBC一线治疗，与非铂方案对比，含铂方案的ORR和PFS有获益；含顺铂方案比其他含铂方案的ORR和PFS更有优势；使用≥2个含铂方案可以延长患者的总生存。

2. 引入抗血管生成药物的问题

复旦大学附属肿瘤医院尝试使用mFOLFOX6联合贝伐珠单抗治疗（NCT01658033）治疗多线失败的HER-2阴性乳腺癌，结果显示中位3个化疗方案后使用mFOLFOX6联合贝伐珠单抗获得的PFS达到6.0个月，有效率为50.0%，OS达到10.3个月，不良反应能够耐受，其中的TNBC亦获益明显。此外，新的抗VEGFR2单抗Ramucirumab（IMC-1121B）联合多西他赛治疗转移性HER-2阴性乳腺癌的III期临床试验正在进行中。

一些抗血管生成的小分子受体酪氨酸激酶抑制剂（TKI）如索拉菲尼、舒尼替尼、阿帕替尼等在晚期TNBC中进行的研究显示出了部分疗效，但尚需大规模临床试验进一步验证。帕唑帕尼仍在I期研究中。对于多线治疗失败的mTNBC，复旦大学附属肿瘤医院针对VEGFR2靶点，利用小分子受体酪氨酸激酶抑制剂——阿帕替尼再次进行挽救治疗的研究（NCT01176669），IIa期入组25例患者，确定了500 mg qd是TNBC治疗的合适剂量，IIb期入组60例患者，结果显示中位PFS达到3.3个月，中位OS达到11.1个月，疗效要优于舒尼替尼，且安全可耐受，该结果也显著优于既往回顾性研究的数据，证实"抗血管生成TKI"挽救治疗可进一步研究。

3. 其他化疗药物选择

301研究共纳入1 102名女性，均为接受过包括蒽环类和紫杉类三线以内化疗方案的乳腺癌患者，1:1随机接受艾日布林或卡培他滨，结果显示艾日布林同卡培他滨相比，PFS在统计学上无显著优势，但艾日布林表现出了不太明显的改善OS的优势。在284例预设的TNBC亚组中，中位OS为14.4个月 *vs* 9.4个月，差异有统计学意义。

4. 靶向药物的探索

针对Chk1的一项II期临床试验中UCN-01（Chk1抑制剂）联合伊立替康治疗蒽环紫杉经治的晚期TNBC有效率仅为4%。

针对Trop2（EGP-1，TNBC中表达超过90%）靶点的抗体-药物偶联物

Sacituzumab govitecan（IMMU-132），由人源化单抗hRS7和拓扑异构酶抑制剂SN-38通过共价键偶联而成，治疗实体瘤的 I / II 期临床研究NCT01631552至2014SABCS公布时纳入了30例晚期TNBC患者，17例目前可评价患者的中位化疗周期数为4，但仍有4例PR（25%）和9例SD（56.3%），4个月疾病控制率达到53%，不良反应可耐受。美国FDA基于此授予其突破性药物资格。2016年ASCO会议公布的摘要显示，该研究已经入组48例TNBC患者，中位年龄51岁，中位接受4个化疗方案，ORR为21%（1例达到CR），临床获益率达到37%。

针对糖蛋白NMB（gpNMB）过度表达的转移性TNBC，多中心前瞻 II 期METRIC试验（NCT01997333）将既往使用过蒽环/紫杉类药物的转移性TNBC患者（招募约300例）按2：1随机接受靶向gpNMB抗体-药物偶联物Glembatumumab vedotin（CDX-011）或卡培他滨的治疗，并比较疗效。gpNMB是在乳腺癌中特异性表达的蛋白质，它促进癌细胞的迁移、侵袭和转移，在TNBC中多高表达。2010年5月，美国FDA授予Glembatumumab vedotin快速通道资格，用于治疗晚期难治性/耐药的gpNMB高表达乳腺癌的治疗。

其他靶点的抗体-药物偶联物还有SGN-LIV1A（靶点为LIV-1）、PF-06647263（靶点为EFNA4），均在临床研究起始阶段。

5. 免疫治疗的探索

免疫治疗，特别是PD-1/PD-L1相关的治疗研究在肿瘤领域正开展得如火如荼，已经成为目前全世界关注的焦点，在晚期TNBC治疗领域也初露锋芒。PD-1，即程序性死亡受体1，是一种重要的免疫抑制分子。PD-1结合配体PD-L1和PD-L2影响T细胞功能，肿瘤能够通过高表达PD-L1，与PD-1结合，使肿瘤细胞逃避免疫监控。2014年SABCS上公布的KEYNOTE-012 I b期部分研究结果显示PD-1抗体Keytruda（Pembrolizumab）治疗PD-L1表达阳性转移性TNBC的ORR达到18.5%，达到缓解的5例患者有3例治疗持续超过了11个月，中位缓解时间尚未达到，该药 II 期临床研究已经启动。2015年SABCS上报道了PD-L1的单抗Atezolizumab（MPDL3280A）联合ABX治疗晚期TNBC的 I b期研究，结果显示所有24例患者ORR为70.8%，一线ORR为88.9%；该次会议还报道了PD-L1的单抗Avelumab单药治疗58例晚期TNBC的疗效，ORR为8.6%。我们需要等待更多临床研究结果的披露，从而进一步明确PD-1/PD-L1相关免疫治疗在晚期TNBC治疗中的地位。

第五节　三阴性乳腺癌治疗管理的未来

一、寻找生物标志物

1. 肿瘤浸润淋巴细胞对TNBC新辅助和辅助疗效的预测价值

肿瘤浸润淋巴细胞（tumor infiltrating lymphocytes, TILs）是一类特殊淋巴细胞，在肿瘤免疫机制中起着免疫应答和调控作用。有研究报道，TILs在TNBC中十分常见，且TILs与TNBC的DFS和OS相关。

Makiko等研究了TILs和TNBC新辅助化疗敏感性，结果发现TILs与pCR呈现正相关（$P < 0.05$）。为进一步证实TILs对TNBC预后的意义，东部肿瘤协作组的Adams教授等收集了ECOG2197和ECOG1199两个前瞻性随机对照临床试验中的481个TNBC病例，回顾性分析了HE染色病理切片中上皮内TILs和间质内TILs的密度，以探讨TILs与三阴型乳腺癌的DFS、OS和无远处复发生存期的关系，并验证TILs对TNBC预后的价值。结果显示，TILs存在于绝大多数的TNBC标本中，其中80%为间质内TILs，15%为上皮内TILs。间质内TILs评分越高提示预后越好，间质内TILs每增加10%，复发风险降低14%（$P = 0.02$），远处复发风险降低18%（$P = 0.04$），死亡风险降低19%（$P = 0.01$）。此外，多变量分析证实，间质内TILs是TNBC的DFS、OS和无远处复发生存期的独立预后指标。该研究表明，间质内TILs是TNBC的一个独立预后因素。间质内TILs增加，很大程度上预示更低的复发率、远处复发率及总体病死率。但研究者也表示：TILs的预测意义也有局限性，仅适合进行辅助化疗的TNBC患者。

2014年ASCO会议上的乳腺癌口头报告中，有一项PrECOG 0105试验是应用卡铂、吉西他滨和Iniparib的联合新辅助化疗试验。该试验纳入了80例分期为Ⅰ～ⅢA的TNBC患者或BRCA1/2基因突变相关性乳腺癌患者。该研究设计的目的是评估PrECOG 0105试验中治疗前肿瘤浸润性淋巴细胞和pCR、BRCA1/2基因型和基因表达谱（包括TNBC）的关系。待评估的患者为TNBC患者，完成了至少4个疗程的治疗。病理学家应用治疗前活检的肿瘤组织进行HE染色来评估瘤内淋巴细胞(iTILs)和基质淋巴细胞(sTILs)的密度。通过残余癌症负荷指数来评估pCR。76%的肿瘤中sTILs超过10%(10%~80%),31%的肿瘤中iTILs超过10%(10%~40%)。淋巴细胞优势性乳腺癌的定义为sTILs≥50%,出现率为13%。淋巴细胞优势性乳腺癌的pCR最高,可达56%,但在非淋巴细胞优势性乳腺癌组中为38%,两组差异无统计学意义($P = 0.47$)。

sTILs和iTILs都是对铂类新辅助化疗敏感的预测因素,尤其与TNBC亚型之间的关系最为明显。值得一提的是,Ibrahim等对21个研究中16 097例TNBC患者进行了Meta分析,再次证实了,ER阴性乳腺癌患者行新辅助化疗后,肿瘤组织TILs含量高,提示pCR更高,TILs含量高也是TNBC患者DFS和OS更长的预测指标。

2. 复发转移性TNBC的含铂疗效预测

由复旦大学附属肿瘤医院开展的单中心Ⅱ期一线GP治疗晚期TNBC的亚组分析提示,免疫组化定义的基底细胞样特征相对于非基底细胞样特征患者的PFS(12.9个月 *vs* 5.6个月)及OS(40.3个月 *vs* 14.7个月)均有提高,差异有统计学意义,提示基底细胞样特征标志可能具有含铂方案的疗效预测作用。2014年,SABCS上报道的TNT研究显示免疫组化定义的基底细胞样亚型和HRD评分均未能鉴定出对卡铂显著有效的人群,但PAM50能帮助挑选出不能从卡铂中获益的人群,同时在BRCA1/2基因突变患者中卡铂治疗的ORR和PFS明显优于多西他赛。

TBCRC009转化性研究发现,28例患者(46%)p63/p73的比例≥2,并不能预测对铂类的反应(p63/p73≥2组和p63/p73<2组的ORR分别为18%和27%,$P = 0.54$)。67%(36/54)有p53基因突变,16%(9/55)有PIK3CA突变,与ORR均不相关。PAM50分析确认60%(32/53)的病例有基底细胞样肿瘤,具有较高的ORR,但未达到显著差异(基底细胞样肿瘤和非基底细胞样肿瘤为28% *vs* 10%,$P = 0.17$)。BRCA1/2携带者($n = 11$)ORR为54.5%,BRCA1/2非携带组($n = 66$)ORR为19.7%($P = 0.02$)。所有HRD分析,包括杂合性丢失(loss of heterozygosity, LOH)、端粒等位基因失衡(telomere allelic imbalance, TAI)、大规模状态转换(large-scale state transition, LST)中,BRCA1/2突变携带者比非携带者得分高,而在22个可获得组织的非携带者中,有应答者比无应答者得分高($P = 0.001\ 6$)。以上研究结果提示,对于BRCA1/2相关和散发晚期TNBC,单药铂类是有效的,虽然很多生物标志物不能预测反应,但HRD分析可以识别BRCA1/2类和对铂类化疗有反应的散发TNBC。

二、细分分子亚型探索

针对不同细分亚型的特点可以选择相应的治疗方案，目前有一些探索性研究结果，如BL1和BL2亚型存在DNA损伤修复缺陷，可以优先选择铂类药物和（或）PARP抑制剂治疗，而M亚型、MSL亚型和部分BL2亚型存在多种信号通路激活，可尝试选择PI3K/mTOR抑制剂、Src抑制剂，或生长因子抑制剂治疗。Yunokawa等探讨了Everolimus对9个不同TNBC细胞系的抗瘤活性，证实Everolimus是对TNBC有效的制剂，特别是基底细胞型乳腺癌（basal-like breast carcinoma, BLBC）；基底细胞标志物EGFR、CK5/CK6及肿瘤干细胞标志物E-cadherin可能提示Everolimus治疗TNBC有效。针对PI3K-AKT-mTOR通路的GDC-0941、GSK2141795、Temsirolimus、Everolimus等药物正在Ⅰ/Ⅱ期开展，尚无明确的结果。针对Src的一项Ⅱ期临床试验中达沙替尼单药对TNBC的有效率不尽人意，仅为4.7%。

一项Ⅱ期临床研究（TBCRC）筛查了424例TNBC，发现其中28例为雄激素受体（androgen receptor, AR）阳性，这些患者经雄激素拮抗剂比卡鲁胺治疗后，19%的患者疾病稳定时间超过6个月，从该项治疗中获益，因此对于TNBC中LAR型，可以考虑进行AR拮抗剂治疗，并需更大样本临床研究的结果验证。2015年ASCO还报道了另一种活性很强的雄激素拮抗剂Enzalutamide治疗晚期AR阳性TNBC疗效的开放Ⅱ期临床（MDV3100-11）结果，主要研究终点为16周时的临床获益率（CBR16），其他如CBR24、PFS、有效率和安全性等。研究第一阶段为26例患者接受Enzalutamide（160 mg/d，口服）治疗，16周评估CBR时至少3例患者获益（可评价患者的AR表达率至少为10%，且至少有1个可评价病灶），则进入第二阶段研究。第二阶段有62例患者，全组入组118例患者，43例患者无可评价病灶（29例AR < 10%，14 AR ≥ 10%），可评价患者有75例，结果显示，CBR16为35%（26例），CBR24为29%（22例），有效率为8%［2例CR、5例PR］，雄激素基因检测阳性（Dx+）者的中位PFS期为32周，阴性者（Dx-）为9周。

TNBC的预后在几种类型中是较差的，将全程管理的理念嵌入新辅助、辅助、晚期的治疗过程，无疑会最大限度地使患者获益。新辅助化疗中TNBC拥有较高的pCR，一旦达到pCR，患者能获得更好的预后，也能增加保乳的机会。尽管蒽环类和（或）紫杉类为基础的化疗是目前新辅助化疗的主要选择，但大量临床数据表明，含铂类方案在TNBC的治疗中拥有一定的潜力，相对于其他方案，其pCR更高，部分可转化为DFS或EFS的获益，值得深入探讨。对于那些未能在新辅助中达到pCR的患者，可以考虑术后卡培他滨的强化治疗。

晚期TNBC一直是临床持续关注的焦点，在化疗的精细化方面取得了一定的进展，铂类单药以及GP、GC等含铂方案可以作为该人群合理的一线推荐。我国专家更推荐含铂联合治疗方案，这可为患者迅速缓解症状、争取后续治疗机会提供帮助，也得到了包括CBCSG006在内的临床研究的证实，并非都是中西方晚期乳腺癌诊疗理念的差异（西方医生一般认为晚期乳腺癌不可治愈，治疗目的是改善生活质量、延长生存期，优先单药序贯化疗方案）。晚期TNBC在靶向治疗领域虽然没有突破性进展，但包括PD-1靶点的免疫治疗已经初露锋芒，值得关注。目前我国晚期TNBC的治疗思路就是利用现有循证医学证据，结合患者临床特征、经济社会因素、药物的可获得性、组学信息，予以"化疗为主、靶向为辅"的合适治疗，尽可能延长患者的生存期和改善患者生活质量。而今后的努力方向在于鉴定出某种治疗获益更大的分子标志物，或针对TNBC再细分的分子亚型发掘新的治疗策略和药物，实现真正的个体化治疗，从而进一步改善这部分患者的预后。

参 考 文 献

[1] Lehmann BD, Bauer JA, Chen X, et al. Identification of human triple-negative breast cancer subtypes and preclinical models for selection of targeted therapies[J]. J Clin Invest, 2011, 121(7): 2750-2767.

[2] Liedtke C, Mazouni C, Hess KR, et al. Response to neoadjuvant therapy and long-term survival in patients with triple-negative breast cancer[J]. J Clin Oncol, 2008, 26(8): 1275-1281.

[3] Silver DP, Richardson AL, Eklund AC, et al. Efficacy of neoadjuvant Cisplatin in triple-negative breast cancer[J]. J Clin Oncol, 2010, 28(7): 1145-1153.

[4] Joensuu H, Kellokumpu-Lehtinen PL, Huovinen R, et al. Adjuvant capecitabine, docetaxel, cyclophosphamide, and epirubicin for early breast cancer: final analysis of the randomized FinXX trial[J]. J Clin Oncol, 2012, 30(1): 11-18.

［ 5 ］ Sikov WM, Berry DA, Perou CM, et al. Impact of the addition of carboplatin and/ or bevacizumab to neoadjuvant once-per-week paclitaxel followed by dose-dense doxorubicin and cyclophosphamide on pathologic complete response rates in stage Ⅱ to Ⅲ triple-negative breast cancer: CALGB 40603 (Alliance)［ J ］. J Clin Oncol, 2015, 33(1): 13−21.

［ 6 ］ von Minckwitz G, Schneeweiss A, Loibl S, et al. Neoadjuvant carboplatin in patients with triple-negative and HER−2−positive early breast cancer (GeparSixto, GBG 66): a randomised phase 2 trial［ J ］. Lancet Oncol, 2014, 15(7): 747−756.

［ 7 ］ Untch M, Jackisch C, Schneeweiss A, et al. Nab-paclitaxel versus solvent-based paclitaxel in neoadjuvant chemotherapy for early breast cancer (GeparSepto−GBG 69): a randomised, phase 3 trial［ J ］. Lancet Oncol, 2016, 17(3): 345−356.

［ 8 ］ Toi M, Lee S−J, Lee ES, et al. A phase Ⅲ trial of adjuvant capecitabine in breast cancer patients with HER−2−negative pathologic residual invasive disease after neoadjuvant chemotherapy (CREATE−X, JBCRG−04)［ C ］. 2015 San Antonio Breast Cancer Symposium. Abstract S1−07.

［ 9 ］ Senkus E, Kyriakides S, Ohno S, et al. Primary breast cancer: ESMO Clinical Practice Guidelines for diagnosis, treatment and follow-up［ J ］. Ann Oncol, 2015, 26(Suppl 5): v8−v30.

［ 10 ］中国抗癌协会乳腺癌专业委员会.中国抗癌协会乳腺癌诊治指南与规范（2015版）［ J ］.中国癌症杂志,2015,25（9）: 692−754.

［ 11 ］ Sparano JA, Zhao F, Martino S, et al. Ten year update of E1199: Phase Ⅲ studyof doxorubicin-cyclophosphamide followed bypaclitaxel or docetaxel given every 3 weeks orweekly in patients with axillary node-positive orhigh-risk node-negative breast cancer［ C ］. 2013 San Antonio Breast Cancer Symposium: Abstract S3−03.

［ 12 ］ von Minckwitz G, Loibl S, Schneeweiss A, et al. Early survival analysis of the randomized phase Ⅱ trial investigating the addition of carboplatin to neoadjuvant therapy fortriple-negative and HER−2−positive early breast cancer (GeparSixto)［ C ］. 2015 San Antonio Breast Cancer Symposium: Abstract S2−04.

［ 13 ］ Sikov WM M, Berry DA A, Perou CM M, et al. Event-free and overall survival following neoadjuvant weekly paclitaxel and dose-dense AC +/− carboplatin and/orbevacizumab in triple-negative breast cancer: Outcomes from CALGB 40603 (Alliance)［ C ］. 2013 San Antonio Breast Cancer Symposium: Abstract S2−05.

［ 14 ］ Yardley DA, Bosserman LD, Keaton MR, et al. TITAN: Phase Ⅲ study of doxorubicin/ cyclophosphamide (AC) followed by ixabepilone (Ixa) or paclitaxel (Pac) in early-stage, triple-negative breast cancer (TNBC). 2013 San Antonio Breast Cancer Symposium［ J ］. J Clin Oncol, 2015, 33(suppl): abstr 1000.

［15］ Steger GG, Greil R, Lang A, et al. Epirubicin and docetaxel with or without capecitabine as neoadjuvant treatment for early breast cancer: final results of a randomized phase Ⅲ study (ABCSG-24)［J］. Ann Oncol, 2014, 25(2): 366-371.

［16］ Cameron D, Brown J, Dent R, et al. Adjuvant bevacizumab-containing therapy in triple-negative breast cancer (BEATRICE): primary results of a randomised, phase 3 trial［J］. Lancet Oncol, 2013, 14(10): 933-942.

［17］ Coates AS, Winer EP, Goldhirsch A, et al. Tailoring therapies-improving the management of early breast cancer: St Gallen International Expert Consensus on the Primary Therapy of Early Breast Cancer 2015［J］. Ann Oncol, 2015, 26(8): 1533-1546.

［18］ Ibrahim EM, Al-Foheidi ME, Al-Mansour MM, et al. The prognostic value of tumor-infiltrating lymphocytes in triple-negative breast cancer: a meta-analysis［J］. Breast Cancer Res Treat, 2014, 148(3): 467-476.

［19］ Kassam F, Enright K, Dent R, et al. Survival outcomes for patients with metastatic triple-negative breast cancer: implications for clinical practice and trial design［J］. Clin Breast Cancer, 2009, 9(1): 29-33.

［20］ Shah SP, Roth A, Goya R, et al. The clonal and mutational evolution spectrum of primary triple-negative breast cancers［J］. Nature, 2012, 486(7403): 395-399.

［21］ Tutt A, Ellis P, Kilburn L, et al. The TNT trial: A randomized phase Ⅲ trial of carboplatin (C) compared with docetaxel (D) for patients with metastatic or recurrent locally advanced triple negative or BRCA1/2 breast cancer (CRUK/07/012).

［22］ Isakoff SJ, Mayer EL, He L, et al. TBCRC009: A Multicenter Phase Ⅱ Clinical Trial of Platinum Monotherapy With Biomarker Assessment in Metastatic Triple-Negative Breast Cancer［J］. J Clin Oncol, 2015, 33(17): 1902-1909.

［23］ O'Shaughnessy J, Schwartzberg L, Danso MA, et al. Phase Ⅲ Study of Iniparib Plus Gemcitabine and Carboplatin Versus Gemcitabine and Carboplatin in Patients With Metastatic Triple-Negative Breast Cancer［J］. J Clin Oncol, 2014, 32(34): 3840-3847.

［24］ Zhang J, Wang Z, Hu X, et al. Cisplatin and gemcitabine as the first line therapy in metastatic triple negative breast cancer［J］. Int J Cancer, 2015, 136(1): 204-211.

［25］ Hu XC, Zhang J, Xu BH, et al. Cisplatin plus gemcitabine versus paclitaxel plus gemcitabine as first-line therapy for metastatic triple-negative breast cancer (CBCSG006): a randomised, open-label, multicentre, phase 3 trial［J］. Lancet Oncol, 2015, 16(4): 436-446.

［26］ Carey L. Old drugs, new tricks for triple-negative breast cancer［J］. Lancet Oncol, 2015, 16(4): 357-359.

［27］ Fan Y, Xu BH, Yuan P, et al. Docetaxel-cisplatin might be superior to docetaxelcapecitabine in the first-line treatment of metastatic triple-negative breast cancer[J]. Ann Oncol, 2013, 24(5): 1219−1225.

[28] Park YH, Jung KH, Im SA, et al. Phase Ⅲ, multicenter, randomized trial of maintenance chemotherapy versus observation in patients with metastatic breast cancer after achieving disease control with six cycles of gemcitabine plus paclitaxel as first-line chemotherapy: KCSG−BR07−02[J]. J Clin Oncol, 2013, 31(14): 1732−1739.

[29] Gligorov J, Doval D, Bines J, et al. Maintenance capecitabine and bevacizumab versus bevacizumab alone after initial first-line bevacizumab and docetaxel for patients with HER−2−negative metastatic breast cancer (IMELDA): a randomised, open-label, phase 3 trial[J]. Lancet Oncol, 2014, 15(12): 1351−1360.

[30] Hu X, Zhang J, Xu B, et al. Multicenter phase Ⅱ study of apatinib, a novel VEGFR inhibitor in heavily pretreated patients with metastatic triple-negative breast cancer [J]. Int J Cancer, 2014, 135(8): 1961−1969.

[31] Baselga J, Gomez P, Greil R, et al. Randomized phase Ⅱ study of the anti-epidermal growth factor receptor monoclonal antibody cetuximab with cisplatin versus cisplatin alone in patients with metastatic triple-negative breast cancer[J]. J Clin Oncol, 2013, 31(20): 2586−2592.

[32] Carey LA, Rugo HS, Marcom PK, et al. TBCRC 001: randomized phase Ⅱ study of cetuximab in combination with carboplatin in stage Ⅳ triple-negative breast cancer [J]. J Clin Oncol, 2012, 30(21): 2615−2623.

[33] Trédan O, Campone M, Jassem J, et al. Ixabepilone alone or with cetuximab as first-line treatment for advanced/metastatic triple-negative breast cancer[J]. Clin Breast Cancer, 2015, 15(1): 8−15.

[34] Zhang J, Fan M, Xie J, et al. Chemotherapy of metastatic triple negative breast cancer: Experience of using platinum-based chemotherapy[J]. Oncotarget, 2015, 6(40): 43135−43143.

[35] Finn RS, Bengala C, Ibrahim N, et al. Dasatinib as a single agent in triple-negative breast cancer: results of an open-label phase 2 study[J]. Clin Cancer Res, 2011, 17(21): 6905−6913.

[36] Ma CX, Ellis MJ, Petroni GR, et al. A phase Ⅱ study of UCN−01 in combination with irinotecan in patients with metastatic triple negative breast cancer[J]. Breast Cancer Res Treat, 2013, 137(2): 483−492.

[37] Kaufman PA, Awada A, Twelves C, et al. Phase Ⅲ open-label randomized study of eribulin mesylate versus capecitabine in patients with locally advanced or metastatic breast cancer previously treated with an anthracycline and a taxane[J]. J Clin Oncol, 2015, 33(6): 594−601.

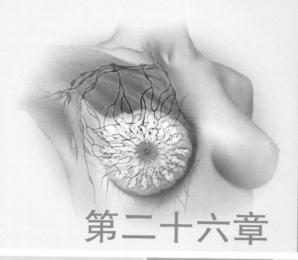

第二十六章

乳腺癌辅助和
新辅助治疗的优化

李俊杰

　　根据权威的统计模型分析,自开展乳腺钼靶筛查以来欧美国家乳腺癌特异性病死率下降了近30%,其中2/3的生存获益来源于辅助治疗方式的进展以及综合治疗策略的完善。探讨如何制定早期乳腺癌个体化(新)辅助化疗策略时,需要基于三个层面的内容考虑:首先,基于对乳腺癌更为全面的认识,更深入地将乳腺癌划分为不同的亚型,了解其病理、病程特点以及其生物学特征,依据其对不同治疗措施的敏感性而决定;其次,基于各种化疗药物的推陈出新,了解更为有效、安全的新的化疗配伍方案;第三,基于现有的研究数据合理总结和分析,将不同的化疗方案和策略因人而异地运用到不同亚型的患者中。本章节主要就辅助化疗和新辅助治疗策略的优化进行讨论和分析。

作者单位:200032　上海,复旦大学附属肿瘤医院
通信作者:李俊杰,Email: lijunjie_ronaldo@hotmail.com

第一节　乳腺癌的分型

通过多基因表达谱技术可以将乳腺癌划分为不同的亚型，包括Luminal A、Luminal B、人表皮生长因子受体2（human epidermal growth factor receptor 2, HER-2）、basal-like和normal-like等，这些亚型有着不同的疾病特征，对治疗的敏感性也不经相同。亚型的划分是当前乳腺癌诊断和治疗策略制定的基础，然而多基因检测在全球很多地方是难以获得的。由此我们在临床工作中，通常试图采用免疫组化的方法，通过确定雌激素受体（estrogen receptor, ER）、孕激素受体（progesterone receptor, PgR）、HER-2、Ki67等病理指标的状态进行乳腺癌亚型的划分，即临床亚型的确认。2011年St Gallen国际乳腺癌大会即开始致力于寻找到合理有效的临床病理学的方法，期望能精确地鉴别出这些固有的分型，从而给临床治疗策略的抉择提供依据。通过近些年不断地完善和发展，临床替代亚型的划分越来越精确，表26-1-1列举了2015年St Gallen共识所制定的采用ER、PgR、Ki67及HER-2作为临床替代亚型区分的方法。其中，将ER和（或）PgR表达＞1%，定义为激素受体（hormone receptor, HR）阳性；根据ASCO/CAP指南，将HER-2免疫组化"+++"或FISH检查HER-2高扩增定义为HER-2阳性。根据以上定义，临床病理特征对三阴性（ER、PgR和HER-2均阴性）、HER-2阳性型都能很好地区分，而最大的争论则在于对Luminal亚型的区分。对于这部分ER和（或）PgR阳性的患者，临床医师希望能给予精确的治疗，即不过度治疗又不治疗不足。关键的技术问题在于虽然绝大多数基因芯片中都包含增殖相关的基因，然而采用Ki67能否很好地体现出这些增殖信息，临床操作中如何界定其表达的高低是非常困难的。回顾性研究发现，如果将Ki67 14%作为Luminal A和Luminal B的分界，该临床替代分型与乳腺癌固有分型或PAM50分型的结果存在较大出入，难以足够精确地鉴别出Luminal A或Luminal B的患者，从而在治疗上产生偏移。目前，全球协作的研究组正在进一步完善和规范如何更好地判读、解读Ki67。根据现有的数据，如同表26-1-1所示，将肿瘤负荷、ER/PgR以及ki67的表达均纳入Luminal型的划分可能更为准确。最终，专家团认为受体阳性率高、低增殖活性、低肿瘤负荷更倾向于Luminal A；相反的，受体阳性率低、高增殖活性、高肿瘤负荷更倾向于Luminal B。而Ki67的分界，暂时需依赖各个病理科的实际状况，譬如某实验室受体阳性患者中位Ki67为20%，那么30%可认为高，10%则认为低。需要指出的是，对于ER表达1%～9%阳性的患者，多见于年轻、高组织性分级、HER-2阳性患者中，这部分患者的预后更靠近ER阴性的患者，需认识到内分泌治疗对这部分患者可能没有足够的证据，但也从侧面提示了该亚群患者可能从辅助化疗中获益。

表26-1-1　更新的乳腺癌亚型临床病理特征

临床分型	备　　注
三阴性	ER、PgR和HER-2阴性
HR阴性和HER-2阳性	ASCO/CAP指南
HR阳性和HER-2阳性	ASCO/CAP指南
HR阳性和HER-2阴性	ER和（或）PgR ≥ 1%*
受体阳性率高、低增殖性、低肿瘤负荷（更倾向Luminal A）	多基因检测结果提示预后"好"；高ER/PgR以及低Ki-67**，少或无淋巴转移（N0-3），小肿瘤（T1-2）
中度	多基因检测中，仅21基因RS存在中等级别；复发风险、肿瘤对内分泌治疗及化疗的反应性均不明确
受体阳性率低、高增殖活性、高肿瘤负荷（更倾向Luminal B）	多基因检测结果提示预后"差"，低ER、PgR以及高Ki-67**，多淋巴转移（N1-3），组织学Ⅲ级，大肿瘤（T3）

注：* ER阳性率为1%～9%，还存在争议，对这部分患者单用内分泌治疗可能还不足够。
　　** Ki-67根据各实验室界定的Ki-67值：例如某实验室受体阳性患者中位Ki67为20%，那么30%可认为高，10%则认为低。

对于乳腺癌不同亚型的具体内容，本书前文已经进行详细地阐述。笔者认为，在临床实际工作中，并没有绝对的需求要找寻出等同于基因分型般精确的临床分型手段，更重要的是评估不同个体对不同治疗的反应性，也就是说乳腺癌术后辅助化疗策略的选择应同时参考个体患者的复发风险评估以及肿瘤病理分子分型对不同治疗方案的反应性。换而言之，非常明确的是对于复发风险低、化疗不敏感的肿瘤，辅助化疗是可以避免的；而复发风险高、对化疗敏感的患者,有必要接受全程规范的辅助化疗;而当患者复发风险较高,而本身肿瘤特性对化疗敏感性低时,抑或复发风险较低而本身肿瘤对化疗非常敏感时,是否化疗或者选取何种化疗策略,则需要进行精确的界定和讨论。

第二节　辅助化疗的发展

一、辅助化疗临床试验的进展

早在1958年NSABP即开展了第一个关于乳腺癌的辅助化疗临床试验。随后由于CMF(环磷酰胺、甲氨蝶呤、5-Fu)方案在晚期乳腺癌中疗效显著,1975年由Bonadonna等首次将其用于乳腺癌的辅助化疗,该研究发现较无化疗组CMF方案显著提高5年无病生存率达19%,提高总生存率为14%。自1980年代开始蒽环类药物逐步进入乳腺癌的临床,美国开展的INT-0102试验在3 900例高危患者中发现较经典的CMF方案和CAF方案(环磷酰胺、阿霉素、5-Fu)6个疗程可进一步改善总生存率(85% vs 83%, $P=0.03$)。欧洲进行的MA5试验在700例淋巴结阳性患者中比较了CEF方案(环磷酰胺、表柔比星、5-Fu)和经典CMF方案,发现CEF也可显著改善无复发生存(52% vs 45%)和OS(62% vs 58%)。由此蒽环类药物被广泛地使用,CE(A)F方案也成为乳腺癌辅助化疗的基石。随后,紫杉类化疗药物也逐步进入临床,进一步丰富了临床化疗方案的选择。CALGB 9344试验在3 100例淋巴结阳性患者中比较AC和AC序贯紫杉醇方案,随访5年发现联合紫杉醇显著降低复发风险17%,降低死亡风险18%。BCIRG001则探索了蒽环联合多西紫杉醇(D)的价值,在淋巴结阳性的患者中分别给予6个疗程DAC或CAF,10年随访数据提示蒽环联合多西紫杉醇的DAC方案存在更高的无病生存率(62% vs 55%)和总生存率(76% vs 69%)。随后的PACS01试验则验证了蒽环序贯多西紫杉醇的疗效,与FEC6疗程相比,FEC3疗程序贯多西紫杉醇3个疗程同样能显著改善无病生存率(70.2% vs 65.8%)和总生存率(82.2% vs 78%)。这些研究也进一步确定了蒽环基础上,辅助化疗中联合紫杉醇或多西紫杉醇的方案,特别在高危人群中,成

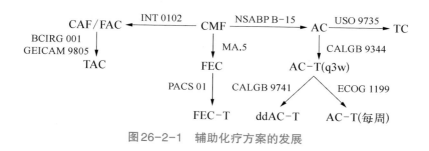

图26-2-1 辅助化疗方案的发展

为标准的辅助化疗方案(见图26-2-1)。

相关的荟萃分析为临床提供了更多的循证依据。一项EBCTCG荟萃分析提示相对于不采用辅助化疗,单药的辅助化疗方案既能改善预后,而多药联合方案则显著优于单药化疗方案。6个疗程含蒽环的辅助化疗降低了50岁以下人群年死亡风险38%,降低50~69岁人群年死亡风险20%,特别是对于HR阴性的患者,联合化疗方案显著改善无病生存率、乳腺癌特异生存以及总生存率。新的EBCTCG荟萃分析则纳入了含紫杉类辅助化疗方案的数据,发现蒽环基础上序贯4个疗程紫杉类化疗显著降低复发率(30.2% vs 34.8%)和乳腺癌特异死亡率(21.1% vs 23.9%),并提高OS。结合以上这些前瞻性随机试验以及荟萃分析的结果,可以确认乳腺癌辅助化疗中含蒽环类和紫杉类化疗方案是当前治疗的基石和标准。

当然新的化疗策略也在不断地尝试,主要关注于以下几个方面:① 探索最为优化的蒽环和紫杉治疗剂量和密度;② 将新辅助治疗中获得病理完全缓解(pathologic complete response, pCR)更高的化疗方案在辅助治疗中验证;③ 尝试长期低剂量维持化疗的疗效和安全性;④ 根据不同亚型探索优化方案;⑤ 探索新辅助治疗后未pCR患者辅助阶段化疗的价值;⑥ 尝试在蒽环和紫杉基础上增加其他细胞毒药物,譬如NSABP B38试验联合吉西他滨、FINXX和USO试验联合卡培他滨,以及一系列正在进行的联合铂类的方案。虽然当前国际主流的前瞻性临床试验大多关注于基于各种靶点和信号通路的临床转化性研究,但对于全球80%以上的患者而言,以上所总结的基于辅助化疗策略优化的临床试验或许将更为直接地改善其乳腺癌预后,也更容易在广大人群中予以推广和运用。可以辩证的认为,就总体人群而言已不存在一个最为优化的辅助化疗方案,当前如果不加以区分不同亚型而给予相适应的治疗方案,将无法取得质的突破。我们将越来越少地开展针对所有人群的大型辅助化疗临床试验，而将更为细化地针对不同亚型探索出最佳的化疗策略，将在下文中予以详述。

二、当前标准的辅助化疗方案

（一）辅助化疗方案及注意事项

2015版《中国抗癌协会乳腺癌诊治指南与规范》中详细描述了当前可使用的辅助化疗方案及其相关的注意事项。

（1）选择联合化疗方案，常用方案包括：① 以蒽环类为主的方案，如CAF、A（E）C、FE$_{100}$C方案（C：环磷酰胺，A：多柔比星，E：表柔比星，F：氟尿嘧啶）。虽然吡柔比星（THP）在欧美少有大组的循证医学资料，但在我国日常临床实践中，用吡柔比星代替多柔比星也是可行的。THP推荐剂量为40～50 mg/m²。② 蒽环类与紫杉类联合方案，例如TAC（T：多西他赛）。③ 蒽环类与紫杉类序贯方案，例如AC→T/P（P：紫杉醇）或FEC→T。④ 不含蒽环类的联合化疗方案，适用于老年、低风险、蒽环类禁忌或不能耐受的患者，常用的有TC方案和CMF方案（C：环磷酰胺，M：甲氨蝶呤，F：氟尿嘧啶）。

（2）若无特殊情况，一般不建议减少化疗的周期数。

（3）在门诊病历和住院病史中应当记录患者当时的身高、体重及体表面积，并给出药物每平方米体表面积的剂量强度。一般推荐首次给药剂量应按推荐剂量使用，若有特殊情况需调整时不得低于推荐剂量的85%，后续给药剂量应根据患者的具体情况和初始治疗后的不良反应，每次可以下调20%～25%。每个辅助化疗方案仅允许剂量下调2次。

（4）辅助化疗一般不与内分泌治疗或放疗同时进行，化疗结束后再开始内分泌治疗，放疗与内分泌治疗可先后或同时进行。

（5）化疗时应注意化疗药物的给药顺序、输注时间和剂量强度，严格按照药品说明和配伍禁忌使用。

（6）HR阴性的绝经前患者，在辅助化疗期间可考虑使用卵巢功能抑制药物保护患者的卵巢功能。推荐化疗前1～2周给药，化疗结束后2周给予最后一剂药物。

（7）蒽环类药物有心脏毒性，使用时须评估LVEF，至少每3个月1次。如果患者使用蒽环类药物期间发生有临床症状的心脏毒性或无症状,但LVEF<45%或较基线下降幅度超过15%,可考虑检测肌钙蛋白cTnT,必要时应先停药并充分评估患者的心脏功能,后续治疗应慎重。

（8）中国专家团认为三阴性乳腺癌（triple negative breast cancer, TNBC）的优选化疗方案是含紫杉和蒽环的剂量密度方案。大多数Luminal-B（HER-2阴性）乳腺癌患者需要接受术后辅助化疗,方案应包含蒽环和（或）紫杉类。

（二）乳腺癌常用的辅助/新辅助化疗方案

1. 不含曲妥珠单抗的方案

（1）TAC方案：多西他赛75 mg/m^2 iv,第1天；多柔比星50 mg/m^2 iv,第1天；环磷酰胺500 mg/m^2 iv,第1天；21 d为1个周期,共6个周期（所有周期均用G-CSF支持）。

（2）剂量密集AC→P方案：多柔比星60 mg/m^2 iv,第1天；环磷酰胺600 mg/m^2 iv,第1天；14 d为1个周期,共4个周期；序贯以紫杉醇175 mg/m^2 iv 3 h,第1天；14 d为1个周期,共4个周期（所有周期均用G-CSF支持）。

（3）AC→P/T方案：多柔比星60 mg/m^2 iv,第1天；环磷酰胺600 mg/m^2 iv,第1天；21 d为1个周期,共4个周期。序贯以紫杉醇80 mg/m^2 iv 1 h,第1天；每周1次,共12周；或紫杉醇175 mg/m^2 iv 1 h,第1天；每3周1次,共12周；或多西他赛100 mg/m^2 iv,第1天；21 d为1个周期,共4个周期。

（4）TC方案：多西他赛75 mg/m^2 iv,第1天；环磷酰胺600 mg/m^2 iv,第1天；21 d为1个周期,共4个周期。

（5）AC方案：多柔比星60 mg/m^2 iv,第1天；环磷酰胺600 mg/m^2 iv,第1天；21 d为1个周期,共4个周期。

（6）FAC方案：氟尿嘧啶500 mg/m^2 iv 第1、8天；多柔比星50 mg/m^2 iv,第1天；环磷酰胺500 mg/m^2 iv,第1天；21 d为1个周期,共6个周期。

（7）CMF方案：环磷酰胺100 mg/m^2 po,第1~14天；甲氨蝶呤40 mg/m^2 iv,第1、8天；氟尿嘧啶600 mg/m^2 iv 第1、8天；28 d为1个周期,共6个周期。

（8）EC方案：表柔比星100 mg/m^2 iv,第1天；环磷酰胺830 mg/m^2 iv,第1天；21 d为1个周期,共8个周期。

（9）剂量密集A→T→C方案：多柔比星60 mg/m^2 iv,第1天；14 d为1个

周期，共4个周期；序贯以紫杉醇175 mg/m² iv 3 h，第1天；14 d为1个周期，共4个周期；序贯以环磷酰胺600 mg/m² iv，第1天；14 d为1个周期，共4个周期（所有周期均用G-CSF支持）。

（10）FEC→T方案：氟尿嘧啶500 mg/m² iv，第1天；表柔比星100 mg/m² iv，第1天；环磷酰胺500 mg/m² iv，第1天；21 d为1个周期，共3个周期；序贯以多西他赛100 mg/m² iv，第1天；21 d为1个周期，共3个周期。

（11）FEC→P方案：氟尿嘧啶600 mg/m² iv，第1天；表柔比星90 mg/m² iv，第1天；环磷酰胺600 mg/m² iv，第1天；21 d为1个周期，共4个周期；序贯以紫杉醇100 mg/m² iv，第1天；每周1次，共8周。

2. 含曲妥珠单抗的方案

（1）AC→TH方案：多柔比星60 mg/m² iv，第1天；环磷酰胺600 mg/m² iv，第1天；21 d为1个周期，共4个周期；序贯以紫杉醇80 mg/m² iv 1 h，第1天；每周1次，共12周。同时，曲妥珠单抗首次剂量4 mg/kg，之后2 mg/kg，每周1次，共1年。也可在紫杉醇结束后曲妥珠单抗首次剂量8 mg/kg，之后6 mg/kg，每3周1次，共1年。在基线、3、6和9个月时监测心功能。

（2）剂量密集AC→PH方案：多柔比星60 mg/m² iv，第1天；环磷酰胺600 mg/m² iv，第1天；14 d为1个周期，共4个周期；序贯以紫杉醇175 mg/m² iv 3 h，第1天；14 d为1个周期，共4个周期（所有周期均用G-CSF支持）。同时，采用曲妥珠单抗，首次剂量4 mg/kg，之后为2 mg/kg，每周1次，共1年；也可在紫杉醇结束后用曲妥珠单抗，首次剂量8 mg/kg，之后6 mg/kg，每3周1次，完成1年。在基线、3、6和9个月时监测心功能。

（3）TCH方案：多西他赛75 mg/m² iv，第1天；卡铂AUC 6 iv，第1天；21 d为1个周期，共6个周期。同时，用曲妥珠单抗，首次剂量4 mg/kg，之后为2 mg/kg，每周1次，共17次；化疗结束后曲妥珠单抗6 mg/kg，每3周1次，完成1年。在基线、3、6和9个月时监测心功能。

（4）DH→FEC方案：多西他赛100 mg/m² iv，第1天；21 d为1个周期，共3个周期；同时，曲妥珠单抗首次剂量4 mg/kg，之后为2 mg/kg，每周1次，共9次。序贯以氟尿嘧啶600 mg/m² iv，第1天；表柔比星60 mg/m² iv，第1天；环磷酰胺600 mg/m² iv，第1天；21 d为1个周期，共3个周期。在基线、末次FEC、化疗后12和36个月时监测心功能。

（5）AC→TH方案：多柔比星 60 mg/m² iv，第1天；环磷酰胺 600 mg/m² iv，第1天；21 d为1个周期，共 4个周期。序贯以多西他赛 100 mg/m² iv，第1天；21 d为1个周期，共 4个周期。同时，用曲妥珠单抗，首次剂量4 mg/kg，以后 2 mg/kg，每周1次，共11周。化疗结束后用曲妥珠单抗，6 mg/kg，每3周1次，完成1年。在基线、3、6和9个月时监测心功能。

（6）TH→FECH 新辅助方案：曲妥珠单抗首次剂量为4 mg/kg，之后为2 mg/kg，每周1次，共23次；紫杉醇225 mg/m² iv 24 h，第1天；21 d为1个周期，共 4个周期（或紫杉醇80 mg/m² iv 1 h，第1天；每周1次，共12周）。序贯以氟尿嘧啶500 mg/m² iv，第1、4天；表柔比星75 mg/m² iv，第1天；环磷酰胺500 mg/m² iv，第1天；21 d为1个周期，共4个周期。

第三节　基于分型亚型辅助化疗策略的制定

在本节中，我们将结合最新的循证医学数据介绍在分子分型时代下如何基于不同亚型制定个体化的辅助化疗策略。如前文所述，分子分型时代下早期乳腺癌辅助化疗策略的制定也必然"因型而异"，对于HR阳性患者更多的是探讨化疗的必要性，即哪些患者可以舍去化疗；HER-2阳性患者需要探讨与靶向药物联合的最佳化疗方案是什么；TNBC在缺乏足够证据明确治疗靶点前，最为优化的化疗组合是什么等。表27-3-1总结了2015年St gallen共识中，对不同亚型患者粗略的术后辅助治疗推荐。总体的原则概括而言，首先Luminal A患者对化疗不甚敏感，首选内分泌治疗，肿块大小、脉管受侵、1~3个淋巴结受累并非是Luminal A患者化疗的绝对适应证，然而对于淋巴结4个及以上转移的Luminal A患者，鉴于其较高的复发风险，目前舍弃化疗的数据还不足够；其次并非所有Luminal B的患者都需要接受辅助化疗，特别在Oncotype DX、Mammaprint、PAM-50和EndoPredict等多基因芯片提示低危时或许可以不用化疗，然而一旦决定使用辅助化疗时，蒽环和紫杉类的联合仍然是标准的方案，但同一种方案无须超过4个疗程；再者，对于TNBC蒽环联合紫杉是当前的标准方案，是否有必要增加新的细胞毒药物，譬如对部分BRCA基因突变的患者联合含铂类的方案有待进一步研究；Ⅱ期及以上分期的HER-2阳性患者，需要采用蒽环序贯紫杉联合抗HER-2的靶向治疗，不含蒽环的TCH方案可作为补充，而HER-2阳性的Ⅰ期患者（特别是T1b、T1c患者）可采用紫杉醇联合曲妥珠单抗的简易方案。以下我们将就此进行一一分析和讨论。

表26-3-1　术后系统治疗推荐

临 床 分 型	治 疗 方 案	备 注
三阴性	含蒽环类和紫杉类的化疗	BRCA突变需考虑铂类
ER阴性和HER-2阳性		
T1a淋巴结阴性	无辅助治疗	
T1 b,c淋巴结阴性	化疗+Trastuzumab	考虑不含蒽环的紫杉醇联合12个月Trastuzumab
T2及以上或淋巴结阳性	蒽环→紫杉同时联合共12个月的Trastuzumab	不能耐受蒽环的可选择TCH方案
ER阳性和HER-2阳性	同上，根据月经状态联合内分泌治疗	
ER阳性和HER-2阴性（Luminal型）		
未提示内分泌反应性低（更倾向Luminal A）	根据月经状态给予内分泌治疗	
绝经前低危	他莫昔芬5年	
绝经前其他	他莫昔芬5～10年	
	或OFS联合他莫昔芬	
	或OFS联合依西美坦	
绝经后低危	他莫昔芬5年	
绝经后其他	初始AI	5年以上AI的疗效和安全性缺乏数据
	延长内分泌治疗	
提示内分泌反应性低（更倾向Luminal B）	大多患者需在以上内分泌治疗基础上联合化疗	
更倾向Luminal B患者中不使用化疗的因素		多基因检测结果提示预后"好"

一、Luminal型乳腺癌化疗策略

对于HR阳性的患者,化疗的必要性受到了越来越多的质疑,很多研究都致力于验证化疗对部分患者可能存在的过度治疗。由于HR阳性的患者对化疗的敏感性较低,许多试验正在探索对于低危的受体阳性的患者舍弃化疗的可行性,并尝试采用各种方式筛选到这些不能从化疗中获益的患者。其中最有前景的便是TAILORx试验。该试验入组了10 273例HR阳性、HER-2阴性和淋巴结阴性的乳腺癌患者,根据Oncotype DX检测其复发风险值(recurrence score,RS),如果RS<11则仅接受辅助内分泌治疗,RS>25则接受辅助化疗及内分泌治疗,RS位于两者之间的随机分为用或不用化疗。虽然该研究还没有公布其最终的研究结果,但在美国许多临床医师已经根据Oncotype DX的检测结果决策是否需要辅助化疗,特别是对于绝经后的HR阳性、HER-2阴性、淋巴结阴性乳腺癌患者。图26-3-1显示了该研究最新的随访数据。通过5年的随访,所有患者中仅观察到88个事件数,包括18例复发(10例的首次事件为远处复发),

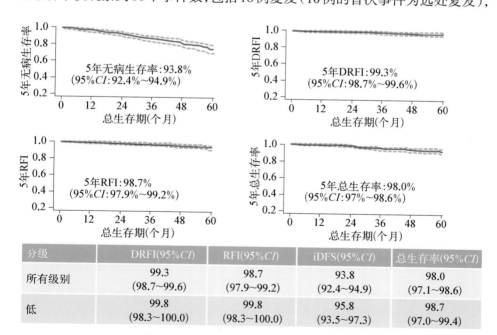

分级	DRFI(95%CI)	RFI(95%CI)	iDFS(95%CI)	总生存率(95%CI)
所有级别	99.3 (98.7~99.6)	98.7 (97.9~99.2)	93.8 (92.4~94.9)	98.0 (97.1~98.6)
低	99.8 (98.3~100.0)	99.8 (98.3~100.0)	95.8 (93.5~97.3)	98.7 (97.0~99.4)

图26-3-1　TAILORx试验5年随访结果

15例二次原发乳腺癌，43例其他二次原发癌症以及12例因其他事件死亡，5年RFS、DRFI和DFS分别为98.7%、99.3%和93.8%。乳腺癌复发事件在全组中仅占1%左右，在三个复发风险不同的组别中（RS＜11、11～25、＞25），5年DFS发生率均高达99%，由此提示HR阳性、HER－2阴性、淋巴结阴性的患者，其最终因乳腺癌治疗失败而产生的事件数非常的低，更多发生的事件反而是第二原发肿瘤或其他等。换而言之，对于这部分预后非常好的Luminal型患者，辅助化疗难以真正获益。

而DBCG77B试验的回顾性分析，进一步探索对于临床高危的Luminal A患者，辅助化疗是否获益。DBCG77B是一个非常早期的辅助化疗临床试验，比较安慰剂、Levamizole、CTX化疗、CMF化疗的疗效。前期的数据证实了CMF辅助化疗方案的疗效。近期试验组采用免疫组化的方法，回顾性的对入组人群进行了临床亚型的划分，采用了St Gallen共识所定义的临床亚型病理鉴别方法，即将ER阳性、阳性＞20% PgR、HER－2阴性、Ki67＜13%阳性定义为Luminal A型。研究对试验中633例患者进行了免疫组化复测，确认其中165例为Luminal A型患者，并发现CMF方案对这部分人群并无预后的获益。虽然该回顾性研究的结果可能难以指导当前治疗的抉择，鉴于整体人群没有接受蒽环或紫杉的化疗方案、试验中即便受体阳性的患者也没有接受辅助内分泌治疗，然而该结果还是引起了广泛的关注和思考，入组的人群都是高危的T3或LN阳性患者，在这么高危的人群中即便在这样不充分的治疗情况下，化疗仍然不能改善Luminal A患者的预后，是否提示这部分人群对化疗敏感性较低，即便患者本分复发风险较高，该人群也难以从辅助化疗中获益。

这些研究的结果，对于Luminal A型患者进行化疗提出了新的质疑和思考。相信今后在这部分特定人群中化疗的使用率会越来越低，而长期内分泌治疗的价值会进一步提升，后续的研究将进一步探索如何更精确地界定出不能从化疗中获益的Luminal型乳腺癌患者，期待多基因芯片技术的成熟以及更高的可获得性。

二、TNBC化疗策略

对于TNBC患者，虽然有很多研究关注于BRCA基因突变、VEGF通路、

DNA修复通路、PARP-I、AR等潜在治疗靶点,然而相信在很长的一段时间内,仍将不断探讨最为优化的化疗组合。根据NCCN的推荐,目前临床中TNBC主要采用的还是蒽环序贯紫杉的标准治疗策略。鉴于TNBC患者相对较高的侵袭性以及化疗敏感性,新的研究主要从以下两个层面,希望进一步改善TNBC的预后:① 优化蒽环紫杉类药物的剂量和疗程;② 尝试在蒽环和紫杉基础上增加其他细胞毒药物。

1. 蒽环紫杉类药物剂量的优化

ECOG1199试验,入组了4 950例淋巴结阳性或淋巴结阴性高危的术后患者,术后接受4个疗程的AC后随机分为3周紫杉醇($175 \ mg/m^2$)、单周紫杉醇($80 \ mg/m^2$)、单周多西紫杉醇($35 \ mg/m^2$)、3周多西紫杉醇($100 \ mg/m^2$),主要的研究终点是DFS。虽然该试验并不是针对TNBC而设立的,然而通过中位12.1年的随访发现,在TNBC患者中AC序贯单周紫杉醇方案显著改善DFS($P = 0.032$),并有总生存获益的趋势($P = 0.094$)。与图26-3-1类似的,SWOG S0221试验入组了3 294例淋巴结阳性或淋巴结阴性高危的患者,在剂量密集2周AC方案4个疗程后随机接受剂量密集的2周紫杉醇方案($175 \ mg/m^2$)或单周紫杉醇方案($80 \ mg/m^2$),也发现在TNBC中,剂量密集方案的预后相对较好(DFS,$P = 0.077$;OS,$P = 0.067$),然而3/4级过敏反应、肌肉骨骼痛和神经毒性的发生率在紫杉醇每2周方案中的发生率更高,而每周方案中的3/4级白细胞计数减少和中性粒细胞计数减少发生率更高。是否所有的TNBC患者都有必要接受剂量密集方案,还未成定论,但以上两个临床试验长期随访的结果提示临床中对于中高危的TNBC患者,为了争取更好的治疗效果,可以有据可依地选择相适应的AC序贯单周紫杉醇或AC序贯剂量密集2周紫杉醇方案。

2. 蒽环和紫杉基础上增加其他细胞毒药物

如果在ClinicalTrials.gov上搜索"TNBC、adjuvant、chemotherapy"这三个关键词时,会发现目前针对TNBC辅助化疗所正在进行的临床试验,主要围绕着卡铂和卡培他滨展开,因此,我们有理由期待这些试验的研究结果将进一步丰富临床化疗策略的选择(见图26-3-2)。我们首先来探讨一下已发布结果的临床试验。IBCSG22-00是一项设计非常独特的临床试验,在1 081例HR阴性(ER/PgR < 10%阳性)的早期乳腺癌术后标准辅助化疗后,随机接受低

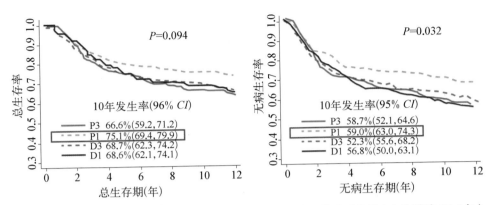

图26-3-2　ECOG1199试验TNBC亚组中4种治疗策略的预后差异（中位随访12.1年）

注：P3（紫杉醇每3周方案）；P1（紫杉醇每周方案）；D3（多西他赛每3周方案）；D1（多西他赛每周方案）

剂量口服环磷酰胺和氨甲蝶呤（Cyclophosphamide-Methotrexate）一年或对照组。通过6.9年的随访发现在TNBC患者中，5年DFS从74.6%增加至78.7%（$HR = 0.80$, 95% CI: $0.60 \sim 1.06$），在淋巴结阳性的TNBC患者中达到了统计学显著差异。该试验亚组的阳性结果也对临床提出新的设想，是否针对高危的TNBC患者，长期的低剂量维持化疗可以使患者进一步获益。耐受性较好的化疗药物还包括口服的卡培他滨。USON01062和FINXX这两项研究均在标准的蒽环、紫杉辅助化疗方案中加入卡培他滨，并在探索性分析中发现卡培他滨可以改善TNBC患者的预后。USON01062试验发现对780例TNBC患者蒽环后序贯4个疗程多西紫杉醇联合卡培他滨显著改善总生存（$HR = 0.62$, 95% CI: $0.41 \sim 0.94$）。FINXX试验在2016年ASCO会议上公布了10年的随访结果，对照组为3个疗程多西紫杉醇序贯3个疗程CEF，研究组为3个疗程卡培他滨联合多西紫杉醇序贯3个疗程XEC（卡培他滨、表柔比星和环磷酰胺），在202例TNBC患者中发现联合卡培他滨有更长的RFS（$HR = 0.54$, 95% CI: $0.31 \sim 0.92$, $P = 0.023$）和OS（$HR = 0.55$, 95% CI: $0.31 \sim 0.96$, $P = 0.037$）。这些临床试验在TNBC亚组分析中的阳性结果，提示在蒽环紫杉标准化疗的基础上，今后或许可以筛选到部分高危的或对蒽环紫杉敏感性不高的患者，予以长期耐受性较好的口服化疗补充，可进一步改善这部分患者的预后。卡铂运用于TNBC辅助化疗的临床试验也正在进行中（见图26-3-3）。

- **联合卡铂**

NCT01752686 Neo - Cb

NCT02488967 AC - PCb

NCT02441933 AC - PCb/TCb

NCT02455141 EC-Pcb

NCT01378533 PCb

- **辅助后卡培他滨维持**

NCT00130533

NCT01662128

NCT02012634

- **卡培他滨联合紫杉/蒽环**

NCT01642771 TX-XEC

图 26-3-3　ClinicalTrials.gov 中提示正在进行的针对 TNBC 辅助化疗临床试验

三、HER-2 阳性乳腺癌化疗策略

首先需要明确的是，对于 HER-2 阳性乳腺癌首先要考虑的是患者能否接受抗 HER-2 的靶向治疗，能否接受完整的一年抗 HER-2 靶向治疗。随后我们才有讨论与抗 HER-2 靶向药物最佳的化疗配伍策略。在中国辅助治疗阶段目前可以获得的抗 HER-2 靶向药物为曲妥珠单抗（H），而在全球已经进行的四项大型辅助临床试验－HERA、N9831/B31、BCIRG006 以及 FinHER 试验中，前三项试验均在近期公布了其 10 年的随访数据。这些研究结果正逐步规范并优化着辅助抗 HER-2 的治疗策略。

1. 辅助抗 HER-2 靶向治疗

首先，越来越多的数据提示，辅助抗 HER-2 靶向治疗越早使用效果可能越好（见图 26-3-4）。HERA 研究入组了 5 000 多名 HER-2 阳性早期乳腺癌患者，随机分为化疗后对照组、1 年 H 组和 2 年 H 组。数据显示，化疗后接受一年 H 治疗明显降低复发风险 24% 和死亡风险 24%。更有意思的是，我们发现对照组中后续交叉入组采用 H 的患者，其疗效虽不及初始使用患者，但也显著优于未用 H 的患者。随后的 N9831 试验进一步证实了该观点。较对照组 AC 序贯紫杉醇（P）方案，AC 序贯 PH 方案显著降低复发风险 40%、死亡风险 37%，同样 AC 序贯 PH 联合使用的方案预后也优于 AC 序贯 P 再序贯 H 方案。因此，目前大多指南推荐针对 HER-2 阳性的乳腺癌，需尽可能早的使用含 H 的联合治疗方案。

2. AC 序贯 PH 方案和不含蒽环类的 TCH 方案

根据 2016 版 NCCN 指南，HER-2 阳性患者首推的两个治疗策略为 N9831/B31 中提出的 AC 序贯 PH 方案，而另外一个即是 BCIRG006 提出的不含蒽环类

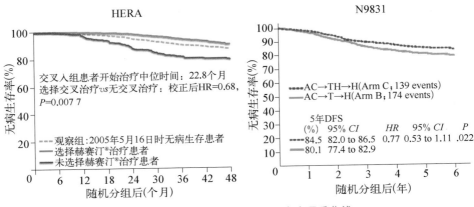

图26-3-4　HERA及N9831试验预后曲线

的TCH方案。近期伴随着BCIRG006试验10年随访结果的公布，与靶向治疗最佳配伍的化疗方案又再次引起了热烈的讨论。BCIRG006研究纳入3 000余名腋窝淋巴结阳性或淋巴结阴性的高危HER-2阳性乳癌患者，随机分配进入AC-T方案、AC-TH方案、TCH方案。其中TCH方案是指：多西紫杉醇/卡铂/曲妥珠单抗（每3周1次，共6次），曲妥珠单抗治疗1年。与不含曲妥珠单抗的方案相比，无论AC-TH还是TCH都显著改善了DFS和OS。即便在淋巴结阳性或者淋巴结超过3枚阳性的高危患者群中，也显著改善了预后。然而，在AC-TH和TCH之间却没有显著的统计学差异，AC-TH、TCH两组的10年无病生存率分别为74.6%和73.0%，总生存率分别为85.9%和83.3%。虽然从BCIRG 006这个试验设计的角度而言，该研究是一个优效性的设计，比较有无曲妥珠单抗方案的差异，因此严格意义上讲该研究本身没有统计效力来判断AC-TH和TCH方案是否存在差异。然而就临床而言，医师难免会将这两个含曲妥珠单抗方案进行比较，特别关注于是否有必要对HER-2阳性患者继续采用含蒽环类的方案。

其中非常重要的一点即为心脏毒性的安全性事件。图26-3-5显示了BCIRG006的长期心脏毒性事件的随访结果，其中蓝色曲线是AC-TH组，由于蒽环和曲妥珠单抗都存在一定的心脏毒性，该组患者LVEF下降得最为明显。分析该曲线可以发现，AC-T和AC-TH曲线最终的交汇以及TCH曲线相对平稳，提示我们蒽环类的心脏毒性是不可逆的，而曲妥珠单抗心脏毒性却是可逆的，由此TCH治疗组慢性心力衰竭事件以及LVEF下降>10%事件数才会相对

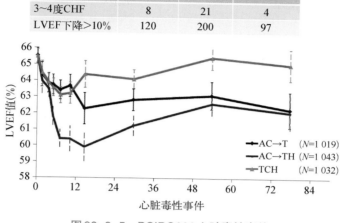

	AC-T	AC-TH	TCH
3~4度CHF	8	21	4
LVEF下降>10%	120	200	97

图26-3-5　BCIRG006心脏毒性事件

较少（慢性心力衰竭，AC-TH *vs* TCH：21 *vs* 4）。因此，有必要辩证地来讨论是否可以将TCH替代AC-TH。首先需要承认，AC-PH方案是目前接受度最高、循证医学证据最强的HER-2阳性患者标准辅助方案，而TCH则给了我们很好的信心，特别是针对有心脏基础疾病的患者，可以避免蒽环类药物的使用，对AC-TH方案是一个强力的补充。其次从理论上讲，HER-2阳性乳腺癌，越早给予含曲妥珠单抗的治疗，治疗效果更好，而TCH方案可以将这种理论上的优势最大化。然而，在临床实践中我们还需要慎重。一方面蒽环类药物仍然是乳腺癌治疗非常重要的基石药物，其次我们还期待BCIRG 006试验为我们提高更充分的数据。譬如我们知道HER-2阳性患者高复发风险是在术后前5年，特别是第2~3年，然而该试验并未向我们展示两种治疗策略下患者的年复发风险。两种方案是否都能有效覆盖2~3年的第一个复发高峰是我们所关心的。同时两组详细的局部复发风险、远处转移风险都是临床所关注的问题。或许对于相当比例的患者而言，多西紫杉联合卡铂联合曲妥珠单抗的TCH可能是一个兼顾疗效和安全性的治疗方案，但当前我们还缺乏比较两个治疗策略的足够依据，需要结合患者自身基础状况和疾病特征个体化选择以上两种化疗策略。

以上两组最为常用的治疗策略主要针对的是淋巴结阳性或淋巴结阴性肿块直径>2 cm的HER-2阳性的患者，然而对于T1N0 HER-2阳性的患者最为优化的治疗策略也在不断被完善。多项回顾性研究均显示，即便是T1N0的患者，如果HER-2阳性仍然预后较差，因此，针对这部分相对低危但又存在一定复发风险的患者，抗HER-2靶向治疗应该联合哪种化疗，才能兼顾疗效和安全性呢。最新的数据提示，紫杉醇（P，单周1次，共12周）联合H、多西紫杉醇联合环磷酰胺（TC，3周1次，共4个疗程）联合H均是该亚群患者可行的治疗策略。因此，针对HER-2阳性的患者，合理选择最佳的化疗配伍是非常重要的，蒽环序贯紫杉联合H的方案是适用最为广泛、接受度最好的治疗策略，在部分有心脏基础疾病的患者中可以选择不含蒽环的TCH方案，而对于部分复发风险较低的患者，4个疗程紫杉为主的化疗联合H也将逐步成为标准。

第四节　新辅助治疗策略的优化

一、新辅助治疗的历史背景和治疗目的

新辅助治疗起源于20世纪70年代，过去主要采用化疗的治疗方式，历史上曾采用过的名称包括术前化疗、初始化疗、诱导化疗等。新辅助治疗的适应证包括：① 局部进展或不能手术的Ⅲ期乳腺癌患者；② Ⅰ期或Ⅱ期，但是肿瘤与整个乳房的比例无法施行保乳手术的患者。简单地可以理解为，希望通过新辅助治疗将不可手术的变为可手术、将不可保乳的变为可保乳患者。

该适应证也体现出了新辅助治疗的历史发展历程。20世纪70年代，由于局部晚期乳腺癌或炎性乳腺癌，难以直接手术切除或外科医师担心直接手术难以切除干净，即便对其进一步扩大切除范围后治疗的效果仍不理想。伴随着化疗药物的逐步发展，临床医师希望在局部治疗前先进行全身治疗以提高局部控制率和OS，使肿瘤缩小易于切除。新辅助治疗对局部晚期乳腺癌有较高的缓解率，使很多临床医师对于可手术乳腺癌患者越来越多的使用新辅助治疗策略。由此，新辅助治疗发展进入了第二阶段，即对不能保留乳房的患者，通过新辅助治疗提高其保乳率。例如：1988年开始的NSABP B18试验，将1 523例可手术的乳腺癌患者随机分组，一组为患者术前接受多柔比星和环磷酰胺（AC）4个周期，另一组为术后接受AC方案化疗4个周期。新辅助化疗组的患者总

体有效率为80%，其中将近一半的患者获得临床完全缓解（clinical complete response, CRR），从而保乳率显著提高至68%，并具有统计学差异，特别是那些发现时肿瘤直径＞5 cm的患者，行新辅助化疗的患者有22%可行保乳治疗，而先行手术的患者仅有8%的可行保乳。基于Goldie-Coldman假说，肿瘤细胞的耐药性源于基因的自发突变，耐药细胞的数量随肿瘤细胞总体数量增多而增多。肿瘤的增大不仅是肿瘤细胞绝对数量的增多，而且含有耐药细胞数目的增多及构成比的提高。因此，采用适当的术前治疗不仅能遏制肿瘤的增殖，而且能及时防止耐药细胞的产生，并杀灭那些可能在术后残存并改变增殖动力学性质的肿瘤细胞。随着乳腺癌的血行播撒和Fisher提出的"乳腺癌一开始便是全身性疾病"等理论的形成和普及，新辅助治疗发展进入第三阶段，更多的Ⅰ～Ⅱ期患者开始采用。逐步发展至今，形成了基于不同亚型和分子特征的个体化新辅助治疗策略，并推动着新靶向药物的临床发展。

二、新辅助治疗的预后

早期多项研究均验证了与传统的手术以及辅助治疗模式相比，更早地进行全身系统性的治疗模式可否带来生存获益。NSABP B-18试验，1 523例经细针抽吸细胞学或空心针活检证实为T1-2N0-1M0乳腺癌患者，随访9年结果显示，与术后辅助化疗相比，新辅助治疗并不延长DFS和OS，两组无病生存率分别为55%和53%（$P = 0.50$），总生存率分别为69%和70%（$P = 0.80$）。随后的NSABP B-27试验，将可手术的乳腺癌患者随机分为3组，A组接受4个周期AC（ADM/CTX）化疗后手术；B组接受4个周期AC化疗再序贯4个周期多西紫杉醇化疗后手术；C组接受4个周期AC化疗后手术，术后再行4个周期多西紫杉醇（T）化疗。AC-手术组5年和8年无病生存率分别为68%和59%，AC-T-手术组为71%和62%，AC-手术-T为70%和62%。AC-手术组5年和8年总生存率分别为82%和74%，AC-T-手术组为83%和75%，AC-手术-T为82%和75%，三个治疗组的预后也没有显著差异。后续的多项前瞻性研究也均未提示新辅助治疗方式能改善预后。因此需要牢记，选择新辅助治疗的目的是将不可手术的变为可手术、将不可保乳的变为可保乳，并非期望该治疗策略获得更好的预后。较辅助治疗而言，新辅助治疗也是一种可被选择的治疗模式。当然，这些临床研究的结果也从另一个侧面证实了，较传统的辅助治疗，新辅助治疗至少预后不会更差，提示临床中更多尝试新辅助治疗的可行性。

越来越多的新辅助试验，为获得一个量化的评价治疗患者的敏感性或抵抗力，采用pCR作为预后替代的研究终点。初始研究者假设，一个能够增加pCR的方案也将自然地会有更好的预后。然而，最近的neoALLTO临床试验却发现，HER-2阳性患者新辅助治疗曲妥珠单抗联合化疗的基础上，增加拉帕替尼可以提高pCR，但3.77年随访后，两者的无事件生存和总生存却没有差异，同样，在辅助的ALLTO临床试验中，总体人群中联合拉帕替尼也没有发现生存获益。因此，我们对刚才的假设——"新辅助治疗中增加一个新的药物改善了缓解率同样能改善预后"提出了质疑。近期美国食品和药物管理局（Food and Drug Administration, FDA）建议对一系列新辅助试验进行荟萃分析，以明确改善的pCR是否可以进一步改善无事件生存和OS，但结果却为阴性。同期，另一项针对29个新辅助试验的荟萃分析，也不支持将pCR作为预后的替代研究终点。目前可明确的是，与新辅助治疗后还有残留肿瘤的患者相比，获得pCR的患者预后更好，因此，FDA推荐可以根据改善的pCR加快新药的批准上市，但要完全获批还是需要等待无事件生存的获益。

从统计学角度而言，在新辅助治疗中验证获得pCR改善并能进一步获得无病生存的获益，需依赖于两点，pCR改善的程度以及该人群患者pCR与非pCR预后的差异。首先，我们需要一个非常明显的pCR的提高，才能观察到后续DFS的改善，譬如前期数据提示20%的pCR的提高，才能转化为5%的生存获益；其次，该人群pCR患者生存需显著优于非pCR患者，这也就是我们更容易在TNBC以及HER-2阳性患者中观察到pCR的改善、能预测生存获益的原因。

我们可以辩证地认为pCR是当前较好的预后替代研究终点，追求更高pCR的方案还是值得的。鉴于新辅助治疗最大的临床价值在于可以筛选出治疗敏感的人群，而更优化地提高pCR的方案，必然能筛选出更高比例对治疗敏感的人群，改善更多患者的治疗结局。图26-4-1列举了新辅助治疗的筛查价值。A和B代表不同的治疗策略。Part 1为对新辅助治疗敏感的患者，并有良好的预后；Part 3为对新辅助治疗不敏感的患者。当采用更有效的新辅助治疗策略A时，会将使更多的患者（Part 2）从治疗不敏感组移至治疗敏感组，从而改善这部分患者的预后，并改善全组人群的预后。

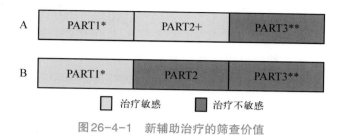

图26-4-1　新辅助治疗的筛查价值

三、新辅助治疗的影像和病理评估标准

通常建议在新辅助治疗前进行完整的影像学评估,包括乳腺超声、钼靶、乳腺MRI基线评估乳腺和腋窝病灶的大小、范围等,以及CT、骨扫描等对肝、肺、骨等脏器的评估,排除Ⅳ期患者。新辅助治疗中,建议每2个疗程进行乳腺超声和(或)MRI的检查,判定乳腺、腋窝病灶的缓解情况。目前更多地采用WHO或RESIST标准,主要基于肿块大小的变化予以划分,包括完全缓解(complete response, CR)、部分缓解(partial response, PR)、疾病稳定(stable disease, SD)和疾病进展(progress disease, PD)。例如在RESIST标准中,CR指靶病灶的完全消失,PR指靶病灶长径缩小≥30%,PD指病灶长径增加超过20%,而SD指病灶改变在PR和PD之间。除了对病灶大小的评估外,目前也越来越多地采用PET-CT等功能影像的手段进行病灶活性的评估,根据病灶的SUV摄取值来判断治疗是否有效。由于乳腺癌肿瘤组织的血管再生和癌细胞新陈代谢的增强使肿瘤组织能够摄入更多的^{99}m锝-甲氧基异丁基异腈(^{99}mTc-MIBI),因此,^{99}mTc-MIBI的含量可以用来评估乳腺癌新辅助化疗的治疗反应,若治疗有效则^{99}mTc-MIBI的摄取值下降。^{18}F-氟代脱氧葡萄糖(^{18}F-FDG)PET-CT可用于连续检测肿瘤组织的生长和代谢,肿瘤的代谢变化要早于其形态学变化,所以在新辅助早期就可观测到肿瘤细胞功能的改变,较常规影像更早地进行疗效评估。但其标准化摄取值(即测量阈值)还未形成共识,与病理反应的相关性也还未见准确可靠的报道,还需大规模的试验进一步证实其应用价值,有望明确功能影像能否替代传统的肿块大小的描述来进行评估和指导治疗。

病理评估,包括新辅助治疗前的空芯针穿刺病理诊断以及术后大标本的病理诊断等。新辅助治疗前,推荐采用空芯针穿刺活检予以定性诊断,并确认其

ER、PgR、HER-2、Ki67的状态予以分型及后续新辅助治疗策略的制定。建议空芯针穿刺时放置标志物，如金属夹、金属圈等，以免化疗后肿瘤退缩难以辨认瘤床。目前越来越多的研究建议在新辅助治疗2个疗程后，再次行空芯针穿刺活检，进一步了解肿瘤细胞的缓解情况，并为转化性科研提供更多的组织学标本。根据第七版AJCC乳腺癌分期中，新辅助治疗后的乳腺癌分期被称为ypT。需要注意的是，新辅助治疗后肿瘤细胞的退缩有两种模式，一种为向心性退缩，肿瘤向心性缩小，形成较原来肿块体积小的瘤灶，此时肿瘤大小据实测量；另一种为非向心性退缩，即肿瘤退缩呈散在多灶，大体上肿块的大小可能与新辅助前没有明显差别或较前缩小，但其中肿瘤细胞的密度发生了明显变化，肿瘤细胞常呈小簇或单个散布在纤维化间质中，存在多个病灶时需注明则以其中浸润性癌的最大连续病灶作为分期依据，建议在备注中写明存在多个病灶，当难以确定明确的单个浸润病灶时，可说明肿瘤细胞的分布情况，并报告浸润性肿瘤细胞的总体范围。

目前常用的新辅助治疗病理评估系统包括Miller-Payne（MP）系统、残余肿瘤负荷（residual cancer burden, RCB）评估系统、Chevallier系统、Sataloff系统等。这些评估系统大多将治疗后反应分为pCR和非pCR两大类，并对非pCR的患者按缓解程度进一步分类。目前，将乳腺原发灶无浸润性癌且区域淋巴结阴性定义为pCR，即ypT0/is ypN0。国内病理界常用MP系统，该系统将治疗前的空芯针穿刺标本与治疗后的手术标本进行比较，主要针对新辅助后残余肿瘤的细胞丰富程度进行评估，共分为5级。其中1级浸润癌细胞无改变或仅个别癌细胞发生改变，癌细胞数量总体未减少；2级浸润癌细胞轻度减少，但总数仍高，癌细胞减少不超过30%；3级浸润癌细胞减少介于30%～90%；4级浸润癌细胞显著减少超过90%，仅残存散在的小簇状癌细胞或单个癌细胞；5级原肿瘤瘤床部位已无浸润癌细胞，但可存在导管原位癌。

四、新辅助治疗的发展

新辅助治疗越来越多地被临床所接受，其优点包括：① 肿瘤机制角度，使肿瘤远处微小转移病灶获得更早和更有效的治疗；防止因血管生成抑制因子减少和耐药细胞数目增加所导致的术后肿瘤迅速发展和转移。② 临床角度，使乳腺癌的原发病灶及区域淋巴结降期,使原先不能手术的肿瘤通过新辅助化疗后可以进行根治术;使原先不能保乳的患者,可以接受保留乳房手术;使原先需要腋窝清扫的患者腋窝降期后避免腋清;监测肿瘤对治疗方案的敏感性,为术后辅助治疗的选择提供依据。③ 科研角度,提供一个研究平台,加速生物标志物的发现,确立预测疗效的指标、药代动力学的预测指标(肿瘤早期变化预测治疗反应),以及残留肿瘤或耐药肿瘤的相关生物标志物;检测新的联合治疗的疗效,可快速地评估新药疗效,加快抗肿瘤新药的开发。

(一)基于多学科的新辅助治疗模式

新辅助治疗标准化的开展和实施,本身就是乳腺癌多学科综合治疗发展中的典范,需要所有的专科医师(包括肿瘤外科、放疗科、肿瘤内科、放射诊断科、病理科等)在制定治疗策略前,完善地评估、充分地交流,以决定最优化的治疗方案。图26-4-2显示目前其标准化治疗流程。治疗开始前,在影像科医师的协助下完整地评估患者的全身状况,明确局部肿块的大小、范围、与周围组织关系等特征,了解区域淋巴结数量、侵犯程度等特征,排除肝、肺、骨等乳腺癌常见转移部位存在转移。在获取影像学信息同时,对原发灶进行空芯针活检、腋窝淋巴结细针穿刺等以获得组织学结果以及受体状态、HER-2状态、ki-67等免疫组化结果,详细了解治疗前肿瘤的生物学特性后制定个体化的新辅助治疗方案。治疗期间每2个疗程进行影像学评估以指导下一步方案。肿瘤内科和外科医师根据肿瘤的缓解情况,判断手术时机或治疗策略,在新辅助治疗后局部进展的患者中,可能需要放疗科早期干预;术后根据病理科对标本完整正确的评估,制定后续治疗全身及局部治疗的策略。这些并非是简单的各科室叠加,而是在诊疗的各个阶段,有机地结合各科室诊疗手段的优势,根据询证医学的证据制定出最佳的诊治策略,因此,可以说新辅助治疗是乳腺癌多学科治疗模式的完美体现。

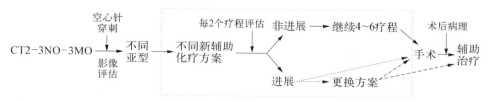

图26-4-2　现有的新辅助治疗模式

（二）基于分子分型的新辅助治疗模式

在生物信息学和综合治疗飞速发展的今天，新辅助治疗也会产生重大的改变，新的治疗策略也将伴随着临床试验而逐步明晰。新辅助治疗的将来，必将逐步形成基于分子分型并凌驾于分子分型之上的个体化精准治疗模式（见图26-4-3）。目前，越来越的试验正在采用多基因芯片技术等寻找优化的生物学指标，从而进行疗效预测和预后价值。根据肿瘤对不同治疗药物的敏感性选择不同的治疗方案，根据肿瘤不同激活的靶点给予针对性的靶向治疗必将是趋势。

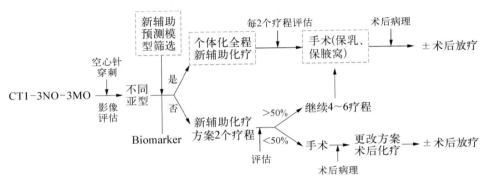

图26-4-3　乳腺癌新辅助治疗新模式

与辅助治疗相似，新辅助治疗策略的选择也有必要基于患者ER、PgR、HER-2以及Ki-67的状态，化疗已经不再是新辅助治疗的唯一手段。对于TNBC患者可给予含蒽环联合紫杉类的新辅助化疗；对于HER-2阳性患者，有必要在治疗伊始化疗联合抗HER-2治疗（在中国，则强烈推荐含曲妥珠单抗的新辅助治疗，国外还可以使用双靶向–曲妥珠单抗联合帕托珠单抗或拉帕替尼–再联合化疗）；对于部分ER或PgR阳性的局部晚期患者也有理由在行术前先行内分泌治疗，尤其是在老年性患者中，而芳香化酶抑制剂比他莫昔芬更有效。更多地针对不同靶点的靶向药物也正逐步进入临床试验，例如针对细胞周期、PI3K/AKT/mTOR通路等的新药，将进一步增加临床新辅助治疗的可选择性及精确性。目前建议将完整的系统性辅助治疗全程用于新辅助治疗，即化疗需6～8个疗程，而内分泌起效慢，通常需要4～8个月。对于HER-2受体阳性患者，建议手术后继续完成既定的一年靶向治疗和常规的全程内分泌治疗。由于

TNBC和HER-2阳性乳腺癌对新辅助治疗非常敏感,目前在全球很多中心即便非常早期的可手术TNBC或HER-2阳性患者,也会选取新辅助治疗以观察疗效,而非直接手术。多项新的研究探索了TNBC患者蒽环、紫杉基础上增加新的化疗药物的疗效以及HER-2阳性乳腺癌双靶向的价值。

1. TNBC新辅助治疗策略的优化

两项针对TNBC新辅助化疗试验,均尝试了在蒽环、紫杉新辅助治疗基础上联合卡铂的疗效。GeparSixto试验入组了315例中心实验室确认的TNBC患者,比较6个疗程的单周紫杉醇($80\ mg/m^2$)联合脂质体阿霉素($20\ mg/m^2$)基础上加或不加卡铂(每周1次,AUC=2),入组患者中42%为新辅助前淋巴结阳性,75%组织学3级,93% Ki67>20%阳性。研究发现联合卡铂治疗组将乳腺和腋窝pCR从36.9%提高至53.2%,并转化成DFS的优势,3年DFS从76.1%提高至85.8%($HR = 0.56$, 95% CI: 0.36~0.96, $P = 0.035$)。与之对应的CALGB40603试验,入组了443例Ⅱ~Ⅲ期可手术TNBC患者,随机分为单周紫杉醇($80\ mg/m^2$,12周)序贯剂量密集AC方案4个疗程或单周紫杉醇联合卡铂(AUC=6,3周1次,共4次)序贯剂量密集AC方案4个疗程。该研究也发现,增加卡铂可将乳腺癌患者pCR从46%显著提高至60%,但两组3年无事件生存无显著差异,分别为76%和71%。或许蒽环紫杉的剂量方案,增加卡铂的方案、入组人群等的不同,造成了GeparSixto和CALGB40603试验相异的结果,但不可否认的是增加卡铂的新辅助治疗方案确实可以带来pCR的提高,虽然其是否一定能转化成生存获益还不得而知。来自2015年SABCS中公布的一项日韩的联合研究CREATE-X/JBCRG-04试验:对HER-2阴性接受新辅助化疗手术后未pCR的患者,随机分为卡培他滨8个疗程或安慰剂对照,共入组885例患者。发现术后增加卡培他滨治疗将显著改善5年无病生存率(67.7% *vs* 74.1%)以及总生存率(83.9% *vs* 89.2%);并且在TNBC亚组中获益更为明显($HR = 0.58$, 95% CI: 0.39~0.87)。该试验结果对于临床未pCR的患者,术后是否需要补充辅助治疗、补充何种治疗,提出了新的理念。虽然目前这些研究的结果还不足以改变临床化疗策略,但提示着联合卡培他滨或铂类的方案在TNBC中有着很好的治疗前景。这些试验在TNBC亚组分析中的阳性结果,提示在蒽环紫杉标准化疗的基础上,今后或许可以筛选到部分高危的或对蒽环紫杉敏感性不高的患者,予以联合卡培他滨/铂类可进一步改善这部分患者的预后。

2. HER-2阳性乳腺癌新辅助治疗策略的优化

现有的治疗标准是在联合化疗的基础上加入抗HER-2的靶向药物——曲妥珠单抗，然而有越来越多的数据提示对于HER-2阳性的早期乳腺癌患者，给予新辅助化疗联合2个靶向药物（双靶向治疗）可以获得更好的治疗效果。NeoSphere研究发现化疗联合曲妥珠单抗加上帕妥珠单抗显著提高了16.8%的bpCR（45.8% *vs* 29%）；KRISTINE研究发现TCH+P（帕妥珠单抗）较T-DM1 + PpCR更高（56% *vs* 44%）；NSABP B41曲妥珠单抗联合拉帕替尼组的pCR也高于曲妥珠单抗单靶治疗组（62% *vs* 52%）。由于我国帕妥珠单抗和TDM-1还未上市，可以采用的双靶治疗策略只有曲妥珠单抗联合拉帕替尼。然而由于经济原因，我们更有必要探索真正适合双靶的患者群体。细看以上这些研究，可以发现HER-2阳性/HR阴性患者通过双靶向治疗获得了非常高的pCR，有些可以高达65%，甚至部分研究达到75%。在新辅助治疗阶段共有7项研究探索了曲妥珠单抗联合拉帕替尼及化疗的疗效，已有文献对此进行了荟萃分析。如果仅使用化疗强度不足的单一紫杉类药物时，曲妥珠单抗基础上联合拉帕替尼提高的pCR更为显著，但是无论是哪项研究均发现HR阴性患者可以从双靶向治疗中获得更高的pCR，提高8%～25%（见图26-4-4）。因此，在

Clinical Cancer Research

Dual block with lapatinib and trastuzumab versus single agent trastuzumab combined with chemotherapy as neoadjuvant treatment of HER2-positive breast cancer: a meta-analysis of randomized trials

研究名称	化疗方案	抗HER2治疗方案	例数			%pCR			双靶对照单靶 %pCR增值		
			整体	HR⁻	HR⁺	整体	HR⁻	HR⁺	整体	HR⁻	HR⁺
仅接受紫杉醇化疗											
NEOALTTO*	wPx12	L+H	152	75	77	51%	61%	42%	+22%	+25%	+19%
		H	149	74	75	29%	36%	23%			
CALGB 40601*	wPx16	L+H	116	47	69	56%	79%	41%	+10%	+25%	+0%
		H	117	48	69	46%	54%	41%			
接受多种联合化疗											
NSABP B-41*	ACx4 - wPx12	L+H	171	63	108	62%	73%	56%	+10%	+8%	+9%
		H	177	55	122	52%	65%	47%			
EORTC 10054*	Dx3 - FECx3	L+H	48	25	23	60%	68%	52%	+8%	+16%	+0%
		H	52	25	27	52%	52%	52%			
TRIO-US B07**	DCax6	L+H	58	24	34	52%	67%	40%	+5%	+10%	+0%
		H	34	14	20	47%	57%	40%			
CHERLOB**	wPx12 - FECx4	L+H	45	未知		46%	未知		+21%	未知	
		H	36			25%					

*pCR: ypT0/is; ** pCR: ypT0/is 和 ypN0

图26-4-4 曲妥珠单抗联合拉帕替尼双靶向联合化疗新辅助治疗研究汇总

HER-2阳性乳腺癌的新辅助治疗中,如果要找到真正适合双靶向治疗、开展精准医疗的人群,可能就是这部分HR阴性/HER-2阳性患者,这也是今后的研究重点。

乳腺癌的(新)辅助治疗理念发生了巨大的改变,各种药物的推陈出新促使我们不断探索更为有效、安全的治疗方案,同时治疗模式的不断完善将进一步提高患者的预后。早期乳腺癌个体化(新)辅助化疗策略的制定,需依赖于乳腺癌不同亚型的划分,依据不同亚型的病理、病程特点以及其生物学特征,结合其对不同治疗措施的敏感性而决定治疗策略,而借助于大数据平台及生物标志物来进一步优化(新)辅助治疗策略,则是今后发展的趋势。

----------- 参 考 文 献 -----------

[1] Cossetti RJ, Tyldesley SK, Speers CH, et al. Comparison of breast cancer recurrence and outcome patterns between patients treated from 1986 to 1992 and from 2004 to 2008[J]. J Clin Oncol, 2015, 33: 65-73.

[2] Berry DA, Cronin KA, Plevritis SK, et al. Effect of screening and adjuvant therapy on mortality from breast cancer[J]. N Engl J Med, 2005, 353(17): 1784-1792.

[3] Coates AS, Winer EP, Goldhirsch A, et al. Tailoring therapies-improving the management of early breast cancer: St Gallen International Expert Consensus on the Primary Therapy of Early Breast Cancer 2015[J]. Ann Oncol, 2015, 26: 1533-1546.

[4] Fisher B, Ravdin RG, Ausman RK, et al. Surgical adjuvant chemotherapy incancer of the breast: results of a decade of cooperative investigation[J]. AnnSurg, 1968, 168: 337-356.

[5] Bonadonna G, Brusamolino E, Valagussa P, et al. Combination chemotherapyas an adjuvant treatment in operable breast cancer[J]. N Engl J Med, 1976, 294: 405-410.

[6] Hutchins LF, Green SJ, Ravdin PM, et al. Randomized, controlled trial of cyclophosphamide, methotrexate, and fluorouracil versus cyclophosphamide, doxorubicin, and fluorouracil with and without tamoxifen forhigh-risk, node-negative breast cancer: treatment results of Intergroup Protocol INT-0102[J]. J Clin Oncol, 2005, 23(33): 8313-8321.

[7] Levine MN, Pritchard KI, Bramwell VH, et al. Randomized trial comparing cyclophosphamide, epirubicin, and fluorouracil with cyclophosphamide, methotrexate,

and fluorouracil in premenopausal women with node-positivebreast cancer: update of National Cancer Institute of Canada Clinical Trials Group MA. 5［J］. J Clin Oncol, 2005, 23(22): 5166-5170.

［ 8 ］ Henderson IC, Berry D, Demetri C, et al. Improved outcomes from the adding sequential paclitaxel (T) but not from the escalation of doxorubicin A in the adjuvant chemotherapy of patients with node-positive primary breast cancer［J］. J Clin Oncol, 2003, 21: 976-983.

［ 9 ］ Martin M, Mackey J, Pienskowski T, et al. Ten-year follow-up analysis of the BCRGG 001 trial confirms superior DFS and OS benefit of adjuvant TAC (docetaxel, doxorubicin, cyclophosphamide) over FAC (fluorouracil, doxorubicin, cyclophosphamide) in women with operable node-positivereast cancer［J］. San Antonio: TX, the 33rd Annual San Antonio Breast Cancer Symposium, 2010-12-08.

［10］ Coudert B, Asselain B, Campone M, et al. Extended benefit from sequentia ladministration of docetaxel after standard fluorouracil, epirubicin, and cyclophosphamide regimen for node-positive breast cancer: the 8 -yearfollow-up results of the UNICANCER-PACS 01 trial［J］. Oncologist, 2012, 17: 900-909.

［11］ Early Breast Cancer Trialists' Collaborative Group (EBCTCG). Effects of chemotherapy and hormonal therapy for early breast cancer on recurrenceand 15-year survival: an overview of the randomised trials［J］. Lancet, 2005, 365(9472): 1687-1717.

［12］ Early Breast Cancer Trialists' Collaborative Group (EBCTCG). Adjuvant chemotherapy in oestrogen-receptor-poor breast cancer: patient-levelmeta-analysis of randomised trials ［J］. Lancet, 2008, 371: 29-40.

［13］ Early Breast Cancer Trialists' Collaborative Group (EBCTCG). Comparisons between different polychemotherapy regimens for early breast cancer: meta-analyses of long-term outcome among 100, 000 women in 123 randomised trials［J］. Lancet, 2012, 379: 432-444.

［14］ Swain SM, Tang G, Geyer CE, et al. NSABP B-38: definitive analysis of a randomized adjuvant trial comparing dose-dense (DD) AC→ paclitaxel (P) plus gemcitabine (G) with DD AC→ P and with docetaxel, doxorubicin, and cyclophosphamide (TAC) in women with operable, node-positivebreast cancer［J］. Proc Am Soc Clin Oncol, 2012 (LBA 1000).

［15］ Joensuu H, Kellokumpu-Lehtinen PL, Huovinen R, et al. Adjuvant capecitabine, docetaxel, cyclophosphamide, and epirubicin for early breast cancer: final analysis of the randomized FinXX trial［J］. J Clin Oncol, 2012, 30(1): 11-18.

［16］ O'Shaughnessy J SP, Pippen J Jr, JL Blum, et al. First efficacy results of a randomized, open-label, phase Ⅲ study of adjuvant doxorubicin plus cyclophosphamide, followed by docetaxel with or without capecitabine, in high-risk early breast cancer［C］. San Antonio, TX: 33rd Annual San Antonio Breast Cancer Symposium, 2010-12-08.

［17］中国抗癌协会乳腺癌专业委员会.中国抗癌协会乳腺癌诊治指南与规范(2015版)［J］.中国癌症杂志,2015,25(9): 692.

［18］Nielsen TO, Jensen M-B, Gao D, et al. High risk premenopausal Luminal A breast cancer patients derive no benefit from adjuvant chemotherapy: Results from DBCG77B randomized trial［C］. San Antonio, TX : San Antonio Breast Cancer Symposium, 2015-12-08.

［19］Sparano JA, Zhao F, Martino S, et al. Long-term follow-up of the E1199 phase III trial evaluating the role of taxane and schedule in operable breast cancer［J］. J Clin Oncol, 2015, 33(21): 2353-2360.

［20］Budd GT, Barlow WE, Moore HC, et al. SWOG S0221: a phase III trial comparing chemotherapy schedules in high-risk early-stage breast cancer［J］. J Clin Oncol, 2015, 33(1): 58-64.

［21］Colleoni M, Gray KP, Gelber S, et al. Low-dose oral cyclophosphamide-methotrexate maintenance (CMM) for receptor-negative early breast cancer (BC)［J］. J Clin Oncol, 2016 Jun 20. pii: JCO656595.［Epub ahead of print］

［22］Joensuu H, Kellokumpu-Lehtinen PL, Huovinen R, et al. Adjuvant Capecitabine in combination with docetaxel, epirubicin and cyclophosphamide in the treatment of early breast cancer: 10-year Survival Results From the Randomized FinXX Trial［C］. 2016 ASCO Annual Meeting Oral Abstract Session: 2016-06-03.

［23］A Goldhirsch, RD Gelber, MJ Piccart-Gebhart, et al. 2 years versus 1 year of adjuvant trastuzumab for HER-2-positive breast cancer (HERA): an open-label, randomised controlled trial［J］. Lancet, 2013, 382 (9897): 1021-1028.

［24］Perez EA, Suman VJ, Davidson NE, et al. Sequential versus concurrent trastuzumab in adjuvant chemotherapy for breast cancer［J］. J Clin Oncol, 2011, 29(34): 4491-4497.

［25］Slamon DJ J, Eiermann W, Robert NJ J, et al. Ten year follow-up of the BCIRG-006 trial comparing doxorubicin plus cyclophosphamide followed by docetaxel (AC®T) with doxorubicin plus cyclophosphamide followed by docetaxel and trastuzumab (AC®TH) with docetaxel, carboplatin and trastuzumab (TCH) in HER-2+ early breast cancer patients［C］. San Antonio, TX S05-04: San Antonio Breast Cancer Symposium, 2015-12-08.

［26］Maloisel F, Dufour P, Bergerat JP, et al. Results of initial doxorubicin, 5-fluorouracil, and cyclophosphamide combination chemotherapy for inflammatory carcinoma of the breast［J］. Cancer, 1990, 65(4): 851-855.

［27］ Fisher B, Brown A, Mamounas E, et al. Effect of preoperative chemotherapy on local-regional disease in women with operable breast cancer: findings from national surgical adjuvant breast and bowel project B-18［J］. J Clin Oncol, 1997, 15(7): 2483-2493.

［28］ Fisher ER, Wang J, Bryant J, et al. Pathobiology of preoperative chemotherapy: findings from the National Surgical Adjuvant Breast and Bowel (NSABP) protocol B-18［J］. Cancer, 2002, 95(4): 681-695.

［29］ Bear H D, Anderson S, Smith RE. Sequential preoperative or postoperative docetaxel added to preoperative doxorubicin plus cyclophosphamide for operable breast cancer: National Surgical Adjuvant Breast and Bowel Project Protocol B-27［J］. J Clin Oncol, 2006, 24(13): 2019.

［30］ Baselga J, Bradbury I, Eidtmann H, et al. Lapatinib with trastuzumab for HER-2-positive early breast cancer (NeoALTTO): a randomised, open-label, multicentre, phase 3 trial［J］. Lancet, 2012, 379 (9816): 633-640.

［31］ de Azambuja E, Holmes AP, Piccart-Gebhart M, et al. Lapatinib with trastuzumab for HER-2-positive early breast cancer (NeoALTTO): survival outcomes of a randomised, open-label, multicentre, phase 3 trial and their association with pathological complete response［J］. Lancet Oncol, 2014, 15 (10): 1137-1146.

［32］ Cortazar P, Zhang L, Untch M, et al. Pathological complete response and long-term clinical benefit in breast cancer: the CTNeoBC pooled analysis［J］. Lancet, 2014, 384 (9938): 164-172.

［33］ Berruti A, Amoroso V, Gallo F, et al. Pathologic complete response as a potential surrogate for the clinical outcome in patients with breast cancer after neoadjuvant therapy: a meta-regression of 29 randomized prospective studies［J］. J Clin Oncol, 2014, 32(34): 3883-3891.

［34］ Bossuyt V, Provenzano E, Symmans WF, et al. Recommendations for standardized pathological characterization of residual disease for neoadjuvant clinical trials of breast cancer by the BIG-NABCG collaboration［J］. Ann Oncol, 2015, 26(7): 1280-1291.

［35］ G von Minckwitz SL, Schneeweiss A, Salat CT, et al. Early survival analysis of the randomized phase II trial investigating the addition of carboplatin to neoadjuvant therapy for triple-negative and HER-2-positive early breast cancer (GeparSixto)［C］. San Antonio, TX S02-04: San Antonio Breast Cancer Symposium, 2015-12-08.

［36］ Sikov DB WM, Perou CM, Singh B, et al. Event-free and overall survival following neoadjuvant weekly paclitaxel and dose-dense AC +/- carboplatin and/or bevacizumab in triple-negative breast cancer: outcomes from CALGB 40603 (Alliance)［C］. San Antonio, TX S02-04: San Antonio Breast Cancer Symposium, 2015-12-08.

［37］ Toi M, Lee S-J, Lee ES, et al. A phase III trial of adjuvant capecitabine in breast cancer patients with HER-2-negative pathologic residual invasive diseaseafter neoadjuvant chemotherapy (CREATE-X, JBCRG-04)［C］. San Antonio, TX S02-04: San Antonio Breast Cancer Symposium, 2015-12-08.

［38］Gianni L, Pienkowski T, Im YH, et al. Efficacy and safety of neoadjuvant pertuzumab and trastuzumab in women with locally advanced, inflammatory, or early HER-2-positive breast cancer (NeoSphere): a randomised multicentre, open-label, phase 2 trial［J］. Lancet Oncol, 2012, 13(1): 25-32.

［39］Sara A, Hurvitz, Martin M, et al. Pathologic complete response (pCR) rates after neoadjuvant trastuzumab emtansine (T-DM1［K］) + pertuzumab (P) vs docetaxel + carboplatin + trastuzumab + P (TCHP) treatment in patients with HER-2-positive (HER-2+) early breast cancer (EBC) (KRISTINE)［C］. 2016 ASCO Annual Meeting Oral Abstract Session, 2016-06-04.

［40］Robidoux A, Tang G, Rastogi P, et al. Evaluation of lapatinib as a component of neoadjuvant therapy for HER-2+ operable breast cancer: 5-year outcomes of NSABP protocol B-41［C］. 2016 ASCO Annual Meeting Oral Abstract Session, 2016-06-04.

［41］Clavarezza M, Puntoni M, Gennari A, et al. Dual block with lapatinib and trastuzumab versus single agent trastuzumab combined with chemotherapy as neoadjuvant treatment of HER-2-positive breast cancer: a meta-analysis of randomized trials［J］. Clin Cancer Res, 2016 May 2.［Epub ahead of print］

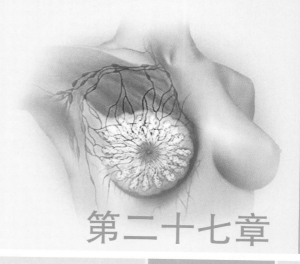

第二十七章

乳腺癌患者的
术后康复

裘佳佳　黄嘉玲

　　乳腺癌的治疗强调综合治疗原则,以手术治疗为主,配合化学治疗、放射治疗、内分泌治疗等综合治疗措施。综合治疗是一个长期的过程,因此,乳腺癌带给患者的不仅是身体上的问题,还有心理、情感以及社会问题。乳腺癌患者大部分的辅助治疗是在出院后完成的,患者将独立面对很多康复相关问题,承受较大的来自疾病本身、治疗、心理、情感、家庭、社会等多方面的压力。疾病的治愈情况、癌痛、肢体康复、饮食、放化疗及内分泌治疗的应对、担心转移或复发、与医务人员的有效沟通、心理支持、婚姻关系、性生活等问题贯穿于乳腺癌患者的康复过程中,并将持续影响着患者的生活与工作。

作者单位:200032　上海,复旦大学附属肿瘤医院
通信作者:黄嘉玲,Email: yks1@sina.com

第一节 概 述

一、整体康复的定义

整体康复包括生理功能的恢复、心理状态的调整以及社会活动能力的恢复，应该包含促进性健康策略和预防性健康策略。对乳腺癌患者而言，通过积极、正规的治疗，在身体功能得到恢复的同时，保持良好的心理状态，并且能够回归社会，重建被疾病破坏了的生活，达到可能达到的生活自立性，或再次发挥对社会作用后，才能认为达到了整体康复。

二、整体康复的目的

无论是何种治疗方式都会使乳腺癌患者面临疼痛、疲乏、精力下降、性功能减退等问题，并影响着她们回归术前的生活状态。因此，帮助患者解决康复过程中的这些困难，才能真正实现患者躯体和心理社会上的整体康复。

三、整体康复的护理内容

1. 化疗患者的静脉选择

作为全身性疾病的乳腺癌，化疗有着非常重要的意义。规范的操作对确保化学治疗的疗效、减轻不良反应等方面起着非常重要作用。

乳腺癌化疗的实施，其特殊性在于乳腺癌患者静脉的有限性。女性静脉较细，按护理常规，术后患侧上肢是不行静脉穿刺的，亦减少了术后可供选择的静脉途径。因此，不管是手术前或是手术后的化疗，在进行首次化疗时，就应对患者的静脉条件、化疗方案及其预后进行评估，做出正确的抉择。

（1）对新辅助化疗（手术前化疗）的患者，应选择患乳腺癌一侧的手臂静脉进行化疗，保留健侧静脉，为后期的化疗做准备。

（2）对中晚期乳腺癌患者，预计常规化疗后有可能需要继续进行治疗（即高危复发病例），在首次进行化疗时即应考虑予以中心静脉置管［如经外周静脉置入中心静脉导管（peripherally inserted central catheter, PICC）］，为其保留长期的静脉通路。

（3）对于双侧乳腺癌患者，选择手术范围小的一侧上臂静脉作为主要静脉途径，同时做好相应的保护：严格无菌操作以保护穿刺点、严格控制滴速并预防外渗。目前临床上应用的静脉输液港（PORT）也为双侧乳腺癌患者的后续化疗提供了一定的输液途径。

（4）转移性乳腺癌患者的再次治疗：如果外周静脉实在难以找到，而又确实需要化疗，可通过腹壁或腹股沟区静脉进行中心静脉置管。

乳腺癌的化疗方案中大多数抗癌药为发疱剂，化学性静脉炎的发生率较高，静脉的保护较为重要。特别是高危复发的患者，应考虑在首次治疗时予以中心静脉置管，既保证了有效的静脉通路，避免了反复穿刺的痛苦，减少化学性静脉炎的发生和化疗药外渗所带来的危害；又保护了外周静脉，为再次治疗提供了静脉途径。目前PICC是简单、易行而又可靠的方法。

2. 放疗患者的皮肤护理

放疗是乳腺癌的治疗手段之一，在各期乳腺癌治疗中发挥着不同的作用。随着放疗技术的提高，乳腺癌的放疗反应亦有所下降。护理人员应根据乳腺癌患者的特点，做好放疗前准备，进行保护放射野皮肤的宣教，以及出现放疗皮肤反应后的护理和放疗期间的康复指导。

（1）放疗前准备：① 简明扼要地向患者及家属介绍放疗的知识、治疗中可能出现的不良反应以及需要配合的事项，并提供通俗易懂的放疗宣教手册。② 除了做些常规检查以了解患者身体状况外，应妥善处理好照射野内的切口，以免影响放疗的进行。③ 乳腺癌放疗时的体位需要上肢外展和上举，应告诉患者坚持进行患肢的功能锻炼是必需的。

（2）保护放射野皮肤的宣教：乳腺癌放疗所产生的皮肤反应重在预防，护理要点为清洁、干燥、避免损害。

（3）放疗皮肤反应的护理：乳腺癌放疗皮肤反应的程度与射线的种类、剂量以及手术范围有关，与患者自身的敏感性也有关。放疗与化疗同期进行会增加皮肤反应，增加湿性脱皮的发生。

（4）放疗后的指导：① 乳腺癌放疗后最常见的后期反应是放疗的皮肤反应，如纤维化、毛细血管扩张等，还可能出现心肌损害、肺部损害、上肢水肿等。因此须进行定期随访以观察治疗效果，了解放疗的后期反应。② 仍要保护好照射野皮肤，持续时间视皮肤的情况而定。③ 患肢经过放疗更易出现水肿，故仍应继续进行患肢的功能锻炼和保护，必要时进行向心性按摩。

3. 内分泌患者的服药依从性

内分泌治疗是乳腺癌的主要全身治疗手段之一，其治疗手段多样，疗效显著，不良反应少，在乳腺癌的综合治疗中占有不可取代的地位，为那些激素受体表达阳性的患者提供了一种疗效甚优的治疗方法。然而，接受内分泌治疗的乳腺癌患者需要在院外服用至少5～10年的内分泌药物，在长期治疗过程中患者的服药依从性是保证疗效的关键因素。在慢性疾病管理中，服药依从性是一个常见的问题，由于治疗疲乏、缺乏动力和满足现状等原因，服药依从性往往会随着时间的推移而下降。乳腺癌患者内分泌药物服药依从性尚不令人满意。国外研究显示，在乳腺癌患者内分泌治疗期间，服药依从性不佳的患者比例高达21%～54%。中断服用内分泌药物的患者比例更是高达29%～71%。其中影响服药依从性的因素包括：药物不良反应、服药方案、合并疾病、患者年龄、种族、手术方式、服药周期、遗忘漏服和认为没有临床获益等。国内朱叶卉等人的研究显示，乳腺癌患者内分泌治疗服药依从性受到患者自身、疾病情况、治疗情况、家庭以及医疗照护系统多方面因素的影响。患者在不良反应与疗效之间的权衡决定其服药依从性，目前乳腺癌患者对内分泌治疗的认识尚不够充分，在内分泌治疗期间缺乏实时监测指标和与专业人员的沟通渠道。宋淑芬将个案管理模式应用于63例内分泌治疗的乳腺癌患者，结果显示有效提高了患者的治疗依从性。朱叶卉等人将电话随访应用于术后辅助内分泌治疗的乳腺癌患者，结果显示护士主导的电话随访可以提高术后辅助内分泌治疗乳腺癌患者的短期服药依从率，改善内分泌相关症状。

在护理实践和研究中，针对接受内分泌治疗的乳腺癌患者，应采取个体化的有效措施改善乳腺癌患者内分泌治疗的服药依从性。这些个性化的有效措施可以包括：建立定量的随访关系、定期电话随访、提供相关的专业支持、续药提醒、药物不良反应的指导和处理以及心理疏导等，从而保证患者内分泌药物的可获得性和持续性，不断提高患者的生命质量。

第二节　康复护理

一、肢体功能的康复

1. 肢体功能康复的评定

乳腺癌术后肢体功能的评定主要包括客观值的测量和患者的主观评定。客观值的测量方法较统一,包括患侧肢体肩关节活动范围(ramge of motion, ROM)、淋巴水肿和肌力。ROM的测量包括前屈、后伸、外展、内收、内旋和外旋。淋巴水肿的评价方法有上臂臂围的测量和容积法。乳腺癌患者术后肢体功能的主观评定主要针对患肢对日常生活活动力的影响,采用问卷调查,包括自行设计问卷,如日常活动障碍自评量表(DASH)、上臂和肩关节功能的自我评定(functional evaluation of the ipsilated shoulder and arm function)。

2. 肢体功能康复的实施

研究表明,运动锻炼可以有效提高患者肩部和上肢的功能,无论锻炼的种类和开始时间,但是早期锻炼的效果要好于延迟锻炼,同时这种锻炼并不会增加罹患淋巴水肿的风险。

功能锻炼对于恢复患者肩关节功能和消除水肿至关重要,但必须严格遵守循序渐进的顺序,不可随意提前,以免影响伤口的愈合。

(1) 循序渐进的方法(早期): ① 术后1～2 d,练习握拳、伸指、屈腕; ② 术后3～4 d,前臂伸屈运动; ③ 术后5～7 d,患侧的手摸对侧肩、同侧耳(可用健肢托患肢); ④ 术后8～10 d,练习肩关节抬高、伸直、屈曲至90°; ⑤ 术后10 d后,肩关节进行爬墙及器械锻炼。

(2) 功能锻炼的达标要求: ① 2周内患肢上臂能伸直、抬高绕过头顶摸到对侧的耳,达标后仍需要继续进行功能锻炼; ② 术后7 d内限制肩关节外展; ③ 严重皮瓣坏死者,术后2周避免大幅度运动; ④ 皮下积液或1周后引流液超过50 ml时应减少练习次数及肩关节活动幅度(限制外展); ⑤ 植皮及行背阔肌皮瓣乳房重建术后要推迟肩关节运动。

术后1个月和3个月后可以根据患者的伤口情况和自身情况进行中期和晚期的功能锻炼，并且可以配合打乒乓球、游泳等运动。

二、淋巴水肿

乳腺癌手术如果清扫腋窝淋巴结，淋巴管被切开，使淋巴回流受阻，术后患肢易出现水肿，若处理不当，易引起淋巴管炎，使上肢肿胀加剧，不仅影响了患肢功能，也容易使患者出现情绪紧张、低落，严重影响其生活质量。而目前医护人员更关注于围手术期的治疗和护理以及术后疗效，容易忽视淋巴水肿对患者身心损害的影响。再者，多数的淋巴水肿出现在患者出院后，致使医护人员不容易评估淋巴水肿情况。而当患者因患肢肿胀明显而就医时，水肿状况已经比较严重，治疗通常比较棘手。故淋巴水肿重在预防，只要医护人员及患者从手术后就对淋巴水肿予以高度重视，多数患者的水肿能得到有效预防。另外，术后早期发生的水肿往往可以自行消退，但术后数周至数月发生的水肿则往往为持续性或进行性发展。临床护理人员应在患者手术结束后就告知患者应经常进行向心性按摩，促进淋巴回流，降低淋巴水肿发生的可能性，而且淋巴水肿的预防宜长期坚持。

1. 预防或减轻手臂水肿

一般定为患肢周径比对侧上肢周径长 3 cm 以内为轻度水肿，3～5 cm 为中度，大于 5 cm 为重度水肿。

2. 预防措施

（1）预防感染：保持患侧皮肤清洁；不在患肢手臂进行有创性的操作，例如抽血、输液等；洗涤时戴宽松手套，避免长时间接触有刺激性的洗涤液；避免蚊虫叮咬，告诫患者一旦患肢受伤，应及时用肥皂及清水清洗干净并覆盖好，立即寻求医务人员的帮助。

（2）避免高温环境：避免烫伤；患侧手臂不要热敷，沐浴时水温不要过高；避免强光照射和高温环境。

（3）避免负重：避免提、拉、推过重的物品；避免从事重体力劳动或较剧烈的体育活动。

（4）避免予患肢任何外界压力：如穿紧身衣或紧袖衣、患肢佩戴首饰、背较重的包、提重物、测量血压等。佩戴首饰或手表时一定要宽松；衣着宽松。

（5）避免患肢长时间下垂，应给予患肢支持。长期静态工作时应将患肢适度抬高，以增加淋巴液的回流；睡觉时尽量避免患肢受压。

（6）已发生患肢水肿者，在排除肿瘤复发、感染的情况下，可以佩戴弹力手臂套以促进淋巴液的回流。参加运动如打网球、乒乓球或乘飞机的患者，也最好使用弹力手臂套，以预防水肿的发生。

（7）淋巴水肿的自我护理方法：① 轻度或中度淋巴水肿：抬高手臂；沿淋巴走向自下而上向心性按摩；做手臂功能恢复训练；戴弹力袖套。② 重度淋巴水肿：戴弹力袖套；物理治疗。如手臂变红或异常硬，或水肿严重时应考虑有感染发生，应抗感染及对症处理。

3. 乳房缺失

（1）心理认同。乳房缺失是乳腺癌改良根治术所不可避免的，也是手术后患者最不愿意面对的残酷现实。切除乳房，丧失了女性的第二性征之一，患者往往会认为自己作为女性的魅力丧失，同时也丧失了性爱的能力。部分患者可能术后无法面对自己残缺的躯体，会尽量避免看到自己胸部较长的伤痕，甚至有的患者配偶也无法面对爱人术后的躯体，最终可能导致家庭破裂。患者首先应该学会慢慢地接受自己，同时也要帮助丈夫及家庭来接受这一事实。要认识到并不是失去了乳房以后就成了残废，或者是失去了女性魅力，要对自己的身体继续抱欣赏的态度。因为只有先自我认同了，才能获得他人的认同。要与配偶敞开心扉，互相了解各自的想法，一起寻求解决困难的途径，共同渡过这一段艰难时期，从而建立真正坚实的婚姻关系。

（2）义乳的选择。乳房的切除不仅使患者自我形象受损，也容易导致患者躯体出现不平衡，而且因患侧对外力冲击的缓冲作用减弱甚至消失，其胸部更容易受到伤害。乳房缺失的患者在康复期会面临身体缺陷、疾病本身、家庭、社会等方面的问题，进而在自我形象、心理生理等方面产生巨大的负面影响，导致其生活质量降低。

随着女性对生活质量的追求，乳房缺失的女性患者也希望能弥补身体缺陷、改善外在形象。对于不能或不愿意接受乳房重建手术的乳腺癌患者来说，义乳则成为她们较为理想的选择。义乳又称人造乳房、假乳房。是针对乳房缺失人群出现的衍生品。义乳已从单一的形态发展到功能多样的可以满足各种场合的需求，从材质来分，可以分为棉质与硅胶，从形状来分，可以分为三角形义乳、腋下弥补型义乳、水滴型义乳、游泳专用型义乳等。目前常见的义乳有两种。一种是传统型义乳，它是放在胸罩里面，不直接接触皮肤，但它的缺点是会影响某些日常活动，例如体育运动或家务活动。另一种义乳是黏合性义乳，它是直接固定在皮肤上的，可以不用胸罩，甚至可带整个晚上，但它的缺点是对局部皮肤有一定的刺激。佩戴义乳不仅可以弥补身体缺陷，改善外在形象，还可以保护创面，以免外力撞击造成胸部疼痛，同时还可预防身体因长期重力失衡导致的脊柱侧弯变形，更重要的是患者在佩戴义乳后可以增加自信心，以完美的形象来面对家庭生活及社会活动，从而提高她们的生活质量。GALLAGHER等研究发现一个较好的义乳主要取决于能给缺失乳房的女性在身体形象、女性气质及心理感知度带来良好的体验。Kubon等对51例改良术后患者采用电话访谈发现，黏合性义乳比传统型义乳在舒适度、美观度、心理感知度等方面的优势更为突出。张莉等通过对60例乳腺癌术后乳房缺失并佩戴义乳的女性患者进行访谈，结果发现佩戴义乳对于重塑乳腺癌术后乳房缺失者的身体自我形象不失为一种方便而有效的方法。国外对义乳的研究已经较为深入和细致，Dr Thijs-Boer等对荷兰91名乳腺癌根治术患者的调查中可以看出，现代女性对义乳在穿戴方便程度、局部皮肤刺激、伤口创面的包裹性以及自身身体的贴合度这几方面更为关注，她们会根据以上这些问题来选择传统型的义乳还是黏合性义乳。但中国妇女由于传统、保守的性格特点，对义乳知识严重缺乏。孙利群对163例乳房缺失的乳腺癌患者对义乳的认知情况，发现有58.9%的患者不太清楚术后佩戴义乳的相关知识，25.1%的患者不知道义乳，只有16%的患者非常知道义乳知识，可见绝大多数患者对于术后要佩戴义乳了解甚少。因此，护理人员应了解患者的不同情况与需求，帮助患者亲身体验不同义乳带来的不同感受，寻找适合患者自身的义乳，不断提高患者的生命质量。

第三节 心理状态的调整

乳腺癌的治疗和康复往往需要6个月甚至1年以上，患者的心理反应随着病情和治疗的变化会有不同的表现。

　　大多数患者是经过手术才确诊为乳腺癌的，因而术前通常存有侥幸心理，希望自己能幸免。而那些在手术前经病理检查确诊的患者，她们一方面迫切地希望能够通过手术治疗来拯救自己的生命，另一方面又因为手术切除乳房使躯体功能的完整性受损，使其作为女人的感觉和自尊心受到威胁，因而心理上处于极其矛盾的状态，产生激烈的心理反应。手术结束后，面对既成事实，患者通常会更关注术后治疗及治疗效果。由于多数患者需要化疗，而化疗的不良反应如呕吐、脱发等首当其冲地使患者对化疗产生了恐惧；与此同时，患者还要担心自己的身体不能耐受连续6个疗程的化疗。由于部分患者尚需放疗，对疾病可能进展的恐惧再次使患者认定自己的生命受到了威胁。患者出院前，除了对治疗的担心之外，开始对自己能否重新融入社会产生怀疑：乳房的缺失使患者觉得自己失去了女性的魅力；患肢功能障碍使患者觉得自己的自理能力受到限制；性生活也受到前所未有的挑战；家庭和社会是否能认同自己作为癌症患者的角色、婚姻是否能够延续等。有些患者出院后不愿外出，害怕见到熟人、朋友，害怕他人会以异样的眼光看待自己，甚至部分患者宁可搬离自己熟悉的住处，离开熟悉的群体。

一、健康宣教

　　在整个乳腺癌的手术治疗过程中，医护人员可应用健康教育、制定专科疾病知识的教育手册、请康复的病友介绍治疗和康复的经验及体会等方式，使患者正确了解疾病的性质，了解可选的治疗方法，治疗后可能带来的问题以及如何解决的方法等，从而取得患者积极地配合治疗和尽早康复。临床护理人员应该经常接触患者，与患者谈心，认真倾听患者的心声，让其不良心理得到发泄，耐心地解释其病情，并且鼓励术前患者去探望术后患者，鼓励她们相互交流，让她们认识到手术并不像自己所想的那么可怕。

二、家庭支持

　　患者出院后，家庭的支持尤其是配偶的支持对于患者恢复日常生活极其重要。患者手术后由于肢体活动受限，连续的化疗使得体力不支而性欲下降，导致性生活次数减少，甚至消失。部分患者由于失去了乳房，失去了有性生活意义的身体感官的一部分，感到自己作为女人吸引力的价值下降而回避配偶。有相当一部分患者由于不能肯定化疗期间能否进行性生活而干脆停止，或者担心性生活会加速自己癌症的转移或复发而拒绝性生活。作为家庭重要支持成员的配偶，应该鼓励患者吐露自己的心声，经常相互分享心中的感受，同时经常陪同患者进行后续治疗，与患者共同经历治疗过程，使得互相之间的感情更加融洽、亲密。而且，应该明确的是，性生活不会导致癌症的转移或复发；相反，和谐的性生活能使患者压抑的心情得到有效的缓解，从而能更积极地面对生活，提高其生活质量。

三、心理状态的调整

乳房切除术后较长的瘢痕、不对称的胸壁使很多患者在手术后一段时间内不敢直面自己已经愈合的手术切口，无法面对自己作为女性的一部分的永久丧失，心理上难以接受自己外形的改变，容易产生自我形象的紊乱，导致她们很难适应乳房切除后生活的变化，并把自己归入残疾人的行列之中。在此过程中，患者家庭及亲友的理解、支持对患者恢复自信心、重新接受自己的新形象起着重要的作用。配偶尤其应该给予患者心理支持，主动关心患者的心理变化，创造一个轻松愉快的家庭环境，使患者感到形体的改变并不会影响配偶和亲友对自己的关爱。而且，形体的改变可以通过假体的配戴得到弥补，患者应该积极地使自己的不良的心理状态得到调整，促进机体的尽快康复。

多数乳腺癌患者经过了痛苦的历程后，会比以往更加热爱生命，更珍惜身边的一切。对于医生的建议更加容易遵从，能主动地进行之后的长期随访，对今后生活信心也更加充足。

1. 情绪的评定

不良情绪主要集中在自尊、身体形象、焦虑和抑郁，可选用的评定量表如下。① 自尊：Rosenberg自尊量表、自尊评定量表（Body Esteem Scale）；② 身体形象：身体影像量表（Body Image Scale）；③ 焦虑：状态-特质焦虑问卷（State-

Trait Anxiety Inventory, STAI）、社会体型焦虑量表（Social Anxiety Scale, SPA）、焦虑自评量表（Self-Rating Anxiety Scale, SAS）、医院焦虑抑郁量表（Hospital Anxiety and Depression Scale, HAD）；④ 抑郁：Beck抑郁自评量表、CES-D抑郁自评量表、自评抑郁量表（Self-Rating Depression Scale, SDS）、情绪状态量表（Profile of Mood State, POMS）。

2. 心理状态调整的过程

能帮助个体面对应激事件并顺利渡过的个性特征称之为"坚强"。坚强可以缓解应激对于身体的效应，可以影响个体对于应激的反应和适应能力。它作为一个自我调整的过程，可以帮助个体免于应激事件的损害，包括认知、信念和行为3个方面的调整。

（1）认知调整：患者面对癌症诊断，通过自我归因、关注疾病的诊断、治疗和康复知识，从而理性的接受患病事实。

（2）信念调整：以强烈的理想为中心，在强烈的责任感的影响下，形成自信乐观的态度。它以认知调整为基础，又可促进认知调整。

（3）行为调整：患者为了战胜癌症，以自我承担和自我控制作为行为表现。它必须以认知调整和信念调整为基础。

3. 康复期心理干预

医护人员需要了解患者心理变化特点及心理状态调整的过程，以提供必要的心理干预。医护人员可以在认知、决策、应对技能等方面提升患者的自我控制能力，指导患者合理的运用暗示、宣泄等应对技巧，以增加对于困境的忍耐力。避免给予患者过多的同情与怜悯，向患者强调常态的重要性，帮助患者尽快摆脱患者角色，积极面对生活。

（1）提供充分信息，帮助患者理性接受患病事实。医护人员可参与患者的认知矫正，帮助她们进行适当的反思，减少错误的想法，减轻患者的恐惧。

（2）帮助患者寻找积极的生存目的，建立生活的信息。医护人员必须及时且正确地评估患者当前的期望，包括患者与其家属之间的依赖关系。帮助患者意识到自身的价值，对家庭其他成员的重要性，以增加与疾病抗争的信心。

（3）激发患者的承担意识，协助其有效地控制自我。实施以患者为中心的医疗护理模式，帮助患者充分发挥她们的决策权，激发她们的自我承担意识。

第四节　综合社会支持

医护人员可以根据患者的需要，积极调动环境因素与社会资源，给患者提供帮助、鼓励和支持，最大限度地恢复患者的社会功能。2000年，澳大利亚颁布了第一个有关支持性照护的循证指南，称为"心理社会的临床实践指南：为乳腺癌患者提供信息、咨询和支持"。指南特别建议所有的女性都应该得到治疗小组的情感支持和社会支持，也应该得到同辈支持小组的信息和支持。从这一点可以看出在乳腺癌患者的社会支持网络中，应涵盖专业支持、家庭支持和同辈支持。

一、综合社会支持的内容

1. 专业支持
以提供医学信息和心理支持为主，可以开设康复课程、专业讲座，设立康复热线、康复值班室、康复网站，出版与康复相关的书籍等。

2. 家庭支持
以鼓励家属参与患者的诊治和康复过程为主，可以开设家属信息咨询，为家属提供交流平台等。

3. 同辈支持
以康复病友志愿者的参与为主，可以采用病房探视或新病友座谈会的形式，建议在医护人员的专业指导和监督下进行。

二、综合社会支持的相关建议

（1）综合社会支持应贯穿患者诊治和康复的全过程。

（2）综合社会支持的干预应具有综合性和延续性，充分发掘患者的社会资源，保证患者在疾病和康复的各个阶段都能得到帮助。

（3）强化同辈支持的力度，对康复志愿者的招募和管理应系统化和制度化。

（4）强调多学科成员的合作，兼顾多学科知识的汇合，提倡医生、护士、康复专家、心理学专家等的共同参与。

第五节　重建和谐家庭关系

大多数乳腺癌患者在医院的治疗仅限于围手术期，术后的后续治疗及康复都在家中进行。患者回归家庭后，由于缺少医院、社会的支持和关爱，会出现恐惧、茫然等心理。国内外各大医院已经开始关注到了这一问题，并且依托于医院的专业资源成立了各种康复中心或沙龙，通过信访、电子邮件等方式对出院后患者进行调查，了解术后患者不同时期的需求，从而定期开展各种活动或举办各类讲座，使患者有机会与专家面对面，直接解决自身对疾病的各种疑惑，并且给予患者之间、家属之间互相交流的机会，为医患、患患之间的交流提供了平台。

家庭是组成社会的单位，一个家庭的建立和维系需要每一个家庭成员的努力。乳腺癌患者出院后首先面对其家庭角色的变化。部分患者短期内可能会出现患者角色的强化，此时家庭成员宜对其倾注较多的关注，多倾听患者的各种感受，使其尽快恢复其部分的家庭角色。有些患者家属认为乳腺癌患者应尽可能卧床休息，不让患者进行日常的家务处理，使得患者认为其原有的家庭角色受到威胁，产生一些不必要的家庭矛盾。乳腺癌患者家属应该鼓励患者进行力所能及的家务或其他活动，能像往常一样与患者一起分担生活中的点点滴滴，帮助患者更容易找到自己在家庭中的地位。配偶在陪伴患者就诊的过程中也会出现一些心理变化，此时也应该与患者或其他亲友分享自己的感受，使自己的一些压抑、沮丧的心理得到一定程度的缓解，更好地与患者一起共渡难关。已经长大成人的子女作为家庭的重要成员，应该理解父母的一些感受，尊重父母的一些选择，体贴、关心父母，常与父母进行交流，让父母也了解自己的一些心理变化，一家人同心协力战胜病魔。一个家庭的和谐才是社会和谐的关键所在。

第六节　长期随访中的康复问题

随着健康相关生命质量概念的深入，其内容也进一步丰富了对乳腺癌生存者的长期追踪随访的内涵。

一、生命质量的评定

生命质量是动态、主观和多维的概念，包括生理功能、疾病和治疗相关症状、心理功能、社会功能等维度。

可选用的乳腺癌健康相关生命质量量表包括：① 乳腺癌患者生命质量测定量表（FACT-B）；② 乳腺癌患者生命质量测定量表（QLICP-BR）；③ 简明健康调查问卷（SF-36）；④ 癌症康复评价简表（CARES-SF）。

二、营养和运动

康复期适宜的体重、合理的饮食和积极运动的生活方式是促进整体康复、提高生活质量、延长寿命的重要因素。乳腺癌本身疾病的进展或治疗期间的不良反应有可能会导致营养不良，或饮食过剩造成超重，也是乳腺癌患者康复期所面临的问题之一。癌症患者同时也是第二原发癌症、心血管疾病、糖尿病、骨质疏松的高危人群，合理的营养、健康的生活方式在乳腺癌患者康复期显得尤为重要。

1. 控制体重

超重和肥胖是绝经后乳腺癌的危险因素。许多女性被诊断为乳腺癌之后，不管是否绝经，都会呈现体重增加的状态。体重的控制和管理在乳腺癌患者的康复过程中发挥着至关重要的作用。体重增加可能导致较差的疾病预后，同时导致一些并发症的发生，例如心血管疾病和糖尿病，也可能造成康复时间延长、伤口愈合缓慢、淋巴水肿、疲乏、功能障碍，最终导致生命质量下降。美国癌症学会（American Cancer Society）和美国癌症研究所世界癌症研究基金（World

Cancer Research Fund-American Institute of Cancer Research）这两个协会为癌症患者提供了饮食和运动的指南，在这些指南的前面都强烈推荐要控制体重。建议所有女性不管初始体重指数是多少，都有必要在治疗期间接受有关体重管理的信息。对于诊断时正常体重的女性，应告知体重增加的风险和危害，鼓励其继续保持健康饮食和运动锻炼。对于超重或肥胖的患者，应避免体重继续增加，同时要设立减轻体重的目标，并鼓励其通过饮食和运动的干预付诸实践。随访期间坚持定期的体重评估对患者来说很重要。医护人员应该在乳腺癌患者治疗的任何阶段都对其进行体重监控相关知识的教育，鼓励患者保持正常的体重。

2. 饮食营养

目前为止尚没有证据证明某一类食品与乳腺癌的复发或转移有关。

（1）可选用易消化、高蛋白、高维生素、低脂肪的饮食。

（2）需要禁忌的饮食有：① 蜂王浆及其制品；② 胎盘及其制品；③ 花粉及其制品；④ 未知成分的保健品。

3. 运动

康复期应选择一项适合自己并能终生坚持的有氧运动。有研究表明，在患病5年后影响患者运动的因素包括心理因素（缺乏动力和目标）、环境因素（由于工作而没有时间、缺乏设施等）等。既然研究已经证明运动锻炼在患者康复期的重要作用，医护人员可以推荐或设计更加有效的运动干预措施，从而不断提高患者运动的依从性。

可向患者推荐的运动有快走、骑车、游泳、打太极拳以及有氧舞蹈等。

均衡饮食及有氧运动可增强人体免疫系统、有效减轻精神压力、改善睡眠、缓解由癌症及治疗引起的疲劳症状，增加人体的抗病能力。

4. 建立健康的生活方式

健康的生活方式包括：① 保持正常的体重；② 坚持日常锻炼；③ 减少酒精的摄入，不要抽烟；④ 慎用保健品。

三、性生活

1. 现状

乳腺癌患者与健康女性相比，对性生活的兴趣更少，在放松和享受性生活、性欲激起和达到高潮的过程中存在更多困难，这些问题的发生率分别是健康女性的2.7~3.1倍。乳腺癌患者常见的性功能问题有对性生活缺乏兴趣、次数减少、性交疼痛、难以达到高潮等。这些问题的发生与疾病本身以及乳腺癌的相关治疗如手术、化疗、放疗和内分泌治疗都有关系。手术造成的形体改变、治疗带来的不良反应、患者的心理状态和态度都会极大程度地影响患者的性生活，使患者产生焦虑、抑郁的情绪，同时也影响了其与伴侣的关系。

2. 引起女性性欲望和性反应的根源

帮助女性产生性欲的性激素是雄激素。女性约一半的雄激素是由位于肾脏上方的肾上腺产生的，而卵巢产生另一半的雄激素。女性只需要很少量的雄激素就能维持性欲所需要的正常水平。

3. 需要注意的事项

（1）良好的沟通在性生活中非常重要。研究表明乳腺癌患者与伴侣针对有关性生活的话题交流是很少的。这就要求双方能够进行良好的沟通，例如何时开始性生活，如何进行等。女性可以主动沟通，让伴侣知晓只要身体许可，可以进行正常的性生活。为了使性生活更加满意，双方必须认真地沟通彼此的需求，共同努力，保持最佳的健康状态。所以"主动告知伴侣"是一个很重要并且正确的决策。

（2）心理调适可以影响行为改变，促进双方的性生活。乳腺癌的诊断和治疗会影响年轻女性的自尊、形象，使患者失去控制力。Dow认为女性如果能够感知到来自伴侣的支持可以使她们在应对疾病的过程中恢复得更好。罹癌这个负性事件对伴侣们来说起到了重要的警示作用。患者如果能够进行自我的心态调整，可以使得性生活更加协调，同时增加双方的感情。澳大利亚的一项调查显示有部分患者表示罹患乳腺癌之后伴侣之间的关系更加亲密，因为患病让她们有机会重新审视生活和感情，通过良好的沟通能够发展更好的关系。女性有一定的心理承受能力，经过适当的自我调适，能够大大减轻伴侣的压力，而伴侣的照顾和支撑对患者来说非常重要。双方这样的互助关系有利于疾病的康复和感情的延续。

（3）信息支持对伴侣双方都很重要，医务人员应提供有针对性的信息知识。研究认为在年轻乳腺癌患者性问题中有两个主要障碍，分别是缺乏评估和缺乏有循证依据的干预措施。尽管性生活的问题在癌症患者中越来越多，但是医务人员仍然不会去评估或者提供有效的干预方法。不是所有的医生都会主动讨论性的问题，患者自身也觉得提及这个问题的时候并不舒服。但是如果医务人员不讨论性这个问题，许多患者可能就觉得这个并不重要，相反，如果患者不提的话，医务人员也意识不到性这个问题的存在。在进行性生活时患者与伴侣双方都会存在许多顾虑，例如激素水平的变化对疾病的影响等，这些顾虑很大程度上是由于信息的缺失。而如何能够让年轻女性患者及伴侣获得正确的相关知识则正是医务人员所要关注的。把性的健康作为一项常规评估项目可以帮助患者及其伴侣减少恐惧，提高舒适度。如果经过良好的培训，医务人员甚至可以成为患者和伴侣之间的沟通桥梁，帮助伴侣们发展满意的性关系。

4. 如何保持良好的性生活

（1）了解乳腺癌及其治疗对性生活可能产生影响的全部信息，解除顾虑。

（2）无论将采用何种治疗手段，经爱抚获得愉悦的能力不会改变。

（3）试着享受其他感觉性愉悦的方式，伴侣间应该互相帮助，通过触摸和爱抚来达到性高潮。

（4）与伴侣进行关于性问题的交流。沉默是性健康最大的敌人，如果永远不敢开口咨询，那么将永远不会解脱。

相关建议如下：① 改善与伴侣有关性生活方面的沟通；② 尝试感性的按摩；③ 读一本性知识的好书，增加对性的知识和技巧；④ 增加性幻想；⑤ 与伴侣分享自己的性幻想；⑥ 鼓励伴侣在性活动中更积极主动；⑦ 告诉伴侣以自己喜欢的方法来刺激。

患者治疗结束之后，会直接面对重返工作岗位、重返社会的问题。部分患者由于自己身患癌症，生怕身边的朋友、同事歧视自己，再加上自己形体的改变，对自己重返社会丧失信心。乳腺癌患者的心理调适是一个长期的过程。患者可以通过参加医院组织的活动或沙龙获取自己所需的信息，并且多与病友联系，互相倾吐心声，交流自己对抗疾病的过程和心理变化过程，使自己能够在相互学习、交流过程中自然过渡到正常的心态中来。乳腺癌患者经历了常人所不曾经历的生命历程后，对事物、对社会的看法有了很大的改变，变得比以往豁达、更容易接受新鲜的事物，能比常人更深切地体会到生命的价值和意义。

-------------------------- 参 考 文 献 --------------------------

[1] McNeely ML, Campbell K, Ospina M, et al. Exercise interventions for upper-limb dysfunction due to breast cancer treatment[J]. Cochrane Database Syst Rev, 2010, (6): CD005211.

[2] Fors EA, Bertheussen GF, Thune I, et al. Psychosocial interventions as part of breast cancer rehabilitation programs? Results from a systematic review[J]. Psychooncology, 2011, 20(9): 909-918.

[3] Ganz P, Kwan L, Stanton AL, et al. Quality of life at the end of primary treatment of breast cancer: first results from the moving beyond cancer randomized trial[J]. J Natl Cancer Inst. 2004 Mar 3;96(5): 376-87.

[4] 宋三泰, 张少华. 乳腺癌内分泌治疗的基本药物和新动向[J]. 实用肿瘤学杂志, 2010, 24(4): 301-304,336.

[5] Stone VE. Strategies for optimizing adherence to highly active antiretroviral therapy: lessons from research and clinical practice[J]. Clin Infect Dis, 2001, 33(6): 865-872.

[6] Hershman DL, Kushi LH, Shao T, et al. Early discontinuation and nonadherence to adjuvant hormonal therapy in a cohort of 8769 early-stage breast cancer patients[J]. J Clin Oncol, 2010, 28(27): 4120-4128.

[7] Nekhlyudov L, Li L, Ross-Degnan D, et al. Five-year patterns of adjuvant hormonal therapy use, persistence, and adherence among insured women with early-stage breast cancer[J]. Breast Cancer Res Treat, 2011, 130(2): 681-689.

[8] Huiart L, Dell'Aniello S, Suissa S. Use of tamoxifen and aromatase inhibitors in a large population-based cohort of women with breast cancer[J]. Br J Cancer, 2011, 104(10): 1558-1563.

[9] Ziller V, Kalder M, Albert US, et al. Adherence to adjuvant endocrine therapy in postmenopausal women with breast cancer[J]. Ann Oncol, 2009, 20(3): 431-436.

[10] 朱叶卉, 裴佳佳, 胡雁, 等. 乳腺癌患者内分泌治疗服药依从性影响因素的质性研究. 中华现代护理杂志, 2014, 20(24): 3053-3057.

[11] 宋淑芬, 佘晓佳, 秦期, 等. 应用个案管理模式提高乳腺癌患者内分泌治疗的依从性[J]. 护理学报, 2011, 18(18): 24-26.

[12] 朱叶卉, 胡雁, 吴密彬, 等. 电话随访对乳腺癌患者服药依从性和生活质量的影响[J]. 中华护理杂志, 2015, 50(1): 69-73.

[13] Beurskens CHg, vanUden DJT, Strobbe LJA, et al. The efficacy of physiotherapy upon shoulder function following axillary dissection in breast cancer: a randomized controlled study[J]. BMC Cancer, 2007, 7: 166.

［14］ Benz I, Olsen MF. Evaluation of immediate versus delayed shoulder exercises after breast cancer surgery including lymph node dissection a randomized dontrolled trial ［J］. Breast, 2002, 11(3): 241-248.

［15］ 张晓菊, 胡雁, 黄嘉玲, 等. 渐进式康复护理对乳腺癌术后肩关节活动度和生命质量的影响［J］. 复旦学报: 医学版, 2008, 35（1）: 128-132.

［16］ Beurskens CHg, vanUden DJT, Strobbe LJA, et al. The efficacy of physiotherapy upon shoulder function following axillary dissection in breast cancer: a randomized controlled study［J］. BMC Cancer, 2007, 7: 166.

［17］ Courneya KS, Segal RJ, Mackey JR, et al. Effects of aerobic and resistance exercise in breast cancer patients receiving adjuvant chemotherapy: a multicenter randomized controlled trial［J］. J Clin Oncol, 2007, 25(28): 4396-4404.

［18］ 徐文红, 杨碎胜, 张晓华, 等. 以有氧运动为基础的术侧上肢针对性医疗体操对乳腺癌术后上肢功能康复的临床效果［J］. 中国康复医学杂志, 2004, 1（7）: 529-531.

［19］ YNa YM1, Lee JS, Park JS, et al. Early rehabilitation program in postmastectomy patients: a prospective clinical trial［J］. Yonsei Med J, 1999, 40(1): 1-8.

［20］ Loh SY, Musa AN. Methods to improve rehabilitation of patients following breast cancer surgery: a review of systematic reviews［J］. Breast Cancer (Dove Med Press), 2015, 7: 81-98.

［21］ Juvet LK, Elvsaas I, Leivseth G, et al. Rehabilitation of breast cancer patients［R］. Norwegian Knowledge Centre for the Health Services, 2009: 2.

［22］ Chan DN, Lui LY, So WK. Effectiveness of exercise programmes on shoulder mobility and lymphoedema after axillary lymph node dissection for breast cancer: systematic review［J］. J Adv Nurs, 2010, 66: 1902-1914.

［23］ Paramanandam VS, Roberts D. Weight training is not harmful for women with breast cancer-related lymphoedema: a systematic review［J］. J Physiother, 2014, 60(3): 136-143.

［24］ Davis BS. Lymphedema after breast cancer treatment［J］. AJN, 2001, 101(4): 24A-24D.

［25］ 张红霞. 乳腺癌术后患者生活质量的影响因素分析［J］. 解放军护理杂志, 2007, 24（3）: 45-46.

［26］ 李惠娥, 李骄. 20世纪国外义乳文胸形制演变及设计趋势研究［J］. 服饰导刊, 2015（2）: 66-70.

［27］ Thijs-Boer FM, Thijs JT, van de Wiel HB. Conventional or adhesive external breast prosthesis? A prospective study of the patients' preference after mastectomy［J］. Cancer Nurs, 2001, 24(3): 227-230.

［28］黄丽萍,熊邦琴.优质护理服务在乳腺癌患者术后义乳佩戴中的应用［J］.长江大学学报：自科版,2013,10(2)：42-43.

［29］Gallagher P, Buckmaster A, O'Carroll S, et al. Experiences in the provision, fitting and supply of external breast prostheses: findings from a national survey［J］. Eur J Cancer Care (Engl), 2009, 18(6): 556-568.

［30］Kubon TM, McClennen J, Fitch MI, et al. A mixed-methods cohort study to determine perceived patient benefit in providing custom breast prostheses. Current Oncology, 2012, 19(2): 43-52.

［31］张莉,朱大江,阮红卫,等.佩戴义乳对乳腺癌术后乳房缺失患者的心理影响及护理干预［J］.中外医疗,2009(12)：127-128.

［32］孙利群.乳腺癌术后乳房缺失患者对佩戴义乳的认知调查［J］.齐鲁护理杂志,2010,16(21)：48-49.

［33］Pinto BM, Frierson GM, Rabin C, et al. Home-based physical activity intervention for breast cancer patients［J］. J Clin Oncol, 2005, 23(15): 3577-3587.

［34］Sandel SL, Judge J, Landry N, et al. Dance and movement program improves quality of life measures in breast cancer survivors［J］. Cancer Nurs, 2005, 28(4): 301-309.

［35］Milne HM, Wallman KE, Gordon S, et al. Effect of a combined aerobic and resistance exercise program in breast cancer survivors: a randomized controlled trial［J］. Breast Cancer Res Treat, 2008, 108(2): 279-288.

［36］胡德英,董英莉,李燕铃,等.个体化心理干预队围手术期乳腺癌患者焦虑抑郁心理状况的影响［J］.护士进修杂志,2007,22(24)：2242-2245.

［37］王建英.乳腺癌患者术后焦虑、抑郁心理及护理对策［J］.当代医学,2009,15(31)：186-187.

［38］王艳华,阎成美.乳腺癌患者术后疾病不确定感与焦虑抑郁及应对方式相关性研究［J］.护理管理杂志,2007,7(1)：2-6.

［39］Kobasa SC. Stressful life events, personality and health an injury into hardiness［J］. J Pers Soc Psychol, 1979, 37(1): 1-11.

［40］Woodard CR, Gradu F. Hardiness and the concept of courage［J］. Consulting and Psychology Journal: Practice & Research, 2004, 56(3): 173-185.

［41］Hurst S, Koplin-Baucum S. A pilot qualitative study relating to hardiness in ICU nurses［J］. Dimens Crit Care Nurs, 2005, 24(2): 97-100.

［42］林岑,胡雁,钱序等.乳腺癌患者坚强的概念结构及对护理的意义［J］.中华护理杂志,2008,43(2)：107-110.

［43］National Breast Cancer Centre and National Health and Medical Research Council. Psychosocial clinical practice guidelines: information, support and counselling for women with breast cancer［C］. Canberra: Australian Government Publishing Service, 2000.

［44］裴佳佳,胡雁,黄嘉玲,等.综合社会支持对提高乳腺癌患者生命质量的效果研究
　　　［J］.中华护理杂志,2010,45(1): 47-50.

［45］Cella D. Quality of life: concept and definition［J］. J Pain Symptom Manage, 1994,
　　　9(3): 186-192.

［46］万崇华,张冬梅,汤学良.乳腺癌患者生命质量测定量表FACT-B中文版介绍［J］.
　　　中国肿瘤,2002,11(6): 318-320.

［47］张作记.乳腺癌患者生命质量测定量表(QLICP-BR).行为医学量表手册［M］.北
　　　京: 中华医学电子音像出版社,2005.

［48］胡雁,Sellick K.癌症康复评价系统简表中文版的信度和效度［J］.中国心理卫生
　　　杂志,2006,20(2): 76-80.

［49］Eliassen AH, Colditz GA, Rosner B, et al. Adult weight change and risk of postmenopausal
　　　breast cancer［J］. JAMA, 2006, 296: 193-201.

［50］Protani M, Coory M, Martin JH. Effect of obesity on survival of women with breast
　　　cancer: systematic review and meta-analysis［J］. Breast Cancer Res Treat, 2010;123:
　　　627-635.

［51］Demark-Wahnefried W, Campbell KL, Hayes SC. Weight Management and Its Role in
　　　Breast Cancer Rehabilitation［J］. Cancer, 2012, 15: 2277-2287.

［52］Doyle C, Kushi LH, Byers T, et al. Nutrition and physical activity during and after
　　　cancer treatment: an American Cancer Society guide for informed choices［J］. CA
　　　Cancer J Clin, 2006, 56: 323-353.

［53］World Cancer Research Fund American Institute of Cancer Research. Food, Nutrition,
　　　Physical Activity and the Prevention of Cancer: A Global Perspective. 2007［EB/
　　　OL］. Available at: http: //www. wcrf. org/cancer_ research/expert_report/index. php.
　　　2011-07-06.

［54］Saquib N, Natarajan L, Rock CL, et al. The impact of a longterm reduction in dietary
　　　energy density on body weight within a randomized diet trial［J］. Nutr Cancer, 2008,
　　　60: 31-38.

［55］Hefferon K, Murphy H, McLeod J, et al. Understanding barriers to exercise
　　　implementation 5-year post-breast cancer diagnosis: a large-scale qualitative study
　　　［J］. Health Educ Res, 2013, 28(5): 843-856.

［56］Loh SY, Chew SL, Quek KF. Physical activity engagement after breast cancer:
　　　advancing the health of survivors［J］. Health, 2013, 5: 838-846.

［57］Broeckel JA, Christina L, Jacobsen PB. Sexual functioningin long-term breast cancer
　　　survivors treated with adjuvant chemotherapy［J］. Breast Cancer Res Treat, 2002,
　　　75(3): 241-248.

［58］Vieira EM, Santos DB, dos Santos MA, et al. Experience of sexuality after breast cancer:

a qualitative study with women in rehabilitation［J］. Rev Latino-Am Enfermagem, 2014, 22(3): 408-414.

［59］ Gilbert E, Ussher JM, Perz J. Renegotiating sexuality and intimacy in the context of cancer: the experiences of carers［J］. Arch Sex Behav, 2010, 39(4): 998-1009.

［60］ Biglia N, Moggio G, Peano E, et al. Effects of surgical and adjuvant therapies for breast cancer on sexuality, cognitive functions, and body weight［J］. J Sex Med, 2010, 7(5): 1891-1900.

［61］ Panjari M, Bell RJ, Davis SR. Sexual function after breast cancer［J］. J Sex Med, 2011, 8(1): 294-302.

［62］ Errihani H, Elghissassi I, Melas N, et al. Impact of cancer on sexuality: how is the moroccan patient affected?［J］Sexologies, 2010, 19(2): 92-98.

［63］ Cebeci F, Yangin HB, Tekeli A. Determination of changes in the sexual life of young women receiving breast cancer treatment: a qualitative study［J］. Sex Disabil, 2010, 28: 255-264.

［64］ Holmberg SK, Scott LL, Alexy W, et al. Relationship issues of women with breast cancer［J］. Cancer Nurs, 2001, 24(1): 53-60.

［65］ Dow KH. A review of late effects of cancer in women［J］. Semin Oncol Nurs, 1995, 11(2): 128-136.

［66］ Ussher JM, Perz J, Gilbert E. Changes to sexual well-being and intimacy after breast cancer［J］. Cancer Nurs, 2012, 35(6): 456-465.

［67］ Bakewell RT, Volker DL. Sexual dysfunction related to the treatment of young women with breast cancer［J］. Clin J Oncol Nurs, 2005, 9(6): 697-702.

［68］ SbittiY, Kadiri H, Essaidi I, et al. Breast cancer treatment and sexual dysfunction: moroccan women's perception［J］. BMC Womens Health, 2011, 11: 29.

［69］ 李金锋. 如何应对乳腺癌［M］.北京：机械工业出版社,2006.

索 引